정신병리학

Psychopathology

오수성 · 김정호 · 김해숙 · 김희경 · 신기숙
이숙자 · 정정화 · 채숙희 · 한은경 · 홍창희
공저

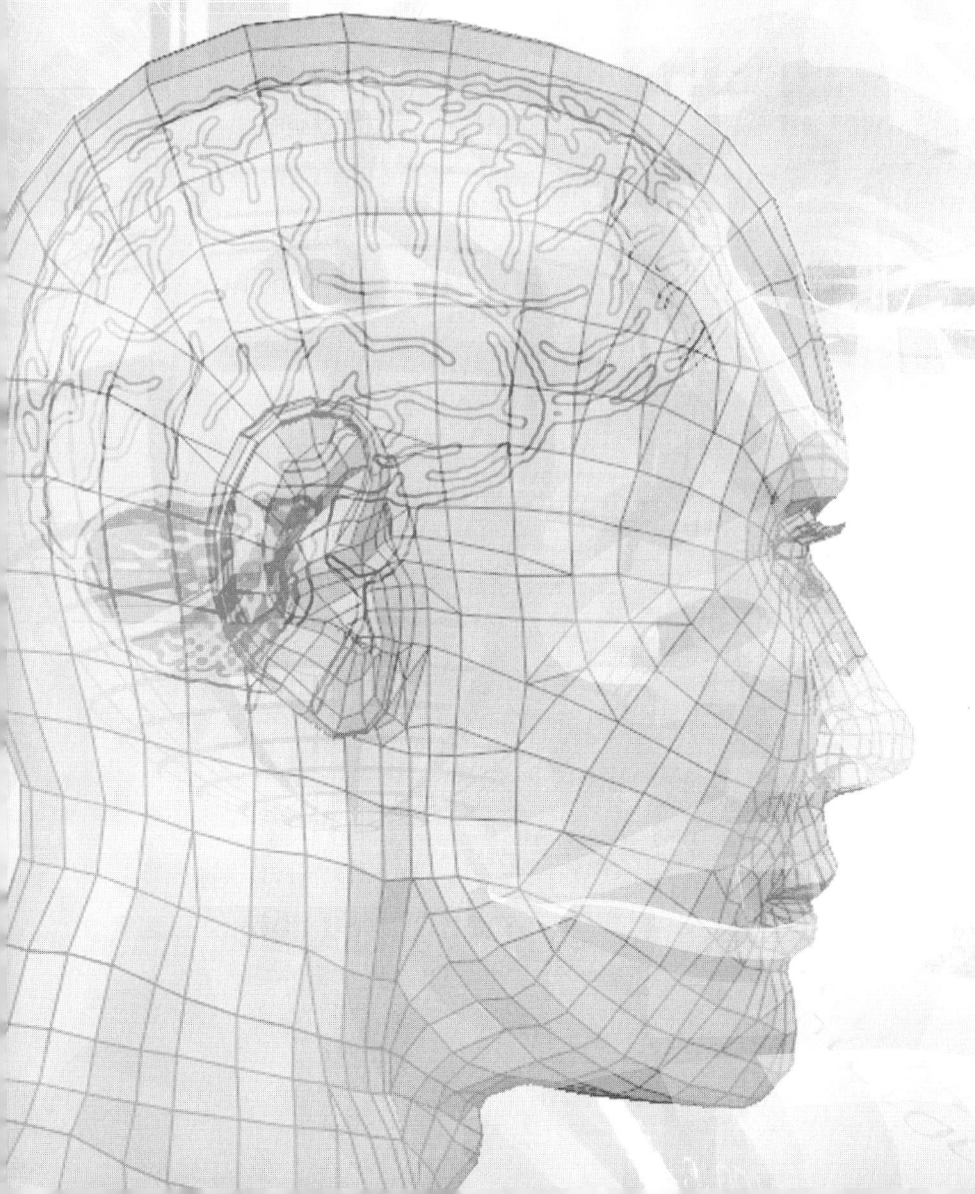

학지사

| 서문 |

어느새 정년퇴임이 다가왔다. 시간은 참으로 무심하게 흐르는 것 같다.

나의 정년퇴임을 축하하기 위해 제자들이 논문집과 책자를 발간하겠다는 제안을 해 왔다. 처음에는 완강히 거절했으나 제자들의 따뜻한 마음을 알기에 꼭 거절할 일만은 아니라는 생각이 들었다. 이 기회를 통해 제자들에게는 공부할 수 있는 시간도 마련해 주고, 또 임상심리학을 공부하는 후학들을 위해 학문적으로 보탬이 될 수 있는 길잡이를 제공하는 기회가 되겠기에 제자들과 함께 이 책을 쓰게 되었다.

1979년 전남대학교 심리학과 교수로 임용되면서 지난 30여 년간 임상심리학 박사 10여 명을 비롯해 석사 및 학사를 다수 배출하였다. 이들은 학위를 받은 후 다양한 장면에서 전문가로 활발한 활동을 하고 있고, 한국심리학회 산하 임상심리학회에서도 기둥역할을 수행하고 있음을 자랑스럽게 생각한다. 이 제자들이 결국 나의 재산이며 그동안 교수로서의 삶의 보람이기도 하다. 또한 제자들이 나의 학문적 가르침을 밑거름 삼아 학문의 발전뿐만 아니라 이 사회의 발전을 위해 크게 공헌하게 될 것이라고 기대하고 또 그렇게 믿는다.

이 모든 것이 은사이신 이장호 선생님을 비롯한 많은 선생님들의 가르침 덕분이라 생각되며 이 분들께도 깊은 감사를 드린다.

정신병리학은 정신장애를 연구대상으로 체계적으로 연구하는 학문이다. 정신병리학은 크게 다음 네 가지 주제에 관심을 두고 있다. 첫째, '인간이 나타내는 정신장애에는 어떤 것들이 있는가?' '다양한 정신장애는 어떻게 분류하는가?' '특정한 정신장애의 심리적 특성은 무엇인가?' 등의 물음에 답하는 것이다. 둘째, '특정한 정신장애를 지니고 있는 사람들이 전체 인구 가운데 얼마나 되는가?' '평생 동안 한 번이라도 이러한 장애를 경험한 적이 있는 사람이 전체 인구 가운데 얼마나 되는가?' '매년 어느 정도의 사람들이 이러한 장애에 걸리는가?' '어떤 특성을 지닌 사람이 이러한 정신장애에 잘 걸리는가?' 등에 관심을 둔다. 셋째, 정신병리학은 '정신장애는 왜, 그리고 어떻게 생겨나는가?' '정신장애를 유발하는 원인은 무엇인가?' 등의 물음에 관심을 둔다. 넷째, 정신병리학은 '정신장애를 어떻게 치료하는가?' '정신장애의 치료를 위해서는 어떤 방법이 효과적인가?' '특정 정신장애의 치료에 효과적인 특수 방법이 있는가?' 등의 물음에 관심을 둔다. 또한 정신병리학에서는 정신장애의 예방에 관심을 가진다. 예방은 정신장애의 밝혀진 원인을 사전에 차단하거나 특정한 정신장애에 취약한 사람들을 미리 찾아내어 정신장애로 발전하지 않도록 막는 다양한 방법을 통해 이루어진다.

DSM-IV나 ICD-10에서 제시하는 정신장애에 대해서는 국내에서 출판된 서적들에서 이미 많은 부분을 다루고 있다. 하지만 이러한 각각의 장애들을 정확하게 평가하거나 진단 내리는 데 중요한 특정 증상(symptom) 및 징후(sign)에 대해 체계적으로 정리하여 제시한 책은 미흡한 실정이다. 징후는 어떤 심리장애의 존재를 알려 주는 객관적인 증거나 전문적인 소견으로 정의하며, 정신과 진단의 예측지표가 되는 증상들의 군집으로도 볼 수 있다. 증상은 환자가 자신의 심리적 문제들에 대해 주관적으로 인식하는 부분을 자발적으로 보고하는 내용으로, 환자의 심리내적 경험을 의식적인 수준에서 기술하는 것을 의미한다. 정신과 장면을 포함하여 임상 실제에서 환자의 증상에 대해 합리적이고 정확하게 이해함으로써 이를 기초로 환자에 대한 정확한 임상적 판단을 내릴 수 있고, 효과적이고 적절한 치료적 개입이 가능할 것이다.

이 책은 1부 서론, 2부 증상학, 3부 주요 정신장애, 4부 특수 문제들로 구성하였다. 1부는 정신병리학에 대한 기초를 살펴보고자 3개의 장으로 구성하였다. 1장에서는 정신병리학에 대한 기본적인 이해, 2장에서는 정신병리학을 이해하는 관점, 그리고 3장에서는 정신병리의 분류와 평가를 다루었다.

2부는 증상학의 영역들을 구체적으로 살펴보고자 4개의 장으로 구성하였다. 4장에서는 의식, 주의 그리고 기억과 관련된 장애, 5장에서는 지각 및 사고의 장애, 6장에서는 정서와 자기의 장애, 그리고 7장에서는 언어와 운동의 장애에 대해 기술하고 있다. 각 장에서는 임상장면에서 볼 수 있는 주요 증상 및 징후 각각의 정의와 설명, 그리고 짧은 사례와 그 증상을 확인하는 방법들을 제시하였다.

3부는 주요 정신장애의 임상적 특징, 원인 및 치료를 중심으로 7개의 장으로 구성하였다. 8장에서는 정신분열장애, 9장에서는 기분장애, 10장에서는 불안장애, 11장에서는 성격장애, 12장에서는 기질성 정신장애, 13장에서는 아동기 정신장애, 14장에서는 기타 장애로서 신체형장애, 섭식장애, 성적 장애를 다루었다.

4부에서는 사회적 이슈가 되는 특별한 문제로 15장에서는 중독, 그리고 16장에서는 문화와 정신병리를 주제로 다루었다.

나의 자랑스러운 제자들과 뜻을 모아 이 책을 만들었다. 앞으로 수정하고 보완해야 할 점들이 많겠지만, 전남대학교에서 내가 배출한 박사들과 박사과정 수료생들이 집필하였다는 점에서 이 책은 의미가 크다고 생각한다. 이 책이 정신병리학을 공부하는 후학들에게 많은 보탬이 되었으면 한다.

2013년 1월

오수성

| 차례 |

제2부 증상학

제3부 주요 정신장애

제1부

서론

제1장

정신병리학 서론

35세인 ㄱ씨는 평소 유머러스하고 활발하여 주변 사람들에게 인기가 많았다. 직장에서도 빠른 업무 처리 능력으로 인정을 받는 사람이었다. 그러나 회사 내 인사 발령으로 다른 부처의 관리 직급으로 승진이 된 이후로 책임감에 대한 중압감과 직원 관리 문제로 과도한 스트레스에 시달리기 시작하였다. 특히 사소한 일에도 예민하게 반응하면서 직원들과 갈등이 생겼다. 직원들이 잡담을 하고 있으면 본인의 흉을 본다는 생각에 그 자리를 피하게 되었다. 시간이 지나면서 누군가 자신을 해칠 것 같은 두려움과 악몽으로 인해 아침이 되어서야 잠시 잠이 들게 되었으며, 이 때문에 출근 시간을 훌쩍 넘긴 후에야 회사에 가곤 하였다. 출근 후에는 전날 퇴근 전 자신이 정리해 둔 모양대로 물건들이 놓여 있지 않으면 과도하게 불안해 하는 모습을 보였다. 국가정보원에서 자신을 감시하기 위해 직원들을 붙여 두었으며, 전화로 수시로 체크한다는 생각을 하였다. 이러한 이상행동과 사고로 인해 직장생활을 그만둔 후에는 집에서만 생활하였다. 그러던 중 갑자기 교회에 다니기 시작하면서 자신은 원래 예수님의 숨겨둔 아들로 예수님으로부터 신성한 계시를 받았다면서 처음 만난 사람들에게도 자신을 숭배하라고 종용하는 모습을 보였다.

ㄱ씨의 경우는 과도한 스트레스 사건 이후 이상행동들이 나타나게 되는 경우다. 대부분 사람들은 살아가는 동안 크고 작은 경험을 통해 갈등을 겪게 된다. 이러한 갈등이 오랫동안 계속되거나 견디기 어려울 만큼 심각해지면 이상행동과 정신장애가 나타나게 된다. 이러한 이상행동과 정신장애를 다루는 것이 정신병리학이다.

제1절 정신병리학의 정의

정신병리학은 이상행동과 정신장애를 연구대상으로 체계적으로 연구하는 학문이다. 여기에는 이론적 구성개념에 기초하여 추정된 설명을 하는 해석 정신병리학과 개인에 의한 진술과 개인의 행동관찰을 통해 이상행동을 엄밀히 기술하고 범주화하는 기술 정신병리학이 있다.

1. 해석 정신병리학

해석 정신병리학(explanatory psychopathology)은 정신역동, 행동주의 그리고 인본주의 등에 근거하여 나름대로 구성개념을 형성하여 추정된 설명을 하는 것이다. 정신역동에서는 개인의 행동을 이해하기 위해서 심리성적 발달과정에서의 독특한 경험뿐만 아니라 원초아, 자아, 초자아 간의 역동적 관계를 중시한다. 환경적 충격이 강하게 주어지면, 세 심리적 구조 간에 역동적 균형이 흔들리거나 불안정하게 된다. 더구나 심리성적 발달과정의 문제로 인하여 어떤 심리적 구조가 지나치게 미약해지거나 강해지는 불균형이 일어날 때 불안이 생기고 이것이 정신병리를 일으키게 된다.

행동주의에서는 자연과학과 같은 엄밀성을 강조하여 객관적으로 관찰되고 측정할 수 있는 행동만을 연구해야 한다고 주장한다. 행동주의에 따르면, 인간의 모든 행동은 환경과의 상호작용 속에서 학습된 것이다. 따라서 이상행동도 정상행동과 마찬가지로 학습의 원리에 의해서 학습된 것으로 가정한다. 이상행동은 주변 환경으로부터의 잘못된 학습에 기인한 것으로 보았다.

인본주의에서는 인간의 자유의지와 존엄성을 무시하는 부정적 인간관에 근거한 기존 이론을 비판하고 인간이 근본적으로 자기실현을 추구하는 성장지향적인 존재라고 주장하면서 긍정적인 인간관을 강조하였다. 인간이 정신장애를 나타내는 것은 자기실현적 경향이 차단되고 봉쇄되기 때문이라고 보았다.

이 외에도 다양한 이론에 근거한 구성개념을 통해 정신병리를 해석하고 있다.

2. 기술 정신병리학

Kraepelin(1856~1926)은 정신장애도 신체장애와 같은 방법으로 기술되어야 한다고 하였다. 그는 정신장애를 증상표현, 경과, 예후, 병리 등의 관점에서 연구하고 분류하는 기술 정신의학(descriptive psychiatry)을 주장하였다. 그는 정신장애를 증상의 특성에 근거하여 조발성치매(dementia praecox)와 조울정신병(manic-depressive psychosis)으로 구분하였다. 그의 기술, 분류 및 병명은 지금까지 통용되고 있고 지금의 정신장애 분류체계의 바탕이 되었다.

심리학자나 뇌신경과학자는 이상행동을 정상행동과 양적인 측면에서 차이가 난다는 연속적 관점으로 보았다. 반면, 정신과 의사는 어떤 증상은 너무나 기이하기 때문에 정상행동에서는 발견할 수 없다는 비연속적 관점으로 보았다. 오늘날의 기술 정신병리학은 연속적 관점과 비연속적 관점을 모두 고려하고 있다.

기술 정신병리학에는 행동의 관찰과 주관적 경험에 대한 평가가 있다. 행동의 관찰은 단순히 증상을 하나하나 헤아리는 것보다 훨씬 유용하다. 어떤 증상이 있나 없나 알기 위하여 맹목적으로 증상 목록을 사용하는 것은 임상적 관찰을 방해한다. 객관성이 중요하지만 단순한 행동관찰이나 평가를 넘어설 필요가 있다.

주관적 경험을 어떻게 평가하느냐는 쉬운 문제가 아니다. 주관적 경험에 대한 평가는 환자의 입장에서 그 상황을 느끼는 공감적 이해를 통한 평가가 되어야 한다. 이는 관찰자 자신이 스스로 정서적, 인지적 경험을 토대로 환자의 내적, 주관적 상태를 평가하는 임상적 기술이다. 환자의 주관적 경험에 대해 치료자가 설명을 하고 환자가 그것을 인정할 때까지 정확하고 통찰력 있고 끈기 있는 질문을 함으로써 공감이 이루어진다. 이런 과정의 성공여부는 전적으로 인간으로서의 경험과 감정에 대한 치료자와 환자 사이의 공감 능력에 달려 있다.

정신장애를 분류하는 데 가장 흔히 쓰이는 방법은 정신장애자가 기술하는 경험을 여러 범주로 나누어 정의하는 것이다. 이러한 분류는 예후를 예측하고 치료법을 발전시키는 데 필수적이다. 증상은 각기 특정한 패턴으로 군집하여 나타나므로 환자가 갖는 문제에 대해 정확한 진단을 내리는 것이 중요하다. 그러기 위해서는 정확한 관찰이 필요하다.

제2절 정상성과 이상성에 대한 기준

인간의 행동은 너무 다양해서 어떤 행동을 이상행동과 정상행동으로 구분하는 것이 그리 간단하지가 않다. 전통적으로 심리학자들은 주변 환경에 적절히 적응하고 대처하는 능력을 중요한 판단기준으로 삼았다. 개인의 적응을 저해하는 심리적 기능에 현저한 곤란이 있을 때 우리는 이상행동으로 간주하였다. 그러나 이러한 기준은 매우 모호하다.

이상행동에 대한 정의는 학자마다 다르다. 그러나 많은 학자들이 정상성과 이상성에 대한 기준을 통계적 기준, 사회적 기준, 주관적 기준, 그리고 부적응의 기준으로 나누고 있다.

1. 통계적 기준

통계적 기준은 한 사람의 행동이 다른 많은 사람들의 평균적 행동에서 심하게 일탈되어 있을 때 이상행동이라고 규정한다. 이러한 통계적 기준에서는 평균과 표준편차라는 통계적 규준에 의해 정상성과 이상성을 평가한다. 통계적 평균으로부터 2 표준편차를 벗어나면 이상행동이라고 간주한다.

예를 들면, 지능검사의 평균이 100점이고 표준편차가 15점이라면 지능점수가 평균보다 2 표준편차인 30점이 낮은 70점 미만일 경우 정신지체로 평가한다. 그러나 이러한 통계적 일탈만 가지고 이상행동을 판별하는 것은 오류를 범할 수 있다. 평균으로부터 일탈된 행동 중에 바람직한 방향으로 일탈한 경우가 있다. 예를 들면, 지능지수 130점 이상은 통계적 기준으로 보면 이상이지만 이들을 이상행동자로 볼 수는 없다. 또한 통계적 기준을 적용하려면 인간의 심리적 특성에 대한 측정이 가능해야 하는데, 인간의 모든 행동을 측정하는 것은 불가능하다. 인간의 행동에 대한 측정이 가능하더라도 이상행동을 판정하는 경계선을 어디에 긋는가 하는 것도 문제가 된다. 평균으로부터 2 표준편차를 경계선으로 긋고 있지만 이런 경계는 전문가들이 설정한 편의상 경계이지 이론적이거나 경험적으로 타당한 근거가 없다. 이러한 한계에도 불구하고 통계적 기준은 많은 심리검사를 통해 이상행동의 판별기준으로 사용되고 있다.

2. 사회적 규범의 기준

한 사람이 태어나서 성장하는 과정은 그가 속한 사회에 적응하는 과정이다. 자신이 속한 사회에 잘 적응하기 위해서는 사회적 규범을 잘 따르는 것이 중요하다. 따라서 그가 이러한 사회적 규범을 어기고 일탈된 행동을 한다면 이상행동이라고 규정한다. 예를 들어, 처음 본 사람에게 아무런 이유도 없이 욕을 하거나 폭행을 가한다면 사회 규범으로서는 용납할 수 없는 이상행동이다.

사회적 규범의 기준으로 이상행동을 정의하는 데는 몇 가지 문제점이 있다. 첫째, 문화적 상대성의 문제다. 사회적 규범은 시대에 따라 변하고 문화에 따라 다르다. 한 시대에서는 정상적인 행동이 다른 시대에서는 이상행동으로 여겨질 수 있다. 또한 한 문화에서는 정상적인 행동이 다른 문화에서는 이상행동일 수가 있다. 따라서 사회적 규범의 기준은 시대와 문화에 따라 상대적으로 적용할 수밖에 없다. 예를 들면, 과거에는 동성애를 이상행동으로 여겼지만 오늘날에는 동성애를 이상행동의 목록에서 제외하였다. 둘째, 사회적 규범 자체가 바람직하지 못할 경우에 여러 가지 문제가 생길 수 있다. 사회적 규범 중에는 기득권자나 사회적 강자의 이익을 유지하거나 강화하기 위한 것이 많다. 예를 들면, 사회를 개혁하려는 선구자들은 자신이 속한 사회의 잘못된 규범에 대해 비판하고 거기에 저항하는 행동을 한다. 그렇다고 이들의 행동을 이상행동이라고 할 수는 없다. 사회적 규범의 준수는 사회적 적응과 밀접한 관계가 있다. 그러나 때로는 사회적 규범을 융통성 없이 따르는 것이 오히려 개인의 부적응을 초래하거나 개인적 고통을 야기할 수 있다. 또한 잘못된 사회적 규범을 맹목적으로 순종하는 것도 바람직하지 않다.

3. 주관적 기준

주관적 기준에서는 개인이 자신의 상태에 대해서 스스로 불편해 하고 고통스러워 할 때 이상행동이라고 규정한다. 정신장애를 경험하는 사람들은 우울, 불안, 분노, 절망 등 심한 심리적 고통을 느낀다. 이러한 기준은 임상 장면에서 실용적인 의미를 지닌다. 정신건강 전문가에게 도움을 청하는 사람 중에는 주관적인 고통과 불편감을 호소하는 사람이 많다.

주관적 기준으로 이상행동을 정의하는 데도 몇 가지 문제점이 있다. 첫째, 심리적 고통을 경험한다고 해서 모두 이상이라고 볼 수 없다. 가까운 사람이 질병으로 고통을 받거나 사망하는 경우에 심리적 고통을 느끼는 것은 당연하다. 따라서 개인이 처한 상황에 비해 현저하게 심한 주관적 고통을 경험할 때 이상이라고 할 수 있으나 그 고통의 적절성을 객관적으로 판단하기 어렵다. 둘째, 어느 정도 심한 주관적 고통과 불편감을 초래할 때 이상이라고 판단하느냐의 문제다. 사람마다 고통을 느끼고, 견디고, 표현하는 정도가 다르기 때문에 일관성 있는 적용이 어렵다. 셋째, 매우 부적응적 행동을 나타내면서도 스스로는 전혀 고통과 불편을 경험하지 않는 경우가 있다. 예를 들면, 자신이 예수라는 망상에 빠져서 허황된 말과 행동을 하는 경우 당사자는 심리적 고통을 느끼지 못하지만 다른 기준에서 보면 이상행동이다. 조증 증세를 보이는 사람들은 심한 증상을 나타내지만 자기 자신은 주관적으로 매우 즐겁고 의기양양한 기분을 느낀다.

4. 부적응의 기준

부적응의 기준은 개인의 행동이 자신과 사회에 해로운 결과를 가져와 사회적, 학업적, 직업적 생활의 부적응을 초래할 때 이상행동으로 규정한다. 우울이나 불안이 심하면 직업이나 사회생활을 하는 데 지장을 초래한다. 타인의 재산이나 생명을 해치는 반사회적 성격장애의 경우, 본인에게 직접적으로 해가 미치지는 않지만 사회에 해로운 결과를 초래한다는 점에서 이상행동으로 간주할 수 있다.

이상에서 살펴본 것처럼 이상행동을 한 가지 기준으로 정의하기는 어렵다. 또한 어떤 기준도 이상행동을 정의하는 데 필요조건이나 충분조건이 되지 못한다. 따라서 이상행동에 대한 판단은 여러 가지 요인을 고려하여 매우 신중하게 이루어져야 한다. 일반적으로 이상행동은 제시한 여러 기준을 복합적으로 고려하여 정의한다.

제3절 정신병리학의 연구주제

정신병리학은 이상행동과 정신장애를 연구대상으로 하는 경험과학이다. 경험과학은 기술, 설명, 예측 그리고 통제의 기본적인 기능을 지닌다. 기술은 연구대상을 있는 그대로 파악하고 이해하기 위해 현상적인 특성을 관찰하고 측정하여 기록하고 분류하는 것이다. 설명은 연구대상을 구성하는 세부적 구조를 분석하거나 인과관계를 밝히는 것이다. 예측은 연구대상이 앞으로 어떻게 변화할 것이라는 것을 예견하는 것이다. 통제는 연구대상에 인위적 조작을 가하여 원하는 방향으로 변화가 일어나도록 하는 것이다.

정신병리학은 이상행동과 정신장애에 대한 현상적 기술과 분류, 원인의 설명, 그리고 예측과 통제를 통한 치료와 예방 등에 관심을 갖는다.

1. 기술과 분류

정신병리학은 인간이 나타내는 다양한 이상행동과 정신장애를 찾아내어 임상적 특성을 정밀하게 기술하고 체계적으로 분류하는 것이다. '인간이 나타내는 이상행동에는 어떤 것들이 있는가?' '다양한 이상행동을 어떻게 분류하는가?' '특정한 이상행동의 심리적 특성은 무엇인가?' 등의 물음에 답하는 것이다.

정신병리학의 역사는 새로운 이상행동 및 정신장애의 발견과정이다. 현재 많은 이상행동 및 정신장애가 발견되었지만, 시대의 변화에 따라 새롭게 생겨나거나 아직 충분히 밝혀지지 않은 이상행동도 많다.

이상행동과 정신장애를 체계적으로 분류함으로써 모호하고 복잡한 현상을 좀 더 명료하고 체계적인 방식으로 이해할 수 있다. 체계적 분류를 통해 전문가들은 이상행동과 정신장애에 관해 효과적인 의사소통을 할 수 있을 뿐 아니라 원인에 대한 체계적인 연구도 할 수 있다.

2. 역학연구

정신병리학에서는 얼마나 많은 사람들이 특정한 정신장애로 고통을 받는지 그 빈도와 분포를 밝히는 역학(epidemiology)연구가 이루어진다. '특정한 정신장애를 지니고 있는 사람들은 전체 인구 가운데 얼마나 되는가'에 대한 유병률(prevalence), '평생 동안 한 번이라도 이러한 장애를 경험한 적이 있는 사람이 전체 인구 가운데 얼마나 되는가?'에 대한 평생유병률(lifetime prevalence), '매년 얼마의 사람들이 이러한 장애에 새롭게 걸리는가?'에 대한 발병률(incidence), '어떤 특성을 지닌 사람들이 이러한 정신장애에 잘 걸리는가?'에 대한 위험요인(risk factor)을 밝히는 것이다.

역학연구는 체계적인 표집과정을 통해 많은 사람을 대상으로 하는 대규모 조사에 의해 이루어진다. 이러한 역학연구를 통해 특정한 정신장애의 분포양상을 알 수 있다. 또한 위험요인에 대한 자료는 정신장애의 원인을 측정하는 기초자료로 사용할 수 있다.

3. 원인규명

정신병리학의 중요한 과제 중 하나는 정신장애의 원인과 발생 기제를 규명하는 것이다. '정신장애는 왜 그리고 어떻게 생겨나는가?' '정신장애를 유발하는 원인은 무엇인가?' '정신장애는 선천적 요인에 의해 결정되는가? 후천적 경험에 의해 발생하는가?' '정신장애는 신체적 요인에 의해 생겨나는가? 심리적 원인에 의해 생겨나는가?' 등의 물음에 답하는 것이다.

정신장애를 유발하는 원인은 매우 다양하며 그 발생기제도 매우 복잡하다. 정신병리학에서는 다양한 이론적 입장에서 다양한 방법론을 통해 다양한 정신장애의 원인을 규명하려는 노력이 이루어지고 있다. 정신장애의 원인에 대한 규명은 정신장애를 치료하고 예방하는 방법을 개발하는 기초가 된다.

4. 치료와 예방

정신병리학의 중요한 과제 중 하나는 이상행동을 수정하고 정신장애를 치료하는 효과적인 방법을 개발하는 것이다. '정신장애는 어떻게 수정되고 치료될 수 있는가?' '정신장애의 치료를 위해서는 어떤 방법이 효과적인가?' '특정한 정신장애의 치료에 효과적인 특수한 방법이 있는가?' 등의 물음에 답하는 것이다.

정신장애는 특별한 치료를 하지 않아도 자연적으로 회복되는 경우도 있다. 그러나 대부분의 경우, 전문적 치료를 받지 않으면 정신장애가 더욱 악화된다. 우리 사회에서는 정신장애로 인해 심리적 고통을 경험하거나 부적응 상태에 빠지는 사람이 많다. 따라서 개인을 불행과 부적응 상태로 몰아가는 정신장애를 치료하는 것은 시급하고 중요한 일이다. 정신장애를 유발하거나 지속시키는 요인들을 제거하거나 변화시킴으로써 정신장애를 치료할 수 있다. 다양한 이론적 입장에 근거하여 정신장애를 치료하는 다양한 방법이 개발되고 있다. 현재 적용되고 있거나 새로 개발된 치료방법의 치료효과를 검증하는 것도 중요하다.

정신병리학에서는 정신장애의 예방에 관심을 가진다. 심리치료가 이미 정신장애가 나타난 사람을 정상적인 적응 상태로 회복시키는 일이라면, 예방은 미리 정신장애가 나타나지 않도록 방지하는 일이다. 정신장애가 나타나지 않도록 미리 예방하는 일은 개인적으로나 국가적으로 매우 중요하다. 정신장애의 예방은 정신장애의 원인을 사전에 차단하거나, 특정한 정신장애에 취약한 사람들을 미리 찾아내어 정신장애로 발전하지 않도록 막는 다양한 방법을 통해 이루어진다.

제4절 정신병리학의 역사

정신병리학이 발전해 온 과정과 현대의 이론적 동향을 살펴보는 일은 정신병리학에 대한 보다 깊은 이해를 돕는다.

1. 원시시대

원시사회에서는 정신장애를 신체장애와 같이 외부의 초자연적인 힘에 의해 생겼다고 보았다. 그 초자연적인 힘은 악령에 사로잡힌 것, 신의 저주, 별자리나 월식의 영향 등으로 표현하였다. 따라서 정신장애를 치료하는 방법도 초자연적인 방법을 적용하였다. 귀신을 달래는 굿을 한다거나 귀신을 쫓는 의례를 행하였다.

2. 그리스시대

Hippocrates(BC 460~377)는 정신병의 원인으로 신의 영향을 부인하고 자연적인 원인에서 찾으려고 노력하였다. 그는 4개의 체액(흑담즙, 황담즙, 피, 점액질)의 불균형을 정신병의 원인으로 보았다. 그는 최초로 심리장애의 분류를 시도하여 조증, 우울증, 광증으로 분류하였다. 그리고 목욕, 식이요법, 약초를 이용한 치료를 통해 이러한 불균형을 바로잡으려고 하였다. 이러한 생각은 오늘날의 입장에서 보면 잘못된 것이지만 신체적, 생물학적인 설명의 새로운 시도였다.

3. 중세시대

중세시대에는 기독교 신앙에 입각하여 정신병을 악마에 사로잡힌 것으로 보았다. 즉, 정신병은 신에 의해 벌을 받는 것, 혹은 악령이 들어온 것으로 보았다. 이러한 생각은 과학적 입장에서 정신병에 접근하는 것을 방해하였다. 따라서 정신병자들에게 마귀를 쫓는다는 것을 핑계로 가혹한 벌을 가하였다.

중세 말기에는 정신병자에 대한 마녀사냥이 이루어져 이들의 온몸을 묶은 채로 물속에 오랫동안 담그는 고문을 하였고 종교 재판을 통해 화형을 시키기도 하였다. 종교를 빙자한 정신병자에 대한 비인간적인 태도는 르네상스에 이르기까지 천여 년 동안 지속되었다.

4. 인도주의 처우

15세기부터 유럽에 정신병원이 세워지기 시작했으나 병원환경은 여전히 비인간적이었고 가두어 두는 수준이었다. 18세기에 이르러 계몽주의와 인본주의 사상이 퍼지면서 정신병자에 대해 인도주의적 처우가 시작되었다.

Pinel(1745~1826)은 프랑스혁명의 영향으로 정신병원의 정신병자들의 족쇄를 풀어 주고 인도주의적 대우를 해 주어야 한다고 하였다. 그는 환자에 대한 존중과 친절, 직원과 환자 간의 대화 및 설득, 운동, 환경의 변화 등을 강조하는 도덕치료를 주장하였다. 이런 변화는 정신병도 성공적으로 치료될 수 있다는 낙관적인 견해를 갖게 하였다. 도덕치료는 여러 나라로 확대되었고, 그 후에도 개방병동정책, 사회정신의학 등으로 이어졌다.

5. 실험 정신병리학의 발달

정신병리학 분야에서 심리학의 실험방법을 이용하여 정신장애를 분류하는 체계적인 노력과 이상행동에 대한 심리적 특성을 규명하려는 임상사례연구와 실험연구가 활발해졌다. 실험 정신병리학(experimental psychopathology)은 실험심리학적인 방법과 기법을 사용하여 장애행동을 연구하는 학문이다. Kraepelin은 정신장애의 분류를 과학화하는 데 공헌했을 뿐만 아니라 실험 정신병리학에도 크게 기여하였다. 그의 분류는 장애의 원인규명과 치료에 필수적이었다.

6. 정신분석의 발전

19세기 후반 정신장애가 심리적 과정과 대인관계, 환경으로부터 영향을 받으며 성격 등에 원인이 있다는 심리적 원인론(psychogenesis)이 대두되었다. Freud(1856~1939)는 히스테리아 환자를 치료하면서 정신분석(psychoanalysis)을 발전시켰다. 그는 환자들을 통한 임상관찰을 기초로 본능이론, 유아성욕설, 성격구조, 발달이론, 정신기제의 이론 등을 주장하였다. 그는 정신장애가 무의식적 원인에 의해 유발된다고 보았다. 환자를 통한 이러한 발견을 통해 인간행동에는 심층심리학(depth psychology)적 원인이 있음을 밝혔다.

Freud에 이어 많은 학자들이 심리치료와 성격이론을 발전시키면서 정신장애인에 대한 이해와 다양한 심리치료가 행하여졌다.

7. 정신병리학의 최근 동향

정신병리학은 실험과학과 경험적인 연구를 통해 심리적 접근과 생물학적 접근의 통합적 접근 경향이 뚜렷해지고 있다. 행동주의 심리학에 의해 발전된 학습이론은 정신장애가 발생하는 심리과정을 설명하고 치료방법을 개발하는 이론적 기초를 제공하였다. 심리학에 기반을 둔 인간중심치료, 인지치료, 형태치료, 현실치료 등 다양한 심리치료가 개발되면서 정신장애에 대한 치료가 다양화되었다. 지역사회 정신의학이 태동되면서 정신병환자들의 탈시설화가 이루어지고 이들의 인도주의적인 처우뿐만 아니라 사회적 보장과 정신재활에 대한 관심이 증가하였다.

정신장애의 발현과 관련된 신경화학적 연구가 활발해지면서 항정신병약물, 항우울제, 항불안제와 같은 약물이 개발되어 정신장애 치료의 획기적 발전이 이루어졌다. 최근 유전학, 분자생물학, 신경과학, 정신약물학, 컴퓨터를 이용한 뇌영상술의 발전은 정신병리학에 중요한 영향을 주었고 정신장애를 생물학적 내지 의학적 질병으로 보며 정신현상을 뇌기능으로 이해하는 관점이 강화되었다.

제2장

정신병리를 이해하는 관점

현대 정신병리학에는 정신장애와 이상행동의 원인을 이해하는 다양한 관점들이 있다. 각각의 관점들은 정신장애를 설명하는 데 있어서 매우 다르고, 때로는 상충되는 경우도 있기는 하지만, 넓은 의미에서 보면 인간의 행동과 심리현상을 설명하는 데 상호보완적인 측면을 갖고 있다. 각 관점들은 그 나름대로 독특하고 유용한 설명방식을 통해 인간의 복잡한 행동과 심리현상을 이해하는 데 도움을 준다.

정신장애와 이상행동의 원인을 설명하는 관점들은 크게 세 가지로 구분해 볼 수 있다. 첫째, 정신장애의 원인을 생물학적 측면에서 찾으려는 생물학적 관점으로, 이 모델에는 유전적 요인, 뇌의 구조적 결함, 뇌의 생화학적 이상으로 설명하는 모델들이 포함된다. 둘째, 정신장애의 원인을 심리적 측면에서 찾으려는 심리학적 관점으로, 이 모델에는 정신분석, 행동주의, 인지주의, 인본주의 등이 있다. 셋째, 21세기에 접어들면서 그동안 밝혀진 정신장애의 여러 원인적 요인들을 종합하고 통합하는 학문적 시도 속에서 정신장애를 유발하는 원인과 과정을 통합적으로 설명하려는 통합적 모델이다. 그중 대표적인 것이 취약성-스트레스 모델과 생물심리사회적 모델이다.

이 장에서는 현대의 정신병리학에서 정신장애의 원인을 설명하는 주요한 이론적 모델들을 좀 더 자세히 살펴보기로 한다.

제1절 생물학적 관점

생물학적 관점은 정신장애의 신체적 원인론에 그 뿌리를 두고 있으며, 모든 정신장애는 신체적 질병과 마찬가지로 신체적 원인에 의해 발생하는 것이므로 치료 역시 생물학적 방법으로 접근해야 한다고 가정한다. 생물학적 관점은 정신장애의 원인을 유전적 요인, 뇌의 구조적 이상, 뇌의 생화학적 이상으로 이해하고 설명하려고 한다. 정신장애에 대한 생물학적 관점을 이해하기 위해서는 유전, 뇌의 발달, 뇌의 구조와 기능, 뇌의 병리에 따른 행동의 변화, 신경생리학, 신경화학, 정신신경 내분비학에 대한 이해가 뒷받침되어야 한다.

1. 유전 요인

정신병리학에서 정신장애의 유전 요인에 대한 관심을 갖게 된 것은 정신장애가 유전에 의한 것인가 또는 발달환경에 의한 것인가라는 의문에서 출발하였다. 정신장애 환자 가족 중에는 유사한 정신장애를 지닌 사람들이 많다는 가계연구 결과들이 발표되면서 유전적 요인이 정신장애의 유발과 관련이 있다는 주장들이 제기되기 시작했다. 그리고 분자유전학(molecular genetics), 통계유전학(statistical genetics), 동물행동학(ethology)의 발달로 원인을 잘 모르던 장애들이 유전인자의 장애로 밝혀지면서 정신장애와 관련된 유전인자 연구 또한 활발해지고 있다.

정신장애가 얼마나 유전적 영향을 받는지를 밝히기 위해서 가계연구, 쌍둥이 연구, 입양아 연구가 이루어지고 있다. 가계연구는 특정한 정신장애를 지닌 환자의 가족, 친척 중에 동일 장애의 발생빈도를 조사하여 일반인구의 빈도와 비교하는 방법이다. 이런 가계연구를 통해서 정신분열병이나 양극성 기분장애는 유전적 요인이 비교적 많이 관여되는 장애로 알려져 있다. 그러나 동일 정신장애가 동일 가족 내에서 많이 발견된다고 해서 반드시 유전적 요인이 개입된다고 단정할 수는 없는데, 가족은 같은 환경 속에서 생활하며 유전적으로 가까운 관계일수록 환경적 유사성도 커지기 때문이다.

이런 가계연구의 단점을 보완할 수 있는 방법이 쌍둥이 연구다. 만약 어떤 정신장애의 경우 일란성 쌍둥이 집단이 이란성 쌍둥이 집단보다 현저하게 높은 공병률(comorbidity)을 보인다면, 이 장애는 유전적 요인에 의해 영향을 받는 것으로 판단될 수 있다. 흔히 조울증으로 불리는 양극성 기분장애의 경우 일란성 쌍둥이의 공병률은 73%인 데 비해 이란성 쌍둥이는 17%에 불과하다는 연구결과는 이 장애가 유전적 요인의 강력한 영향을 받음을 보여 준다. 그러나 쌍둥이도 형제서열이 다르고, 특히 이란성 쌍둥이의 경우 외모의 차이가 있기 때문에 환경적 요인의 영향을 완전히 배제할 수는 없다.

이런 쌍둥이 연구의 한계점을 보완할 수 있는 방법이 입양아 연구다. 입양아 연구는 환경적 영향과 유전적 영향을 분리할 수 있는 방법이다. 이환된 부모의 자식이 입양된 후의 발병률을 대조군과 비교하기도 하고, 입양된 환자의 친부모와 양부모의 발병률을 비교하기도 하고, 또는 일란성 쌍둥이들이 각기 다른 가정으로 입양되었을 때 같은 병의 발병빈도를 비교하기도 한다. 특히 일란성 쌍둥이가 입양되어 서로 다른 환경에서 양육된 경우에 두 쌍둥이 간의 공병률이 높다면, 이는 유전 영향에 대한 강력한 증거가 될 수 있다. 그러나 여전히 입양아 연구에서도 입양 전 이미 받은 환경의 영향(예: 자궁 내 환경)들을 어떻게 배제할 것인가는 논란이 되고 있다.

가족연구, 쌍둥이 연구 및 입양아 연구결과, 정신분열병, 틱장애, 1형 양극성장애, 알코올 중독, 신체화 장애 등이 유전적이라고 인정받고 있다. 또한 쌍둥이 연구결과, 공황장애, 신경성 식욕부진증, 분열형 인격장애, 경계선 인격장애 등도 유전적일 수 있음이 의심되고 있다. 알츠하이머병과 헌팅턴병에 대한 가족연구와 연계분석도 진행되고 있다. 기타 대사장애로 인한 정신지체, 뇌증후군들 또는 신경정신과적 질환들에서도 유전방식이 확인되었다.

정신장애의 유전 요인을 연구하는 한 방법은 정신장애 환자가 지니는 염색체의 특성을 밝히는 일이다. 인간의 몸을 구성하는 세포는 23쌍으로 된 46개의 염색체를 포함하고 있다. 이 염색체는 많은 유전자로 구성되어 있으며, 이러한 유전자는 부모로부터 전달된 신체적, 심리적 특질에 관한 유전 정보를 담고 있다. 유전모델은 크게 단일유전자형(single major gene model)과 다요인-다원유전자형(multi-factorial-polygenic model)으로 구분되는데, 현재 연구를 통해 볼 때 대부분의 정신장애는 단일 유전자로 유전되기보다는 다수의 유전자가 복합적으로 작용하는 것으로 생각된다. 그런 유전자 중 하나로서 취약성 유전자(susceptibility gene)를 들 수 있는데, 이것은 특정 장애를 가질 위험도를 높일 수 있다. 즉, 이 유전인자가 있으면 환경변화가 동반될 때 정신장애가 발병한다.

이런 염색체와 유전자의 이상이 정신장애와 관련된다는 연구가 보고되고 있다. 염색체 이상에 의한 정신장애로는 정신지체의 한 유형인 다운증후군(Down's syndrome), Klinefelter 증후군, Turner 증후군들이 있다. 이처럼 단일 염색체의 이상으로 유발되는 정신장애도 있지만, 대부분의 정신장애는 단일 유전자에 의해 유발되기보다는 여러 유전자의 매우 복합적인 상호작용에 의해 영향을 받게 되므로 이를 밝혀내는 많은 연구가 필요하다. 아울러 정신장애는 유전 요인에 의해서만 유발되기보다는 환경 요인과 상호작용하여 발생하는 경우가 대부분이다. 유전 요인은 정신장애에 걸리기 쉬운 취약성 또는 소질에 영향을 미치는 것으로 알려져 있다.

2. 뇌의 구조나 기능 이상

생물학적 관점을 지닌 사람들은 정신장애 환자들이 뇌의 어떤 구조나 기능에 이상을 보이는지에 대해서 깊은 관심을 보인다. 초기에는 정신장애와 뇌의 구조적 이상 간의 관계를 밝히기 위해 사망한 정신장애인의 뇌를 부검하여 뇌의 해부학적 이상을 조사하는 방법들을 사용하였다. 그러나 근래에는 전산화된 단층촬영술(CT), 자기 공명 영상술(MRI), 양전자방출 단층 촬영술(PET), 단일광전자방출 전산화단층촬영(SPECT) 등과 같은 다양한 뇌영상술(brain imaging)의 발달과 함께 정신장애의 뇌의 구조적, 기능적 특성에 관한 연구가 활발하게 이루어지고 있다.

1) 신경계의 구성

인간의 신경계는 약 100억 개 이상의 뉴런으로 구성되어 있다고 추정되고 있다.

뉴런은 정보처리과제를 수행하기 위해 의사소통하는 세포들로, 하나의 뉴런은 수십 개에서 수천 개의 다른 뉴런들과 연결되어 있다. 그래서 우리 인간은 환경자극에 대해 적절한 반응을 보일 수 있게 된다. 이런 신경계는 중추신경계(central nervous system)와 말초신경계(peripheral nervous system)로 나뉜다. 중추신경계는 뇌(brain)와 척수(spinal cord)로, 그리고 말초신경계는 신체 각 부위의 감각을 뇌로 전달하거나 뇌의 명령을 말초에서 하도록 전달하는 신경섬유들과 자율신경섬유 및 신경절로 구성되어 있다.

해부학적으로 중추신경계는 뇌와 척수로 구분되며, 척수는 뇌와 신체 말초 사이에 신경전달을 중개하는 기능을 수행하며, 독립적으로는 반사기능을 수행한다. 기능적으로 중추신경계는 크게 감각체계(sensory system), 운동체계(motor system), 연상체계(association unit) 등으로 구분된다. 감각체계는 외부세계로부터 정보를 수용하고, 이 정보를 척수를 통해 뇌로 전달하는 기능을 담당한다. 이런 감각체계는 체성감각, 시각, 청각, 후각, 미각체계로 구분된다. 운동체계는 대뇌와 척수로부터 근육이나 분비선으로 신경충동을 전달하는 기능을 담당한다. 마지막으로 연상체계는 감각체계로 들어온 정보를 기억, 동기, 욕구에 따라 해석하고, 그에 따른 행동 계획을 운동체계에 전달하여 수행하도록 만든다. 연상체계의 대표적인 기능에는 기억, 학습, 각성, 주의, 감정, 언어기능 등이 있다.

기능적으로 말초신경계는 감각신경과 운동신경, 그리고 내장의 평활근, 심장근육 및 분비선을 조정하는 자율신경계로 구성되어 있다. 이런 자율신경계는 인간이 유해자극이나 스트레스를 받을 때 신체를 방어하는 교감신경계와 안정 시 에너지를 보존하는 기능을 담당하는 부교감신경계로 구분된다. 교감신경계와 부교감신경계가 서로 균형을 이루어야만 건강한 상태가 유지되며, 이 두 기능은 상호피드백을 통해 조절된다. 만약 스트레스를 장기간 받게 되면 교감신경계가 과도하게 활성화되면서 이들의 균형은 깨지게 된다. 그 결과 고혈압, 편두통 등 다양한 스트레스성 질병이 발생하게 되고, 정신질환과 관련된 자율신경계 증상, 즉 정신신체증상이 나타나기도 한다.

2) 뇌와 행동

인간의 모든 활동은 뇌의 여러 영역의 활동과 관련이 있다. 이런 인간의 뇌는 복잡한 구조로 되어 있으며, 뇌의 각 하위 영역의 기능 또한 매우 복잡하고 다양하다. 해부학적으로 뇌는 수뇌, 후뇌, 중뇌, 간뇌와 종뇌로 구분된다.

(1) 수뇌(myelencephalon)

연수(medulla oblongata)에는 체감각정보를 시상으로 중계하는 핵들이 있고, 대부분의 뉴런은 망상체(reticular formation)를 형성하고 있다. 연수망상체는 골격근의 근긴장도를 조절하고, 호흡, 심장박동, 혈압조절, 소화기능 등 일차적인 생명 중추다.

(2) 후뇌(hindbrain)

뇌교(pons)는 척수, 소뇌, 기저신경절, 시상, 시상하부 등과 연결되어 있고, 각성과 수면, 의식, 동기, 집중력, 운동조절을 담당한다. 소뇌(cerebellum)는 자세, 세밀하고 부드러운 운동조절기능뿐만 아니라 감정, 기억, 언어 등의 정신기능과 관련 있는 것으로 밝혀졌다. 소뇌가 손상되면 의도된 행동이 거칠어지고 진전을 동반하게 된다.

(3) 중뇌(midbrain)

중뇌는 중뇌개(tectum)와 중뇌피개(tegmentum)로 구성되어 있다. 중뇌개는 시각계의 일부로 주로 시각반사와 움직이는 자극에 대한 반응에 관여하는 상소구(superior colliculus)와 청각정보의 중개를 담당하는 하소구(inferior colliculus)로 구성되어 있다. 중뇌피개는 여러 하위 핵들로 구성되어 있다. 특히 적핵(red nucleus)과 흑질(substance nigra)은 운동조절에 관여하는데, 흑질 뉴런이 변성되면 파킨슨병(Pakinson's disease)이 발생한다. 중뇌망상체는 수면과 각성, 주의 등에서 중요한 역할을 담당한다.

(4) 간뇌(diencephalon)

시상(thalamus)은 모든 감각계의 중계중추로 피질과 변연계를 연결하며, 여러 가지 신경정보를 통합, 중계 처리한다. 정신분열병에서 흔히 보는 환청은 시상과 좌측해마와 해마 피질, 그리고 선조체의 이상과 관련이 있다고 한다. 시상하부

(hyperthalamus)는 내분비와 자율신경계 중추로서 각종 대상에 있어 항상성을 유지하고, 특히 식사행동, 성기능, 분노 등의 감정기능, 수면, 면역기능, 체온, 기타 여러 자율신경계의 기능 등을 주관한다. 또한 신경내분비 물질을 생성해서 뇌하수체(pituitary gland)로 보낸다.

(5) 종뇌(telecephalon)

변연계(limbic system)는 해마(hippocampus), 중격(septum), 유두체(mammallian body), 대상회(cingulate gyrus) 등과 편도체(amygdala), 기저전뇌(basal forebrain) 등을 포함하고 있으며, 원시적 기능으로는 후각, 감정, 성욕, 식사행동, 동기, 공격성, 기억, 학습의 중추로 알려져 있고, 특히 인간에서는 기억의 생성과 변형에 관계한다. 그 중 편도체는 불안, 공황, 공포 등 학습된 공포반응과 관계가 있고, 그 표현을 통제한다. 그래서 편도체가 파괴되면 다른 사람의 공포나 분노의 표현을 이해하지 못한다. 해마는 기억과 감정, 공격성과 관련이 있다. 변연계는 감정 관련 연상영역과 연결되어 있다. 정신장애, 특히 정신분열병 환자에게서 해마, 편도, 부해마회(parahippocumpal gyrus)가 위축된 모습들이 보고되고 있다.

기저신경절(basal ganglia)은 뇌간의 적핵(red nucleus)과 흑질체(substance nigra)와 더불어 운동의 시작과 조절 등 추체외로계(extrapyramidal system)의 기능을 담당한다. 기저신경절은 헌팅턴병(Huntington's disease) 환자에서 경직과 무도성, 운동증상 이외에도 망상, 우울, 충동적 행동 등의 정신병적 장애를 일으키고 결국 치매로 이행되는 데 영향을 미치는 것으로 알려져 있다. 파킨슨병도 흑질체와 기저신경절의 장애로, 경도의 치매와 더불어 정신분열병의 음성증상과 유사한 증상이 나타난다. 기저신경절은 운동기능뿐만 아니라 변연계와 감각계, 연상계와 연결되어 감정과 인지기능을 수행한다. 따라서 정신병, 우울, 치매, 강박증 등과 관련이 있는 부분으로 생각되고 있다.

대뇌피질(cerebral cortex)은 뇌신경세포의 70%를 차지하고 있다. 대뇌피질은 크게 전두엽(frontal lobe), 두정엽(parietal lobe), 측두엽(temporal lobe), 후두엽(occipital lobe)으로 나뉘어 있고 기능이 국재화(localization)되어 있다. 전두엽은 인간 고유의 정신기능과 수의운동, 인격기능, 언어생성(좌측)과 신체적 표현(우측), 주의, 동기, 이성적 사고, 지남력 등과 관련이 있다. 전두엽이 손상된 환자들은 의지, 창조적 문제 해결능력, 추상능력, 계획능력, 사회적 판단 및 결정능력에 손상이 온다. 또한 전두엽은 도파민을 포함한 신경섬유가 많이 분포되어 있어 정신분열병을 치료하는 항정신병 약물의 작용부위이기도 한다.

두정엽은 촉각, 시각-공간기능(우측), 읽기, 계산 등의 각종 감각정보의 통합과 연상을 주관한다. 측두엽은 청각적 언어이해(좌측), 감각언어(우측), 청각, 감정표현 및 기억을 담당하며, 특히 후측두피질(inferior temporal cortex)은 얼굴인식기능을 담당한다. 측두엽은 후각과 청각정보를, 그리고 후두엽은 시각정보를 담당한다.

3) 뇌의 생화학적 이상

생물학적 관점에서는 정신장애가 뇌의 생화학적 이상에 의해 유발될 수 있다고 본다. 인간의 뇌는 약 150억 개의 뉴런(neuron)으로 구성된 정보전달체계다. 뉴런 간 정보전달은 신경전달물질(neurotransmitter)에 의해서 이루진다. 지금까지 50여 종의 신경전달물질이 알려져 있는데, 이런 신경전달물질은 뇌 구조 중 일정 부위에만 존재하고 특정 체계 내에서만 정보전달을 수행한다. 뇌의 부위에 따라서 특정한 신경전달물질에 민감한 신경세포들이 모여 있는 경향이 있다.

신경전달물질은 화학적 유사성에 따라 콜린성(아세틸콜린), 생체아민(Dopamine, Norephinephrine, serotonin 등), 아미노산(GABA, Glutamate, Acetylcholine, Histamine) 등으로 분류된다. 신경전달물질은 어느 수용기와 결합하는가에 따라 다른 효과를 나타내기 때문에, 서로 다른 뇌 경로에서 서로 다른 효과를 나타낸다. 정신장애와 관련하여 주목을 받고 있는 주요 신경전달물질은 도파민, 세로토닌, 노아에피네프린 등이다. 이런 물질의 과다나 결핍상태가 정신장애와 관련되어 있다는 것이 생물의학적 입장이다.

도파민(dopamine)은 노르에피네피린의 전구물질로 움직임, 동기, 쾌락과 정서적 각성과 같은 심리적 기능에 영향을 미치며, 특히 정신분열병 및 전반적인 정신병적 상태와 관련된 신경전달물질로 알려져 있다. 도파민은 3가지 경로, 즉 흑질선조체(nigrostriatal pathway), 결절누두 경로(tuberoinfundibular pathway), 중뇌변연-중뇌피질 경로(mesolimbic-mesocortical pathway) 등에서 작용한다. 이 경로들 중 흑질선조체 경로의 도파민은 운동기능뿐만 아니라 기분조절과 관련이 있는데, 파킨슨병, 향정신병 약물의 추체외로계 증상, 틱증상은 이 경로의 도파민 감소와 수용체 장애 때문에 발생한다. 중뇌변연-중뇌피질 경로는 정신분열병 및 관련 정신병적 상태와 관련이 있는데, 여러 연구에서 정신분열병 환자들은 정상인보다 이 경로에서 도파민 수준이 높은 것으로 발견되면서 도파민의 과잉이 정신분열병을 초래하는 것으로 추정되고 있다. 정신분열병의 치료에 사용되는 대부분의 약물들은 도파민 수용체를 차단하여 도파민을 감소시키는 작용을 한다. 한편 우울증은 도파민의 기능이 감소하고, 조증은 증가하는 것으로 알려져 있다. 파킨슨병은 도파민 결핍에 의해 발생하는 신체적 질병인데, 이를 치료하기 위해 도파민을 과도하게 투여하면 망상이나 환각과 같은 정신분열병과 유사한 증세를 나타내게 된다.

세로토닌(serotinin)은 기저신경절, 변연계, 대뇌피질에 분포되어 있으며, 주로 기분조절, 각성과 수면, 식욕, 공격성, 정신분열병의 음성증상과 관련되어 있다. 세로토닌은 공격성과 관련된 신경회로를 억제하고, 조증 및 우울증과 밀접한 관련이 있는 것으로 알려져 있다. 조증 환자는 세로토닌의 수준이 높지만, 우울증 환자들은 세로토닌 수준이 낮은 것으로 보고되고 있다.

노르에피네피린(norepinephrine)은 시상하부, 시상, 변연계, 대뇌피질 등 대뇌 전체에 분포되어 있으며, 정서적 각성, 공포, 불안과 관련이 있다. 우울증에 영향을 미치는 것으로 알려져 있다. 노르에피네피린과 세로토닌의 감소가 우울증의 원인이라는 생체아민 가설은 항우울제의 작용에 근거한 것이다.

이 밖에도 GABA(gamma-aminobutyric acid), 글루타메이트(glutamate), 아세틸콜린(acetylcholine; Ach)과 같은 다양한 신경전달물질이 정신장애와 관련되어 있는 것으로 알려지고 있다. 아세틸콜린은 다양한 기능, 특히 수의적 운동 통제뿐만 아니라 주의, 학습, 수면 꿈과 기억 등을 통제하는 데 관여하는 것으로 알려져 있다. 특히 알츠하이머 질환은 아세틸콜린을 생산하는 뉴런의 상실과 관련이 있다. GABA는 뇌의 대표적인 억제성 신경전달물질로 불안 및 간질과 관련이 있는 것으로 추정되고 있고, 글루타메이트(glutamate)는 정신분열병과 관련이 있는 것으로 추정되고 있다. 이처럼 생물학적 입장에서는 정신장애와 관련된 신경전달물질을 발견하고 그러한 물질의 기능을 밝히고자 노력한다.

4) 생물학적 치료

생물학적 관점에서는 정신장애의 치료를 위해서 물리적인 방법을 사용한다. 생물학적 치료의 주된 방법은 약물치료(drug therapy), 전기충격치료(electro-convulsive therapy: ECT), 뇌절제술, 바이오피드백(biofeedback), 광선치료, 경두개자기자극술(transcranial magnetic stimulation: TMS) 등이다. 생물학적으로 접근하는 사람들의 주된 치료방법인 약물치료는 주로 뇌중추신경계의 신경전달물질에 영향을 주는 약물을 통해 정신기능 또는 행동을 변화시키려는 방법이다. 약물치료는 1950년대 이후에 향정신성 약물들이 개발되면서 다양한 정신장애의 치료에 사용되고 있다. 약물치료는 여러 가지 부작용이 있기는 하지만, 최근에는 이런 부작용을 최소화시킬 수 있는 약물들이 개발되고 있다.

전기충격치료(ECT)는 뇌에 일정한 강도의 전기충격을 가하여 심리적 증상의 호전을 유발하기 위한 방법이다. 때로는 정신장애의 증상을 감소시키기 위해 뇌절제술(brain surgery)이 사용되기도 한다. 예를 들어, 심한 간질환자의 경우 양반구를 연결하는 뇌량을 절개하여 간질의 부정적 여파가 다른 반구로 전달되는 것을 방지할 수 있다.

광선치료는 계절성 정동장애(seasonal affective disorder)의 치료에서, 그리고 경두개자기자극술(TMS)은 일부 우울증 환자, 불안장애 환자 등에서 치료효과가 있는 것으로 보고되고 있다.

제2절 심리학적 관점

인류 역사와 함께 인간의 행동을 이해하고 설명하고 예측하려는 노력은 이루어져 왔다. 19세기 말 철학에서 분리된 심리학은 인간의 행동을 과학적 연구방법을 통해 연구하는 학문으로 발전하기 시작하였고, 그 이후 발전하기 시작한 신경생물학과 더불어 인간의 행동과 심리작용을 이해하는 데 큰 기여를 하였다. 그중에서 정신분석, 행동주의, 인지주의, 인본주의 이론 등이 현재 주요 이론으로 인정을 받고 있다.

1. 정신분석

정신분석은 Sigmund Freud(1856~1939)의 정신분석이론에 근거를 둔다. Freud에 의해 시작된 정신분석이론은 여러 학자들에 의해서 발전되었으며 새로운 이론으로 다양하게 발전, 변형되기도 했다. Freud 이후의 정신분석이론은 크게 두 가지 유형으로 발전되었다. 그 한 유형은 자아심리학, 대상관계이론, 자기심리학과 같이 정신분석이론의 기본적 주장을 고수하면서 수정·발전된 이론들이다. 반면에 Freud의 정신분석이론을 비판하고 독자적인 이론적 체계로 발전된 정신역동이론이 있는데, 분석심리학, 개인심리학, 신 Freud 학파의 이론이 여기에 해당한다.

1) Freud 정신분석

Freud의 정신분석은 인간행동에 대한 이론인 동시에 심리학적 치료방법이다. Freud의 정신분석이론은 크게 두 가지 가정, 즉 심리적 결정론과 무의식에 근거를 두고 있다. Freud는 인간의 기본욕구는 성과 공격 욕구이고, 이런 기본적인 욕구의 충족 경험이 성격형성에 중요하다고 보았다.

Freud는 인간의 정신을 이해할 수 있는 심리적 구조와 과정을 밝히고자 노력했으며, 그 대표적인 모델은 지형이론(topographical theory), 구조이론(structural theory), 심리성적 발달이론(psychosexual development)이다. 초기 성격이론인 지형이론은 심리적 과정이 자각되는 정도에 따라 세 가지 영역, 즉 의식, 전의식, 무의식으로 구성되어 있다고 주장하였다. 특히 무의식은 억압된 사고와 감정, 즉 성적 욕구나 공격성 등과 같은 본능적 욕구와 충동들로 이루어져 있으며, 이런 무의식의 존재를 짐작할 수 있는 증거는 꿈, 실언, 실수 등이다. 그러나 이후 다양한 임상적 현상을 설명하기 위해 마음의 구조와 기능을 새롭게 분류할 필요를 느끼게 되면서 인간의 정신현상이 원초아, 자아, 초자아로 구성되어 있다는 성격의 삼원구조이론(tripartite theory of personality)을 제안하였다.

원초아(id)는 인간의 충동적 행동을 유발하는 원초적 생물학적 욕구와 충동으로 구성되어 있는 무의식적인 구조다. Freud는 인간의 가장 원초적인 욕구를 성적 욕구와 공격성으로 보았다. 원초아는 즉각적으로 욕구를 충족시키려는 쾌락원리(pleasure principle)에 의해 작동되고, 일차적 과정에 따라 기능한다고 보았다.

자아(ego)는 본능적 충동을 즉각적으로 만족시키려는 원초아와 초자아 사이의 갈등을 조정하고 타협을 추구하면서 환경에 대한 현실적인 적응을 담당한다. 즉, 자아는 현실적인 여건에 따라 욕구충족을 지연시키는 현실원리(reality principle)에 따라 작동된다. 그리고 자아는 현실적이고 합리적이며 이성적인 사고과정에 따라 기능하는데, 이를 이차적 과정(secondary process)이라고 한다.

초자아(superego)는 오이디푸스 갈등(oedipus complex)을 해결하려는 노력에서 아동이 동성의 부모의 행동규범과 가치를 내면화하는 과정에 의해 형성된다. 아동은 자신의 행동에 대한 부모의 칭찬과 처벌의 반복경험 속에서 내면화된 도덕적 가치나 윤리의식에 따라 행동을 하게 되는 도덕원리(moral principle)에 따라 기능한다. 초자아의 형성을 통해 자신의 행동을 스스로 통제하게 됨으로써 부모의 처벌을 예방하고 처벌에 대한 불안을 피할 수 있게 된다.

Freud는 인간의 다양한 행동이 원초아, 자아, 초자아 간의 역동적인 과정 속에서 일어난다고 보았다. 자아가 갈등을 일으키는 원초아와 현실 그리고 초자아의 요구를 다룰 수 있는 힘 또는 능력이 정신건강의 중심적인 역할을 담당한다고 보았다. 자아가 이들 사이의 균형을 성취하는 정도에 따라 인격의 병리가 달라지며, 결국 정신병리는 심리적 구조들 사이의 갈등의 산물이다.

그리고 Freud는 구조모델의 관점에서 불안은 억압의 산물이 아니라 오히려 억압을 유발시키고 다른 방어들을 불러일으키는 요인이라고 보았다. 즉, 수용될 수 없는 소망으로부터 오는 위험을 감지할 때 자아가 불안을 느끼게 되고, 그때 자아는 증상형성이라는 대가를 치르면서 위협적인 정서를 막고 이들 간 균형을 되찾기 위해 방어기제를 사용한다고 보았다. 이런 자아의 중요성과 자아발달의 기제들에 관한 Freud의 제안들은 자아심리학의 기초가 되었다. Freud는 자아가 욕동좌절에서부터 발달하기는 하지만, 이런 초기의 상실한 대상을 대신할 수 있는 부모의 심리적 표상을 세울 수밖에 없다고 하였다. 이런 아동기 대상의 포기가 결과적으로 자아구조의 형성에 도움이 되는 동일시를 불러일으킨다고 보았다. 마찬가지로 초자아는 원본능이 포기한 대상에 대한 리비도의 집중으로 이루어진 구조로, 원본능의 대상선택에 대한 도덕적 반대의 형태로 이루어진 반동형성이다. 따라서 자아와 초자아는 이전에 리비도가 집중되었던 대상들이 내면화됨으로써 형성된 것이다. 이런 자아와 초자아의 발달을 초기 대상과의 관계에서 내재화된 산물로 보는 관점은 대상관계이론의 기초가 되었다.

정신분석은 어린 시절의 경험이 성격형성에 매우 중요한 영향을 미친다고 본다. Freud는 어린아이들은 감각적 쾌락을 추구하는 성욕을 지니고 있다는 유아성욕설(infantile sexuality)을 주장하였으며, 어머니를 포함한 양육자와의 상호작용 속에서 아이는 입, 항문, 성기 등의 신체 부위를 통해 성적인 쾌락을 추구한다는 심리성적 발달이론을 주장하였다. 이런 신체부위를 통해 성적 쾌락을 추구하는 과정에서 아이가 겪게 되는 욕구의 만족과 좌절 경험이 성격형성에 중요하다고 보았다.

구강기(oral stage, ~1세)는 아이가 입을 통해 성적 욕구를 충족하는 시기다. 이러한 구강기에 욕구가 지나치게 충족되거나 좌절되면 의존적이고 자기중심적이며, 먹거나 마시거나 말하는 행동에 집착하는 구강기적 성격특성을 형성하게 된다. 반면에 욕구가 적절하게 충족되면 자신감 있고 관대하며, 외부세계를 신뢰하는 안정된 성격특성을 형성하게 된다.

항문기(anal stage, $1\frac{1}{2}$~3세)는 본능적 욕구로서 배변, 배뇨 행동이 주된 관심의 대상이 되고, 쾌감의 근원이 된다. 아울러 이 시기는 배변훈련의 시기로서 아동은 부모의 통제를 받게 되는 과정에서 부모와 갈등을 경험하게 된다. 항문기에 지나친 만족이나 좌절을 경험하게 되면 지나치게 완고하거나 인색하고, 완벽주의, 강박성, 가학적 · 피학적 성격특성을 가질 수 있다. 그러나 적절한 욕구만족을 경험하게 되면 독립적이고 자기주장적이며 협조적인 성격을 형성하게 된다.

남근기(phallic stage, 3~6세)의 아동은 성기에 대한 호기심과 노출행동을 나타내고 소변을 보면서 쾌감을 얻는다. Freud는 남근기가 성격발달에 있어서 각별히 중요한 의미를 지닌다고 보았는데, 이 시기에 아동은 오이디푸스 갈등을 경험하기 때문이다. 성기에 대한 아동의 관심은 이성 부모에 대한 관심으로 확산되어, 아동은 이성부모의 애정을 독점하려 하는 동시에 동성 부모를 경쟁자로 인식하게 된다. 이 시기의 아동은 부모와의 삼각관계 속에서 복잡한 심리적 갈등을 경험하며 상상활동이 활발해진다. 남자아동은 어머니를 독점하려 하지만 경쟁자인 아버지에 의해 남근이 거세될지 모른다는 상상 속에서 거세불안(castration anxiety)을 경험하게 된다. 이런 갈등을 해결하는 타협적인 방법은 이성의 부모를 사랑하려는 금지된 소망을 포기하고, 동성의 부모와 동일시하는 것이다. 이런 오이디푸스 갈등을 원만하게 해결하게 되면, 아동은 건강한 성정체감의 형성, 초자아와 자아의 발달, 삼각관계의 수용을 통해 건강한 이성 관계를 맺을 수 있는 능력을 발달시킬 수 있다. 그러나 오이디푸스 갈등이 잘 해결되지 못하면 이후 성장과 적응에 어려움이 발생할 수 있다.

잠복기(latency stage, 만 6세~사춘기)는 학령기에 해당하는 시기로서 학업과 친구에 대한 관심이 증가하면서 뚜렷한 성적 욕망의 표출현상이 나타나지 않는다. 이런 동성 친구와의 관계는 이후 사회관계 발전에 중요한 기초가 된다. 자아가 성숙하고 초자아가 확립되는 이 시기를 잘 보내면 현실적 성취와 원만한 대인관계 능력이 발달하게 된다. 그러나 이 시기에 좌절을 경험하게 되면 열등감이 형성되고 소극적이고 회피적인 성격특성이 나타날 수 있다.

성기기(genital stage, 사춘기 이후)는 급격한 신체적 변화와 더불어 부모로부터 심리적 독립과 자기정체감의 확립이라는 과중한 발달과제를 안고 있는 시기다. Freud는 성기기를 통해서 성격형성이 완결된다고 보았다.

■ **정신분석적 치료방법** 정신분석은 대부분의 이상행동이 어린 시절의 좌절경험에서 연유한 무의식적 갈등에 의한 것이라고 본다. 정신분석적 치료의 목표는 무의식적 갈등을 의식화함으로써 충동적이고 미숙한 원초아의 영향력을 약화시키고, 대신에 현실적이고 성숙한 자아의 기능을 강화시키는 것이라고 할 수 있다.

무의식을 의식화하는 정신분석적 치료기법에는 자유연상, 꿈의 분석, 전이분석, 저항분석 등이 있다. 이러한 여러 가지 방법을 통해서 내담자로 하여금 자신의 무의식적 갈등을 깨닫게 되는 통찰(insight)을 유도한다. 아울러 정신분석은 내담자가 무의식적 갈등에 대한 통찰을 넘어서 이런 갈등이 자신의 삶에 영향을 주고 있는지를 이해하고, 더 이상 그러한 무의식적 갈등에 의해 지배되지 않고 삶 속에서 건강하게 살아갈 수 있도록 도와주어야 한다. 이렇게 통찰을 행동으로 옮겨가는 과정을 극복과정(working-through)이라고 한다.

2) Freud 이후의 정신분석

Freud에 의해 시작된 정신분석은 지나친 성적 욕구의 강조, 그리고 성격형성에서 대인관계 측면과 사회문화 요인의 영향을 간과했다는 비판과 함께 여러 학자들에 의해서 새로운 이론으로 다양하게 변형, 발전되었다. Freud 이후의 정신분석은 크게 두 가지 유형으로 발전되었다. 그 한 유형은 자아심리학, Melanie Klein, W. Ronald D. Fairbairn, Donald W. Winnicott 등을 중심으로 한 대상관계이론, Heinz Kohut으로 대표되는 자기심리학과 같이 정신분석이론의 기본적인 주장을 고수하면서 발전된 이론들이다. 반면에 Freud의 정신분석이론을 비판하고 독자적인 이론적 체계로 발전된 정신역동이론이 있는데 분석심리학, 개인심리학, 신 Freud 학파의 이론이 이에 해당한다.

(1) 자아심리학

자아심리학(ego psychology)은 Anna Freud(1895~1982)와 Heinz Hartmann에 의해 주도되었으며 자아의 자율적 기능을 강조하였다. 정신내적 세계를 정신기제들 간의 갈등으로 개념화하고, 성(sexuality)과 공격성이 표현되고 방출되려면 정신기제들 간에 갈등을 하게 되고, 이런 갈등이 불안을 낳는다고 보았다. 또 이런 불안은 자아를 각성시켜 방어기제를 발동시키고, 이런 방어기제를 통해 자아와 이드 사이의 타협을 유도한다고 보았다. 결국 증상은 이드로부터 생겨난 소망을 방어하면서 위장된 형태로 소망을 충족시키는 일종의 타협형성이라고 보았다.

자아심리학자들은 분석상황에서 자아의 방어작용에 대해 적절히 해석되고, 그리고 환자가 성공적으로 분석가의 중립성을 시험한 후 안전감을 느낄 때 충동이 출현하게 된다고 보았다. 즉, 분석가가 방어를 해석하고 중립적인 자세를 유지하는 것을 통해서 정신분석 과정은 진행되고, 이 두 가지를 통해 환자가 안전감을 느끼게 되면 이전에는 닫혀 있는 충동들을 개방하고, 그 결과 분석이 성공적으로 이루어진다고 보았다.

(2) 대상관계이론

대상관계이론(object relation theory)은 인간의 기본욕구는 대상추구이고, 인간이 처음 경험하는 어머니와의 관계경험, 특히 오이디푸스 갈등이 나타나기 이전의 어머니와의 관계 경험이 성장 이후의 대인관계에 영향을 준다고 본다. 이 이론은 Freud 이후 정신분석학 테두리 안에서 발전한 이론으로서, Melanie Klein을 위시하여 Fairbairn, Balint, Winnicott 등에 의해 발전되었고, 원래 경계선 성격장애와 같이 전통적 정신분석에서 효과적으로 다루지 못한 심각한 정신장애를 제대로 이해하고 치료하는 데 적합한 이론으로 발전되었다. 이후 덜 심각한 정신장애의 치료, 가족치료, 집단치료 등으로 그 적용의 범위를 넓혀 가고 있다.

① Klein

Klein(1882~1960)에 따르면, 유아는 태어날 때부터 대상관계를 형성하고, 불안을 경험하며, 방어기제를 사용할 수 있다고 보았다. 또한 자아와 무의식적 환상은 태어날 때부터 존재한다고 보았으며, 그리고 환상(phantasy)은 추동의 심리적인 표상이며, 모든 추동 충동은 이에 상응하는 환상을 가진다고 보았다. Klein은 본질적으로 추동의 우선성(primacy)을 강조하였고, 추동 그 안에 대상이 포함되어 있다고 보았다. 그러므로 Klein에 있어서 추동은 처음부터 관계적 단위였고, 모든 정동적 삶의 중심에는 대상관계가 있다고 보았다.

또 Klein은 생명본능과 공격성은 타고나며, 인격은 이런 욕동들의 발달과 그 욕동들 사이의 관계의 균형에 달려 있다고 보았다. 비록 생명본능도 갖고 태어나지만, 공격성을 완전히 사라지게 할 정도로 강하지 않으므로 자아는 자신의 파괴성에 대한 불안을 갖고 태어난다고 보았다. 그래서 초기 자아는 이런 초기 불안(멸절불안)을 완화시키기 위해 정신기제—투사, 내사, 부인, 투사적 동일시—를 사용한다고 보았다. Klein에 의하면, 유아는 자신의 파괴적인 성향을 분리하여 어머니의 한 가슴에 투사하고 마치 자신이 박해당하는 것으로 지각하여 편집증적 불안을 갖게 된다. 이것이 편집—분열적 자리(paranoid-schizoid position)를 구성한다. 이런 편집적 자리에서 중요한 것은 방어와 대상관계 경험이다. 대상관계의 중요한 요소인 수유와 신체 다루기를 통해 초기 대상과 긍정적인 애착을 형성할 수 있게 되고, 그래서 좋은 대상관계 경험을 더 많이 하면 할수록 자아는 공격성을 방어할 필요가 적어지고 자아통합과 성장을 향해 나아갈 수 있다. 즉, 대상의 좋은 측면과 나쁜 측면이 통합되고, 유아는 엄마를 좋은 감정과 나쁜 감정 둘 다를 주는 사람이라고 보게 된다. 이제 유아는 우울적 자리(depressive position)로 옮겨 가는 두 자리(two position) 개념을 형성했다.

② Fairbairn

Fairbairn(1889~1964)은 분열적(schizoid)이라고 진단적으로 기술된 성인 내담자들의 임상적인 작업을 통해 자신의 이론을 도출하였다. Fairbairn은 유아를 "대상을 추구하는 존재"로, 애착과 양육이라는 기본적인 욕구를 충족시키기 위해 엄마와의 관계를 필요로 하는 존재로 보았다. 자아는 출생 시부터 존재하며, 자아의 모든 부분은 항상 대상들과 연결되어 있고, 자아구조는 관계의 흔적으로 구성된다고 보았다. 그에 의하면, 출생 시 유아의 자아는 분화되지 않는 원시적이고 전체적인 상태이지만, 대상과의 불만족스러운 경험을 통해 분열된다고 보았다. 자아가 외부 대상들과의 관계가 만족스럽지 못한 경험에 의해 야기된 불안과 좌절의 고통을 방어하기 위해 불만족스러운 대상을 내사하게 되는데, 이런 대상의 내재화과정에서 자아가 분열된다고 보았다. 즉, 이런 내사과정을 통해 외부 대상이 심리구조가 된다고 보았다.

그에 따르면, 자아는 내적 대상을 상대적으로 만족스러운 대상 경험(이상적 대상)과 좌절을 주는 경험(자아의 무의식적인 영역 안으로 밀려나는 거절된 대상)으로 분열시킨다. 동시에 거절된 대상은 욕구를 거부하는 거절하는 대상과 욕구를 자극하는 흥분시키는 대상으로 분열되고, 이런 대상의 분열과 함께 자아의 분열도 일어난다고 보았다. 거절하는 대상과 연결된 리비도적 자아와 흥분시키는 대상과 연결된 리비도적 자아로 분열된다. 분열되지 않고 남아 있는 자아의 부분은 중심자아라고 부르는데, 이것이 보다 의식적으로 합리적으로 이상적인 대상과 관계를 맺는다고 보았다. 이런 전체 상황을 기본적 심리 내적 상황(basic endopsychic situation)이라고 불렀다. 간단하게 요약하면, Fairbairn은 유아가 좋은 대상을 보호하고, 좌절에 따른 고통을 처리하기 위해 공격성을 사용하여 대상을 분열시키는데, 정신병리는 파편화된 자아 부분들이 현실의 대상관계를 포기하면서까지 내적 대상들에 집착하는 데서 비롯된다고 보았다. 모든 정신병리를 내적 대상(internal object)으로 표현되는 과거의 관계를 계속 유지하려는 자아의 노력으로 이해했다.

③ Winnicott

Winnicott(1896~1971)은 엄마와 아기의 관계 및 둘 사이의 공간에 관심을 가졌고, 엄마와의 관계 맥락에서 유아가 현실에 대한 주관적인 지각을 어떻게 발달시켜 가는가에 관심을 두었다. Winnicott은 유아와 엄마, 가족에 대한 직접관찰에 근거하여 이론을 정립하였다. 그의 이론에서 중요한 개념은 성숙과정과 촉진적 환경으로, 인간은 성숙과정이라고 불리는 욕동을 갖고 태어나며 정해진 방향을 따라 발달한다고 본다. 이 성숙과정이 잘 전개되기 위해서는 환경이 충분히 좋아야 하며, 만약 그렇지 못하면 발달이 방해를 받고 그 결과 발달이 정지되고 정서장애가 발생할 수 있다고 본다.

Winnicott은 아이의 발달에 있어 충분히 좋은 환경의 중요성을 특히 강조했다. 그는 아이와 어머니 사이의 의존관계를 핵심 축으로 보았고, 발달을 아이가 어머니에게 절대적으로 의존하는 단계로부터 시작해서 상대적 의존단계를 거쳐 독립을 향해 가는 과정으로 생각했다. 이 두 단계 사이에 중간단계가 존재하고, 이것은 중요한 발달지표가 된다. 충분히 좋은 어머니가 유아의 불안을 충분히 안아주고 유아를 충분히 보호해 주면, 유아는 전능성을 잘 발달시킬 수 있으며, 대상사용능력을 발달시키게 되고 통합, 인격화, 현실인식에 대한 감각을 발달시킬 수 있다.

또한 Winnicott은 엄마의 돌봄이 충분히 공감적이면 아이가 참 자기를 발달시키지만, 공감적이지 못하면 아이가 엄마의 욕구에 맞추게 되는 거짓 자기를 발달시키고, 결국 이런 거짓 자기가 참 자기의 발달을 방해한다고 보았다. 엄마와 아이사이의 중간공간에서 아이는 소위 중간대상(transitional object)이라는 것을 만들어 낸다. 중간대상은 엄마와의 환상 속의 관계를 유지하는 데 사용되며, 중간공간은 엄마와 아이가 서로의 경계를 침범하지 않으면서 창조적이고 놀이적으로 관계를 맺을 수 있는 공간이다.

(3) 자기심리학

Heinz Kohut은 자기심리학(self psychology)의 대표자로, 자아의 측면보다는 자기의 측면을 강조했으며 자기(self)를 심리적 구조의 가장 핵심적인 개념으로 보았다. 그는 성욕이나 공격성보다 자존감(self-esteem)과 자기응집(self-cohesion)이 더 중요하다고 보았다. Kohut은 유아는 심리이전 단계에서도 갓 태어난 자기를 갖고 있다고 보았고, 이런 핵심자기는 공감적인 모성적 환경에 의해 형성되어 간다고 보았다. 부모가 아이의 자기애적 욕구를 충족시켜 주는데 실패하게 되면, 아이는 자신의 취약성을 인식하게 되고, 상실한 자기애적 상태를 되찾기 위한 노력의 일환으로 과대자기와 이상화된 부모원상을 만든다. 부모의 공감이 적절히 제공되면, 원시적 과대주의는 현실적인 포부로 변형되고 이상화된 부모원상은 이상으로 변형되어 자기의 이중 축(bipolar self)을 구성하게 된다고 보았다. 즉, 자기구조는 과대자기와 이상화된 부모원상의 변형적 내재화를 통해 과대자기는 야망, 삶의 목적, 활동을 위한 즐거움과 자존심의 중요한 측면의 원료가 되는 포부로 발달하고, 이상화된 부모원상은 이상, 가치를 형성하는 중요 요소가 된다고 보았다. 그러나 부모가 양육과정에서 충분히 공감을 제공해 주지 못하면 자기애적 리비도가 성숙되지 못하고 자기의 통합이 방해를 받게 되고, 병적인 원시적 상태에 머물게 된다고 보았다. 즉, 자기의 발달이 정지되면 현실적 포부 대신에 발달이 멈춘 과대주의 또는 긴장조절능력과 초자아에 대한 이상화를 성취하는 대신에 이상화된 인물에 의존하는 상태에 머물게 된다고 보았다. 따라서 이런 문제를 갖고 있는 환자들은 과도한 인정과 자기만족을 요구한다고 보았다.

(4) 독자적인 정신역동이론들

독자적인 정신역동이론을 제시한 대표적 인물인 Jung은 분석심리학(analytic psychology)을 제안하였다. 그에게 있어서 무의식은 정신세계의 원동력이며, 자율적으로 창조된 기능을 발휘하여 전체 인격을 실현시키는 목적을 갖고 있다고 보았다. 그리고 그는 무의식을 개인무의식과 집단무의식으로 나누었다. 특히, 인류 전체의 보편적이고 선험적인 내용으로 구성된 집단무의식은 여러 가지 원형(prototype)들로 구성되어 있다고 보았다. 이 중 특히 중요한 5가지 원형에는 페르소나(persona), 그림자(shadow), 아니마(anima)와 아니무스(animus), 자기(self)가 있다.

인격의 성숙은 자기가 중심이 되어 그림자를 포함한 인격의 무의식적 측면을 의식화해 나감으로써 정신의 전체성을 확립해 가는 개성화(individuation) 또는 자기실현(self-actualization)해 가는 과정이라고 보았다. 반면, 정신병리는 의식이 무의식으로부터 그리고 자기로부터 멀리 떨어져 나가 있는 상태로 보았다. 따라서 치료는 무의식의 의식화를 통한 자기실현을 촉진시켜 나가는 과정이며, 치료과정은 개인의 역사를 자세하게 말하는 고백단계, 전이관계 및 꿈과 환상에 관심을 두고, 감정 수준과 지적 수준에서 통찰을 돕는 명료화 단계, 환자가 일상생활에서 보다 적극적으로 건강을 증진시키는 역할을 할 수 있도록 격려해 주는 교육단계, 자기를 실현할 수 있게 되는 변형단계를 거친다.

개인심리학을 창시한 Adler는 인간을 나뉠 수 없는 전체로서의 존재일 뿐만 아니라 자기실현과 사회적 적응을 위한 목적지향적 존재라고 보았다. 그리고 인간의 모든 행동은 사회적 맥락 내에서 일어난다고 주장하였다. 그는 성격의 형성에 권력의지(will to power)와 열등감 보상을 위한 우월욕구가 중요한 역할을 하는 것으로 보았다. 개인이 지닌 열등감은 권력의지를 자극하여 우월해지려고 하는 보상 행동을 나타내는데, 이것을 생활양식이라고 하였다. 이런 생활양식을 이해해야만 개인을 이해할 수 있다고 하였다. 그는 개인의 정신적인 문제는 잘못된 지각, 학습 및 목표를 갖는 데서 발생된다고 보았으며, 신경증에 걸린 사람은 아픈 사람이 아니라 낙담한 사람이라고 보았다. 그래서 치료는 낙담해 있는 환자를 격려하고, 치료자와 환자가 협력하여 교육적 과제들에 대처하는 것이라는 보았다.

이 밖에도 Sullivan, Horney, Fromm과 같이 신 Freud 학파로 불리는 학자들이 있다. Sullivan은 모든 인간의 행동을 인간관계로 보았고, 인격은 어린 시절 어머니와의 관계를 비롯하여 타인과의 관계에서 발달한다고 보았다. 이상행동의 대인관계적 측면을 강조하면서 어린 시절의 불행한 관계 경험이 자신에 대한 왜곡된 견해를 발전시켜 부적응적 행동을 유발하게 된다고 주장하였다. 여류 정신분석학자인 Horney는 인격의 역동적 핵심인 참된 자기가 있음을 가정하고, 인간을 사회문화적 환경 안에서 참된 자기를 실현할 수 있는 사회적 존재로 보았다. 그리고 그녀는 성격의 핵심을 이루는 진정한 자기(real self)를 실현하는 과정에서의 갈등으로 인해 형성되는 신경증적 성격의 특성을 체계적으로 제시하였다. Fromm은 인간의 근본적인 문제를 소외감(separateness)이라고 보고 그로 인한 자유로부터의 도피와 비생산적인 삶의 방식을 설명하면서 이러한 문제를 극복하기 위한 생산적 성격(productive chaaracter)을 제시하였다.

2. 행동주의

행동주의는 과학으로서 심리학의 연구대상은 관찰 가능한 행동만을 대상으로 해야 한다는 행동주의에 근거를 둔 모델로, 1920년대에 Watson에 의해 제창되었다. 행동주의 모델은 인간의 심리내적 과정보다 관찰 가능한 외적 행동을 중시하며, 모든 행동은 환경과의 상호작용에 의해서 학습된 것이라고 본다. 정상 행동과 마찬가지로, 정신장애도 행동의 장애로 개념화하고 학습의 원리로 이해할 수 있다고 본다.

행동주의는 1950년대 후반에 행동치료가 정신장애를 치료하는 기법으로 소개되면서 이상심리학과 정신병리학 분야에 수용되었다. Pavlov는 고전적 조건형성 원리를 발견하였고, 자극변별실험을 실시하면서 동물신경증이라고 불리는 행동장애를 관찰함으로써 이상행동의 학습기제를 밝히는 계기를 마련하였다. Skinner는 인간의 행동이 보상과 처벌에 의해 어떻게 영향을 받는가를 연구하였으며, Bandura는 인간이 사회적 상황 속에서 다른 사람의 행동을 관찰하고, 모방하는 사회적 학습 과정에 대해 연구하였다. 이런 학습원리에 근거한 치료기법들이 많은 교육, 상담 및 임상현장에서 활용되고 있다.

1) 고전적 조건형성

러시아의 유명한 생리학자였던 Ivan Pavlov는 개의 타액분비에 관한 실험을 하는 과정에서 특이한 현상을 발견하였다. Pavlov가 정오를 알리는 성당의 종소리가 들린 후에 개에게 정기적으로 먹이를 주곤 했는데 개는 종소리만 듣고도 침을 흘리는 것이었다.

우연한 발견에 의해 Pavlov는 이를 본격적으로 연구하기 시작했고, 이 실험은 심리학 역사에 주요 반환점이 되는 계기가 되었다. 개는 고기를 주면 무조건 타액을 분비한다. 이 경우에 고기처럼 무조건 침을 흘리게 하는 자극을 무조건 자극(unconditioned stimulus)이라고 하고, 이러한 자극에 대해서 자동적으로 유발되는 반응을 무조건 반응(unconditioned response)이라고 한다. 처음에는 침을 흘리게 하지 못했지만 고기와 함께 짝지어 제시됨으로써 개로 하여금 침 흘리는 반응이 나오게 하는 자극(종소리)을 조건 자극(conditioned stimulus)이라고 하며, 이런 조건자극에 의해 유발된 반응을 조건 반응(conditioned response)이라고 한다. 고전적 조건형성은 무조건 자극과 조건 자극을 짝지어 반복적으로 제시하면 조건 자극만으로도 조건 반응이 유발될 수 있다는 것이다. 이러한 학습과정을 고전적 조건형성(classical conditioning)이라고 한다.

그런데 종소리에 침을 흘리도록 학습된 개는 종소리와 유사한 벨소리를 들려주어도 침을 흘린다. 이처럼 조건 자극과 유사한 자극에 대해서도 침을 흘리는 조건 반응을 보이는 현상을 자극 일반화(stimulus generalization)라고 한다. 그러나 원래 들려 주었던 종소리에 대해서는 고기를 주고, 더 높거나 낮은 종소리에 대해서는 고기를 주지 않으면, 개는 더 크거나 낮은 종소리에 대해서는 침을 흘리지 않는다. 이처럼 조건 자극과 현저하게 다른 자극에는 조건 반응을 나타내지 않는 현상을 자극 변별(stimulus discrimination)이라고 한다. 그런데 종소리와 파란색 불빛을 짝지어 반복적으로 제시하면 개는 파란색 불빛에도 침을 흘리게 된다. 이처럼 새로운 다른 자극들에 대하여 조건형성되는 과정을 고차적 조건형성(higher order conditioning)이라고 한다. 행동주의 심리학자들은 여러 실험을 통해 고전적 조건형성의 원리에 의해서 다양한 행동과 정서 반응이 학습될 수 있음을 보여주었다.

Pavlov는 자극변별에 관한 실험을 하는 과정에서 개의 이상행동을 발견하였다. 개에게 원과 타원을 구분하도록 하는 조건형성 실험에서 타원을 점점 원 모양에 가깝게 변화시키면서 이 둘을 변별하도록 하였다. 타원이 거의 원과 비슷해져서 이 둘을 구분하기 어렵게 되었을 때 개는 이상행동을 보이기 시작했다. 순종적이던 개가 안절부절못하고 공격적이 되며 똥오줌을 가리지 못하는 행동을 보였다. 이런 개에게 장시간 휴식을 취하게 한 다음 다시 실험실로 데리고 오면 실험을 하지 않았는데도 이상행동을 나타냈다. Pavlov는 이런 개의 이상행동을 '동물신경증(animal neurosis)' 이라고 명명하였다.

Watson과 Rayner(1920)는 공포반응이 고전적 조건형성으로 학습될 수 있음을 확인하였다. 그들은 흰 쥐를 두려워하지 않았던 생후 11개월 된 Albert에게 흰 쥐에 대한 공포반응을 학습시켰다. Albert가 흰 쥐에게 다가갈 때마다 뒤에서 쇠막대기로 큰 소리를 내어 Albert가 깜짝 놀라게 했다. 이런 절차를 여러 번 반복하였더니, Albert는 흰 쥐를 보기만 해도 깜짝 놀라는 공포반응을 나타냈다. 즉, 공포반응(무조건 반응)을 유발하는 쇠막대기소리(무조건 자극)를 흰 쥐(조건 자극)와 짝지어 제시함으로써 Albert는 쥐에 대한 공포반응(조건 반응)을 학습하게 된 것이다. 이런 공포반응은 쥐와 비슷한 털을 가진 강아지, 외투, 산타클로스의 수염에도 일반화되었다. 그리고 이러한 결과는 공포증을 비롯한 여러 정서장애가 고전적 조건형성에 의해서 형성될 수 있음을 보여 준다.

고전적 조건형성의 원리는 공포반응을 제거하는 데에도 적용되었다. 1924년 Jones는 토끼를 두려워하는 Peter라는 소년의 공포반응을 제거하는 과정을 발표하였다. Peter가 초콜릿을 먹으며 즐거운 활동을 하고 있을 때 천천히 토끼를 Peter 가까이에 접근시키게 함으로써 Peter가 토끼와 함께 놀 수 있게 되었다. 즉, 좋은 감정(무조건 반응)을 유발하는 초콜릿(무조건 자극)을 토끼(무조건 자극)와 짝지어 제시함으로써 토끼에 대해 두려움을 느끼지 않는 편안한 기분(조건 반응)이 학습된 것이다. 이러한 선구적 연구는 후에 Wople의 체계적 둔감법과 Bandura의 참여모델링의 기초가 되었다.

2) 조작적 조건형성

새로운 행동이 학습되는 또 다른 중요한 원리는 조작적 조건형성이다. 조작적 조건형성의 효시는 1911년 Thorndike가 발표한 고양이 실험이다. 그는 누름판을 누르면 문이 열리는 문제상자(puzzle box) 안에 굶주린 고양이를 집어넣고 실험상자 밖에 음식을 놓아두었다. 고양이는 이러한 문제상자 속에서 여러 가지 행동을 하다가 우연히 누름판을 누르자 문이 열리고 음식을 먹을 수 있었다. 여러 번의 시행 과정에서 고양이는 시행착오와 우연적 성공을 통해 문제 해결에 필요한 방법을 학습하게 되었다. 그는 이런 현상을 시행착오학습(trial-error learning)이라고 불렀다. 누름판을 누르는 행동이 먹이라는 보상을 얻는 도구가 된다는 점에서 이를 도구적 학습(instrumental learning)이라고도 한다. 그리고 이러한 관찰에 근거하여, Thorndike는 보상을 받는 행동은 학습이 되고 처벌을 받는 행동은 회피된다는 효과의 법칙(law of effect)을 주장하였다.

Thorndike의 발견을 더욱 발전시켜 조작적 조건형성의 원리를 체계화한 사람이 Skinner다. Skinner는 지렛대를 누르면 먹이가 한 알씩 나오도록 만들어진 실험상자 안에 배고픈 쥐를 집어넣고 행동을 관찰하였다. 비둘기가 상자 안을 배회하다가 우연히 지렛대를 누르게 되고 그러면 먹이가 나와서 먹게 된다. 이런 일이 반복되면서 비둘기는 지렛대를 누르면 먹이가 나온다는 것을 학습하게 되었고 배가 고프면 지렛대 누르기 행동을 보였다.

이처럼 보상이 뒤따르는 행동은 증가하고 처벌이 뒤따르는 행동은 감소된다는 것이 조작적 조건형성(operant conditioning)의 원리다. 또한 어떤 행동의 발생빈도를 증가시키는 사상을 강화(reinforcement)라고 한다. 강화에는 학습자가 좋아하는 보상을 제공하는 방법으로 강화해 주는 정적 강화(positive reinforcement)와 어떤 행동을 하면 고통을 회피할 수 있도록 강화해 주는 부적 강화(negative reinforcement)가 있다. 강화와는 반대로, 벌이나 고통을 주어 바람직하지 않은 행동을 억제시킬 수 있다.

이 밖에도 Skinner는 다양한 동물실험을 통해서 학습과정의 여러 가지 원리를 제시하였다. 예컨대, 지렛대를 눌러도 먹이가 나오지 않게 되면, 쥐가 처음에는 지렛대 누르는 행동을 반복하지만 곧 그러한 행동이 사라지게 되는데 이를 소거(extinction)라고 한다. 또 실험상자 안의 전구에 빨간 불이 들어올 때만 먹이가 나오게 하면, 쥐는 불이 켜진 상태에서는 지렛대 누르는 행동을 하고, 불이 꺼지면 지렛대를 누르지 않는다. 즉, 쥐는 전구의 불빛이라는 변별자극(discriminative stimulus)의 속성을 학습하여 지렛대 누르는 행동을 해야 할 때와 그렇지 않을 때를 구분하게 된다. 복잡한 일련의 행동을 학습시키기 위해, 목표행동에 근접하는 행동을 보일 때마다 강화를 하여 점진적으로 목표행동을 학습시키는 행동조성법(behavior shaping)이 있다. 동물조련사들이 동물에게 복잡한 묘기 행동을 학습시킬 때 이러한 행동조성법이 사용된다. 인간의 행동 중에는 조작적 조건형성을 통해서 학습된 것이 많다. 또한 이상행동도 마찬가지다. 예컨대, 친구들로부터 놀림을 당하던 아동이 우연히 보인 공격적 행동에 대해서 친구들이 관심을 나타내고, 더 이상 귀찮게 굴지 않고 오히려 친구들로부터 인기를 얻게 되면, 이러한 공격적 행동이 더욱 강화되어 폭력적인 문제행동으로 발전될 수 있다.

조작적 조건형성이 고전적 조전형성과 결합되어 특정한 행동의 유지과정에 영향을 미치는 경우도 있다. Mowrer(1939, 1950)는 공포반응이 고전적 조건형성에 의해 형성되고 조작적 조건형성에 유지된다는 2요인이론(two-factor theory)을 주장했다. 앞의 Albert 사례를 이러한 2요인이론으로 설명해 보면, Albert는 고전적 조건형성에 의해 형성된 공포반응으로 계속 흰 쥐를 무서워하며 피하게 된다. 흰 쥐에 대한 공포반응이 지속되는 것은 Albert가 계속 쥐를 피함으로써 공포를 느끼지 않게 되는 것이 공포반응에 대한 부적 강화로 작용하기 때문이다. 즉, 흰 쥐를 계속 회피함으로써 쥐가 더 이상 두려운 대상이 아니라는 사실을 학습할 기회를 갖지 못하기 때문이다. 공포반응의 형성과정은 고전적 조건형성으로, 그리고 공포반응의 유지과정은 조작적 조건형성으로 설명될 수 있다.

또한 Mowrer와 Mowrer(1938)는 조건형성 기법을 이용하여 아동의 야뇨증을 성공적으로 치료한 사례를 보고하였다. 보통 아이들은 방광에 오줌이 차면 방광이 팽창하는 불쾌한 자극 때문에 깨어날 수 있고 오줌을 누게 된다. 그러나 야뇨증을 갖고 있는 아동들은 방광팽창의 자극에도 깨어나지 못하기 때문에 오줌을 싸게 되게 되는 것이라고 가정하고 이를 치료하기 위한 행동치료 방법을 개발하였다. 즉, 전기장치인 '부저가 달린 기저귀(bell and pad)'를 사용하여 기저귀가 젖는 즉시 부저가 시끄럽게 울리면 곧바로 일어나 오줌을 누게 한 방식은 야뇨증 치료에 효과적이었다. 이런 행동치료의 효과가 알려지면서 1960년대부터 행동치료가 급속히 발전하게 되었다.

3) 사회학습이론(social learning theory)

주로 동물실험을 통해 밝혀지게 된 고전적 조건형성과 조작적 조건형성은 인간의 행동을 설명하는 데 많은 기여를 하였지만 인간이 사회적 상황에서 보이는 다양하고 복잡한 행동의 습득과정을 설명하는 데는 한계가 있다. 인간은 고전적 조건형성과 조작적 조건형성의 방법 외에도 다른 사람의 행동을 관찰하고 모방함으로써 새로운 행동을 학습하는 경우가 많다. 많은 연구들에서 다른 사람이 하는 행동을 관찰하는 것으로 이타행동, 친사회적 및 공격행동, 공포반응과 같은 다양한 행동을 학습할 수 있다는 것이 입증되었다. 사회적 상황에서 다른 사람의 행동에 대한 관찰과 모방을 통해 새로운 행동을 학습하는 것을 사회학습(social learning)이라고 한다.

사회적 학습과정을 이론적으로 체계화한 대표적인 학자는 Bandura다. 그에 따르면, 사회적 학습은 크게 세 가지 유형으로 나누어질 수 있다. 첫째는 다른 사람의 행동을 그대로 따라 하는 모방학습(modeling)이다. 흔히 아이들은 어른들의 행동을 모방하는 방법을 통해 어른의 행동을 배우게 된다. 이러한 모방학습은 가장 단순한 형태의 사회적 학습으로서 인지적 요인의 개입 없이 자동적으로 이루어지는 경향이 있다. 폭력적인 아버지의 행동을 통해 폭력을 배우는 것이 그 한 예다.

두 번째 유형은 대리학습(vicarious learning)이다. 다른 사람들의 새로운 행동을 관찰함으로써 자신이 그러한 행동을 했을 경우에 초래될 결과를 예상하는 학습방법이다. 이타적 행동을 한 또래친구가 교사에게 칭찬받는 것을 보고 나서, 자신도 친구처럼 이타적 행동을 하는 아동의 경우가 이에 해당될 수 있다.

마지막 유형은 관찰학습(observational learning)으로서 사회적 상황에서 다른 사람의 행동을 관찰해 두었다가 유사한 행동을 나타내는 학습과정을 의미한다. Bandura(1977)는 이러한 관찰학습에 네 가지 인지적 과정—주의과정, 파지과정, 동기화과정, 운동재생과정—이 개입된다고 주장하고 있다. TV 프로그램이나 영화에서 주인공이 하는 행동을 관찰해 두었다가 그와 유사한 상황에서 유사한 방법으로 대처를 하는 경우가 이에 해당될 수 있다.

이러한 세 가지 유형의 사회적 학습은 서로 밀접하게 관련되어 있다. Bandura는 이러한 사회적 학습이 인간의 복잡한 행동을 설명하는 데 더 적절한 방식이라고 주장한다.

4) 행동치료

행동치료(behavior therapy)는 잘못 학습된 행동을 학습이론에 따라 체계적으로 교정하여 증상의 해소와 건설적인 행동으로 다시 학습하게 하는 것이다. 바람직하지 않은 부적응적 행동을 약화시키는 행동치료기법으로는 소거, 혐오적 조건형성, 상호억제, 체계적 둔감법 등이 있다.

첫째, 소거는 부적응적 행동이 반복되어 나타나도록 강화하는 요인을 제거하는 것이다. 부적응적 행동은 여러 가지 보상에 의해서 강화될 수 있다. 따라서 이러한 강화요인을 찾아 제거함으로써 부적응적 행동이 강화되는 것을 차단하면 그 행동이 감소하게 된다.

둘째, 체계적 둔감법은 잘못된 조건형성으로 인해 생긴 부적응적 증상, 즉 공포증과 같은 불안장애의 치료에 특히 효과적인 것으로 알려져 있다. 이는 상호억제(reciprocal inhibition)의 원리를 이용하는 기법으로서 이미 조건형성된 부적응적 반응을 해체시키는 새로운 조건형성이 이루어진다는 점에서 탈조건형성(deconditioning)이라고 불리기도 한다. 시험불안이 있는 사람에게 체계적 둔감법이 적용되는 과정을 살펴보기로 하자. 먼저, 시험불안을 갖고 있는 사람에게 근육이완훈련을 실시한다. 다음에는 불안을 느끼는 자극상황을 그 심한 정도에 따라 위계적으로 분류한다. 근육이완훈련을 통해 환자를 충분한 이완상태에 놓이게 만든 다음, 위계목록에서 가장 약한 불안을 느끼는 자극 상황부터 상상하게 한다. 이렇게 이완상태에 있는 환자가 별로 불안을 느끼지 않는다고 보고하면, 좀 더 높은 수준의 불안상황을 상상하게 한다. 이렇게 이완된 상태에서 조금씩 강한 불안상황에 노출시켜 시험에 대한 불안을 감소시킨다.

또한 행동치료에서는 부적절한 행동의 제거뿐만 아니라 바람직한 적응행동을 학습시키거나 증가시키는 여러 가지 기법이 사용된다. 토큰 활용법(token economy)은 학교나 정신병원 등의 기관에서 실제적인 강화물 대신에 토큰(스티커, 모조동전 등)을 강화물로 사용하여 바람직한 행동을 하도록 할 때 사용하는 방법이다. 예를 들어, 학생이나 환자가 바람직한 행동을 할 때마다 토큰을 하나씩 지급하고, 바람직하지 않은 행동을 하면 토큰을 회수하는 방식으로 일정량의 토큰을 모으면 강화물(예: TV 시청, 영화보기, 외출 등)을 주는 방법이다. 또한 학업능률이 떨어진 학생을 대상으로 행동조절 계획표(behavior monitoring program)를 작성하여 활용하는 방법도 한 예다.

노출치료(exposure therapy)는 공포의 대상 또는 상황에 환자가 적응할 때까지 실제로 혹은 상상으로 노출시키는 방법이다. 포만(flooding)은 한꺼번에 대량 노출시키는 방법으로, 예를 들어 뱀 공포증 환자에게 갑자기 뱀을 쥐어 주는 것을 역공포치료(counterphobic treatment)라고 한다. 이 치료는 환자로 하여금 불안을 야기하는 상황을 피하기보다는 그 상황에 직면하여 극복할 수 있도록 도와주는 방법이다.

사회적 학습방법도 긍정적인 적응행동을 학습시키는 데 매우 효과적이다. 모범이 되는 다른 사람의 적응행동을 관찰하고 모방하게 함으로써 적응행동을 학습하게 한다. 예를 들어, 환자가 자신이 두려워하는 행동을 남이 하는 것을 관찰함으로써 배워 나갈 수 있다. 이때 본보기가 되는 사람은 호감을 줄 수 있어야 하며 강화를 받는 모습이 함께 제시되면 효과적이다. 아울러 이렇게 모방된 행동이 학습되어 실제 장면에서 나타날 때 적절하게 강화를 해 주면 더욱 효과적이다.

이러한 다양한 행동치료 방법을 사용하여 사회기술훈련, 의사소통훈련, 자기주장훈련, 자기표현훈련 등 적응행동을 학습시키는 훈련 프로그램들이 개발되어 있다. 행동치료는 공포증, 불면증, 강박장애, 품행장애, 비만, 흡연, 고혈압 등을 치료하는 데 매우 효과적인 것으로 보고되고 있다.

3. 인지주의

인지주의는 정신분석과 행동주의에 대한 불만족으로부터 시작되었다. 정신분석은 과학적 검증이 어렵고 너무 많은 시간을 요할 뿐만 아니라 그 효과 역시 불분명한 점들이 한계점으로 부각되었다. 행동주의는 관찰 가능한 행동에 대한 지나친 강조로 인간 내부에서 일어나는 심리현상과 과정을 무시하는 경향이 있었고, 이것이 인간행동에 대한 설명력이나 치료영역을 제한하였다. 또한 1950년대 후반부터 인간의 내적 인지활동에 대한 다양한 연구방법의 발달로 외부 환경자극과 행동을 매개하는 인지구조와 과정에 대한 연구가 활발해지면서 소위 인지혁명이 일어났다. 정신장애로 고통받는 사람들이 여러 가지 인지 왜곡과 결손을 가지고 있으며, 이런 인지 요인들이 정신장애에 영향을 미치는 중요 요인이라는 사실이 밝혀지면서 이상행동과 정신장애의 인지 요인에 대한 연구가 활발하게 이루어지기 시작했다.

1960년대에 들어 인지심리학이 급격하게 발달되면서 인지적 모델의 이론적 근거가 마련되고, 특히 1970년대 이후 이상행동에 대한 인지치료 이론과 기법이 개발되면서 인간이해의 강력한 관점으로 자리를 잡게 되었다. 인지주의는 수많은 경험적 연구결과를 토대로 다양한 행동 및 정신장애의 발생 기제를 설명하는 구체적인 이론을 제시하고 있다. 그리고 이론적 토대 위에서 구체적인 치료기법 및 방법을 개발 · 적용하고 있는데, 많은 행동 및 정신장애에 대한 치료효과 연구에서 매우 효과적인 치료방법으로 입증되고 있다.

이 이론의 대표 치료기법은 Beck의 인지치료와 Ellis의 합리적 정서행동치료(rational-emotive-behavioral therapy)다. Beck은 우울증에 대한 정신분석이론을 과학적으로 검증하려고 노력하는 과정에서 우울증 환자들의 사고내용이 분노보다는 좌절, 실패, 자기 부정 등과 같은 부정적인 사고들이 주를 이룬다는 사실을 발견하였다. 이를 토대로 새로운 관점에서 우울증 환자의 사고과정에 대한 연구결과로 인지치료(cognitive therapy)를 개발하게 되었다. 그리고 Ellis는 정신분석 치료의 소극적 접근 방식과 지나치게 긴 치료기간에 불만을 느끼고 보다 적극적인 치료기법으로서 신념의 변화를 강조하는 합리적 정서행동치료를 제안하였다.

또한 행동장애가 인지왜곡에 의해 발생한다는 사실들이 밝혀지면서 인지이론과 행동주의 이론을 통합하여 이해하고 치료하려는 노력들이 있어 왔는데, 이를 흔히 인지행동이론(cognitive behavior theory)이라고 한다. 현재 이러한 인지행동이론이 가장 강력한 입장으로 자리 잡아 가고 있다.

1) 정신장애와 인지 요인

이상행동과 정신장애에 대한 인지적 입장은 다음 몇 가지 가정에 기초한다. 첫째, 인간의 감정과 행동은 객관적, 물리적 현실보다는 외부현실에 대한 주관적 현실에 의해 결정된다고 본다. 둘째, 인간의 주관적 현실은 주로 인지활동을 통해 구성되며 사고와 심상 등 인지 내용에 의해 표상된다고 본다. 셋째, 정신장애는 인지 기능의 왜곡이나 결손과 밀접하게 연관되어 있으며, 또 이런 인지적 요인에 의해 유발될 수 있다는 가정이다. 마지막으로, 이런 인지 왜곡이나 결손의 수정과 변화를 통해서 정신장애는 완화되고 치료될 수 있다는 가정이다.

정신장애에 대한 인지적 입장에 따르면, 인간은 끊임없이 주변의 환경자극에 대해 의미를 부여하는 존재다. 이러한 의미부여과정에는 여러 가지 인지 요인이 개입하게 되는데, 정신장애를 지닌 사람들은 부적응적인 인지 특성을 지니고 있다고 본다. 인간의 인지는 매우 복합적인 체계로서 여러 가지 측면으로 나누어 볼 수 있다.

인지구조(cognitive structure)는 과거경험을 추상화한 기억체계로서 외부자극을 선택적으로 지각하고 해석하며, 미래의 결과를 예측하는 인지도식(schema)을 의미한다. 인지장애를 지닌 사람들은 특정한 주제에 편향된 인지 내용으로 구성된 인지구조 또는 인지도식을 지니고 있다. 예컨대, 불안장애를 지닌 사람들은 위험에 대한 인지도식이 발달되어 있어서 주변 환경 속에 내재하는 위험가능성에 과도하게 주의를 기울이고 그 의미를 위협적인 것으로 해석하는 반면, 우울한 사람들의 인지도식은 자기 자신, 자신의 미래, 주변 환경을 부정적으로 평가하는 독특한 경향이 있다. 흔히 이러한 인지도식은 역기능적 신념(dysfunctional beliefs)의 형태로 나타난다. 예컨대, 우울한 사람들은 '나는 다른 사람들로부터 사랑과 인정을 받아야만 한다.'라든지 '모든 일을 완벽하게 처리해야 한다. 절대로 실수해서는 안 된다.'와 같이 자신과 세상에 대해 완벽주의적이고 당위적이며 융통성 없는 경직된 신념을 갖고 있다.

인지산물(cognitive products)은 외부자극, 인지구조, 내용, 과정의 상호작용에 의한 결과로 생성된 인지를 말한다. 인지산물은 주로 사고나 심상의 형태를 지니며, 감정과 행동에 영향을 미치게 된다. 정신장애를 지닌 사람들은 외부 현실의 의미를 특정한 방향으로 왜곡하는 경향이 있다. 정신장애나 증상은 사고의 내용에 의해서 커다란 영향을 받는다. 정신장애에 대한 인지이론은 자동 사고의 내용이 정신병리적 반응에 영향을 미친다고 보는 인지내용-특수성 가설(cognitive content-specificity hypothesis)이다. 예컨대, 만성불안을 경험하는 사람은 위험과 위협에 대한 생각과 심상을 자주 보고하며, 애매한 상황에서 생활사건을 다른 사람보다 더 위협적으로 지각하고, 사소한 위험에 대해서도 파국적 결과를 예상하는 파국화를 보인다. 우울한 사람은 자신의 경험을 부정적인 방향으로 과장 또는 왜곡하여 해석함으로써 자신에 대한 부정적 사고의 심상을 지니게 된다. 신체화 경향을 지닌 사람은 사소한 신체적 감각이나 증상을 더 부정적으로 편향되게 해석하여 신체적 질병과 관련시키는 경향이 있다. 그리고 신경성 식욕부진증(anorexia nervosa) 환자들은 자신의 몸매에 과도한 중요성을 부여하고, 타인의 반응을 몸매와 관련지어 잘못 해석하고, 실제 몸매를 과장되게 지각한다.

인지과정(cognitive process)은 인지적 구조가 인지적 산물을 생성해 내는 방식을 의미한다. 정신장애를 지닌 사람들은 외부자극을 해석하는 인지적 과정에서 여러 가지 오류를 범하는 것으로 밝혀졌다. 이러한 인지오류(cognitive error)에 의해서 외부자극의 의미가 현저하게 과장되거나 왜곡됨으로써 현실적응에 어려움이 초래된다. 예컨대, 우울증을 지닌 사람들은 매우 다양한 인지적 오류들을 범하는데, 그 대표적인 것들에는 선택적 추상화(selective abstraction), 과잉일반화

(overgeneralization), 개인화(personalization), 의미확대와 의미축소(minimization and maximization), 흑백논리적 사고(all or nothing thinking) 등이 있다(Beck, 1967; Beck et al., 1979). 조증 환자들도 우울증 환자들이 보이는 인지오류를 범한다.

정신장애와 관련된 부적응적 인지는 그 속성에 따라 인지결손과 인지왜곡으로 구분될 수 있다(Kendall, 1985, 1991). 인지결손(cognitive deficits)은 특정한 인지기능의 저하나 결함을 의미한다. 만성정신분열병 환자의 주의 폭의 협소화, 강박증 환자의 단기기억용량 감소, 충동적인 아동의 계획능력 부족 등이 이에 해당된다. 인지왜곡(cognitive distortion)은 '편향되고 왜곡된' 사고과정을 의미한다. 우울증 환자의 자기능력에 대한 부정적인 평가나 과소평가, 조증 환자의 자신의 능력에 대한 과대평가, 불안장애 환자의 위협에 대한 과장된 해석, 공황장애 환자의 신체적, 정신적 경험에 대한 재난적 오해석 등이 이에 해당된다.

2) 인지치료

가장 대표적인 인지치료인 Beck의 인지치료는 정신장애를 유발한 근본적인 요인인 역기능적 신념 대신에 보다 유연하고 현실적이고 적응적 신념을 갖고 보다 건강한 삶을 살아가도록 도와준다. 인지치료의 기본원리는 환자가 자신의 문제를 초래한 부적응적 인지(maladaptive cognition)를 인식하고, 검증 과정을 통해 부적응적 인지를 감소시키거나 보다 건강한 적응적 인지(adaptive cognition)로 대체시키도록 도와 주는 것이다.

인지치료의 주요 과정은 몇 단계로 진행된다. 첫 번째 단계에서는 내담자가 호소하는 심리적 문제를 명료화하고, 내담자와의 합의하에 치료목표를 설정한다. 두 번째 단계에서는 내담자에게 이런 심리적 문제에 인지적 요인이 관련되어 있다는 인지치료의 기본원리를 이해시킨다. 세 번째 단계에서는 내담자와 함께 부적응적인 자동적 사고를 탐색한다. 이때 현재의 생활 속에서 경험하는 사건들의 의미를 내담자가 어떻게 해석하고 있는가를 구체적으로 살펴보는 것이 중요하다. 다양한 질문법이나 사고 기록표 작성법 등을 통해 자동적 사고내용이 확인되면, 이러한 사고내용과 내담자의 심리적 증상이 어떻게 관련되어 있는지를 논의한다. 네 번째 단계에서는 내담자와 함께 생활사건과 관련된 확인된 자동적 사고의 현실적 타당성, 객관성, 논리성, 유용성 등을 점검하면서 인지적 오류의 개입가능성을 논의한다. 이때 치료자는 내담자의 부적응적인 사고내용에 대해 소크라테스식 질문하기(Socratic questioning)를 통해 내담자 스스로 자신의 사고내용을 평가하고 부적응성을 발견하도록 안내한다. 인지치료에서 흔히 사용되는 질문은 "그렇게 생각하는 근거는 무엇인가?" "그런 생각이 삶에 어떤 도움이 되는가?" "다른 해석방법은 없는가?"다. 때로는 행동실험(behavioral experimentation)을 통해 사고내용의 사실 여부를 내담자와 함께 실제로 확인해 볼 수 있다. 다섯 번째 단계에서는 부적응적 사고에 대한 적응적인 대안적 사고들을 탐색해 보고, 이런 대안사고로 경험되는 감정의 긍정적 변화를 평정해 보게 한다. 마지막으로, 일상생활 속에서 부정적 사고패턴이 나타날 때마다 적응적인 사고로 대체하는 작업을 꾸준히 수행하도록 격려한다. Beck의 인지치료는 우울증, 불안장애, 알코올중독, 섭식장애, 성기능장애 등 다양한 정신장애를 치료하는 효과적인 방법으로 알려져 있다.

또 다른 인지 재구조화 치료기법인 Ellis의 합리적 정서행동치료는 사람의 감정과 행동이 주어진 상황에 대한 주관적 평가에 의해 영향을 받는다고 가정하며, 모든 행동의 결정인자로서 인지과정을 중요시한다.

합리적 정서행동치료의 원리는 ABCDE이론으로 표현될 수 있다. 이것은 정서적으로 매우 부담이 되는 결과(Consequences: C)가 어떤 역경이나 불행한 사건(Adversity: A)에 뒤이어 일어날 때, 우리는 A 때문에 C가 일어난 것으로 생각하지만 실제로는 그렇지 않다는 것이다. 그보다는 그러한 결과는 주로 개인의 비합리적인 신념체계(Belief system: B)에 의해서 유발된다는 것이다. 이러한 비합리적인 신념들에 합리적으로 도전하여 이런 비합리적인 신념들에 대해 효과적으로 논박(Dispute: D)이 되면 그 효과(Effects of disputing: E)로 혼란스러운 결과는 사라지고 더 합리적이고 건강한 삶을 살 수 있게 된다는 것이다. 정신장애도 개인이 가지고 있는 비합리적인 신념으로 인해 발생되는 것이며, 따라서 내담자의 비합리적인 신념을 합리적인 신념으로 변화시킬 수 있도록 돕는 것이 이 치료의 핵심과제다. 이러한 목적을 달성하기 위하여 다양한 인지적, 정서적, 행동적 기법을 사용한다.

4. 인본주의

인본주의는 인간은 누구나 자기실현, 자기완성을 추구하는 존재라는 가정에서 출발한다. 인간은 자신의 의지로 행동을 선택하고 성장할 수 있는 고유한 잠재능력을 갖고 있다고 본다. 이런 현상학적 모델에는 인본주의 심리학과 실존주의 심리학, 게슈탈트 심리학 등이 포함된다. 인본주의의 대표적인 학자들로는 Carl Rogers와 Abraham Maslow 등이 있고, 실존주의의 대표적인 학자로는 Victor Frankl 등이 있다. 그리고 게슈탈트 심리학의 대표적인 학자는 Fritz S. Perls가 있다.

1) 실존주의

실존주의는 인간을 현상적으로 바라보는 실존주의 철학에 기초하고 있다. 인간은 유한한 존재로서 세상에 던져진 존재(being-in-the-world)이며, 그로 인해 존재론적인 불안에 직면하면서 성장이 시작된다고 본다. 그런 존재론적 불안을 극복하고 성장하기 위해서는 자기를 존중하면서 자기 인생을 살고자 하는 진실성(authenticity)과 용기가 필요하다고 본다. 특히 실존주의를 대표하는 학자인 Frankl은 인간을 의미를 추구하는 존재로 보았으며, 정신장애는 그런 삶의 의미를 상실하고 실존적 공허를 갖게 된 것에 그 원인이 있다고 보았다. 따라서 치료는 환자들에게 삶의 의미와 사랑과 고난의 의미를 충분히 인식하도록 도와주는 것이라고 보았다. 이런 그의 치료법을 의미치료(logotherapy)라고 한다.

2) 인본주의

인본주의의 대표적인 학자인 Rogers에 의하면, 인간은 자신의 경험을 해석하고 선택하며 자기실현을 추구하는 성장지향적인 존재라고 본다. 그는 병리학이나 인간의 무능력보다는 인간의 긍정적 측면에 관심을 두었으며, 과거보다는 현재와 미래를 강조한다. 부모가 아이의 유기체적 욕구나 성향을 충분히 수용해 주면 자기실현적 성향을 잘 발휘하는 건강한 발달을 이루지만, 만약 그렇지 못하고 부모의 가치와 기대에 맞추어 조건적인 수용을 하게 되면 자신의 유기체적 경험을 왜곡하거나 부인하게 된다고 본다. 이런 과정을 통해 자기개념과 유기체적 경험의 불일치가 크면 불안을 경험하고 부적응 상태에 놓이게 된다고 보았다. 즉, 인간이 이런 자기실현 경향이 차단되거나 봉쇄되면 이상행동과 정신장애를 갖게 된다고 본다. 그러므로 치료자가 치료관계 내에서 중요 태도인 무조건적 긍정적 존중, 공감적 이해, 진솔함을 유지한다면 환자에게 성장과 변화가 일어날 것이라고 본다.

3) 게슈탈트

게슈탈트 심리치료의 창시자인 Perls는 인간이 자신과 자신의 삶에 책임이 있으며, '지금-여기'에 초점을 맞춰야 한다고 하였다. Perls는 인간을 현상학적이며 실존적 존재로서 자신에게 가장 긴급하게 필요한 게슈탈트를 끊임없이 완성해 가며 살아가는 유기체로 보았다. 건강한 삶이란 분명하고 강한 게슈탈트를 형성할 수 있는 능력이다. 개체는 자신의 모든 활동을 게슈탈트로 형성하여 조정하고 해결해야 하는데, 개체가 게슈탈트를 형성하지 못했을 때 그것은 미해결 과제로 남게 된다. 미해결 과제가 많아질수록 개체는 욕구를 효과적으로 해소하는 데 실패하게 되고 심리적, 신체적 장애를 일으킨다고 본다.

건강한 유기체는 알아차림-접촉 주기를 자연스럽게 반복하면서 성장한다. 알아차림-접촉 주기는 유기체-환경의 장에서 게슈탈트가 생성되고 해소되는 과정을 말한다. 개체는 알아차림과 접촉을 통해서 전경과 배경을 교체한다. 그러나 이런 알아차림-접촉 주기의 어떤 단계가 차단되어 있거나 접촉-경계 혼란이 있으면 이상행동과 정신병리가 발생한다고 본다. 게슈탈트 치료는 자신의 욕구, 신체, 언어, 감각들을 잘 알아차리고, 접촉을 통해 게슈탈트를 완성하도록 조력하는 것이라고 본다.

제3절 통합적 관점

어떤 관점과 이론이 정신장애를 가장 잘 이해하고, 설명하고, 예측해 주고 있는가? 사실 정신장애를 이해하고 설명하는 데 있어서 위의 관점과 이론 모두 그 나름대로 이해하고 설명해 주는 부분들이 있다. 각 관점과 이론이 주장하고 있는 원인들은 서로 상반되거나 배척되어야 할 내용이 아니라 정신장애를 이해하기 위해 통합되어야 할 것이다. 21세기 정신병리학에서는 정신장애와 이상행동에 관해 그동안 밝혀진 여러 원인적 요인들을 종합하고 통합하는 학문적 노력이 이루어져야 한다는 주장이 제기되고 있다. 정신장애와 이상행동의 원인과 과정을 통합적으로 설명하려는 시도로 취약성-스트레스 모델과 생물심리사회적 모델이 제기되고 있다.

1. 취약성-스트레스 모델

취약성-스트레스 모델(vulnerability-stress model)은 인간의 행동이 개인과 환경의 함수관계에 의해 설명될 수 있다고 본다. 취약성-스트레스 모델은 이상행동과 정신장애가 신체적, 심리적, 사회적 측면의 다양한 요인에 의해서 유발될 수 있으며, 또한 이러한 요인들이 정신장애를 유발하는 인과적 경로가 다양할 수 있음을 인정한다. 즉, 정신장애의 발생에 영향을 미치는 개인적 요인과 환경적 요인을 통합할 수 있는 이론적 토대를 제공하고 있다. 이 모델은 심리사회적 또는 환경적 스트레스(예: 이혼, 경제적 어려움, 실업)와 생물학적 또는 기타 취약성이 질병 발생의 필요조건을 만든다고 본다. 취약성(vulnerability)은 특정한 장애에 걸리기 쉬운 개인적 특성을 의미하는데, 유전적 소인을 비롯하여 환경과의 상호과정에서 점진적으로 형성된 신체적, 심리적 특성을 모두 포함한다. 반면에 심리사회적 스트레스(psychosocial stress)는 가족의 사망, 실직, 질병 등과 같은 부정적인 생활사건으로서 개인이 그런 사건에 대처하는 과정에서 겪게 되는 심리적인 부담이다.

취약성-스트레스 모델은 정신장애의 발생에 영향을 주는 개인적 요인과 환경적 요인을 통합할 수 있는 이론적 토대를 제공하고 있다. 취약성-스트레스 모델에 따르면, 정신장애는 취약성 요인과 스트레스 요인이 함께 결합되었을 때 발생하게 된다. 또한 취약성과 스트레스가 정신장애의 발생에 영향을 미치는 비중은 사람마다 다를 수 있다. 예컨대, 어떤 사람은 경미한 취약성을 지니고 있음에도 불구하고 심각한 스트레스로 인해 정신장애가 발병되는 반면, 어떤 사람은 매우 심각한 취약성을 지니고 있어서 경미한 스트레스에도 정신장애가 발병할 수 있다. Bettelheim(1973)은 아동의 과잉활동적인 기질과 부모의 잘못된 양육방식이 결합되면 ADHD가 발병한다고 보았다. 과활동적이고 요구가 많으며, 감정기복이 심한 아동의 특성이 부모를 화나게 만들고, 또한 이런 부모의 화는 아동으로 하여금 스트레스를 받게 만든다. 스트레스를 받은 아동은 부모의 지시에 잘 따르지 않게 되고, 그렇게 되면 부모는 자녀에게 더 명령하고 더 지시적이게 되며, 결국 아동의 과잉행동과 부모에 대한 부정적인 반응은 더 많아지게 된다.

Zubin과 Spring(1977)은 정신분열병에 대한 취약성-스트레스 모델을 제안하였다. 그에 따르면, 정신분열병 환자는 일차적으로 이 장애에 대한 취약성을 지니고 있는데 삶 속에서 과도한 스트레스를 경험할 경우 취약성과 스트레스가 상호작용하여 환자가 감당할 수 있는 수준을 넘어서면 정신분열병이 발병하게 된다. 반면에 유전적 취약성을 지닌 사람도 과중한 스트레스가 주어지지 않으면 정신분열병이 발병하지 않는다. 설사 정신분열병이 발병하더라도 스트레스가 감소되면 증상도 감소되고, 병전 수준으로 회복될 수 있다고 본다. 흔히 일란성 쌍둥이인 두 사람이 유사한 정신장애를 보이기는 하지만 이들의 발병이 항상 일치하는 것만은 아닐 수 있는데, 이런 현상은 취약성-스트레스 모델로 설명될 수 있다. 이 모델은 정신분열병의 유발과 경과에 대해 설명해 주고 있을 뿐만 아니라 정신분열병의 치료에서 약물치료와 함께 심리사회적 개입을 통한 환경적 스트레스 감소와 대처능력 향상이 중요함을 시사해 주고 있다.

이 모델은 생물학적 관점에서 관심을 두는 유전적 요인, 뇌의 구조적 결손, 신경전달물질의 이상을 비롯하여 정신분석에서 주장하는 부모의 양육방식과 관련된 성격적 문제, 행동주의 이론에서 제시하는 학습경험 및 행동적 반응양식, 인지이론에서 주장하는 인지 특성과 사고내용을 포괄하는 통합적 설명 틀을 제공할 수 있을 것으로 생각된다. 그러나 이런 통합적 모델은 앞으로 더욱 정교한 이론적 체계화와 더불어 다양한 경험적 검증작업을 통해 발전되어야 할 것이다.

2. 생물심리사회적 모델

생물심리사회적 모델(biopsychosocial model)은 생물학적, 심리적, 사회적 소인과 요인들이 상호작용하여 정신장애가 발생한다고 본다. 이 모델은 George

Engel(1977)에 의해 처음 주장되었는데, 신체질환뿐만 아니라 정신장애 역시 생물학적, 심리적, 사회적 요인의 영향을 받으며 이러한 세 영역의 요인들이 서로 상호작용한다는 가정에 기초하고 있다.

생물심리사회적 모델은 이상행동의 이해와 치료를 위해서 다요인적, 다차원적, 상호작용적 접근을 하고 있다. 기본적으로 이 모델은 체계이론(system theory)에 근거하고 있는데(McDaniel, 1995), 체계이론은 정신장애를 유발하는 요인의 다양성과 그 인과적 경로의 다양성을 인정한다. 즉, 체계이론은 동일 정신장애가 여러 다른 원인에 의해 유발될 수 있다는 동일결과성의 원리(principle of equifinality), 동일한 원인이 다양한 결과를 유발할 수 있다는 다중결과성의 원리(principle of multifinality), 그리고 원인과 결과의 관계가 쌍방향적일 수 있다는 상호적 인과론(reciprocal causality)을 모두 인정하고 있다.

모든 인간의 문제는 생물심리사회적 체계 문제들이라고 가정한다. 생물심리사회적 모델은 정신장애와 이상행동 역시 생물학적, 심리적, 사회적 요인들의 상호작용에 의해 발생하고 유지된다고 본다. 예를 들어, 공황장애는 생물심리사회적 요인들에 의해 발병, 유지되고, 예후 또한 영향을 받는다(Roth, 1996). 모든 사람이 일생에 몇 번쯤 불안을 경험하기는 하지만, 일부 사람들은 일상생활 및 사회생활이 어려울 정도의 공황발작을 경험한다. 유전적 요인들의 조합이 이들을 불안이나 공황발작에 취약하도록 만든다. 공황발작이 세로토닌과 노르에피네프린과 관련 있다는 증거들이 있다. 공황장애자들은 자신들의 신체감각에 더 민감하게 반응하게 되고, 이런 신체적 감각에 대한 민감한 반응이 공황발작을 더 불러일으키는 불안의 악순환을 가져온다. 또한 가족과 직장 경험, 대인관계 갈등 등과 같은 사회적 요인들도 모두 공황의 발달과 해소에 기여할 수 있다.

예를 들면, 많은 학생들이 시험불안을 경험한다. 시험불안은 시험이 끝날 때까지 강렬한 불편감을 경험하게 할 뿐만 아니라 시험결과에 중대한 영향을 미칠 수도 있다. 어떤 학생들은 불안이 너무 심해 시험 전에 수면이나 섭식에 어려움을 겪기도 한다. 이런 시험불안을 생물심리사회적 모델로 이해해 보면, 어떤 사람들은 다른 사람들보다 불안성향이 더 높을 수 있다. 이런 불안에 대한 생물학적 취약성이 시험불안의 한 요인이 된다. 이런 불안은 섭식이나 수면과 같은 신체기능상의 문제를 일으키고, 이런 신체 기능상의 문제는 시험실패에 대한 취약성을 높이게 되어 결국 시험불안은 더 가중된다. 시험실패에 대한 두려움, 낮은 자존감, 우울증과 같은 심리적 요인들도 시험불안에 영향을 준다. 또한 부모의 기대, 문화적 규범, 그리고 또래, 형제 및 다른 사람들과의 비교와 같은 사회적 요인들도 불안을 가중시킬 수 있다.

제3장

정신병리의 분류와 평가

58세 때 A부인의 삶은 멈추었다

유방절제술을 받고 이제는 암으로부터 자유롭다는 말을 들은 지 5개월이 지났지만 그녀는 우울증과 불면으로 무기력하게 지냈다. A부인은 가족이나 친구로부터 위축되고 일을 그만두었으며 수면제에 의존하고 자살을 생각하였다. 불면증을 극복하고자 이완운동을 시도했지만 집중할 수가 없었다. 모든 생활이 의기소침한 상태였다. 그녀는 자신의 증상들을 이해했기 때문에 단지 시간이 약이라고 생각하였다.

누구에게나 암을 지니고 가슴을 절제한다는 것이 슬픔과 불면의 이유라는 것은 이해가능한 일이다. 하지만 이는 중요한 점을 놓치고 있다. A부인은 주요우울장애라는 정신장애의 부가적 문제를 지녔다는 점이다.

그녀의 정신병리가 확인되고 적절한 항우울제를 복용하고서야 비로소 생활이 일상으로 되돌아왔다. 그녀는 여전히 유방절제에 대한 걱정은 하지만, 이제는 우울한 사람으로서가 아니라 '일상적'인 사람으로서 걱정을 하고 있다. A부인은 암에 대해 우려는 하지만, 이제는 마음속에서 지워 버릴 수 있게 되었다. 주의집중을 방해했던 주요우울장애가 없어 이완운동을 할 수 있었고, 수면제를 복용하지 않고서도 잘 잤으며 사람들을 만나고 직장에도 복귀했다. 주요우울장애의 진단을 받은 이후에서야 A부인은 도움을 받게 되었다(Maxmen, 1986에서 인용).

개인의 정신의학적 상태를 진단하는 것은 '낙인(label)'이라는 비난이 있을 수 있다. 하지만 사례에서처럼 우울장애의 진단 이후 우울증의 치료가 가능하였다. 우울이라고 명명할 수 없었다면 합당하게 치료할 수 없었을 것이다. 분명한 목표를 마음에 두고서 사용한다면, 정신과 진단이나 분류는 단지 낙인만은 아니다. 진단이 남용된다면 이는 진단 자체의 문제가 아니라 그 오용의 책임은 아마도 임상가에게 있을 것이다.

정신과 진단은 두 가지 목적을 지닌다(Spitzer, 1976). 첫째는 임상 실체를 규정함으로써 진단범주의 의미에 대한 동일한 이해를 돕는다. 내과 혹은 정신과의 특정 진단을 지닌 사람들이 모두 똑같은 특징을 드러낼 필요는 없지만, 핵심 증상은 드러내야 한다. 장애(disorder)는 유사한 발병연령, 경과, 예후 등을 지닐 것이다. 진단(diagnosis)은 장애의 원인론(etiology), 병인론(pathogenesis)을 반영해야 한다(원인론은 장애의 기원 양상을, 병인론은 장애의 전개 양상을 말한다).

정신과 진단의 또 다른 목적은 치료의 결정이다. 위 사례의 상태를 주요우울장애로 진단한다면, 임상가는 항우울제의 처방이 바람직한 처치임을 알게 된다. 만약 상태를 불행감과 불면으로 진단한다면 항우울제는 처방되지 않았을 것이다. 진단은 심리치료의 선택과 실시에도 영향을 미친다.

진단이 얼마만큼 장애를 잘 규정하고 치료를 이끄는지는 진단의 신뢰도와 타당도에 달려 있다. 진단범주가 정확한 실체를 나타내는 경우, 즉 동일한 진단을 받은 개인들이 유사한 임상적 특징, 발병력, 원인론, 병인론 및 치료적 반응을 보이는 경우에 그 범주는 '높은 타당도'를 갖는 것이다. 동일한 환자를 검진하면서 임상가들의 진단 일치도가 높을수록 '(평가자 간) 신뢰도'는 높아지게 된다.

1장에서 언급한 것처럼, 정신병리(Psychopathology)는 정신장애(mental disorders)의 발현을 말한다. 또한 정신장애의 발현, 원인, 경과에 관한 연구를 의미하기도 한다(Maxmen, 1986). 정신병리는 일탈과 심리적 고통을 포함한다. 하지만 모든 일탈과 심리적 어려움이 정신병리는 아니다. 무신론자나 동성애자는 분명 일탈되지만 정신병리적이지는 않다. 굶주림이나 외로움도 심리적 고통을 주기는 하지만 정신병리적이지는 않다.

보통 정상과 정신병리를 구분하기란 쉽지만 때로 어려울 때가 있다. 해질녘이 밤과 낮의 어느 곳에 속하는지 알기 어려울 수 있으나 낮과 밤은 분명 존재한다. 정신병리는 상대적이지만 분명 실재하는 것이다. DSM-IV-TR(APA, 2000)의 정신장애의 정의에는 정신장애와 정상 간 또는 정신장애 간의 명확한 구분이 있다고 언급하지는 않는다. 다만 정신장애는 개인적, 사회적, 직업적인 기능 영역에서 심각한 고통이나 어려움을 초래해야 한다.

정신장애의 분류체계는 정신장애를 지닌 개인을 분류하는 것이 아니라 정신장애를 분류한다. 동일 진단을 받은 환자들이 모든 중요한 측면에서 똑 같은 것은 아니다. 예를 들어, 당뇨병환자들 간의 공통점은 당뇨증상을 지니고 있는 것과 마찬가지로, 정신분열병환자들 간의 공통점은 정신분열병증상을 지니고 있다는 점이다. 정신분열병을 지닌 환자를 정신분열병환자라고 칭하는 경우, 장애는 그 개인이 지닌 속성이지 결코 그 개인의 전체가 아니라는 점을 이해해야 한다.

정신장애(mental disorder)와 유사한 용어들이 있다. 증후(syndrome)는 증상(symptom)과 징후(sign)의 군집을 말한다. 때로 임상가들은 정신장애와 동의어로 정신질환(mental disease)과 정신병(mental illness)의 용어를 사용하기도 한다. 의학에서 질환(disease)은 어떤 상태(condition)의 특정 신체적 장해를 말하고, 병(illness)은 어떤 상태의 경험을 말한다. DSM에서의 진단범주는 질환이나 병보다는 장애를 언급한다.

세계보건기구(WHO, 2005)의 정의에 따르면, 정신적 기능장애(mental disability)란 행동이나 참여제한 등을 위한 광범위한 용어로서, 그리고 정신적 무능(mental incapacity)은 정신장애의 협의의 개념으로서 정신보건영역에서 입원과 치료를 위한 개념으로 사용된다. 정신병(mental illness)이란 용어는 임상현실에서 가능한 사용을 제한하고 정신장애라는 용어를 더 선호한다. 이 경우 정신장애(mental disorder)는 정신병, 정신지체, 인격장애 등을 포함하고 있다. 우리나라 「정신보건법」(1995)에 따르면, "정신질환자"라 함은 "정신병(기질적 정신병 포함), 인격장애, 알코올 및 약물중독, 기타 비정신병적 정신장애를 가진 자를 말한다."라고 규정하고 있다.

일반인들은 정신이상(insanity)이나 신경쇠약(혹은 노이로제 nervous breakdown)이란 용어를 사용하기도 한다. 정신이상은 정신장애나 결함으로 인해 개인의 범죄에 대한 책임능력의 결여를 의미하는 법적 용어다. 신경쇠약은 정서적 혹은 정신과적 어려움으로 인해 심한 무능력을 지칭하는 애매한 용어로 사용된다.

때로 정신장애의 완곡한 표현으로 '생활의 문제'를 사용하기도 한다. 정신장애를 지니는 것은 분명 생활상의 문제이지만 문제 그 이상의 것이다. 생활의 문제는 일상의 어려움을 의미하는데, 실직, 가족 간의 마찰, 이혼, 거절에 대한 두려움, 낮은 자존감 등이 여기에 속한다. 생활의 문제가 고통스러울 수는 있으나 정신장애와는 그 정도나 형태에서 큰 차이가 있다. 생활상의 문제는 '문제점이나 이슈'로 이루어지지만, 정신장애는 정신병리로 이루어진다.

정신병리는 증상과 징후로써 드러난다. 증상은 관찰될 수 없고 주관적으로 경험되고 환자에 의해서 보고된다. 징후는 관찰가능하고 객관적으로 드러난다. 증상은 고통, 식욕상실, 환각, 편집증적 사고, 불안 등을 포함하고, 징후는 공포행동, 체중감소, 안절부절, 편집증적 언어 등을 말한다. 흉통은 증상이며, 심장발작은 징후다. 우울기분은 증상이며, 우는 것은 징후다. 정신건강전문가들은 때로 이 두 개념을 구분하지 않기도 한다. 사람들은 정신장애가 없이 증상(예: 불안, 불면증)을 지니기도 한다.

대부분 증상들은 일상적 범위의 경험 이상의 것이다. 생활상의 문제와는 달리 증상은 매일 발생하는 것은 아니며, 모든 사람이 생활의 문제를 겪지만 일부만이 증상을 경험한다. 정신장애를 지닌 개인은 증상과 삶의 문제를 모두 지니는 한편, 삶의 문제를 지니는 개인은 이슈만을 갖는다.

단순하게 보면, 생물학적 요인은 주로 증상을 일으키는 한편, 심리사회적 요인은 이슈를 결정한다고 할 수 있다. 보통 증상은 변화된 뇌(brain)로부터 발생하기 때문에 증상은 대체로 생물학적 치료로 교정하고, 이슈는 변화된 마음(mind)에서 초래되기 때문에 심리사회적 치료로 생활의 문제에 접근한다고 볼 수 있다. 정신장애를 지니는 환자들은 증상과 문제를 드러내기 때문에 흔히 생물학적 치료와 심리치료를 병행하고, 생활의 문제를 지닌 개인들은 심리치료를 한다고 할 수 있다.

정신병리에는 두 가지 주요 접근방식이 있다. 첫 번째의 접근은 진단이 비교적 객관적인 현상에 근거하여 이루어지는데, 설명 가능한 현상이란 임상적 추론을 필요로 하고 징후나 증상, 생활력 등을 말한다. 이는 기술 정신병리학(descriptive psychopathology)으로서 정신장애의 진단과 분류의 영역이라고 할 수 있다. 두 번째의 접근방식은 진단이 주로 추론된 심리적 원인과 기제에 근거하여 이루어지고 개인에 대한 보다 깊은 이해를 위한 역동적 개념화나 진단방식으로 역동 정신병리학(dynamic psychopathology) 혹은 해석 정신병리학(explanatory psychopathology)이라고 할 수 있다. 역동 정신병리학 역시 기술 정신병리학의 설명현상을 고려하지만 드러난 표면의 문제를 기저 핵심문제의 외양으로 간주할 뿐이다.

기술 정신병리학은 문제 행동 자체(what of behavior)에 초점을 두고, 역동 정신병리학은 문제 행동의 원인(why of behavior)에 초점을 둔다. 앞의 A부인의 사례는 이 둘 간의 접근을 혼동하는 실수를 보여 준다. 사람들은 문제의 잘못된 이유(즉, 암과 유방절제술)에 관해 생각이 머물러 있기 때문에 무엇이 잘못되었는가, 즉 문제가 무엇인가(즉, 주요우울장애)는 무시되었다. 정신병리의 '원인'과 '현상'을 구분하지 못하는 일은 초심자가 흔히 범하는 실수다. 예로, 병동에서 자신이 예수라고 확신하고 있는 망상을 보이는 한 청년이 의대 실습학생들에게 자신의 부모가 그의 창조성을 말살하고 음식에 독을 타 자신을 죽이려 한다고 말하였다. 청년이 방으로 돌아가자 학생들에게 "청년의 문제는 무엇이라고 생각하는가?"라고 질문하였다. 학생들은 "그에게는 아무런 문제가 없고, 문제는 부모가 나쁘다."라고 응답하였다. 그가 무서운 부모를 가졌다(원인)고 가정함으로써, 청년은 더 이상 망상적이지도 환각적이지도 않다(현상)는 점이다.

정신병리에 관한 기술적, 역동적 접근방식은 각각 다른 측면을 보여 주고 있어서 모두 가치가 있다. 망상의 예를 들어 보면, 기술적 접근방식은 망상이 고정된 것인지, 애매한 것인지, 혹은 편집적인 것인지, 과대적인 것인지 등 그 특징을 자세하게 보여 준다. 이에 비하여 역동적 접근방식은 망상을 일으킨 내적 기제(예: 투사)에 초점을 둘 것이다.

Emil Kraepelin(1856~1926)은 사실상 기술 정신의학과 동의어다. 『임상정신의학』(1915)이라는 그의 저서는 기술 정신의학의 고전이며, 오늘날까지 유럽 정신의학을 이끌어 온 접근방식이라고 할 수 있다. 역동적 접근방식은 스위스의 정신과 의사인 Eugen Bleuler(1857~1939)에서 시작되었다. 『조발성 치매 또는 정신분열병 집단』(the Group of Schizophrenia, 1911)이라는 책에서, 그는 장애의 기본 결함이 정신기능의 분리, 즉 사고와 정서 및 행동 간의 불일치를 의미하는 "schizophrenia"라는 용어를 소개하였다. 이러한 분리는 Kraepelin의 기술적 준거와는 근본적으로 다른 장애의 원인에 대한 추론된 심리적 기제다.

『정신장애의 진단과 통계편람 제3판』(DSM-III, 1980) 이전까지는 역동적 접근방식이 미국 정신의학계에 지배적이었고, '구강 공격성, 투사, 일차적 과정 및 자아경계의 취약성' 등 정신분석적 준거가 사용되었다. 한편 이러한 추론된 현상에 초점을 둘수록 임상가들은 매우 다양한 정도로 모든 사람이 이러한 현상을 지니고 있다는 것을 인식하게 되었다. 이러한 인식에서 역동적 진단과 기술적 진단 간의 두 가지 주요 차이점이 나타났다.

첫째, 심리적 혹은 역동적 접근은 모든 개인이 어느 정도 정신병리를 지닌다는 견해를 취하고 있다. 기술적 접근은 일부 소수만이 정신병리를 지닌다고 본다.

둘째, 심리적 접근의 진단은 단일모형(unitary model)을 따르는데, 정신병리를 가장 덜 심각한 신경증에서 성격장애, 조울증 그리고 가장 심각한 정신분열병에 이르는 정신병리의 형태보다는 정도의 문제로 파악한다. 한편 기술적 접근은 신체질환에서처럼 다중모형(multiple model)을 취하며, 정신병리는 분명하게 구분되고 다양하다는 입장이다.

미국정신의학회의 공식 분류체계인 『정신장애의 진단과 통계편람(Diagnostic and Statistical Manual of Mental Disorders: DSM)』의 제1판(DSM-I, 1952)에는 심리적 접근의 관점이 깊숙이 스며 있었다. 이후 큰 변화가 일어난 제3판(DSM-III, 1980)에 이르러서는 심리적 접근에서 크레펠린 방식의 기술적 접근으로 되돌아가, 이른바 기술 정신병리학의 부활(descriptive revival)이 이루어진 셈이다.

DSM-III(1980)와 DSM-III-R(1987)은 정신장애를 설명하는 데 그 원인이나 역동에 관한 특정 이론적 입장에서 벗어나 모두가 사용가능하도록 탈이론적(atheoretical) 입장의 기술적 체계(descriptive system)를 바탕으로 하였다. 진단자 간 일치도를 향상하고자 구체적인 진단기준을 제시하였고, 다축체계(multiaxial system)를 채택함으로써 환자의 신체적, 심리사회적인 변인 등의 보다 다양한 정보를 치료과정에 반영되도록 하였다(Millon, 1986).

제1절 정신병리의 분류

개인들이 드러내는 정신병리는 매우 다양하고 각각 구분되는 양상을 보인다. 일상에서 우리가 어떤 대상이나 현상을 분류한다고 할 때 대상이 지니는 공통점이나 특성에 근거해 구분하는 것처럼, 정신병리의 분류도 이와 같다고 할 수 있다.

1. 분류와 진단

생물 분류학의 아버지라고 불리는 스웨덴의 식물학자 Carolus Linnaeus(1707~1778)는 생물체를 그 자연적 관련성에 따라 분류(taxonomy)하고자 하였다. 그의 분류 체계는 현대 분류학의 기초가 되고 있다. 분류의 주요 목적은 수많은 정보의 홍수 속에서 대상을 보다 단순하게 정리하여 특정 정보를 효과적으로 검색하고 기술하며 예언하는 데 있으며, 명확한 의사소통의 한 수단이다. 공식적인 분류체계(formal classification system)는 모든 학문이나 직업에서 정보나 지식의 수집과 의사소통에 필수적이라고 할 수 있다.

정신장애의 분류체계인 DSM은 질병의 분류(nosology)에 해당하며, 보다 더 적절하게는 명명법(nomenclature)이라고 볼 수 있다(Westen, Shedler, Bradley & DeFife, 2012). 진단(diagnosis)이란 분류 혹은 명명법에 따라 특정한 장애를 분류하는 것이다. 따라서 정신장애의 분류나 진단은 개인이 아닌 개인이 지니는 질병을 분류하는 것이며, 그 분류에 사용되는 분류체계는 완벽한 분류가 아닌 잠정적인 지침(guide)이라는 점을 유념해야 한다.

2. 범주와 차원

정신병리를 개념화하는 방식은 크게 범주적 접근과 차원적 접근으로 구분할 수 있다. 범주 모형(categorical model)은 본래 의학에서 질병분류에 사용되어 온 모형으로, 정상과 정신병리를 질적으로 다른 구분되는 것으로 본다. 한 범주 내 구성원 간의 유사성이 높고 범주 간 경계가 분명하며 양봉구조의 분포(bimodal distribution)를 이루는 경우에 잘 적용될 수 있는 모형이다(Kendell, 1975). 예로, '이 개인은 정상인가? 정신분열병 환자인가?'라는 이분법적 분류방식이며, 질적 모형(qualitative difference model) 혹은 계층 모형(class model)이라고도 불린다. 의사소통이 간편하고 개념적 이해가 쉽기 때문에 정신병리의 진단에 적합하다고 볼 수 있다.

이에 비하여 차원 모형(dimensional model)은 심리학 연구에서 가정해 온 모형으로, 정상과 정신병리를 일련의 연속선으로 이루어진 동일 차원상의 극단으로 보는 관점을 갖는다. 즉, 질적인 차이가 아니라 양적인 정도의 문제로 보며, 정상분포(normal distribution)를 이루는 경우에 잘 적용되는 모형으로 양적 모형(quantitative model) 혹은 중다변인모형(multivariate model)이라고도 불린다. 지능이나 우울의 평가, MMPI 소척도 등이 그 예이며, 차원공간상에 개인을 정확하게 분류할 수 있다는 점에서 분류의 오류가 최소화되므로 정신병리의 수준을 파악하는 데 적합하다고 볼 수 있다.

이런 점에서 보면 기능손상이 심하거나 증상이 뚜렷한 환자들을 분류하는 데는 범주모형이 유용하고, 기능손상이 적거나 비교적 동질적인 환자집단을 발견하기 어려운 경우에는 차원모형을 사용하는 것이 간단하고 효과적일 수 있다(황순택, 1995; Gunderson, Links, & Reich, 1991).

이론과 임상의 영역으로 나누어 구분해 본다면, 이론이나 측정수준에서는 연속적인 차원적 개념이, 진단수준에서는 불연속적인 범주적 개념이 사용되고 있다. 분류와 진단과정에서 범주모형과 차원모형은 상호배타적인 관계가 아니라, 상호보완적인 관계로 보아야 하며(Blashfield, 1993), 이는 DSM-IV의 다축체계에서 반영되었다. 축 I는 범주모형을, 축 II의 지능평가와 축 V의 전반적 기능평가는 차원모형을 적용한 예다.

3. 정신병리의 분류

정신병리의 분류에 대한 논란과 몇 가지 비판이 있다. 첫째, 타당하고 신뢰할 수 있는 진단분류가 가능한가 하는 문제다. 여러 연구들에 의해 전문가들 간 진단분류의 일치율이 낮고 전문가에 따라 각 장애에 대해 다른 개념들을 가지고 있는 경우가 있다는 보고가 있다. 둘째, 진단분류를 함으로써 개인에 대한 정보는 요약되지만 개인의 독특한 정보들이 무시되는 문제가 있다. 예를 들어, 우울증이라고 분류된 두 사람 사이에 다른 점들이 많이 있음에도 불구하고 우울증이라는 한 가지 진단으로 묶여 같이 취급될 수 있다. 또한 한 사람을 정신질환자로 분류함으로써 사회적으로 낙인을 찍는 결과를 가져올 수도 있다. 한편으로는 정신병리를 분류하는 것은 다음과 같은 이점이 있다. 첫째, 전문가들 간에 의사소통을 원활하게 할 수 있다. 둘째, 보다 간결하게 심리장애를 기술함으로써 심리장애의 원인, 경과 및 예후 등을 예측할 수 있으며 적절한 치료법을 적용시킬 수 있다. 셋째, 연구결과들을 축적하고 교환하는 데 기여할 수 있다.

1) 현재의 정신병리 분류체계

정신병리를 분류하는 입장은 다양할 수 있다. 정신의학적 진단분류체계가 있는가 하면 행동주의 입장이나 정신역동의 입장에서 분류하는 방식도 있다. 현재 정신건강분야에서는 정신의학적 분류모형이 폭넓게 통용되고 있다. 정신장애의 진단체계를 과학화하고 임상 실제에서 유용한 진단개념이 되도록 하기 위해 그간 지속적인 연구의 뒷받침을 받아 개선되어 왔다. 현재 사용되고 있는 정신장애 진단체계는 정신의학분야뿐만 아니라 이상심리학을 비롯하여 정신병리에 관심을 둔 모든 분야에서 받아들여지고 있다. 현재 널리 사용되는 진단체계는 두 가지가 있다. 하나는 세계보건기구에서 공인하는 국제질병분류체계인 ICD(International Classification of Disease)에 포함된 정신장애 진단 분류방식으로, 1992년 10번째 개정판인 ICD-10이 나왔다(WHO, 1992). 미국의 정신의학회에서는 독자적으로 정신장애의 진단 및 통계편람인 DSM을 제작하였다. 이 두 분류체계의 범주와 구체적인 장애의 기준은 대부분 매우 유사한 양상을 보인다.

2) DSM의 분류체계

현재 가장 많이 사용되고 있는 정신장애의 분류체계로 1952년 DSM-I이 처음 발간된 이후, 1968년에 DSM-II, 1980년에 DSM-III, 이어서 1987년 DSM-III-R의 개정작업이 이루어지고, 1994년에 4번째 개정판인 DSM-IV가 출간되었다. DSM-IV는 3판의 진단체계를 세운 취지를 그대로 이어 받았으며 3판을 임상 실제에 적용하면서 문제되었던 점을 개선한 것이고, 2000년에는 DSM-IV의 진단기준을 유지한 채 최근의 연구결과를 추가하여 DSM-IV-TR(text revision)을 발표하였고 200개 이상의 구체적인 진단범주가 기술되어 있다. DSM-IV에서는 정신장애를 개념화하는 데 있어서 어떤 병리이론에도 치우치지 않고 증상과 징후를 위주로 장애의 특성들을 정의하였다. 따라서 원인에 따른 분류나 어떤 특정한 이론에 치우치는 것을 피하였다. 예컨대, 신경증은 정신분석적 이론에서 설명되는 장애 개념인데, 이런 이론에 편향된 진단분류를 피함으로써 정신병리에 관한 이론적 입장이 서로 다른 전문가들 사이에서도 누구나 사용할 수 있도록 하였다. 현재 마무리되어 가는 새로운 개정판인 DSM-5는 2013년 발간될 예정이다.

DSM 분류체계의 가장 큰 변화는 3판 이후에서 5가지 축으로 나누어 다양한 정보를 수집하여 종합적이고 체계적인 평가를 통해 진단하는 다축체계(multiaxial system)를 사용한 점이다. 각 축은 임상가의 치료계획과 결과 예견에 도움이 되는 서로 다른 영역에서의 정보를 다루고 있다. 이러한 다축체계는 임상, 교육, 연구 영역에서 생물심리사회적 모형(biopsychosocial model)의 적용가능성을 높인다(강진령, 2008). 다축 진단체계를 살펴보면 다음과 같다.

축 I은 축 II에 보고되는 인격장애와 정신지체를 제외한 주요 임상적 장애(clinical disorders)와 임상적 관심의 초점이 될 수 있는 기타 상태(other conditions that may be a focus of clinical attention)들을 보고한다. 축 I에 한 가지 이상의 장애가 있는 것으로 진단될 경우에는 모든 장애가 보고되고, 이 경우 주 진단이나 방문이유를 먼저 기록한다.

축 II는 인격장애(personality disorders)와 정신지체(mental retardation)를 보고하는 부분이다. 또한 현저하게 부적응적인 인격양상과 방어기제를 기록하기 위한 부분이기도 하다.

축 III은 개인의 정신장애에 대한 이해 및 관리와 잠재적으로 연관이 있는 현재의 일반적인 의학적 상태(general medical conditions)를 보고하기 위한 부분이다. 일반적인 의학적 상태는 다양한 방식으로 정신장애와 관련될 수 있다. 일반적인 의학적 상태가 정신장애의 발생과 악화의 직접적인 원인이 되고, 이 효과의 기제가 생리적이라는 사실이 분명한 경우도 있다. 정신장애가 일반적인 의학적 상태의 직접적인 생리적 효과로 판단된다면, 축 I에 일반적인 의학적 상태로 인한 정신장애를 기록하고 일반적인 의학적 상태는 축 III에 기록한다.

축 IV는 정신장애(축 I과 축 II)의 진단, 치료 및 예후에 영향을 미치는 심리사회적 · 환경적 문제(psychosocial and environmental problems)를 보고하는 부분이다. 부정적인 생활사건, 환경상의 어려움이나 결함, 가족이나 대인관계에서의 스트레스, 부적절한 사회적 지지나 개인 자원, 기타 어려움이 발생할 수 있는 환경 문제 등을 말한다.

축 V는 개인의 전체기능에 대한 임상가의 판단을 보고하는 현재의 적응적 기능수준에 대한 전반적인 기능 평가(global assessment of functioning: GAF)다. 이 정보는 치료계획, 효과 측정, 결과 예견에 유용하다. GAF척도는 0~100점의 단일척도를 사용함으로써 개인의 임상적 경과를 조망하는 데 특히 유용하다. GAF척도는 심리, 사회, 직업적 측면에서만 평가되며, 지시문에서는 "신체적, 환경적 제한에 따른 기능손상은 포함하지 않는다."라고 밝히고 있다. 정신건강과 장애의 가설적인 연속선상에서 평가되며, 평가가 이루어진 시점이 기록된다(예: 현재, 지난해 최고수준, 퇴원 시). 아래에 DSM-IV의 다축 진단체계와 예를 표로 제시하였다.

축	내용	사례
축 I	임상 장애	우울장애
축 II	인격장애와 정신지체	의존적 인격특질
축 III	일반적인 의학적 상태	유방암수술
축 IV	심리사회환경적 문제	휴직
축 V	전반적인 기능수준	65

3) DSM-IV에 포함된 정신장애의 범주

DSM-IV는 정신장애를 크게 17가지로 구분하고 있으며, 각각의 정신장애는 뒷장에서 자세하게 다루고 있다.

(1) 유아기, 아동기, 청소년기에 흔히 처음으로 진단되는 장애

(Disorders Usually First Diagnosed in Infancy, Childhood or Adolescence)

이 광범위한 범주 속에는 대개 유아기, 아동기, 청소년기에 시작되는 지적, 정서적, 신체적 및 발달적 장애들이 포함된다. 여기에 속하는 장애로는 정신지체(mental retardation), 학습장애(learning disorders), 운동기술장애(motor skills disorders), 의사소통장애(communication disorders), 광범위성 발달장애(pervasive developmental disorders), 주의력 결핍 및 파괴적 행동 장애(attention deficit and disruptive behavior disorders), 유아기 또는 초기 아동기의 급식 및 섭식 장애(feeding and eating disorders of infancy or early childhood), 틱장애(tic disorders), 배설장애(elimination disorders), 유아기, 아동기 또는 청소년기의 기타 장애(others of infancy, childhood, or adolescence)가 있다.

(2) 섬망, 치매 그리고 기억상실장애 및 기타 인지장애

(Delirium, Dementia, and Amnestic and Other Cognitive Disorders)

이들 주요 장애는 병전의 기능 수준에 비해 인지 또는 기억에 임상적으로 심각한 결손(deficit)이 있는 것이다. 섬망(delirium)은 단기간에 발생하는 의식장애와 인지변화가 특징이다. 섬망에 포함되는 장애는 추정 원인에 따라 명명된다. 치매(demenia)는 기억력 장애를 포함한 복합적인 인지 결손이 특징이다. 치매도 알츠하이머형 치매, 혈관성 치매 등 추정 원인에 따라 명명된다. 기억상실장애는 다른 심각한 인지장애가 없는 기억력 장애가 특징이다. 여기에 포함되는 장애들 역시 추정 원인에 따라 명명된다. 달리 분류되지 않는 인지장애로 진단된다.

(3) 다른 곳에 분류되지 않는 일반적인 의학적 상태로 인한 정신장애

(Mental Disorders Due to a General Medical Condition)

일반적인 의학적 상태로 인한 정신장애는 일반적인 의학적 상태의 직접적인 생리적 결과라고 판단되는 정신증상이 특징이다. 일반적인 의학적 상태는 축 III에 기재된다.

(4) 물질관련 장애(Substance-Related Disorders)

물질관련 장애는 남용 약물(알코올 포함)의 섭취와 관련되는 장애, 투약의 부작용과 관련되는 장애, 독소 노출과 관련되는 장애 모두를 포함한다. 여기에서 사용되는 물질(substance)이라는 용어는 남용약물(drug of abuse), 처방약물(medication), 독소(toxin)를 지칭한다. 여기서 논의되는 물질은 11가지가 있는데, 알코올(alcohol), 암페타민(amphetamines), 카페인(caffeine), 대마(cannabis), 코카인(cocaine), 환각제(hallucinogens), 흡입제(inhalants), 니코틴(nicotine), 아편류(opioids), 펜사이클리딘(phencyclidine), 진정제(sedatives)와 수면제(hypnotics) 그리고 항불안제(anxiolytics), 복합물질(polysubstance), 기타(other)다. 물질관련 장애는 물질사용 장애(substance use disorders)와 물질로 유발된 장애(substance-induced disorders)로 분류된다. 물질사용 장애는 물질의존(substance dependence)과 물질남용(substance abuse)으로 구분되고, 물질로 유발된 장애는 물질중독(substance intoxication), 물질금단(substance withdrawal) 등이 있다.

(5) 정신분열병과 기타 정신증적 장애 (Schizophrenia and Other Psychotic Disorders)

여기에 속하는 장애들은 모두 정신증적 증상(psychotic symptoms)을 가지고 있는 것이 특징이다. 정신분열병(schizophrenia), 정신분열형장애(schizophreniform disorder), 분열정동장애(schizo-affective disorder) 및 단기 정신증적 장애(brief psychotic disorders)가 있다. 여기에서 정신증적(psychotic)이란 망상(delusions), 뚜렷한 환각(prominent hallucinations), 와해된 언어(disorganized speech), 와해된 행동 및 긴장행동(disorganized or catatonic behavior)을 말한다. 일반적인 의학적 상태로 인한 정신증적 장애와 물질로 유발된 정신증적 장애의 경우 정신증적이란 망상이나 병식이 없는 환각을 의미한다. 마지막으로 망상적 장애와 공유정신증적 장애에서 정신증적 장애란 곧 망상적이라는 의미다.

정신분열병은 적어도 6개월 이상 지속되며, 1개월 이상의 활성기 증상이 있어야 한다. 망상, 환각, 와해된 언어, 전반적으로 와해된 행동 및 긴장된 행동, 음성 증상 중에서 두 가지 또는 그 이상에 해당되어야 한다. 정신분열병의 하위 유형은 망상형, 해체형, 긴장형, 감별불능형, 잔류형으로 나누어진다. 또한 정신분열병은 발병 이후 상당 기간 동안 직업이나 대인관계 또는 자기 관리와 같은 하나 또는 그 이상의 주요 생활 영역의 기능 수준이 발병 이전과 비교하여 현저히 감소되어 있는 경우다.

정신분열형장애는 기간(즉, 장애가 1개월 이상 6개월까지 지속되어야 한다)을 제외하고는 정신분열병과 동등한 증상이 특징이며, 기능 감소가 있어야 한다는 조건은 없다. 분열정동장애는 기분 삽화와 정신분열병의 활성기 증상이 동시에 나타나는 장애로, 뚜렷한 기분 증상이 없는 상태에서 망상이나 환각이 적어도 2주 이상 선행되어야 한다. 망상장애는 정신분열병의 활성기 증상이 없는 상태에서 적어도 1개월 이상 지속되는 기괴하지 않은 망상이 특징이다. 단기 정신증적 장애에서는 정신증적 증상이 1일에서 1개월까지 지속된다.

(6) 기분장애(Mood Disorders)

기분장애에서는 기분의 장애가 주요 특징인 장애들을 포함하고 있다. 여기에 속하는 장애는 세 부분으로 나누어지는데, 첫 번째 부분은 기분삽화(mood episodes)로 여기에는 주요우울 삽화(major depressive episode), 조증삽화(manic episode), 혼재성삽화(mixed episode)와 경조증삽화(hypomanic episode)가 포함된다. 두 번째 부분은 기분장애(mood disorder)로서 주요우울장애(major depressive disorder), 기분부전장애(dythymic disorder), 양극성 장애(bipolar disorder)가 포함된다. 세 번째 부분은 최근의 기분 삽화(most recent mood episode) 또는 재발성 삽화(recurrent episode)와 같이 경과를 기술하는 세부 진단이 포함되고 있다. 주요우울장애는 한 번 이상의 우울증 삽화, 즉 최소한 2주간의 우울 기분 또는 흥미 상실, 적어도 4개의 부가적 우울 증상이 동반되는 것이 특징이다. 기분부전장애는 적어도 2년 이상 우울 기분이 없는 날보다 우울 기분이 있는 날이 더 많으며, 주요 우울증 삽화의 진단 기준을 충족시키지는 않는 부가적인 우울 증상이 동반된다. 양극성 장애 I은 한 번 이상의 조증이나 혼재성삽화에 의해 특징지어지고 보통 주요 우울증 삽화와 동반된다. 양극성 장애 II는 한 번 이상의 주요 우울증 삽화에 의해 특징지어지고 적어도 한 번의 경조증삽화가 동반된다.

(7) **불안장애**(Anxiety Disorders)

어떤 유형의 불안을 핵심장애로 갖고 있는 경우다. 공황발작(panic attack)은 갑작스럽고 극심한 염려, 두려움, 공포감이 비정기적으로 일어나는 것으로서, 곧 죽을 것 같은 느낌을 동반한다. 광장공포증(agoraphobia)은 즉각적으로 피하기 어려운 장소나 상황에 처해 있거나, 공황발작이나 공황과 유사한 증상이 일어났을 때 도움 받기 어려운 장소나 상황에 처해 있다는 데 대한 불안이나 회피다. 이 외에도 불안장애에는 공황장애(panic disorder; 광장 공포증이 없는 공황장애, 광장공포증이 있는 공황장애), 공황장애의 과거력이 없는 광장 공포증, 특정공포증(specific phobia), 사회공포증(social phobia), 강박장애(obsessive-complusive disorder), 외상후스트레스장애(posttraumatic stress disorder), 급성 스트레스 장애(acute stress disorder), 범불안장애(generalized anxiety disorder), 일반적인 의학적 상태로 인한 불안장애, 물질로 유발된 불안장애, 달리 분류되지 않는 불안장애 등이 있다. 외상후스트레스장애는 극심한 충격 사건을 재경험하는 것이 특징이며, 증가된 각성 증상, 외상과 연관되는 자극에 대한 회피가 동반된다. 범불안장애는 최소한 6개월 이상 지속되는 심한 불안이나 근심, 걱정이 특징이다.

(8) **신체형 장애**(Somatoform Disorders)

신체형 장애의 공통적인 특징은 일반적인 의학적 상태를 시사하는 신체적 증상이 나타나는 것으로서, 이 신체증상은 일반적인 의학적 상태나 물질의 직접적인 효과, 다른 정신장애 등으로는 충분히 설명되지 않는다. 증상은 항상 사회적, 직업적, 또는 기타 중요한 기능 영역에서 임상적으로 심각한 고통이나 장애를 일으킨다. 신체형 장애는 신체 증상을 충분히 설명해 줄 수 있는 일반적인 의학적 상태를 진단할 수 없다는 점에서 의학적 상태의 영향을 받는 정신장애와는 다르다. 신체형 장애에 속하는 진단 유형으로는 신체화장애(somatization disorder), 감별불능 신체형 장애(undifferentiated somatoform disorder), 전환장애(conversion disorder), 동통장애(pain disorder), 건강염려증(hypochondriases), 신체변형장애(body dysmorphic disorder), 달리 분류되지 않는 신체형 장애(somatoform disorder not otherwise specified)가 있다.

(9) **허위성 장애**(Factitious Disorders)

허위성 장애는 환자 역할을 하기 위해 의도적으로 만들거나 조작하는 신체적 증상이나 심리적 증상을 특징으로 한다. 허위성 장애는 꾀병(malingering)과는 구분된다. 꾀병에서는 개인이 의도적으로 증상을 만든다. 그러나 이 경우는 그가 처한 상황이 알려져 있을 때 명백히 인식되는 목적이 있다.

(10) **해리성 장애**(Dissociative Disorders)

해리성 장애의 필수 증상은 일반적으로는 통합적인 기능(의식, 기억, 정체감, 환경에 대한 지각 등)에서 붕괴가 일어나는 것이다. 이러한 장애는 갑작스럽거나 점진적일 수 있으며, 일시적이거나 만성적일 수 있다. 해리성 장애의 범주에는 해리성 기억상실(dissociative amnesia), 해리성 둔주(dissociative fugue), 해리성 정체감장애(dissociative identity disorder), 이인성 장애(depersonalization disorder), 달리 분류되지 않는 해리성 장애(dissociative disorder not otherwise specified)가 포함된다. 여기서 해리성 둔주는 집이나 평소 다니던 직장에서 벗어나 갑자기 예기치 않는 여행을 하는 것이 특징이며, 개인의 과거에 대한 회상능력이 결여되어 있고 정체감의 혼돈과 새로운 정체감을 취하게 된다.

(11) **성장애 및 성정체감장애**(Sexual and Gender Identity Disorders)

성장애에는 성기능부전(성기능장애)(sexual dysfunctions)과 변태성욕(paraphilias), 그리고 성정체감장애(gender identity disorder)로 나누어진다. 성기능 부전은 성반응 주기를 특징짓는 성적 단계에서의 장애, 성교에서 동반되는 동통으로 특징지어진다. 성반응 주기는 성욕구 단계, 흥분단계, 절정단계 및 해소단계로 나누어진다. 변태성욕은 비정상적인 대상, 행위 및 상황, 반복적이고 강한 성적 충동, 성적 환상 및 성적 행동으로 특징지어진다.

(12) **섭식장애**(Eating Disorders)

섭식장애는 섭식행위의 현저한 장애가 특징인데, 여기에는 신경성 식욕부진증

(anorexia nervosa)과 신경성 폭식증(bulimia nervosa)이 포함된다. 신경성 식욕부진증은 최소한의 정상 체중 유지를 거부하는 것이 특징이고, 신경성 폭식증은 반복되는 한판의 폭식 삽화와 이에 뒤따르는 부적절한 보상적 행동(스스로 유도하는 구토, 하제나 이뇨제, 기타 약물 복용, 단식, 지나친 운동 등)이 특징이다.

(13) 수면장애(Sleep Disorders)

수면장애는 추정되는 원인에 따라 1차성 수면장애(primary sleep disorders), 기타 정신장애 관련 수면장애(sleep disorder related to another mental disorder), 일반적인 의학적 상태로 인한 수면장애(sleep disorder due to a general medical condition), 물질로 유발된 수면장애(substance-induced sleep disorder)가 있다.

(14) 다른 곳에 분류되지 않는 충동조절장애 (Impulse-Control Disorders Not Elsewhere Classified)

행동이 부적절하고 통제되지 않는 경우에 해당된다. 여기에 속하는 장애로는 간헐적 폭발성 장애, 병적 도벽, 병적 방화, 발모광, 달리 분류되지 않는 충동조절장애가 있다.

(15) 적응장애(Adjustment Disorders)

적응장애의 필수 증상은 확인 가능한 정신 사회적 스트레스에 반응하여 임상적으로 심각한 정서적 또는 행동적 증상이 생기는 것이다. 증상은 스트레스 시작 후 3개월 이내에 발생되어야 한다.

(16) 성격장애(Personality Disorders)

성격장애란 그 개인이 문화적 기대로부터 심하게 벗어난 지속적인 내적 경험과 행동 양식을 보이는 것으로 광범위하고 굳어 있으며, 청소년기 또는 성인기 초기에 시작된다. 시간이 지나도 변하지 않고 이로 인하여 고통과 장애가 초래된다. 성격장애는 10개의 특정 성격장애로 나누어지는데, 각 장애는 서술적인 유사성에 따라 3개의 군으로 나누어진다. A군(cluster-A)은 편집성(paranoid), 분열성(schizoid), 그리고 분열형(schizotypal) 성격장애들이다. 이 성격장애를 지닌 개인들은 흔히 괴상하거나 엉뚱해 보인다. B군(cluster-B)은 반사회성(antisocial), 경계성(borderline), 히스테리성(histrionic), 그리고 자기애성(narcissistic) 성격장애들이다. 이들 성격장애를 지닌 개인들은 극적이고 감정적이고 변덕스러울 때가 있다. C군(cluster-C)은 회피성(avoidant), 의존성(dependent), 그리고 강박성(obsessive-compulsive) 성격장애들이다. 이들 성격장애를 지닌 개인들은 흔히 불안해 보이고 두려워한다.

(17) 임상적 관심의 초점이 될 수 있는 기타 상태
(Other Conditions That May Be a Focus of Clinical Attention)

여기에 속하는 것들은 첫째, 어떤 특정한 문제가 진단이나 치료의 대상이 되지만 개인은 정신장애에 이완되어 있지는 않다(예: 배우자 관계 문제의 경우 부부 중 어느 누구도 정신장애의 증상을 갖고 있지는 않을 때 배우자 관계의 문제라는 진단만을 내린다). 둘째, 개인이 정신장애를 갖고 있지만 이 정신장애가 특정 문제와는 관련이 없다. 셋째, 개인이 문제와 연관 있는 정신장애를 갖고 있지만 그 문제가 별도로 임상적인 관심을 받아야 할 만큼 심각하다. 임상적 관심의 초점이 될 수 있는 기타 장애는 축 I에 기재한다.

4) DSM-IV-TR의 문제점과 제한점

DSM-IV-TR은 분명 이전의 분류체계보다는 향상된 체계이지만 몇 가지 비판이 제기되었다. 모든 장애에 적용되는 근본적인 하나의 문제는 정상과 이상행동 간 경계 문제다. DSM-IV-TR은 분류의 범주적 접근을 취하고 있지만, 장애를 규정하고 있는 대부분의 증상은 본질상 차원적인 것이다. 예를 들어, 우울기분은 우울이 전혀 없는 상태에서 중간 정도, 그리고 심각한 수준의 우울에까지 다양하다. 불안장애나 섭식장애, 물질사용장애의 증상의 경우에도 마찬가지다. 이들 증상은 모두 연속적인 분포현상이며 문제를 지닌 사람과 지니지 않는 사람을 명확한 선으로 나누기는 어렵다. 이를 극복하기 위한 노력으로 DSM-5에서는 차원적 평가의 개발에 초점을 두고 있다고 한다.

현 분류체계의 또 다른 실제적인 문제는 사회적 기능손상의 구체적인 정의가 없다는 점이다. DSM-IV-TR의 대부분 장애는 "증상이 개인의 사회적 직업적 기능에서 임상적으로 심각한 고통이나 손상을 초래한다."는 점을 기준으로 포함하고 있다. 이 결정을 하는 데 구체적인 평가절차가 제공되어 있지 않다. 이 경우 정신건강전문가는 진단을 내리기 위하여 개인이 증상으로 인하여 얼마만큼 고통받고 어느 정도 손상이 있는지를 결정하기 위해서 주관적인 판단에 의존하게 된다. 이러한 개념들에 대한 보다 구체적인 정의가 요구되고, 평가를 위한 측정도구가 필요하다. 물론 이러한 이슈들에 대한 해결이 즉각적으로 이루어질 수는 없지만, DSM-5 개발에 참여하는 전문가들은 이 점들을 충분히 고려하고 있으며 보다 향상된 분류체계를 위한 노력은 계속될 것이다.

5) DSM-5

1994년 DSM-IV가 발간된 이후 1999년에 다음 판에 대한 논의가 시작되어 2013년 DSM-5의 출간을 계획하고 있다. 이 개정판의 진행에 관한 정보는 DSM-5 웹사이트(www.dsm5.org)에서 얻을 수 있다. DSM-5에서는 많은 중요한 변화가 예상된다. 정신분열병의 경우 현재 사용 중인 하위 유형의 간소화와 음성증상의 명료화가 제안되고 있다. 또 하나의 이슈는 차원적 평가절차와 범주적 평가절차의 통합이다. 예로, 정신분열병이나 주요우울장애의 경우 진단을 부여받는 환자의 구체적인 증상의 심도(severity)에 따라 그 정도를 구분하는 평정척도(0 증상 부재~4 증상 심각함)의 사용을 생각해 볼 수 있다. 이는 임상적 가치와 연구의 유용성을 더해 주는 큰 변화일 것이다.

6) 문화와 분류

DSM-IV-TR에서는 정신병리의 진단과 문화적 이슈 간 관련성을 보여 준다. 정신장애의 표현과 증상인식에서 임상가가 문화적 요인의 영향을 고려하도록 권장하고 있다. 한 문화권에서는 분노나 슬픔의 강렬하고 공적인 표현이 기대될 수 있으나 다른 문화권에서는 장해의 징후로 고려되기도 한다. 정서적 고통이나 증상의 해석은 개인이 속한 문화에서 그러한 경험에 부여하는 설명방식에 의해 영향을 받는다. 종교적 신념, 사회적 역할, 성 정체감 등은 개인들이 경험하는 현상에 의미를 구성하는 중요한 역할을 한다(Hwang et al., 2008). 진단편람에는 문화특유 증후군(culture-bound syndromes)의 장을 할애하여 문화적 이슈를 고려하고 있는데, 여기에는 우리나라 문화 특유의 증후군으로 화병(Hwa-byung, 火病)과 신병(Shin-Byung, 神病)이 포함되어 있다. 임상가는 환자와의 동일한 문화적 배경을 공유하지 않는 경우 정신병리의 분류나 상담에 이러한 문화적 이슈를 고려해야 할 것이다. 이에 대해서는 16장 문화정신병리에서 자세히 다루고 있다.

제2절 정신병리의 평가

누군가가 심한 복통이 있다고 할 때 적절한 평가를 받고서야 약물처방이나 수술이 이루어진다. 일상적으로 치료나 처치가 시작되기 이전 모든 환자는 적절한 진단적 평가를 받는다. 정신병리의 평가도 예외는 아니다. 평가(assessment)는 진단을 내리고 예후를 파악하며 치료를 결정하기 위해 다양한 임상 정보를 수집하는 공식 과정이라고 할 수 있다. 심리학자나 정신의학자 등의 정신건강전문가는 진단 결정에 도달하는 데 필요한 정보를 수집한다. 특히 개인이 지니는 심리적 속성(지능, 성격, 정신병리 등)을 심리학적 지식에 근거하여 면담, 행동관찰, 심리검사 등의 방법을 통해 평가하는 작업을 심리학적 평가(psychological assessment)라고 한다. 이러한 심리평가의 과정은 평가목적의 명료화–자료수집 계획–자료수집(면담, 행동관찰, 심리검사, 뇌영상기법 등)—자료의 해석과 통합—임상진단의 단계로 볼 수 있다(권석만, 2011).

1. 평가의 목적

심리평가는 개인의 이해를 위한 정보의 수집과 해석과정으로, 다양한 자료수집의 기법이 사용 가능하다. 면담(interview)은 제반 이유에 관한 다양한 정보를 수집하고, 심리검사(psychological tests)는 매우 다양한 방식으로 해석이 가능하다. 평가를 수행하는 개인은 현재 고려하고 있는 장애의 본질이 무엇이고, 그 장애의 원인에 관련되는 과정에 관한 이론적 관점을 가져야 한다(2장 참고).

평가는 여러 목적으로 사용될 수 있다. 가장 분명한 목적은 개인의 주된 문제가 무엇인지를 기술하는 것이다. 이 목적은 전형적으로 진단을 포함하는데, 임상가는 진단의 결정을 지지하는 정보를 수집해야 한다. 또한 평가는 예측, 치료의 계획과 평가에도 사용된다. '이 사람은 합리적인 의사결정이 가능한가? 이 부모는 자녀 양육이 가능한가?' 등과 같이 예측의 실제적 중요성은 분명해야 한다. 많은 중요한 결정은 앞으로 사건의 발생 가능성에 관한 심리학자의 평가에 기초한다. 아울러 특정 개인에게는 어떠한 치료 프로그램이 효과적일 것인지, 치료를 적용했을 때 어느 정도의 효과가 있었는지 판단하는 데 사용된다. 평가의 가치는 구체적인 목적의 맥락하에서만 결정될 수 있다(McFall, 2005). 평가의 초기단계에서 평가의 목적을 분명히 하는 것이 우선되어야 한다.

2. 행동표집의 일반화

평가는 모든 개인의 행동을 포함하기보다는 구체적인 행동표집(behavior samples)을 수집한다. 이러한 표집은 면담 동안 개인의 언어, 심리검사에 나타나는 개인의 반응 그리고 관찰된 개인의 행동을 포함한다. 이 각각의 표집이 서로 관련되지 않고 개별화된 사상이라고 한다면, 그 중요성은 사라질 것이다. 이 표집들이 다른 상황에서도 개인의 감정이나 행동방식을 대표한다고 할 때 유용하다. 심리학자는 시간과 상황에 따르는 행동의 일관성에 관심이 있다. 평가에서 나타난 행동표집에 근거해 일반 상황에서의 개인의 행동을 추론하기를, 즉 일반화하기를 원한다. 평가시점에서 개인이 우울하다고 할 경우, 일주일 전에는 어떠했고 다음 날은 어떨 것인지? 즉, 현재 드러내고 있는 개인의 문제가 지속적 현상인지, 혹은 일시적 상태인지의 평가가 필요하다. 한 아동이 불안해하고 심리검사 시 주의를 집중하지 못하는 경우, 교실에서도 이와 같은 문제를 드러내는지 혹은 친구들과 운동장에서의 행동은 어떠한지 평가가 필요하다.

공식적인 평가를 수행하는 데 있어서 심리학자는 다양한 정보를 수집하고 이 자료를 통합하고자 한다. 각각의 정보는 개인행동의 표집으로 고려된다. 이러한 정보들의 중요성을 평가하는 하나의 방식은 여러 정보 간의 일관성을 고려하는 것이다. 진단적 면담에 근거한 결론이 심리검사에서 시사된 결론과 일치하는지, 또는 심리학자의 행동관찰이나 환자의 자기보고가 부모나 교사가 보고한 관찰과 일치하는지의 여부다.

3. 평가의 신뢰도와 타당도

임상실제나 연구영역에서 평가가 유용하려면 평가절차는 신뢰롭고 타당해야 한다. 평가절차의 신뢰도(reliability)란 다양한 형태의 일관성(consistency)을 말한다. 여기에는 시간에 따른 측정의 일관성인 검사-재검사 신뢰도(test-retest reliability)가 있다. 이는 하나의 평가절차가 다른 두 시점에서 반복될 경우 한 개인이 동일 점수를 나타내는가 알아보는 것이다. 한 검사 내 문항의 내적 일관성(internal consistency)을 알아보는 반분신뢰도(split-half reliability)가 있는데, 이는 하나의 검사가 특정 능력을 측정하는 문항으로 구성되어 있는 경우 이들 문항을 양분하여 양분된 문항의 개인의 점수가 서로 일치하는가를 알아보는 것이다. 또 다른 신뢰도는 평정자 간 신뢰도(interater reliability)로서 동일한 평가절차를 사용하여 한 대상을 두고서 두 평가자가 평가할 경우 동일한 결론이나 일치하는 정도를 알아보는 것이다.

평가절차의 타당도(validity)란 평가의 의미나 중요성을 말한다(Strauss & Smith, 2009). 이는 한 개인의 점수가 검사가 측정하고자 하는 개념을 실제로 반영하는지(구성개념 타당도, construct validity), 개인의 점수가 다른 상황에서의 개인의 행동에 관한 유용한 어떤 것을 알려 주는지(공존 타당도, concurrent validity), 한 검사상 개인의 점수를 알면 다른 검사에서 개인의 반응에 대한 의미 있는 예측을 할 수 있는지(예언 타당도, predictive validity) 등에 관한 것이다. 각각의 다른 평가절차에서 제공되는 정보가 일치할수록 각 평가절차는 타당한 것으로 간주된다.

평가절차의 타당도에서 또 하나 고려할 점은 문화차이다. 자신의 문화적 배경과 다른 배경을 지닌 사람의 사고와 행동을 이해하는 데 종종 어려움이 따른다. 특정 문화에서 개발된 측정절차는 다른 문화권의 사람에게 적용할 때 잘못 이해될 수 있다. 언어, 종교, 성역할, 건강과 질병에 대한 생각, 가족에 대한 태도 등의 요인은 심리적 문제를 경험하고 표현하는 방식에 중요한 영향을 미친다. 심리학자는 특정 개인의 문제에 대한 정보를 수집할 때 이러한 요인들도 고려해야 한다. 면담, 관찰 절차, 심리검사의 비교문화적 타당도를 주의 깊게 평가해야 하며(Padilla, 2001), 한 문화에서 개발된 질문지가 다른 문화에서도 반드시 유용하다고 가정하지는 않아야 한다. 예로, 널리 사용되는 정적 부적 정서경험척도(Positive Affect &

Negative Affect Scale: PANAS; Watson, Clark, & Tellegen, 1988)의 경우 'excited'를 '흥분된'으로 번역하여 그 정서가를 평가할 경우 원어의 경우는 정적인 속성을 지니는 한편, 번역어의 경우는 부적인 속성을 지니는 것으로 드러나기도 한다(홍창희, 2004; 홍창희, 한규석, 2007). 검사에서 활용하는 단어나 용어가 두 문화권에서 동일한 의미를 나타내는 언어적 등가성(linguistic equivalence)이나, 사용하는 개념이 두 문화에 걸쳐 동일한 의미를 갖는 개념적 등가성(conceptual equivalence)이 확보되어야 할 것이다(16장 문화정신병리 참고). 평가에 사용하는 질문지는 모든 문화에서 동일한 것을 측정한다고 경험적으로 증명되어야 하며, 치료나 정신병리 연구의 측면에서도 이러한 이슈들은 간과되어서는 안 된다.

4. 심리학적 평가

정신병리를 평가한다고 할 때 먼저 다가오는 생각은 사람 변인(person variables)일 것이다. 이 사람의 행동과 말은 무엇인가? 자신의 현재 상황에 대해 이 사람은 어떻게 느끼는가? 이 사람은 어떤 기술과 능력을 지니고 있는가? 고려할 만한 인지적 결함이나 사회적 결함이 있는가?

개인의 이러한 문제들은 면담, 행동관찰, 다양한 자기보고형 도구 및 심리검사 등의 절차를 통해 파악할 수 있다.

1) 면담

개인에 대해 알 수 있는 가장 좋은 방법은 그 사람과 직접 이야기를 나누는 것이다. 면담(interview)은 자신의 문제에 대해 자신의 이야기로 설명할 기회를 제공해 준다. 정신병리의 증상은 대부분 주관적이며, 면담은 이러한 문제의 세부적인 내용을 제공한다. DSM-IV-TR에 규정된 범주들은 면담을 통해 수집이 가능한 정보에 근거하고 있다. 정신지체를 제외하고서 DSM-IV-TR의 진단범주에는 심리검사나 생물학적 검사에 의한 언급은 찾아볼 수 없다. 임상면담은 심리평가에 가장 일반적으로 사용되는 절차다. 면담은 임상가에게 개인의 외양이나 비언어적 행동의 중요한 특징을 관찰할 기회도 제공해 준다. 옷차림, 개인위생상태, 시선의 접촉, 표정이나 어조의 변화, 상호작용 동안의 관계하는 방식 등 개인의 이해에 유용한 정보를 얻을 수 있다.

면담은 구조화 정도에 따라 비구조화 면담, 구조화 면담 그리고 반구조화 면담으로 나눌 수 있다. 비구조화 면담(unstructured interview)은 비표준화 면담(unstandardized interview), 개방 면담(open-ended interview) 또는 비지시적 면담(non-directive interview)이라고도 하며, 면담의 특별한 형식이나 절차를 정하지 않고 면담의 상황과 환자의 반응에 따라 유연하게 진행하는 면담절차다. 숙련되고 유능한 면담자의 경우 자신의 판단에 따라 자유롭게 정보를 탐색하고 환자에 대한 풍부한 정보를 얻을 수 있으며, 이를 위해서는 상당한 수준의 역량이 요구된다고 하겠다. 비구조화 면담에서 흔히 탐색하는 정보는 환자의 나이, 결혼상태, 직업, 종교 등의 기본적인 인구학적 특징을 포함해, 드러내는 주 호소나 주요 문제다. 어떤 문제나 심리적 어려움을 겪고 있으며 이러한 문제의 시작과 지속여부, 그 어려움의 정도, 대처 및 해결을 위한 노력과 그 결과 등을 자세하게 파악한다. 아울러 출생 시부터 시작해 개인의 연대기적 발달사인 개인력과, 발달과정상 상호작용했던 가족구성원의 특징과 가정의 분위기 등의 가족력도 탐색하며, 성격특징, 대인관계 등도 이해를 위한 중요한 정보원이 된다. 환자의 반응에 따라 임상가의 판단에 의해 융통성 있게 진행하는 면담으로 환자로 하여금 자신의 주관적인 느낌을 명료화하도록 돕고, 필요한 정보를 집중적으로 탐색할 수 있는 장점이 있다. 반면, 수집되는 정보의 풍부함이나 다양성 및 객관성 측면에서는 제한이 따를 수 있다.

구조화 면담(structured interview)은 표준화 면담(standardized interview)이라고도 하며, 임상가의 주관성을 극복하기 위해 질문의 내용과 순서, 반응의 기록 및 분류 등이 정해져 있는 질의 응답식(question-and-answer format) 면담이다. 구조화 면담은 개인의 행동과 경험의 자세한 기술을 유도하는 구체적인 질문을 하며, 흔히 진단적 의사결정을 위한 도구와 정신병리로 인한 손상의 정도를 평가하기 위한 도구의 두 가지 형태가 있다. 임상 진단을 위한 면담은 진단면담계획(The Diagnostic Interview Schedule: DIS; Robins, Heltzer, Croughhan, & Ratcliff, 1981), DSM-IV 진단의 구조화 임상면담(The Structured Clinical Interview for DSM-IV: SCID; First, Spitzer, Gibbon, & Williams, 2002), DSM-IV-TR 성격장애의 구조화 면담(The Structured Interview for DSM-IV-TR Personality Disorders; SIDP-

IV; Pfohl, Blum, & Zimmerman, 1997) 등이 있다.

증상의 정도를 평가하는 구조화 면담으로는 정신상태검사(The Psychiatric Mental Status Examination: MSE; Trzepacz & Baker, 1993), 간편 정신의학평정척도(Brief Psychiatric Rating Scale: BPRS; Overall, Gorham, 1962). 그리고 양성 및 음성증상척도(The Positive and Negative Syndrome Scale: PANSS; Kay, Fiszbein, & Opler, 1987) 등이 대표적이다. 이러한 구조화 임상면담은 정신병리의 평가에 사용하는 주요 도구로서 여러 가지 장점이 있다. 먼저 면담절차와 질문이 구체적으로 제시되어 있어 전문적인 임상가가 아닌 경우에도 편리하게 사용할 수 있다. 또한 면담자가 상호작용을 조절할 수 있고 필요시 추가적인 탐색이 가능하며, 단시간 내에 많은 정보의 수집이 가능하다. 한편 평가과정의 한 부분으로서 임상면담의 사용에는 제한점도 있다. 때로 일부 정신병이나 치매환자, 그리고 아동의 경우처럼 자신의 문제에 대한 합리적인 설명을 할 수 없거나 꺼리는 경우가 있다. 또한 환자가 제공하는 정보는 환자의 관점을 통해 여과되기 때문에 필연적으로 주관성을 배제할 수 없으며, 기억이나 선택적 지각에 의해 영향을 받고 왜곡될 수 있다. 따라서 흔히 가족, 친구, 동료, 교사 등으로부터 부수적 자료가 요구되기도 한다. 면담자의 질문방식이나 환자의 반응에 따른 반응(reactivity) 등도 환자의 응답에 영향을 미칠 수 있다. 면담과정에서 임상가는 따뜻하고 개방적인 태도로 취약한 부분은 보완하며 환자의 이해를 위한 유용한 정보를 수집하는 노력이 필요하다.

2) 행동관찰

면담 동안 개인의 언어보고로 얻는 정보 외에 임상가는 개인의 행동을 관찰함으로써 많은 정보를 알 수 있다. 관찰로 얻는 정보는 개인의 자기보고를 확인시켜주기도 하지만, 때로는 개인의 드러난 행동과 말한 내용이 다르게 나타나 보이기도 한다. 이러한 경우 임상가는 불일치하는 정보를 파악해야 하고, 면담으로 수집된 정보가 행동의 관찰로 보완될 경우 그 개인에 대한 이해는 더욱 풍부해진다.

행동관찰은 자연 상황의 관찰, 구조화된 상황의 관찰, 자기관찰 등으로 나눌 수 있다. 자연 상황의 관찰(naturalistic observation)은 개인의 평소 생활환경에서 행동을 관찰하는 방법이다. 예로, 품행장애를 지닌 청소년의 경우 학교에서는 교사가, 입원병동에서는 치료팀이 공격적 행동을 관찰하여 평가할 수 있다. 이는 자연스러운 환경하에서 개인이 드러내는 행동을 직접 관찰하며 평가한다는 장점이 있다. 하지만 때로 자연 상황에서의 행동관찰이 어려운 경우가 있다. 관심 있는 행동의 발생빈도가 매우 드물다거나 관찰자가 함께할 수 없다거나 또는 그 환경에의 접근이 어려운 경우다. 이러한 경우는 특정 상황에서 개인의 행동을 관찰하는 방법으로써 구조화된 상황의 관찰(structured observation)이 유용하다. 이 방법은 특정 상황에서 자극을 제시하고 드러나는 개인의 행동을 관찰하는 방법이다. 예로, 오염에 대한 불안이 극심한 강박사고와 행동을 지닌 개인의 경우 임상가는 미리 책이나 세탁물 등을 준비해 두고서 물체를 만진 후 불편함의 정도나 손을 씻기까지 견딜 수 있는 시간 등을 관찰하여 평가할 수 있다. 자기관찰(self-observation)은 성행동 같은 행동 자체가 매우 개인적인 행위(private act)인 경우에 유용한 방법이다. 자신의 행동을 스스로 체계적으로 관찰하는 방법으로, 자기감찰(self-monitoring)이라고도 한다. 이러한 예로는 일정한 시간 동안 특정한 강박사고가 떠오를 때마다, 또는 환청이 들릴 때마다 기록지에 그 빈도를 스스로 기록하게 할 수 있다.

행동관찰에 흔히 사용되는 양적 평가 절차는 평정척도(rating scale)다. 관찰자는 특정 차원상에 개인의 위치를 판단하여 평정하게 된다. 개인의 강박적인 의식(ritualistic) 행동을 관찰한다고 할 때, 관찰자는 일정 기간 동안 개인의 행동을 관찰하면서 차원상에 개인행동의 빈도나 정도를 평정한다. 환자의 자기보고에 의존하지 않고서 임상가나 관찰자가 직접 관찰하여 평정한 자료로 수집한 정보는 환자의 증상의 심도나 기능적 손상의 지표로서 유용하다. 한편 관찰되는 행동은 사진이 카메라의 성능이나 필름, 현상의 과정에서 영향받을 수 있는 것처럼 자료수집의 관찰절차에 의해 영향받는다는 제한점이 있다. 무엇보다도 관찰자의 체계적이고 정확한 평가가 요구되며, 관찰자의 실수나 지각의 왜곡이 나타날 수 있다. 또한 사람들은 의도적이건 비의도적이건 자신이 관찰받는다는 것을 아는 경우 평소 자연스러운 행동상의 변화가 나타날 수 있다. 죄책감이나 자존감 등 주관적인 경험의 경우를 포함해 문제를 지닌 개인 외에는 타인에 의해 관찰될 수 없는 정신병리의 경우도 있다.

3) 지능검사

지능의 개념적 접근에서는 지능을 가설적 구성개념으로 가정하고 정의나 분석 방법 등의 연구에 초점을 두는 데 비하여, 임상적 접근에서는 지능을 측정 가능한 구체적인 실체로 가정하고 지능평가의 합리성과 실용성을 강조한다. 임상심리학자로서 대표적인 지능의 연구자인 David Wechsler(1944)는 지능을 "합목적적으로 행동하고, 합리적으로 사고하며, 효율적으로 환경에 대처해 나가는 총체적이고 집합적 능력"이라고 정의하고 있다. 대체로 정신병리를 지닌 개인들은 사고와 행동 및 대처능력에 어려움을 드러내며 발병 전 지적 기능의 저하나 손상을 보이는 경우가 흔하다. 따라서 지적 능력의 평가는 그 자체로 의미가 있으나 인지기능의 평가를 포함해 정신병리의 평가에서도 유용한 정보를 제공해 준다.

지능검사의 효시는 1905년 Alfred Binet가 개발한 비네검사다. 이는 프랑스 정부의 요청으로 정규 교육과정을 따라가기 어려운 아동을 선별하려는 목적으로 개발되었고 개인차를 평가하기 위한 최초의 체계적인 시도로 알려져 있다. 당시 비네는 지능을 "판단하고 이해하고 추리하는 일반 능력"이라고 정의하고, 이를 측정하기 위한 연령의 증가에 따른 검사문항을 개발하였으며 정신연령(mental age: MA)의 개념을 도입하였다. 이 검사를 1916년 미국 Stanford 대학의 Lewis Terman이 미국판으로 표준화한 것이 Stanford-Binet 검사다. Terman은 현재 사용하고 있는 지능지수(intelligence quotient: IQ)의 개념을 고안하여 IQ를 정신연령과 생활연령의 비율로 보았다. 즉, 아동의 정신연령(MA)을 생활연령(chronological age: CA)으로 나누어 100을 곱한 것이다. 이른바 비율 IQ(ratio IQ)다. 예로, 생활연령이 10세인 아동이 검사를 통해 11세의 정신연령을 지닌 경우 IQ는 110이다. 하지만 이 비율 IQ는 문제점을 지니고 있다. 무엇보다도 생활연령은 일정하게 지속적으로 증가하는 데 비하여 정신연령은 10대 중반 이후에는 증가하지 않는다는 점이다. 따라서 10대 중반 이후에는 비율 IQ를 적용할 경우 최대 수행 시 IQ는 100을 넘지 못하고 점점 감소하게 되는 문제점을 안고 있다. 이러한 문제를 극복하기 위한 것이 편차 IQ(deviation IQ)다. 편차 IQ는 개인의 지능 수준을 해당 연령집단의 평균에서 벗어나 있는 상대적인 위치로 나타낸 것이며, 현재 사용되는 지능검사의 IQ는 모두 편차 IQ를 사용하고 있다. 한국에서는 고려대학교 행동과학연구소(1970)에서 한국판으로 표준화한 것이 고대-비네 검사다.

Wechsler는 지능을 개인의 전반적인 행동을 특징짓는 총체적 능력(global capacity)임과 더불어 서로 다른 여러 요소나 능력으로 이루어져 있다는 집합적 능력(aggregate capacity)으로 보았다. 그는 실용성을 목적으로 언어성과 동작성 영역의 2요인을 가정하여 언어성 검사(6)와 동작성 검사(5)의 11개 소검사로 구성된 웩슬러 지능검사 원판인 WAIS(Wechsler Adult Intelligence Scale; Wechsler, 1955)를 개발하였고 전체지능지수와 언어성 지능지수 그리고 동작성 지능지수를 제공하였다. 웩슬러 지능검사는 이후 WAIS-R(1981), WAIS-III(1997), WAIS-IV(2008)로 개정 및 수정되었다.

한국판 웩슬러 지능검사(KWIS; 전용신, 서봉연, 이창우, 1963)는 웩슬러 지능검사 원판(WAIS; Wechsler, 1955)의 한국판 표준화검사이며, K-WAIS(염태호, 박영숙, 오경자, 김정규, 이영호, 1992)는 WAIS-R(1981)의 한국판 표준화검사다. WAIS-III(1997)는 한국판으로 제작되지 못했으나 WAIS-R(1981)의 11개 소검사를 유지하면서 3개의 새로운 검사를 추가하였다. 한국판 웩슬러 성인용 지능검사 4판(K-WAIS-IV; 황순택, 김지혜, 박광배, 최진영, 홍상황, 2012)은 WAIS-IV(2008)의 한국판이다. WAIS-IV(2008)는 웩슬러 아동용 지능검사 4판(WISC-IV; Wechsler, 2003)에서 도입된 4개의 지수를 그대로 가져왔다. WAIS-IV는 이전까지 유지해 왔던 언어성과 동작성 IQ를 사용하지 않고, 전반적 지적기능의 측정치인 전체지능지수(full scale IQ: FSIQ)와 4개의 지수점수(index scores)를 제공하고 있다. 이들 지수는 언어이해지수(verbal comprehension index; 핵심 소검사-공통성, 어휘, 상식; 보충 소검사-이해), 지각추론지수(perceptual reasoning index; 핵심 소검사-토막짜기, 행렬추론, 퍼즐; 보충 소검사-무게비교, 빠진곳찾기), 작업기억지수(working memory index; 핵심 소검사-숫자, 산수; 보충 소검사-순서화), 처리속도지수(processing speed index; 핵심 소검사-동형찾기, 기호쓰기; 보충 소검사-지우기)다. 이 새로운 구조는 현대의 지능이론을 바탕으로 하며, 임상연구와 요인연구 결과에 의해 지지되고 있다(황순택 등, 2012).

한국판 웩슬러 성인용 지능검사 4판(K-WAIS-IV; 황순택 등, 2012)의 구조는 〈표 3-1〉과 같다.

〈표 3-1〉 K-WAIS-IV 소검사의 약어와 설명

소검사	약어	설명
토막짜기 (Block Design)	BD	제한시간 내에 작업해야 하며, 수검자는 제시된 모형과 그림 또는 그림만 보고 빨간색과 흰색으로 이루어진 토막을 사용하여 같은 모양을 만들어야 한다.
공통성 (Similarities)	SI	공통적인 사물이나 개념을 나타내는 두 개의 단어가 제시되면 수검자는 그 둘이 어떠한 유사점이 있는지를 기술해야 한다.
숫자 (Digit Span)	DS	숫자 바로 따라하기에서, 수검자는 검사자가 읽어 준 일련의 숫자를 동일한 순서로 기억해 내야 한다. 숫자 거꾸로 따라하기에서는, 검사자가 읽어 준 일련의 숫자를 수검자는 역순으로 기억해 내야 한다. 숫자 차례로 배열하기에서는, 검사자가 읽어 준 일련의 숫자를 작은 숫자부터 차례로 기억해 내야 한다.
행렬추론 (Matrix Reasoning)	MR	수검자는 일부가 빠져 있는 행렬 매트릭스를 보고, 행렬 매트릭스를 완성할 수 있는 반응 선택지를 골라야 한다.
어휘 (Vocabulary)	VC	그림 문항의 경우 수검자는 시각적으로 제시되는 물체의 이름을 말해야 한다. 언어 문항의 경우 인쇄된 글자와 동시에 구두로 제시되는 단어의 뜻을 말해야 한다.
산수 (Arithmetic)	AR	제한시간 내에, 수검자는 일련의 산수 문제를 암산으로 풀어야 한다.
동형찾기 (Symbol Search)	SS	제한시간 내에, 수검자는 탐색집단에서 표적기호와 동일한 것을 찾는 것이다.
퍼즐 (Visual Puzzles)	VP	제한시간 내에, 수검자는 완성된 퍼즐을 보고 그 퍼즐을 만들 수 있는 세 개의 반응을 찾는 것이다.
상식 (Information)	IN	수검자는 폭넓은 영역의 일반 지식에 관한 질문에 대답해야 한다.
기호쓰기 (Coding)	CD	제한시간 내에, 수검자는 숫자와 짝지어진 기호를 옮겨 써야 한다.
순서화 (Letter-Number Sequencing)	LN	검사자가 수검자에게 일련의 숫자와 글자를 읽어 주면, 수검자는 숫자와 글자를 순서대로 회상해야 한다.
무게비교 (Figure Weight)	FW	제한시간 내에, 수검자는 양쪽 무게가 달라 균형이 맞지 않는 저울 그림을 보고 균형을 만드는 데 필요한 반응을 찾는다.
이해 (Comprehension)	CO	수검자는 일반적 원리와 사회적 상황에 대한 이해에 근거해서 질문에 답해야 한다.
지우기 (Cancellation)	CA	제한시간 내에, 수검자는 조직적으로 배열되어 있는 도형들 속에서 표적 모양을 찾아 표시해야 한다.
빠진곳찾기 (Picture Completion)	PC	제한시간 내에, 수검자는 중요한 부분이 빠져 있는 그림을 보고 빠진 부분을 찾아야 한다.

K-WAIS-IV의 실시결과는 개인의 인지적 기능에 대한 중요한 정보를 제공하지만, 그 결과를 단독으로 해석해서는 안 된다. 문항반응과 점수가 제공하는 질적 및 양적 정보는 개인력과 세심한 임상관찰을 통해 종합적으로 해석하는 것이 가장 바람직하다(황순택 등, 2012).

아동의 지능을 평가하는 검사는 웩슬러 아동용 지능검사인 WISC(Wechsler Intelligence Scale for Children; Wechsler, 1940), WISC-R(1974), WISC-III(1991년), WISC-IV(2003) 등과, 웩슬러 유아용 지능검사인 WPPSI(Wechsler Preschool & Primary Scale of intelligence; Wechsler, 1967), WPPSI-R(1989) 등이 있다.

4) 객관적 성격검사

성격검사는 개인의 적응에 관한 또 다른 중요한 정보원으로 표준화된 상황에서 개인의 행동 표집에 대한 정보를 수집할 기회를 제공한다. 개인에게 성격의 다양한 측면을 기술하는 동일한 질문을 제시하고, 그 결과 수행에서의 차이는 검사상황에서 나타나는 차이보다는 개인의 특질이나 능력의 차이로 해석할 수 있다.

다양한 형태의 성격질문지(personality inventories)가 사용된다. 피검자에게 일련의 문항이나 표준화 자극을 제시하고 수검자는 각 문항이 자신에게 해당되는지 여부(그렇다 혹은 아니다 등)나 정도를 보고한다. 질문지는 정상집단에서의 성격특질을 알아본다거나, 혹은 정신병리의 평가에 초점을 두고서 고안된 것들이 있다. 이 중 가장 널리 사용되고 있는 객관적 성격검사는 다면적 인성검사(The minnesota multiphasic personality inventory: MMPI)다.

원판 MMPI는 1940년대 미국 미네소타 대학의 심리학자인 Hathaway와 정신의학자인 McKinley에 의해서 개발된 이후 지난 60여 년 동안 가장 널리 사용된 심리검사이며, 한 번 개정되어(Butcher, 1989) 현재 MMPI-2로 알려져 있다. 한국판 MMPI는 원판 MMPI를 1989년 한국임상심리학회가 재표준화하여 사용해 오다가 최근 MMPI-2의 표준화가 이루어져 한국판 MMPI-2(김중술, 한경희, 임지영, 이정흠, 민병배, 2005)를 사용하고 있다.

MMPI-2는 심리 상태, 신체적 불편감, 직업적 선호, 사회적 태도 등의 다양한 주제를 포함한 567문항으로 구성되고, 피검자는 각 문항에 '그렇다' 또는 '아니다'로 응답한다. 문항의 예로는 "한 가지 과제나 일에 정신을 집중하기 어렵다."

"거의 언제나 머리가 온통 쑤시는 것 같다." "파티와 사교모임을 좋아한다." 등이 있다.

MMPI-2는 피검자의 수검태도를 알아보는 9개의 타당도척도(validity scales)와 다양한 성격 및 정신병리를 평가하는 10개의 임상척도(clinical scales)로 구성되어 있다. 각 하위척도와 척도가 측정하는 내용은 〈표 3-2〉와 같고, 결과의 프로파일 예가 [그림 3-1]이다. MMPI-2에서는 새로운 척도가 개발되었는데, 척도 5와 척도 0을 제외한 각 임상척도의 다른 척도와는 구분되는 핵심적인 임상적 특성을 측정하기 위한 재구성 임상척도(restructured clinical scales: RC)를 개발하였다. 아울러 성격병리 5요인(PSY-5)척도와 15개의 내용척도(Content Scales)를 포함해 새로운 보충척도를 개발해 임상적으로 중요하고 유용한 내용과 영역을 폭넓게 평가할 수 있도록 하였다([그림 3-2, 3-3]). MMPI-2는 실시 및 채점이 비교적 쉽고 간단하지만, 적절한 해석을 위해서는 높은 수준의 심리측정, 임상 및 성격에 관한 전문지식이 필요하며 검사의 윤리적 사용이 요구된다.

〈표 3-2〉 MMPI-2의 하위척도와 척도의 측정내용

하위척도	약어	척도의 측정내용과 의미
[타당도 척도] 무응답	?	응답하지 않은 문항 수를 말하며 독해능력의 부족, 심한 정신병리, 비협조적 태도 등의 가능한 이유가 있다. 원점수 30개 이상이면 전체 결과가 무효일 수 있다.
무선반응 비일관성	VRIN	피검자가 문항에 무선적으로 반응하는 경향을 탐지한다. T-80 이상이면 프로파일의 무효가능성이 있다.
고정반응 비일관성	TRIN	모든 문항에 "그렇다" 혹은 "아니다"로 반응하는 경향을 탐지한다. T-80 이상이면 프로파일의 무효가능성이 있다.
비전형	F	규준집단에서 매우 낮은 빈도로 응답되는 문항들로 구성되어 있어 일반인들이 흔히 그렇게 응답하지 않는 방향으로 반응하는 경향을 탐지한다.
비전형(후반부)	F(B)	검사 후반부의 비전형 반응을 탐지하며, 수검과정에서 수검태도의 변화를 아는 데 도움이 된다.
비전형(정신병리)	F(P)	비전형 F척도의 상승이 정신병적 문제로 인한 것인지, 아니면 의도적으로 자신을 부정적으로 보이려는 태도로 인한 것인지를 판별하는 데 도움이 된다.
부인	L	피검자가 방어적인 마음가짐으로 검사에 응했을 가능성을 평가하기 위한 척도다.
교정	K	검사 문항에 방어적으로 응답하는 정도를 측정하고, 이러한 방어적 태도가 임상척도 점수에 미치는 영향을 교정하기 위한 척도다.
과장된 자기제시	S	L, K척도와 함께 방어성을 측정하는 척도이며, 자신의 긍정적인 모습을 나타내 보이려는 태도를 탐지한다.

[임상 척도] 건강염려증	1Hs	자신의 건강에 대한 과도한 걱정과 기질적인 원인이 없거나 미미한데도 다양한 신체적 호소를 하는 등 전반적인 신체에 대한 집착을 나타낸다.
우울증	2D	우울증상을 측정하며, 의기소침, 비관주의, 절망적 감정, 걱정이나 긴장, 적대적 충동의 부인, 사고과정 통제의 어려움 등을 나타낸다.
히스테리	3Hy	기질적인 원인이 분명치 않은 신체적 증상을 측정하기 위한 것으로, 일상생활에서 문제의 부인, 자기중심성, 주의 및 애정욕구 등을 나타낸다.
반사회성	4Pd	사회적 규칙이나 법의 준수가 어렵고 사회적 도덕적 규범의 무시, 가정문제, 삶에 대한 만족감 결여, 사회적 및 내적 소외감 등을 나타낸다.
남성성-여성성	5Mf	직업, 여가에 대한 관심, 걱정과 두려움, 과민성, 가족관계 등의 다양한 주제를 포함하고 있다. 남성의 경우 심리적 관심을, 여성의 경우 주장적이고 경쟁적인 양상을 나타낸다.
편집증	6Pa	정신병적 행동(예: 의심, 관계사고, 피해사고, 과대사고), 민감성, 냉소적 태도, 과도한 도덕적 미덕 등을 나타낸다.
강박증	7Pt	강박적 사고, 만성적인 두려움과 불안, 불행감, 집중력의 문제 등을 측정하고, 자신감의 결여와 의사결정의 문제를 나타낸다.
정신분열증	8Sc	기이한 정신상태, 피해망상, 환각 같은 정신병적 증상을 측정한다. 사회적 소외, 가족관계 문제, 성적 문제, 충동통제와 주의집중의 어려움 등을 나타낸다.
경조증	9Ma	사고와 행동에서 과장성, 흥분성, 활동성 등을 측정하고, 방향성의 결여와 낮은 욕구좌절 인내도를 나타낸다.
내향성	0Si	사회적 상황에서 불편감, 회피, 수줍음과 자의식, 과잉통제 등을 나타낸다.

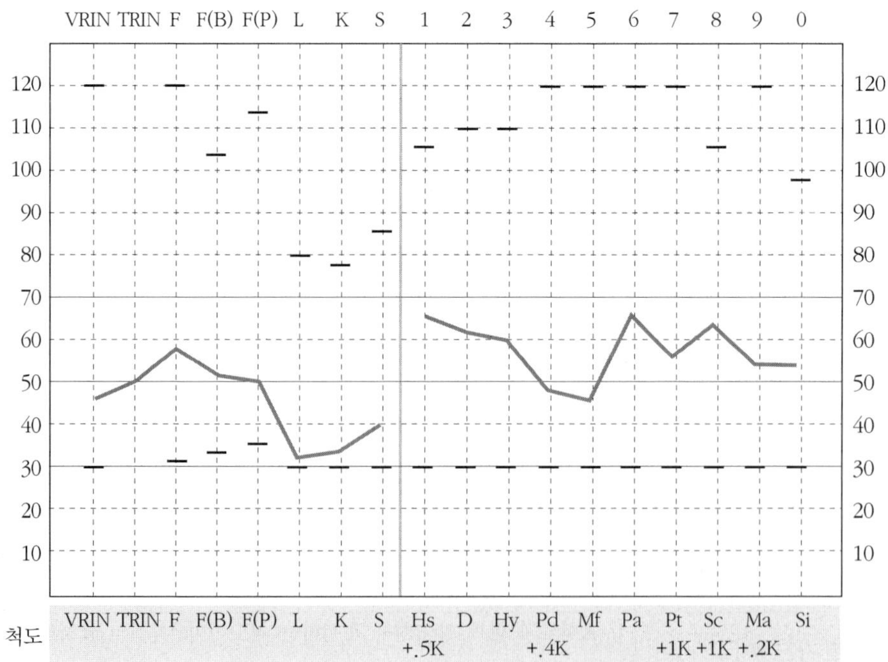

[그림 3-1] MMPI-2 프로파일

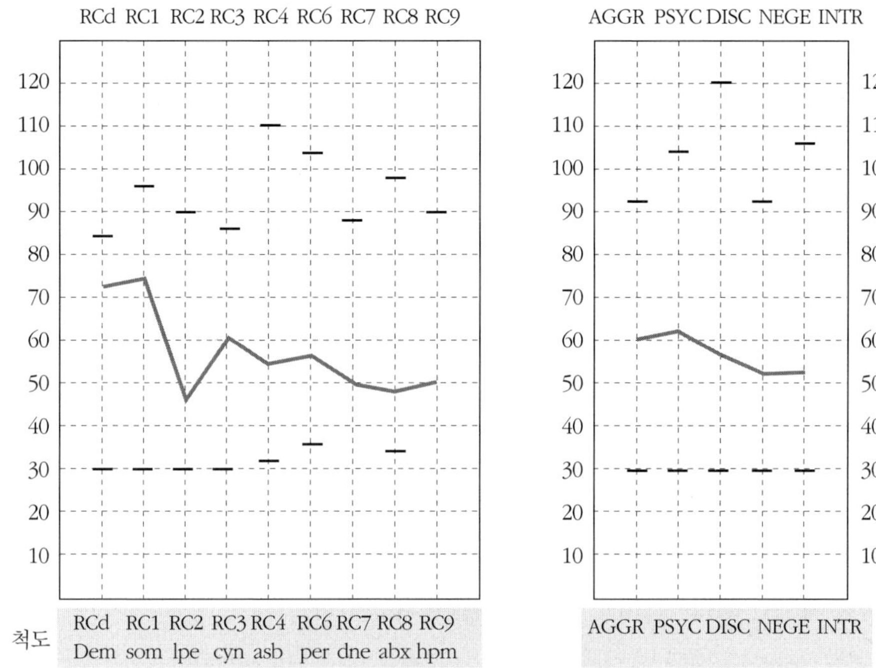

[그림 3-2] MMPI-2의 재구성임상척도와 성격병리 5요인 척도

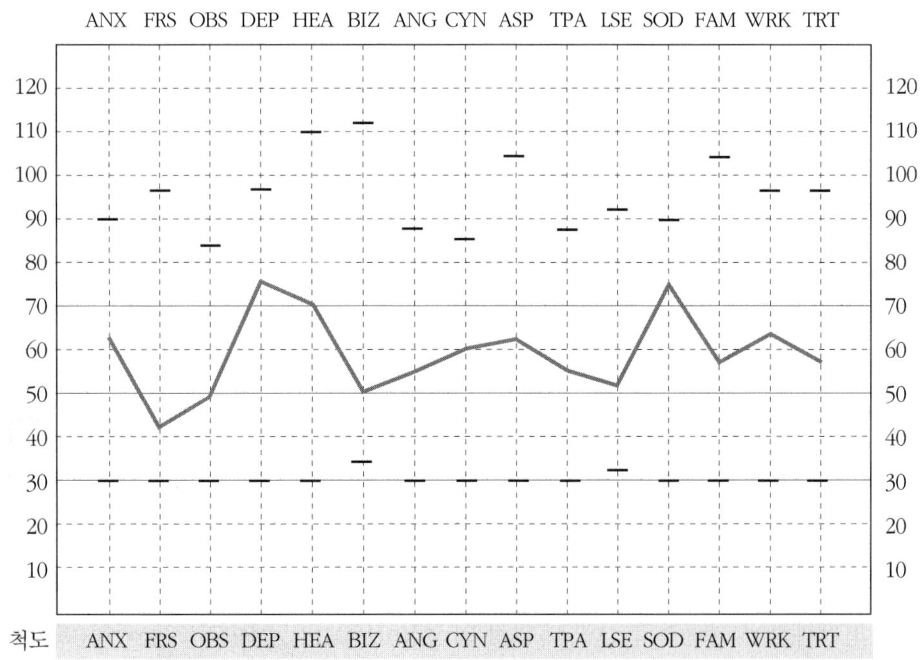

[그림 3-3] MMPI-2의 내용척도

MMPI-2와 함께 임상 및 상담장면에서는 다양한 객관적 성격검사를 활용하고 있다. 성격평가검사인 PAI(personality assessment inventory; Morey, 1991)는 환자나 내담자의 성격과 정신병리의 평가와 더불어 치료계획의 수립과 치료의 시행 및 평가에 관한 중요한 구성개념을 측정하는 도구다. PAI는 4지 선다형(전혀 그렇지 않다, 약간 그렇다, 중간이다, 매우 그렇다)으로 344문항, 전체 22개 척도로 구성된 검사다. 22개 척도는 4개의 타당성 척도, 11개의 임상척도, 5개의 치료고려척도, 2개의 대인관계척도를 포함하고 있다. 한국판 PAI(김영환, 김지혜, 오상우, 임영란, 홍상황, 2002)는 18세 미만의 고등학생 규준도 포함시켜 적용대상을 확장하였다.

이 외에 정신병리 증상을 신체화를 포함해 9개의 증상차원에 따라 평가하는 간이정신진단검사(symptom checklist-90-revised: SCL-90-R), 우울과 불안증상을 평가하는 다양한 검사(예, BDI, BAI)들이 활용되고 있다.

5) 투사적 성격검사

투사검사(projective test)에서는 일련의 애매한 자극을 피검자에게 제시한다. 객관적 검사에 비하여 검사자극이 덜 구조화되어 있다는 점이 특징이며, 애매한 검사자극이나 상황을 지각하고 해석하는 방식에서 피검자의 사고방식, 문제 해결 방식, 욕구, 불안 및 갈등 등이 반영, 즉 투사된다고 가정하고 있다. 대부분 투사검사는 정신분석의 개념에 뿌리를 두고 있으며, 성격의 억압되고 잠재된 무의식적인 측면을 평가하는 데 효과적인 것으로 보고 있다. 따라서 의식적인 자기보고 형식의 객관적 성격검사에 비해 반응의 왜곡이 쉽지 않다는 장점이 있다. 또한 자극이 흥미로움을 유발하여 검사에 대한 불안감을 감소시키고 라포형성이 용이하며, 언어이해력에 제한이 있는 피험자에게도 실시가 가능하다. 한편 검사의 실시와 채점, 신뢰도와 타당도, 규준 등 검사의 표준화와 관련된 문제가 빈번하게 논의되고 있다. 최근 들어 채점체계나 규준 등의 이유로 투사 검사의 사용이 상대적으로 감소하고 있는 추세이지만, 심리평가를 활용하는 대부분의 심리학자들은 종합심리검사로서 객관적 검사인 다면적 인성검사(MMPI), 웩슬러 지능검사(WAIS)와 함께 로르샤하(Rorschach)검사와 주제통각검사(TAT)를 사용하고 있다(Miller, 2007).

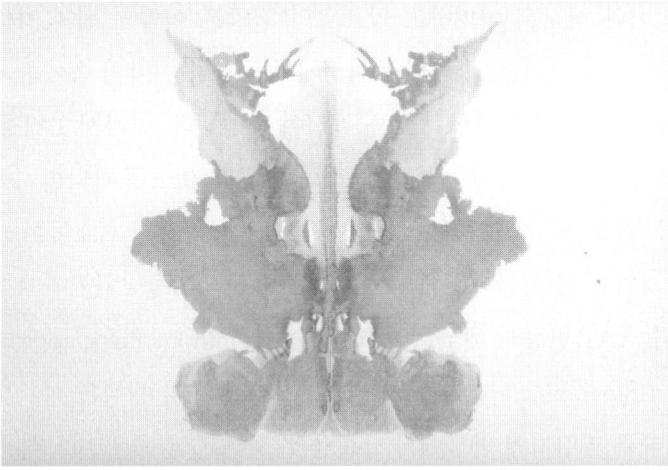

[그림 3-4] 로르샤하 검사

가장 잘 알려진 투사 검사는 1921년 Herman Rorschach가 개발한 좌우대칭의 10장의 카드로 구성된 로르샤하 검사(rorschach test)다([그림 3-4]). 검사의 기본 가정은 지각(perception)과 성격 간 상관으로 카드의 조직화 방법에 개인의 심리적 기능의 기본 측면이 반영된다고 본다. 예를 들어, 일상생활에서 문제의 주변을 배회한다거나 문제의 핵심에 파고들기를 회피하는 사람은 로르샤하의 반응에서 자극의 주변부나 세부에 주의를 기울이는 경향을 보인다(반응영역). 일상의 대인관계에서 불편감이 높고 관계를 회피하는 개인은 카드에서 인간 지각을 회피하는 경향이 있다는 것이다(반응내용). 검사실시는 10장의 카드를 순서대로 자유반응 단계와 질문단계를 거치고, 이후 채점을 하게 된다. 주요 채점 항목은 반응영역과 발달질, 반응결정인과 형태질, 반응내용과 평범반응, 조직화 활동 및 특수점수 등이다. 이러한 다양한 채점항목을 종합하여 개인의 성격 특징을 평가한다. 로르샤하 결과의 해석방식은 Exner의 연구와 그의 종합체계(Exner, 1993)를 통해 예시된 실증적 접근과, 로르샤하의 이론과 해석에 정신분석적 접근(Lerner, 1991)의 두 가지로 볼 수 있다(김재환 등, 2010).

주제통각검사(thematic apperception test: TAT)는 1935년 하버드 대학의 Murray와 Morgan에 의해 공상연구의 방법으로 개발된 검사로, 흑백그림의 31장 카드로 구성되어 있다([그림 3-5]). 검사 실시는 성과 연령을 고려하여 20장 카드를 2회에 걸쳐서 실시한다. 피검자는 각 카드를 보면서 현재 무슨 일이 일어나고 있으며 인물들의 감정이나 생각은 어떠하고 앞으로의 결말은 어떻게 될지 가능한 극적인 이야기를 구성하여 보고한다. 이렇게 피검자가 구성한 이야기 속에는 자신이나 타인들에 대한 태도, 그리고 세상을 보는 관점이 반영된다. 따라서 TAT를 통해 대인관계와 환경지각에서 나타나는 개인 성격의 역동적 요소를 파악할 수 있고, 주요 동기나 정서, 갈등 등이 나타나며 자각하지 못하는 억압된 요소들이 드러나게 된다. 이는 심리치료 및 상담과정에서 초기에 유용한 정보를 얻는 데 효율적으로 사용할 수 있다. TAT 반응의 해석은 법칙발견적 접근(nomothetic approach)과 개체기술적 접근(idiographic approach)이 있다. 법칙발견적 해석은 성, 연령, 교육수준, 인종에 따른 피검자의 반응에서 규준을 설정하고, 규준과 비교해 주어진 피검자의 반응을 측정하는 것이다. 개체기술적 해석은 피검자의 세계관과 인간관계의 독특한 특징을 평가하는 접근이다. 대부분 심리학자는 TAT가 개체기술적 해석방식에 더 적합하다고 보고 있다. TAT 반응 해석의 주요 초점은 다음의 세 가지 영역이다. 피검자 이야기의 내용, 이야기 속의 감정, 피검자의 행동이다. 이야기의 내용은 보통 피검자의 태도, 공상, 소원, 내적 갈등, 세상을 보는 관점을 보여 준다. 이야기의 구조는 피검자의 감정, 세상에 대한 가정, 기저의 낙관적 혹은 비관적 태도를 나타내 준다. 행동은 수검과정에서의 언어 표현(이야기를 잘 못한다 등의 언급), 비언어적 행동(얼굴 붉힘, 머뭇거림, 시선접촉 등)을 포함한다.

TAT 해석법은 수량화하려는 표준화법, 이야기에 나오는 주요 인물인 주인공을

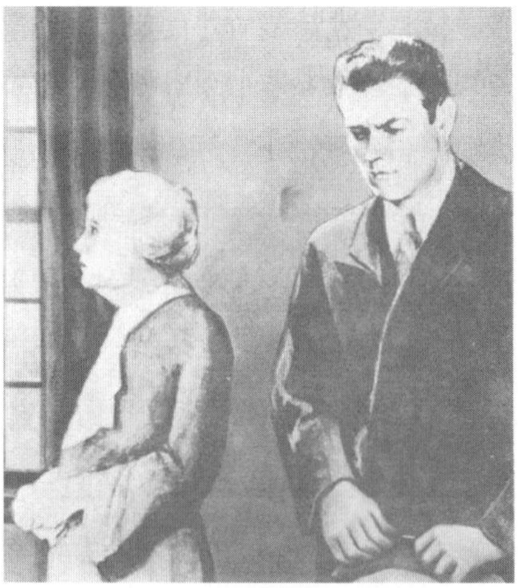

[그림 3-5] 주제통각검사

중심으로 분석하는 주인공 중심의 해석법으로 주인공 중심법, 요구-압력분석법, 이야기 속의 인물 분석법이 있으며, 이 세 가지를 가장 중요한 의의를 갖는 방법으로 보고 있다. 아울러 정신분석이론에 기초한 분석방법으로서 직관적 방법, 이야기에 나오는 여러 인물의 상호관계를 중심으로 분석하는 대인관계법, 이야기 내용의 형식을 분석하는 지각법 등이 있다.

국내에서도 TAT는 성격을 평가하기 위한 검사 배터리의 하나로 실시되고 있으나 상담 및 임상영역, 그리고 연구영역에서 그 활용에 관한 연구는 매우 미진한 상태다.

6) 신경심리검사

신경심리학(neuropsychology)이란 행동으로 표현되는 뇌의 기능을 신경심리검사 도구를 이용하여 연구하는 분야다. 신경심리검사는 인지기능과 정서를 포함한 다양한 행동과 뇌의 관계를 평가하는 도구로서, 뇌 손상으로 인한 인지기능 저하 여부, 약물치료나 인지재활치료의 효과평가, 그리고 뇌 기능의 심층적 이해를 위한 연구를 위해 활용된다. 주요 평가 영역은 주의 및 주의집중력, 기분과 동기, 언어, 외현학습과 기억, 실행기능, 시지각과 공간처리, 감각운동기능 등이다. 이러한 다양한 기능을 종합적으로 평가하는 신경심리검사로 Halstead-Reitan 신경심리검사와 Luria-Nebraska 신경심리검사가 있다. 최근에는 전산화 신경인지기능검사(computerized neurocognitive function test: CNT)도 활용되고 있는데, 그 구성을 살펴보면 기억력검사(언어기억, 시공간기억), 주의력검사(지속적 주의력, 선택적 주의력, 주의전환), 고등인지기능검사(카드분류 및 개념형성검사), 시각운동협응검사(선로잇기 및 수지력검사), 지능검사(Raven Matrix 검사) 등으로 되어 있다.

5. 생물학적 평가

정신병리와 생물학적 체계 간의 관계를 평가하는 다양한 기법이 개발되었다.

1) 뇌영상기법

최근 신경과학(neurosciences) 분야의 정보와 기술이 두드러지게 발달하였다.

이로 인해 우리는 중추신경계 뉴런의 정보전달 방식을 상당히 자세하게 이해할 수 있고, 살아 있는 인간의 뇌를 영상으로 볼 수 있게 되었다.

이들 절차의 일부는 x-ray가 신체의 뼈나 기관의 사진 영상을 보여 주는 것과 같이, 뇌구조의 정적(static) 영상을 제공해 준다. 이를 구조적 뇌영상기법(structural brain imaging techniques)이라 할 수 있고, 이러한 형태의 연구는 뇌의 특정 부분의 크기와 관련되는 평가방법으로, 예로 정신분열병 환자와 일반 비교집단 간의 뇌측실의 평균 크기를 비교하는 연구들이다. 구조적 뇌영상기법에는 전산화단층촬영(computerized tomography: CT)과 자기공명영상(magnetic resonance imaging: MRI)이 있다. CT는 뇌를 투과한 x-ray의 양을 측정하여 컴퓨터로 재구성한 뇌의 단면을 영상화한 기법으로 뇌의 종양이나 뇌혈관질환을 찾는 데 유용한 정보를 제공해 준다. MRI는 x-ray 대신 강력한 자기장을 사용해 영상을 구성하는 기법으로 CT보다 더 자세한 뇌의 해부학적 영상을 제공해 준다. 뇌의 보다 작은 부분을 밝혀 주고 3차원 영상을 제공해 주어 더욱 정밀한 평가가 가능하고 연구영역에서 CT보다 더 많이 활용되고 있다.

또 다른 방법은 개인이 과제를 수행하는 동안 다양한 뇌 부위의 활동성을 반영하는 뇌기능의 역동적인(dynamic) 영상을 평가하는 방법이다. 이를 기능적 뇌영상기법(functional brain imaging techniques)이라 하는데, 지각, 기억, 언어, 정서 경험 같은 다양한 사상과 관련되는 뇌의 영역을 알아보는 데 유용하다. 이는 또한 특정 정신병리와 독특하게 관련되는 뇌의 회로나 영역에 관한 정보를 제공해 준다. 기능적 뇌영상기법에는 양전자방출 단층촬영(positron emission tomography: PET), 단일광자방출 전산화단층촬영(single photon emission computerized tomography: SPECT), 기능적 자기공명영상(functional magnetic resonance imaging: fMRI, [그림 3-6]) 등이 있다. PET는 방사선 동위원소를 혈액에 주입하여 뇌에서 방출되는 한 쌍의 광자를 탐지하여 뇌 영상을 재구성하는 기법으로, 뇌의 혈류량, 뇌의 산소이용도, 뇌의 당대사 등을 측정하여 뇌의 기능을 평가한다. SPECT는 동위원소를 혈액에 주입하여 뇌에서 방출되는 감마선을 탐지하여 3차원 영상을 재구성하는 기법이다. fMRI는 가장 최근의 뇌기능의 영상기법으로서 뇌과학의 새로운 지평을 열었다고 평가되고 있다. 뇌의 특정 뉴런이 활성화될 때 해당 뉴런의 신진대사가 증가하게 되고 그 뉴런에 산소를 공급하기 위해 뇌혈류

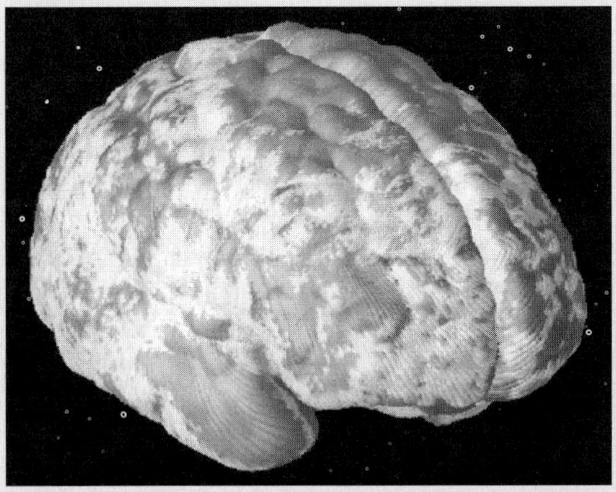

[그림 3-6] 정신분열병을 앓고 있는 청소년의 뇌영상

※ 이 그림은 초기 정신분열병을 앓고 있는 청소년 뇌의 3차원 영상으로서 주의, 기억, 청각, 운동기능을 담당하는 뇌의 측두엽과 전두엽에서 뇌 회백질이 손상되었음을 보여 준다.

출처: Thompson, Vidal, Nicolson, Toga, & Rapoport (2001).

가 증가한다. 이때 활성화된 뇌 영역은 자기공명 시 '불이 켜진' 것처럼 보이고 이를 활용해 뇌 지도를 구성(brain mapping)하여 특정 기능에 관한 정밀한 평가를 제공해 준다.

뇌영상기법은 뇌의 구조와 활동에 관한 자세하고 유용한 정보를 제공해 주지만, 정신병리의 진단목적으로 활용하기에는 아직 각 측정치의 규준(norms)이 설정되어 있지는 않다는 제한이 따른다. 아울러 모든 인지과정이나 정서경험, 또는 정신병리가 반드시 특정 뇌 영역의 활동과 관련된다고 가정할 수는 없다.

2) 정신생리학적 평가

개인의 자기보고는 수의적 통제(voluntary control)에 의해 영향을 받을 수 있다. 이에 비하여 심박률이나 호흡률 같은 생리적 반응체계는 불수의적이며 이러한 체계의 변화는 개인의 심리적 적응에 관한 또 다른 유용한 정보원이 될 수 있다. 인간의 자율신경계는(2장 참고) 의식적인 자각이 없이 일어나는 신체과정과 관련되고, 개인의 정서상태 같은 내적 상태에 관한 유용한 정보를 제공해 준다.

우리가 일상생활에서 심한 공포감이나 정서적 어려움을 경험할 때 자신의 신체 반응을 잘 살펴보면 이를 알 수 있을 것이다. 우리가 각성되는 경우 자율신경계의 활동수준은 변화한다. 정신생리적 평가(psychophysiological assessment)는 정신생리적 반응을 평가하여 심리적 상태나 특성을 평가하는 방법이다. 뇌파검사, 심장박동검사, 피부전도반응검사, 근전도검사 등이 여기에 속한다. 뇌파검사(electroencephalography: EEG)는 대뇌피질의 뉴런에서 발생한 뇌 전기활동을 측정하여 뇌기능을 평가하는 방법으로, 특히 간질 같은 뇌질환에 매우 유용한 정보를 제공해 준다. 최근에는 핵자기 뇌파검사(magnetoencephalography: MEG)란 새로운 방법을 이용하여 비정상적 간질파의 발생을 알아내어 간질에 대한 정확한 평가 및 치료와 함께 뇌혈관장애나 정신병리에의 활용이 기대된다.

제2부

증상학

- **제4장** 의식 및 기억의 장애
- **제5장** 지각 및 사고의 장애
- **제6장** 정서 및 자기의 장애
- **제7장** 언어 및 행동의 장애

제4장

의식 및 기억의 장애

제1절 의식의 장애

정상적인 의식 상태에서는 외부 자극이 감각기관을 거쳐 뇌로 전달되어 해석되는 과정이 원활하게 이루어진다. 즉, 주의를 비롯한 감각, 지각, 지남력, 기억, 사고 및 판단 등의 인지과정이 진행되는 데 별다른 어려움이 없다. 그러나 여러 가지 심리적 원인 및 뇌기능 장애로 인해 정상적인 의식 상태에 변화가 일어나면 외부 자극이 적절하게 입력되지 못한 채 주변 상황에 대한 올바른 파악이 힘들게 되고, 이로 인해 외부 환경에 제대로 반응하지 못하는 부적응 문제를 초래한다.

이러한 의식 상태가 명료하게 유지되기 위해서는 특정한 자극에 대해 주의를 기울여 자극을 전체로 이해하고 파악하는 능력, 즉 통각(apperception)이 필요하다. 이러한 통각 과정이 제대로 진행되어야 의식 상태 또한 온전하게 유지될 수 있다. 의식의 장애는 기질성 뇌장애로 인해 발생되는 경우가 많은데, 기질성 뇌장애는 의식의 장애 외에도 의식 상태의 변화에 수반되는 주의력 장애와 지남력 장애를 초래할 수 있다. 이 장에서는 의식의 장애를 다루기 전에 주의력 장애와 지남력 장애에 대해 언급할 것이다.

1. 주의력 장애

주의(attention)는 외부 자극에 대해 전반적인 검색을 담당하는 것으로 대개 세 단계를 거쳐 진행한다. 첫 번째 단계는 각성(vigilance)으로, 외부 자극 중에서 유용한 정보를 적극적으로 검색하여 감각 정보로 입력하는 것이다. 입력된 감각 정보들 중 보다 중요한 정보에 적극적으로 주의를 기울이는 집중(concentration) 단계를 거친 다음, 마지막으로 과거 경험 및 상황에 맞게 해석하고 판단하는 연상(association) 단계로 진행한다. 이러한 단계들 중 한 단계라도 제대로 이루어지지 못할 경우 주의력 장애가 나타난다. 주의력 장애는 정신적인 피로함, 기질성 뇌손상 및 병적 정서 상태 등으로 발생한다.

한곳에 일정 기간 동안 주의를 유지하지 못한 채 계속적으로 다른 자극에 주의가 분산되는 상태를 주의산만(distractibility)이라 한다. 이는 대개 각종 정신장애의 초기 증상으로 나타나며, 가벼운 기질성 뇌증후군의 초기 증상으로 발생하기도 한다. 주의산만은 비정상적이고도 병리적인 불안 상태에서 환자들이 보이는 집착(preoccupation)으로 인해 적극적인 주의를 기울이지 못해 나타나는 반면, 기질적 상태 및 편집형 정신분열병의 경우에는 망상적 믿음의 결과로 주의산만이 나타날 수 있다. 또한 불안에 대한 집착 등 특수한 자극에 대해서만 선택적으로 주의가 차단되는 것을 선택적 부주의(selective inattention)라고 한다. 과잉각성(hypervigilance)은 내부 혹은 외부자극에 대해 지나치게 주의를 두고 초점을 맞추는 상태로 망상이나 편집 상태와 관련되는 경우가 많다. 황홀경(trance)은 한곳에만 주의가 집중되면서 의식 상태의 변화가 일어나는 것으로 최면이나 황홀한 종교적 체험 등에서 나타날 수 있다.

2. 지남력 장애

지남력(orientation)이란 자신을 둘러싼 환경에서 자신이 처한 사실을 파악하는 능력으로 시간과 장소, 그리고 자신과 타인의 관계 등을 구체적으로 인지하는 능력을 의미한다. 지남력 장애는 이러한 지남력이 상실된 상태로 대개 뇌증후군이나 격한 감정상태, 그리고 심한 정신병적 상태 등에서 나타날 수 있다.

한편 의식장애는 지각, 주의, 태도, 사고, 등록 및 지남력 등과 관련되어 나타나는 경우가 많다. 물론 의식장애가 있다고 해서 반드시 지남력의 문제가 나타나는 것은 아니다. 의식의 문제가 있는 환자들은 환경 속에서 자신이 처한 상황, 자신의 겉모습과 직업 사이에서 불일치 등을 보고하곤 한다. 의식장애가 있으면서도 다른 두드러지는 증상이 없는 상태일 경우 앞서 언급한 이해력 부족은 종종 환자들을 치매로 오진하게끔 한다. 의식장애에 대한 임상검사는 환자에게 날짜(일주일 중 며칠인지, 하루 중 몇 시인지), 장소(특정 장소에 머문 기간) 등을 묻게 되어 있다. 즉, 환자의 지남력을 검사해 보고, 만약 지남력의 장애가 있다면 이는 그들이 기질성 장애를 지니고 있다는 증거가 되는 것이다. 만약 최근 발생한 원인에 의한 것이라면, 급성적인 기질성 상태와 관련한 의식장애가 되는 것이다. 이러한 규칙의 예외로는 정신분열병 환자를 예로 들 수 있는데, 장기간 입원을 해 온 환자의 경우라면 매우 무관심해 보이고 어떠한 외부 접촉도 거부적일 수 있으므로 지남력 장애로 보일 수도 있다. 따라서 정신분열병 같은 환자의 경우 입원 및 시설에서 거주해 온 과거력을 고려하지 않는다면, 그들을 사회적 기능에 상당한 영향을 끼칠 수 있는 결함인 심각한 기억장애(McKenna et al., 1990)가 있는 것으로 볼 수도 있다는 사실을 언급하는 것이 중요하다.

급성 질환에서 나타나는 지남력 장애가 의식장애를 강력하게 시사함에도 불구하고, 이러한 징후의 부재가 경미한 의식장애가 있는 급성 기질성 상태를 배제하지는 않는다. 지적 혹은 기억력 과제에서의 저조한 수행, 시간 경과를 추론하지 못하는 문제, EEG에서의 변화 등은 모두 급성 기질성 상태를 의미할 수 있다.

지남력은 대개 시간, 장소 및 인물의 맥락에서 기술된다. 의식의 문제가 있다면, 이는 언급된 순서대로 영향을 끼치게 된다. 시간 지남력(orientation in time)은 자신을 둘러싼 주변에서 무슨 일이 이어나고 있는지에 대해 지속적으로 자각하고 있는 것으로, 시간 경과를 나타내는 사건의 의미를 인식할 수 있음을 의미한다. 시간 경과를 나타내는 일상적인 사건을 알아차리지 못할 때, 시간 지남력의 문제가 생긴다. 낯선 장소로 휴가를 갔다 왔거나 며칠 동안 입원했었던 경우, 이러한 문제가 생길 수도 있다. 장소 지남력(orientation for place)은 환경 그 자체가 단서가 되므로 보다 쉽게 유지되는 경향이 있다. 인물 지남력(orientation for person)은 상대방 그 자체가 타인과 식별되는 정보를 지니므로 장애를 보이는 경우는 매우 드물다. 만약 환자가 시간 및 장소 지남력 장애를 보인다면 현재 착란(confuse) 상태에 있다고 할 수 있는데, 일상생활에서는 뭔가 혼동하거나 혼란스러운 상태를 의미하는 것으로 받아들여지기 쉽다. 실제로 착란 상태에 있는 환자들 대부분은 혼란스러워 하며, 이러한 징후는 지남력 장애가 없는 심각한 불안 상태나 급성 정신분열병 환자들에게서도 볼 수 있다.

3. 의식장애의 분류

의식(consciousness)이란 자신과 외부 환경을 자각하는 상태로 간단하게 정의할 수 있다. 완전하게 깨어 있을 때의 의식 강도는 매우 다양하게 나타난다. 만일 누군가 고난이도의 정밀한 기계를 작동시키고 있다면 그때의 의식 수준은 매우 높을 것이다. 그러나 팔걸이가 있는 의자에 편하게 앉은 채로 잡지를 훑어보고 있는 경우라면 의식의 강도는 그보다 훨씬 낮을 것이다.

의식은 감각과 지각을 비롯하여 주의력, 지남력 및 인식 등에 별다른 이상이 없는 상태에서 정상적으로 작동하지만 뇌기능장애를 비롯한 여러 원인에 의해 앞서 언급한 과정 중에 문제가 발생할 경우 의식장애가 생긴다. 대부분의 의식장애는 의식이 저하된 상태로 나타나지만 때로는 의식의 고양으로 나타나기도 한다. 또한 정상적인 상태에서 의식장애가 나타날 수도 있지만 환각제를 복용한 이후 혹은 조증의 초기상태에서 나타날 수도 있다. 의식장애는 크게 꿈을 꾸는 듯한 상태, 저하된 의식상태, 제한된 의식상태 등 세 가지로 나타날 수 있다.

1) 의식 혼란

혼란(confusion)은 의식장애 중 가장 가벼운 상태로 광범위한 뇌손상 이후에 전형적으로 나타나며, 지남력 장애, 연상 장애, 혼동 및 사고의 빈곤 등이 특징적으로 나타난다. 의식 혼란 상태에 있는 환자들은 대개 주변의 자극에 대한 반응이 느리고, 자신과 주변 상황에 대해 적절한 주의를 기울이지 못하며, 이해력의 저하를 보인다. 또한 사소한 자극에도 이유 없이 민감한 반응을 보이기도 하며, 쉽게 불안반응을 드러내기도 한다. 때로 해리상태나 심각한 정신병 상태에서도 의식 혼란이 나타날 수 있다.

2) 의식 혼탁

의식 혼탁(clouding of consciousness)은 대뇌 조직의 광범위한 기능장애로 인해 나타나며, 대개 주변 환경에 대한 주의를 제대로 기울이지 못하고, 언어적 의사소통도 거의 불가능하며, 의식 혼탁 상태에서 일어난 일에 대해 후에 기억해 내지 못하는 경우가 많다. 외부자극에 대한 주의집중이 제대로 이루어지지 않는 경도의 의식 혼탁 상태에서부터 외부자극으로도 쉽게 의식은 돌아오지만 방치하면 곧바로 의식을 잃는 심각한 의식 혼탁 상태까지 그 정도가 다양하다. 간질과 히스테리에서도 발작 형태의 의식 혼탁은 있을 수 있다.

3) 몽롱 상태

몽롱(somnolence) 혹은 몽롱 상태(dream state=twilight state)는 기질적인 원인보다는 심인성으로 나타나는 경우가 더 흔하며, 주로 해리장애나 간질 발작 후에 많이 발생한다. 대개 몇 분 혹은 며칠에 걸쳐 나타나는 혼란, 환각, 기억 장애 등을 특징적으로 보인다. 일부 학자들은 몽유병이나 야경증을 몽롱 상태의 형태로 간주하기도 한다. 대개 의식 상태를 회복하면 몽롱 상태에서 일어난 일을 어렴풋하게 기억하지만 꿈 같다고 표현한다.

4) 섬망

섬망(delirium)은 의식장애(착란, 주의산만, 지남력 장애)를 비롯한 불안초조, 환각, 지리멸렬, 공포 등 다양한 증상과 그 증상의 경과가 심한 변동을 보이는 것이 특징으로 주로 급성 뇌증후군(고열, 알콜금단 후 등)으로 인해 나타난다. 대개 증세가 야간에 더 심해지는 것을 특징적으로 보이며, 환자들은 심한 안절부절과 공포감, 주변 상황에 대한 혼란과 환각, 그리고 현저한 공격성 등을 드러내는 경우가 많아 응급실을 찾는 상황이 흔히 발생한다. 일반적으로 뇌증후군이 회복되면 섬망 상태에 일어났던 일을 잘 기억하지 못할 때가 많으며, 환자들은 이를 흔히 꿈 같다고 표현한다.

5) 혼미

혼미(stupor)는 주변의 상황을 전혀 파악하지 못하는 상태로, 기질성 뇌질환, 쇼크상태나 해리, 정신병, 전환장애, 심한 우울증 등에서 나타날 수 있다. 기질성 혼미의 경우에는 운동능력의 상실로 외부자극에 대해서는 거의 반응을 보이지 못하나, 강력한 외부자극에 의한 통증반응으로 일시적으로 깨어날 수 있으며, 안구운동이나 불수의적인 삼킴 반응이 나타날 수도 있다. 반면, 심한 우울 상태나 현저한 무력감 및 긴장 등으로 인해 실제 의식장애는 없지만 의식장애가 있는 것처럼 보이는 심인성 혼미도 있다.

6) 혼수

혼수(coma)는 혼미 상태가 극심한 경우로, 의식장애 중에서 그 정도가 가장 심한 경우에 해당한다. 혼수상태에서는 생명 유지를 담당하는 심장과 폐의 기능을 제외한 모든 신경활동이 정지되며, 실제 모든 정신활동이 불가능하다. 외부에서 볼 때는 잠을 자는 것처럼 보이지만 쉽게 각성되는 상태를 각성 혼수(coma vigil)라고 한다.

제2절 기억의 장애

1. 기억

기억(memory)은 인간의 정신활동 중 가장 필수적인 요소로 외부자극을 정보화시켜 등록(registration)하고, 저장 및 파지(retention)하며, 필요할 때 이를 회상(recall)하여 인출하는 능력을 총칭한다. 즉, 수많은 외부자극들 중에서 필요한 자극들과 불필요한 자극들을 구분하기 위한 목적의 정신활동, 즉 상이한 크기의 것들을 걸러내기 위해 다양한 구멍을 지닌 체에 비유할 수도 있다. 기억은 크게 감각기억(sensory memory), 단기기억(short term memory), 그리고 장기기억(long term memory)의 세 가지 유형으로 구분할 수 있다. 먼저 감각기억은 다양한 감각

정보를 등록하는 역할을 담당하는데, 이는 외부자극에 대한 신속한 처리를 돕게 하며, 단기기억 및 장기기억 내에 이미 저장되어 있는 정보들과의 비교를 하게 한다. 외부에서 들어오는 수많은 자극들이 있기 때문에, 선택적 주의는 감각기억으로부터 관련된 정보들을 가져와 단기기억에 저장하는 역할을 담당한다. 결과적으로 대부분의 감각기억은 수초 안에 사라지게 된다. 작업기억으로도 불리는 단기기억은 수초보다는 더 길게 기억들을 저장할 수 있다. 또한 단기기억은 개인의 주변 환경을 일정하게 업데이트하는 역할을 한다.

단기기억 내에 들어온 정보들이 시연과정을 거치면 장기기억으로 부호화(encoding)가 이루어진다. 부호화는 무한대 기억 저장소로 간주되는 곳으로 정보를 배치하는 과정인데, 일반적인 기억뿐만 아니라 특정한 자극에 대해서도 이루어질 수 있다. 예를 들면, 넓은 풀장이 있고 집 앞에 화려한 스포츠카가 여러 대 놓여 있는 거대한 하얀색 이층집을 보았다면 이를 정확하면 회상할 수 있고(시각적 부호화), 또한 갑부가 살고 있는 저택이라는 보다 일반적인 용어로 회상할 수 있다는 것이다(의미적 부호화).

장기기억 내 자료를 저장하는 것은 과거로부터 어떤 사건에 대한 회상을 가능하게 하고, 교육체계를 거쳐 학습한 정보들을 활용하게끔 하는 역할을 한다.

자서전적 기억(autobiographical memory)은 자신과 관련된 사건이나 문제에 대한 기억을 말한다. 이는 자신이 결혼했는지의 여부와 같은 특정한 사실에 대한 것일 수도 있고, 결혼식 당일과 같은 특정 경험에 대한 것일 수도 있다. 또한 어떠한 사건에 대한 전반적 회상, 사건에 대한 해석, 그리고 일부 특정한 세부사항에 대한 회상 등을 특징으로 한다. 섬광기억(flashbulb memory)은 특별한 형태의 자서전적 기억으로, 삼풍백화점 붕괴 사고와 같이 어떠한 사건에 대한 정서적인 자각을 불러일으키는 기억을 말한다. 이러한 기억은 시연에 의해 정확한 것처럼 회상한다 할지라도 기억에 대한 정확성은 추정하기가 어렵다.

대부분의 기억 검사는 개인사 혹은 이전에 실시했던 검사들로부터 이전 사건에 대한 회상을 측정하고 있다. 흔히 사용되는 임상적 도구들 중의 하나로 5분 회상 검사가 있는데, 환자에게 아침으로 무엇을 먹었는지의 질문이나 지난 과거사에 대해 세부적인 사항의 질문을 하도록 되어 있다. 그러한 질문에 대한 반응을 하면서, 환자들은 자신이 기억하고 있는 것에 대해 자각한다. 이는 외현 기억(explicit memory), 선언 기억(declarative memory), 관계 기억(relational memory)으로 알려져 있는 것으로, 두 가지 유형이 있다. 하나는 일화기억(episodic memory)으로, '오늘 아침에 먹은 식사'와 같이 특정 사건에 대한 기억을 말한다. 다른 하나는 의미기억(semantic memory)으로, '차드의 수도는 어디인가?'와 같은 사실에 대한 기억을 말한다. 자서전적 기억은 일화기억의 한 형태다.

그러나 타이핑, 수영 혹은 빵 자르기와 같은 수행은 이전에 학습한 것이 표출되는 것이지만 기억 내에서 그 특정한 기술을 탐색하는 적극적인 자각과정은 아니다. 이러한 형태의 기억을 암묵 기억(implicit memory), 절차 기억(procedural memory), 기술 기억(skills memory)이라고 한다.

해마에 손상을 입은 사람들을 대상으로 한 연구들은 선언적 기억과 절차적 기억이 각기 상이한 뇌부위를 사용하고 있으며, 또한 각각 독립적으로 기능할 수 있음을 시사하고 있다. 해마는 외현적 기억(절차적 기억)이 저장되는 장소로 간주되는 반면, 암묵 기억(선언 기억)은 변연계, 편도체, 소뇌에 존재하는 것으로 알려져 있다. 예를 들어, 해마 손상을 입은 환자가 어떤 과제에 대해 반복적으로 재훈련한다면, 이러한 사실에 대한 회상은 할 수 있다고 하더라도 과제에 대한 수행 기술의 향상은 발견할 수가 없다. 따라서 이 환자는 선언적 기억에 대한 기능은 유지되고 있지만 절차적 기억은 손상된 것으로 볼 수 있다.

2. 기억장애의 분류

1) 기억항진(hyperamnesia)

기억항진은 특별한 정동과 관련된 시간과 장소, 경험 등에 대해 병적으로 상세히 기억하는 것으로 대개 조증, 편집증, 긴장증 등에서 나타난다. 기억항진은 등록, 보유 및 회상과정이 과도하게 진행되는 경우로, 기억상실 및 기억착오와는 반대되는 현상이다. 섬광기억이 그러한 것으로, 이는 강렬한 정서와 연관되어 있다. 대개 생생하고, 아주 세밀하며, 장기적으로 지속되는 특징을 보인다, 예를 들면, 많은 사람들은 노무현 대통령의 서거 뉴스에 대해 언제 어디서 그 소식을 들었고, 그때 자신이 무엇을 하고 있었는지에 대해 쉽게 회상할 수 있다. 플래시백(flashback)은 사고와 같은 외상 사건에 대한 인지적 및 정서적 경험과 관련되어 나타나는 급작스러운 침습적 기억이다. 이러한 기억은 사건이 재현되는 것처럼 느껴지게 하며, 때로는 살인사건 공판에서 방어 목적으로 사용되기도 한다. 외상후스트레스장애의 특징적인 증상 중 하나로 간주되며, 또한 물질관련장애나 정서적 사건과 관련되어 나타나기도 한다. 플래시백 기억은 부정확하게 사용될 가능성이 있으며, 정서적 친숙성이 결여된 침습적 회상(intrusive recollections)과 혼동되어서는 안 된다. 환각제로 유도된 경험과 관련된 플래시백은 환각제와 연관되어 나타날 수 있다.

2) 기억상실(amnesia)

기억상실은 과거 경험이나 사건들을 부분적으로 혹은 완전하게 회상해 내지 못하는 것으로, 그 원인에 따라 기질성 기억상실(organic amnesia)과 심인성 기억상실(psychogenic amnesia)로 나눌 수 있다. 회상 실패는 또한 일상적인 기억 쇠퇴(memory decay)에 의한 것일 수도 있는데, 만약 어떤 항목을 암송하지 않으면 기억은 사라지고 결국 인출을 할 수 없게 되는 것이다. 대개 많은 사람들은 기억을 일종의 영화카메라 같은 것으로 잘못 추정하고 있는 경우가 많다. 즉, 기록된 재료를 정확하게 반복 재생해 냄으로써 과거 사건과 완벽하게 일치하게끔 나타내주는 것으로 말이다. 이는 매우 큰 함축의 의미를 지니는 것으로, 법정에서 과거 사건에 대한 증거를 제공할 때 특히 그러하다. 정상적인 기억 실패의 또 다른 원인으로는 관련 자료가 주는 간섭이다. 오래된 기억으로 인한 순행 간섭(proactive interference)은 새로운 학습을 방해하고, 새로운 기억으로 인한 역행 간섭(retroactive interference)은 오래된 재료들을 인출하지 못하게 한다. 순행 간섭은 올해 프랑스어를 배우는 것이 내년에 독일어를 배우는 것을 어렵게 하는 이유를 설명해 준다. 반면, 역행 간섭은 올해 프랑스어를 배우는 것이 작년에 배웠던 독일어 회상을 어렵게 하는 이유를 설명해 준다.

(1) 기질성 기억상실

① 급성 뇌질환

급성 뇌질환에서는 지각 및 주의 장애로 인해 매우 저조한 기억을 보인다. 따라서 외부의 자료를 장기기억으로 부호화하는 것이 어렵다. 급성 뇌손상의 경우 기억상실이 발생하는데, 이는 역행성 기억상실(retrograde amensia)로 알려져 있으며, 상해를 입은 당시의 직전 사건에 대해서만 기억한다. 이러한 기간은 대개 수 분보다는 길며 때로는 더 길어질 수도 있고, 특히 아급성 상태일 때 그러하다. 전행성 기억상실(anterograde amnesia)은 상해 이후에 발생하는 사건들에 대한 기억을 하지 못하는 경우로 이는 대개 사고 이후에 흔하게 발생하며, 사건들을 장기기억으로 부호화하지 못하는 것을 의미한다. 블랙아웃(balckout)은 특정 기간에만 전행성 기억상실을 보이는 경우로 알코올의존 환자들에게서 흔히 나타나는데, 특히 폭음하는 동안 혹은 그 이후에 대한 기억상실을 보인다.

② 아급성 뇌질환

아급성 뇌질환에서 나타나는 특징적인 기억장애는 환자가 새로운 기억을 등록시키지 못한다는 것이다. 기억장애는 새로운 정보를 학습할 수 없으며(전행성 기억상실), 이전에 배웠던 것을 회상해 내지 못하는 것(역행성 기억상실)을 주된 특징으로 한다. 그러나 아주 오래전의 기억들은 온전하게 남아 있으며, 과거에 열성적으로 학습한 것을 일부 기억한다거나 적절한 즉시기억력을 보일 수 있다. 증상이 호전됨에 따라 기억상실 기간은 줄어들고, 회복은 때로 전체적으로 나타날 수도 있다. 이러한 진단은 치매에서 또 다른 인지적 결함의 징후가 있거나 섬망상태에서 의식이 혼탁해지는 경우에는 진단 내릴 수 없다.

코르사코프 증후군은 티아민 결핍에 의한 기억상실 증후군이지만 뇌혈관질환, 다발성 연화증, 일과성 전 기억상실증, 일시적 두부 손상, 혹은 전기충격치료도 그 원인이 될 수 있다.

③ 만성 뇌질환

기억상실증 환자들이나 코르사코프 증후군 환자들은 대개 과거 약 1년여까지 거슬러 올라가는 기억상실을 보인다. 만성적인 진행성 뇌질환 환자들은 수년간의 기억을 상실하는데, 과거 사건보다는 최근 사건에 대한 기억을 더 많이 상실한다. 이러한 사실은 Ribot에 의해 언급되었는데, 이를 가리켜 기억회귀(memory regression)에 관한 Ribot의 법칙이라 한다.

(2) 심인성 기억상실

해리성 기억상실(dissociative amnesia) 혹은 히스테리성 기억상실(hysterical amnesia)은 급작스럽게 발생하는 기억상실로, 극심한 외상 기간 동안 나타나며 수시간 혹은 수일 동안 지속될 수 있다. 기억상실은 개인적인 사건뿐만 아니라 이름, 주소, 역사와 같은 개인 정체감과 관련되어 나타날 수 있으나 복잡한 행동을 수행하는 능력은 유지된다. 두드러진 기억 결함과 성격, 혹은 사회기술의 유지 간에는 차이점이 존재하는데, 사람들은 그들의 배경 혹은 교육연한에 걸맞는 행동을 한다. 해리는 둔주(fugue)나 배회(wandering), 즉 다른 도시나 나라를 여행하면서 길을 헤매거나 잃어버리는 상태와 연관되어 나타날 수 있다.

특정한 외상 사건에 대해 보다 제한된 기억상실을 보이는 경우를 가리켜 동기화된 망각 혹은 카타사이믹 기억상실증(katathymic amnesia)이라고 하는데, 이는 종종 해리성 기억상실로도 불린다. 이러한 기억상실은 고통스러운 특정 기억만을 회상하지 못하는 것으로, 억압(repression)이라는 방어기제에 의해 발생하는 것으로 알려졌다(Freud et al., 1895). 그러나 망각하기 위한 의식적 동기에 의해 억압이 일어나는지의 여부는 명확하지 않다. 카타사이믹 기억상실증은 개인적 정체감의 소실이 없다는 점에서 해리에 비해서는 보다 지속적이며, 제한적으로 발생하는 특징이 있다.

(3) 기타 기억상실증

불안 기억상실은 우울성 질환이나 범불안 등에서 나타나는 불안 집착 혹은 집중력 장애로 인해 발생하는 기억상실이다. 초기에는 해리성 기억상실로 잘못 알려져 왔다. 우울장애에서 나타나는 보다 심각한 형태의 기억상실은 치매와 유사하므로, 우울성 가성치매(depressive pseudodementia)로도 알려져 있다. 불안장애 및 우울장애에서 나타나는 기억상실은 대개 집중력 결함에 의해 초래되며, 기저 질환이 치료되면서 증상 또한 사라진다.

3) 기억의 왜곡 혹은 기억착오

이는 왜곡에 의해 기억이 조작(falsification)되는 것으로, 편의상 회상 왜곡과 재인 왜곡으로 구분할 수 있다. 이러한 현상은 정상적인 망각 과정 혹은 새롭게 습득한 자료로부터 순행 간섭 및 역행 간섭이 일어나는 것으로 인해 정상인에게서도 일어날 수 있다. 또한 기질적 상태뿐만 아니라 정서적 문제를 지닌 경우에도 발생할 수 있다.

(1) 회상의 왜곡

① 회상성 조작증

회상성 조작증(retrospective falsification)은 강한 무의식적 동기로 인해 과거의 기억 중 자신의 이득에 부합하는 것만을 선택적으로 기억하거나 잊어버리는 것, 혹은 왜곡해서 기억하는 것을 말한다. 비의도적인 기억 왜곡으로, 한 개인이 처한 현재의 정서적, 경험적 그리고 인지적 상태를 통해 정보들이 걸러지면서 발생한다. 현 상태의 기분의 영향을 받아 지난 모든 과거 경험을 부정적인 용어로 기술하는 우울성 질환 환자들에게서 이러한 현상이 종종 발견된다. 그러한 우울증 환자들은 자신의 성공에 대해서는 무시하거나 망각하면서 실패에 대해서는 매우 강조할 것이다. 실제로 어떠한 정신의학적 질환에서도 이러한 회상성 조작은 일어날 수 있다. 심지어 회복한 이후에도 조작은 지속될 수 있는데, 예를 들자면 병원에서 막 퇴원한 사람이 입원 당시 자신에게 가해졌던 제약(restriction) 도구들의 필요성에 대해서는 망각한 채로 그러한 제약 도구들에 대해 강조하는 경우가 있을 수 있다. 이는 피암시성뿐만 아니라 환자의 병식과도 필수적으로 관련되어 있다. 따라서 피암시성이 높은 히스테리성 성격을 지닌 사람들은 과거에 대해 완전하게 왜곡된 기억들을 만들어 낼 수 있다.

② 오기억

오기억(false memory)은 발생하지 않은 사건을 발생한 것으로 강력하게 믿고, 그렇게 회상하는 것을 말한다(Brandon et al., 1998). 이러한 증후군은 정상적인 망각에서처럼 실제 기억들을 왜곡하는 것이 아니라, 결코 발생하지 않았던 사건들과 관련된 기억들을 실제로 구성해 내는 것을 말한다. 이러한 정의가 성인이 아동기 때의 학대 경험을 회상하는 것과 관련되어 왔음에도 불구하고, 또한 심각한 범죄에 대한 거짓 자백과 같은 상황(Gudjonsson et al., 1999)에도 적용될 수 있다.

후자의 오기억에 대한 어원을 보면, 기억 불신 증후군(memory distrust syndrome)으로 명명되었으며, 이는 자신의 기억에 대한 근본적 불신에서부터 나오는 것으로 출처 기억상실(source amnesia)이라고 한다. 이러한 기억상실(Johnson et al., 1993)은 어떠한 정보가 습득되는지, 타인의 언급이 자신의 회상에 의한 것인지, 아니면 어떠한 외부 원천에 의한 것인지의 여부 등에 대해 회상하는 데 어려움을 보인다. 기억이 틀릴 수도 있다는 견지에서 보자면 이러한 현상은 그다지 놀라운 일은 아니다. 예를 들어, 많은 건강한 사람들은 수많은 정보의 원천, 즉 언제, 어디서, 누구로부터 어떠한 양상하에서 등등의 정보를 기억해 내는 데 어려움을 보인다. 이러한 어려움은 연령 증가에 따라 악화되며, 기질성 뇌질환이 있는 경우에는 특히 더 커진다. 또한 피암시성이 높은 사람들의 오기억 위험성도 크다. 따라서 어떠한 기억 없이 잘못된 믿음을 지닐 가능성이 있기 때문에 실제 기억을 확인하는 것은 중요하다. 예를 들면, 사고로 인한 뇌혈관 장애로 병원에 있다고 말하는 환자를 가정해 보자. 실제로 그는 사고 사실에 대해 아무것도 회상할 수 없었지만, 그러한 일이 일어난 것에 대해 단지 가족을 통해 들은 사실일 수도 있다는 것이다.

③ 차폐기억

차폐기억(screen memory)은 부분적으로는 사실이고 또 부분적으로는 거짓인 회상을 말한다. 다시 말해 실제 기억의 전부를 회상해 내기에는 너무도 고통스럽기 때문에 그 기억의 일부만을 회상한다는 것이다. 예를 들어, 어떤 사람이 자신이 어렸을 때 이웃사람으로부터 성학대를 경험했다고 회상한다고 하자. 그러나 그 학대 경험은 실제로 자신의 가족에 의한 것이었고, 그 사실을 회상해 내기에는 너무 고통스럽기 때문에 실제와는 다르게 회상할 수 있다는 것이다. 그러한 기억의 어떠한 요소가 객관적으로 진실인지 정확하게 분석해 내는 것은 어려운 일이며, 이는 치료적 장면이나 법정 장면 모두에서 중요할 수 있다.

④ 작화증

작화증(confabulation)은 분명한 의식 상태에서 일어나는 기억 조작으로, 치매나 알코올중독 등과 같은 기질성 병리와 연관되어 있다. 실제로는 아무런 근거가 없는 가짜(혹은 상상의) 경험을 기억들 틈새에 넣어서 표현한다는 것이다. 그러한 진술의 일부는 모순적이기도 하지만 아직까지는 이를 교정하고자 하는 시도는 없었다. 손상이 악화됨에 따라 작화증은 줄어드는 특징을 보인다. 작화증은 크게 두 가지 패턴으로 나타날 수 있는데, 하나는 혼돈형(embarrassed type)으로 자신의 결함을 자각하기 때문에 기억들 간 틈을 채우기 위해 무언가 노력하는 유형이다. 또다른 유형으로는 공상형(fantastic type)이 있는데, 이는 기억 결함이 요구하는 것 이상이다. 즉, 야생에서 거친 모험을 했다는 식의 세부적 사항으로 기억틈을 채우는 유형이다. 대개 혼돈형이 훨씬 더 흔하며, 시간적으로는 진실된 기억을 나타내기도 한다. 일부 정신분열병 환자들은 작화를 하는데, 결코 일어나지 않은 공상적 사건에 대해 세밀하게 기술하기도 한다. 또한 이러한 기억들은 고정되어 변하지 않은 것이므로, 작화를 가리켜 오기(misnomer)라고 언급하기도 하며, 기억환각(memory hallucination)이라고도 부른다.

⑤ 환상적 거짓말

환상적 거짓말(pseudologia fantastica), 혹은 그럴듯해 보이는 유창한 거짓말을 의미하는 병리적 거짓말(pathological lying)은 반사회성 인격장애나 히스테리성 유형과 같이 기질적인 뇌의 병리가 없이 발생하는 작화를 기술하기 위해 편의상 사용하는 용어다. 이는 대개 다양한 주요사건들 및 외상에 대해 기술하는 경우가 많으며, 과대한 주장을 하기도 하고, 법적 절차를 따르는 것과 같은 개인적으로 위급한 상황에서 더 흔하게 나타난다. 이러한 거짓말을 하는 사람이 자신의 이야기를 믿는 것처럼 보이고, 현실과 공상 간에 경계가 모호하다는 점에도 불구하고 아주 명백한 증거에 직면하게 되면 그때서야 이들은 자신의 거짓말을 받아들이게 된다.

⑥ 뮌하우젠 증후군

뮌하우젠 증후군(Munchausen's syndrome)은 병리적 거짓말의 한 형태로, 가짜 질환, 복잡한 의학적 과거력, 많은 외과적 흉터를 지닌 채로 병원에 나타나는 경우를 말한다.

(2) 재인의 왜곡

기시감(deja vu)은 엄밀하게는 기억의 문제는 아니지만 장소와 사건에 대한 친숙함으로 인한 문제다. 즉, 실제로는 아무런 근거가 없음에도 불구하고 현재 사건이 과거에 경험한 것으로 느끼는 현상이다. 반대로 미시감(jamais vous)은 과거에 경험한 사건임에도 불구하고, 한 번도 겪지 않은 것처럼 생소하게 느껴지는 현상이다. 이러한 인출 왜곡은 자신이 잊고자 하는 고통스러운 경험이나 정서에 대해 무의식적인 방어과정이 작용해서 나타나는 것으로 설명되기도 한다.

제5장

지각 및 사고의 장애

최근 자동차 사고로 인해 아버지가 갑작스럽게 사망하여 시골로 내려가 장례를 치른 박 씨는 침통한 마음으로 다시 일상생활로 돌아왔다. 하지만 박 씨는 명절 때조차도 매번 핑계를 대면서 시골집에 내려가지 않았던 자신의 행동에 대해 죄책감을 느끼고 더욱 심한 슬픔에 빠져 직장에서 업무를 제대로 처리하지 못해 직장상사로부터 지적을 자주 받기 시작했으며, 사귀던 여자친구에게도 짜증을 내거나 신경질적인 모습을 보이면서 관계가 소원해지게 되었다. 그러던 어느 순간부터 자신을 비방하는 듯한 여러 사람의 목소리를 듣기 시작했다. 주변에 실제로 이야기를 하는 사람은 없었지만, '네가 아버지를 죽였어!' '너 같은 불효자식이 이 세상에 어디 있어?' '니깟놈이 좋은 학교 나와 좋은 직장 다닌다고 사람이 될 것 같냐?' 라는 식으로 자신을 욕하고 흉보는 듯한 소리가 하루에도 여러 차례 들리기 시작하면서 사람들이 자신을 정말로 미워하고 있고, 자신 같은 불효자를 잡아가기 위해 국정원에서 자신을 감시하고 집에 도청장치를 해놓고 있다는 등의 생각에 사로잡혔다. 이로 인해 결국 직장을 그만두고 집 밖에 나오지 못한 채 은거하는 도중, 여자친구가 박 씨의 집에 방문하여 문제가 심각하다고 판단하여 119 구급대원들의 도움을 받아 정신과 폐쇄병동에 입원하게 되었다.

흔히 정신분열병(schizophrenia)을 지닌 환자들에서 앞의 박 씨와 같은 환청(auditory hallucination) 및 망상(delusion)이 자주 관찰된다. 박 씨가 경험한 환청은 지각의 장애(disorder of perception)로 이해할 수 있는데, 이 증상이 건강하거나 정신병이 없는 사람들에서도 나타날 수 있다는 점에서 이를 극단적으로 단순화시키는 오류를 범하지 않아야 한다. 마찬가지로 망상은 사고의 장애(disorder of thought)로서 흔히 현실성이 결여된 사고내용을 특징으로 하는데, 역으로 사고의 장애를 지니고 있다고 해서 이것이 정신병 고유의 특징이라고 할 수 없다. 즉, 개인의 주관적 체험의 특성과 그 형태를 평가하는 것이 중요하며, 단순히 환자가 보고하는 내용을 전후맥락에 상관없이 그대로 사고의 장애라고 단정지어서는 안 된다.

감각(sensation)은 외부자극을 통한 정보를 수용하는 첫 번째 단계다. 감각 기관을 통해 유입되는 자극을 우리가 인식하기 위해서는 감각을 선택하고 조직화하여 해석하는 지각 과정이 필요하다. 우리는 환경을 단순히 물리적인 자극들로 혼합하여 받아들이는 것이 아니라 이를 의미 있는 지각으로 변환시키는 것이다. 하지만 수많은 외부자극들을 모두 지각하는 것은 불가능하기 때문에, 우리는 처리 가능한 수준으로 자극들을 선택하여 주의를 기울이며(선택적 주의, selective attention), 이를 통해 생존에 필요한 일부 자극만이 지각된다.

즉, 지각이 일어나기 위해서는 우리 자신을 지각하고자 하는 대상과 대립되는 별개의 존재로 구분할 수 있어야 한다. 또한 외부의 대상은 객체로서 인간의 능동적인 탐색 및 조직화를 통해 의미를 지니는데, 특히 유기체의 필요성에 따라 전체 지각장 내에서 지각의 대상이 되거나 그렇지 않은 자극들이 변별되기도 한다. 대개 인간의 주의 폭과 용량이 한정되어 있기 때문에, 정상적인 지각으로서 지각적 착각(perceptual illusion) 현상이 나타날 때도 있다.

마지막으로 사고를 한 가지 개념으로 정의 내리기는 상당히 어렵다. 인지심리학적으로 사고는 기억에 저장된 지식정보를 사용하는 내적 인지과정으로 정의 내릴 수 있다. 사고에는 심상, 개념, 언어 등의 인지표상이 사용되며, 이들 표상이 변환, 조작 그리고 조합되는 심적 변화의 과정이 복잡하게 수행된다(이정모, 2001). 정신병리학에서 이야기하는 사고의 장애는 특히 사고 흐름의 장애, 사고 형식의 장애, 그리고 사고 내용의 장애로 대개 구분하는데, 이는 인간의 사고과정 중 일부분에만 국한되어 있음을 미리 밝힌다.

제1절 지각의 장애

지각의 장애(disorder of perception)는 감각 왜곡(sensation distortion)과 감각 기만(sensory deception)으로 구분하는데, 감각 왜곡은 실제 존재하는 외부 대상을 왜곡된 방식으로 지각함을 의미하며, 감각 기만은 외부자극의 존재 여부에 상관없이 일어나는 새로운 지각을 말한다. 특히 감각의 왜곡은 실제 기질적인 문제를 지니고 있거나 생리적 역치수준의 변화 등으로 인해 나타나는 증상이다. 예를 들어, 과대감각(hyperaesthesia)은 강렬한 숙취나 LSD 투여 상태, 혹은 편두통 환자들이 외부 자극에 과민하게 반응하는 경우에 속하며, 과소감각(hypoacusis)은 감각역이 높아지는 섬망(delirium) 상태에서 외부자극에 대한 주의집중력 저하와 연관된 것으로 보인다. 정신과적 장애들에서 주로 나타나는 지각의 장애는 감각 기만인데, 이는 착각(illusion) 및 환각(hallucination)으로 구분할 수 있다.

1. 착각

착각이란 외부자극을 기존의 심상(mental image)과 결합하여 잘못 지각하거나 물리적인 속성을 다르게 지각하는 등의 오해석(misinterpretation)을 의미한다. 착각은 정상적인 상태에서도 일어날 수 있기 때문에 정신병리의 주요 지표(indication)는 아니지만, 섬망 상태에서 지각역의 상승으로 인해 발생할 수 있으며 불안이나 공포와 같은 부정적인 정동과 관련하여 나타나기도 한다. 대개 착시가 가장 흔하지만 그 외의 어떤 양상으로도 가능하다. 특히 정신병 여부를 확인하기 위해 환청에 대해 질문했을 때 실제로 주변에 있는 사람들의 이야기를 잘못 해석한 것인지, 아니면 아무런 자극이 없는 상태에서 목소리를 들은 것인지 혼돈하는 경우가 있기 때문에 면밀한 증상 확인이 필요하다.

착각에는 완성 착각, 정동 착각 그리고 변상 착각이 있다. 완성 착각(completion illusion)은 게슈탈트 심리학에서 말하는 폐쇄성(closure)의 원칙에서 제시한 것처럼 친숙하지만 불완전한 패턴을 완전한 것으로 완성시키려는 경향성에 근거하여 발생한다. 주변 환경의 감각적 단서가 불완전한 경우, 우리의 기억이나 상상 속의 재료들을 통해 약간 변형시킴으로써 지각적 경험에 의미를 부여하기도 한다. 또한 우리가 어떤 정동 상태에 놓여 있는 경우 외부자극에 대한 지각이 변화되기도 한다. 이때의 착각은 전반적인 정서 상태의 맥락에서 이해할 수 있는데, 두려움(fear)을 느끼면서 악몽에서 깨어나면 침대 옆 옷걸이에 있는 흰 옷이 움직이고 있는 귀신으로 보일 수도 있다. 이런 경험은 짧은 시간 동안 지속되며 정서 상태가 완화되거나 면밀히 주의를 기울이는 순간 사라진다. 이렇듯 정동 상태에 영향을 받아 오해석을 하는 경우를 정동 착각(affect illusion)이라고 한다. 마지막으로 변상 착각(pareidolia)은 대개 특정한 무늬나 패턴을 지니고 있는 대상을 가만히 바라볼 때 경험하는 생생한 착시를 의미한다. 변상 착각은 과도한 공상적 사고와 생생한 시각적 심상의 결과로 발생하는데, 이는 어떠한 정동이나 사고방식(mind-set)에 좌우되지 않기 때문에 통상적인 착각과는 다른 양상을 말한다. 예를 들어, 불이나 구름, 혹은 나뭇결을 보면서 의식적인 노력이나 의지에 상관없이 어떤 생생한 모양이 떠올라 이를 보지 않으려고 해도 더 뚜렷하고 자세하게 보이는 경험을 말한다.

착각은 다른 특이한 경험인 주지적 몰이해 및 기능적 환각과 구별할 필요가 있다. 주지적 몰이해(intellectual misunderstanding)는 지각적 착각이라기보다는 지식의 부족에 의해 특정 대상에 대해 잘못 판단 내리는 것을 말하며, 기능적 환각(functional hallucination)은 실제 어떠한 지각적 경험을 하면서 동시에 그 속성과 관계없는 환각을 경험하는 것을 의미한다. 즉, 자극의 감각적 속성이 환각의 속성과 뚜렷이 구분되는 서로 상이한 특성을 지니고 있으며, 지각과 환각이 동시에 일어난다는 점에서 착각과 다르다. 예를 들어, 화장실에서 물을 내리는 소리를 들을 때만 누군가 자신을 흉보는 환청 경험을 하는 경우가 기능적 환각에 해당된다.

2. 환각

1) 정의

환각을 '지각 대상이 없는 지각'으로 정의 내리는 것은 단순하면서도 명백하지만, 기능적 환각을 모두 포함하거나 꿈을 배제시키지 못한다. 오히려 '감각 왜곡이나 오해석이 아닌 동시에 실제 지각 상황 당시에 발생하는 오지각'이라는 Jaspers의 정의가 더 정확하다고 볼 수 있다(Casey & Kelly, 2007). 환각과 실제 지각과의 가장 명확한 차이는 환자가 반응하는 그 자극이 환자 내부에서 발생하느냐, 아니면 외부로부터 유입되느냐에 달려 있다. Slade(1976)에 따르면, 환각의 조작적 정의에는 다음의 세 가지 기준이 필수적이다. 즉, 외부 자극이 없는 상황, 실제 지각과 유사한 정도의 강도와 영향력을 지님, 그리고 비의도적이며 자생적으로 발생하는 쉽게 조절할 수 없는 지각과 유사한 경험이다.

환자들은 자신의 환각 경험을 정상적인 감각 경험이라고 주장하는 경우가 많다. 이 때문에 주관적으로 환각은 정상적인 지각 표상과의 구별이 불가능하며, 이를 변별하기 위한 단서는 다른 지각양식으로 그 지각 표상을 뒷받침하는 증거를 지각할 수 없다는 점이다. 예를 들어, 환자가 자신에게 '주치의를 욕하라!'는 목소리를 들었을 때, 그 목소리의 주인공을 시각을 비롯한 다른 지각 양식으로 확인할 수 없다면 환각 경험이라고 볼 수 있다. 이때 환자는 자신에게 명령하는 목소리가 사실이 아닐지도 모른다는 심리적 갈등을 해결하기 위해 자신의 지각경험을 의심하는 대신, '누군가 내 귀에 목소리가 나오게 만드는 장치를 설치해 놨다.'거나 '나의 뇌세포를 분열시켜 다른 사람의 생각을 읽을 수 있게 만들었다.'고 확신한다.

2) 원인

환각은 강렬한 정서경험이나 정신장애, 암시, 감각기관의 질병, 감각 박탈(sensory deprivation), 그리고 중추신경계 장애로 인해 발생할 수 있다.

죄책망상을 지닌 심한 우울장애 환자는 자신을 질책하는 목소리를 듣는 경우가 있다. 하지만 정신분열병이나 기질성 정신병과는 달리 이따금씩만 이를 경험하며, '나가 죽어라!'나 '머저리'와 같은 단편적인 어구의 환청이 대부분이다. 만일 지속적으로 오랫동안 환청 경험을 하는 경우라면 우울장애라기보다는 정신분열병이나 다른 신체질환을 의심해 봐야 한다. 정신분열병의 경우 환청은 대개 박해망상적 사고와 관련이 있으며, 환자의 행동에 대해 적대적인 방식으로 논평하거나 논쟁하는 말소리로 경험한다.

정상인들 대상의 여러 실험들에서 암시(suggestion)를 통해 환각을 경험할 수 있음이 밝혀졌다. 어두운 거리를 걸어가다가 불빛을 보았을 때 멈춰 서라는 실험자의 지시에 따라 실험이 이루어졌는데, 전혀 불빛을 보여 주지 않은 피험자들의 경우에도 일정 시간 거리를 걸어가다가 불빛을 봤다면서 자리에 멈춰 서는 경우가 있었다. 암시와 더불어 최면이나 짧은 과제-유도 지시문을 제시한 경우에도 환각이 나타났다. 이렇듯 어떤 감각경험을 할 것이라고 미리 암시를 주었을 때 이를 쉽게 믿고 환각을 보고하는 경우에 히스테리성 정신병(hysterical psychosis, DSM-IV의 단기정신증적 장애; Brief Psychotic Disorder)으로 진단되는 비율이 높았다. 관계망상을 보이는 환자의 경우 자신의 편집증적 경향성으로 말미암아 이와 연관된 환각을 경험할 수 있다. 예를 들어, 길을 걸어가는 중에 모르는 남자들이 모여 이야기를 나누고 있을 때, 이를 자신을 험담하는 것으로 믿고 그에 부합하는 환청 경험을 하는 경우가 있다.

환청은 귀의 질환으로 발생할 수 있으며, 환시가 눈의 질환으로 가능한 것처럼 말초감각기관에서의 문제들이 환각 경험과 관련되는 경우가 있다. 이와 마찬가지로 중추신경계의 장애로 환각 경험을 하기도 한다. 예를 들어, 교통사고로 인해 후두엽의 시각피질 손상을 경험한 40대 남자 환자는 예전에 돌아가신 어머니가 천장에서 온화하게 자신을 쳐다보다가 사라지는 환시를 지속적으로 경험했다. 기질성 정신병의 경우 정신분열병에서 주로 나타나는 환청보다는 환시를 경험하는 경우가 흔하며, 알코올 금단 증상에는 환촉과 환시가 많다.

정상인이라 할지라도 유입되는 외부자극이 극단적으로 줄어드는 경우, 몇 시간 동안 이러한 감각박탈(sensory deprivation)이 지속된다면 환각을 경험할 수 있다. 이런 경우에 대개 변화하는 환시 및 반복적인 어구를 듣는 환청을 경험한다. 예를 들어, 청각의 상실로 인해 감각이 박탈된 경우 환청을 경험하는 편집증이 발생했다(Cooper, 1976). 또한 노인에게서 백내장 수술 이후 회복될 때까지 안대를 수일 동안 착용하는 경우에 종종 환시가 나타나기도 한다.

3) 감각별 환각

어떤 환자가 환각을 경험한다고 결정 내리기 전에 그 경험에 대한 다른 설명은 없는지를 먼저 고려해 볼 필요가 있다. 환각 이외에도 착각이나 가성 환각(pseudohallucination), 입면 및 출면 환각(잠이 들 때와 깰 때 경험하는 환각), 혹은 지각적 이상이 없는 망상 상태에서 환각과 유사한 경험(예: 실제로 듣지는 못했지만 사람들이 모여 이야기하는 것을 보고, 실제로 들리지는 않지만 자신을 흉보고 있는 것이라는 관계망상을 호소할 때)을 보고할 수도 있기 때문에 주의해야 한다.

(1) 청각

환청은 단편적인 소리나 휘파람 소리, 혹은 속삭이거나 중얼거리는 소리와 같이 일정한 형태가 없이 들리는 경우가 흔한데, 이는 대개 기질적인 문제를 지니고 있거나 소음이 심할 때 발생하며, 음악소리나 누군가의 말소리 등 체계화된 방식으로 나타나기도 한다. 후자처럼 체계적인 방식으로 환청을 경험하는 경우 박해망상이나 조종망상과 같은 환자의 비현실적인 사고내용에 기초하여 병의 어떤 시기에도 나타날 수 있다. 이러한 방식의 목소리를 듣는 환청은 정신분열병에서뿐만 아니라 섬망이나 치매와 같은 기질적 상태에서도 가능하며, 심한 우울장애 환자들에서 발생하기도 하지만 훨씬 덜 체계적이다.

음성 환각(voice hallucination)은 매우 분명한 것에서 모호한 것까지 질적으로 다양하다. 환자들은 목소리가 들리는 방향이나 목소리의 성별 등을 구분하지 못하더라도 그렇게 혼란스러워 하지 않는데, 이러한 특징이 정상인의 경험과 꽤 다른 점이다. 그 목소리는 환자의 행동을 지시하는 명령 환각(imperative hallucination)일 수도 있으며, 제삼자의 입장에서 환자의 일거수일투족을 끊임없이 이야기하는 목소리도 있다. 이러한 특징들이 Schneider의 일급증상(first-rank symptoms)에 포함되며, 정신분열병 및 조증 삽화 동안 보이는 주요 증상 중 하나다. 음성 환각은 대개 폭력적인 특징을 지니지만, 중립적이거나 반대로 유용한 내용일 수도 있으며, 이해할 수 없는 터무니없는 이야기나 신조어(neologism)로 들리기도 한다.

이러한 목소리가 환자에게 미치는 영향력 또한 다양한데, 지속적인 환청을 경험함에도 불구하고 많은 환자들은 그리 큰 불편감을 느끼지 못하는 반면, 또 다른 환자들은 거의 항상 그 목소리와 대화를 하는 혼잣말(soliloquy)을 하거나 계속 환각에 집중하면서 대부분의 일상생활에 심한 방해를 받는다.

환청의 한 가지 유형은 환자 자신의 생각이 큰 목소리로 들리는 것인데, 이 또한 Schineider의 일급증상 중 하나로 사고 반향(thought echo) 혹은 사고 후시(thought sonorisation, 영화에서 더빙이라 불리는)라고 불린다. 이 증상은 환각이기보다는 사고장애로 분류되는 것이 더 올바르다(World Health Organization, 1998). 환자들은 자신의 생각이 큰 목소리로 들리기 때문에 다른 사람들도 이를 들을 수 있다고 생각하는데, 이것도 Schineider의 일급증상 중 하나로 사고 전파(thought broadcasting)나 사고 확산(thought diffusion)으로 알려져 있다. 대개 사고의 문제로 인해 환각 경험을 하는 것으로 알려져 있지만, 사고 반향의 특징상 환각으로 인해 발생하며 사고 반향이 사고 전파의 필요조건이 된다.

환자들은 목소리의 출처에 대해 다양한 방식으로 설명한다. 그 소리가 마법이나 텔레파시, 라디오 및 TV 등 어디에서든 나온다고 보고하는데, 어떤 환자들은 자신의 머리나 팔, 다리, 혹은 배 등에서 그 목소리가 나온다고 주장한다. 예를 들어, 한 환자는 자신의 머릿속, 즉 뇌에 두 사람이 들어 앉아 있는데, 자신의 결혼생활에 대해 하루 종일 토론을 벌이고 있다고 보고한다. 어떤 환자들은 자신의 환청 경험에 대해 부인하면서 어떤 사람들이 실제로 자신에 대해 이야기를 하고 있는 것이라고 주장한다. 그들은 실제 주변에 있는 사람들에게 그들이 자신에 관한 이야기를 하지 않았느냐면서 따지고 들기도 하는데, 이를 통해 환자 자신의 정당성을 인정받고자 하는 것 같다. 정신과 폐쇄병동에 입원해 있는 어떤 필리핀인 환자는 평소에 자신의 환청 경험에 대해 대부분 부인하면서 퇴원해도 된다고 주장하곤 했는데, 간혹 주변의 다른 환자들에게 뜬금없이 폭행을 가해서 보호실에 있어야 할 때가 많았다. 어느 날 병원에서 이 환자에게 혹시 영자신문이나 영어를 잘하는 사람에게 상담을 받아 볼 의향이 있는지를 질문했을 때, 이 환자는 '이 안의 모든 사람들이 영어로 이야기하므로 필요없다.'고 대답했다. 이로 인해 이 환자의 환청 경험과 관련하여 주변 환자들에게 갑작스럽게 난폭한 행동을 했음이 명백하게 밝혀졌다. 이러한 환각 경험이 환자의 망상을 더욱 정교화시켰던 것으로 보인다.

(2) 시각

환시는 기본적으로 섬광의 형태를 띠며, 특정 패턴으로 보일 때도 있고 사람이나 사물, 동물과 같은 특정 대상으로 완전하게 통합되어 나타나기도 한다. 이것들은 정상적으로 지각되는 환경과는 다른 형태로 지각되거나, 영화처럼 뚜렷한 풍경이 아니라 몽롱한 환각 상태에서 경험하는 것처럼 나타난다. 환시는 환청과 달리 급성 기질적 상태에서 주로 나타나며 매우 다양한 유형들이 발견되는데, 특히 이러한 환각은 대개 두려움이나 심한 공포와 관련이 있다. 특히 의식의 혼탁(clouding of consciousness)을 경험하고 있는 기질적 문제를 지닌 환자들에서 환시가 더욱 빈번하게 나타나는데, 이러한 의식의 혼란이(정상적인 의식 상태의 변화는) 환자의 심상(mental image)과 실제 지각 사이를 구별하는 데 상당한 어려움을 야기하기 때문이다. 정신분열병 환자들에서 환시는 극히 드물며, 만일 정신분열병으로 진단된 경우에 환시를 호소한다면 진단을 다시 고려해 볼 필요가 있다. 만일 정신분열병으로 진단된 어떤 환자가 무엇인가 보이는 것을 호소한다면, 그것은 가성 환각일 가능성이 높다. 그렇다고 모든 정신분열병 환자들에서 환시가 전혀 발견되지 않았다는 증거가 없기 때문에 주의할 필요가 있다. 때때로 다른 어떤 정신병리도 부인하면서 환시만을 호소하는 경우에 뇌손상이 발견되지 않는다면 찰스 보넷 증후군(Charles Bonnet syndrome)의 가능성이 가장 높다.

어떤 진전 섬망(delirium tremens) 환자의 경우, 아무것도 적혀 있지 않은 종이를 주고 그 안의 내용을 읽어보라고 지시했을 때 실제로 읽기 시작했다. 간질(epilepsy)을 경험하는 정신과 환자들에서 생생한 환시가 보고되기도 하는데, 불길이 치솟는 환상이나 십자가에 매달린 예수와 같은 종교적인 장면 등이 그렇다. 대개 환시를 경험할 당시 환청은 보고되지 않지만, 어떤 경우에는 환시와 환청이 동시에 조화를 이뤄 나타날 때가 많다. 주로 측두엽 간질(temporal-lobe epilepsy) 환자들에서 환청과 환시가 함께 나타나는데, 만발성(late onset) 정신분열병 환자들 중에서도 고문이나 살인을 저지르는 등의 끔찍한 장면을 보고 듣는 환각경험을 하는 경우가 있다. 소시증(micropsia)이 환시를 경험하게 만들기도 하는데, 이런 경우 몇몇 환자들은 아주 작은 사람이나 물건들이 보이는 왜소 환각(lilliputian hallucination)을 호소한다. 일반적인 기질적 상태의 환시와는 달리 이들은 환각을 경험하면서 전혀 두려워하지 않고 오히려 유쾌하고 즐거워 보일 때가 많은데, 진전 섬망 상태에 있는 환자의 경우 애들처럼 즐거워하는 모습을 보이면서도 극단적인 두려움을 드러내는 등 혼란스러운 상태에 놓여 있기도 한다.

(3) 후각

환후(hallucination of odour)는 정신분열병 및 기질성 장애 모두에서 나타날 수 있으며, 드물지만 정신증적 양상을 동반한 우울장애에서도 간혹 발생한다. 하지만 환후의 경우 실제 자극이 존재하는지 여부에 대해 쉽게 판단 내리기 어렵기 때문에 환각인지 착각인지를 명백하게 구분하는 데 어려움이 있다. 또한 환후는 어떤 냄새를 내뿜고 있는 사람들이 있다는 식의 망상적 사고와도 변별할 필요가 있는데, 환자가 실제로 냄새를 맡았는지 여부를 확인하는 것이 중요하다. 즉, 다른 사람들이 냄새를 풍긴다고 이야기하면서 콧등을 찡그리며 냄새를 맡거나 그 냄새가 어떤 것인지를 직접 언급하는 경우라면 환후라고 할 수 있다. 예를 들어, 몇몇 정신분열병 환자들은 누군가가 자신을 해치기 위해 독가스를 방출했다고 믿으며, 그래서 가스 냄새가 난다고 주장하기도 한다.

측두엽 간질 환자들은 발작이 일어나기 직전에 전조 증상으로 페인트나 고무가 타는 냄새를 호소하는 경우가 있다. 또한 이러한 냄새의 환각은 상황에 전혀 걸맞지 않는 방식으로 나타날 수도 있는데, 예를 들어 배추가 썩어 가면서 물이 흘러나올 때 나는 냄새가 난다면서 그 배추를 찾기 위해 집안을 온통 들쑤시는 행동을 보이는 경우도 있다. 이 냄새가 항상 불쾌한 것만은 아니다. 예를 들어, 기독교를 믿는 사람들 중에 일부는 예수상의 주변으로 장미향이 난다고 보고하는데, 이것은 영성 체험(Padre Pio phenomenon)으로 알려져 있다.

(4) 미각

환미는 주로 정신분열병 및 급성 기질적 상태에서 발생하는 것으로 알려져 있지만, 환자가 실제로 어떤 이상한 맛을 느끼는 것인지 여부를 명확하게 알기 어렵고, 그 현상에 대한 망상적 설명이 가미되는 경우 더욱 구분이 힘들다. 우울장애 환자들도 음식에서 어떤 맛도 느낄 수 없다고 보고하거나, 혹은 모든 음식의 맛이 다 똑같다고 불평하기도 한다.

(5) 촉각

환촉(tactile hallucination)은 대개 몸에 작은 동물이나 벌레가 기어다니는 듯한 느낌으로 호소되며, 스멀거림(formication, 의주감)이라고 불린다. 급성 기질적 상태에서 빈번하게 발생하는데, 특히 박해망상을 동반한 코카인 정신증(cocaine psychosis) 상태에서 '코카인 벌레(cocaine bug)'로 알려진 환촉 경험이 흔히 나타난다. 또 다른 경우로 차가운 바람이 자신의 몸으로 몰아치거나 열감을 느끼는 것, 혹은 전기충격이나 성감대의 자극 등을 경험하는데, 환자들은 이러한 자극이 외부의 어떤 힘으로부터 야기된 것이라고 믿기 때문에 대개 망상적인 정교화가 동반된다. 성적 환각은 급성 및 만성 정신분열병 모두에서 나타날 수 있는데, 어떤 여성 환자의 경우 자기 남편 친구의 성기가 자신의 질 속으로 삽입되는 느낌을 받았다고 호소하면서 성폭행을 당했다는 박해망상을 함께 호소했다.

Sims(2003)는 환촉을 세 가지 주요 유형으로 구분했는데, 신체 표피성, 운동성, 그리고 내장성 환각으로 구분했다. 신체 표피성(superficial) 환촉은 피부에 느껴지는 감각으로서 온도의 변화를 느끼거나(예: 차가운 바람이 얼굴을 강타하는 느낌), 피부에 무엇인가 닿는 것 같거나(예: 피부 아래쪽으로 손솔로 문지르는 느낌), 습한 느낌을 받거나(예: 배에서 머리 쪽으로 물줄기가 역류하는 듯한 느낌), 따끔한 느낌이 드는 것(예: 옷핀이나 주사바늘로 찔리는 듯한 느낌) 등이 포함되며, 이 중 따끔한 느낌은 대개 기질성 상태에서 발견된다. 운동성(kinaestethic) 환각은 근육이나 관절에서의 촉각을 포함하는데, 환자들이 자신의 사지가 뒤틀리는 것 같거나 당겨지는 것, 혹은 저절로 움직이는 듯한 느낌을 받는 경우가 흔하며, 대개 정신분열병에서 발견되고, 분명한 감각을 경험하기 때문에 피동 망상(delusion of passivity)과 구분할 수 있다. 침대 밑으로 꺼지는 것 같거나 공중을 나는 듯한 느낌 등의 전정감각(vestibular sensation)은 운동성 환각의 다른 변형으로 볼 수 있으며, 이러한 증상은 대개 진전 섬망 상태에서 가장 흔하게 나타난다. 운동성 환각 혹은 전정 감각은 알코올중독(alcohol intoxication) 상태 혹은 벤조디아제핀 금단(benzodiazepine withdrawal)과 같은 기질적 상태에서 발생하며, 멀미를 동반하지 않은 채로 며칠 동안 지속될 수도 있다.

(6) 통각 및 심부감각

통각 및 심부감각과 관련된 환각이 앞서 Sims가 제시한 내장성 환각이다. 내장성(visceral) 환각은 간질보다는 시상 통증 증후군(thalamic pain syndrome) 및 다발성 경화증(multiple sclerosis)과 같은 신경학적 장애에서 주로 발생되며, 정신장애 중에서는 양극성 장애(bipolar disorder)나 정신분열병과 같은 정신병적 상태에서 나타난다. 간혹 문제가 있는 내장기관에 국한지어 심한 통증을 수반한 환촉을 호소하거나, 때때로 기괴한 느낌(예: 심장이 1초에 10번씩 뛰어 터질 것 같다거나, 대장에 변이 막힌 채 부풀어 올라 결국 찢어져 버렸다는 등)을 보고하기도 한다. 이러한 내장성 환각의 경우 기질적 상태에 해당되지 않거나 특정 내장기관의 문제가 없다면 신체 망상(somatic delusion)과의 변별이 중요하며, 대개 두 증상이 동반되는 경우가 흔하다(Kaplan & Fisher, 2005).

(7) 존재감

존재감(sense of presence)에서의 환각이 엄격하게 말해서 감각 기만도 아니고, 망상으로 간주하기도 어렵기 때문에 존재감에 대한 이상 감각을 분류하는 것이 매우 어려울 수 있다. 정상적인 사람들도 어두운 거리에 혼자 있을 때나 희미한 불빛 아래의 계단을 오를 때 누군가 옆에 있는 듯한 느낌을 받거나, 혹은 그들 등 뒤에 누군가가 있는 것처럼 느끼기도 한다. 대개 이러한 경험은 영적 체험으로 보고되는데, 기독교 신자들이 자신이 하는 모든 일들을 신께서 내 오른쪽에서 항상 지켜보고 계신다는 식으로 이야기하는 경우가 있다.

이러한 경험은 대개 수면의 부족이나 허기가 졌을 때, 혹은 광적으로 종교를 맹신할 때 나타날 수 있는 것으로 알려져 있으며, 신의 존재감을 묘사하기 위한 은유로써 표현되기도 한다. 어떤 환자는 자신의 어깨 위에 정체를 알 수 없는 존재가 항상 따라다니는 것을 느끼며, 실제로 그 존재가 없다는 것을 알고 있다 할지라도 강렬한 두려움이 지속되기 때문에 이로부터 도망가기 위해 이불 밑에 숨어 있는 모습을 보이기도 한다. 존재감의 환각은 정상인들뿐만 아니라 기질적 상태나 정신분열병, 혹은 히스테리아(hysteria)에서 나타날 수 있으며, 때로 경계성 인격장애(borderline personality disorder) 환자에서 보고되기도 한다.

4) 환각 증후군

환각증(hallucinosis)으로도 불리는 환각 증후군(hallucinatory syndrome)은 다른 정신증적 특징이 전혀 없는 상태에서 특정 감각양상의 지속적인 환각만을 경험하는 것이다. 주요 환각 증후군에는 알코올성(alcoholic) 환각증과 기질성

(organic) 환각증이 포함되는데, 알코올성 환각증은 장기간의 알코올 남용과 관련되며, 술을 마시지 않는 기간 동안 주로 환청을 경험하는 것을 말한다. 그들은 대개 위협하거나 비난하는 목소리를 경험하며, 감각기관은 정상인 상태로 환각 경험은 대개 1주일을 넘기지 않는다. 기질성 환각증은 치매, 특히 알츠하이머 치매(Alzheimer dementia) 환자들의 20~30%에서 나타나는데, 환청이나 환시가 대부분이다.

5) 특수한 유형의 환각

기능적 환각(functional hallucination)에서 환청의 경우 실제 존재하는 청각 자극이 환각을 유발시키지만, 그 자극 자체가 환청으로 경험되는 것은 아니다. 다시 말해서, 환각에 또 다른 실제 감각 자극이 필요하다는 것이다. 예를 들어, 어떤 정신분열병 환자는 시계의 초침소리를 신의 음성으로 들으면서, 자신에게는 저 소리가 하나님의 말씀이라고 보고했는데 이후에는 수도꼭지에서 물이 나오는 소리와 새들이 지저귀는 소리에서 하나님의 말씀이 들렸다고 말했다. 환자는 소음과 목소리 모두 들으면서 이 두 가지를 서로 분리해 지각하지 못하며, 어떤 소리도 나지 않을 때는 환청을 듣지 않기 때문에 이를 인식한 환자들은 외부 소음을 듣지 않으려고 귀마개를 하고 다니기도 한다. 기능적 환각은 만성 정신분열병 환자들에서 흔하며, 이를 착각으로 오해하기도 한다. 하지만 기능적 환각은 실제 자극의 지각과 다른 환각을 동시에 경험하는 것이기 때문에 착각과는 구분될 수 있다.

반영 환각(reflex hallucination)은 한 가지 감각양상의 자극이 또 다른 감각경험을 유발시켜 감각통합(synaesthesia)이 되는 것을 말한다. 흔히 칠판을 손톱으로 긁을 때 나는 기이한 소리를 들으면 등골이 오싹해지는 느낌을 받거나 레몬을 보고서 갑작스럽게 신맛이 느껴져 입에 침이 고이게 되는 등의 예가 있다. 실제 어떤 환자는 사람들이 자신의 주변에서 웅성거리는 목소리들을 들을 때마다 머리가 지끈지끈 아파오는 느낌이 들었다고 보고하기도 한다. 이렇듯 반영 환각은 어떤 감각영역의 자극이 다른 감각영역에서의 환각을 유발시키는 일종의 병적인 감각통합이라고 할 수 있다.

자기상 환시(autoscopy)는 환상적 거울상(phantom mirror-image)이라고도 불리며, 자기 자신의 환상을 보고 그것이 자신임을 인식하는 것을 의미한다. 이는 환시로만 설명할 수 없으며, 환상이 자기 자신임을 인식하게 만드는 데 운동 감각 및 신체 감각들을 경험하기 때문이다. 이 증상은 건강한 사람에게서도 나타날 수 있는데, 대개 극도로 화가 났거나 매우 지쳐 있는 상태에서 환각을 보고한다. 자기상 환시는 히스테리아나 정신분열병 환자보다 급성 섬망 상태에서 더 흔하며, 두정-후두 부위의 국소적인 병변이 있는 간질을 경험하거나 뇌 기저영역에 심각한 손상을 야기하는 독성 감염과 같은 기질적 상태에서 발생하는 것이 대부분이다. 정신장애를 지닌 환자들에서의 자기상 환시는 대개 부정적인 특성을 지니고 있으며, 내장기관이 드러나 보이는 해부도의 모습으로 보이기도 한다.

입면(hypnagogic) 및 탈면(hypnopompic) 환각은 수면과 관계가 있으며, 잠이 막 들기 시작할 때와 잠에서 깨어나면서 정신을 차릴 때 나타난다. 입면 환각은 잠이 완전히 들기 전의 몽롱한 상태에서 불연속적으로 환각을 경험하기 때문에 꿈인지 아니면 실제인지를 구분하지 못하며, 탈면 환각은 잠이 깨기 전에 눈을 떴을 때 발생한다. 대개 정상 성인에서는 입면 환각이 탈면 환각보다 세 배가량 더 많으며, 탈면 환각은 기면발작(narcolepsy)의 중요한 지표다. 탈면 환각 시에 사람들은 그 환각이 자신을 깨웠다고 지각하는 경우가 흔한데(예: 벨소리가 울려 잠에서 깼다는 식으로), 청각이 가장 우세하며 환시나 운동성 환각, 혹은 환후가 갑작스럽게 나타나기도 한다. 입면 환시는 대개 기하학적이거나 추상적 모양, 혹은 풍경이나 얼굴 등의 형태가 보일 때가 많다. 목소리는 동물의 소리나 음악소리, 혹은 사람의 목소리로 대개 나타나며, 가장 빈번하게 들리는 목소리는 자신의 이름을 부른다거나 의미를 알 수 없는 말들을 중얼거리는 식이다. 수면박탈 실험의 피험자들에서 입면 환각이 발생했는데, 환청과 환시, 관계사고(idea of reference), 그리고 병적 현상에 대한 통찰의 결여와 같은 증상들이 발견되었다. 물론 수면을 취한 이후에 이 증상들은 모두 사라졌다(Slade, 1984).

기질성 환각(organic hallucination)은 어떤 감각영역에서도 나타나며, 여러 신경학적 및 정신장애들에서 발생할 수 있다. 기질성 환시의 경우 눈의 어떤 문제나 중추신경계의 장애, 혹은 시신경로의 손상으로 야기될 수도 있으며, 측두엽 병변이 있는 경우에 더 복합적인 풍경 환시를 경험할 수 있는데 섬망이나 치매, 그리고 약물 남용 등에서도 빈번하게 나타난다. 환상지(phantom limb)는 심리적 근원을 지닌 기질성 신체 환각 중 가장 빈번하며, 절단되거나 감각신경계가 파괴되어 실재하지 않는 팔과 다리에서의 어떤 감각을 경험하는 것을 말하는데, 실제 상하지가 절단된 6세 이상 환자의 약 95%에서 발생한다고 알려져 있다. 환상지를 경험하는 경우에 절단되기 전의 팔다리와 똑같은 방식으로 지각하지는 않으며, 대개 더 짧거나 끝부분만이 절단된 것으로 인식하여 팔뚝이나 허벅지, 혹은 종아리와 같이 잘려진 부분에 대한 감각을 경험하는 것이다. 또한 이러한 환상지는 팔다리뿐만 아니라 다른 외과적 수술(예: 유방절제술이나 안구적출술, 후두제거술 및 항문재건술 등) 이후에 제거된 신체 각 부위에 대한 환각을 경험할 수 있다. 이런 신체기관이 제거된 이후에 그 부위가 아직 몸에 달려 있는 것처럼 느껴지며 심한 통증이나 마비감을 호소하기도 하는데, 시간 경과에 따라 점차 환각의 정도가 줄어들게 된다. 두정엽의 병변 때문에 신체 부위를 왜곡되게 보거나 잘려 나간 것처럼 보이는 신체 환각을 경험할 수 있다.

6) 환각에 대한 환자의 태도

기질성 환각을 지닌 환자들은 대개 환시경험을 하며, 이로 인해 심한 두려움을 느끼게 되어 그것들로부터 도망가려고 애쓰는 경우가 흔하다. 망상을 지닌 환자들은 위협을 당하거나 의심하는 것이 일반적이다. 환자는 박해당한다는 태도와 환시로 인해 심지어 자신을 돌보는 의사나 간호사마저도 경계하고 피하려는 모습을 보이며, 극단적인 경우 창문을 통해 도망가다가 떨어져 생명을 위태롭게 만들 수 있다. 단, 앞서 설명했던 왜소환각의 경험은 환자들에게 웃음을 가져다주기도 한다.

심한 우울장애를 지닌 환자들은 자신을 비난하거나 자해나 자살을 시도하라고 명령하는 환청을 경험할 때가 있는데, 이들은 환청 자체에 대한 두려움은 그리 크지 않지만, 스스로 부도덕하다고 생각하거나 그런 이야기를 들을 만한 사람으로서 자신의 가치를 낮게 평가한다. 그들 자신을 죽이라는 명령 환청은 결국 그들을 언제 어떤 방식으로든 실제로 행동화하도록 이끌 가능성이 높기 때문에 주의 깊은 관찰이나 관심이 필요하다.

급성 정신분열병 상태에서의 환청은 꽤 공포스럽기 때문에 환청의 근원이라고 판단한 사람들에 대한 공격을 야기할 수 있다. 반면, 만성 정신분열병 상태의 환자들은 목소리에 익숙해졌기 때문에 그로 인한 심리적 불편감이 덜하며, 마치 오래된 친구처럼 대화를 나누는 혼잣말에 집중하거나 그 환청의 대상을 격렬하게 비난하기도 한다. 어느 정도 자신의 정신병적 상태를 인식하고 있는 환자들은 이러한 통찰력과 관련하여 자신의 환각 경험이 비정상적임을 알고 환각을 부인할 때가 많다. 대화 도중에 갑자기 말을 멈추거나 혼자 있을 때 어떤 이야기를 주의 깊게 듣고 있거나 혼잣말로 어떤 이야기를 하는 듯한 모습을 보인다면 환각을 의심해 봐야 한다.

7) 신체상의 왜곡

마지막으로 신체의 어떤 부분이 과도하게 강조되는 과현저성(hyperschemazia) 혹은 확대되어 보이는 환각인 신체상의 왜곡(body image distortion) 또한 다양한 기질성 및 정신장애 환자에서 나타날 수 있다. 몸의 어떤 한 부분에 통증을 느끼거나 부분적인 마비감을 경험할 때 그 부분이 실제보다 더 확대되어 보이거나 무거운 느낌이 들 수도 있다. 브라운-세콰르 증후군(Brown-Sequard syndrome)으로 인해 손상된 척수 반대편의 감각이 마비되지만, 그 영역이 과현저성 때문에 통증이나 체온을 느낄 수도 있다. 또한 건강염려증(hypochondriasis)이나 이인증(depersonalization), 혹은 전환장애(conversion disorder) 환자들과 같은 비기질성 문제들에서도 신체상의 왜곡이 나타나며, 특히 신경성 식욕부진증(anorexia nervosa) 환자들이 스스로를 뚱뚱하다고 생각하는 것이 대표적인 증상이다.

특정 신체 부위를 무시하거나 거의 없는 취급을 하는 등의 지각적 왜곡을 무인식증(aschemazia) 혹은 과소인식증(hyposchemazia)이라고 부르는데, 이는 대개 우측 중대뇌동맥(right middle cerebral artery)에서의 혈전으로 인한 두정엽 병변에서 나타난다.

신체변형장애(body dysmorphic disorder) 환자들은 전혀 이상이 없거나 가벼운 신체적 이상에 대해 과도하게 집착하여 실제적인 것보다 지나치게 이상한 상태로 지각하는 경향을 나타낸다. 그 외에도 환각물질을 사용하거나 간질 전조 증상, 혹은 희귀하지만 편두통을 경험할 때도 이러한 신체 변형을 호소할 때가 있다.

신체 절반에 대한 실인증(agnosia)은 대개 편두통이나 간질 전조 상태에서 나타나며, 질병인식 불능증(anosognosia)은 자신의 질병을 부인하는 증상으로 우측 대뇌의 뇌졸중(stroke)으로 인해 좌측 부전마비를 경험하면서도 신체 좌측의 결함을 인정하지 않으려 하는 많은 환자들에 의해 보고되고 있다. 또한 마비된 손발에 대해 기괴한 망상적 믿음을 보이는 신체망상분열증(somatoparaphrenia) 환자들은 자신의 신체에 대해 극심하게 왜곡되고 비현실적으로 심각하게 비정상임을 강조하는데(Halligan et al., 1995), 그들은 자신의 신체 일부가 다른 사람에게 붙어 있다고 주장하기도 한다.

제2절 사고의 장애

사고는 어떤 문제를 해결하거나 과제를 풀기 위한 상상이나 심상, 상징, 그리고 연상과 같은 목표 지향적인 흐름이 시작되어 현실감을 잃지 않는 방향으로 결론을 내리도록 나아간다. 이렇듯 사고가 논리적이며 현실적인 방식으로 진행되는 것은 정상적인 사고라고 볼 수 있다. 하지만 이러한 사고 과정상의 어떤 일탈이나 사고 내용 및 형식에서의 기이한 과정과 같은 비정상적인 사고가 정신과적 문제를 지닌 환자들에서 쉽게 볼 수 있는 특징들이다. 사고의 장애(disorder of thought)에는 지능과 사고 흐름, 사고 소유의 장애, 강박사고 및 강박행동, 그리고 사고 내용과 형식의 장애 등이 포함된다. 특히 사고장애는 대개 정신병적 상태와 상당한 연관성을 지니고 있지만, 그 외에도 강박장애나 공포증, 혹은 범불안장애(generalized anxiety disorder)와 같은 정동장애에서도 볼 수 있기 때문에 쉽게 단정을 내리지 않는 것이 좋다.

1. 지능의 장애

지능(intelligence)은 합리적이고 논리적으로 생각하고 행동할 수 있는 능력으로 정의하며(Casey & Kelly, 2007), 지능을 측정하는 것은 매우 복잡하고 많은 논란을 야기해 왔다(Ardila, 1999). 실제 장면에서 지능은 개인이 언어와 숫자, 상징, 패턴, 그리고 비언어적 재료들을 통해 문제를 해결하고 개념을 형성하는 능력을 검사하여 측정한다. 지적 발달의 성장이 둔해지는 정확한 나이는 사용되는 지능검사에 따라 조금씩 다른데, 대개 중년기에 이르러 지적 능력의 감퇴가 천천히 이루어지기 시작하는 것 같다(McPherson, 1996).

지능을 측정하는 가장 일반적인 방법은 모집단의 점수 분포를 통해 평균과 표준편차를 산출하는 것으로, 이 방식을 통해 IQ를 추론하는 대표적인 검사가 웩슬러 개인용 지능검사다. 웩슬러 지능검사에서는 편차 IQ를 적용하여 피검자의 해당 연령대에서의 평균과 표준편차를 이용한 개인의 정확한 IQ를 산출한다. 전체 IQ의 평균은 100이며, 표준편차는 15로서 70 미만의 IQ일 때 통계적으로 유의미하게 낮은 지능이라고 할 수 있다. 대개 낮은 지능은 유전이나 출생 시 외상, 감염 등의 원인으로 야기된 뇌손상의 결과일 가능성이 높다.

지능의 장애는 대개 '학습 장해' 및 '지적 장해' 두 가지 유형으로 구분할 수 있다. 학습 장해(learning disability)는 지능의 부족으로 인해 학습에 어려움을 지니는 경우와 특정 학습능력의 장해를 지닌 경우를 포함한다. 대부분의 학습 장해는 전자에 해당되며, 지능의 부족은 원인이나 병인학(etiology)에 상관없이 경계선 수준(IQ=70−90), 경도(IQ=50−69), 중등도(IQ=35−49), 중도(IQ=20−34), 그리고 심도(IQ < 20) 정신지체(mental retardation)로 구분한다. 더 세부적인 진단분류는 DSM-IV 및 ICD-10을 참고하라.

치매(dementia)는 대뇌 질환으로 야기된 지적 능력의 상실로 정의 내릴 수 있는데, 대개 중다 피질 기능인 생각, 기억, 이해 및 지남력 등의 장해로 특징지을 수 있다. 정신분열병 환자들 중 일부에서도 중다 인지영역에서의 특정 결손이 발견되는 경향이 있는데(Sharma & Antonova, 2003), 이러한 인지 결손을 '정신분열성 치매'라고 부르기도 했다. 하지만 이러한 인지결손이 치매에서 보이는 손상을 의미하지는 않으며, 정신분열병이 만성화되면서 나타나는 한 가지 정신병리로 간주하는 것이 더 올바르다(Mckenna et al., 1990). 특히 정신분열병 환자들에서 나타나는 작업 및 의미 기억에서의 손상은 측두피질, 전두피질 그리고 해마의 기능장해와 관련된 것으로 보고되었으며(Kuperberg & Heckers, 2000), 이 손상이 사회적 기능에 유의미한 영향을 미치는 것 같다.

2. 사고의 장애

'생각하는 것'은 대개 다음과 같은 세 가지 의미로 구분해 볼 수 있는데, 목적 없는 공상적 생각, 상상적인 생각, 그리고 합리적이거나 개념적인 생각이 있다(Fish, 1967). 목적 없는 공상적 생각(undirected fantasy thinking)에는 잠들기 전의 백일몽과 같은 일시적인 경우에서부터 일상생활 전반에 걸쳐 만연되어 나타나는 경우까지 다양하다. 대개 자폐적이거나 비현실적인 생각을 말하며, 대개 미래의 어느 시점에 대한 시연(rehearsal)으로 나타나거나 현실의 어떤 두려운 대상으로부터 도망가려는 시도로 발생하기도 하고, 혹은 현실을 부정하고자 할 때 공상에 집착하는 경우가 있다. 실제로 비현실적인 사고에 깊이 몰두해 있는 정신증적 상태가 아니더라도 수줍음이 많거나 내성적인 성격일 때, 그리고 인생에서의 실망스러운 어떤 일을 보상하기 위해 비현실적인 공상적 사고를 이용할 수 있다. 하지만 대개의 경우 현실세계로부터 자폐적 사고로 고립되는 것은 정신분열병의 중요한 특징 중 하나로서 이러한 공상적 생각들이 지속되고 견고해지면서 확고한 믿음(즉, 망상)으로 발전하게 된다. 이를 통해 환자들은 자신의 믿음을 사실로 받아들여 더욱 현실로부터 괴리되거나 소외되는 양상을 나타내게 된다.

상상적인 생각(imaginative thinking)은 이성의 범위 내에서 실현가능한 것들에 대해 상상하는 것을 말한다. 대부분 일상생활의 계획을 세우고 의식을 채우는 사고의 흐름을 활용하는 데 공상과 기억을 적절하게 이용한다. 이 생각에는 비합리적이거나 비현실적인 것들이 포함되지 않으며, 연상이 자유롭게 일어나 건설적인 방향으로 지속시킬 수 있다. 마지막으로 합리적 혹은 개념적 생각(rational or conceptual thinking)은 주로 문제 해결을 위한 특정한 목표를 지니고 있는 생각을 말하는데, 대개 공상의 개입 없이 문제를 해결하기 위해 논리를 사용하도록 이끈다. 당면한 문제들을 정확하게 인지하여 적절한 방식으로 구분하거나 분류하며, 다양한 방식으로 문제 해결 과정을 시연하고 가장 적절해 보이는 문제 해결책을 결정하여 이를 시행하도록 돕는다.

목적 없는 공상적 생각과 상상적인 생각을 구별하기 위한 경계가 모호하며, 공상을 추구하는 것과 이성적 사색 사이를 분류하는 것이 어렵다. 마찬가지로 이성적인 생각과 상상적 생각 사이의 경계 또한 명확하지 않은데, 상상의 범주가 현실가능한 것을 포함하는지 여부를 결정하는 것이 중요하다.

3. 사고장애의 분류

사고장애(disorder of thinking)의 분류는 적어도 어느 정도 임의적일 수밖에 없으며, 대개의 경우 사고 내용, 형식 및 흐름의 장애로 구분한다. 사고통제의 장애(disorder of the control of thinking)는 환자의 사고가 통제되는 것을 의미하는 것이 아니라, 외부의 이질적인 생각들이 침투해 오는 것을 말하기 때문에 의지의 장애(disorder of volition)나 자아의식의 장애에 포함되기도 한다. 여기에서는 사고통제의 장애를 포함하여 사고장애의 네 가지 주요 영역으로 나누어 설명하고자 한다.

1) 사고 흐름의 장애

사고 흐름은 사고진행(progress of thought), 즉 연상의 속도와 그 방식을 의미한다. 정상적인 사고는 선행되는 생각과 적절하게 연결되거나 연합되면서 어느 정도 명백한 결론을 향하여 논리적으로 진행되며, 서로 관계 있는 생각이 논리적이고 타당하게 연결되어 처음 생각에서부터 막히거나 이탈되지 않고 목표에 도달하게 된다. 하지만 사고 흐름의 장애(disorder of stream of thought)는 연상의 속도에 어떤 문제가 있거나 그 연속성에 장해를 지니고 있는 것을 말하며, 환자가 일련의 주제를 연속성을 지닌 채 적절하게 표현하지 못하는 부분들을 평가함으로써 이 장애를 확인한다.

(1) 사고 속도의 장애

사고의 비약(flight of idea)은 한 생각에서 다른 생각으로 계속 연상이 빨리 진행되며, 사고의 방향성을 상실하여 말하고자 했던 목적에 도달하지 못하는 대표적인 사고 속도의 장애(disorder of thought tempo)다. 또한 환자가 이야기하는 일련의 사고들 사이의 연속성을 지니지 못하며, 대개 외부자극들에 의해 쉽게 주의가 산만해져 새로운 주제의 이야기로 건너뛰게 된다. 이 환자들의 사고 진행은 도미노 게임에서 도미노들이 차례대로 넘어가는 것으로 비유되기도 하며, 일련의 사고들이 언어적 관련성(예: 음의 유사성이나 두운법 등), 음향 연상(clang association), 속담 및 격언, 그리고 상투적인 말들 사이의 우연한 관계에 의해 진행되는 특징을 지닌다. 사고의 비약에서 사고들 사이의 우연에 의한 결합은 환자들이 이야기를 시작했을 때와 끝낼 때 사고 내용이 거의 상관이 없는 내용으로 표현하는 것을 보고 알 수 있다. 특히 음향 연상은 전혀 의미는 없지만 음이 비슷한 말에서 새로운 생각을 연상해 내는 것을 말하는데, 예를 들어 빠른 사고를 하는 환자에게 슬프냐고 물었더니 "예, 선생님이 슬프냐고 물었으니, 술 이야기를 해야만 합니다. 'ㅅ'을 가진 모든 단어는 술입니다. 내 경우 나는 건달 같은 교수이거나 교사자입니다. 하지만 교수가 되려면 저주받을 정도로 정직해야 하니까 나는 교사자가 될 수밖에 없습니다."라고 말했다.

사고의 비약은 항진된 내적 욕구와 주의산만성으로 말미암아 애초에 목표한 사고에 주의를 계속 집중시켜 나갈 수 없는 상태를 의미하며, 한 예로 조증 환자에게 집이 어디냐고 질문했을 때, "광주 광산구…… 예전에 아버지께서 광산에서 일을 하시다가 폐색증으로 돌아가셨어요. 작년에 김정일이 죽었죠. 김정남, 김일성, 김일, 김일은 박치기 대왕이에요. 세종대왕……"이라고 완전히 처음 주제에서 벗어난 상태로 진행된다. 이들은 이야기 전개가 전혀 되지 않은 상태에서 수많은 수식어와 관용어구를 집어넣어 쉴 새 없이 자신의 생각을 떠들어대며, 이로 인해 내용이 지리멸렬해져 결국 알아들을 수 없게 되기도 한다. 경조증 삽화의 경우 주제에서 벗어난 이야기가 결국 다시 원래의 주제로 돌아오는 '정돈된 사고비약'이 나타난다. 이때는 음향 연상 및 두운법 등의 심한 양상을 보이지 않으며, 사고확산의 속도가 사고비약보다는 덜 빠른 편이어서 이를 '장황함'(prolixity)이라고도 부른다. 정신분열병 환자들에서도 사고비약이 나타날 수 있는데, 이들은 대개 흥분되어 있거나 시상하부의 병변이 있는 기질적 상태일 때, 그리고 조증 삽화 및 성격의 와해와 같은 심리적 문제들과 관련하여 발생하기도 한다(Lishman, 1998). 이렇듯 정신분열병에서 발생하는 사고의 비약은 대개 언어 압박(pressure of speech)을 동반한 것으로서 말이 많고 빠르며, 중단하기 어려울 때 사고진행 속도가 빨라지는 것을 말한다. 조증삽화를 경험하는 환자들은 언어 압박보다는 혼재된 정동상태의 영향으로 말미암아 사고비약이 나타나는 것 같다.

사고 억제 혹은 지체(inhibition or retardation of thought)는 일련의 사고가 느리게 진행되거나, 생각을 구성하는 개념들 혹은 심상이 매우 부족한 상태임을 의미한다. 이러한 경험은 대개 환자가 의사결정을 하는 것에 어려움을 느끼거나 어떤 일에 제대로 집중을 하지 못하는 것, 그리고 판단이 명확하게 이루어지지 않는 것 등에 의해 야기되는데, 특히 어떤 주제에 적극적인 주의를 기울이지 못하게 되면서 주변의 사상들에 대한 정보처리 또한 제대로 되지 못하여 사고의 지체가 더욱 심해지는 것 같다. 이와 관련하여 환자들은 기억력이 떨어졌다고 호소하기도 하며, 미쳐 버리는 것은 아닌가 하는 망상적 생각 혹은 과잉가치부여 사고(overvalued idea)를 경험하기도 한다. 이렇게 머릿속이 흐릿해지고 주의집중력이 저하되는 현상으로 인해 머릿속에서 형언할 수 없는 이상한 느낌을 가질 수 있는데, 이로 인해 자신의 신체적 및 심리적 문제들을 표현하는 데 어려움을 느끼는 경우가 있다. 사고지체는 대개 우울장애 및 조증 혼미(manic stuper)에서 발견되는데, 우울장애를 지닌 많은 사람들은 사고지체 때문이 아니라 불안을 야기하는 집착(preoccupation) 및 주의분산성(distractability)의 증가로 인해 생각을 진행시키는 데 어려움을 지니는 것 같다.

우원증(circumstantiality)은 별로 필요하지 않거나 사소한 지엽적인 세부묘사를 통해 자신의 생각을 표현하기 때문에 결국은 말하고자 하는 것을 이야기할 수는 있지만, 그 내용을 전달하는 데 시간이 오래 걸린다. 대개 어떤 사상의 본질적인 측면과 비본질적인 측면을 잘 구별하지 못하는 사람에게서 주로 나타나는 것 같은데, 대개 간질로 유발된 기질성 인격장애(Kaplan & Saddock, 2008)에서 나타나며, 정신지체를 지니고 있거나 강박성 성격특성을 지닌 환자들에서도 발견된다.

(2) 사고 연속성의 장애

사고 연속성의 장애(disorder of the continuity of thinking) 중 보속증(perseveration)은 정신적 작동의 문제로 말미암아 사고진행을 방해하여 다른 행동이나 말을 하지 못한 채 반복적인 언행을 나타내는 증상을 말한다. 보속증은 대개 언어적이거나 개념적인 속성을 지니고 있다. 예를 들어, 환자에게 '지금 대한민국 대통령이 누구인가?'라는 질문에 '이 대통령'이라고 대답했는데, 이전의 대통령들에 대해 질문했을 때도 여전히 '이 대통령'이라고만 반복해서 대답할 때 이를 언어적 보속증이라고 말할 수 있다. 보속증은 대개 환자가 직면한 과제의 난이도와 연관되기도 하는데, 문제가 더 어려워질수록 보속증이 발생할 가능성이 더 높아진다. 이 증상이 발견된다면 환자의 문제가 기질적일 가능성이 높다. 보속증의 초기 단계에서는 환자 스스로 자신의 보속증을 인식하고 있으며, 이를 극복하려 애쓰는 모습을 보이는 등 의지의 문제가 아니기 때문에 언어적 상동증(verbal stereotypy)과의 변별이 용이하다. 언어적 상동증은 현재의 상황과 전혀 관련이 없는 단어나 어구가 자동적으로 반복되는 것을 말하는 데 비해, 보속증은 특정 시점에서 관련된 단어나 어구, 혹은 개념이 그 이후에도 지속적으로 남아 있는 상태를 말한다.

사고 차단(thought blocking)은 일련의 생각들이 진행되는 도중에 갑자기 그 생각들이 멈추는 것을 말한다. 이때 환자는 아무런 생각도 떠올리지 못한 채 멍하게 있다가 완전히 새로운 생각들이 시작된다. 이런 경우 어느 정도 자신의 상태에 대한 통찰을 지니고 있는 환자들은 공포감에 휩싸이게 되는데, 이는 탈진상태나 심한 불안상태에서 발생하는 일련의 생각이 갑작스럽게 소실되는 것과는 다르다. 사고차단이 명백할 때 이것은 대개 정신분열병의 높은 피암시성(suggestibility)과 관련되는 것 같다. 이러한 사고진행의 억제는 아마도 불쾌한 정서와 결부되어 있는 콤플렉스가 작용함으로써 생기는 것으로 볼 수 있는데, 즉 분노나 공포와 같은 어떤 강한 정서를 이겨내려고 할 때 일련의 사고가 갑작스레 억제되는 것으로 설명한다. 이 증상은 시간이 지나면서 별다른 사고 차단의 징후 없이 회복되는 것 같다. 어떤 분명한 생각 혹은 그 생각과 결부된 불쾌한 정서 때문에 사고차단을 처음 경험할 수 있는데, 이러한 과정이 너무 빨리 일반화되기 때문에 이를 잘 알아채지 못하는 경우가 흔하다.

2) 사고 소유의 장애

사람들은 대개 자신의 생각을 당연히 자신의 경험으로 받아들이지만, 이러한 개인적 소유감은 의식의 전경에 있기 때문에 제대로 의식하지는 못하며 자의로 자신의 생각을 통제할 수 있다고 생각한다. 하지만 몇몇 정신장애의 경우 사고 소유의 장애(disorder of the possession of thought) 혹은 통제의 상실(loss of control)을 보인다.

(1) 강박사고 및 강박행동

강박사고(obsession)는 환자의 생각이 타당하거나 유용하지 않다는 것을 인식하면서도 그 생각을 멈추지 못하고 계속 같은 생각이 의식에 떠오르는 것을 말한다. 강박사고의 가장 중요한 특징 중 하나는 그 생각으로 인해 극심한 불안으로 고통받거나 심지어 죄책감을 느끼게 된다는 점이다. 특히 그 생각에는 환자가 용납하지 못하는 것들이 포함되기도 하는데, 정숙한 사람이 성적인 내용의 생각을 계속 하거나, 종교를 지닌 사람이 신성모독의 상상으로 고통받기도 하며, 소심한 성격의 사람이 고문이나 살인, 혹은 신체 상해에 대한 반복적인 불수의적 생각들에서 헤어나오지 못하는 경우도 있다. 과거에는 성적 강박사고가 흔했던 반면, 현재는 해를 끼칠 만한 행동을 반복해서 생각하는 것(예: 갓난아기를 낳은 엄마가 자신의 아기를 아파트 베란다에서 떨어뜨리는 생각)으로 인한 두려움이 가장 흔한 강박사고 형태다(Casey & Kelly, 2007). 이것은 시대상의 변화를 반영하는 것 같은데, 과거 성에 대한 생각이나 행동에 엄격했던 봉건주의 시대(서양의 빅토리아 시대)에서 현재는 공격성과 위험에 대한 관심이 많아진 것과 연관된 것으로 보인다.

강박사고와 강박행동(compulsion)을 구분하는 것이 일반적인데, 강박행동은 대개 강박사고로 인한 행동으로 설명될 수 있으며, 직접적으로 행동을 이끄는 강박적인 충동의 결과이거나 강박적인 심상이나 생각으로 매개되는 행동인 경우가 흔하다. 예를 들어, 오염에 대한 강박적인 두려움이 강박적인 손씻기 행동을 야기하여 심한 경우 피부의 손상을 입어 피부과에 방문했다가 정신과로 의뢰되는 경우도 있다. 강박사고의 본질적인 특징은 그것을 경험하는 환자의 의지에 반하는 것처럼 보인다는 점이다. 하지만 이러한 생각을 환자 스스로 조절할 수 있거나 저항할 수 있을 때 강박사고를 정신적 사상(mental event)이라고 표현할 수 있는데, 이러한 심상이나 개념, 두려움, 그리고 충동들은 강박적인 것이라고 부를 수 있지만 환각이나 기분과 같은 것들은 강박사고로 분류되지 않는다.

강박적인 심상(obsessional image)은 환자의 마음속에 가득 차 있는 생생한 이미지라고 할 수 있는데, 이러한 심상이 너무 생생해서 가성 환각으로 착각하기도 한다. 예를 들어, 어떤 환자는 자신의 이름이 또박또박 새겨진 묘비가 하나의 이미지로 떠오르는 것에 사로잡혀 어떠한 업무도 할 수 없고, 오로지 집안에 틀어박혀 눈을 감고 그 이미지를 반복해서 떠올리는 등 적응상의 곤란이 매우 심했다. 강박적인 개념(obsessional idea)은 특정 주제에 대한 반추적인 생각의 형태로 강박사고가 지속되는 것을 말한다. 이러한 강박사고는 '하늘은 왜 파랄까?'라는 물음에서 시작하여, '신과 구강성교를 할 가능성이 얼마나 있을까?' 하는 식으로 어떠한 주제로도 나타날 수 있다. 또 어떤 환자는 자신이 말로 표현한 것과 전혀 반대의 생각에 사로잡혀 지내기도 한다. 독실한 기독교 신자인 어떤 환자는 강박적인 신성모독의 생각으로 고통받았는데, 특히 예배시간에 목사님이 말씀하시는 내용 중에 '모든 죄인을 위해 흘리신 예수님의 피의 상징인 포도주를 제자들에게 나누어 주어……(후략)'라는 어구를 '모든 죄인을 사랑하여 흘리신 예수님의 정액을 제자들에게 나누어 마시도록……'이라는 말로 바뀐 것이 불수의적으로 생각났다. 강박적인 충동(obsessional impulse)은 어떤 대상을 반복하여 만지거나 셈하도록 만들며, 혹은 강박적으로 정리정돈하거나 특정한 방식으로 물건들을 배열하도록 강제할 수 있고, 혹은 자신의 의도와는 달리 반사회적인 행동(예: 물건을 훔치거나 작은 동물에게 상해를 입히는 등)을 야기하기도 한다. 우울장애에서는 자살에 대한 강박사고로 인해 실제 자살을 감행하기도 하지만, 강박장애 환자들에서 이러한 강박적인 충동을 행동으로 옮기는 경우는 흔치 않다. 강박적인 두려움(obsessive fear) 혹은 공포증은 전혀 현실가능성이 없는, 원인이 불분명한 두려움으로 구성되어 있는데 히스테리성 및 학습된 공포증과 구분되어야 한다. 왜냐하면 히스테리성 혹은 학습된 공포증은 특정한 스트레스 상황이나 분명한 대상이 존재하기 때문에 강박적인 두려움과는 다른 개념이다.

강박사고는 강박장애의 주요 증상이지만 우울장애나 정신분열병, 혹은 간혹 기질성 상태에서도 나타날 수 있으며, 특히 강박행동은 뇌염으로 인한 파킨슨병 환자에서 자주 발생한다(Lishman, 1998). 어떤 경우에 강박장애(obsessive-compulsive disorder)와 정신분열병 사이의 변별진단이 어려울 수 있는데, 강박장애 환자들 중 약 14% 이상이 정신병적 상태에서 주로 보이는 망상 및 환청을 보고하기도 한다(Eisen & Rasmussen, 1993; Dowling et al., 1995). 이러한 정신병적 증상들이 강박사고나 강박행동이라는 것을 환자들이 분명하게 깨닫지 못하도록 만들 수 있다. 또한 학자들에 따라 강박장애를 반응성(reactive) 혹은 자생성(autogeneous)으로 나누기도 하는데, 자생성 강박장애(autogenic obssesive-compulsive disorder) 환자들이 호소하는 강박사고가 대개 매우 기괴하고 병적인 특징을 지니고 있어서 죄책감과 거부감을 유발하며, 생각의 비현실성이 정신분열병의 그것과 매우 유사하기 때문에 두 정신장애 사이의 감별에 어려움을 야기하기도 한다. 대개 자생성 강박장애는 높은 불안 수준과 관련된 강박사고들로 구성되어 있으며,

정신분열병은 망상적 사고와 관련하여 불안 수준이 높아지는 경향을 보인다(이한주 등, 2002).

(2) 사고 소외

강박사고를 지닌 환자는 자신의 의지와 반하는 생각들에 사로잡혀 있음을 인식하지만, 이러한 강박사고를 외부에서 유입되거나 통제를 벗어나는 것으로 간주하지는 않는다. 사고 소외(thought alienation)는 환자 자신의 생각이 외부의 어떤 대상이나 다른 사람의 통제하에 있으면서 그들의 생각에 관여한다고 보는 것을 말한다. 순수한 사고 주입(thought insertion)을 경험하는 환자들은 자신의 생각이 외부의 다른 대상으로부터 침투적으로 유입된 것임을 인식한다. 대개 사고 소외는 정신분열병에서 흔히 보이는 증상이지만 유일한 것은 아니며, 사고 소외와 관련된 현상의 범위가 매우 넓은 편이다(Mullins & Spence, 2003).

사고 박탈(thought deprivation)을 경험하는 환자들은 외부의 힘에 의해 자신의 생각을 빼앗겨 마음으로부터 사라졌다고 보고하는데, 아마도 사고차단에 대한 주관적 경험을 보고하는 것 같다.

Fish의 정의(Hamilton, 1974)에 따르면, 사고 전파(thought broadcasting)는 자신의 생각을 다른 사람들도 똑같이 알고 있다고 생각하는 증상인데, 이후에 다른 많은 정의들이 소개되었다. 한 예로, 이것은 환자의 생각이 가만히 외부로 빠져나가 다른 사람들이 그 생각을 입수하는 것이라는 믿음이며, 자신의 생각이 큰 목소리로 들려오는 환청 경험으로 말미암아 이를 증거로 다른 사람들도 그 목소리를 들을 수 있다고 판단한다. 이러한 여러 정의들은 Pawar와 Spence(2003)에 의해 소개되었다. 임상 장면에서 환자들이 자신의 생각에 관해 믿고 있는 것을 정확하게 판별하고, 기록지에 그들의 말을 그대로 옮겨 적는 것이 유용하다. 이와 유사한 경험들을 사고전파로 판단 내릴 수 있지만, 이 개념이 그 외의 약간 다른 경험들을 기술하는 데도 사용될 수 있음을 깨닫는 것이 중요하다.

사고 소외와 관련된 경험들에 대한 정신분석적 해석에서는 개인의 자아와 이를 둘러싼 세상 사이의 경계가 붕괴된 것으로 간주하여 이 증상이 정신분열병의 중요 증상 중의 하나라는 데 대개 동의한다. 현재 ICD-10(World Health Organization, 1992)에서도 사고 소외가 정신분열병의 중요한 진단기준 중 하나다. 이 현상은 자아 동질적(ego-syntonic)인 것에서 자아 이질적(ego-dystonic)인 것까지의 연속선상에서 파악할 수 있는데, 자아의 목표와 욕구가 일치하거나 개인의 이상적인 자기상과 일치하는 경험일 때는 자아 동질적이라고 간주할 수 있으며, 반대로 불일치하는 경험일 때 자아 이질적인 특징을 지니고 있는 것이다. 하지만 자아 동질적인 것과 이질적인 현상 사이의 구분은 절대적인 것이 아니며, 망상이 일차적이냐 이차적이냐에 따라, 혹은 기분 상태의 변화에 따라 임상적 양상을 복합적으로 고려해야 한다. 대개 발병 초기의 정신분열병 환자들에서 사고 소외가 자아 동질적인 현상이었다면, 그 이후 통찰을 지니게 됨에 따라 점차 자아 이질적이고 고통을 주는 증상으로 받아들일 것이다.

3) 사고 내용의 장애

사고 내용의 장애(disorder of the content of thinking)는 대개 망상(delusion)과 동일한 개념으로 이해할 수 있는데, 망상의 통상적인 정의는 '한 개인의 사회문화적 배경을 벗어나는 그릇되고 확고한 믿음'이다. 망상이 그릇되어 있다는 사실로 인해 망상을 더 쉽게 인식할 수 있지만, 그 사실이 본질적인 특징은 아니다. 한 예로, 어떤 남편이 아내의 부정을 의심하는 질투망상을 지니고 있을 때, 그 남편의 망상이 그릇된 믿음만은 아닐 수 있다. 어떤 경우 실제로 아내의 부정이 사실일 수 있다. 즉, 망상의 주제가 사실이긴 하지만 단지 우연의 일치일 뿐이다.

또한 진성 망상(true delusion)과 망상적 사고(delusional-like idea)를 구분하는 것이 필요하다. 진성 망상은 다른 어떤 병적 현상으로 설명할 수 없는 일차적인 (혹은 고유한) 망상적 경험을 통해 나타나며, 망상적 사고는 어떤 다른 병적인 심리현상에 기인한 이차적 망상(secondary delusion)을 의미한다. 따라서 망상적 사고는 이차적 망상이라고도 불린다(Sims, 2003).

정신장애가 있거나 없는 사람들 모두에서 일어날 수 있는 또 다른 그릇된 신념은 과잉가치부여 사고다. 이것은 감정의 톤과 관련되어 있기 때문에 다른 어떤 사고들보다 우선하며 항상 혹은 오랜 시간 동안 지속된다. 과잉가치부여 사고가 망상보다 덜 견고하고 어느 정도 현실에 기초하여 만들어진 것이라 할지라도, 둘 사이의 차이를 구분하는 건 어려울 수 있다(McKenna, 1984).

(1) 일차적 망상

예전에는 대개 일차적 망상(primary delusion)을 경험할 때 이를 정신분열병의 주요 증상으로 간주했지만, 현재에 와서는 정신병적 상태뿐만 아니라 특정 기질성 상태를 포함한 다른 조건에서도 나타난다는 사실이 받아들여지고 있다. 일차적 망상 경험의 본질은 그것이 다른 심리적 사상들과 결합하여 새로운 의미를 창출해 낸다는 점이다. Schneider(1959)는 이 경험들을 다음의 세 가지 일차적 망상 경험의 형태로 나눌 수 있다고 보았다. 즉, 망상적 기분, 망상적 지각, 그리고 급성 망상적 사고다.

망상적 기분(delusional mood)의 경우, 환자는 그들 주변에서 어떤 일이 벌어지고 있다는 생각에 불안해지지만 그것이 무엇인지를 알지 못한다. 급성 망상적 사고와 망상적 지각이 발생할 때 망상적 기분의 의미가 명백해지는 경우가 많다. 급성 망상적 사고(acute delusional idea)는 망상이 환자의 마음속에 완전한 형태로 나타나는 것을 말하는데, 이 경험은 자생성 망상(autogeneous delusion)이라고도 알려져 있다. 이러한 증상은 정신질환이 있거나 없는 사람 모두에서 발생할 수 있기 때문에 그 자체로는 정신분열병의 진단적 준거가 되지 않는다. 우울장애나 심각한 성격장애를 지닌 환자들에서도 망상적 사고나 과잉가치부여 사고의 특징을 지닌 갑작스러운 생각들이 일어날 수 있다. 하지만 너무 과대하거나 병적인 갑작스러운 생각을 지니고 있는 환자라면, 정신분열병의 진단을 적극적으로 고려해야 한다.

망상적 지각(delusional perception)은 대개 자기 참조(self-reference)의 관점에서 정상적으로 지각된 대상에 대해 새로운 의미를 부여하는 것을 말한다. 새로운 의미는 환자의 감정 상태나 기존의 태도에 부합되는 것이기에 대개 이해하기 어렵다. 이러한 조건은 망상적 지각을 망상적 오해석(delusional misinterpretation)과 혼동하지 않도록 해 주기 때문에 중요하다. 예를 들어, 박해망상을 지닌 환자는 의자가 삐걱거리는 소리를 듣고 형사들이 그를 감시하는 것으로 생각하는데, 이것은 망상적 지각이 아니라 망상적 오해석에 가깝다. 망상적 지각은 두 가지 부분으로 구성되어 있는데, 어떤 대상에 대한 개인의 지각과 그 지각에 대한 새로운 의미를 부여하는 것이다(Schneider, 1959). 이를 통해 망상적 기억을 망상적 지각과 급성 망상적 생각으로 구분할 수 있다. 한 예로, 어떤 환자는 어릴 적 사용했던 수저에 왕관 모양의 장식이 있었기 때문에 자신은 왕족의 혈통을 지니고 있다고 말했는데, 과거 지각의 기억에 대해 망상적 의미를 부여했다는 점에서 망상적 지각이라고 볼 수 있다. 하지만 만일 환자가 어린 시절 청와대에서 태권도 시범을 보였을 때 대통령이 이에 격식을 차려 인사를 했던 것을 증거로 자신이 왕족의 혈통을 지니고 있다고 주장한다면, 망상이 그 기억 속에 포함되어 있고 두 부분으로 구성되어 있지 않기 때문에 급성 망상적 사고로 보는 것이 더 옳을 것이다.

일차적 망상 경험은 급성기 정신분열병에서 주로 나타나지만 만성 상태에서는 그리 흔하지 않은데, 일차적인 망상적 경험이나 환각, 견고한 사고장애 및 기분장애로 인해 발생한 이차적 망상들에 빠져 있기 때문이다.

(2) 이차적 망상과 체계화

이차적 망상(secondary delusion)은 대개 다른 병적인 경험들로 인해 발생되는 것으로 간주한다. 몇몇 연구자들은 모든 망상을 그 외의 다른 병적 현상들의 결과로 설명하려고 해 왔다. 정신분석가들은 망상 형성에서 투사(projection)의 역할을 강조했는데, 투사 방어기제가 정신병이 없는 사람들에서도 흔하기 때문에 특히 박해망상에서 나타나는 과도한 투사를 설명하기 위해 Freud는 박해망상과 과대망상을 내재된 동성애적 욕구의 결과로 설명하고자 했다. 현재 가장 유력한 설명은 망상이 부정적인 정동 상태나 환각에 의해 유발되는 이차적 산물일 수 있으며, 심인성 혹은 스트레스 반응들이 망상을 지닌 정신병적 상태를 초래할 수 있다는 것이다. 이것이 DSM-IV의 단기 정신병적 장애(brief psychotic disorder)다(American Psychiatry Association, 1994). 성격 또한 망상의 출현에 어떤 역할을 할 수 있다. 비정상적으로 의심이 많은 성격으로 인해 피해사고(idea of persecution)가 더욱 견고해질 수 있으며, 이로 인해 배우자의 부정이나 신체 질환에 대한 망상이 점차 발달한다. 이 경우 성격장애나 비정상적인 성격특성을 기초로 발달하는 망상장애로 간주될 수 있다.

어떤 편집성 정신병(paranoid psychosis)들은 예민한 성격(sensitive personality)의 발달로서 충분히 이해가능하다(Jaspers, 1997). 여기서 '예민성'은 환자가 어떤 방식으로든 외부의 방해를 받아 심리적이거나 사회적, 혹은 신체적인 문제가 발생했다고 지각하는 것에 관한 과도한 예민성을 의미한다. 이러한 관점으로 보자면, 활짝 만개된(full-blown) 편집성 정신병 환자들이 지각한 문제들을 스트레스 사건으로 인해 유발되었다고 주장하는 것을 설명할 수 있다. 정신분열병에서 일단 일차적 망상경험이 발생한다면, 이러한 망상체계 내에서 외부 사건들을 통합하려고 할 것이다. 이러한 망상의 정교화 수준에 따라 체계화(systematization)되었거나 그렇지 않은 망상으로 구분할 수 있다. 완전히 체계화된 망상을 통해 한 가지 기본적인 망상과 그 체계에 맞춰 잘못된 생각들을 나름대로의 논리에 따라 꿰어 맞추려고 할 것이다. 하지만 체계화의 수준이 환자들마다, 그리고 병의 경과가 진행되는 시간 흐름에 따라 확연히 다름을 고려해 본다면 나이가 더 많거나 망상이 견고하게 지속되는 환자들에서 체계화된 망상이 더욱 일반적일 것이다.

(3) 망상의 내용

정신분열병에서의 망상의 내용들은 환자의 사회문화적인 배경에 따라 영향을 받을 수 있다. 일반적으로 망상의 내용은 박해, 질투, 애정, 과대, 질병, 죄책, 허무 그리고 빈곤 등으로 구분된다.

박해망상은 일차적 망상 경험이나 환청, 환촉이나 피동성 등을 경험할 때 주로 나타나며 그 형태는 매우 다양하다. 박해망상을 지닌 환자들은 남들이 자신에 관해 험담하거나 비방, 혹은 감시하고 있다고 믿는다. 하지만 환자들이 자기참조 망상 혹은 자기참조 환각을 지니고 있는지를 명확하게 확인하기가 곤란하며, 관계사고 및 관계망상(delusion of reference)은 정신분열병에서만 국한되어 나타나는 것이 아니라 우울장애나 다른 정신병적 상태에서도 발생할 수 있다. 심한 우울장애를 경험하는 환자들 또한 스스로를 매우 부도덕하며, 다른 사람들이 이 사실을 알고 있어서 그들을 감시하는 것이 당연하다고 여긴다. 죄책망상(delusion of guilt)이 두드러지는 경우 환자들은 그들 자신이 죽어야 한다거나 죽을 때까지 감금되어 살아야 한다고 생각하며, 이러한 근거를 통해 망상을 완전히 정당한 것으로 믿는다. 하지만 어떤 환자들은 이런 박해망상을 인정하지 않으며, 우울증 때문에 그런 생각이 드는 것이라고 간주하기도 한다.

박해망상에 빠진 환자들은 주변사람(가족이나 이웃, 혹은 친한 친구들)이나 정치인, 혹은 같은 종교 신자를 박해자(persecutor)라고 믿는다. 또 어떤 경우엔 그들 혹은 그들이 사랑하는 사람들이 살해당할 것이라거나 고문당하고 있는 것이라고 믿는데, 특히 현재 고문당하고 있다고 믿는 사람들은 신체 환각(somatic hallucination)에 기초할 가능성이 높다. 가족이 해를 입을 것이라고 믿는 환자들은 대개 환청이 그 원인인 경우가 많으며, 가족들이 아주 낯설어 보인다고 보고하거나 그들이 자신에게 어떤 식으로든 고통을 주고 있다고 주장하는데 이런 증상들은 환자의 지각 혹은 기분 변화와 관련되어 보인다. 어떤 환자들은 자신의 재산을 누군가가 강탈하거나 빼앗아 가는 것 같다고 주장하며, 또 다른 경우에는 자신의 머릿속에 있는 중요한 지식을 훔쳐가는 것 같다고 호소한다.

독살이나 감염에 대한 망상은 잘 나타나진 않지만, 몇몇 환자들에서 그들의 배우자가 부정을 저지르는 것을 숨기기 위해 자신을 독살하려 한다고 보고하기도 한다. 독살에 대한 망상을 지닌 환자들은 정신적으로나 신체적인 변화를 경험할 때 이를 설명할 수 있는 유일한 방법으로 음식이나 커피 등에 독을 탔다고 가정하거나, 환후나 환미에 근거하여 이를 주장하기도 한다.

영향 망상(delusion of influence) 또한 박해망상의 일종으로, 정신분열병의 피동성 경험의 '논리적인' 결과로 나타난다. 환자들은 최면상태나, 악마 혹은 마녀에게 사로잡혀 있어서 라디오 방송을 듣거나 햇빛을 쪼일 때, 혹은 TV를 봄으로써 피동성의 느낌을 경험한다고 설명한다. 오늘날 '편집성'이란 말이 '박해'라는 말로 대치되어 사용되는 것이 흔한데, 엄격하게 말하자면 편집성의 정확한 뜻은 '망상적'이다. 편집증(paranoia)은 고대 그리스어의 para(beside)와 nous(mind)에 뿌리를 둔 것으로, 마음을 벗어난 상태(by the side of the mind)라는 의미로 쓰여 19세기까지는 망상이 가장 두드러진 특징인 기능성 정신질환을 의미했다. 편집성이란 단어가 편집증에서 파생된 단어이기 때문에 망상적이란 말과 동일하다고 볼 수 있다(Casey & Selly, 2007).

일반적으로 질투망상(delusion of jealousy)이라 부르는 것은 환자가 질투에 대한 망상을 지닌 것이 아니라 부정에 대한 망상으로 인해 병적인 질투심을 가지게 되는 것이기 때문에 잘못된 용어이며, 질투와 관련된 망상은 부정 망상(delusion of infidelity)이라고 부르는 것이 더 올바를 것이다(Munro, 1999). 부정망상은 기질성 및 기능성 장애 모두에서 나타날 수 있는데, 대개 환자들은 질병의 발생 이전부터 의심이 많고 예민한 특성을 지니는 경우가 흔하다. 의심이나 걱정이 많은 사람들이 배우자에 대한 부정을 점점 더 확신하면서 결국 망상적 수준에 도달하게 된다. 정신분열병에서는 배우자의 부정에 대한 망상이 흔한 데 비해 기질성 뇌질환, 특히 알코올사용 장애와 관련하여 다양한 종류의 부정망상이 보고되었다.

부정망상은 병의 시간적 경과에 따라서 혹은 심각한 와해를 경험하는 삽화 동안 그 심각성의 수준이 달라질 수 있는데, 심한 상태에서는 배우자에게 끊임없이 부정에 대해 심문하듯 질문하여 밤새 잠을 잘 수 없게 만들기도 한다. 예를 들어, 질투가 심한 남편은 아내의 눈두덩이 처진 것을 보고서 다른 남자와 자주 성교를 했기 때문이라고 우기거나, 속옷의 얼룩을 보고 정액의 흔적이라고 닦달하기도 한다. 이러한 행동이 점차 심해져서 그 폭력이 살인에 이를 정도로 심각해질 수도 있다. 부정망상을 지닌 망상장애 환자들은 정신분열병을 시사하는 다른 증상들을 드러내지는 않는 것 같다.

애정망상(delusion of love)은 상상적 연인 증후군(fantasy lover syndrome)이나 색정광(erotomania)으로도 불린다. 이 환자들은 누군가가 자신을 사랑하고 있다고 굳게 믿고 있으면서도 그들이 자신에게 겉으로 표현하지는 않는다고 말한다(Kelly, 2005). 그들은 상대방을 온갖 방법으로 괴롭히며(Kennedy et al., 2002), 연애편지를 보낸 후에 상대방이 반응을 보이지 않을 때 편지가 중간에 사라졌다거나 다른 사람이 상대방에게 자신에 대한 험담을 한다는 등의 주장을 한다. 망상 중에 애정망상만 보이는 사람들은 비정상적인 성격적 특성을 지니고 있는 경우가 있으며, 정신분열병을 지니고 있는 경우 환상 속의 애인에 대한 가벼운 망상에서 시작되어 훨씬 더 다양한 영역에서의 망상 및 환각으로 발전할 수 있다.

과대망상(grandiose delusion)은 여러 환자들에 걸쳐 상당히 다양한 정도로 나타나는 것 같다. 어떤 환자들은 자기 자신이 신이라거나 대통령, 혹은 유명 연예인이라고 믿기도 하며, 또 다른 사람들은 이보다는 조금 덜 과장된 방식으로 자신을 운동선수거나 발명가라고 말하기도 한다. 과대망상은 대개 환자 자신을 중요하다고 말해 주거나 대화하는 환청에 의해 지지되는데, 한 예로 어떤 환자는 환청으로 자신의 대통령 취임식이나 유명 연예인과의 결혼에 대해 상세하게 들었다고 주장하기도 한다. 과대망상은 대개 양극성 장애의 조증 삽화에서 흔하며, 환각을 경험하는 정신병적 상태에서 기괴하고 비현실적인 방식으로 망상을 경험하게 된다. 이 환자들은 자신이 누군가를 도와줄 수 있는 중요한 사람이라거나, 혹은 예수님이나 부처님의 목소리를 듣고 설파해 주는 사람이라고 믿음으로써 자신의 고양된 상태가 더욱 확고해지게 된다.

질병망상(delusion of ill health)은 우울장애의 주요 특징 중 하나로 알려져 있지만, 정신분열병과 같은 다른 장애에서도 종종 발견된다. 이 망상은 건강에 대한 관심이 많은 경우에 형성될 수 있는데, 자신의 건강에 대해 걱정하는 사람들이 우울해짐에 따라 자연스럽게 질병에 대한 망상이나 과잉가치부여 사고로 발전된다. 이는 박해망상이 다른 사람들과의 관계에 대해 걱정하고 의심하는 특성을 지니고 있을 때 발달되는 것과 유사하다. 우울장애에서 질병망상을 보인다면 대개 암이나 결핵, 에이즈, 뇌종양 등의 심각한 질환이 있다고 믿으며, 자신의 배우자나 아이들에서도 그런 질병이 있다고 의심할 수 있다. 한 예로, 우울한 어머니는 자신이 에이즈에 걸려서 아이도 에이즈에 걸렸다고 생각하거나 그녀 자신이 미쳤기 때문에 아이들도 정신병에 걸릴 유전을 타고났다고 믿게 된다. 이러한 잘못된 믿음으로 인해 이러한 불행에서 벗어나려는 시도로 자기 자신이나 자녀를 죽이려는 행동으로까지 이어지게 된다. 산후 우울증을 경험하는 여성의 경우 갓 태어난 자신의 아이에게 심각한 질환이 있을 것이라는 믿음 때문에 상당한 공포를 경험한다. 질병 망상은 일차적 혹은 나을 수 없는 정신병 때문이라는 이차적 망상의 형태를 띠는데, 많은 환자들이 스스로를 불치의 정신병 환자로 간주한다. 그로 인해 이들은 그들 삶의 나머지를 정신과 병원에서 살게 될 것이라는 믿음 때문에 자신의 증상을 부인하면서 치료를 거부할 수도 있다.

건강염려증적 망상(hypochondriacal delusion)은 우울감이나 신체 환각, 혹은 주관적인 변화에 대한 지각 등으로 인해 정신분열병에서 나타날 수 있다. 초기에는 이 망상이 우울증의 결과로 여겨지지만, 점차 심리적 혹은 신체적 증상에 대한 잘못된 설명으로 발달하여 만성 정신분열병 환자들에서 신체 환각의 결과로 나타난다. 만성적인 건강염려증은 성격발달과도 연관되어 있는 것 같다. 걱정이 많은 사람들은 질병에 대한 과잉가치부여 사고로 발전하게 되며 점점 더 그 강도가 심해져서 결국 망상에 이르게 되는데, 수술이나 과도한 약물치료를 요구하는 수준에 이르러 명백해진다.

얼굴이나 외모에 대한 망상적 집착은 질병망상과 약간 비슷한 양상을 띠는데, 환자들은 그들의 코가 너무 크거나 얼굴이 틀어져 있거나, 혹은 여드름 같은 피부질환으로 추해지게 되었다고 믿는다. 질병이나 외모에 대한 과도한 집착은 어느 정도 강박적인 특징을 지니기도 하며, 환자들은 자신의 외모나 질병에 많은 시간 불필요하게 걱정하는 것에 대해 이상하다고 느끼면서도 이러한 생각을 멈출 수가 없다. 이러한 생각이 망상적 수준에 도달한다면 자신의 믿음이 정말로 터무니없다는 것을 절대 인정하지 못한다.

경도의 우울상태에서도 환자들은 자신을 책망하거나 비판하는데, 우울양상이 심해지는 경우에 자기책망이 죄책 망상(delusion of guilt)으로 발전하여 스스로를 완전히 나쁜 놈으로 보면서 자신이 가족들을 파멸로 이끌 것이라고 믿는다. 그들은 용서받지 못할 죄를 범했으며, 이것 때문에 지옥불에 빠질 것이라고 단언한다. 아주 심한 우울 상태에서는 과대망상적인 특성을 함께 지녀 이 세상에서 그 어떤 악인보다도 더 악하고 무시무시한 범죄자라고 주장하기도 한다. 그들은 또한 절대 죽지 않은 채 영원토록 벌을 받을 것이라고 말한다. 이렇게 극히 엉뚱한 죄책망상은 종종 허무망상과 관련되며, 박해망상으로 발전할 수도 있다.

허무망상(nihilistic delusion)은 환자가 자신의 신체나 마음, 사랑하는 사람과 자신을 둘러싼 세상의 존재를 부정하는 방식으로 표현된다. 그들은 자신에게 아무런 마음도 지능도 없으며, 신체기관이나 몸 자체도 다 없다고 주장한다. 또한 그들은 한 인간으로서 자신의 존재를 부정하며, 그들이 죽었다거나 세상이 멈췄고 다른 사람들 모두가 죽었다고 믿는다. 허무망상은 심각한 초조성 우울증(agitated depression)이나 정신분열병, 혹은 섬망 상태에서 나타나며, 때로 자신의 행위로 인해 이 세상에 재앙이 닥치게 만들었다는 망상(예: 소변을 보는 것을 거부하는 이유가 이로 인해 이 세상에 전부 홍수가 날 것이기 때문이라는 식)과 관련되기도 한다.

빈곤망상(delusion of poverty)을 경험하는 환자들은 그들이 가난하며, 그들 및 그들의 가족이 빈곤한 상태에 직면했다고 믿는다. 이 망상은 대개 우울장애에서 나타나지만 최근에는 거의 발견되지 않는다. 아마도 현재 사회문화적인 배경 상 빈곤에 대한 주제가 거의 이슈가 되지 않기 때문인 것 같다.

(4) 망상의 실재성

망상을 지닌 환자들이 모두 그들의 생각대로 행동하는 것은 아니다. 망상이 만성화될수록 그 망상과 환자의 행동 사이의 불일치가 더욱 커진다. 예를 들어, 자신이 신이라는 과대망상을 경험하는 환자는 오랜 기간 동안 정신병원에 입원해 있으면서 이에 만족해 하며, 독살당할 것이라는 박해망상을 지닌 환자는 병원 음식을 맛있게 먹는다. 죄책망상과 건강염려증을 함께 가진 우울장애 환자의 경우 정신운동성 지체(psychomotor retardation)가 두드러지지 않는다면 어떤 액션을 취할 수 있는데, 특히 자살이나 가족을 살해하는 등의 행동을 보일 수 있으며, 심각한 죄책망상을 지닌 우울증 환자는 실제로 어떤 범법행위를 저지르지 않았더라도 경찰에 자수를 하러 가는 경우도 있다. 특히 위험한 것은 부정망상으로 이것은 폭력이나 살인으로 이어질 소지가 높다(Munro, 1999). 주요 정신질환을 경험하지 않은 사람들의 망상적 사고나 과잉가치부여 사고로도 이와 비슷한 행동이 나올 수 있다.

(5) 망상의 기저 병리

망상적 신념의 인지적 근거에 대한 모형을 개발하고, 망상의 발달과 유지에 관여하는 뇌영역 및 처리과정을 확인하는 새로운 뇌영상 기법들을 통해 망상의 기저 병리에 대해 정확하게 밝혀내려는 시도가 이루어졌다.

Huq 등(1988)은 인지적 관점에서 망상을 경험하는 환자들이 그렇지 않은 환자들에 비해 증거가 더 적은 상태에서 추측을 하는 경향이 있음을 발견했다. 또한 Garety 등(1991)은 망상을 지닌 환자들이 다른 환자들에 비해 그들의 마음을 더 빠르게 변화시키는 경향이 있음을 확인했다. Bentall(1990)은 신념의 발달과 유지에 포함된 지각 및 인지 처리과정에 대한 유용한 추론 모형(heuristic model)을 고안했으며, 이 모형을 망상의 발달과 유지 영역으로 확장시켰다(Bentall, 2003). Gilleen과 David(2005)는 추리 편파, 주의 및 귀인 편파, 그리고 정서 및 마음이론의 관련성에 초점을 맞춰 망상의 인지신경정신의학에 대한 가치 있는 개관을 제시했다. 그들은 향후 이 영역의 더 깊은 탐구를 위해 기능적 뇌영상 기법의 역할을 강조했다.

뇌영상 기법을 통해 여러 종류의 망상들이 뇌구조 및 기능상의 여러 측면들과 관련되어 있음을 제안해 왔는데, 특히 대상회(cingulate gyrus)의 활동 이상이 박해망상과 관련되어 있다거나(Blackwood et al., 2004), 내비 피질(entorhinal cortex)의 병변이 망상과 같은 양성 증상과 관련되어 있음을 발견한 연구(Prasad et al., 2004)가 있다. Blackwood 등(2000)은 특정 대뇌부위의 비정상적 연결이나 활동들이 망상의 형성과 관련이 있음을 제안했으며, Szeszko 등(1999)도 망상의 병인학에 신경발달적 측면의 영향력을 확인했다. 미래의 인지적 접근 및 뇌영상 기법을 통합한 연구를 통해 망상의 다양한 기저병리를 더 분명하게 검증하길 바란다.

4) 사고형식의 장애

형식적 사고의 장애(formal thought disorder)는 정신분열병 및 기질성 뇌장애에서 가장 흔히 나타나는 개념적 혹은 추상적 사고의 장애와 동의어다. 정신분열병에서 사고형식의 장애는 인지 결손(deficits in cognition)과 공존하며(Sharma & Antonova, 2003), 이러한 사고장애의 형태들은 개별 사례에서 서로 구분하기가 꽤나 어렵다. Bleuler(1911)는 정신분열병을 응축과정으로 특징 지어지는 상징의 치환 및 상징의 잘못된 사용에 의한 사고 연상의 장애로 간주했다. 응축과정에서 어떤 사물에 대한 일반적인 두 가지 생각이 잘못된 개념으로 혼용되어 하나의 개념으로 치환되는데, 이것이 사고의 연상이 일어나는 데 사용된다고 보았다. 상징을 잘못 사용하는 것은 상징의 의미 대신 상징의 구체적인 어떤 측면을 사용하는 것(구체적인 사고, concrete thinking)을 말한다.

정신분열병에서의 형식적 사고장애에 대한 그 외의 설명들은 같은 현상을 다른 심리학적 개념들을 사용한 것인데, Cameron(1944)은 연속되는 생각들을 적절하게 결합하는 것에서의 오류를 설명하기 위해 신데시스(syndesis)라는 용어를 사용했다. 그는 정신분열병 환자들이 가까운 장래의 문제들에 초점을 맞추는 데 어려움을 보인다는 것을 확인했다. 환자들은 부정확하게 그 문제들을 표현했으며, 이야기할 때 잘 알아들을 수 없는 말들과 공상적인 자료들을 더 많이 사용했다. 환자들은 자신의 생각을 구체적으로 정의 내리지 못했으며, 조직적인 방식으로 행동화하지 못했고, 과제에 걸맞는 방식의 반응을 보이지 못했다. Goldstein(1944)은 정신분열병 환자들의 추상화 능력의 결손이 그들이 사용할 수 있는 어휘가 충분함에도 불구하고(기질성 상태의 환자와 달리) 구체적인 사고를 하게 만든다고 보았다.

Schneider(1930)는 형식적 사고장애를 탈선, 치환, 생략, 융합 그리고 혼합 등 다섯 가지 특징으로 분류했다. 사고 탈선(derailment)은 사고의 주제가 다른 주제로 넘어가는 것을 말하며, 치환(substitution)은 주요한 생각이 다른 주제의 생각으로 바뀌는 것을 말한다. 생략(Omission)은 생각 전부나 특정 부분이 무분별하게 사라지는 것을 의미한다. 융합(fusion)은 생각의 서로 다른 이질적인 부분들이 섞여 버리는 것이며, 혼합(drivelling)은 한 가지 복잡한 생각을 구성하는 어떤 부분이 혼입되어 섞인 것을 의미한다. 임상 장면에서 이들을 서로 구분하는 것이 꽤 어려운데, Schneider는 건강한 사고의 세 가지 주요 특성을 다음과 같이 제시했다. 항상성(constancy)은 의식적으로 떠올린 다른 생각이 시작되기 전까지 생각의 내용이 바뀌지 않고 끝낼 수 있음을 의미하며, 조직화(organization)는 사고 내용들이 서로 확실하게 관련되어 있으면서도 무질서하게 섞이지 않으며 내용들을 깔끔하게 분리할 수 있음을 말한다. 마지막으로 연속성(continuity)은 의미의 연속성을 유지해 나가기 때문에 매우 다른 이질적인 주제, 혹은 갑작스러운 생각이나 정보가 떠오르는 상황에서도 의식적으로 전체적인 생각의 줄기를 순서대로 배열시킬 수 있음을 말한다.

Schneider는 정신분열병 환자들이 이러한 정상적인 생각의 세 가지 특징에 조화되는 세 가지 사고장애를 지니고 있다고 주장했다. 여기에는 기묘한 방식으로 완결되지 않는 사고, 정상적인 방식으로 사고를 조직화하지 못하는 것, 그리고 산만한 사고가 포함된다. 아래에 형식적 사고장애 세 가지를 기술하였다.

- **완결되지 않는 사고:** 완결되지 않는 사고(transitory thinking)는 탈선, 치환 그리고 생략과 같은 특징을 지닌다. 산만성에서는 연속성이 엉성해지는 반면, 생략에서는 의도 자체가 방해를 받고 공백이 생긴다는 점에서 두 개념이 서로 다르다. 완결되지 않는 사고는 문법이나 구문 구조 모두 와해되어 있다.
- **혼합된 사고:** 혼합된 사고(drivelling thinking)를 경험하는 환자들은 복합적인 생각들 각각에 대한 잠정적인 윤곽을 지니고는 있지만, 그 생각들을 제대로 조직화하지 못하기 때문에 생각의 각 부분들이 뒤죽박죽 섞여 버린다. 혼합된 사고를 경험하는 환자들은 그들 자신의 생각을 꼼꼼하게 들여다보려고 노력하지만, 이것들이 적절하게 정리되지 못한 채 그 생각들 사이의 본질적인 관계가 애매해져 버리고 각 생각의 중요성이 변화한다.
- **산만한 사고:** 산만한 사고(desultory thinking)로 인해 말할 때 문법적으로는 맞지만 이야기 도중에 다른 생각들이 갑작스럽게 출현한다. 이러한 생각들은 대개 단순하며, 적절한 시기에 표현한다면 꽤 이해할 만하다.

제6장

정서 및 자기의 장애

대학을 진학하여 동생과 함께 자취를 하던 김 씨는 교통사고로 인해 학교를 휴학하게 되었는데, 평소 과대표를 맡아 학과 일을 열심히 했으며, 장학금을 받을 만큼 성실했기 때문에 이에 대한 실망감이 컸다. 또한 사소한 일에도 예민하게 반응하면서 함께 살던 동생과의 다툼이 많아졌고, 잠을 잘 자지 못하고 방안에서 계속 책만 읽는 모습을 보였다. 최근 갑자기 기분이 들뜨고 말이 많아지며, 밤에 잠을 잘 자지 않고 동생에게 끊임없이 자신이 해야 할 일들에 대해 장황하게 이야기를 했다. 그래서 또다시 동생과 다툰 이후에 집 밖에 나갔다가 이틀 동안 길거리를 헤매고 다니는 것이 발견되었다. 이로 인해 '양극성 장애' 진단하에 정신과에 입원하여 증상 회복 이후 퇴원했지만, 한 달이 채 지나기도 전에 복용약물을 임의 중단하면서 또다시 작은 일에도 화를 내고 말수가 증가했으며 감정의 기복이 심해졌다. 그러던 중 갑자기 성경책을 읽기 시작하여 식사를 거르고 잠을 자지 않은 채 반복하여 읽다가 "이곳은 하나님이 만든 신성한 곳"이라거나 "나는 천사이기 때문에 모든 사람들을 보살펴야 한다."면서 거리에 나가 보이는 사람들을 모두 안으려고 하다가 거절당하면 갑자기 불같이 화를 내면서 욕설을 퍼붓기도 했다. 집으로 데려왔지만 또다시 아무 말도 없이 집을 나가 연락이 되지 않았는데, 집을 나가 도서관에서 밤새 기독교 관련 책들을 보았고, 거리로 나가 큰 소리로 "예수를 믿어라. 내가 천사이니 당신네들을 모두 천당으로 보내 주겠다."며 소리를 지르다가 경찰에 의해 정신과 폐쇄병동에 입원하게 되었다.

위의 사례처럼 우리가 경험하는 정상적인 정서나 기분과 달리, 현재 표현되는 정서가 상황에 걸맞지 않거나 그 정도가 예상했던 것보다 훨씬 심한 경우, 혹은 이러한 역기능적인 정서 상태로 말미암아 일상생활 기능에 현저한 방해를 받는 경우 비정상적이거나 병적인 정서 상태라고 간주할 수 있다.

보통 기분이나 정동, 정서나 느낌 등과 같은 용어들을 혼용하여 우리의 감정 상태를 나타내는 경우가 흔한데, 이러한 개념들은 사실 그 의미가 서로 다르며, 이에 대해 많은 학자들이 제각기 조금씩 다른 정의를 내리고 있다. 통상 느낌(feeling)은 어떤 사건이나 경험에 대한 긍정적이거나 부정적인 반응으로 묘사할 때 사용하며, 대개 뚜렷하지만 순간적인 특징을 지닌 주관적인 정서 경험을 의미한다. 느낌을 묘사할 때는 대개 '느낌이 좋다'거나 '느낌이 좋지 않다'는 식으로 양분된 방향으로 표현한다. 반면, 정서(emotion)는 어떤 특정한 선행요인이나 어떤 원인 사건에 대한 반응으로 발생하는 생리적 변화(physiological change)와 그로 인해 야기되는 흥분상태(stirred-up state)로 정의할 수 있으며, 어떤 행동을 취하게 하거나 억제시키는 특징이 있다. 기분(mood)은 비교적 전반적이고 지속적인 정서이며, 세상을 보는 개인의 지각을 기분의 특성에 따라 윤색한다. 기분을 서술할 때는 그 강도와 기간, 그리고 그 변화(fluctuation) 등이 포함되며, 기분의 유형은 우울하다거나 기쁘다는 식의 형용사로 묘사할 수 있다. 정동(affect)은 특정 대상이나 사건과 관련된 짧은 순간의 정서경험(emotional experience)을 의미하기 때문에, 한 개인의 현재 정서 반응성(emotional responsiveness)으로 정의할 수 있다. 이러한 정동은 얼굴 표현 등 개인의 신체 언어(body language)를 통해 나타나기 때문에 타인들에 의해 정동 상태를 유추해 볼 수 있으며, 기분과 일치하거나 그렇지 않을 수도 있고, 정상 범위에 해당되는지, 혹은 제한되어 있거나, 둔감 또는 둔마된 상태 등으로 표현할 수 있다.

기분과 정서를 분리하고 설명하는 데 있어서, 그것들이 정상인지 혹은 적절한

지(물론, 기분과 정서가 드러나지 않는 것도 비정상적으로 간주할 수 있음)를 판단하고, 입원할 만큼 병리적인지 여부를 결정하는 데 사용되는 용어들이 거의 비슷하다는 사실로 인해 혼란스러울 수 있다. 우울이나 불안 등이 정상적인 정서 반응이나 치료가 필요한 장애들 모두에 사용된다는 것이 그 좋은 예다. 이를 변별하지 못하는 것은 꽤 심각한 문제를 야기할 수 있는데, 즉 용어상의 혼란뿐만 아니라 정상과 비정상을 구분하지 못하게 만들 수도 있기 때문이다.

이 장에서는 임상 장면에서 볼 수 있는 정서 반응과 표현의 비정상성을 그 심각성에 따라 다섯 단계로 기술하였다. 정상적인 정서 반응은 사회문화적 규범을 벗어나지 않는 수준에서 어떤 사건의 결과로 당연히 나타나는 정서 상태(emotional state)로 설명할 수 있는 반면, 반응 자체가 잘못되었다는 것보다는 그 정서 상태가 너무 과도하거나 부족하며, 대개의 정상적인 반응과는 확연히 다른 정서 표현일 때 비정상적이라고 볼 수 있다. 정서 표현의 장애는 비정상성을 인식하지 못하는 사람의 비정상적인 정서 표현과는 다르다.

제1절 정서의 장애

1. 정상적 정서 반응

어떤 특별한 사건이나 병적인 심리적 경험으로 인한 정서 반응은 대개 정상적이라고 할 수 있다. 사랑하는 사람이 죽었거나, 이전에 건강했던 사람이 치명적인 질병에 걸렸다는 사실을 알게 되었을 때 애도(grief)하는 것은 정상적인 정서 반응(normal emotional reaction)이다. 예를 들어, 환청을 비롯한 여러 정신병적 증상들을 경험하는 환자들은 자신의 기괴한 경험들과 관련하여 충분히 이해할 만한 부정적인 정서 반응을 나타낸다. 하지만 이러한 정서 반응이 비정상적인 정서 반응과 어떤 차이가 있는지를 구별하려는 시도는 거의 없었다. 정상적이거나 비정상적인 반응들이 함께 존재하는 경우도 흔하다. 예를 들어, 사별 이후에 가슴이 찢어지는 듯한 고통을 느끼며, 수면을 잘 취하지 못하고, 식사를 제대로 하지 않으며, 집중력이 떨어지는 것과 같은 문제들이 발생할 수 있다. 이는 사별 경험

(bereavement) 초기에 가장 심하다가 시간이 지남에 따라 점차 줄어들게 된다. 하지만 애도 반응이 더 오랜 기간 동안 지속된다면, 이는 우울 삽화(depressive episode)에 해당되는 비정상적인 증상으로 간주되어야 한다.

두 가지 정서 반응을 구분하기 위한 또 다른 차원으로 기능적 손상을 들 수 있는데, 비정상적인 상태에서와 달리 정상적인 반응에서는 기능적 손상이 나타나지 않거나 매우 짧게만 발생한다. 스트레스 사건에 대한 정상적인 반응의 경우, 기본적으로 해야 할 일은 해낼 수 있으며 일상적 역할을 수행하는 데 거의 문제를 보이지 않는다. 한 예로, 배우자와 사별했거나 혹은 아내나 자녀가 암을 진단받은 경우, 그 당시에는 큰 충격에 빠지지만 어느 정도의 시간이 흐른 뒤에는 그 충격에서 벗어나 다시 일상으로 돌아간다. 그렇다면 이러한 양상이 어느 정도의 시간 경과를 보여야 정상적인 반응이라고 볼 수 있을까? 대개 정상적인 애도의 기간은 대개 6~12개월을 넘지 않는 것으로 알려져 있다. 실제로 직장이나 학교를 다니는 경우 대개 며칠에서 몇 주 정도를 쉰다면 다시 정상적으로 복귀할 수 있는데, 주변의 지지(support) 및 실제적인 도움 등과 같은 다른 요인에 의해 영향을 받는다. 이러한 지지나 도움이 충분히 제공되는 경우 다시 일상으로 돌아갈 수 있는 기간이 훨씬 더 짧아질 것이다.

DSM-IV(APA, 1994)의 임상적 관심의 초점이 될 수 있는 기타 상태에 정상적인 사별 반응에 대한 기술이 있는데, 여기서는 사별 이후 발생하는 주요 우울 삽화에 들어맞는 특징적인 증상들이 대개 2개월 이내에 호전되는 경우로 정의하고 있다. DSM-IV에 따르면, 이러한 증상들이 사별하고 나서 2개월이 지난 이후에도 지속되면서 동시에 일상생활에서의 적응적 곤란이 심한 경우 우울장애로 진단하며, 정상적인 사별반응의 특징이 아닌 특이한 증상들이 나타났을 때도 우울증인지 여부에 대한 감별이 가능하다고 제시하고 있다. 그 증상들에는 원인이 불분명한 죄책감, 죽음에 대한 끊임없는 생각, 무가치감에 병적으로 집착하는 것, 심한 정신운동 지체, 망자와 관련된 환각 경험 및 장기간의 심한 기능 장해 등이 해당된다.

2. 비정상적 정서 반응

비정상적 정서 반응(abnormal emotional reaction) 또한 스트레스 사건들로 인해 충분히 발생할 수 있지만, 더 오랫동안 개인의 전반적인 기능을 지속적으로 손상시키는 것이 특징이라고 할 수 있다. 여키스-도슨 법칙(Yerkes-Dodson law, 1908)을 통해 정상적이거나 비정상적인 정서 상태를 명확하게 구분할 수 있다. 이 법칙은 원래 수행의 효율성이 각성 상태에 따라 영향을 받으며, 각성 상태가 어느 정도 적절 수준에 도달했을 때 최대의 효율성을 발휘한다는 것을 의미한다. 또한 과제의 특성에 따라서 쉬운 과제는 각성 수준이 상대적으로 높을 때, 그리고 어려운 과제는 각성 수준이 상대적으로 낮을 때 수행의 효율성이 최대가 된다는 법칙이다. 이 법칙에 따르면, 우리가 경험하는 스트레스 수준이 어느 정도 수준까지는 우리의 기능을 훼손시키지 않지만, 어느 지점을 지나 그 이상 높아진다면(즉, 역치수준을 넘어선다면) 개인의 기능 저하를 야기하여 결국 와해시킬 수도 있다고 본다.

이러한 역치점은 유전적이거나 성격적 기질과 같은 개인적 특성과 더불어 사회적 지지와 스트레스의 지속기간, 그리고 그 사건의 심각성과 같은 외적 요인 사이의 상호작용에 의해 영향을 받는다. 즉, 강인성과 같은 성격적 특성을 지닌 동시에 주변의 가까운 타인들로부터 애정과 관심을 충분히 받는 경우라면 스트레스 수준이 비교적 높은 수준까지 올라가더라도 별다른 기능상의 문제를 야기하지 않을 수 있다. 만일 반대의 경우라면 더 적은 스트레스를 통해서도 부정적인 양상의 정서경험을 할 가능성이 높다. DSM-IV(APA, 1994)에서는 어떠한 스트레스 사건을 경험한 이후에 이러한 비정상적인 정서 반응을 보이는 경우 불안과 우울 기분을 동반한 적응장애라고 진단 내리고 있다.

1) 불안 및 관련 정동

불안(anxiety)은 불쾌한 정동 상태(unpleasant affective state)로서 어떤 대상이나 상황과 같은 특정한 이유가 없는 상태에서 두려움(fear)을 경험하는 것으로 정의 내린다. 불안을 경험하지 못하는 것이 때로 부적응적이라 할 수 있을 정도로 보편적인 감정으로서 불안은 스트레스에 대한 개체의 반응에서 생존을 위해 없어서는 안 될 중요한 부분이다. 불안은 상태 불안과 특성 불안으로 구분할 수 있는데, 상태 불안(state anxiety)은 특정한 유발 사건에 대한 반응으로 바로 지금 여기에서 경험하는 불안 감정을 말하며, 특성 불안(trait anxiety)이 높다는 것은 오랜 시간 아마도 타고난 기질적 특징으로서 사람의 모든 변화에 대해 습관적으로 지나치게 불안하게 대응하는 경향성을 의미한다. 불안의 특징적인 기분은 '옥죄는 듯한' 느낌이다. 불안 및 이와 연관된 정서상태는 심리적 특성 및 객관적인 생리적 변화를 함께 나타나는데, 특히 생존에 위협이 될 만한 내외적인 자극상황에 닥쳤을 경우 자율신경계(autonomic nervous system)의 교감신경계(sympathetic nervous system)가 활성화됨으로써 위협적인 상황이나 대상으로부터 도망가거나 혹은 맞서 싸우도록 우리의 몸을 자동적으로 준비시킨다. 이토록 불안은 우리의 생존을 위해 필수적인 감정상태로서 '정상적인 불안'이라고도 부를 수 있다.

'비정상적인 불안'은 정상적인 것과 달리 세 가지 주요 특징이 있는데, 첫 번째는 어떠한 실제적인 위험상황 혹은 예견된 위험이 없음에도 불구하고 불안을 경험한다는 것이며, 두 번째는 실제적인 위험수준보다 훨씬 더 심한 불안을 느낀다는 점이다. 마지막으로 대개 정상적인 불안은 위험이 사라지면서 점차 감소하는데 비해 비정상적인 불안은 위험이 사라졌음에도 불구하고 지속적으로 불안을 경험한다는 점이다.

환자들은 불안을 보고할 때 대개 긴장(tension)되어 있다거나 스트레스를 받는다거나, 혹은 뒷목이 뻣뻣해진다는 등으로 표현한다. 불안은 대개 심계항진(palpitation)이나 발한(sweating), 호흡 곤란(difficulty breathing), 혹은 현기증(dizziness) 등의 신체 증상들을 동반한다. 이러한 증상들이 갑작스럽고 동시다발적으로 발생하는 경우 극단적인 두려움을 경험하게 되며, 이를 공황발작(panic attack)이라고 부른다. 또한 불안은 불안한 예감(anxious foreboding)과도 관련이 있는데, 즉 어떤 끔찍한 사건이 벌어질 것만 같은 걱정이 들면서도 그것이 어떤 일인지를 알지 못하고 있는 상태를 의미한다. 불안한 예감은 어떤 이유로 두려운지를 알 수 없지만, 어쨌든 끔찍한 어떤 일이 벌어질 것만 같은 두려움을 느끼는 것으로 정의한다. 이런 경우 불안의 신체 증상들이 동반되는 경우가 흔한데, 이는 암환자가 치료를 받는 도중 암의 진행에 대한 검사 결과를 기다리는 동안 경험하는 이해할 만한 불안한 상태와는 구별할 필요가 있다. 이러한 불안한 예감은 범불안장애(generalized anxiety disorder)나 우울증, 혹은 공황장애(panic disorder)와 같은 여러 장애에서 흔히 나타나는데, 이로 인해 경험하는 기분은 정상적인 정서반응이지만 적응장애, 범불안장애 혹은 우울 삽화 동안 경험하는 것과 질적으로 다르지는 않다. 또한 압도적인 공황은 두려움으로 인해 완전히 얼어붙거나 마비되게 만드는 무활동성(inactivity)을 유발하거나, 혹은 반대로 잘못된 방식의 과잉활동을 야기하여 더욱 혼란에 빠뜨리기도 한다.

공포증(phobia)은 두려움의 대상이나 상황, 혹은 생각이 한 가지에 국한되는 경우로 설명할 수 있다. 공포증은 불안의 신체 증상들 및 회피행동과 관련되어 있는데, 대부분의 두려움은 학습된 반응으로 간주될 수 있다. 예를 들어, 어린 시절 개에게 물리는 호되게 무서운 경험을 한 사람은 나중에 성인이 되어서도 개를 무서워하는 개 공포증을 지닐 수 있으며, 이들은 개를 제외한 그 외의 다른 대상이나 상황에 대해서는 회피하지 않는다. 어떤 공포증들은 질병에 걸린 상태나 흔하게 발생할 수 있는 우울 상태, 혹은 오염에 대한 두려움과 같은 강박 증상들에 뒤이어 나타나기도 한다.

자극과민성(irritability)은 불안과 관련된 또 다른 정서 상태다. 자극과민성은 다른 사람에 의해 관찰될 수 있는 주관적인 느낌이며, 타인이나 자기 자신을 향한 감정적 경험이다. 특히 다른 불안 상태와는 달리 자극과민은 성질을 조절하는 능력이 떨어져 있는 상태로, 주로 화를 내거나 폭발적으로 행동을 취하는 등 분노감정인 것처럼 보인다. 하지만 정상적인 분노반응처럼 이러한 행동을 취함에 따라 감정의 정화를 느끼지 못하고, 오히려 불쾌하거나 후회감을 경험하게 만든다. 대개 외상적 경험으로 인한 외상후스트레스장애(posttraumatic stress disorder)나 뇌진탕후 증후군(postconcussional syndrome)을 지닌 환자들에서 흔히 나타나는데, 특히 기질성 인격장애(organic personality disorder)와 같이 어느 누구에게라도 보편적으로 나타나는 행동화(acting out)가 아니라, 주로 자신과 가까운 주변의 중요한 타인들에게 신경질적인 언행을 드러낼 때가 많다.

2) 우울 및 관련 기분

우울감(depressed mood)은 인간이 가장 흔하게 경험하는 비정상적 정서 반응 중 하나로서, 이를 논의하는 것은 우울 정서를 묘사하는 그 외의 다른 용어들과 상당히 유사하기 때문에 혼란스러울 수 있다(Casey, Dowrick, & Wilkinson, 2001). 우울(depression)은 사별로 인해 발생하는 정상적인 슬픔(sadness)을 표현할 때 사용되기도 하며, 좌절 경험으로 인한 저조한 기분(low mood), 혹은 심각한 우울장애의 한 증상으로서 깊은 침울감(profound gloom) 등에 해당된다. 더 복잡한 경우에는 우울감이 다른 질병의 진행으로 인한 충분히 이해할 만한 반응이거나 혹은 질병 자체에 대한 이차적인 반응으로도 나타날 수 있다.

우울이 불안과 동반되어 나타나는 경우가 흔하다고 알려져 있지만, 실제로 우울과 불안은 조금 다른 기제로 야기되는 것 같다. 실제로 한 개인의 욕구는 두 가지 지향점을 지니고 있는데, 자율성(autonomy)과 사회성(sociotropy) 영역이 그것이다. 자율성의 욕구가 강한 사람의 경우 개인의 성취에 깊이 몰두하며, 그와 관련하여 자신의 가치를 높이거나 과업을 완수하는 등의 목표에 매진하는 반면, 사회성의 욕구가 높은 개인은 타인들과의 관계에 높은 가치를 부여하며, 사회적 상황에서의 공동체적 삶을 중요하게 여긴다. 삶의 두 가지 가치 영역 중 자신의 삶에서 중요하게 여기는 인생목표에 실패할 때 그 결과로 우울양상이 나타나게 된다. 즉, 자율성의 욕구가 강한 사람이 직장 내 과업을 완벽하게 처리하지 못했다거나, 동료들에 비해 승진이 더 늦어지는 등 성취 영역에서의 좌절 경험을 하게 될 때 스스로에 대한 무가치감 및 무기력감을 경험하면서 우울증이 발생할 수 있다. 이와 달리 어떤 프로젝트를 맡아 준비하면서 이를 완벽하고 철저하게 완수하고자 노력하면서도, 실제 긍정적인 결과를 산출할 수 있을까 하는 미래에 대한 불확실감 및 예측불가능성 때문에 불안을 경험하게 된다. 즉, 우울과 달리 불안은 어떤 부정적인 사건으로 인한 결과와 관련된 것이 아니라 과업 도중에 나타난다. 이처럼 우울과 불안은 서로 혼재되어 나타나기보다는 불안 상태가 더 먼저 발생하여 부정적인 결과를 야기하지 않도록 개인의 동기 수준을 높여 주는 것인 반면, 어떠한 이유에서든 원치 않았던 결과를 경험하는 경우 우울 상태가 발생하는 것으로 보인다.

우울 상태가 지속됨에 따라 이와 관련된 여러 정동들을 주관적으로 호소할 수 있는데, 무관심과 무감동으로부터 극심한 낙심이나 낙담, 절망감까지의 다양한 기분이 나타날 수 있다. 특히 무쾌감증(anhedonia), 즉 즐거움을 전혀 느끼지 못하는 상태가 거의 항상 나타나는 것 같은데 이는 무미건조한 상태로 경험되며, 개인의 표정이나 말, 행동과 생활방식, 그리고 개인적 경험을 이야기할 때 등 어떤 경우라도 드러난다. 무쾌감증은 감정을 느끼는 능력이 상실된 것으로, 심한 우울 상태의 어떤 환자는 예전에 TV에서 즐겨 보던 오락프로를 보면서 '참 이상해요.

옛날엔 이 프로를 보면서 정말 배를 잡고 구를 만큼 좋아했는데, 지금 봐도 재미있다는 것은 알겠는데 웃음이 나질 않아요. 전혀 즐겁지가 않아요.'라고 말한다.

특히 우울장애에서 우울감은 정동적 특징이며, 그 외에도 인지적, 행동적 그리고 생리적 특징이 함께 동반된다. 특히 인지적 특징은 우울증적 인지삼제로서, 자기 자신이나 주변상황, 그리고 미래에 대한 불확실감 및 비관적인 생각에 깊이 몰두하는 것을 말하는데, 이러한 인지적 및 정동적 특징들이 서로 악순환의 고리를 만들어 더욱 심한 우울 상태로 빠지게 만드는 것 같다.

기분의 반응성(reactivity)은 환경변화에 의해 유발되는 기분의 변동을 의미하는 것으로, 평상시 바쁘고 힘들게 업무를 보는 생활을 하다가 휴일이 되거나 스트레스 상황에서 벗어나면 기분이 개선될 수 있다. 예를 들어, 동료와의 갈등으로 스트레스를 받고 있는 상황에서 그 동료가 퇴사를 하는 경우 기분이 호전되는 경험을 하며, 또 다시 유사한 스트레스 상황에 처하지 않는 이상 기분이 저조해지지 않는 것이다. 때때로 시간의 흐름에 따라 기분 나쁜 상황에 적응을 하기도 하는데, 이런 경우 증상이나 기능의 손상이 점차 회복된다.

3) 정서의 비정상적 표현

정서의 비정상적 표현(abnormal expression of emotion)은 보통의 정상적인 반응들처럼 보편적으로 표현되는 정서가 아니라 상황에 걸맞지 않는 특이한 정서표현을 나타내는 것을 말하며, 환자는 자신의 정서 표현이 비정상적임을 대개 자각할 수 있다. 과도한 정서 반응(excessive emotional reaction)은 학습이나 특정한 문화적 규범에 부합되지 않는 이질성이 대표적인 특징으로, 예를 들어, 남편이 갑작스럽게 사고로 죽었을 때 미친 사람처럼 소리를 지르면서 장례식장 내부를 뛰어다니는 행동은 정상적인 애도 반응의 문화적 범주에서 벗어난 것으로 간주된다. 이와 달리 별다른 정서 반응을 드러내지 않거나 덤덤한 모습을 보이는 것 또한 특이한 반응이라고 할 수 있다.

어떤 우울장애 환자들은 기대되는 어떤 정서를 적절하게 표현하지 못하며, 특히 극단적인 스트레스에 노출되었을 때조차도 어떠한 정서도 드러내지 않는 모습을 나타내기도 하는데, 이를 정동의 해리(dissociation of affect)라고 부른다. 이 증상은 한 개인을 압도하는 스트레스의 영향력에 대항하려는 무의식적인 방어로서 설명할 수 있으며, 반응 마비(numbness)라고도 부른다. 비현실감(derealization) 및 이인증(depersonalization)은 주요 정서장애에 해당되지는 않지만, 자기 경험(experience of self)의 장애로서 세상이나 타인과 단절되거나 멀어지는 듯한 느낌을 받으며, 현실 속에 존재하지 않는 것처럼 느끼는 것을 말한다. 정동의 해리에 대한 가장 일반적인 예로, 끔찍한 상황에 처해 있으면서도 아무런 반응을 하지 못하고 있는 상태의 느낌을 들 수 있다. 예컨대, 프레스 작업 도중 왼팔이 잘린 환자가 당시 경험에 대해, '처음에는 너무 아프고 고통스러웠지만, 프레스 기계 안으로 내 팔이 빨려 들어가는 것을 보면서 이게 꿈은 아닌가 하는 느낌이 들었고, 갑자기 어떤 느낌이나 공포감도 들지 않은 채 멍하게 가만히 바라보고만 있었습니다. 비록 지금 무슨 일이 일어나는지는 다 알고 있었지만요.'라고 보고했다.

정동의 해리 증상이 약간 변형된 것으로 증상에 대한 무관심(la belle indifference)을 들 수 있다. 오늘날에는 매우 희귀한 증상이기는 하나 전환장애의 주요 증상 중 하나로서, 심한 고통을 경험하면서도 별다른 호소를 하지 않으면서 평온한 모습을 보이는 경우를 말한다. 폭력적인 정신병질자들은 대개 아무런 정서도 느끼지 못한 채 스스럼없이 자신이 저지른 끔찍한 범죄를 상세하게 묘사하는 정서적 무관심(emotional indifference)을 드러내는데, 겉으로는 정동의 해리와 유사할 수 있지만 전혀 다른 증상이기 때문에 변별에 주의해야 한다.

정서 표현에 있어서 흔히 나타나는 것은 아니지만 심한 비정상성을 지닌 것으로 알려져 있는 것은 웃을 때 미소를 짓고 있기는 하지만 정서적 요소를 전혀 발견할 수 없는 모습이다. 이를 미소 우울증(smiling depression)이라고 부르는데, 즉 웃는 것처럼 입가가 살짝 올라가기는 하지만 눈동자의 크기가 변하지 않고 눈동자 주변의 찡그림과 같은 근육의 긴장이 나타나지 않는다. 이는 심한 우울 상태에서 나타날 수 있는 주요한 특징 중 하나이며, 주의를 기울이지 않으면 쉽게 놓칠 수 있는 증상이다. 이 증상을 지니고 있는 경우 현재 심각한 수준의 우울증을 경험하고 있다고 추정할 수 있다.

정서 결핍을 분명하게 보여 주는 방어기제로는 부인(denial)이 있다. 명백하게 어떤 사건을 경험했음에도 불구하고 자신이 경험한 사건을 전혀 자각하지 못한다고 부인하는 경우가 있다. 예를 들어, 한 개인이 종합검진을 통해 암이 의심된다고 하여 정밀검사를 받았고 그 결과 악성 종양이 있다는 사실을 의사로부터 들었지만, 이 사실을 통보받지 못한 것처럼 아무런 걱정이나 근심을 드러내지 않은 채 병원에서의 치료도 더 이상 받지 않고 직장을 다니는 경우를 들 수 있다. 하지만 부인 방어는 사실로 알려진 어떤 것을 깨닫는 것이 괴로워 의식적으로 모르는 척 하면서 알기를 거부하는 것에 대해서도 잘못 사용하는 경우가 있다. 예를 들어, 사랑하는 아내가 심각한 질병에 걸렸다는 사실을 의식적으로 듣지 않으려고 하거나 모르는 척하는 것을 부인이라고 할 수는 없다. 부인은 현실을 인정하기에는 너무 불안하고 고통스럽기 때문에 엄연한 현실을 인정하지 않으려는 무의식적 경향성을 말하며, 극단적으로 현실을 왜곡하는 원시적인 방어기제다.

정동의 해리와 잘못 혼용되어 사용되는 또 다른 개념은 무감동(apathy)이다. 무감동은 종종 정서적 무관심이나 허무감(sense of futility)이 동반되어 어떤 일도 하고자 하는 의욕이나 욕구를 전혀 나타내지 못한다. 무감동은 말 그대로 동기가 결여된 상태를 말하며, 환자 스스로는 이를 인식하지 못하고 있다가도 평가자가 이에 대해 지적하면 자신이 아무런 감정적 반응을 하지 못한다는 사실에 대개 동의한다. 감옥에 갇혀 있는 등의 사회적 격리 상태에 있거나, 정신분열병 혹은 대마초 오용(cannabis misuse) 등과 관련된 무동기 증후군(amotivational syndrome)에서 주로 발견되고, 정신분열병 환자들에서는 둔화 혹은 둔마된 정동(blunted or flat affect)과 함께 나타난다. Marin(1996)은 무감동의 양상을 목표 지향적인 행동의 감소(reduced goal-directed behavior), 목표 지향적인 인지의 감소(reduced goal-directed cognition), 목표 지향적인 행동에 수반된 감정의 감소(reduced emotional concomitants of goal directed behaviors)와 같은 3가지 하위 영역으로 설명하며, 무감동을 일종의 증후군으로 규정했다. 목표 지향적인 행동의 감소는 노력, 일의 시작, 생산성의 감소로 나타나고, 목표 지향적인 인지의 감소는 흥미와 호기심의 감소, 계획과 목표를 세우고 집중하는 능력의 저하로 나타난다. 그리고 평탄화된 정동, 무관심과 중요한 인생사건에 대한 위축된 반응을 통해 목표 지향적인 행동에 수반된 감정이 감소되었음을 알 수 있다. 특히 무감동은 우울장애와는 독립적인 특성을 지닌다는 주장도 있는데, 우울장애는 우울감이나 흥미 및 즐거움의 감소와 같은 우울 정서가 특징적인 반면, 무감동 증후군은 어떤 것을 하고자 하는 동기의 결여가 특징으로, 우울감을 비롯한 우울 정서가 없는 상태에서 나타나는 증상들로 구성되어 있다고 보았다(Starkstein & Leentjens, 2008). 무감동과 우울증은 각각의 발생과 진행에 서로 영향을 주고받지만, 우울증이 동반되지 않는 독립된 형태의 무감동 상태가 존재하는 것도 분명한 사실이며, 신경퇴행성 질환이나 뇌혈관성 질환에서 나타나는 무감동은 우울증의 증상이나 결과로 인한 것이 아닐 가능성을 항상 고려해야 한다(송후림, 박원명, 2011).

정동의 둔화는 정서의 색조를 겉으로 드러내는 정도가 심하게 저하되어 있는 상태를 말한다. 둔마는 정서 표현을 거의 보이지 않거나 전무한 상태이며, 둔화보다 더욱 심한 증상으로 정동의 황폐화(deterioration)라고도 할 수 있다. 무감동 혹은 둔마된 정동 상태가 더욱 심해지면 옷을 제대로 갖춰 입거나 식사를 하는 등의 기본적인 활동조차도 귀찮아하는 듯한 모습을 보일 수 있고, 축 늘어진 채 전적인 피동성을 드러내어 생존이 위협받는 수준에 이르기도 한다.

마지막으로 당혹감(perplexity)은 망설이거나 어찌할 바 모르는 약간 혼란스러운 상태로서, 현실을 일관되게 파악하거나 통상적인 상황적 요구에 대처하지 못하게 하며 자신의 내부로 위축되게 만드는 것 같다(백명재, 강웅구, 2010). 주로 불안 상태에서 나타나며, 이러한 정서 상태를 자각하면서도 이를 명확하게 설명하지 못한다. 의식의 혼탁(clouding of consciousness) 상태에서나 정신분열병이 초발할 때 정신병적 경험이 발생하면서 드러날 수 있으며, 공감능력이 저하되거나 활동이 감소되고 점차 지각의 세계에서 격리되는 것을 느낀다(Sass & Parnas, 2007).

4) 정서의 병적 표현

정서의 병적 표현(morbid expression of emotion)은 주변에서는 뚜렷하게 볼 수 있음에도 불구하고 환자들이 자신의 정서 표현에서 병적인 특성을 인식하지 못하는 것을 말한다. 반면, 비정상적인 정서 표현의 경우 환자들은 스스로 이를 인식할 수 있다.

부적절한 정동(inappropriate affect) 및 정동의 불일치성은 어떤 개인이 자신의 생각이나 언어, 그리고 행동과 정서경험 사이의 조화가 이루어지지 않는 것을 의미하는 것으로, 정신분열병의 주요 특징 중 하나다. 이런 경우 환자는 자신의 정서경험을 제대로 인식하지 못하고, 자기 자신 및 타인들의 안녕감에 대해 무관심한 모습을 보인다. 이들은 사회적 교류의 세세한 부분들을 민감하게 파악하지 못하며 둔마된 정동 혹은 불충분한 정동만을 드러내는데, Bleuer는 이를 감정도착

(parathymia)이라고 명명했다. 이 경험은 사회적 상황에서 서투르고 적절하지 못한 모습을 보이도록 만들 수 있는데, 예를 들어, 어떤 환자는 집에 손님이 왔을 때 뒷마당에 죽어 있는 개를 보여 주기 위해서 손님들을 그곳으로 안내하는 행동을 보였다.

불일치성(incongruity)은 경험한 사건의 정서가에 걸맞지 않는 정서를 드러내는 경우를 말한다. 즉, 별로 중요하지도 않은 사건이 발생했을 때 극단적인 정서 반응을 폭발적으로 드러내거나, 어떤 사건이 객관적으로는 꽤 높은 정서가를 지니고 있는 것처럼 보이는데도 불구하고 환자들이 어떠한 정서 반응도 보이지 않기도 한다. 이 문제들이 주요 정동장애에 포함되지는 않지만, 정신분열병 환자들이 경험하는 망상 및 다른 정신병적 증상들과 관련된 환경지각의 왜곡 경험에 부합되는 반응인 것 같다.

정서의 제한(emotional constriction) 및 더 심각한 형태인 둔마(flattening)는 좋거나 싫은 어떠한 정서 반응도 거의 보이지 않는 것을 의미하는데, 이는 정동의 불일치성과 달리 정서가 표현된 방향은 대개 적합하다. 만성 정신분열병을 지닌 환자들은 별다른 정서를 드러내지 않으면서 복잡한 편집성 망상과 관련된 이야기를 하는데, 이때 정동의 둔마가 두드러진다. 하지만 과대망상에 열중해 있거나 편집성 망상 때문에 극심한 분노(anger)나 적의(bitterness)를 보이는 경우도 있으며, 기분이 우울하거나 고양되어 있을 때 기저의 둔마 상태가 가려질 수도 있다. 정동의 경직성(Stiffening of affect) 또한 몇몇 정신분열병 환자에서 관찰할 수 있는데, 그들의 정서 반응은 대개 처음에는 일치하지만 상황이 바뀌어도 정서 반응이 새로운 상황에 맞춰 바뀌지 않는다.

사람들이 고통스럽거나 난처한 주제를 상세하게 이야기하면서 불안을 경험하는 상황에서 보이는 거북한 미소와 정동의 불일치성을 혼동해서는 안 된다. 우울증 환자들 중에서도 저조한 기분을 숨기기 위해 상황에 맞춰 미소를 보이려고 하는 정동의 불일치성을 드러낼 수도 있는데, 이를 과거에는 가면 우울증(masked depression)이라고 불렀다. 미소는 대개 유쾌하거나 마음이 평온할 때, 혹은 행복할 때의 표현인 동시에 사람들 사이의 의사소통에 중요한 기능을 담당한다. 또한 미소는 친근함을 나타내는 표시이며, 도움을 요청하거나 화해의 제스처로도 기능한다. 하지만 우울한 사람들에서는 이러한 특성을 지닌 미소가 아니라 단지 보여 주기식일 뿐임을 알 필요가 있다. 사람들은 극한의 불행 속에 빠져 있지 않은 이상 이러한 보여 주기식 미소를 지을 수 있는데, 이 미소는 자신의 슬픔을 감추려고 하거나 자신은 괜찮으니 관심이나 걱정을 보여 주지 말라는 의사표현인 것 같다. 이들은 앞서 설명했던 미소 우울증 상태를 나타낼 수도 있으며, 면담 중에 우울한 내용의 병적인 생각들을 지니고 있으면서도 겉으로는 모든 것이 괜찮다고 보고한다면, 환자 삶에서 가장 민감한 부분을 주의 깊게 탐색하여 우울한 모습이 드러나는지 살펴볼 필요가 있다. 이때 공감하는 태도로 지지해 준다면 정서 반응을 유발시켜 감추어져 있는 우울 상태가 명백해질 것이다. 감정들이 뒤섞여 있는 경우에도 우울을 감추기 위해 지나친 웃음을 보일 수 있지만 대개 지속되지 못하며, 시간이 지남에 따라 환자의 우울 상태가 드러나는 불안정하고 유동적인 기분 상태를 나타낸다.

불안정한 정동(lability of affect)은 여러 상태에서 나타날 수 있으며, 외부의 어떤 자극과는 상관없이 정서가 빠르고 갑작스럽게 변화하면서도 그 전에 별다른 경고신호를 보이지는 않는다. 불안정한 정동 상태는 정신장애를 경험하지 않는 사람들에서도 발견될 수 있는데, 예를 들어, 마음이 여린 사람들은 영화를 볼 때 조금만 슬픈 장면에서도 쉽게 눈물을 흘리는 것을 들 수 있다. 경계성 인격장애(borderline personality disorder) 환자들 또한 불안정한 정동을 보이기도 하지만 혼재된 정동 상태(mixed affective state)에서 가장 흔하며, 이들은 조증 삽화를 경험하면서도 돌발적으로 눈물을 흘린다. 또한 전두엽이 손상되었거나 뇌혈관 질환으로 인한 기질적 상태에서 나타나기도 한다. 우울장애 환자들은 그들의 정서를 조절하는 데 어려움을 경험하기 때문에, 사소한 불행감을 경험하더라도 크게 울음을 터뜨리거나 다른 사람의 동정을 받으면서 더 악화되는 모습을 보인다.

정서적 불안정성을 경험하는 환자들은 그들의 정서를 조절하는 데 어려움을 지니는 반면, 정동적 무절제(affective incontinence) 상태에서는 감정 조절을 전혀 하지 못하며 폭발적으로 큰 소리를 내면서 웃거나 우는 모습을 보이는데, 대뇌 동맥경화증(cerebral artero sclerosis) 및 다발성 경화증 환자들처럼 기질적 상태에서 특히 자주 나타난다. 정동적 무절제는 상황에 불일치한 웃음이나 울음을 야기하는 가장 심한 상태로서, 행복이나 슬픔이 동시에 경험되지는 않기 때문에 정서 표현 및 주관적 느낌 사이에 괴리를 드러내기도 한다.

3. 정서의 병적 장애

정서의 병적 장애가 어떤 촉발요인(precipitant) 없이 병리적인 상태로 인해 야기될 수 있는 반면, 스트레스 사건을 경험할 때 그 스트레스의 원인을 제거할 수 없는 적응장애 환자들에서도 나타난다. 정서의 병적 장애(morbid disorder of emotion)에는 우울장애가 가장 일반적이며, 이것이 우울장애의 한 가지 증상인지 혹은 사별과 같은 스트레스 사건 이후에 발생하는 이해할 수 있는 저조한 기분인지를 질적으로 구분할 수 있게 해 준다.

우울장애 환자들은 자신의 정서 상태를 표현하기 위해 '삶의 무게'나 '흐린 상태', 혹은 '어두움'이란 용어를 사용한다. 우울장애에서의 병적 슬픔은 망상 수준의 병적인 생각들과 관련되어 있는 것 같다. 또한 이 환자들은 사고의 억제나 충동의 결여, 그리고 자발적인 활동의 감소, 신체적이거나 심리적으로 굼뜬 상태인 정신운동성 지체(psychomotor retardation), 주의집중력의 저하, 의사결정의 어려움, 혹은 기분상태로 인한 강박적인 의심과 같은 증상들을 나타낸다. 내면의 안절부절못한 상태와 자신감의 결여, 불안, 그리고 일상생활에서의 즐거움이나 재미를 느끼지 못하고, 삶의 어떤 것도 즐기지 못하는 것(무쾌감증) 등도 주요 문제들이다.

우울장애 환자들은 그들이 경험하는 모든 사건들에서 최악의 결과만을 예상하며, 전적으로 일관되게 부정적인 방향으로만 바라보고, 거의 대부분 고통스러운 생각들로 가득 차 있다. 이로 인해 그들은 거의 항상 유쾌하지 않은 생각들로 잠식되어 있으며, 다른 긍정적인 생각들을 떠올리지 못하겠다는 어려움을 호소한다. 종종 이들은 머리를 꽉 조이는 듯한 느낌과 더불어 가슴을 압박하는 느낌에 불안을 경험하기도 하는데, 이를 과거에는 건강염려증적 우울(vital hypochondriacal depression)이라고도 불렀지만 현재는 신체화(somatization)라고 칭한다. 이 증상은 어떠한 신체 증상들을 심리적 원인보다는 신체질병에서 그 원인을 찾으려고 하는 것을 말한다. 이 증상은 대개 교육을 통해 교정될 수 있으며, 새로운 통찰을 통해 신체 증상들에 대한 의미를 파악하게 된다.

병적인 우울증으로 인해 정서 반응이 정상화되지 않으며, 내면의 공허감(emptiness)이나 무감동으로 인해 환자는 주변 환경에서 더 이상 아무것도 느끼지 못하게 된다. 이로 인해 그는 이 세상을 비현실적인 것으로 인식하게 되며, 정서적 교감(emotional resonance)이 사라지면서 이인증과 비현실감을 호소하기 시작한다. 병적 우울장애에서 자기의 경계가 붕괴되는 주관적인 경험으로 인해 결국 망상적 체험이나 피동성의 경험, 그리고 사고 소외 등이 나타나는 경우 정신분열병에서의 이인증으로 발전할 수도 있다.

병적 우울은 하루 동안에도 기분이 여러 차례 변화하는 증상 혹은 불안, 활력 및 성욕의 감퇴, 식욕부진, 그리고 수면상의 어려움과 같은 다른 증상들을 보일 수도 있다. 만일 우울증이 심하고 정신운동성 지체가 두드러진다면, 우울증적 혼수(depressive stupor)가 나타날 수도 있다. 이 환자들의 명백한 무관심은 정신분열병 환자의 무감동이나 타인들에 대한 관심의 결여와는 구분해야 한다. 정신분열병 환자들은 집안일이 남아 있더라도 그에 대해 무관심한 반면, 심한 우울장애 환자들은 집안일을 해야 한다는 사실을 인식하고 있으면서도 실제로 그렇게 하지 못하는 자신의 모습 때문에 수치심과 죄책감을 느낀다. 우울양상은 정신분열병 및 급성 혹은 만성 기질성 상태에서도 발견되는데, 주로 정신분열병 환자에서 통찰력(insight)이 증진되거나, 기억을 잃어감에 따라 우울감을 경험할 수 있으며, 혹은 정신분열병의 경과에 우울감이 포함되기도 한다.

병적 불안은 대개 병적 우울과 함께 나타나며, 우울증 진단에 어려움을 야기할 수 있다. 심한 우울장애에서 초조감을 나타내는 모습을 보여 줄 수 있는데, 내면의 불안감과 외부의 초조감의 모습이 1 대 1로 대응하지는 않는다. 또한 병적 불안은 기질성 상태에서도 발견될 수 있으며, 주로 그들이 경험하는 환시로 인한 두려움과 관련하여 나타나는 것 같다. 급성 및 만성 뇌질환 초기 상태에서 우울 및 자극과민성(irritability)과 더불어 불안이 나타날 수 있는데, 이를 기질성 신경쇠약(organic neurasthenia)이라고도 부른다. 두려움은 편집형 정신분열병에서 종종 보이지만, 망상 및 환각에 따른 이차적인 반응인 것처럼 보인다.

자극과민성은 우울장애 및 정신분열병에서 발견되며, 기저의 성격 특성이 과장되어 드러나는 것일 수도 있다. 조증 삽화 동안 환자들은 대개 유쾌하거나 고양된 기분 상태를 경험하며, 빈번하게 심한 자극과민성을 나타내기도 한다. 또한 우울 및 조증 삽화가 혼재된 상태에서 특히 현저하다. 우울이나 유쾌함, 도취감, 불안, 혹은 불쾌한 느낌들이 몇 분 이내의 짧은 시간 동안 드러나며, 측두엽의 병소에 의한 증상인 것 같다.

극단적인 무감동은 심한 우울이나 정신분열병, 혹은 전두엽 손상의 특징이며, 병적 도취감 및 고양감(elation)은 대개 조증이나 경조증 삽화에서 나타나는 동시에 기질성 상태 및 해체형 정신분열병에서도 확인되는데, 환자들은 어리석게 행동하거나 많은 문제를 유발한다. 조증 삽화 동안 아무런 이유도 없이 의기양양한 모습을 보이며, 우울하게 만드는 사건들조차 이를 없애지는 못한다. 이 증상은 장황하게 말을 늘어놓게 만드는 언어 압박(pressure of speech)과 사고의 비약, 혹은 사고의 질주(racing thought)를 더욱 강화시킨다. 어떤 성과도 없는 분주한 활동이나 탈억제(disinhibition), 주의산만성(distractibility), 혹은 과잉 성욕과 자신의 행동이 방해받는 것을 참지 못하는 등의 증상들과 더불어, 수많은 계획들을 세우고서는 실제로는 이를 전혀 완수해 내지 못한다. 경조증 삽화를 보일 때는 주변 사람들이 문제로 보지 않는 경우가 있으며, 단지 그를 유쾌하거나 재미있는 사람으로 볼 수도 있다. 그들의 증상이 상대적으로 경미하지만 궁극적으로 잘못된 판단을 유발하거나 과잉활동성을 야기한다. 때때로 환자들은 일시적으로 몸이 좋지 않거나, 안절부절못해 하거나, 혹은 제어할 수 없거나, 도움을 요청하지 못하는 것 같다. 조증과 경조증의 구분은 정신병적 증상의 유무에 따르는데, 조증의 경우 전형적으로 과대망상과 기능의 현저한 손상을 보이는 반면, 경조증 삽화에서는 사회적 및 직업적 기능을 포함하여 생활 전반에 걸쳐 덜 심각한 손상과 경한 수준의 증상들만을 보인다.

시상하부의 병변으로 인해 조증과 유사한 사고의 비약이 야기될 수 있으며, 도취감은 다발성 경화증 환자에서도 보고되고, 안녕감(sense of well-being)을 보이는 것 또한 기질적 상태와 연관되는 것 같다(Benedict, Carone, & Bakshi, 2004). 도취감과 피동적 태도는 전두엽 병변을 지닌 환자에서 보이는 기억장애의 특징으로도 볼 수 있다.

황홀감(ecstasy)은 끝까지 상승한 것 같은 느낌을 보이는 상태로서 병적인 즐거운 기분이나 고양감과는 다른 개념이다. 대개 정상인들은 심오한 종교적 체험을 하거나 출산 이후의 강렬한 정서로서 경험한다. 이것이 자신이나 타인을 전혀 고려하지 않는 상태에서 나타나거나 오랫동안 지속되는 경우에 병적인 것으로 판단한다. 이것은 환상적인 느낌이나 더없는 기쁨, 그리고 은혜로움과 관련된 극단적인 안녕감을 느끼는 상태다. 고양감과 달리 이것은 과활동성이나 사고의 비약과는 연관되지 않으며, 환자는 내면적으로 신이나 다른 종교적 존재와의 교류에 대개 몰두하고 있는 중이다. 자연과 혼연일체가 된다거나 우주의 중심이 되는 듯한 느낌일 수도 있다. 때때로 황홀감은 과대망상과 관련되기도 하는데, 예를 들어, 어떤 정신분열병 환자가 혼자 실실 웃고 있을 때 그에게 무엇 때문에 웃는 건지 질문하자, 그는 자신이 이스라엘의 왕이며 천국의 여왕과 결혼하기로 선언되었다고 대답했다. 황홀경 상태는 정신분열병이나 LSD와 같은 마약을 오용할 때, 혹은 간질이나 종교 활동에 매진하는 히스테리아들에서 주로 발생한다. 이 경험은 한 사람에서 시작하여 주변의 다른 환자들로 점차 퍼질 수 있는데, 피동성 현상을 경험하는 사람과 달리 황홀감을 경험하는 사람들은 자아경계가 저절로 변화되며 어떤 방해도 받지 않는 상태를 경험한다(Sims, 2003). 이때 시간은 여전히 멈춰 있는 것처럼 느낀다.

제2절 자기의 장애

정신장애를 지니고 있는 환자들은 자기(self) 및 자기 자신에 대한 생각이나 평가에 대개 어느 정도 손상이 있으며, 자기 장애(disorder of self)의 수준과 특징은 각 정신장애별로 다를 것이다. 최근 정신분열병과 같은 정신장애의 맥락에서 자기와 자기 인식(self-awareness), 그리고 자기 인식의 변화들에 대한 연구들이 이루어져 왔다(Sass & Parnas, 2003; Harland, Morgan, & Hutchinson, 2004). 대개 자아(ego)나 자의식(ego consciousness)이 자기나 자기 경험(experience of self)이라는 개념과 상호호환적인 의미로 사용되어 왔다. Jaspers(1997)는 자기 경험의 네 가지 주요 측면을 인식의 차원으로 분류했다. 즉, 자기 존재 및 활동, 어떤 시점에서의 통합적인 존재, 시간 흐름에 따른 정체감의 연속성, 그리고 환경으로부터 독립적인 개체로의 인식(자아 경계의 인식)이다.

1. 자기 활동에 대한 인식의 장애

의식으로 유입되는 모든 사상들은 의식의 가장 앞에 위치하지는 않을지라도, 대개 자신이 경험한 것이라는 생각과 관련되어 있다. 이러한 '나'의 본질은 인격화(personalization)라고 불리며(Jaspers, 1997), 정신장애로 인해 문제가 야기될 수 있다. 자기 활동감에는 두 가지 주요 측면이 포함되는데, 존재감 및 자신의 활동수행에 대한 인식이다. 자신이 어떤 행위를 한다면, 그 행위의 주체가 바로 자기 자신이라는 것을 항상 인식하며, 자신의 경험이 독특한 성질을 지니고 있음을 자각한다. 이러한 자신의 행동 및 현실에 대한 인식 사이에 어떤 괴리나 문제를 경험할 수 있는데, 그것이 바로 자기 활동에 대한 인식의 장애에 해당된다.

1) 이인증

자기 자신의 활동에 대한 인식의 변화는 환자 스스로가 원래의 자신이 아니라고 느낄 때 발생하며, 이것을 이인증(depersonalization)이라 부른다. 이인증은 대개 비현실감(derealization)과 관련이 있어서 환자는 환경을 단조롭고, 멍하거나 비현실적인 것으로 경험한다. 이러한 비현실감이 이인증의 핵심적 특징으로, 거의 언제나 어느 정도 불쾌한 경험이어서 황홀감의 상태와 구분할 필요가 있다.

환자가 이인증을 처음 경험할 때 그들은 매우 공포스러워 하는 경향이 있으며, 때로 자신이 미쳐 가는 증거라고 생각한다. 시간이 지남에 따라 그 증상에 더 익숙해지거나 더 혼란스러워지기도 하는데, 이 증상으로 인해 고통스러워 하는 많은 환자들이 자기 내부나 외부에서 유입되는 어떤 자극들을 느낄 수 있는 능력이 줄어들거나 사라졌다고 보고한다. 다른 사람이 보기에는 환자들이 어떤 상황에서도 정서적으로 적절하게 반응할 수 있는 능력이 없다는 것을 관찰하지 못하기 때문에 이는 환자의 주관적인 경험이다. 이인증은 망상이 아니기 때문에 환자들이 자신의 존재나 그들이 살아 있다는 사실, 혹은 세상이나 다른 사람들이 존재하지 않는다는 허무망상과는 구별해야 한다.

DSM-IV(APA, 1994)에서는 이인성 장애(depersonalization disorder)에 대해 환자들이 자신의 정신과정이나 신체로부터 분리되어 있다는 느낌을 지니고 있으면서도, 현실검증력이 훼손되지 않았고 개인적 스트레스로 인한 결과라고 설명하고 있다. 이인성 장애의 역학에 대한 이해가 아직 부족한 실정이지만, 대개 여성에서 두 배가량 더 많은 것으로 간주된다(Kaplan & Saddock, 2008).

이인증은 정서적 위기나 생명에 대한 위협 등으로 인해 정동의 완전한 해리를 유발시켜 정서에 압도되지 않은 채 기능을 유지하도록 돕기 때문에 적응적인 기제로 간주될 수도 있다. 경한 수준의 해리성 이인증(dissociative depersonalization)은 중등도의 스트레스 상황에서 발생하며, 젊은 성인의 대략 30~70% 정도가 전 생애 동안 적어도 한 번 이상 경험하는 일반적인 증상으로 알려져 있는데(Freeman, 2004), 대개 '신경증 병동'에 입원한 환자들에서 주로 보고된다는 점으로도 설명할 수 있다.

이인증은 정신분열병이나 우울장애, 기질성 뇌질환이나 물질오용(예: LSD) 등과도 관련된 것으로 보고되는데(Sims, 1995; Freeman, 2004), 우울증 환자들에서 가장 흔하다. 환자들이 자신의 이인증을 묘사하는 것이 꽤나 어렵고 평가자가 환자의 독특한 설명으로 인해 오인하는 경우가 많기 때문에 정신분열병으로 잘못 진단되는 경우가 있다. 많은 경우에 정신상태검사(mental state examination)를 통해 이 증상이 심한 우울상태에서 발생하는 기분에 부합되는 망상인지 여부를 밝힐 수 있다. 이인증 및 관련 현상들은 정상적인 사람이 매우 피곤하거나 의식이 명료하지 않은 상태일 때도 경험할 수 있다.

이인증은 자아 및 세계에 대한 체험의 질적 변화를 나타내는 것으로도 볼 수 있는데, 즉 자신에 대한 체험(존재감)의 변화 및 자기소외가 발생한 현상이며, 비현실감은 세계에 대한 친근한 느낌의 상실로도 해석할 수 있다(Ratcliff, 2008).

2) 정서적 교감의 상실

우울한 상태에서 일반적인 저조한 기분뿐만 아니라 정상적인 정서적 교감의 상실(loss of emotional resonance)이 나타난다. 대부분의 사람들은 일상생활에서 즐겁거나 그렇지 않은 상황에서 일련의 긍정적이거나 부정적인 느낌을 경험하는데, 우울한 사람들은 이러한 자연스러운 정서적 교감이 나타나지 않으며 아무런 것도 느끼지 못하는 경우가 더러 있다. 이렇듯 자연스러운 느낌의 결여는 환자가 사랑하는 사람을 보고 있을 때 특히 더 두드러진다. 만일 환자가 죄책감을 지니고 있다 할지라도 이와 관련된 느낌을 전혀 경험할 수 없기 때문에 환자들은 더 심한 죄책감을 느끼고, 자신의 도덕성이 결여되어 있다고 스스로를 비난하기도 한다. 이러한 정서적 교감의 상실은 우울뿐만 아니라 이인증과 같은 다른 상태에서도 나타날 수 있다.

2. 자기 통합에 대한 인식 장애

건강한 사람은 사고나 행동을 자신의 것으로 자각하고 스스로를 통합된 하나의 존재로서 인식하기 때문에 자기 통합(self-unity)에 대한 문제를 경험하지 않는다. 하지만 심인성 및 우울증적 이인증을 지닌 환자들은 자신의 의지대로 말하고 행동하지 못한다고 느낀다. 이로 인해 환자들은 마치 그들이 하나가 아니고 둘인 것처럼 느낀다고 말한다. 귀신이 들렸다는 식의 어떤 망상을 나타내는 환자 또한 그들이 두 사람(자기 자신과 귀신)이라고 생각할 수 있다. 또한 정신분열병 환자들에서도 흔하지는 않지만 자신의 내면에 둘 이상의 존재가 있다고 믿는 경우가 있다.

자기상 환시(autoscopy)는 환자가 자기 자신을 볼 수 있으며, 운동 감각 및 체성감각이 동반되어 그것이 자신이라는 느낌을 확신하도록 만들기 때문에 단순히 환시라고만 볼 수 없다. 이러한 지각경험은 주로 시지각의 변화로 인해 발생하며, 아무런 감정을 경험하지 못한 채 자기 자신을 바라보고 있는 또 다른 나를 지각한다. 이와 유사하게 분신현상(double phenomenon)은 자신의 내부와 외부에 동시에 두 개의 자기가 존재한다고 인식하는 것이다. 분신현상의 경험은 자기환영과 달리 인지적이고 관념적인 현상으로 지각적인 요소를 동반하거나 그렇지 않을 수도 있다. 대개 뚜렷하게 자신의 분신을 지각하지는 못하며 희미하거나 어렴풋한 느낌으로만 경험한다. 이러한 양상은 이인증과 달리 정신분열병이나 기질성 정신병을 지닌 환자들에서 나타나며, 그들이 경험하는 사고장애들과 연관되어 있는 경우가 흔하다.

3. 자기 연속성의 장애

어떤 정신분열병 환자들은 스스로 자신이 병에 걸리기 전과 다른 사람이라고 느낀다. 이를 변화한 것이라고 표현하기도 하지만, 어떤 환자들은 이전의 나는 죽었고 새로운 사람으로 재탄생했다고 주장하는 등 자기 연속성의 장애(disturbance of the continuity of self)를 나타낸다. 이렇듯 성격의 완전한 변화라는 점을 종교적인 전환의 맥락에서 이야기하거나 '거듭남'으로 표현하기도 한다. 특이한 경우로 어떤 환자들은 여러 다른 성격들을 경험한다고 호소하기도 한다.

다중인격(multiple personality)은 두 가지 이상의 인격을 지닌 존재들이 서로 다른 시기에 교대로 나타나는 의식상태를 지칭하는데, 다중인격을 경험하는 환자들은 때에 따라 전혀 다른 사람처럼 보이며, 각자의 인격은 서로에 대해 알지 못하거나 기억하지 못한다. 이를 DSM-IV(APA, 1994)에서는 해리성 정체감 장애(dissociative identity disorder)라고 진단하며, 이 장애는 아동기의 성폭행 경험과 같은 외상적인 사건과 강한 연관성을 지니는 것이 특징적이다. 다른 해리성 장애나 정신분열병, 급속 순환성 양극성 장애(rapid-cycling bipolar disorder), 경계성 인격장애, 꾀병(malingering), 그리고 복합 부분 간질(complex partial epilepsy) 등의 질환과 변별할 필요가 있다. 다중인격은 실제 장면에서 거의 보고되지 않거나 이 증상을 입증한 과학적 증거들이 별로 없는 편이지만, 임상 장면에서 가장 빈번하게 나타나는 다중인격의 형태는 부분 인격들이 동시에 나타나거나, 잘 나누어진 인격들이 연속적으로 등장하거나, 혹은 몇 개의 부분 인격들이 집단을 이루어 나타나는 경우 등이다.

몇몇 정신분열병 환자들은 질병의 급속한 변화를 경험하면서 자신이 어떻게 다른 성격으로 바뀌게 되었는지를 말하기도 하며, 혹은 이전의 자신과 동일인물이 아니라 계속 다른 사람으로 바뀌어 왔다고 주장한다. 이는 정신분열병 환자의 피동성 경험과 관련되어 있는 것 같다. 또 다른 환자들은 급성기 동안 자연 현상이나 사건, 동물, 그리고 역사적 인물로 자신을 의인화하는 경우도 있다. 이렇듯 정신분열병 환자들이 경험하는 정체성의 완전한 변화는 분명히 정신병적이다. 이런 경우 자기 정체성의 완전한 붕괴가 발생하며, 비록 여전히 자기 자신이라고 표현하면서도 스스로 전혀 다른 누군가가 자신을 차지하고 있다고 믿는다.

이렇듯 자기 연속성의 장애를 지닌 환자들은 과거로부터 미래로 이어지는 정체성에 대한 뚜렷한 개념이 확립되어 있지 않기 때문에 어떤 과업을 수행하더라도 전력을 다해 임할 수 없다. 반면, 환자가 경험하는 자기 및 자기정체성의 변화에 대한 주관적인 느낌이 질병의 영향 때문임을 자각하는 것을 통찰로써 이해할 수 있다. 통찰은 자기 연속성의 개념으로서 현재 자신의 문제들을 자각하고, 자신의 변화가 질병 때문이라는 것을 수용하는 것을 의미한다.

빙의 상태(possession state)는 개인적인 정체성과 주변 환경에 대한 인식에 일시적인 소실이 발생하는 동시에 귀신이나 정령, 혹은 절대자나 신과 같은 다른 존재들이 자신의 안으로 들어와 있다고 믿는 상태를 말한다. 드물게 정상인들에서도 나타날 수 있으며 집단의식 혹은 집단최면 상태, 혹은 신이 들린(접신) 무당들 등에서 볼 수 있다. 특히 빙의 상태에서는 기존의 자기와는 다른 말투와 행동을 보이며, 자신의 내부에 들어온 특별한 존재가 현실 세계에서 알 수 없는 중요한 무엇인가를 제공한다고 믿는다. 이는 특정 문화나 종교적 맥락에서 이해할 수 있기도 하지만, 정신장애의 한 증상으로서 두렵고 고통스러운 경험이기도 하다.

또 하나의 자기정체성에 대한 인식의 변화현상으로서, 주로 극한 상황에 처한 정상적인 사람들에서 나타나는 임사 체험(near-death experience)이 있다. 죽어가는 사람이나 죽을 뻔하다가 다시 살아난 사람들은 종종 사경을 헤맨 경험을 이야기한다. 임사 체험 당시 경험하는 증상들은 이인증, 증진된 각성상태, 그리고 여러 가지 신비로운 의식 등이 포함되는데, 자신의 몸을 빠져 나와 자신을 내려다보는 경험이 가장 흔하고 접해 보지 못한 장소를 헤매거나 초자연적인 경험을 하는 경우도 있다.

4. 자기경계의 장애

우리의 경험에서 가장 기본적인 것은 나 자신과 세상 사이의 차이, 즉 자기경계(boundary of the self)를 인식하는 것이다. 몇몇 정신분석가들은 이러한 구분이 생애 후기에 획득되며 그 시기 이전의 아동들은 자기 자신과 세상을 구분하지 못한다고 보았다. 자신의 신체를 그 외의 것과 구분하는 것은 아마도 자기자극 감응체계(proprioceptive system)의 기능에 크게 좌우되는 것 같다. 내 몸과 그 외의 세상에 대한 지식은 외부수용기와 자기감응 수용기의 정보 사이의 연결에 기초하며, 그 연결은 아마도 학습되고 지속적으로 유지된다.

이러한 경험은 꽤 쉽게 확인할 수 있는데, 손가락 하나가 갑자기 무감각해지면 그것을 만질 때 마치 내 몸이 아닌 다른 것처럼 느낄 수도 있으며, 치과 치료 때 국소마취를 하는 경우 입술의 무감각한 느낌을 경험할 때도 유사한 현상이라고 볼 수 있다. 신체상의 왜곡을 야기하는 뇌부위의 병변을 지닌 환자들도 이와 비슷한 경험을 한다. 신체에 대한 생리학적인 도식 및 개인의 기억과 심리적 기능의 연속성과 통합성이 자기 인식의 기초가 된다. 신체상의 왜곡은 최면상태나 우울증, 정신분열병, 그리고 기질성 장애 등에서 나타나며, 특히 우울한 사람들은 자신의 얼굴이 일그러져 있다고 말하기도 하는데, 이는 신체상의 왜곡이라기보다는 자신의 우세한 기분 상태에 따라 은유적인 표현으로 간주하는 것이 옳을 것 같다.

정신분열병의 많은 증상들은 자기와 세상 사이의 경계가 붕괴된 결과로 나타나는 것 같다. 급성 정신분열병의 초기 단계에서, 환자들은 자신의 행동이 자신의 의지와는 상관없이 나타난다는 식으로 자기 제한(limit of self)의 붕괴를 경험하는 듯 보인다. 이는 아마도 이인증 환자들이 마치 자신의 행동이 무의식적으로 일어나는 기계처럼 느껴진다고 보고하는 것과는 달리 자기가 침습당하는 느낌을 지니는 피동성의 경험으로 이해하는 것이 더 옳은 것 같다. 통제의 상실(loss of control)은 대개 강박장애 환자들에서 보고되는데, 그들은 어떤 행위에 대한 생각이나 충동이 그들의 의지와 반하는 방향으로 일어남을 경험한다.

정신분열병 환자들은 그들의 행동이 어떤 외부의 힘에 의해 야기되는 듯한 경험을 한다. 사고소외는 '피동성 현상'이란 용어로 설명할 수 있는데, 환자의 행동 및 느낌에 영향을 미치는 것 같다. 환자는 자신의 행동이 스스로의 의지로 인한 것이 아니며 최면이나 라디오 주파수, 인터넷 등을 통한 조종으로 인해 피동적으로 행동이 나타난 것이라고 생각한다. 어떤 환자는 자신의 피동성 경험을 '나는 유도미사일이다.'라는 말로 표현했는데, 그는 자신의 성기가 발기한 것을 두고 간호사실에 있는 간호사가 생각을 통해 그에게 영향을 미친 것 때문이라고 믿는다. 이런 현상은 만들어졌거나 가공된 경험으로 볼 수 있는데, 왜냐하면 그 환자는 이 현상을 외부의 영향력에 의해 만들어진 것으로 간주하기 때문이다. '만들어진 경험'은 대개 망상적 경험으로서 환자가 그들 주변의 모든 사건들이 그들의 이득을 위해 만들어진 것이라고 믿는 것을 말한다. 이 증상은 대개 정신분열병과 관련되어 있으며, 기질성 대뇌장애는 배제할 수 있다.

세상과의 경계를 상실하는 문제의 또 다른 측면은 환자가 그들의 행동과 생각이 직접적으로 관련이 있는 것은 아니지만, 그들을 둘러싼 세상에 상당한 영향력을 지니고 있다는 생각을 할 때 나타난다. 예를 들어, 어떤 환자는 그들이 소변을 볼 때 다른 사람들에게 방사능이 섞인 비가 내리는 것 같다고 믿는다. 사고전파를 보이는 환자 또한 전 세계의 모든 사람이 자신과 똑같은 생각을 하고 있다고 믿기 때문에 자아경계가 붕괴된 결과로 간주된다.

5. 마음 이론, 의식 그리고 정신분열병

자기 경험에서의 장애 대부분이 대개 정신병 상태에서, 다른 사람의 심리상태를 이해할 수 있는 능력의 부족과 공존하는 것 같다. 마음 이론(Theory of mind)은 신념이나 의도, 바람과 이해와 같은 타인의 정신상태가 자신이나 상대방의 행동에 영향을 미친다는 것을 추론하거나 이해할 수 있는 능력을 의미한다(Bentall, 2003). 마음 이론이 잘 발달되어 있는 사람은 타인의 마음 상태를 정확하게 인지하고 이해하는 공감 능력이 우수한 반면, 결함이 있는 사람은 타인의 입장을 이해하기보다는 자신의 시각에서 상황을 이해함으로써 호혜적인 사회적 상호작용을 하는 데 어려움을 보인다. 이러한 마음 이론의 결핍은 특히 자폐증(autism) 및 정신병적 장애의 편집 증상들과 관련되어 있으며, 자폐증을 지닌 아이들은 타인의 관점을 수용하는 데 어려움을 보이고, 이러한 문제가 정신분열병과 같은 정신병적 상태로 발전하도록 이끄는 것 같다.

Sass와 Parnas(2003)는 정신분열병 증상들에 기저하는 의식의 비정상성에 대한 중요성을 강조했으며, 정신분열병이 근본적으로 자의식이 증가하고 자기 애정이 감소하는 자기 인식의 왜곡으로 특징지어지는 자기 장애임을 발견했다. 이렇듯 의식과 마음 이론에 대한 연구들이 정신분열병의 자기 관련 장애들에 대한 특징을 잘 서술하고 있는 것 같다. 특히 정신분열병의 사고장애가 대개 피동성 및 박해 의식과 관련하여 자기와 세상 사이의 경계를 잘 확립하지 못한 상태에서, 타인들에 대한 공감능력의 결여로 말미암아 더욱 심화된다는 점을 인식할 필요가 있다.

제7장

언어 및 운동의 장애

1993년에 나온 영화 〈카드로 만든 집〉(Michael Lessac 감독)에서 루스의 딸 샐리는 멕시코의 유적지에서 고고학자인 아버지의 죽음을 목격한 후 말을 잃어버렸다. 영화 후반부에 그 이유가 나오는데, '말을 하면 달나라로 떠난 아빠를 만날 수 없다는 환청을 경험했기 때문' 이다. 샐리는 혼자만의 공상에 빠져 지내며, 익숙했던 물건의 위치만 바뀌어도 비명을 질러대고, 높은 곳은 어디든 올라가려는 기이한 행동을 보인다. 이로 인해 정신과 의사에게 '자폐증' 진단하에 치료를 받게 되는데, 루스는 영어와 스페인어, 마야어까지 익혔던 샐리가 자폐증에 걸렸다는 것을 인정하지 않으려 하지만, 아이의 기이한 행동이 잇따르자 절망에 빠지게 되고 결국 의사의 치료를 받아들인다. 하지만 어느 날 샐리가 카드로 나선형의 집을 만들어 가는 모습을 보면서, 루스는 그 모양을 컴퓨터 시뮬레이션으로 재현하여 그 안으로 들어가는 '가상현실' 체험을 시작한다. 그러면서 샐리의 환상에 대해 깨닫게 된다. 카드로 만든 집의 중간에는 추락하는 남자가 있고, 꼭대기에 달이 있다는……. 두려움이 잔뜩 스며 있는 눈으로 바라보는 샐리에게 루스는 속삭인다. "아가야, 나랑 함께 가자. 두려워하지 마라. 우리는 함께할 수 있단다. 넌 거기에 갈 수 있어." 엄마의 간절한 눈빛과 절실한 목소리에 샐리는 마침내 입을 연다. "엄마……."

이 영화에서 샐리가 보이는 함구증이나 실어증적 양상을 비롯한 언어장애나, 타인들의 질문이나 접근 행동에 대해 반항적이거나 거부적인 모습을 보이는 행동장애들은 자폐성 장애(autistic disorder)나 정신분열병을 비롯한 다른 순수한 정신장애들에서도 나타날 수 있지만, 신경과적 장애를 비롯한 더 넓은 범위의 문제들에 걸쳐 드러나기도 한다. 이와 관련하여 임상 장면에서 접할 수 있는 언어 및 행동장애에 대해 개괄적으로 살펴보고자 한다.

제1절 언어의 장애

언어장애는 정신과적 장애뿐만 아니라 신경과적 장애를 비롯한 넓은 범위의 문제들에 걸쳐 나타날 수 있다. 이전에는 언어장애가 기저하는 사고장애를 반영하는 것으로 간주되었기 때문에, 사고장애의 확인을 통해 언어장애를 설명할 수 있다고 보았다. 하지만 몇몇 언어이론에 따르면, 일차적인 사고장애에 대한 개념이 반박되고 있으며 언어가 사고를 직접적으로 반영한다는 가정은 재검토되어야 한다(Newby, 1995). 예를 들어, 백일몽은 언어가 따르지 않는 순수한 사고과정이며 사교 목적을 위해 별다른 의미 없이 부주의하게 사용하는 말처럼, 생각이 그다지 요구되지 않는 언어를 사용하기도 한다. 오히려 한 개인이 사용하는 특정한 언어가 그의 생각을 형성하는 것일 수도 있다. 즉, 언어장애는 사고장애와 독립적이거나 혹은 관련된 문제 모두를 포함하기도 한다.

언어장애에는 말을 시작하지 못하거나 더듬는 말더듬과 함구증, 이야기가 초점을 벗어나는 것, 신조어증, 분열언어증, 그리고 실어증 등이 포함되며, 각각에 대해 다음에서 자세히 다루고자 한다.

1. 말더듬

말더듬(stammering 혹은 stuttering)은 이야기를 시작하려 할 때 첫마디가 나오지 않는 경우 말하는 도중에 말이 끊기거나 뜸을 들이는 것, 혹은 단어나 음절의 반복 등의 문제들로 인해 정상적인 의사소통의 흐름을 방해하는 등의 문제들로 정의 내릴 수 있다. 특히 이야기 도중에 말더듬을 나타내는 경우 얼굴 찡그림(grimacing)이나 몸의 불수의적인 움직임(운동틱처럼 보이는)을 흔히 동반한다.

말더듬은 대개 만 4세경 시작되며 여아보다 남아에서 더 흔하고 시간이 지남에 따라 자연적으로 개선되기도 하지만(WHO, 1992), 어떤 이유로든 불안을 유발하는 경우 간헐적으로 재발하는 경향이 있다. 때로는 성인기까지 말더듬이 지속되기도 하는데, 이러한 언어장애로 인해 사회적 및 직업적 기능 등 전반적인 생활장면에서 심각한 손상을 야기하기도 한다. 또한 말더듬은 극심한 청소년기 위기나 급성기 정신분열병의 발병 시기에도 나타날 수 있는데, 이는 아마도 어린 시절 말더듬을 경험했지만 이를 성공적으로 극복한 경우에 또다시 심한 불안을 경험하게 만든 이러한 문제들로 인해 재발되는 것으로 보인다.

말더듬은 여러 정신장애들에서 나타날 수 있는 문제로서, 사회공포증(social phobia)이나 특정공포증(specific phobia)을 지니고 있는 경우에 사회적 상황이나 공포증을 야기하는 특정 상황이나 대상을 접할 때 나타나는 불안과 밀접하게 연관된 증상이라고 할 수 있다. 특히 사회공포증 환자들은 다른 사람들 앞에서 이야기를 해야 할 때, 유창하게 말하지 못하고 더듬거나 떨리는 목소리를 드러낼까 봐 지레 겁을 먹고 긴장 및 공포 수준이 더욱 심해져서 실제로 더 심하게 말을 더듬거나 목소리가 떨려나오는 등의 악순환을 보인다. 대개 말더듬을 지니고 있는 사람들이 사회공포증으로 발전하는 경우가 흔하며, 사회공포증으로 인해 말더듬이 시작되는 것 같지는 않다.

2. 함구증

함구증(mutism)은 의사표현이 완전하게 상실된 것으로서 정신지체나 정서장애, 혹은 정신병적 상태의 아동들에서 주로 나타날 수 있으며, 히스테리성 장애나 우울장애, 정신분열병, 혹은 기질성 장애를 경험하는 성인들에서도 발생하는데 아마도 대부분의 정신장애들에서 함구증을 발견할 수 있다. 함구증은 혼미의 필수 요소이며, 함구증이 있는 경우 의식 수준의 확인을 포함한 철저한 신경학적 평가가 이루어져야 한다.

선택적 함구증(elective mutism)은 주로 아동기에 발생하는데, 특정 대상에게만 말하기를 거부하는 것으로 정의한다. 예를 들어, 집에서는 말을 잘하는 한 아동이 학교에 가서는 선생님이나 급우들과 전혀 이야기를 하지 않는 것을 들 수 있는데, 어떤 경우에는 반대로 집에서는 전혀 말하지 않다가 밖에 나가서는 이야기를 잘하는 식의 반대 상황일 수도 있다. 이는 아마도 가족 내 불화나 갈등 상황을 아이 나름대로 처리하는 하나의 방법으로 작동하는 것 같다. 때로 어떤 가정에서는 같은 집에 살면서도 오랫동안 가족들과의 대화가 전혀 없는 경우도 있는데, 이러한 가족과의 대화부재를 함구증으로 보기는 어렵다.

히스테리성 함구증(hysterical mutism)은 오래전의 진단명이긴 하나 히스테리성 장애에서 가장 흔한 언어장애로 실성증(aphonia)을 지칭하기도 한다. 의식적으로는 말을 하지 않을 이유가 전혀 없는 상태에서, 성대의 기능상 일부 또는 전부가 손상 혹은 마비되어 말을 못하게 되는 상태로 정의한다. 실제로 기질적인 원인을 파악하지 못하는 상태에서 환자 스스로는 어떤 말이라도 하고 싶어 하지만, 전혀 말을 할 수 없게 된다. 정신분석적 입장에서는 내면의 수치심이나 분노감정과 같은 부정적인 정동 상태를 의식으로 떠올리는 것에 대한 두려움으로 말미암아 이를 무의식적으로 억압하는 과정에서 나타난다고 보았다. 실제 대부분의 실성증은 특정 스트레스 사건을 경험한 이후에 갑작스럽게 발병되며, 어느 정도 시간이 경과되거나 스트레스 사건이 종결된 이후에 자발적으로 회복되는 양상을 보인다.

심한 운동성 실어증(motor aphasia)에서도 단어 사용이 극히 제한될 수 있는데, 완전하게 말을 하지 못하는 것은 아니며 환자가 한두 단어만을 상동증적으로 사용하고 정서적 스트레스하에서 의미를 알 수 없는 소리들을 내기도 한다. 무동성 함구증(akinetic mutism)의 경우도 전혀 말을 할 수 없는 상태라는 점에서는 함구증이라고 할 수 있지만, 이는 상측 중뇌(upper midbrain)나 후측 간뇌(posterior diencephalon)의 병변을 비롯한 다양한 대뇌의 기질적 문제들과 관련하여 외부 환경을 인식할 수 있는 상태에서 어떤 말도 하지 못하는 경우로서 의식 수준의 저하 및 전향성 기억상실(anterograde amnesia)을 보인다는 점이 특징이다(Lishman, 1998).

3. 초점을 벗어난 이야기

환자에게 어떤 질문을 했을 때 그 질문을 이해한 것처럼 보이지만, 대답할 때 그 내용이 질문과 관련되긴 하지만 유사한 다른 주제에 맞춰 이야기를 하는 경우 초점을 벗어난 이야기(talking past the point)라고 지칭한다. 예를 들어, '나뭇잎의 색깔이 무엇입니까?'라는 질문에 '하얀색'이라고 대답한 반면, '겨울에 내리는 눈의 색깔은 무엇이죠?'라는 질문에는 '초록색'이라고 보고한다. 또 어떤 환자는 '우리나라가 해방된 해가 언제입니까?'라는 질문에 자신이 태어난 해를 보고하면서, '당신은 몇 년도에 태어났죠?'라는 질문에는 '1945년'이라고 대답한다. 이를 과거에는 히스테리성 가성치매(hysterical pseudodementia)라고 불렀는데, 현재 DSM-IV의 해리장애 혹은 전환장애에 해당된다. 이와 비슷한 개념으로 근사치 대답(approximate answer)이 있는데, 이는 심인성으로 발병하는 Ganser 증후군의 특징 중 하나로서 어떤 이득을 얻기 위해 무의식적으로 정답과 유사한 대답을 하는 증상으로 알려져 있다.

초점을 벗어난 이야기는 급성 정신분열병 환자들에서도 흔히 나타나는데, 특히 청소년기에 발병한 해체형에서 주로 볼 수 있다. 이들은 이야기를 하면서 주제를 쉽게 벗어나며 낄낄거리면서 즐거워하는 모습을 보인다. 또한 긴장형 정신분열병 환자들에서는 '병원에 얼마나 오래 있었느냐?' 등의 심리적 고통을 야기할만한 질문에 대해 초점을 벗어난 엉뚱한 대답을 하기도 한다. 정신분열병 환자들의 우원증과는 다른 개념으로 봐야 하는데, 우원증은 대화 주제에 걸맞는 이야기로 시작하여 다른 주제들을 넘나들다가 결국 다시 원래의 주제로 이야기를 마치는 것이기 때문이다.

4. 신조어증

신조어증(neologism)은 환자가 어떤 새로운 단어를 만들어 내거나, 기존의 단어나 음절을 새로운 방식으로 사용하는 것으로 정의하는데, 대개 정신분열병 환자들이 맥락에 걸맞지 않는 엉뚱한 단어를 만들어 사용하는 것이 가장 흔하다. 실어증, 특히 운동성 실어증 환자들에서는 대화 내용에 걸맞지 않는 잘못된 단어를 사용하거나, 새로운 단어를 만들어 내거나, 혹은 단어의 음절 구조를 변형시켜 이야기하는 착어증(paraphasia)을 보이는데, 이는 피상적으로 보면 신조어증과 유사해 보이지만 실제로는 다른 증상이라고 할 수 있다.

정신분열병 환자들은 의미론적인 결손 부분을 메우기 위해 새로운 단어를 만들어 내는 것이 필요하기 때문에, 완전히 새로운 단어를 만들어 내는 것은 그 기원이나 파생적인 의미를 전혀 이해할 수 없으며, 다른 단어로 왜곡시키는 형태를 지니거나, 혹은 단어를 만드는 데 있어서 원래의 규칙을 그릇되게 사용하여 잘못된 단어가 탄생한다. 신조어증에 특정한 예를 들기는 어려우며, 대개 환자의 망상적 사고와 관련하여 신조어를 사용하는 것 같다.

긴장증(catatonia) 환자의 신조어증은 이들의 매너리즘(mannerism)이나 상동증적 행동의 일종으로 간주할 수 있으며, 이는 환자들이 신체 움직임의 변형과 유사한 방식으로 몇몇 단어의 발음을 왜곡하여 잘못 발성하는 것으로 알 수 있다. 이들은 문장 내에서 정확한 단어 대신 유사한 단어를 사용하는데, 예를 들어 '차'라는 단어를 포함시켜 '비행차' '항공모차'라는 새로운 단어를 만들어 내는 것을 말한다. 이러한 신조어증은 사고형태의 장애로 이해할 수도 있으며, 환자들의 내적 개념들이 서로 뒤섞여 드러나는 것처럼 이들이 사용하는 단어들이 섞여 버린 사고탈선의 결과인 것 같다. 예를 들어, '수건'이라는 단어를 '수영'이라는 단어로 대치하여 이야기를 함으로써 전혀 다른 문장으로 바뀌는 경우를 들 수 있다.

정신분열병 환자들은 현실을 벗어난 비정상적인 자신의 경험과 관련된 단어를 발견하려고 시도하는 것으로 전문용어 신조어증(technical neologism)이 나타날 수 있으며, 이는 보통의 단어로 표현할 수 없는 자신의 경험을 전문적인 용어를 사용하여 보충하려는 시도로 볼 수도 있다(Casey & Kelly, 2007). 이들의 환청 경험이 신조어를 만드는 데 상당한 기여를 하는 것 같은데, 특히 환자가 경험하는 환청의 목소리가 신조어를 사용하기 때문에 이와 똑같은 단어를 사용하는 경우도 있으며, 혹은 목소리를 진정시키거나 그 목소리들의 위협으로부터 벗어나기 위해 억지로 새로운 단어를 사용하는 경우도 있다. 동음오용(malapropism)은 이야기할 때 소리는 비슷하지만 뜻이 다른 단어로 의식적으로 바꿔 사용하는 것으로, 이는 신조어증에 해당되지 않는, 의식적인 수준의 다소 익살맞은 언어 표현 방식이다.

5. 분열언어증

정신분열병 환자들에서 심각하게 혼란스러운 언어 표현을 볼 수 있는 경우가 많은데, 분열언어증(schizophasia)을 지니고 있다 할지라도 실제 환자의 생활에서 중요한 어떤 활동을 하는 데는 문제를 야기하지 않는다. 분열언어증은 실어증과 유사하게 지능 수준과 별개로 심한 언어장애를 지니고 있음을 의미하며, 명백하게 사고와 언어 사이의 불일치가 나타나기 때문에 사고장애로 간주될 수도 있다. 정신분열병의 언어 착란(speech confusion) 및 말비빔(word salad)이 그 좋은 예로서, 이는 정신분열병 환자들이 사고연상에서의 연속성을 상실하고, 연역적 추론 논리에서의 결함을 지니고 있기 때문에 나타나는 것 같다.

정신분열병에는 대부분의 언어장애가 나타날 수 있으며, 정상인들에 비해 더 단순한 문장구문을 사용하는 경향이 있다(Thomas et al., 1996). 이들은 병전에 이미 어학 능력의 부족을 지니고 있는 경우가 많기 때문에 정신분열병의 질병 과정과 더 많이 연관되어 있는 것으로 보인다. 또한 이 환자들은 주의집중력의 장해가 동반되기 때문에 주의가 산만해짐에 따라 감각 입력이 여과과정에 문제가 생기고, 이야기 도중에 부적절한 연상이 개입되어 혼란된 언어 표현으로 나타나는 것 같다.

6. 실어증

실어증(aphasia) 혹은 부전 실어증(dysphasia)은 대개 뇌의 특정 영역에서 기능적 손상이 발생하며, 말하기와 읽기, 쓰기, 그리고 문장의 이해와 문장 구성 등과 관련된 언어장애를 모두 포함할 수 있다. 여기서는 정신분열병과 같은 정신장애에서 보이는 언어장애와 비교하기 위해 뇌종양이나 뇌병변과 같은 다양한 기질적 요인에 의해 발생되는 실어증 중에서, 대개 임상 장면에서 흔히 구분하는 방식으로 몇 가지 실어증을 설명하고자 한다.

1) 수용 실어증

수용 실어증(receptive aphasia)은 좌측 상위측두엽의 후측에 위치한 베르니케 영역(wernicke area)의 손상과 관련하여 의사소통에서 언어 이해력의 어려움을 보이는 것을 말한다. 대표적인 수용 실어증인 순수 단어맹(pure word deafness)은 측두엽의 손상과 관련하여, 다른 사람의 이야기를 들을 수 있으며 그 의미가 잘 전달되지는 않지만 유창하게 언어를 사용하는 등 표현 언어에서의 어떤 문제를 나타내지는 않는다. 그렇지만 그들은 타인들의 말을 거의 이해하지 못하며, 비록 어떤 말인지를 지각할 수는 있지만 그 의미를 인식하지 못한다. 따라서 이것은 들은 단어에 대한 일종의 실인증(agnosia)이다. 실독 실인증(agnostic alexia)은 쓰인 글자들을 보면서도 그것을 읽지 못하는 것으로 좌측 시각피질 및 뇌량(corpus callosum)의 병변과 관련된 것으로 알려져 있다. 또한 시각적 단서 실인증(visual asymbolia)은 시각적으로 제시한 단어들을 적절하게 조직화하지 못하고 단어를 제대로 인지하지 못하기 때문에 적절한 방식으로 언어를 표현하도록 활성화되지 못한다. 이 문제를 지니고 있는 환자들은 대개 각회(angular) 및 연상회(supramarginal gyri)의 병변이 있으며, 읽기와 쓰기의 장애를 동시에 지니고 있고 문장 구조를 적절하게 통합하는 데 어려움이 있다.

대뇌 병변이 더 확장되는 경우, 수학기호 사용 불능증(acalculia)이나 공간지남력 장해, 시각 실인증(visual agnosia), 이름대기 실어증(nominal aphasia), 그리고 우측 동측성 반맹(right homonymous hemianopia) 등과 같은 다른 신경학적 장애들과 연관된 여러 실어증의 형태를 나타내게 된다. 이들은 종종 단어나 문장을 이해하기는 하지만 소리내어 읽는 데 어려움을 보이거나 정확하게 읽지 못하는 등의 문제를 지니는데, 노트에 적힌 글자들을 보면서 어느 정도는 올바르게 옮겨 적을 수 있다.

실인증은 감각이나 지각과정의 문제를 보이지는 않지만 어떤 대상을 제대로 인식하지 못하는 장애를 말한다. 자신이 보거나 느낀 것을 무엇인지 인지하지 못하기 때문에 이를 제대로 재인하지 못하고, 언어적으로 자신이 본 것을 설명하거나 사용할 수 없기 때문에 실어증과 실행증 모두를 포함하는 것 같다. 하지만 실인증은 대개 신경학적인 장애에서의 대뇌병변과 관련된 것이기 때문에 해리장애나 전환장애로 잘못 진단되지 않아야 할 것이다.

2) 매개 실어증

매개 실어증(intermediate aphasia)의 대표적인 장애인 이름대기 실어증 환자들은 풍부한 어휘를 지니고 있음에도 불구하고 자신의 앞에 존재하는 대상의 이름을 말하지 못한다. 대개 그들은 말로 이야기하거나 글로 적혀 있는 지시를 제대로 수행하지 못하며, 적혀 있는 것을 보면서 그대로 옮겨 적을 수는 있지만 보지 않은 채로는 그렇게 할 수 없다. 다른 실어증 환자들도 정확한 단어를 말하는 데 어려움을 호소하지만, 이름대기 실어증 환자들은 이 문제가 매우 두드러지는 것이 특징적이다. 또한 이들은 유창하게 말하거나 언어적 이해력 또한 양호하게 유지되고 있지만, 상대방의 말을 그대로 따라하는 데 매우 어려움을 경험하여 철자의 순서를 바꾸어 말하는 경우가 종종 있다. 이 실어증은 미만성 뇌손상이나 측두-두정 부위의 국소적인 병변을 지니고 있는 경우에 나타날 수 있다. 한 예로, 이들에게 시계를 보여 주었을 때, 이를 '시간 그릇'이라고 대답하거나, '그것은 시간을 재는 것'이라는 식의 다른 설명을 한다. 이들은 무미건조한 언어들을 주로 사용하며, 문장의 구조는 대개 정확하고, 언어 이해력에는 어떤 손상도 발견되지 않는다.

전도성 실어증(conductional aphasia) 환자들은 언어 이해능력 및 발어 능력의 어려움은 없지만, 이야기를 하거나 쓰는 것과 관련하여 상당한 어려움을 경험하며, 말을 하는 동안 문법적으로나 구문론적으로 오류를 보이고, 착어증을 나타낸다. 이들에게 폐쇄형 질문(close-ended question)을 하면 정확하게 '그렇다' 혹은 '아니다'라고 대답한다는 사실로 이들이 언어 이해력에는 별다른 문제가 없음을 알 수 있다. 이 장애는 문장 실어증(syntactical aphasia)으로도 불리는데, 단어들을 개별적으로 말할 수는 있지만 하나의 문장으로 정확하게 구성해 내지 못하며, 운동성 언어중추 및 감각성 언어중추를 잇는 전도로에 장애가 생겼을 때 나타날 수 있어서 여러 다른 뇌영역의 병변과 관련이 있는 것 같다(Lishman, 1998).

3) 표현 실어증

표현 실어증(Expressive aphasias)은 브로카 실어증(Broca's aphasia)으로 알려진 피질성 운동 실어증(cortical motor aphasia)이 대표적이다. 이 실어증은 대개 좌측 전두피질의 후측 부위에 위치한 브로카 영역의 손상으로 인해 발생하며, 이 병변은 인접한 측두엽의 언어중추로 이어진 경로에도 영향을 미친다. 브로카 실어증을 지닌 환자는 자신의 생각을 단어나 어구들로 표현하는 데 어려움을 지니고 있으며, 심한 경우 한두 단어나 어구만을 반복하여 말하면서 의사전달을 할 수 없는 상태에 이른다.

이들은 마음속에 말하고자 하는 내용이 정리되어 있다 할지라도 그 내용을 언어적으로 표현하는 데 심한 어려움을 겪는다. 특히 이들은 문법적 구문을 잘 사용하지 못하여 문법적 기능을 가진 기능어를 말할 때 어려워하고, 명사, 동사, 형용사, 부사와 같은 내용어를 단답형으로만 간신히 구사하는 정도다. 또한 이름대기 실어증을 나타내기 때문에 이야기할 때 필요한 명사나 대명사를 빼먹거나 부적절한 단어를 쓸 때가 많으며, 긴 단어를 말할 때 음절의 순서가 틀리기도 한다. 다른 사람들이 말하는 내용을 이해하거나 말하고자 하는 내용을 알고 있다 할지라도 올바른 단어를 사용하여 이에 상응하는 대화를 이어 나갈 수 없다. 이들은 자신이 잘못 말한 단어들을 교정하려고 시도하지만, 자신의 뜻대로 단어들을 말할 수 없기 때문에 자신의 생각을 잘 표현하지 못하는 것에 대해 고통을 경험한다.

이들은 대개 전보처럼 몇 개의 중요한 단어들만을 사용하여 말하는 문법불능증(agrammatism)을 보이기도 한다. 이들은 말할 때 억양이나 강세가 특이할 때가 많으며, 일정한 톤으로만 말해서 괴상해 보일 수도 있다. 이들은 이야기할 때 정서적 스트레스를 많이 받으며, 제대로 표현되지 않는 것과 관련하여 불수의적으로 욕설이 튀어나오는 경우도 있다.

제2절 운동의 장애

운동장애(motor disorder)는 운동의 양이나 운동 속도의 변화와 관련된 문제들로 구분할 수 있으며, 여러 가지 질적인 이상행동으로 나타나기도 한다. 몇몇 운동장애는 순수한 정신장애에서보다 신경학적인 손상과 관련하여 발생한다고 여겨지며, 또 어떤 운동장애는 자동적이면서도 무의식적인 방식으로 나타나고 고의적인 의도를 지니기도 한다. 대개 운동장애는 환자의 주관적인 경험이 아니라 관찰가능한 객관적인 특징을 지니고 있어서 대부분의 지면을 객관적 운동장애에 할애했지만, 임상 장면에서 볼 수 있는 주관적 운동장애들 또한 간단하게나마 소개하고자 한다.

1. 주관적 운동장애

1) 운동행위의 소외

정상적인 인간의 행동은 그들의 자발적인 의지와 통제하에 이루어진다. 하지만 이러한 개인적 통제감은 대개 잘 의식되는 것이 아니며, 대개 피곤하거나 약물중독 등 의식이 명료하지 않을 때, 혹은 우리의 몸을 제대로 가누지 못하는 특정한 상황하에 놓여 있을 때 이를 극복하기 위해서 더 의식적으로 노력을 기울인다. 강박사고나 강박행동과 같이 그들의 의지에 반하는 것으로 경험되는 것이라 할지라도 자신의 생각이나 행동이 자신의 것임을 알고 있기 때문에, 이를 조절할 수 있는 능력이 상실된다 할지라도 여전히 자신의 행위에 대해서는 자신의 내부에서 기인한 것으로 판단한다.

하지만 정신분열병 환자들은 자신의 생각이나 행동, 혹은 느낌을 통제할 수 있는 능력이 상실되었을 뿐만 아니라, 다른 외부의 힘에 의해 주입되었다거나 외부 세력의 영향력에 의해 자신의 의지와 상관없이 조종되고 있다고 생각한다. 이렇듯 주관적 운동장애(subjective motor disorder)의 증상은 피동성 사고 혹은 망상과 관련되어 있는데, 자신의 의지와 상관없이 외부 세력들이 라디오나 TV 방송, 엑스레이, 마귀나 귀신, 최면, 인터넷 등을 통해 영향을 미친다고 주장한다. 정신분열병 환자들은 이러한 피동성 망상에 의해 자신의 행동이나 움직임이 영향을 받는다고 말하며, 이는 운동장애가 사고장애에 기인한 이차적 문제임을 시사한다. 이러한 피동성 망상이 두정엽의 이상과 관련되었다는 몇몇 증거가 있지만(Maruff et al., 2005), 이 현상에 기저하는 정확한 기제를 분명하게 밝히는 데 추가적인 연구가 필요하다.

극심한 불안을 경험하는 사람들 또한 일상적인 수의적 행동을 취하는 것에 대한 의지가 없거나 노력을 기울이지 못하고, 혹은 실제로 그 행동을 취할 수 없다고 느낄지도 모른다. 그들은 마치 외부의 어떤 힘에 의해 조종되는 것처럼 느낄 수도 있는데, 그들이 생각하거나 자신의 생각을 말로 표현하는 데 어려움을 지니고 있는 것처럼 그들의 생각이 외부의 통제하에 있다는 막연한 느낌을 받을 수 있어서 이를 정신분열병 환자들의 피동성 현상과 구별할 수 없는 경우도 있다. 하지만 오진단을 방지하기 위해서는 이 둘 사이의 구분이 특히 중요하다.

2. 객관적 운동장애의 분류

비록 어떤 사람이 상동증과 같은 명백한 운동장애의 징후를 보이더라도 이를 신경학적 증상으로 간주할 수 있기 때문에 운동장애들을 서로 분류하는 것이 어려운데, 더 복잡한 행동패턴의 경우는 특히 더 그렇다. 대개 적응적 및 비적응적 운동장애, 운동성 언어 장해, 자세의 장애, 비정상적인 복잡한 행동패턴, 그리고 항정신병 약물과 관련된 운동장애 등으로 구분할 수 있다.

1) 적응적 운동의 장애

(1) 표현운동의 장애

표현운동(expressive movement)에는 대개 얼굴과 팔, 손 그리고 몸통 상부의 움직임을 포함하여 타인에게 자신의 의사를 전달하는 데 필요한 운동을 의미한다. 표현운동은 대개 정서에 따라 다양하게 나타나는데, 정서 표현의 범위는 서로 다른 문화에 따라 매우 상이하며 같은 문화권 내에서도 개인 간 차이가 꽤 크다. 예를 들어, 문화들마다 사람들을 환영하는 행동이나 몸짓이 매우 다를 수 있는데, 서구의 많은 나라들에서는 포옹이나 가벼운 볼키스 등으로 환영을 표현하는 반면, 어떤 문화에서는 서로 고개를 숙이고 시계 반대방향으로 돌거나 침을 뱉는 등의 특이한 방식을 취하기도 한다. 여기서는 대부분의 문명화된 문화권에서 행해지는 일반적인 표현방식을 기본으로 설명하고자 한다.

우울증 환자들은 표현행동의 범위가 제한되는 경향이 있으며 대개 슬프거나 우울한 모습, 혹은 불안해 하는 듯한 모습을 드러낸다. 반면, 어떤 환자들은 그들의 얼굴 표정을 숨김으로써 이를 드러내지 않으려고 하며, 웃는 얼굴을 보여 줌으로써 자신의 우울증을 감추려고 시도하는 미소 우울증을 보이기도 한다. 어떤 우울증 환자들은 평소보다 더 자주 눈물을 흘리는 반면, 더 심한 우울 상태에 놓인 환자들은 울래야 울 수도 없다는 느낌을 지니고 있어서 한참 울고 나면 기분이 좀 더 나아지지 않을까 하는 생각을 하기도 한다.

심한 우울 상태에서 정신운동성 지체가 환자 생활 전반에 걸쳐 널리 퍼져 있으며 자세를 포함하여 모든 신체 움직임이 감소되거나 사라진다. 이런 환자들은 느릿느릿 걸으며 어깨를 축 늘어뜨린 채 고개를 숙인 자세로 다니고 아무런 움직임을 보이지 않고 가만히 앉아 있기만 하는데, 심한 경우 눈 깜박임조차도 잘 나타내지 않는다. 이와 달리 초조성 우울증(agitated depression) 환자들은 침착하지 못한 상태로 무엇인가 걱정스러운 듯 안절부절못한 모습을 보이며, 때로 손을 부들부들 떨기까지 하는데, 거의 혼수상태인 것처럼 보이는 심한 우울증 환자들이 실제로 매우 불안한 상태에 놓여 있다는 점에서 환자의 높은 불안과 초조감 사이의 직접적이고 불변하는 관련성을 가정할 필요는 없을 것 같다. 특히 정신운동성 지체를 지닌 경우보다 초조성 우울증 환자들이 높은 불안수준과 관련하여 자살가능성이 높기 때문에 주의를 기울일 필요가 있다.

긴장형 정신분열병에서도 표현운동에 문제가 생길 수 있다. 긴장증은 휴식 시에 근육의 긴장도가 증가해 있는 상태를 가리키며, 이와 반대로 자발적으로 움직일 때는 근긴장도가 떨어진다. 긴장증을 지닌 환자들은 얼굴이 굳어 있는 상태로 어떤 표정도 나타내지 않으며, 그 외의 신체에서도 표현운동과 관련된 어떤 움직임도 잘 드러나지 않는다. 눈만이 생기 있게 반짝거리는데, 이로 인해 그 환자들은 가면 뒤에 숨어서 세상을 주시하고 있는 것처럼 여겨지게도 한다. 씻지 않아 기름기가 낀 얼굴에 표정이 거의 나타나지 않거나 완전히 사라진 것은 뇌염으로 인한 파킨슨병에서 주로 나타나는 반면, 유사하지만 얼굴 표정이 드러나지 않는 증상만 있는 것은 순수한 파킨슨병에서다. 긴장증 환자의 과도한 찡그림이나 얼굴이 일그러지는 것 또한 표현의 장애이긴 하지만, 그것은 대개 상동증(stereotype)이나 운동착오증(parakinesia)으로 보는 것이 더 옳다. 긴장증 환자들에서 입술을 둥글게 말아 앞으로 내미는 것을 볼 수 있는데, 이것 또한 표현의 장애이긴 하지만 상동증적 자세의 증상으로 간주한다.

조증 환자들에서 표현운동은 대개 과장되게 나타나는데, 그 환자들은 비정상적으로 즐거워하는 모습을 보이며 과장된 몸짓을 취한다. 이따금 아주 짧은 순간적인 우울을 경험하면서 조증 특유의 활동성이 방해받기도 하는데, 이는 정서적 불안정성(emotional lability)과 관련되어 있다.

황홀경이나 의기양양한 상태를 보이는 환자들은 환상적으로 기분이 좋은 열광하는 듯한 모습을 보이면서도 쉬지 않고 과도하게 활동하며, 외적인 요소에 의해 그 중간에 방해받는 것 같지는 않다. 황홀감이 극단적인 수준에 이를 때 환자들은 어떤 말도 하지 않은 채 강렬한 경험에 완전히 열중한다. 하지만 황홀감의 수준이 더 낮은 경우, 환자들은 다른 환자들이나 치료진에게 과장된 방식으로 설교를 하거나 강의하듯 열정적으로 이야기할 수 있다. 황홀경은 정신분열병을 비롯한 정신병적 상태, 간질, 그리고 어느 정도의 종교수행을 거친 사람 중에서 발견된다.

(2) 반응운동의 장애

반응운동(reactive movement)은 위협적인 자극에 대해 몸을 움찔하거나 새로운 소리가 나는 쪽으로 얼굴을 돌리는 등의 즉각적인 자동적 반응(adjustment)을 의미한다. 이러한 움직임은 환경에 대한 기민성(alertness) 및 적응을 보여 주는 일반적인 지표로서, 만일 이런 운동성이 줄어들거나 사라진다는 것은 설명하기 어려운 방식으로 환자들이 경직되어 있거나 반응을 보이지 않음을 의미한다. 반응운동은 대개 긴장증이나 혼미(stupor)로 인한 차단(obstruction)에 영향을 받는데, 특히 긴장증에서 수의적 움직임의 장애가 반응운동의 장애와 함께 나타나는 것 같다. 파킨슨병을 포함한 신경학적 장애들에서도 반응운동의 상실이 나타날 수 있으며, 심한 불안 상태에서도 급격하게 발생하기도 한다.

(3) 목표지향적 운동의 장애

정상적인 수의적 운동(voluntary movement)은 별다른 노력을 기울이지 않고서도 자연스럽게 이루어지며, 개인의 성격 및 현재 기분 상태 모두를 반영하여 나타난다. 우울장애 환자에서 흔히 나타나는 정신운동성 지체는 목표지향적인 운동(goal-directed movement)과 관련된 어떤 활동을 시작하거나 수행하는 데 상당한 어려움이 있다고 느끼는 주관적인 경험으로, 이 증상이 더욱 심해진다면 활동 양상이 더욱 느려지고 지치게 만들 것이다. 정신운동성 지체가 약한 수준으로 나타날 때는 주의 깊게 관찰하지 않는 이상 찾아내기 어려운데, 눈썹을 통한 표현이 사라지고 아래쪽으로 시선을 향해 풀이 죽은 상태로 보이며 눈에 초점이 사라진다. 초조성 우울증을 지닌 사람은 쉽게 주의가 산만해져서 수의적인 운동을 시작하는 데 어려움을 보이며 복잡한 운동 패턴을 완수할 수가 없는데, 일단 운동을 시작하기만 하면 빠르게 완수할 수 있다. 조증 상태의 환자들은 급하게 활동을 해나가지만 행동패턴에 일관성이 없어서 수행을 완수하지 못할 때가 많다.

우울장애 환자의 정신운동성 지체는 모든 정신 및 운동 행위의 속도를 지연시키는 반면, 긴장증에서는 차단으로 인해 활동을 수행하는 데 간헐적으로 어려움을 야기한다. 사고차단으로 정신활동이 방해되는 것처럼 행동이나 움직임이 멈추는 효과를 나타내기도 한다. 정신운동성 지체는 차량의 브레이크를 작동시킴으로써 일정한 속도로 느려지게 하는 것으로 비유할 수 있는 반면, 차단은 자전거 바퀴살 사이에 막대가 끼인 것처럼 갑작스러운 중단을 의미한다. 차단을 경험하는 환자들은 행동 도중에 갑작스럽게 중단되었다가 1분 혹은 그 이상의 시간이 경과한 이후에 어떤 어려움 없이 그 행동을 완수할 수 있다. 환자들에게 그들의 몸을 움직일 수 있느냐고 질문했을 때 어느 정도 몸을 움직이다가 멈추는데, 때로 차단을 경험하는 환자들에서 수의적인 움직임이 갑작스럽게 중단된 이후에 재차 차단을 경험하기 전에 그 행동을 완수하려는 듯이 빠르게 수행을 해 나간다. 앞서 말했듯이, 차단은 습관적이고 반응적인 움직임에 영향을 미치기 때문에 환자들은 위협 상황에서 그들 자신을 보호할 수 없고, 파리가 그들 얼굴 위로 날아오는 것을 손으로 뿌리치지 못한 채 가만히 있거나, 자신에게 말하는 누군가를 향해 돌아설 수 없게 만든다. 특히 차단은 긴장증 환자들에서 흔히 발견되며 부자연스러운 경직된 움직임을 일으킨다. 차단과 관련하여 근긴장도는 정상적일 수도 있으며, 혹은 변화하기도 한다. 차단을 극복하는 데 필요한 노력은 근육 긴장이나 차단을 받고 있는 근육 자체의 기능장해와는 관련이 없기 때문에 말초적인 요인에 의한 것이 아니라 행위 자체를 수행하는 것의 어려움인 것 같다. 예를 들어, 평가자가 환자에게 질문을 했을 때 어떤 대답도 하지 않고 가만히 있다가 평가자가 되돌아서는 그 순간 대답을 하기 시작하는데, 이때 잠시 동안 차단 증상이 나타난 것으로 판단할 수 있다.

차단의 수준이 경미하다면 자발적이고 반응적인 운동은 간헐적으로만 방해받으며, 긴장증 환자의 움직임은 경직되고 어색하게 보인다. 차단의 수준이 더욱 심각해짐에 따라 운동 불능증(akinesia)이 나타나며 증상이 더욱 현저해지면 혼미상태로 들어갈 수 있는데, 우울증 환자들에서도 심한 정신운동성 억제로 인해 혼미 상태처럼 보일 수도 있다.

목표지향적 운동의 실행에서 문제점들이 더 뚜렷해짐에 따라 운동이 목표지향적인 방향으로 진행되기는 하나 더욱 기괴하고 경직되어 보일 수 있다. 목표지향적 활동을 비정상적으로 반복하거나 적응적 자세가 기이하게 변형되는 것 등은 매너리즘(mannerism)으로 알려져 있다. 이 문제의 징후는 대개 악수를 하거나 인사할 때, 기이한 옷차림이나 머리 스타일, 그리고 특이한 방식으로 글을 쓰는 등의 행동 등이 해당되는데, 특이하거나 엉뚱한 단어의 사용이나 움직임과 자세에서의 기이한 모습이 전체적으로 이상한 모습으로 보이게끔 만드는 운동장애라고 할 수 있다.

매너리즘은 정신과적 및 신경과적 장애들 모두에서 나타나며, 정신장애가 없는 정상인들에서도 발견할 수 있다. 정신병이 아닌 경우에 매너리즘은 주의를 끌기 위한 목적이거나 행동을 조절하는 데 어려움을 지니고 있음을 시사하는데, 이것은 자신감(self-confidence)의 부족과 관련된 것으로 보인다. 예를 들어, 다른 사람들 앞에서 발표를 해야 할 때 손가락으로 머리카락을 돌돌 마는 행동을 반복하는 것은 타인들 앞에서 수줍어하거나 자신의 발표에 대해 자신없어 하는 모습을 반영하는 것 같다. 또한 이것은 청소년기의 빈번한 매너리즘적 행동을 설명할 수 있는데, 특히 10대의 경우 불안감을 느끼거나 마음이 불안정할 때나 아직 자신의 행동에 자신이 없을 때 이런 행동 양상이 나타나는 것 같다.

정신분열병에서의 매너리즘은 대개 망상적 사고의 산물이거나 긴장형 운동장애의 한 가지 유형 혹은 거절증(negativism)의 징후라고 볼 수 있다. 거절증은 지시받은 행동을 하지 않는 것뿐만 아니라 환자와 접촉하려는 시도 자체에 대해 능동적으로 저항하는 모습을 지칭한다. 매너리즘은 정신분열병이나 다른 정신과적 장애의 주요 진단기준은 아니지만, 그것들이 발생했을 때 전체적인 임상적 틀에 포함되는 것으로 간주될 경우는 진단적 유의미성을 지니는 것으로 볼 수 있다.

2) 비적응적 운동의 장애

(1) 자동적 운동

정신장애를 경험하지 않는 사람들도 아마 목표지향적이지 않은 특징을 지니면서, 동시에 불안을 유발시키는 상황에서 더 빈번히 나타나는 행동 습관을 지니고 있다. 이 습관에는 머리를 긁는 것, 코를 톡톡 두드리거나 만지기 혹은 잡아당기는 것, 얼굴을 톡톡 두드리거나 긁기 혹은 만지는 것, 입술을 손으로 미는 것,

'음' 소리를 내어 목을 틔우는 것 등의 예가 있다. 이 행동은 어떤 경우에는 명백하게 목표지향적인 것처럼 보이지만 실제로는 자동적으로 일어나는 것으로 자동적 운동(spontaneous movement)이라 부른다. 어떤 복합적인 자극으로 인해 정상적인 행동패턴이 비적응적인 또 다른 행동패턴을 수행하지 못하도록 막는다는 의미에서 치환 행위(displacement activity)라고 알려져 있다. 따라서 정상적인 습관적 행동은 좌절을 경험하거나 어떤 행동을 취하는 것이 좋을지 확신이 서지 않을 때 일어나는 치환 행위로 간주될 수 있다.

운동 틱(motor tic)은 보통 빠르고 반복적이며 상동증적인 운동 상태로 정의되며, 소근육군의 갑작스러운 불수의적 경련으로 말미암아 표현운동이나 방어적 반사반응처럼 나타난다. 대개 얼굴에서 주로 나타나는데, 눈을 깜빡이거나 이마나 코나 입을 찡긋하는 것 등이 해당되며, '음' 소리를 내거나 어깨를 들썩거리는 것 또한 여기에 해당된다. 틱은 심인성 운동 습관이거나 기질적인 특징으로 간주할 수 있으며, 정서적 긴장에 따른 반응이라는 주장이 가장 유망하다. 어떤 경우에 틱은 명백하게 신체적 원인으로 유발될 수 있는데, 예를 들어 뇌염이나 근육긴장이상증(torsion dystonia), 헌팅턴 무도증이나 뚜렛 증후군(Giles de la Tourette syndrome) 등이 그것이다.

안정시 진전(Static tremor)은 대개 손이나 머리, 혹은 몸통 상부에서 발생하며, 아무런 활동을 하지 않는 동안 나타나는 불수의적인 떨림으로서, 매우 불안하거나 두려운 상태의 사람들에서 나타날 수 있다. 다른 심인성 증상들처럼 진전은 전환장애에서 발생할 수 있으며, 가족력이 있고, 나이를 먹어 감에 따라 더욱 악화되는 경향이 있다. 하지만 이들은 심각한 손떨림을 경험함에도 불구하고 수의적 운동을 대체로 잘 수행할 수 있다. 하지만 불안한 사람들 모두에서 현저한 떨림이 나타나는 것은 아니기 때문에 아마도 타고난 기질적 특징이 있음을 시사한다. 안정시 진전은 파킨슨병이나 알코올 의존, 그리고 갑상선 중독증(thyrotoxicosis)과 같은 기질성 장애에서 나타날 수 있는데 질병의 경과에 따라 그 심각성의 정도가 각기 다르며, 정서적 충격에 의해 더욱 악화될 수 있기 때문에 진전이 일정하지 않고, 심리적 갈등 상황에서 더욱 현저해지더라도 이는 근본적으로 심인성이 아닐 가능성이 높다. 활동성 진전(Intention tremor)은 대개 어떤 목적을 지닌 수의적인 활동을 수행할 때 주로 발생하며, 대개 소뇌장애(cerebellar disorder)와 관련되어 있고, 다발성 경화증에서도 간혹 나타난다.

연축성 사경(spasmodic torticollis)은 목근육(특히 흉쇄유돌근, sternomastoid)의 경련이 특징적이며, 한쪽 방향으로 머리가 계속 돌아가는 동시에 얼굴은 반대 방향을 향하는 식으로 틀어지게 된다. 처음에 경련은 몇 분 동안만 지속되지만 결국 목이 지속적으로 뒤틀리는 식으로 점차 지속시간이 늘어나며, 환자들은 손으로 턱을 감싸 쥠으로써 머리가 돌아가는 것을 막으려 한다.

무도증(chorea)은 멘델 우성으로 유전되는 유전질환으로, 중년기 초기에 발병하며 주로 무도성 운동 및 치매 증상들이 특징이다. 갑작스럽게 불규칙적으로 움찔거리는 불수의적 움직임이 신체의 여러 부분에서 불규칙한 방향으로 나타나거나, 몸의 한 부분에서 다른 부분으로 물 흐르듯이 이동하면서 발생하며, 단편적인 표현 혹은 반응 운동과 유사하다. 헌팅톤 무도증 환자들은 자신의 무도증상을 감추기 위해 수의적이거나 습관적인 움직임을 시도한다. 예를 들어, 어떤 환자는 자신의 팔이 갑작스럽게 움직일 때 그 팔을 머리 위로 올려 머리카락을 매만지는 행동으로 연결하기도 한다. 만일 질환이 너무 심한 상태라면 가만히 있지 못하는 상태 혹은 과잉활동성(overactivity)으로 잘못 오인될 수도 있다. 헌팅턴 무도증에서는 갑작스러운 경련성 움직임이 얼굴이나 몸통 상부, 그리고 팔에 많이 나타나며, 코로 숨을 들이키거나 킁킁거리는 행동이 발생하기도 한다. 이 장애의 경과는 운동장애로 시작해서 구음장애 및 보행장애가 나타나고, 결국 지능의 감퇴로 인해 치매 상태에 놓이게 만든다. 무도병의 전구기에는 여러 정신과적 증상들이 나타나기도 하는데 주로 불안, 반응성 우울, 반사회적 인격장애 증상들이 발견된다. 소아기 신경질환인 무정위 운동증(athetosis)에서도 느린 뒤틀림이나 꼬임을 보이는 자동적 운동으로 나타나며, 손을 비롯한 신체 말초부위에서의 특이한 자세가 특징적이다.

무도증이나 무정위 운동증의 이상 반응은 긴장증에서도 흔히 발견할 수 있다. 긴장증 환자들은 거의 대부분의 시간 동안 찡그리거나 과장된 미소를 지은 채 일정한 자세를 취하고 있는데, 그런 증상을 보이면서도 간단한 질문에는 대답할 수 있으며 단순작업을 해내기도 한다. 이러한 웃음과 약한 경직성 때문에 해체형 정신분열병으로 오진단을 내리기도 한다. 그들 중 몇몇은 손가락을 꼬거나 주무르며 자신의 옷을 만지작거리는데, 이 모습이 국소적인 무도증의 증상인지 혹은 상동증적 행동인지를 변별하는 것이 어려울 수 있다.

정신분열병에 대한 불수의적인 비정상적 움직임에 대한 연구가 이루어지고 있는데, 대부분은 항정신병 약물의 복용과 연관되어 있다고 보고하나(Owens, 1999; Gervin & Barnes, 2000), 초발 정신분열병 환자들에게 약물치료를 실시하기 전부터 신경학적인 기능장애와 비정상적인 불수의적 움직임이 흔히 나타난다는 증거도 있다(Browne et al., 2000).

앞서 말했듯이, 상동증은 반복적이며 동일한 방식으로 수행되는 목적이 없는 행동을 말한다. 상동증은 단순한 운동이나 반복적인 발성 등으로 나타나기도 하는데, 이를 통해 목표지향적인 움직임인지 여부를 더욱 명확하게 구분할 수 있게 해 준다. 상동증적 발성의 내용은 대개 평가자가 이해할 수 있는데, 실제로 환자가 소리내는 것의 변조로 어떤 의미를 지닌 것처럼 들리게 한다. 예를 들어, 어떤 여자 환자가 '그름유부남다'라는 소리를 반복해서 내는 것에 대해 그녀의 병력을 살펴본 결과, 실제로 그녀가 어떤 유부남과 성관계를 통해 임신을 하게 되었는데 그 사실을 깨닫게 된 이후에 발병하여 병원에 입원했기 때문에 이 소리를 '그는 유부남이다.'라는 의미로 해석할 수 있었다. 언어적 상동증이나 반복된 발성은 표현성 실어증에서도 발견되는데, 예를 들어 심각한 두부외상을 경험한 실어증 환자가 '나를 보호해 줘.'라는 말을 반복하는데, 이러한 증상이 긴장증의 반복적인 발성과 꽤 유사하다.

(2) 비정상적인 유도된 운동

비정상적인 유도된 운동(abnormal induced movement)은 환자가 보이는 과도한 순종행동의 결과이거나 반대로 환경적 영향력에 대한 거부행동으로 해석될 수 있다. 자동증(automatic obedience)을 보이는 환자들은 결과에 상관없이 모든 지시를 따르는데, 예를 들어 이 환자들에게 혀를 내밀어 바늘로 자신의 혀를 찌르라고 지시하면, 그때마다 자신의 혀를 바늘로 찌르는 행동을 취한다. 과거에는 이를 명령 자동증(command automotism)이라 부르기도 했으며, 이러한 양상의 비정상적인 행동을 납굴증(waxy flexibility), 반향 언어증(echolalia) 및 반향 행동증(echopraxia) 등의 특징을 보이는 긴장증 안에 포함시키기도 했다. 자동증은 긴장증뿐만 아니라 치매 환자에서도 종종 나타난다.

반향 행동증 환자들은 그들이 보는 단순한 행동들을 그대로 따라 하는데, 손뼉을 치거나 손가락을 꺾어 소리를 내는 등이 그것이다. 대개 평가자와 면담을 진행하는 동안 평가자가 보이는 행동들을 대부분 따라 하기 때문에 쉽게 확인할 수 있는 증상이다. 반향 언어증 환자들은 그들이 들은 소리들을 그 말을 이해했는지 여부에 상관없이 전부 혹은 어떤 부분들을 그대로 따라 말하며, 이는 외국어를 들었을 때도 마찬가지로 나타난다. 아이들에게서 나타나는 반향 언어는 수의적인 언어 표현이 우세해짐에 따라 억제되는 조건반사이기 때문에, 반향 언어증은 아동기 이야기 패턴의 탈억제(disinhibition)로 인한 것으로 볼 수 있다. 어떤 경우에는 자신이 들은 이야기의 마지막 단어만을 따라 하기도 한다.

반향 행동증을 보이는 정신분열병 환자들은 실제로 그들이 보고 있는 사람들의 행동을 따라 하는 것뿐만 아니라, 기억 속에 지니고 있는 다른 사람의 행동도 따라할 수 있기 때문에, 아무런 외부 자극이 없는 상황에서 나타나는 갑작스러운 기이한 행동으로 보이기도 한다. 반향 행동증은 완전히 자동적인 것일 수도 있지만, 모방하려는 행동을 자의적으로 선택하여 결정하는 것처럼 보이기도 한다.

상동증적 행동이 자동적인 비정상적인 운동인 반면, 보속증(perseveration)은 이미 어떤 목적을 위해 수행된 행동이 그 이후에도 아무런 의미 없이 반복되는 것으로서 비정상적인 유도된 운동에 해당된다. 예를 들어, 환자에게 혀를 내밀라고 지시하면 혀를 내밀었다가 다른 이야기를 하기 위해 혀를 도로 입안에 넣고 입을 다무는데, 면담을 하는 내내 혀를 내미는 행동을 반복한다면 이는 보속증에 해당된다. 이야기할 때는 더욱 명백해져서, 한 단어나 어구만을 사용하기 때문에 어떤 질문을 해도 똑같은 말만 반복해서 말한다. 어간대(logoclonia) 및 동어반복(palilalia)은 보속증의 특수한 형태인데, 동어반복은 한 단어를 반복해서 말하는 것인 반면, 어간대는 이야기한 것 중 마지막 단어의 마지막 음절만 반복해서 말하는 것이다. 예를 들어, 환자에게 오늘 기분이 어떤지를 질문했을 때 환자는 '오늘 기분은 괜찮아요-요-요-요-요'라고 말하는 것이 어간대다. 이것들은 모두 기질성 장애를 지닌 환자들에서 주로 발견되며, 몇몇 정신분열병 환자들에서도 특수하게 나타나기도 한다. 보속증은 기질성 대뇌장애, 특히 동맥경화성 치매 및 노인성 치매에서, 그리고 긴장형 정신분열병에서 나타나는데(Freeman & Gathercole, 1966), 보속증의 세 가지 유형은 환자가 다른 지시를 들을 때까지 행위를 반복하는 강박적 반복(compulsive repetition), 새로운 과제가 제시된 이후까지 행동의 반복이 지속되는 전환의 장해(impairment of switching), 그리고 환자들이 질문에 대답하는 동안 단어나 어구를 반복하는 개념적 보속증(ideational perseveration)이다. 이 모든 유형은 정신분열병 및 치매 모두에서 확인할 수 있는데, 강박적 반복은 정신분열병에서 더 흔한 반면 전환의 장해는 치매에서 더 자주 나타나고 개념적 보속증은 두 집단 모두에서 비슷하다.

강제 움켜쥐기(forced grasping)는 긴장증에서 가장 흔하지만 치매 환자들에서도 발견되는데, 이것은 환자에게 손을 내밀었을 때 이를 환자가 잡고 흔든다면 확인할 수 있다. 강제 움켜쥐기 증상이 있는 환자라면, 평가자는 이제 자신의 손을 잡지 말라고 지시하고 나서 잠시 후에 다시 환자에게 이야기를 건네면서 손을 내밀었을 때 다시 평가자의 손을 잡고 흔든다. 평가자는 반복해서 손을 잡지 말라고 지시하지만 환자는 계속해서 손을 잡는다. 파악 반사(grasp reflex)는 조금 다른 개념으로, 환자들이 그들의 손에 닿는 모든 것들을 움켜쥐는 것을 말한다. 때로 이 환자들은 손바닥 위로 물건이 지나갈 때도 파악 반사가 나타난다. 의식이 명료한 환자에서 두 손 중 하나에만 파악 반사가 나타나는 것은 반대편 전두엽 병변을 시사하는 반면, 의식이 혼탁한 상태에서 발생하는 양손의 파악 반사는 대뇌피질의 광범위한 손상을 시사한다. 어떤 환자들은 손바닥에 자극이 올 때만 물건을 움켜쥐는데, 평가자가 자신의 손가락을 환자의 손바닥에 빠르게 대고 바로 떼어 뒤로 뺀다면, 환자의 손이 자석처럼 평가자의 손가락을 따라갈 것이다. 이러한 징후를 자석 반응(magnet reaction)이라 부르며, 긴장증 및 기질성 대뇌장애 모두에서 나타나는 것 같다.

협력하기(cooperation)는 평가자가 환자의 몸을 어떻게든 움직이려 할 때, 이에 따르지 말고 최대한 거부하라고 지시했음에도 불구하고 환자 편에서 평가자의 조작에 따라 어떤 자세를 취하는 것을 말한다. 평가자가 환자에게 몸을 편안하게 움직여도 된다고 지시하더라도 이전에 평가자가 만든 상태 그대로 자세를 고정시켜 가만히 있는다. 이 장애는 대개 긴장증 및 신경학적 질환에서 발견된다. 이 장애를 지닌 환자들은 평가자가 아주 작은 힘으로만 신체를 움직여도 이에 따른다. 예를 들어, 평가자가 환자의 팔 아래쪽에 검지를 부드럽게 대기만 해도 압력이 가해지는 방향인 위쪽으로 팔이 움직인다. 팔에서 손가락을 떼면 다시 원래의 자세로 돌아간다. 환자가 서 있을 때 그의 뒤통수를 지그시 누르면 목을 구부리면서 몸통을 앞으로 굽히는데, 환자에게 이 자극을 계속 주고 있다면 결국 환자는 앞으로 넘어진다. 이 증상이 강제 움켜쥐기, 반향언어증 및 반향행동증과 동반되어 나타난다면 긴장증으로 진단할 수 있다. 협력하기를 유발하기 위해 필요한 압력은 극히 미미한 수준으로 평가자의 적당한 운동부하량만으로도 환자의 운동이 시작된다. 협력하기를 평가할 때 다른 유형의 비정상적 순종행동을 야기할 때처럼, 평가자가 시도하는 것에 저항하라고 환자에게 알려 줘서 환자들이 이를 인지하고 있어야 정확한 평가가 가능하다. 대개의 경우 환자들은 치료자의 언행에 전적으로 순종적인 태도를 보인다는 사실을 잊지 않아야 한다.

몇몇 긴장증 환자들은 평가자가 환자의 신체 움직임을 일으키려고 가하는 힘의 수준에 걸맞는 정도로 피동적인 운동에 대항하여 맞선다. 이것은 반항하기(opposition)라고 알려져 있다. 이 증상은 평가자가 꽤 부드럽게 환자의 몸을 움직이려 할 때는 잘 나타나지 않지만, 강제로 환자의 피동적인 운동을 유발시키려 할 때만 나타나는 것 같다.

거절증(negativism)은 반항하기의 더 강한 형태다. 거절증은 대개 적대감, 의도적인 거부, 그리고 협력하지 않으려하는 것 등을 말할 때 종종 사용된다. 이 현상은 대개 목적지향적인 것처럼 보이는 진짜 부정주의를 말하는 것이 아니다. 심한 초조성 우울이나 불안, 혹은 정신병을 지닌 환자들 중에는 자신의 삶 전반에 걸친 걱정들을 지니고 있기 때문에 타인과의 관계에서 어떤 약속도 하지 않으려고 하는 경우가 있는데, 이러한 행동을 거절증으로 말하기는 좀 애매하다. 거절증은 명백하게 방해를 하려는 목적이 전적으로 없는 저항으로서, 솔직한 방어적 태도와 관련이 있거나 혹은 없을 수도 있다. 이 증상은 긴장증과 심한 정신지체, 그리고 치매 상태에서 발견된다. 거절증은 환자가 어떤 거부적인 모습을 취하지 못하는 상황에서라면 수동적인 방식으로 나타날 수도 있는데, 예를 들어 평가자의 지시를 따르지 않고 가만히 있는 모습을 보이거나, 환자가 자신에게 가해진 외부의 압력에 반사적으로 거부하거나 반항할 수 있을 때 적극적으로 명령 거절증을 보인다. 어떤 거절증 환자들은 꼭 화가 나 있는 것처럼 보이거나 날카로운 듯 과민한 반면, 또 어떤 환자들은 둔마되어 있거나 무감각한 모습을 보인다. 거절증은 외부의 실제 환경에 어느 정도 영향을 받는 증상이며 거절 행동은 특정한 대상이 존재하는데, 대개 정신병을 지닌 환자들은 치료진에 비해 동료환자들에게는 거절반응을 훨씬 덜 보일 것이다.

양가경향(ambitendency)은 약한 수준의 거절증이나 차단과 같은 특징처럼 보인다. 이 환자들은 어떤 자발적인 행동을 통해 목표에 도달하는 데 있어서 머뭇거리는 모습을 보인다. 예를 들어, 평가자가 악수를 하자고 손을 내밀었을 때 환자는 오른손을 내밀다가 멈추고 다시 손을 뻗다가 멈추는 식의 주저하는 모습을 보인다. 환자는 자신의 신체를 움직이는 것에 관한 갈등을 보이는 것 같으며, 이러한 양가경향의 존재는 양가감정의 형태로 간주될 수 있다. 양가경향은 환자들이 다른 사람들, 특히 치료진에게 조심스럽게 다가가서 신뢰를 형성하기 위한 노력을 기울일 때 종종 나타난다. 이것은 부분적으로 거절증적 태도가 약해진 결과일 수 있다. 반면, 만일 양가경향을 보이는 거절증 환자가 어떤 노력을 해도 다른 사람들을 믿을 수 없다고 판단한다면, 결국 양가경향은 사라지고 거절증이 명백해질 것이다. 뚜렷한 차단을 보이는 환자들은 이런 차단이 모든 활동을 막기 전에 일련의 머뭇거리는 행동을 취할 것이다. 그런 경우에는 대개 완전하게 차단되기 전까지 짧은 시간 동안 한 자세로 가만히 있는 채로 있게 된다. 즉, 차단이 자세의 보속증에 뒤따라 나타난다. 이것은 거절증에 의한 양가경향에서는 일어나지 않는 모습이다.

3) 정신장애에서 운동언어장애

(1) 대화 태도

거절증 환자들은 어떤 대화도 거부하는 경향이 있는데, 이는 정신분열병 환자들의 집중력 감퇴나 지속적인 환청으로 인한 대화 유지의 어려움과는 다르다. 긴장증이나 망상증(paraphrenia)을 지닌 환자 중에는 속삭이듯 작은 목소리로 말하는 경우가 있는데, 이들은 환청과 대화를 하는 것처럼 보인다. 어떤 긴장증 환자들은 평가자가 말할 때 그를 향해 돌아앉아 무표정한 모습으로 그를 바라보면서 아무런 말을 하지 않고 가만히 있다가 질문의 초점을 벗어난 대답을 하기도 한다.

(2) 이야기의 흐름

조증이나 정신분열병을 지닌 환자들 중에는 언어 압박을 보이는 경우가 있는데, 공상이나 망상으로 인해 매우 수다스럽게 자신의 공상 경험에 대해 묘사하지만 일관되지 못하고 뒤죽박죽 섞여 있어서 이야기의 흐름(flow of speech)이 지리멸렬한 상태를 벗어나지 못한다. 어떤 정신분열병 환자들은 대화가 이루어지지 않을 만큼 열변을 토하거나 강의를 하듯 자신의 말만 쉬지 않고 하기도 한다.

어떤 긴장증 환자들은 운동성 실어증을 지니고 있는 것처럼 기이하게 말하기 때문에 단어들을 제대로 알아듣기 어려울 정도다. 다른 긴장증 환자들은 억양이 특이해서 가성을 내거나, 단음절씩 끊어 말하거나, 혹은 콧소리를 섞어 말한다. 몇몇 정신분열병 환자들은 속삭이듯 말하는 것 외에는 전혀 언어 표현을 하지 않거나 말꼬리를 흐리는 식으로 이야기를 하는데, 이는 매너리즘이거나 망상 때문인 것 같다.

(3) 매너리즘과 언어적 상동증

강세와 억양, 그리고 리듬에서의 매너리즘이 주로 흔하지만 발음에서의 매너리즘 또한 나타날 수 있다. 몇 개의 단어만이 잘못 발음되거나 착어증과 같이 대부분의 단어들이 잘못 사용되기도 한다. 언어적 상동증(verbal stereotypy)은 단어나 어구를 반복하여 말하는 것을 의미하는데, 이 증상은 자발적인 이야기에서 나오거나 질문에 의해 유발될 수 있다. 암송증(verbigeration)은 하나나 그 이상의 문장, 혹은 일련의 단어들을 계속해서 반복하는 것을 말한다. 예를 들어, 이 증상을 경험하는 환자들은 누가 듣거나 말거나 기이한 문장을 몇 시간이고 반복해서 쉬지 않고 말한다.

암송증 환자들은 간혹 상동증적인 방식으로 이해할 수 없는 일련의 이상한 소리를 내는데 대개 목소리 톤은 단조롭다. 이 증상은 자발적인 언어들에서만 나타나는 것은 아니며 질문에 대답할 때도 발생할 수 있다. 정신분열병의 사고장애로 인한 언어착란은 억양의 변화를 보이는 것을 제외하고는 정상적인 방식으로 이야기를 하기 때문에 암송증과는 전혀 다른 문제다.

(4) 보속증

언어적 보속증(perseveration)은 앞서 설명한 다른 운동언어 장애들과 함께 나타날 수 있는데, 어떤 경우에는 구체적인 단어들이 아니라 주제의 보속증을 보이기도 하며, 이런 경우 이야기 주제를 전환하는 것의 장해로 간주할 수 있다. 다른 경우에 이야기 흐름의 추세(set)가 보속증적일 수 있으며, 환자들은 그들의 기존 추세에서 벗어날 수 없기 때문에 새로운 문제를 해결할 수 없다. 대개 정신분열병 및 기질성 상태에서 나타난다.

(5) 반향 언어증

반향 언어증은 대개 다른 사람과 의사소통을 하고자 하는 의지가 있는 사람들에게서 나타나는 경향이 있으며, 영속적이거나 일시적인 수용성 및 표현성 언어장애다. 긴장증 환자 중 일부는 평가자가 질문한 것에 대해 다른 단어들을 사용하여 그 질문의 내용을 그대로 되묻기도 한다.

3) 자세의 장애

어떤 환자들은 관심을 얻고자 하는 행동의 일환으로 비정상적인 자세를 보이기도 하는데, 이런 기이한 자세는 혼란된 청소년기 혹은 과잉불안 성격을 지닌 성인들의 신경증적인 습관에서 기인할 수 있다. 매너리즘을 보이는 자세는 과장되게 자세를 취하면서도 그다지 견고하게 유지되지는 않는 반면, 상동증적인 자세는 꽤 엄격하게 유지되는 비정상적이고 비적응적인 자세다. 자세(posture)의 매너리즘과 상동증적 양상을 구분하는 것이 어려울 수 있다. 많은 상동증적 자세는 더 명백하게 드러나는데, 한 예로 긴장증 환자가 의자에 앉을 때마다 머리와 몸을 오른쪽으로 돌리는 모습을 들 수 있다. 어떤 긴장증 환자들은 심리적 베개(psychological pillow) 증상을 나타내는데, 이는 누울 때 베개에서 머리를 살짝 떼고 있는 상태에서 몇 시간이고 이 자세를 유지하는 것을 말한다. 이것이 상동증적 자세이며 치매에서도 볼 수 있다. 매너리즘식 자세는 대개 망상적 태도를 지닌 정신분열병 혹은 긴장증 환자들에서 나타난다.

오랜 시간 동안 한 자세를 유지하려는 보속증적 자세는 우연히 나타나거나 평가자에 의해 지시받은 자세일 수 있다. 환자들은 평가자가 자신의 자세를 이상하고 불편한 상태로 만드는 것에 개의치 않으며, 그 자세로 적어도 1분 혹은 그 이상 유지한다. 어떤 경우에 평가자가 환자의 자세를 고치려 할 때 약간의 저항을 느낄 수 있는데, 이 느낌은 부드러운 밀랍 막대를 구부릴 때의 그것과 비슷하며 그러한 움직임을 멈추면 그 상태에서 자세가 오랫동안 지속된다. 이것이 납굴증이다. 자세의 보속증을 보이는 많은 사례들에서 평가자가 환자의 신체를 움직이는 피동적인 운동에 대한 어떤 저항도 없으며, 평가자가 환자의 몸에서 손을 떼면 그 순간의 비정상적인 자세로 고정된 것처럼 보일 수도 있는데, 이것은 납굴증이 아니며 자세 보속증 혹은 강경증(catalepsy)으로 봐야 한다.

환자가 편안한 자세를 취한 상태에서 평가자가 팔을 들어 올릴 때 강경증이 유발될 수 있는데, 이 자세가 유지되면서 점차 이전보다 더 불편한 상태의 이상한 자세로 바뀌며 이로 인해 결국 아주 이상한 자세를 지속하게 된다. 만일 부드럽게 환자의 몸을 움직이는 것이 강경증을 일으키지 못한다면, 분명하고 거친 방식으로 환자의 팔이나 손을 이끌어 이상한 자세로 만듦으로써 강경증이 나타나기도 한다.

환자에게 특정한 자세를 취하도록 만들었을 때, 평가자는 환자에게 이 자세를 계속 유지해야 하는 것은 아니라는 점을 명확하게 알려 준다. 만일 이 말을 하지 않는다면 검사의 한 부분으로서 이 자세를 유지해야 한다고 생각할 수 있다. 이러한 목적으로 맥박을 재듯이 환자 손목을 손가락으로 가볍게 잡는다. 만일 팔을 놨을 때 원래의 자세로 돌아가지 않는다면 강경증이 있는 것이며, 만일 강경증이 없다면 환자는 자신의 팔을 원래의 위치로 되돌려 놓을 것이다.

비록 강경증은 함구증을 지닌 혼미상태의 긴장증 환자들에서 대개 나타나지만 경도의 운동불능증을 지닌 환자에서도 발견될 수 있다. 때로 그것은 차단과 동시에 발생하며, 차단을 멈췄을 때 강경증이 있는 환자는 어느 정도 그 자세를 계속 유지한다. 강경증은 적어도 1분 이상 지속되며 서서히 원래의 휴식 상태로 돌아간다. 강경증은 꽤 편차가 심해서 하루 종일 나타나지 않거나 혹은 반복해서 계속 나타날 수도 있다. 납굴증과 강경증은 긴장증 환자에서 주로 보이지만 뇌염이나 혈관성 장애, 그리고 중뇌에 영향을 미치는 종양 등으로 인해서도 유발된다.

4) 비정상적인 복잡한 행동 패턴

(1) 비-목표지향적인 행동의 비정상적인 패턴

혼미 및 흥분성이 여기에 해당되는 중요한 행동 패턴으로 완전히 양극단의 행동이면서도 동일한 정신장애에서도 흔히 나타난다.

① 혼미

혼미는 외부 자극에 전혀 반응하지 못하는, 활동성의 거의 완전한 상실 상태를 의미하며, 운동감소증(hypokinesia)의 극단적인 형태로 간주될 수 있다. 정신운동성 억제 및 차단으로 인해 환자의 운동 양상에 전반적인 느림을 야기하며, 이러한 문제가 더욱 심해질수록 환자는 혼미상태에 가까워진다. 완전한 혼미상태의 환자는 눈을 뜨고 있으면서도 전혀 말을 하지 못하는 반면, 반혼미상태의 환자는 질문에 단음절로 중얼거리듯이 대답할 수 있다. 혼미는 쇼크 상태나 해리, 전환장애, 심한 우울 상태, 정신병, 긴장증, 그리고 기질성 대뇌질환 등에서 나타날 수 있다.

심인성 혼미는 전투 중의 폭격과 같은 극심한 심리적 쇼크를 야기하는 상황에서 발생하는 것 같다. 환자는 마치 두려움에 마비된 것처럼 보이며, 위험으로부터 도망가지 못하는 움직일 수 없는 상태다. 덜 심각한 상태라면 거의 말을 하지 않지만 완전히 굳어 있지는 않을 것이며, 때로는 꽤 당혹해 하는 듯 안절부절못한 모습을 보이면서 한정된 공간 안에서 느릿느릿 걸어다니는 행동을 보이기도 한다.

제3뇌실과 시상, 그리고 중뇌의 병변에 의해 눈을 뜬 상태에서의 혼미가 주로 발생하며, 깨어 있는 것처럼 보이면서도 통각 자극에 거의 반응하지 않거나 협조가 되지 않는다. 이런 상태를 무동성 함구증이라 부르는데, 이 환자들의 의식 수준은 대개 불명료하며 새로운 기억을 생성해 내지 못하고 회복하더라도 당시의 기억을 완전히 잃어버리기 때문에 혼란스러워 하는 모습을 보인다.

혼미 상태에서는 EEG에서 연속적인 간질 전극이 나타나거나 반복적인 간질파형이 방출되기도 한다. 긴장성 혼미가 반복되는 환자들에서는 EEG에서 연속적으로 큰 진폭의 파형과 파장을 발견할 수 있다. 이를 소발작 상태(petit mal status)라고 부르며 특수한 형태의 간질 지속상태로 간주된다. Gjessing 주기적 긴장증

(Gjessing periodic catatonia) 환자들은 반응단계 동안 EEG에서 아주 느린 파형(예를 들어, 1초에 두 번의 사이클)을 보인다.

혼미는 우울증이나 다양한 급성 정신병적 장애에서도 발생하지만, 혼미가 나타나는 가장 흔한 기능성 정신병은 긴장형 정신분열병이다. 긴장성 혼미 상태의 환자들은 순수한 운동불능증을 나타내며 모든 근육들이 무기력한 상태를 보인다. 대개 근긴장도는 지속적으로 증가되어 있거나 시간에 따라 변화되며 차단을 보이기도 하는데, 때때로 근긴장도가 너무 심해져서 꼭 나무토막처럼 뻣뻣한 모습일 때도 있다. 긴장성 혼미에서는 대개 이마근육과 저작근(masseter)에서의 근긴장도가 증가되며, 간혹 코밑 경련이 나타날 때도 있다. 흉쇄유돌근이 수축되어 심리적 베개 현상이 유발된다.

반항하기 혹은 반응성 근긴장이 일어나기도 하는데, 반응성 근긴장도의 증가는 대개 전경부 근육(anterior neck muscle), 저작근, 입 주변 근육, 그리고 손발의 근위부 근육 등에서 두드러진다. 긴장 상태가 지속적으로 증가되는 경우가 대부분이지만 어느 정도 시간이 흐른 뒤에 긴장 상태가 풀려 원래대로 돌아갈 수 있다. 희귀한 경우이긴 하지만 일련의 어떤 근육군에서 근긴장도가 증가하는 동시에 그 외의 모든 근육들이 무기력한 상태를 보이기도 한다. 얼굴 근육이 굳은 상태로 아무런 표정을 지을 수 없는 상태를 보이지만, 대개 눈은 얼굴 표정의 부족과 대비되어 생생해 보인다. 정동을 야기할 만한 질문에 어떤 정서 반응도 나타내지 않기 때문에 고통스러운 개인적 질문에도 괴로워하지 않는 것처럼 보인다. 일반적으로 통각을 유발하는 자극에 대한 반응이 사라지며 생명을 위협할 만한 어떤 자극에도 전혀 반응하지 않는다. 강경증이 나타나거나 요실금이 흔하고, 변실금도 일어날 수 있다.

우울성 혼미를 경험하는 환자들은 기분이 매우 저조해 보이며, 가족 내 문제와 같이 정동을 건드리는 주제를 질문할 때 더욱 우울해 한다. 얼굴 표정은 때로 더 불안하거나 당혹스러워 하는 것처럼 보인다. 강경증, 차단, 상동증, 근긴장도의 변화, 그리고 요실금과 변실금은 나타나지 않는다.

우울성 혼미를 긴장성 혼미와 구별하는 것은 매우 어렵다. 긴장성 혼미에서는 얼굴에 표정이 없고 근긴장도가 극단적으로 변화하며 강경증, 상동증 그리고 요실금이 주목할 만한 특징인 반면, 우울성 혼미 상태에서는 우울한 표정, 정상적인 근긴장도, 정서 자극에 비교적 일치하는 반응, 그리고 실금이 나타나지 않는다. 빠르게 혼미가 발생한다면 신경학적 장애의 가능성을 간과해서는 안 되며, 뇌의 EEG나 CT 촬영, 그리고 요추 천자(lumbar puncture) 등이 진단을 명확히 하는 데 필요하다.

② 홍분성

비록 홍분성(excitement)이 혼미와는 반대의 개념처럼 보이지만, 대개 같은 정신장애에서 나타날 때가 많다. 또한 홍분성은 다른 비정상적인 심리상태에 의한 부차적인 것으로도 볼 수 있는데, 즉 편집형 정신분열병에서 환청의 강도가 갑작스럽게 증가되는 것이 홍분성을 유발할 수 있다. 타인들에게 인정받고자 하는 성격적 특성을 지닌 경우에도 관심을 얻고자 하는 소망을 지니고 있거나 자신의 문제를 해결할 수 있는 무엇인가를 발견했을 때 홍분할 수 있다. 반면, 조증에서의 홍분성은 고양된 기분의 자연스러운 결과로 이해할 수 있다. 하지만 긴장증이나 기질성 대뇌질환에서 발생하는 홍분성은 다른 어떤 심리적 이상으로 인해 야기되는 것 같지는 않다.

심인성 홍분은 갑작스럽거나 목표지향적인 운동 반응일 것이다. 홍분성의 소질을 지닌 사람들은 약간의 스트레스 상황에서 무분별한 폭력을 행사할 수 있다. 이런 침착하지 못한 모습은 외상 사건(예: 지진 등의 자연재해)에서도 나타나며, 소질을 지닌 사람들에게는 스트레스가 더 약한 수준일지라도 쉽게 홍분한다. 목표지향적인 심인성 반응으로서 홍분성은 관심을 얻기 위한 행동일 수 있는데, 한 예로 어떤 환자는 환시를 호소하면서 치료진에게 도움을 강렬하게 요청하지만, 정작 환시를 제외하고 정신분열병의 또 다른 주요 증상들은 전혀 보고하지 않는다.

홍분상태는 어느 정도 심한 우울증 환자들에서도 나타날 수 있으며 약간 기계적인 형태를 띤다. 예를 들어, 환자들은 쉼없이 주변을 왔다갔다 하거나, 심한 초조성 우울 상태에서는 몸을 앞뒤로 계속 흔들면서 그들이 처한 상황을 슬퍼하고 절망적인 불행을 계속 호소하기도 한다.

전형적인 조증에서의 홍분성을 보이는 환자들은 유쾌해 보이며 쉼 없이 주변 사람들의 활동을 간섭하고 사고의 비약을 보인다. 만일 홍분성이 더욱 강렬해진다면 환자들이 있는 장소 안에서 마구 뛰어다니면서 괴성을 지를 수도 있다. 이 환자들은 빠르게 자신의 에너지를 소진시키며 그러는 동안 신체 질환이 생기기도 한다. 경조증 및 조증에서의 기분은 대개 유쾌하면서도 동시에 화를 내거나 과민한 모습을 보이기도 한다. 그런 환자들은 좌절을 경험하는 상황에서 쉽게 폭력적이거나 난폭한 모습을 보이는데, 때론 화가 나 있는 과민한 기분 상태를 보고하며 치료진들이나 주변 환자들에게 불평불만을 많이 늘어놓기도 한다. 긴장성 흥분 상태에서는 무표정한 얼굴에 몸의 움직임이 경직되고 딱딱하며, 때로는 무분별하고 별다른 의미를 지니지 않은 폭력적인 행동을 드러낸다.

섬망 상태에서 극단적인 문제를 일으킬 만한 과잉행동이 나타날 수 있다. 많은 섬망 환자들이 극심한 두려움을 지니고 있는 상태이기 때문에, 치료자가 다가오는 것을 보고 그들을 공격하는 것으로 잘못 인식하고 흥분성을 나타낼 수 있다. 만일 너무 쇠약하지 않은 상태라서 거동이 가능하다면 섬망 환자들은 의심스러운 박해자로부터 도망가려 하다가 죽음이나 상해를 입을 수 있다. 예를 들어, 어떤 섬망 환자는 치료진이 자신을 박해할 것이라고 믿었기 때문에 병동에서 탈출을 시도하기 위해 창문에서 뛰어내려 사망했다. 섬망 환자들을 안심시키는 것이 무엇보다 중요하므로 그들에게 큰 목소리로 또박또박 천천히 이야기를 해주고 반복해서 문장을 말해 줘서 충분히 이해시켜야 한다.

병적 알코올중독 상태(pathological drunkenness) 또한 기질성 흥분의 특수한 형태로서 적은 양의 알코올을 섭취한 이후에 무분별한 폭력성을 보이는 흥분 상태로 정의한다. 대개 한 시간가량 이런 모습이 지속되며 나중에 환자는 그것을 기억해 내지 못한다. 비록 알코올 독성이라 부르기는 하지만 운동 실조를 비롯하여 술취한 상태에서 나타나는 일반적인 징후들을 드러내지는 않으며, 알코올 의존 상태라기보다는 알코올중독(intoxication) 상태에서 나타나는 행동상의 문제인 것 같다. 이들 중에는 살인을 저지를 정도의 공격적인 모습을 보이는 경우도 있다. 예를 들어, 영국의 한 클럽에서 몇 잔의 맥주를 마신 군인이 클럽 안에 있는 사람들에게 자신의 기관총을 난사하여 세 사람이 사망한 사례가 있다. 또 다른 예로, 한 남자가 맥주 세 병을 마시고 아내를 잔인하게 살인한 이후에 아침에 깨어나 보니 온통 피범벅이 되어 있는 자신을 보면서도 아내의 죽음과 관련된 어떤 기억도 해내지 못했다.

충동적인 행위를 목표지향적인 비정상적 행동 패턴으로 분류하는 것은 그리 옳지 않은 것 같다. 대개의 경우 어떤 목적을 지니지 않은 상태에서 나타나는 충동적인 행동들이 문제를 야기할 수 있다. 정신장애를 경험하지 않는 대부분의 사람들도 간혹 충동적으로 행동할 수 있는데, 특히 어떤 사람들은 순간적으로 직장이나 집에서 충동적으로 뛰쳐나오거나 잡힐 수 있는 상황에서 절도를 하는 등 이해할 수 없는 행동을 범하기도 한다. 충동적인 행위는 대개 공격적인 형태로 나타나며 긴장증에서도 자주 보이는데, 이 환자들은 갑작스럽게 다른 사람을 때리거나 접시를 집어던지거나 주먹으로 창문을 가격하면서도 그에 대한 합리적인 이유를 대지 못한다.

(2) 목표지향적인 행동의 비정상적 패턴

목표지향적 행동에서의 비정상적 패턴(goal-directed abnormal patterns of behaviour)은 거의 모든 정신과적 장애에서 나타나며, 특히 해체형 정신분열병 환자들 중에 다른 환자들에게 유치하게 심술궂은 방식으로 행동하는 경우를 들 수 있다. 그들은 다른 환자들이 의자에 앉으려고 할 때 슬쩍 의자를 뒤로 빼버린다거나, 아무도 안 볼 때 다른 환자를 주먹으로 친다거나 하는 모습을 보인다. 조증 환자들 또한 장난을 많이 치는 편인데, 어떤 환자는 스티로폼으로 된 딸기상자를 부수어 가루처럼 만든 다음 점심시간에 식탁 위로 올라서서는 하늘에서 눈이 온다면서 스티로폼 가루를 뿌려 다른 환자들의 식판을 비롯해서 거실 바닥까지 온통 하얗게 만들어 버렸다.

공격성은 아마도 정신장애를 지닌 환자들에서 그다지 흔하지 않은 것 같다. 정신분열병 환자 중의 극소수만이 박해사고로 인해 주변의 박해자라고 의심되는 사람을 공격하거나, 명령 환청에 의해 주변의 치료진이나 다른 환자를 가격하기도 한다. 정동의 둔마를 보이는 정신분열병 환자 중에도 어떤 움직임에 방해를 받을 때 갑작스럽게 공격적인 모습을 보이기도 한다. 정신병 초기 상태에서 공격성과 폭력성은 특히 약물 오용이나 타의에 의한 입원 상태, 그리고 더 심각한 정신병리 수준과 관련이 있다(Foley, Kelly, & Clarke et al., 2005). 배우자의 외도에 대한 망상적 사고를 지닌 환자들에서 박해망상을 지닌 경우보다 폭력성을 드러내거나 살해의도를 지닌 행동을 더 많이 보인다. 예를 들어, 질투망상을 보이는 남편이 외도를 실토하게 만들려고 자신의 부인에게 고문을 자행하기도 한다. 만일 정신분열병 환자가 누군가를 살해했다면 박해자라고 의심했던 사람을 죽였거나, 환청의 명령에 따라 행동했거나, 혹은 과대적인 종교적 신념에 따라 행동했을 것이다. 하지만 일반적인 통계 기준에 따르면, 정신분열병 환자들이 폭력적인 범죄를 저지르는 비율이 매우 낮으며(Walsh et al., 2001), 병과 연관된 폭력성은 동반된 약물 오용과 관련된 것이 대부분으로, 약물 오용은 정신장애 여부에 상관없이 사람들을 폭력적으로 만들 위험성을 증가시키는 것 같다(Steadman, Mulvey, & Monahan et al., 1998).

드물기는 하지만 우울증 환자들도 자살을 감행하기 전에 사랑하는 누군가를 먼저 죽이는 경우가 있다. 이 환자들은 자신이 타고난 정신병을 지니고 있기 때문에 치유될 수 없다고 생각하거나, 그들의 아이들에게 자신의 질병이 유전되어 평생 고통을 받을 것이라는 식의 잘못된 믿음을 지니고 있다. 그래서 죽는 것이 더 낫다는 잘못된 생각 때문에 아이들을 먼저 죽이고 자신이 자살하는 살해 후 자살(murder-suicide)을 감행하기도 한다. 이러한 양상은 미국이나 유럽보다는 한국이나 일본 등 동북아시아 지역에서 더 많은데, 그 이유는 서양의 개인주의와 달리 동양의 강한 집단주의 가치관이나 그릇된 가족관(즉, 자식을 부모의 분신 혹은 소유물로 여기거나, 고통을 안겨 주지 않아야 한다는 태도 등), 혹은 가족 사이의 깊은 유대감 때문인 것으로 보인다.

기질성 대뇌질환이나 조증, 혹은 정신분열병에 기인한 탈억제(disinhibition)는 난교 행위(promiscuous behaviour)를 유발시켜 임신과 성병의 위험을 높일 수 있다. 이 문제는 환자들이 스스로에 대한 무가치감 및 부적응적 양상에 대한 수치심, 그리고 정신장애로 인해 신체적 건강에 대한 관심이 줄어드는 등의 요인들과 혼합되어 나타날 수 있다. 정신장애를 앓고 있는 환자들에게 신체 건강에 대한 관심을 증가시키기 위한 정신건강 서비스가 필요하며, 이를 통해 환자의 건강을 해치는 위험을 최소화할 수 있을 것이다.

그 외에도 여러 가지 명백하게 목표지향적인 비정상적 행동 패턴이 정신장애를 지닌 환자들에서 나타날 수 있는데, 그 행동의 궁극적인 목적이 무엇인지가 대개 명확하게 드러나지 않는다. 예를 들어, 해리성 둔주(dissociative fugue)는 명백하게 목적이 있는 여행을 떠나면서도 심인성 기억상실을 경험하기 때문에 이를 전혀 떠올리지 못하는 장애로서 여행의 목적이 뚜렷하게 드러나지는 않을지라도,

대개 자신을 적절하게 돌보고 여행 동안 다른 사람들과 함께 어울리지만 그들에게 여행 목적을 명확하게 이야기할 수 없다는 특징을 지닌다.

5) 항정신병 약물투여와 관련된 운동장애

항정신병 약물들은 잘 알려져 있다시피 추체외로 부작용(extrapyramidal side effect)을 비롯하여 여러 종류의 운동장애들과 관련이 있다. 이러한 운동장애들 중 대부분은 이미 앞에서 다뤘으며, 지연성 운동장애(tardive dyskinesia)의 경우 지연성의 의미 자체가 약물사용에 뒤이어 발생하는 증상이라는 의미를 지니고 있지만, 실제로 약물치료를 시작하기 이전에도 이미 지연성 운동장애가 나타난다는 증례들이 보고되고 있기 때문에 약물 사용과 상관없이 정신장애(정신분열병)와 관련된 것으로 보인다(Gervin & Barnes, 2000).

항정신병 약물투여와 관련된 운동장애(movement disorders associated with antipsychotic medication)에는 급성 정좌불능증(akathisia), 급성 근육긴장 이상증(불수의적인 근육 수축이나 이완이 지속되는), 지연성 운동장애, 그리고 급성 지연성 운동장애(주로 입이나 혀, 얼굴 근육 등이 반복적으로 의미 없이 움직이는) 등이 포함된다. 추체외로 부작용과 관련된 관찰가능한 징후들과 더불어 이 효과의 심리적이거나 주관적인 요소들을 도출하는 것 또한 중요하다(Owens, 2000). 특히 정좌불능증은 주관적으로 한자리에 가만히 있지 못하는 좌불안석을 경험하거나 긴장 및 전반적인 불편상태를 호소하는 증상이며, 지연성 운동장애는 겉으로 드러나는 두드러지는 문제로 말미암아 추가적인 심각한 낙인 효과와 사회적 기능장애를 유발할 수 있다.

제3부

주요 정신장애

- **제8장** 정신분열장애
- **제9장** 기분장애
- **제10장** 불안장애
- **제11장** 성격장애
- **제12장** 기질성 정신장애
- **제13장** 아동기 정신장애
- **제14장** 기타 장애(신체형장애, 섭식장애, 성장애)

제8장

정신분열장애

기분장애나 불안장애에서 보이는 주요 증상인 우울이나 불안은 우리의 일상에서 흔히 경험하는 일이다. 늦은 밤거리에서 갑자기 나타나는 사람을 마주하면 순간 불안해한다거나 하고자 하는 일이 의도대로 되지 않는 경우에는 기분이 저조해지기도 한다. 일부의 학자들은 불안이나 우울을 그 기능상 도움이 되는 진화론적인 적응성이나 기제로 고려하기도 하지만, 정신분열병의 증상은 이와는 다른 종류의 문제를 드러낸다.

정신분열병은 사고, 지각, 정서, 행동 및 사회활동 등 다양한 정신기능에 이상을 초래하는 주요 정신병적 장애로 질환의 임상경과 및 예후 등이 다양하고 심각하다. 아무도 없는 상황에서 누군가와 이야기를 주고 받는가 하면 의미를 이해하기 어려운 말을 하기도 한다. 정신분열병을 일컫는 Schizophrenia는 그리스어의 schizo(나눈다, 분산된다)과 phren(정신 또는 마음)의 합성어로서, 정신이 분열되는(splitting of the mind) 질환의 의미로 사용되어 왔는데, 최근 조현병으로 명칭이 바뀌었다.

조현병(調絃病. schizophrenia)

조현병은 청허휴정의 조현지법(調絃之法)에서 착안한 것으로 악기의 줄이 적당한 긴장이 유지되어야 제 기능을 발휘하듯이 인간의 정신도 적절하게 조율이 되어야 제 기능을 유지할 수 있다는 관점을 반영한 의미다. 즉, 조현병이라는 용어는 그 병태생리로서 과학적인 지지를 받고 있는 뇌 접속성의 해부학적 혹은 기능학적 변성(anatomical or functional alterations of brain connectivity)을 은유적으로 표현한 것이라고 한다(권준수, 이유상, 박선철, 2012). 어감에서도 오명이나 낙인의 영향에서 벗어난 느낌을 준다.

정신분열병은 환자 자신이나 가족을 황폐화시키는 장애로 고려된다(Bowie et al., 2010). 장애는 개인의 주관적 만족감의 측면에서, 그리고 교육이나 취업 및 사회적 역할 수행의 측면에서 극적이고 지속적인 영향력을 미친다. 정신분열병은 가족 및 사회에도 큰 영향을 미친다. 장애를 드러내는 대부분의 사람들은 완전한 회복을 하지 못하고 반복되는 장기간의 입원치료를 경험하게 된다. 이로써 환자나 가족에게 제공되는 직접적인 치료비용 이외에 생산성 상실 및 실업 등과 관련된 간접비용도 큰 부담이 되고 있다.

전형적으로 정신분열병은 청소년기나 성인초기에 발병하는데, 첫 삽화가 나타나는 위험시기는 15세에서 35세 사이이다. 대부분 환자가 겪는 과정은 세 단계로 구분할 수 있는데 전구기, 활성기, 잔류기다. 환각, 망상, 와해된 언어 등과 같은 증상들은 장애의 활성기(active phase)의 특징이다. 전구기(prodromal phase)는 활성기에 선행하고 개인의 역할수행이 눈에 띄게 저하되는 특징을 보인다([그림 8-1] 참고). 가까운 가족이나 친구들은 전구기의 시작을 개인의 성격이 변화된 것으로 보기도 한다. 이 전구기의 증상과 징후는 분열형 성격장애와 관련된 증상 및 징후와 유사한 양상을 보인다. 이 시기 동안에는 사회적 위축, 우유부단함, 의지의 결여를 보이기도 한다(Woods et al., 2009). 잔류기(residual phase)는 장애의 활성기에 뒤따르는데, 전구기 동안 보이는 것과 유사한 증상과 징후를 나타낸다. 저명한 정신병적 증상은 호전되었으나 개인은 여러 영역에서 어려움을 보인다. 매우 제한

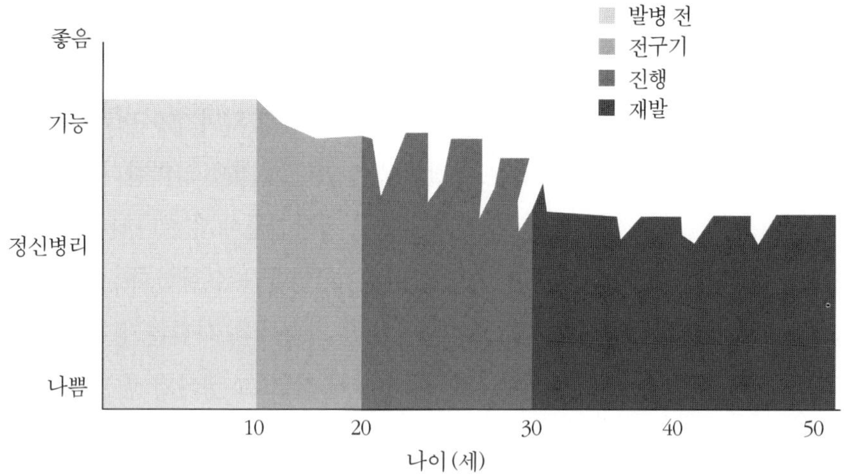

[그림 8-1] 정신분열병의 진행 양상

출처: Glick(Professor of Psychiatry at the Stanford University School of Medicine)

된 정서표현 같은 증상들이 이 기간 동안 뚜렷이 나타나 보일 수 있다. 일단 정신분열병이 발병한 후에 많은 사람들은 사회 및 직업 적응에서 기대되는 수준으로 되돌아가지 못하는 양상을 보인다. 어떤 사람들은 사회적 고립을 선호하거나 다른 사람과의 접촉을 회피하기도 한다.

제1절 증상

정신분열병의 주요 증상은 사고, 지각, 정서 및 행동의 장애로 구분할 수 있다. 정신분열병을 지닌 환자들에게서 공통적으로 관찰되고, 현재 사용되고 있는 진단체계인 DSM-IV-TR에서 강조하고 있는 다양한 형태의 증상을 알아보고자 한다. 이러한 증상들은 발병 후 고정되어 일정하게 나타나는 것은 아니며 시간에 따라 그 심각도가 변화하는 양상을 보일 수 있다. 어떤 개인들은 급성 삽화 동안에 증상을 경험하고 삽화와 삽화 사이에는 잘 적응하는 모습을 보이기도 한다. 증상을 편의상 양성증상, 음성증상, 와해의 세 차원으로 구분(Lenzenweger, 1999)하여 살펴보면 다음과 같다.

1. 양성증상

양성증상(positive symptoms)이란 적응성이나 긍정의 의미가 아니라 실제 아무도 없는데 목소리를 듣는 것과 같은 일탈반응이 있다는 것을 의미한다. 이는 정신증적 증상(psychotic symptoms)이라고도 하며, 정상인들에게는 나타나지 않지만 정신분열병 환자에게서 나타나는 증상으로 환각, 망상을 포함한다. 이 증상들은 비교적 약물치료로 쉽게 호전되고, 이런 증상을 나타내는 사람은 음성증상을 드러내는 사람들에 비하여 상대적으로 지적 손상이 적고 그 경과가 좋은 것으로 알려져 있다.

1) 환각(hallucination)

우리의 감각기관은 외부 환경을 지각하는 데 중요한 기본적인 정보를 제공해 준다. 정신분열병 환자는 지각영역에서 당혹스럽고 놀라운 변화를 경험한다. 가장 두드러진 지각상의 증상이 환각이며, 감각기관에 대한 실제 외부자극이 없는데도 마치 있는 것처럼 지각하는 것을 말한다. 가장 흔히 경험하는 환각은 환청(auditory hallucination)으로 자신의 행동에 대한 언급이나 지시하는 소리를 듣는다. 이외에 환시(visual hallucination), 환촉(tactile hallucination), 환미(gustatory hallucination), 환후(olfactory hallucination)가 있다.

2) 망상(delusion)

많은 정신분열병 환자들은 터무니없지만 확고하고 독특한 생각을 드러낸다. 망상은 현실에 관한 부정확한 추론에 근거한 잘못된 신념으로 정의되어 왔다. 그러나 이 정의에는 궁극적인 사실성의 문제를 안고 있다(Oltmans & Emery, 2012). 예로, 아내가 불륜의 관계에 있다고 의심하는 남편의 경우, 의심 자체는 망상으로 고려되지는 않을 것이다. 남편의 생각이 망상적이라는 판단은 그의 의심이 여러 상황에서 불합리한 양상으로 드러나는 정도에 달려 있다. 망상은 사고내용의 장애로 반대되는 증거를 제시한다고 해도 사실이 아닌 것을 사실이라고 강하게 확신하며 집착하는 특징을 보인다.

피해망상, 과대망상, 관계망상, 조종망상, 애정망상, 신체망상 등 여러 가지 유형의 망상이 있는데, 이들 모두는 개인과 관련된 속성을 띠고 있다. 자신의 가족 등 다른 구성원과 공유되지는 않는다. 개인의 주관적 경험은 망상을 이해하는 중요한 정보원이며, 망상은 개인의 역동을 이해하는 하나의 유용한 정보원이다(자세한 내용은 2부 증상학 참고).

2. 음성증상

정신분열병의 음성증상(negative symptoms)은 행동상의 결함으로 나타나 보이는 반응이나 기능의 측면에서 정의된다. 즉, 음성증상은 주도성의 결여나 정서적 반응의 결핍 같은 특정반응의 부재를 의미한다. DSM-IV-TR에서는 정신분열병의 특징적인 음성증상으로 정동의 둔마, 무쾌감증, 무논리증, 무의욕증 그리고 주의력 손상을 들 수 있으며, 이를 음성증상의 5A'S라고도 한다. 음성증상은 양성증상에 비해 시간이 지나도 비교적 안정되게 유지되는 경향이 있으며, 질환의 급성기의 변화에 따라 심각도에 변화가 있다(Buchanan, 2007). 항정신병 약물에 의해 잘 치료되지 않으며 이런 증상을 나타내는 사람은 지적 기능이 현저하게 저하되고 경과도 나쁜 편이며, 대체로 만성 정신분열병 환자들에게 많이 나타난다.

정신분열병의 가장 흔한 증상 중의 하나는 정서 반응에 있어서 비언어적 표현의 단조로움이나 제한이다.

1) 정동의 둔마(blunted affect or affective flattening)

정서의 표현과 반응의 강도가 감소된 것을 말한다. 대화 시에 얼굴 표정의 변화가 없고 자발적인 움직임을 거의 보이지 않으며 상대방과의 시선접촉을 피하고 정서적 반응이 결여되어 있다. 흡사 행복하지도 슬프지도 않고 주위 환경에 무관심한 것처럼 보인다.

2) 무쾌감증(anhedonia)

즐거움을 경험하지 못하는 것을 의미하는데, 정동의 둔마가 외적 표현의 결여라면 무쾌감증은 주관적인 정적인 느낌의 결여를 말한다. 환자들은 자신이 감정적으로 비어 있는 느낌이라고 말한다. 오락 활동이나 사회적 관계에 흥미가 없고 고립된 생활을 하며, 미각이나 촉각 같은 신체감각의 즐거움도 경험하지 못하는 경우도 있다. 무쾌감증은 매우 우울한 사람에게서도 나타난다.

3) 무논리증(alogia)

회화장애(speech disturbance)의 형태로 언어 및 사고의 빈곤을 말한다. 문자 그대로 말없음을 의미하는데, 그 하나가 언어의 빈곤(poverty of speech)으로 언어의 양의 현저한 감소를 드러낸다. 사고의 두절(thought blocking)도 여기에 속한다.

4) 무의욕증(avolition)

의욕이나 의지의 결여를 말하며, 환자는 활력이 없고 관심과 흥미, 의지나 의욕을 상실한 듯 보인다. 종일 누워 있다거나 며칠을 씻지도 않는 등 자신의 외모나 개인위생 상태에도 신경을 쓰지 않을 수 있다.

5) 주의력손상(attentional impairment)

위축되고 외부 환경에 무관심하고 흥미가 결여되어 있어서 과제에 지속적으로 집중하지 못하거나 선택적 주의를 하지 못하는 주의력 손상을 보이기도 한다. 이는 더욱 혼란스러운 경험과 사고 통합의 실패를 초래할 수 있다.

3. 와해

정신분열병 환자들이 드러내는 언어적 의사소통의 문제나 기괴한 행동 등은 대체로 양성증상으로 보기도 하지만, 간단하게 양성증상이나 음성증상으로 볼 수는 없는 형태로 이를 와해(disorganization) 차원으로 분류할 수 있다. 이 증상들은 개개 환자들에게서 다양한 방식으로 중복되거나 결합되어 나타난다. 또한 이 증상들은 정신증이 아닌 사람들에게서도 약화된 형태로 비교적 빈번히 나타난다는 점도 주목해야 한다(Domingguez et al., 2010). 다른 정신병리에서와 마찬가지로 이들 증상은 실무율적인 현상은 아니다. 그 심각도의 연속선 차원에서 보다 잘 이해할 수 있을 것이다.

와해된 언어(disorganized speech=thinking disturbances)는 질문에 엉뚱한 대답을 한다거나 말의 연결이 되지 않는다거나 독특한 방식으로 단어를 사용하는 양상 등으로 드러나는 사고과정의 장애를 말한다. 연상의 이완(loosening of association), 지리멸렬(incoherence), 말비빔(word salad), 사고이탈(derailment), 보속증(perseveration) 등이 여기에 속한다.

정신분열병환자는 다양한 형태의 특이한 운동행동을 드러낸다. 와해된 행동(disorganized behavior)은 기괴한 행동으로 어떤 환자들은 몇 시간 동안 특별한 형태로 양손을 비벼대는 반복행동을 보인다거나 외견상 분명한 목적 없이 왔다 갔다 하는 모습을 보이기도 한다. 긴장행동(catatonic behavior)은 흔히 언급되는 행동으로 긴장성 혼미(catatonic stupor), 긴장성 흥분 등이 있고, 그 외 상동증(stereotype), 반향 행동(echopraxia), 반향 언어(echolalia)와 함께 정서적 반응에서는 부적절한 정동(inappropriate affect)이 여기에 속한다.

제2절 진단

1. 역사적 고찰

정신분열병은 원래 불가역적인 심각한 인격 변화를 초래하는 정신질환으로 기술되었다. 그 개념의 역사적 발달은 잘 알려져 있다. 1852년 프랑스의 정신과 의사인 Morel(1809~1873)은 청소년기에 시작하여 심한 지적 황폐화를 보이는 일련의 사례들을 보고하였고, 이를 조발성 치매(demence precoce)라고 하였다. 1871년 Hecker는 사춘기에 시작하여 바보에 이르는 질환으로서 파과증(hebephrenia)을 기술하였고, 1874년 Kahlbaum은 신경계의 질환이 없이 발생하는 무언부동(無言不動)의 정신병을 긴장증(catatonia)이라고 하였다. 독일의 의사인 Kraepelin(1856~1926)은 demence precoce, hebephrenia, catatonia 그리고 치매망상증(dementia paranoides)의 질병군을 심리적 변성과정(psychological degeneration process)이라 칭하고, 이 질병군이 보통 청소년기에 발생하여 지적 황폐화를 공통적으로 보인다고 하여 1899년 조발성 치매(dementia praecox)라는 용어를 사용하였다. 그는 조발성 치매를 뇌의 질환으로 여겼고, 전형적으로 인생의 후반기에 발생하는 알츠하이머병(Alzheimer's disease)과 구별하기 위해 조발성이라는 용어를 사용하였다. Kraepelin의 주요 관심은 황폐화에 기저하는 기질적인 원인과 병리에 있었고, 개인의 성격이나 생활 등의 심리적인 측면에는 관심이 없었다. 스위스의 의사인 Bleuler(1857~1939)는 증상의 기저과정보다는 심리적 원인과 환경의 역할에 관심을 두고, 반드시 모든 환자가 청소년기에 발병하지 않고 또한 지적인 황폐화의 경과를 나타내지 않는다는 점을 지적하면서 조발성 치매 대신에 정신분열병(schizophrenia, 1911)이라 명명하였다. 그는 정신분열병의 기본적인 특징을 연상(association)의 장해, 정동(affect)의 장해, 양가감정(ambivalence) 및 자폐증(autism)으로 보았고(이는 4A'S로 불린다), 망상, 환각은 부수적 증상으로 여겼다. 또한 조발성 치매의 세 가지 아형에 단순형을 추가하여 단순형, 긴장형, 망상형, 파과형을 정신분열증의 아형으로 삼았다. Schneider(1887~1967)는 정신분열병의 정의를 보다 정확하게 기술하고자 Bleuler의 4A'S 개념 대신 일급증상(first-rank symptoms)과 이급증상(second-rank symptoms)의 개념을 도입하였다. 일급증상은 망상과 환각 같은 현재 사용하는 양성증상으로 이를 핵심증상으로 여겼으며, 정신분열병에만 나타나는 것으로 보았다. 이들 일급증상은 사고의 반향, 환청과의 대화나 논쟁, 행동을 간섭하거나 언급하는 환청, 망상적 지각(지각은 정상이나 망상적 해석을 함), 신체의 수동체험, 사고의 주입, 사고의 철수, 사고의 전파, 만들어진 감정(made feelings), 만들어진 충동(made impulses), 만들어진 수의적 행동(made voluntary acts)의 11가지다.

한편 유럽보다는 조금 늦게 미국정신의학계에서는 1930년대에서 1960년대에 이르기까지 정신병리의 정신역동에 관심을 보였고 대인관계를 강조하였다. 특히 Meyer(1866~1950)는 S. Freud의 가설이 널리 알려지기 이전부터 아동기의 성적 감정이 심각한 정신병리를 유발할 수 있다고 주장하였다. 그는 정신질환은 뇌의 이상이라기보다는 인격의 장애 때문이라고 생각하고 사회환경요인을 강조하였다. Sullivan(1892~1949) 역시 건전한 성격은 건강한 대인관계로부터 나온다고 생각하고 아동기의 대인관계의 어려움, 특히 부모-자식 관계에서의 어려움이 정신분열병을 유발하는 것으로 보았다.

이렇듯 시대와 지역에 따른 정신분열병의 개념에 대한 변화가 나타나 보인다.

Kraepelin의 관점은 정신분열병의 기저로 뇌의 기질적인 원인에 대해 관심을 두었고, 정신병리의 공식분류체계의 시초가 되었다. Bleuler의 관점은 정신분열병의 심리적 원인과 환경의 역할에 관심을 두어 Meyer, Sullivan과 함께 정신분열병의 치료적 접근에 개인과 환경의 요인을 고려하는 데 기여하였다. Schneider의 관점은 보다 정확한 증상기술과 신뢰로운 분류체계의 기초가 되었다.

1980년에 제정된 DSM-III에서는 Kraepelin, Bleuler, Schneider의 개념을 통합하여 정신분열병에 대해 이전보다 엄격한 진단기준을 두어 진단의 신뢰도 및 타당도를 향상시켰으며, 이러한 입장은 DSM-IV에서도 유지되고 있다.

한편 정신분열병은 정신기능의 분리(splitting)를 의미하는 질환으로, 말 그대로 정신의 분열을 일컫는 용어로 사용할 때 때로 일반인들은 마음의 병으로 여기기도 하고 DSM-IV-TR의 해리성 장애의 하나인 해리성 정체감 장애(dissociative identity disorder)와 혼동을 보이기도 한다. 한국에서는 최근까지 이 명칭을 사용해 오다가 조현병으로 사용하기로 하였다.

2. DSM-IV-TR

DSM-IV-TR에 열거되어 있는 정신분열병 진단기준은 크게 세 가지 범주로 특징적 증상(A), 경과 및 기간(B, C), 배제 및 관계(D, E, F)로 나뉜다.

〈표 8-1〉 DSM-IV-TR 진단기준

A. 특징적 증상: 다음 증상 가운데 2개(또는 그 이상)가 있어야 하며, 1개월 중 상당기간 동안 존재해야 한다.
  (1) 망상
  (2) 환각
  (3) 와해된 언어(예: 빈번한 탈선 또는 지리멸렬)
  (4) 심하게 와해된 행동이나 긴장증적 행동
  (5) 음성증상, 즉 정동의 둔마, 무논리증 또는 무욕증

주의: 만약 망상이 기괴하거나, 환각이 계속적으로 행동이나 생각에 대해 간섭하는 목소리이거나, 둘 또는 그 이상이 서로 대화하는 목소리일 경우에는 한 개 증상만 있어도 된다.

B. 사회적, 직업적 기능부전: 발병 이후 상당 기간 동안 직업이나 대인관계, 또는 자기 관리와 같은 하나 또는 그 이상의 주요 생활 영역의 기능 수준이 발병 이전과 비교하여 현저히 감소되어 있는 경우(또는 소아기나 청소년기에 발병될 경우에는 대인관계, 학업 또는 직업 분야에서 적절한 성취를 이루지 못하는 경우)
C. 기간: 장해의 징후가 적어도 6개월 이상 지속되어야 한다. 6개월의 기간은 진단기준 A를 충족시키는 증상이 존재하는, 적어도 1개월의 기간을 포함하고 있어야 하며, 이 기간은 전구기와 잔류기를 포함할 수 있다. 전구기나 잔류기에는 음성증상만 있거나 진단기준 A에 있는 증상 가운데 2개 이상의 증상이 악화된 형태로 나타난다.
D. 분열정동장애와 기분장애의 배제: 분열정동장애와 정신증적 양상이 있는 기분장애는 다음과 같은 이유로 배제될 수 있다.
  (1) 주요 우울증, 조증, 또는 혼재성 삽화가 활성기 증상과 동시에 나타나지 않는다.
  (2) 만약 활성기 증상이 있는 기간 중에 기분 삽화가 발생한다면, 활성기와 잔류기에 비해 전체 삽화의 기간이 상대적으로 짧다.
E. 물질 및 일반적인 의학적 상태의 배제: 장해가 물질이나 일반적 의학적 상태의 직접적인 생리적 효과로 인한 것이 아니다.
F. 광범위성 발달장애와의 관계: 만약 자폐성 장애나 다른 광범위성 발달장애의 과거력이 있을 때는 현저한 망상이나 환각이 적어도 한 달 이상 지속될 경우에만 추가로 정신분열병의 진단을 붙인다.

장기 경과의 세부 진단(활성기 증상이 시작된 이후 적어도 1년이 경과되어야 적용할 수 있다):
삽화 중간에 잔류 증상이 있는 삽화성; 세분할 것: 현저한 음성증상이 있는 것
삽화 중간에 잔류 증상이 없는 삽화성
지속성; 세분할 것: 현저한 음성증상이 있는 것
부분 관해 상태가 되는 단일 삽화; 세분할 것: 현저한 음성증상이 있는 것
완전 관해 상태가 되는 단일 삽화
기타 유형 또는 불특정형

3. 하위 유형

정신분열병은 임상적 특징이나 심각도의 수준이 다양한 이질적인 장애로 생각되고, 대부분 임상가와 연구자들은 하위 유형의 구분에 의견을 함께 한다. DSM-IV-TR에서는 주요 증상에 따라 망상형, 긴장형, 와해형, 미분형, 잔류형의 다섯 하위 유형으로 구분하고 있다.

- 망상형(paranoid type): 인지기능과 정동이 비교적 잘 보전된 상태에서의 체계적인 망상이 특징이다. 피해망상과 과대망상이 가장 흔하며 질투망상, 종교망상, 신체망상 등을 나타내기도 하고, 환청도 나타날 수 있다. 환각은 망상의 내용과 관련된 것이 많고 불안이나 분노와 같은 강한 정서적 표현을 나타내기도 한다. 다른 하위유형에 비해 더 늦게 발병하는 경향이 있으며 예후가 양호한 편이다.
- 와해형(disorganized type): 와해된 언어, 와해된 행동, 정동의 둔마 또는 부적절한 정동 등이 특징적이며 이 세 가지 특징이 모두 나타나야 한다. 행동의 와해는 환자의 일상 활동수행능력에 심각한 장해를 초래하고, 사회적 손상이 두드러진다. 언어는 지리멸렬하고, 망상이나 환각이 있는 경우 잘 체계화되어 있지는 않다.
- 긴장형(catatonic type): 긴장된 자세로 오랜 시간 움직이지 않는 부동증이나 특별한 목적이 없는 과다한 행동이 특징적이다. 일부 환자들은 뚜렷한 이유 없이 지시에 따르지 않고 말하기를 거부하는 양상을 보이기도 한다. 한편 상동행동(stereotype), 반향언어(echolalia) 및 반향동작(echopraxia)을 드러내기도 한다.
- 미분형(undifferentiated type): 정신분열병의 첫 번째 진단기준(A항)에 해당하는 정신증적 증상을 드러내지만 여러 하위 유형의 기준에 부합된다거나 혹은 망상형, 와해형, 긴장형의 어떤 하위 유형의 기준에도 부합하지 않는 경우다. 때로 환각이나 망상, 그리고 와해의 일부 증상을 드러내기도 한다.
- 잔류형(residual type): 한 번 이상의 정신분열병의 활성기가 있었으나 현재는 활성기 증상의 기준에 부합하지 않는 상태로서, 지속적인 음성증상이나 약화된 형태의 망상이나 환각 및 와해된 언어를 드러내는 경우에 해당한다. 이는 부분 관해(partial remission) 상태로 장애의 활성기와 회복기 사이의 과도기적 단계로 볼 수 있다.

4. 경과와 예후

정신분열병은 대부분 청소년기에 발병하여 전형적으로 좋지 않은 경과를 지니는 심각하고 점진적인 장애로 고려된다. 황폐화 과정을 이 장애의 주요 특징의 하나로 보았던 Kraepelin의 관점으로 보면 분명 그러하다. 하지만 이러한 관점은 지나치게 비관적이라는 주장이 있다(Perkins, Miller-Anderson, & Liberman, 2006). 많은 환자들은 자신들의 증상이 호전되었다는 매우 바람직한 성과를 경험한다. 예를 들어, Manfred Bleuler(1978)의 연구에 따르면, 스위스의 한 병원에서 1년 동안 입원한 208명의 정신분열병 환자를 대상으로 한 23년간의 추적조사 결과, 환자들의 53%가 회복되었거나 유의한 향상을 보인 것으로 나타났다. 보다 최근의 연구결과에서는 비교적 소수가 성공적인 노화를 성취할 수 있었지만 일부의 환자들은 긍정적인 성과를 보이는 것으로 나타났다(Ibrahim, Cohen, & Ramirez, 2010).

정신분열병 환자의 추적연구는 추적 결과의 기술이 간단하지는 않다는 것을 보여 준다. 단순하게 입원 및 퇴원 여부를 회복이나 향상의 기준으로 하기보다는 많은 요인들을 고려해야 한다. 이러한 요인으로는 증상의 지속 여부, 우울이나 불안 등의 공존 여부, 직업, 친구 및 대인관계 등이다. 즉 증상의 심도, 사회적응, 직업기능 등의 여러 차원의 요인들을 고려해 성과를 연구하고 예측할 필요가 있다.

제3절 역학

미국과 유럽의 대부분 연구에서 정신분열병의 진단기준에 부합하고 관련 정신병적 장애를 포함한 평생유병률(lifetime prevalence)은 약 1%로 나타나고 있다(Saha, Chant, & McGrath, 2008). 즉, 100명 중 한 명은 일생 동안에 정신분열병의 증상을 경험하거나 드러내는 것으로 보인다. 아울러 정신분열병의 1년 발병률(annual incidence), 즉 주어진 한 해 동안 새롭게 발병한 환자 수는 인구 10만 명당 8~43명으로, 도시가 시골지역보다 더 높지만 국가의 경제 상태와는 관련이 없는 것으로 드러났다(Saha, Chant, & McGrath, 2008).

한국의 경우 2011년 정신질환실태 역학조사(서울대 의과대학)에 따르면, 정신분열병과 이와 관련된 정신병적 장애인 정신분열형장애, 분열정동장애, 망상장애를 포함한 정신분열장애(schizophrenic disorders)의 평생유병률은 0.2%로 나타났다. 이는 외국의 유병률 결과와는 상당히 차이를 보이는데, 유병률은 진단기준이나 조사방법 등에 따라 차이가 나타날 수 있다. 세계 각국의 정신분열장애의 연구결과를 체계적으로 검토한 연구결과 유병률은 0.55%에 이르는 것으로 보고되었다(Goldner, Hsu, Waraich, & Somers, 2002).

정신병적 장애는 사회적 편견과 낙인 때문에 자신의 질환을 남에게 이야기하지 않고 숨기려는 경향이 있다. 의도적으로 자신의 증상을 숨기려 하지 않더라도 정신병적 장애로 인한 인지기능의 저하나 정신병 증상에 의해서 조사면담 시 질문에 적절하게 응답하지 못하는 경우도 있다. 또한 상당수의 환자들은 병원이나 시설 등에 입원 및 입소해 있어서 지역사회조사에 포함되지 않기도 한다. 한국의 유병률 조사에서 정신장애의 진단은 WHO-CIDI(Composite International Diagnostic Inventory)를 사용하였고, 18~74세의 지역사회에 거주하고 있는 정신장애 환자의 유병률이므로 조사 당시 정신의료기관, 정신요양시설 등에 입원 혹은 입소중인 환자는 포함되지 않았다. 조사당시 입원 및 입소 중인 정신분열병 환자(40,000여 명)를 포함한 유병률은 약 0.3%로 추산되고 있다(조맹제, 2011).

제4절 원인

정신분열병의 원인에 관한 학설은 많지만 정확한 원인은 알려져 있지 않다. 그 이유는 이 장애의 개념이 확실히 규정되어 있지 않고, 유전과 환경의 상대적인 영향력을 측정하기가 쉽지 않기 때문이다(Harrison & Owen, 2003). 정신분열병은 여러 원인적 요인들이 복합적으로 작용하여 나타나는 하나의 증후군이라는 견해가 지배적이다. 대체로 어떤 개인이 취약성(vulnerability=diathesis)을 가지고 있어 환경적 스트레스를 받으면 장애가 발생한다고 본다. 이를 스트레스 취약성 모델(stress-diathesis model)이라 한다. 이때 취약성이란 생물학적 원인(예: 신경발달 미숙, 감염, 외상 등)일 수도 있고 환경적 원인(예: 가족 내 스트레스, 부정적 생활경험 등)일 수도 있다. 따라서 정신분열병의 원인에 대해서는 생물학적, 심리사회적 요인에 관한 연구가 모두 필요하다. 최근 뇌영상기술과 비정형 항정신병약물의 발달, 그리고 병의 경과와 예후에 영향을 미치는 다양한 심리사회적 요인에 대한 연구들의 결과로 정신분열병의 원인에 대한 이해가 넓혀지고 있다.

1. 생물학적 원인

많은 연구자들은 정신분열병을 생물학적 역기능의 산물로 믿고 있다. 여기에는 유전, 신경화학적 요인, 신경병리적 요인, 바이러스 감염 등이 포함된다.

1) 유전

정신분열병의 발병에 유전적 요인이 관련될 것이라는 연구들은 가계연구, 쌍둥이연구, 양자연구 등을 통해 이루어진다.

가계연구(family studies)를 살펴보면, 정신분열병 환자의 가족은 환자와의 관계가 가까울수록 정신분열병 및 그와 관련된 질환의 유병률이 높은 것으로 나타나, 정신분열병이 유전적 요인에 의해 영향을 받는다는 가설에 부합한다(Goldstein et al., 2010). 일반집단의 정신분열병 이환위험률(morbid risk)은 약 1%인 데 비해 부모 중 한 사람이 정신분열병일 경우 그 자녀들 중에는 약 10%의 위험률을 보이며, 부모 모두 환자일 경우 그 자녀들의 위험률은 약 40%로 보고되고 있다([그림 8-2]). 쌍둥이연구(twin studies)에서 일치율은 연구마다 차이가 나타나지만, 일란성 쌍둥이는 약 60%, 이란성 쌍둥이는 10% 전후의 발병 일치율(concordance rate)을 보여 유전적 요인의 역할이 강하게 시사되고 있다. 양자연구(adoption studies)에 따르면, 일반적으로 환자와 혈연관계에 있는 친족들에게서 환자와 유전적으로 무관한 가족들보다 높은 이환율을 보인다(Pogue-Geile & Gottesman, 2007).

이러한 연구결과는 정신분열병의 발병에 유전적 요인이 관련된다는 사실을 보여 준다고 하겠다. 그러나 가계연구나 쌍둥이연구는 유전적 요인과 환경적 요인을 분리하지는 못한다. 여러 연구에 따르면, 정신분열병의 원인에 유전적 요인뿐만 아니라 환경적 요인도 중요하다는 것을 유의해야 한다. 예를 들어, 유전자 공유비율을 살펴보면, 일란성 쌍둥이의 경우 100%, 이란성은 50%에 이르는데 발병일치율은 각각 약 60%, 10% 전후로 차이가 나타난다는 점이다.

분명 정신분열병의 전달에 유전적 요인이 관련된다는 사실 그 이상으로 유전방식(mode of inheritance)에 대해서는 잘 모르고 있다. 연구자들은 하나의 유전인자의 이상으로 정신분열병이 생긴다는 단일 유전인자설(monogenic theory)보다는 여러 비정상 유전인자들이 서로 조합하여 정신분열병의 다양한 증상들을 일으

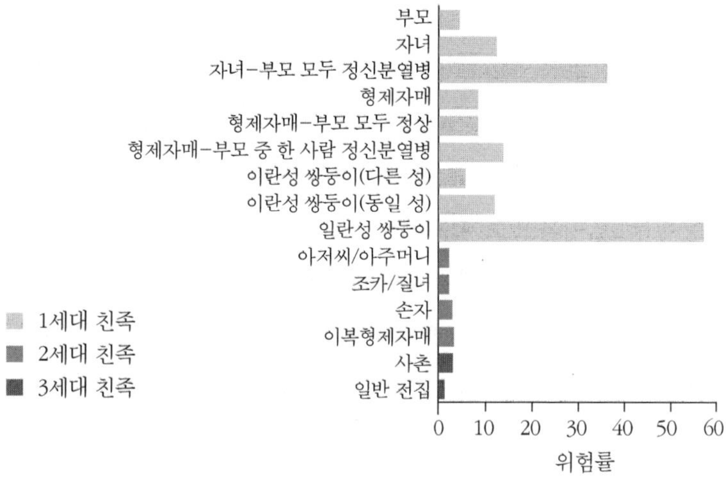

[그림 8-2] 정신분열병의 발병 위험률

출처: Debby Tsuang, University of Washington, www.schizophrenia.com

킨다는 다인자설(polygenic theory)이 더 유력하다고 본다. 유전과 정신분열병의 연구에서 흥미로운 영역 중의 하나가 분자유전학(molecular genetics)이다. 이 연구들은 장애의 발병에 원인이 되는 특정 유전자를 밝히려는 연구들이다. 아직은 더 많은 시간이 필요해 보인다.

현재 상당한 관심을 끌고 있는 유전자는 도파민 분해에 관여하는 효소인 카테콜-O-메틸전달효소(catechol-O-methyltransferase: COMT)와 관련된다. COMT는 카테콜아민(catecholamine)의 대사 작용에 쓰이는데, 뇌에 특정한 메시지를 활성화하는 일을 담당한다. 이 효소는 또한 도파민 활성화와 교감신경 및 부교감신경의 신경전달, 혹은 엔돌핀의 작용과 밀접한 연관이 있다. 결과적으로 COMT는 도파민이 분비되도록 하며, 몸에 강하게 작용할수록 더 많은 도파민이 분비되고 더 많은 엔돌핀이 결합하는 것이다. 이러한 COMT유전자는 22번 염색체에 위치해 있고 이는 정신분열병과 관련이 있다. 특정한 형태의 COMT유전자(COMT-Val)를 지니고 있는 사람은 적지만, 일관되게 정신분열병의 위험률이 높은 것으로 나타났다(Glatt, Faraone, & Tsuang, 2003). 이 유전자는 뇌 전두엽의 도파민 전달에 영향을 미치고 인지기능의 저하를 초래하여 정신분열병의 위험률을 증가시키는 것으로 알려져 있다(Prata et al., 2009).

2) 신경화학적 요인

신경화학적 요인(neurochemical factors)은 특정 뇌회로의 뉴런 간 화학적인 정보전달의 이상을 말한다. 정신분열병의 원인에 관한 다양한 신경화학적 이론 중 뇌 변연계의 도파민 경로의 기능을 중심으로 하는 도파민 가설(dopamine hypothesis)이 가장 영향력 있는 이론으로 알려져 있다. 도파민 가설은 환자의 적응을 향상시키는 항정신병 약물의 치료 효과를 근거로 정신분열병은 도파민활동의 과잉상태라고 본다. 이를 지지하는 증거는 도파민 차단제, 특히 D2 수용체(D2 receptor)에 결합하는 항정신병 약물이 정신분열병을 호전시키고, 뇌의 도파민 전달을 강화시키는 암페타민(amphetamine)이 정신분열병과 유사한 증상을 야기한다는 점 등이다. 또한 도파민 대사산물인 호모바닐린산(homovanillic acid: HVA)이 약물치료 후에 감소하는 것도 하나의 근거다.

도파민 과잉활동이 도파민 유리의 증가를 의미하는지, 시냅스후 도파민 수용체 증가로 인한 민감성의 증가를 의미하는지는 확실치 않다. 수용체와 관련한 많은 연구결과에 따르면, 정신분열병 환자들의 기저신경절과 변연계에서 D2수용체가 증가되어 있는 것으로 나타났다. 주요 도파민 경로(dopamine pathway)는 그림과 같다.

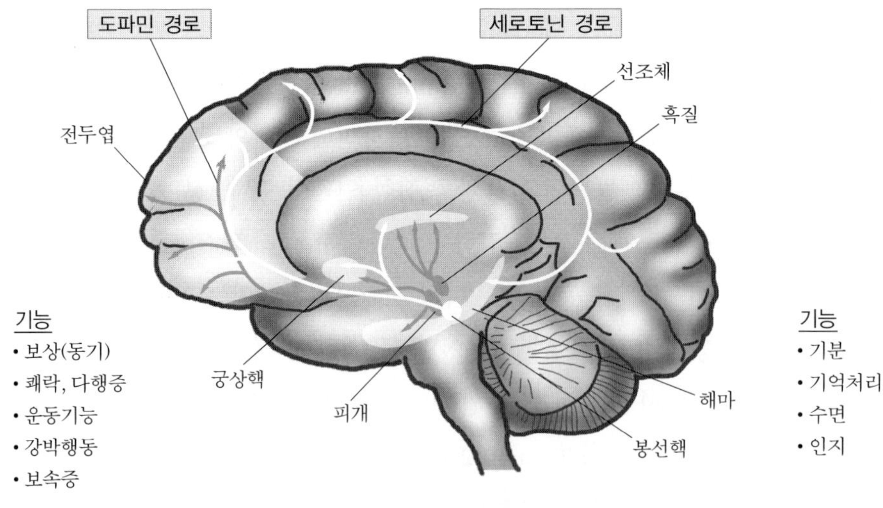

[그림 8-3] 도파민과 세로토닌의 경로

중뇌변연경로(mesolimbic pathway)는 복측 피개영역(ventral tegmental area: VTA)에서 궁상핵(nucleus accumbens: NA)으로 가는 도파민 경로로, 보상과 강화를 활성화시키는 자극에 대한 행동반응의 조절, 그리고 정신병적 증상과 관련된다. 중뇌피질경로(mesocortical pathway)는 복측 피개영역에서 전두피질로 가는 도파민 경로로 인지기능과 관련된다. 흑질선조경로(nigrostriatal pathway)는 흑질(substantia nigra)에서 선조체(striatum)로 가는 도파민 경로로, 운동조절과 관련되며 이 경로의 변성은 파킨슨병(Parkinson's disease)과 관련되어 있다. 마지막으로 시상하부에서 뇌하수체로 가는 도파민 경로(tuberoinfundibular pathway)는 프로락틴을 포함한 호르몬 분비에 영향을 준다.

앞서 언급한 것처럼 초기의 정신분열병 도파민 가설은 도파민과다(hyperdopaminergia)의 역할을 강조하다가(version I), 이후 피질하 도파민과다(subcortical hyperdopaminergia)와 전전두엽 도파민과소(prefrontal hypodopaminergia)로 재개념화되었다(version II). 지난 20년 동안 유전학, 분자생물학, 뇌영상연구 등의 발달에 힘입어 이루어진 도파민과 정신분열병에 관한 6,700여 편의 논문들은 신경화학적 영상연구(neurochemical imaging studies), 유전적 증거(genetic evidence), 환경적 위험요인의 결과(findings on environmental risk factors), 표현형 연구(research into phenotype), 그리고 동물연구(animal studies)로 이루어진 연구들이었다.

최근 이 연구결과를 종합하여 새로운 도파민 가설인 최종공통경로(the final common pathway-version III)가설이 제기되었다(Howes & Kapur, 2009). 이 가설은 정신분열병의 다양한 환경적 그리고 유전적 위험요인을 설명하고, 이러한 위험요인들이 시냅스전 선조체 도파민과다(presynaptic striatal hyperdopaminergia)의 최종공통경로를 통해 상호작용한다고 제안하고 있다. 이는 신경화학의 이상성을 증상과 연결하는 토대를 제공하고 있으며, 많은 개개의 위험요인들과 기능적 및 구조적 이상성이 정신분열병과 어떻게 관련되는지를 설명하고 있다. 이 가설에 따르면, 정신분열병은 뇌의 도파민 조절이상으로 여겨지고, 이는 치료 면에서도 최종공통경로에 작용하는 약물 개발의 중요성을 시사한다고 하겠다.

한편 도파민 가설에 관한 문제점이 제기되었는데, 먼저 항정신병 약물을 투여하여 도파민 수용체가 차단된 후에도 시간이 지나서야 증상이 호전된다는 점이다. 또한 항정신병약물이 정신분열병 외의 정신병적 상태에도 효과가 있으며, 정신분열병과 파킨슨병이 공존하는 경우도 있다. 이에 따라 정신분열병에 관한 신경화학적 가설은 다양한 신경전달물질에 관심을 두고 있다. 기존의 항정신병약물에 잘 반응하지 않는 환자들에 있어서 클로자핀(clozapine)과 같은 새로운 비정형 항정신병약물(atypical antipsychotics)의 도입으로 세로토닌 경로(serotonin pathway)에 대한 관심이 나타나고 있다. 이들 비정형약물은 D2 수용체에는 약한 차단을 보이고 세로토닌 수용체에 강하게 작용하여 항정신병 효과, 특히 음성증상에 효과를 나타내고 있어 세로토닌이 정신분열병에 관련되고 있음을 보여 준다. 이러한 사실들은 뇌의 도파민 경로와 세로토닌 경로 간 복잡한 상호작용을 시사하는 것으로 보인다(Downar & Kapur, 2008). 뇌영상연구 결과 흥분성 신경전달물질인 글루타메이트(glutamate), 그리고 억제성 신경전달물질인 GABA도 대뇌피질에서 주요 신경전달물질로 관심을 받고 있다.

3) 신경병리적 요인

정신분열병을 지닌 사람들이 신경학적 이상을 겪는다면 환자들의 대뇌구조와 다른 사람들의 뇌구조 간 차이점을 보일 가능성이 있다. 과학자들은 살아 있는 인간 뇌의 영상을 볼 수 있는 방법을 고안해 냈다(3장 참고). 이러한 뇌영상기법을 이용한 연구결과, 다양한 뇌 영역이 정신분열병과 관련되는 것으로 나타났다.

CT나 MRI연구 결과 정신분열병 환자의 뇌조직의 용적 감소와 상당한 정도의 측뇌실의 확대가 일관되게 드러나고 있다. 환자들은 대뇌피질의 위축(cortical atrophy)을 나타내는데, 이 결과들은 신경세포의 감소와 관련되어 보인다. 최근 PET, MRI, rCBF 등 뇌영상기법과 사후 뇌 연구들을 종합해 보면, 정신분열병에 관련된 대뇌구조는 인지와 정서에 중요한 역할을 하는 전두엽과 측두엽의 변연계, 그리고 기저신경절 등으로 변연계 중에는 해마, 해마회, 편도 등이 많이 연구되고 있다. PET연구에서 정신분열병 환자에서 전두엽의 기능저하(hypofrontality)와 기저신경절의 상대적 기능항진이 나타나 보인다. 언어, 손잡이, 기타 신경심리학적 검사들을 통한 연구들에서도 정신분열병이 전두엽, 특히 좌반구의 기능장애임이 시사되고 있다.

연구결과들은 정신분열병이 전두엽, 측두엽 그리고 피질하 조직 등과 관련되어 있을 가능성을 시사하지만, 정신분열병에 특이적인 소견이라고 보기는 어렵다. 단순히 뇌의 특정 부위에 이상이 있다기보다는 여러 부위가 연결된 뇌회로의 이상(예: [그림 8-4])이 정신분열병의 신경병리에 관련되는 것으로 생각된다.

그림 A

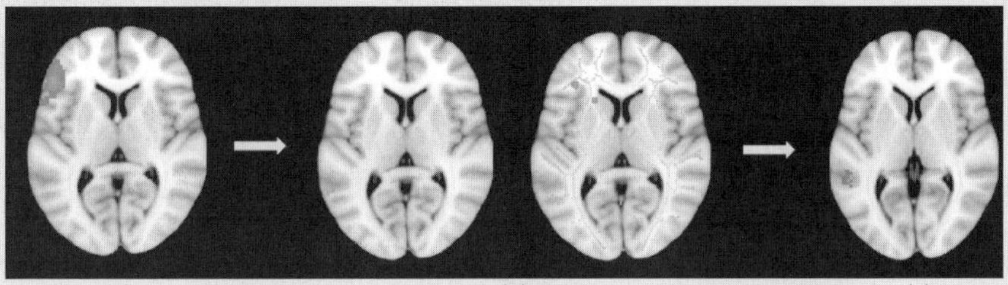

(a) (b) (c)

그림 B

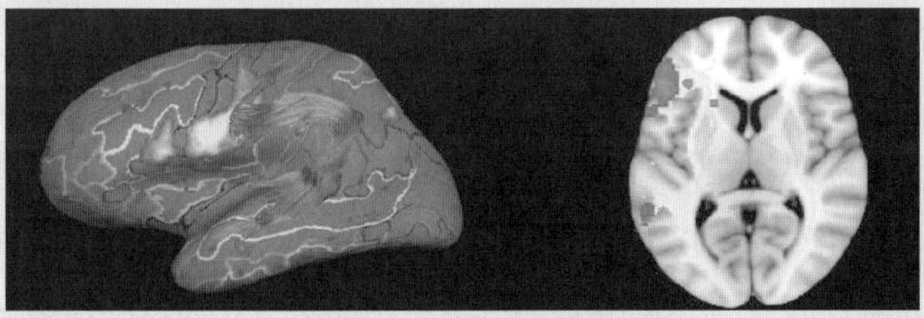

[그림 8-4] 정신분열병 환자의 뇌회로 이상성

출처: Jeong, Wible, Hashimoto, & Kubicki(2009). Functional and anatomical connectivity abnormalities in left inferior frontal gyrus in schizophrenia. *Human Brain Mapping, 30*, 4138-4151.

정신분열병의 경우 정보를 처리하는 뇌회로에 이상이 생기면 결과적으로 환청이나 망상과 같은 정신병리가 나타날 수 있다. 뇌자기공명영상(MRI)은 뇌회로의 이상을 알아내는 데 도움이 된다. MRI 중 확산텐서영상(Diffusion Tensor Imaging, DTI)은 뇌회로의 해부학적 연결성을, 기능적 자기공명영상(functional MRI, fMRI)은 회로를 구성하고 있는 뇌영역 간의 기능적 연결성에 대한 정보를 제공한다.

그림은 정신분열병에서 단어의 의미를 파악하는 회로의 해부학적, 기능적 연결성 이상을 규명하는 연구 과정의 모식도다. 연구의 핵심 결과는 정신분열병은 망상 등 사고장애의 원인이 되는 언어적 의미 추론 부전 현상이 왼쪽 대뇌의 의미 추론회로의 해부학적, 기능적 연결성의 이상 때문임을 밝힌 것이다. 정신분열병의 경우 단어의 의미를 추론하는 데 중요한 왼쪽 아래 전두엽(inferior frontal gyrus, IFG)의 기능 저하가 있다(그림

A-a)는 기존 연구를 확인하였다. 아울러 상관관계 분석을 통해 이러한 왼쪽 IFG의 기능 저하는 왼쪽 중간 측두엽 및 위쪽 측두고랑(left middle temporal gyrus/left superior temporal sulcus, MTG/STS)과의 기능적 연결성 저하와 관련이 있으며(그림 A-b의 왼쪽 사진), tract-based spatial statistics(이하 TBSS) 분석법을 통해 왼쪽 IFG 근처 백질의 해부학적 연결성 저하(그림 A-b의 오른쪽 사진)를 발견하였다.

두 연결성 간의 상관관계 분석을 통해 기능적 연결성이 해부학적 연결성 저하와 관련 있음(그림 A-c)도 규명하였다. 최종적으로 probabilistic tractography(뇌영역 사이를 연결하는 신경다발을 확률적으로 표현하는 기법)를 통해 정신분열병의 의미추론 관련 회로의 이상은 언어관련 주요 구조물들을 연결하는 궁상다발(arcuate fasciculus)의 문제임을 규명하였다(그림 B). 이 연구결과는 정신분열병의 의미추론 관련 뇌회로의 이상을 통합적으로 설명하였고, 향후 정신분열병의 원인 규명과 치료 등에 응용될 수 있을 것으로 예상된다.

4) 바이러스 감염

정신면역학적으로 정신분열병이 바이러스 감염(viral infections)에 의한다는 이론이 있다(Brown & Derkits, 2010). 이를 뒷받침하는 간접적인 지지는 바이러스 감염 가능성이 높은 계절인 흔히 겨울에 태어난 사람에게서 정신분열병 발병이 많다는 점이다. 산모가 바이러스에 감염되면 태아는 바이러스 감염에 노출되고 이는 아마도 태아의 뇌 발달을 방해할 것이라는 견해다.

5) 신경발달장애와 신경변성장애

최근 새로운 연구기법의 발달로 정신분열병의 원인에 관한 큰 변화가 있어 왔다. 이 중 정신분열병의 신경발달가설(neurodevelopmental hypothesis)은 이 장애가 초기의 뇌 발달에서 기인한다는 전제다(Keshavan, 1997; Venkatasubramanian, 2007; Gupta & Kulhara, 2010). 주된 이유 중의 하나는 정신분열병의 발병이 연령에 따른 누가적인 발병 분포를 보이고, 이는 보통 초기 성인기 동안에 정점의 변화를 갖는 비선형적인 발달함수라는 점이다. 정신분열병환자에게서 발견되는 신경 이상성(neural abnormalities)은 신경발달 이상의 결과이며, 이는 유전적 신경영상, 분만 시 합병증, 신경병리적 연구 등 다양한 형태의 연구에 기반을 두고 있다. 예로, 역학연구 결과 발병 전 지적결함은 초기 발달단계로 거슬러 올라가고(Jones et al., 1994), 신경병리적 연구결과에서는 뇌병변(encephalopathy)보다는 발달의 지표로 여겨지는 대뇌 세포구조의 변화(altered cerebral cytoarchitecture)가 드러나고 있다(Akbarian et al., 1993).

최근 연구결과, 정신분열병과 아동기에 발현되는 정신병리(자폐스펙트럼장애, 정신지체, 주의력결핍 과잉행동장애) 간 유전적 중첩이 나타나고, 이들은 '신경발달장애들'이라고 불리기도 한다. 이러한 장애들은 부분적으로는 뇌발달에 영향을 미치는 유전적, 환경적 요인들의 결합의 결과로 나타나는 중첩증후군으로 볼 수 있다(Owen et al., 2011). 하지만 순수하게 신경발달의 장애가 어떻게 청소년기나 성인기에 처음으로 발현되는지에 대해 규명해야 할 중요한 문제가 남아 있다.

또 다른 가설인 정신분열병의 신경변성가설(neurodegenerative hypothesis)은 신경병리적 연구와 종단적 연구에 의해 지지받고 있다. 이 가설은 크레펠린의 조발성 치매에 관한 기술에서 볼 수 있는 것처럼 장애가 만성적인 황폐화의 경과를 보인다는 주장이다. 신경영상, 인지기능 및 사후 조직병리학(postmortem histopathology) 등의 연구에서 이 가설을 지지하는 결과가 나타나고 있다.

신경발달가설과 신경변성가설의 두 개념을 통합해 정신분열병을 개념화하는 진행성 신경발달가설(progressive neurodevelopmental hypothesis)도 제안되었다. 이는 일견 모순되는 것처럼 보이나 신경발달과 신경변성의 경계를 재정의함으로써 받아들여지고 있는 양상이다. 신경발달가설과 신경변성가설은 정신분열병의 발병(onset)과 경과(course)에서 관찰되는 특정 현상을 각각 설명할 수 있기 때문에 두 가설은 배타적이라기보다는 상호보완적이다. 따라서 이 두 가설을 통합한 진행성 신경발달가설은 병의 발병과 경과 및 결과를 설명할 수 있는 것으로 보인다. 이 가설의 이론적 토대가 연구결과에 기초한다는 강점이 있으나 계속 검증단계에 놓여 있고 이 가설을 뒷받침하는 독특한 생물학적 설명이 요구된다고 하겠다. 신경발달과 신경변성 간의 차이를 잇는 글루탐산 가설(glutamatergic hypothesis)도 제기되고 있다(Gupta & Kulhara, 2010).

정신분열병은 분명 만성적이고 복합적이며 개인의 기능을 어렵게 하는 장애이며, 아마도 발달이나 변성의 단일과정으로 설명하기는 어렵다. 질환의 원인에 관한 체계적이고 과학적인 연구는 치료적으로도 큰 의미를 지니고 있다.

2. 심리사회적 원인

정신분열병의 원인에서 생물학적 요인의 중요한 역할은 의심할 바 없지만 쌍둥이연구는 환경적 요인의 중요성을 잘 나타내 준다. 이러한 환경적 요인은 개인의 영양 상태에서부터 사회적 지위나 이민 등 스트레스를 주는 생활사건까지 다양하다. 정신분열병의 심리학적 원인에 대한 대부분의 관심은 가족 내 의사소통과 행동양상에 초점을 두고 있다.

1) 사회적 요인

정신분열병의 발병과 관련된 중요한 사회적 변인은 사회계급(social class) 혹은 사회경제적 상태(socioeconomic status)다. 사회계급에 따라 환경적 스트레스에의 노출은 다를 것으로 보이는데, 대부분의 연구에서 최하위계층에서 정신분열병의 발병률이 가장 높은 것으로 나타났다(Boydell & Dunham, 2003). 이는 이 계층의 사람들에게 스트레스가 많기 때문으로 볼 수 있다.

정신분열병과 사회계층과의 관련성은 두 가지로 볼 수 있다. 하나는 최하위계층의 사람들이 겪는 타인으로부터의 부당한 대우, 낮은 교육수준, 낮은 취업기회 및 취업조건 등의 스트레스와 사회적 고립 및 영양부족 등의 해로운 사건들이 장애의 발병에 중요한 역할을 한다는 관점이다. 이를 사회원인가설(social causation hypothesis)이라 한다. 다른 관점은 낮은 사회계층이 장애의 원인보다는 결과라는 견해다. 이 사람들은 높은 수준의 교육이나 고소득의 직업을 유지할 수 있는 능력이 부족할 수 있다. 따라서 인지적, 사회적 능력의 손상으로 인해 점점 사회적으로 낮은 계층으로 이동하게 된다는 관점이 하향 사회편류가설(downward social drift hypothesis) 혹은 사회선택가설(social selection hypothesis)이다.

이 외에도 도시화, 이민 등의 사회적 요인과 발병과의 관계가 연구되고 있는데, 새로운 국가로 이주해 간 사람들에서 정신분열병의 높은 발병률이 나타나고 있다(Cantor-Graae & Selten, 2005). 대체로 심리적 스트레스가 발병 그 자체나 증상의 악화와 관련되고 있어 보이며, 특히 선진국의 이민자보다는 개발도상국가에서 이민해 오는 사람들에게서 발병률이 높은 양상을 보인다. 이에 대한 가능한 설명은 사회적 역경(social adversity)이 정신분열병의 위험률을 증가시킨다는 것이다. 즉,

이민자들은 도시에 정착하는 경향이 있고, 차별과 다양한 형태의 불이익에 노출될 수 있다(Weiser et al., 2008).

2) 심리학적 원인

심리적 원인 중 행동주의의 학습이론에 따르면, 나중에 정신분열병 환자가 될 아동들은 정서적 문제를 지닌 부모를 모방함으로써 불합리한 사고방식과 행동을 학습한다고 보았다. 즉, 정신분열병은 학습된 적응부전이 만성적으로 지속되는 상태라는 것이다. 정신분열병을 지닌 사람들의 빈약한 대인관계 또한 아동기의 빈약한 모델로 인해 나타나는 것으로 보고 있다.

인지적 관점에서는 정신분열병 환자들이 나타내는 주의 장애에 초점을 두고 있다. 정신분열병은 기본적으로 사고장애이며 사고장애는 주의기능의 손상에서 기인한다고 주장한다. 정신분열병 환자들은 장애의 초기 단계에 주의 및 정보처리의 결함을 지니며, 이는 인지적 및 신경심리학적 역기능을 초래하여 정신의학적 증상을 경험하게 된다(Braff, 1993).

정신분열병의 심리학적 원인에 대한 대부분의 관심은 가족 내 의사소통과 행동양상에 초점을 두고 있다. Fromm-Reichmann(1948)은 정신분열병을 만드는 어머니(schizophrenogenic mother)라는 개념을 소개했는데, 정신분열병은 어머니와 자녀 간 부적절한 관계의 결과라고 보았다. 즉, 어머니가 역할을 잘못했을 때 아이에게 정신분열병이 잘 발생한다는 것이다. 이러한 어머니의 특징은 거부적이고 냉담하며 지나치게 적대적이거나 혹은 과잉보호적인 특징을 지닌다고 보았다.

Bateson(1956)은 정신분열병 환자의 가족 내 의사소통방식을 연구하여 이중구속(double-bind transaction)이라는 개념을 제시하였다. 이중구속은 의사소통에서 서로 모순되는 메시지를 받는 정서적인 곤경을 말한다. 이는 아이에게 서로 상이한 언어적, 비언어적 메시지를 동시에 부여하는 상황을 말한다. 예를 들어, 싸우면 안 된다고 하고서는 맞고 돌아오면 나무라거나 무시하는 듯 쳐다보는 양상이다. 이러한 상황이 반복되는 경우 아이는 결국 분명한 의사소통과 변별능력을 획득하지 못해 정신분열병이 된다는 것이다.

Lidz(1957)는 부부분열(marital schism)과 부부편파(marital skew)의 개념을 제안하였는데, 전자는 부모의 사이가 멀고 서로 냉담하며 각기 반대 성의 자녀와 정서적으로 밀착되어 있는 상황을 말한다. 후자는 부모 사이 힘의 우위를 취하려는 다툼이 있어 한쪽이 지배적인 상황을 말한다. 이러한 부부관계의 가정에서 성장하는 아이는 건전한 성정체감이나 모델링을 습득하지 못하고 정신분열병의 한 원인으로서 작용한다고 보았다.

나쁜 부모의 개념은 최근에는 정신분열병의 원인으로는 받아들여지지 않지만 증상의 악화나 재발에 관련되는 것으로 보고 있다. 분명 가정 환경은 정신분열병의 경과에 중요한 영형을 미친다. 특히 재발(relapse)과 관련하여 표출정서(expressed emotion)는 많은 관심을 받고 있다. 표출정서는 주로 가정에서 보통 가족구성원이나 보호자가 드러내는 정서의 양에 대한 질적 측정치의 개념이다. 가정에서의 표출정서의 수준이 높으면 이는 정신질환의 잠재적인 위험요인으로 작용하거나 환자의 예후를 악화시키는 것으로 나타났다(Asarnow, Tompson, Woo, & Cantwellet, 2001; Butzlaff & Hooley, 1998).

환자가 표출정서가 높은 가족구성원과 한 집에 같이 사는 경우 표출정서가 낮은 가족구성원과 사는 경우에 비해서 퇴원 후 한 달 이내에 재발할 가능성이 보다 높았다(Marom et al., 2005). 정신분열병환자의 약 50%가 표출정서 수준이 높다고 평정된 가족과 살았다. 높은 표출정서로 평정될 수 있는 다양한 형태의 정서 표현 중에서 비난(criticism)이 환자의 재발과 가장 강하게 관련되었다(Hooly & Gotlieb, 2000). 한편 가정의 따뜻함(family warmth)은 보호요인으로 기능하고 환자의 재발 가능성을 감소시키는 것으로 나타났다.

3. 생물학적-환경적 요인의 상호작용

증상과 경과 등의 관점에서 장애의 이질적인 속성을 고려해 보면, 정신분열병은 다양한 경로로 설명할 수 있을 것이다(Tandon, Keshavan, & Nasrallah, 2008). 정신분열병의 원인론에 관한 유용한 모델은 유전적 요인과 환경적 요인의 상호작용을 포함하는 것이다. 어떤 경우에는 생활의 스트레스 사건과 같은 심리사회적 경험과 결합된 강한 유전적 소인의 결과일 수 있다. 어떤 사람들은 태내에서 심각한 영양결핍과 같은 경험으로 인해 신경발달의 이상이 초래되고 결국에는 유전적 취약성(genetic vulnerability)이 없이도 정신병적 증상을 드러내는 것으로 나타난다(Gilmore, 2010).

정신병적 증상의 발생에서 유전적 요인이나 생물학적 취약성은 중요하게 여겨지지만 그 자체로서 충분조건은 아니다. 정신분열병의 원인에서 유전적 요인과 환경적 요인 간의 상호작용을 취약성-스트레스 모델(vulnerability-stress model; Zubin & Spring, 1977) 혹은 소인-스트레스 모델(diathesis-stress model)이라고 한다. Joseph Zubin은 정신분열병은 영구적이고 만성화된 장애가 아니라, 장애에 대한 취약성이 지속되는 장애라고 가정한다. 이러한 정신분열병에 대한 취약성의 정도는 개인마다 다르며 유전적 요인과 출생 전후의 신체적-심리적 요인에 의해 결정된다고 본다. 이 이론에 따르면, 정신분열병의 유전적 취약성을 가지고 있는 사람이 대처할 수 없는 스트레스에 노출될 때만이 정신병적 증상을 경험하게 된다고 설명한다. 유전적 요인이 정신분열병의 발병에 중요한 영향을 미친다는 점은 인정하지만, 유전적 취약성을 지닌 사람도 과중한 환경적인 스트레스가 주어지지 않으면 정신분열증의 발병 없이 살아갈 수 있다고 본다.

이러한 입장은 유전적인 취약성이 정신분열병의 발병에 중요한 필요조건이나 혹은 적어도 위험성을 증가시키지만, 생활상의 스트레스를 포함한 환경적인 요인이 취약성이 겉으로 드러나는 데 중요한 역할을 한다는 견해다. 취약성-스트레스 모델은 정신분열병의 원인으로 제안된 다양한 요인을 통합한 이론으로서 생물심리사회적 모델(biopsychosocial model)로 예방과 치료에 관한 시사점도 제공하고 있다. 약물치료를 통해 개인이 지닌 생물학적 취약성을 극복시키고 다양한 심리사회적 개입을 통해 스트레스에 대한 대처능력을 습득 혹은 향상시키고 사회환경적인 스트레스를 감소시키는 것이 치료에 중요한 요소임을 잘 보여 준다고 하겠다. 이는 치료부분에서 더 자세히 다루고 있다.

4. 취약성 지표 연구

정신분열병은 생물학적인 뇌의 질환이라는 견해는 현재로서 가장 주목받고 있는 주장이다. 최근의 신경과학과 유전학의 발달에 힘입어 이를 지지하는 새로운 발견들이 나오고 있다. 일부 환자들은 정신분열병의 유전적 소인을 전달받는데, 이러한 사람들을 밝혀내는 것은 정신분열병의 이해에 유용한 한 측면을 제공해 줄 것이다. 장애의 발달에 관한 보다 정확한 탐색은 취약성 지표(vulnerablity markers) 혹은 내표현형(endophenotypes)을 밝혀내는 데 달려 있다(Gottesman & Gould, 2003). 내표현형은 장애의 토대가 되는 유전형(genotype)과 저명한 장애의 증상 사이에 놓여 있는 육안으로는 관찰할 수 없는 장애의 요소나 특질을 말한다.

정신분열병환자의 경우 사전자극 억제(prepulse inhibition: PPI)와 작업기억(working memory), 그리고 안구추적운동(eye-tracking movement)의 결함은 유전적 요인을 지니고 있으며 따라서 취약성 지표로 고려되고 있다.

사전자극 억제는 약한 사전자극(prepulse)이 뒤따르는 강한 놀람자극(pulse)에 대한 유기체의 반응을 억제하는 신경학적 현상이다([그림 8-5]). 연구결과, 정신분열병 환자들은 사전자극의 억제에 결함이 있고 이는 정보처리 결함을 반영하고 있다(Braff, 2010). 이 결함은 정신분열병환자와 환자가 아닌 그의 친족에서도 발생한다. 아울러 사전자극 억제 결함은 사고장애와도 유의한 상관을 보인다. 약물의 경우 도파민 수용체 작용제(agonists)는 사전자극 억제 결함을 유도하고, 항정신병약물에 의해 역전되거나 정상화되는 것으로 나타난다. 사전자극 억제와 전반적 기능평가(GAF)척도 사이에도 의미 있는 관계가 있었다. 사전억제가 높은 환자일수록 전반적인 기능 수준이나 독립적인 생활수준이 높은 것으로 나타났다(Swerdlow, Light, Cadenhead, Sprock, Hsieh, & Braff, 2006). 이러한 결과들은 정

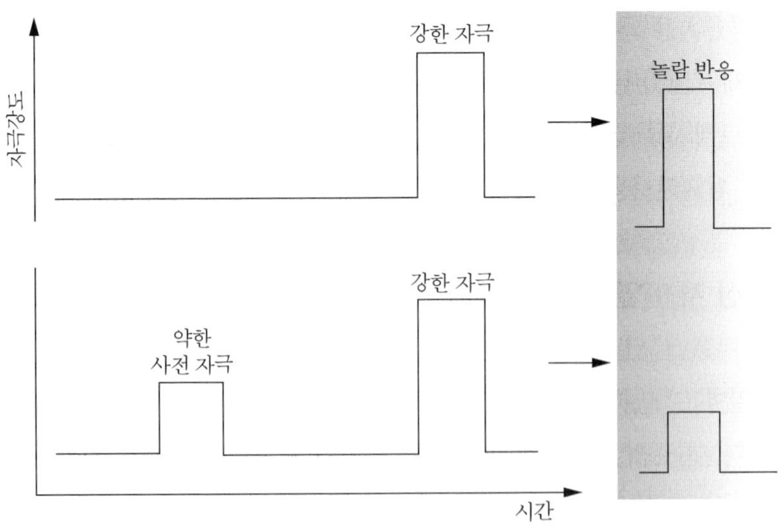

[그림 8-5] 사전자극 억제

신분열병에서 사전자극 억제가 유용한 취약성 지표일 수 있다는 입장을 지지한다.

또 다른 취약성 지표의 연구는 환자의 정보처리, 작업기억 및 주의/경계 등을 평가하는 인지과제다(Forbes et al., 2009). 이 중 특히 짧은 시간 동안 정보를 유지하거나 조작하는 능력인 작업기억에 많은 관심이 주어졌다. 많은 연구결과, 정신분열병 환자는 작업기억에 의존하는 과제의 수행능력에 손상을 보인다(Gold et al., 2010). 이러한 작업기억의 문제는 시간에 따라 변화하기보다는 지속적인 특징인 것으로 나타나고 있다(Cannon et al., 2002). 더구나 이러한 인지결함은 일란성 쌍둥이를 포함해 환자의 1차 친족에게서도 증가된 발병률을 보이는 것으로 나타났다. 또한 나중에 정신분열병을 진단받은 아이들은 장애를 드러내지 않는 형제들보다 언어적 작업기억 과제상 더 많은 손상을 보이는 것으로도 나타났다. 이러한 결과들은 작업기억의 결함이 정신분열병의 유용한 취약성 지표임을 보여 준다(Barch, 2005).

유망한 취약성의 지표로 볼 수 있는 또 하나의 연구는 안구추적운동(smooth eye pursuit movement)의 결함이다([그림 8-6]). 눈동자가 움직이는 물체를 자연스럽게 따라가지 못하고 급격하게 움직이는 안구추적운동의 결함이 정신분열병 환자의 약 50~85%에서 관찰된다. 이 결함은 정신분열병 환자 가족의 약 50%에서 유사한 손상을 보이고 있다(Hong et al., 2008; Levy et al., 2010).

정보처리결함이나 안구추적운동결함 등의 정신분열병의 취약성 지표 연구들은 상당히 흥미로운 연구이며, 환자와 가족연구를 통해 예언타당도나 고위험연구로

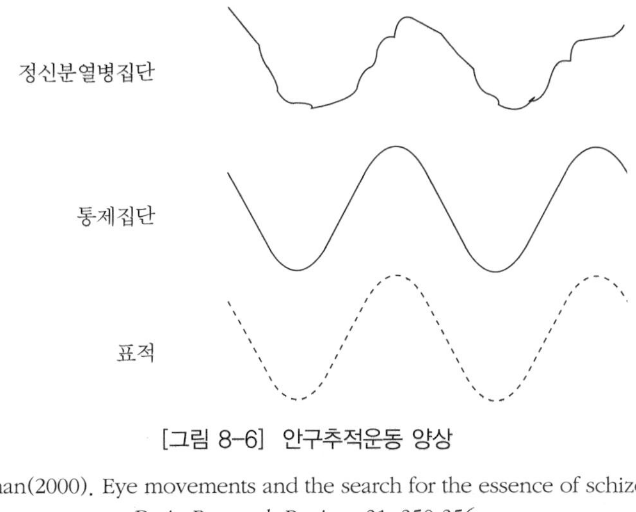

[그림 8-6] 안구추적운동 양상

출처: Holzman(2000). Eye movements and the search for the essence of schizophrenia. *Brain Research Review*, 31, 350-356.

써 그 근거가 확보된다면 어린 시절에 여러 지표를 확인하고 사전에 개입하는 것도 가능할 것이다.

제5절 치료

앞서 살펴본 대로 정신분열병의 원인은 다양하고, 때로 상당히 오랜 기간 동안 치료가 필요한 복합적인 장애이기 때문에 치료 또한 다양하고 다면적인 접근이 요구된다. 항정신병약물은 정신분열병의 치료에 사용되는 일차적인 치료법이다. 하지만 약물치료에도 불구하고 잦은 재발과 오랜 기간 기능이 손상된 채 유지되며 일상생활에서 스트레스 대처능력이나 사회적 기술의 손상을 드러내기 때문에 이러한 측면에 대한 치료적 개입이 필요하다. 개인심리치료나 정신역동치료 또는 통찰지향치료는 이 장애에 사용되지 않는 양상이다(Mueser & Berenbaum, 1990).

1. 생물학적 치료

정신분열병의 치료에 사용되는 많은 종류의 약물은 두 가지 범주로 나눌 수 있다. 1세대 약물은 1950년대에 도입되기 시작했고, 2세대 약물은 1990년대 도입되었다.

1세대 항정신병약물(first generation antipsychotics)은 고전적 혹은 전통적 항정신병약물로 불리며, 1950년대 우연히 발견되어 유럽과 미국의 정신과 병원에서 널리 사용되며 치료방식에 혁신을 가져왔다. 대표적인 약물인 클로르프로마진(chlorpromazine: CPZ)은 이상하고 통제하기 어려웠던 행동을 감소시켜 입원해 있었던 수많은 환자들이 퇴원하여 지역사회의 돌봄을 받을 수 있게 하였다. 초조함이나 적대감과 같은 문제는 환자들이 항정신병약물을 복용한 후 일주일 내에 감지할 수 있을 정도로 효과를 볼 수 있었지만, 정신병적 증상과 관련한 호전은 보통 2~3주가 소요된다(Kutscher, 2008). 환각 같은 양성증상은 무논리증이나 정서둔마 같은 음성증상보다는 항정신병약물에 대한 반응이 더 좋다. 환자의 관점에서 보면 약물은 성가신 사고나 지각경험 등의 괴로움을 덜어 준다. 비록 환각이나 망상적 사고를 완전하게 제거해 주지는 않지만 양성증상으로부터 거리감을 둘 수 있다.

이중맹검의 위약통제연구(Double-blind placebo-controlled studies) 결과, 심한 환자들의 치료에 항정신병약물의 효과성이 확인되었다. 약 40년 이상 동안의 수많은 연구는 이 문제를 입증하였다(Haddad et al., 2009). 대부분의 연구결과, 약물을 복용한 환자들의 약 1/2 정도는 치료 시작 후 4~6주 후에 많은 호전을 보이는 것으로 평정되었다. 위약으로 치료받은 환자들은 호전이 훨씬 낮았고 실제 그들 중 많은 환자들은 와해된 모습을 보였다.

불행히도 정신분열병 환자의 25% 정도는 항정신병약물로 호전을 보이지 않는다(Conley & Kelly, 2001). 나머지 30~40% 정도는 부분적인 호전을 보이는 것으로 고려된다. 즉, 상태는 호전되지만 증상으로부터 완전 관해(remission)를 보이지는 않는다. 두드러진 음성증상, 심한 와해, 그리고 신경학적 이상성을 지니는 경우 치료에 반응을 보이지 않는 것으로 보고된다(Elkis, 2007).

환자들은 급성 정신병적 삽화로부터 회복된 후 또 다른 삽화를 드러낼 가능성이 높다. 환자들이 약물을 중단하면 퇴원 후 1년 이내 재발률(relapse rate)이 65~70%에 이른다. 항정신병약물의 지속적인 치료는 이 재발률을 약 40% 정도 낮출 수 있다(Davis & Chen, 2003). 따라서 정신분열병 환자는 정신병적 삽화로부터 회복된 후에도 낮은 용량이라도 약물복용을 지속하도록 할 필요가 있다. 그렇지만 많은 환자들은 때로 부작용을 피하고자 약물복용을 중단하는 경우가 많다.

항정신병약물은 여러 가지 부작용(side effect)을 유발한다. 대표적인 부작용은 추체외로 증상과 지연성 운동장애가 있다. 추체외로 증상(extrapiramidal symptoms: EPS)은 근육경직, 떨림, 독특한 불수의적 자세 같은 신경학적 장해를 포함한다. 지연성 운동장애(tardive dyskinesia: TD)는 오랜 항정신병약물의 치료 후에 나타나는 보다 심한 운동증상이다. 이 증상은 입과 안면의 불수의적 운동, 몸통과 사지의 불수의적 운동 등을 포함한다. 이러한 점들은 항정신병약물의 사용에 신중해야 할 필요성을 보여 준다.

1990년대에 이르러 여러 새로운 형태의 항정신병약물이 도입되기 시작하였다. 이들 2세대 항정신병약물(second generation antipsychotics)은 고전적 약물에 비해 운동상의 부작용을 드러낼 가능성이 더 낮아 비정형 항정신병약물(atypical antipsychotics)이라고 불린다. 이들 약물에는 클로자핀(Clozaril), 리스페리돈

(Risperdal), 올란자핀(Zyprexa) 등이 있다.

2세대 항정신병약물은 정신분열병의 양성증상 치료에 적어도 고전적 약물만큼 효과적이며, 재발의 감소를 위한 유지치료에도 유용하고(Wang et al., 2010), 지연성 운동장애를 유발할 가능성도 더 낮다. 양성증상에 대한 치료효과와 부작용의 감소는 정신분열병 치료에 비정형 항정신병약물의 사용이 합리적인 선택임을 보여 준다. 한편 비정형 항정신병약물이 음성증상의 치료에는 그렇게 효과적이지는 못한 것으로 보인다(Buckley & Stahl, 2007). 또한 체중의 증가나 비만 같은 부작용을 유발하기도 한다.

1세대 및 2세대 항정신병약물을 포함한 모든 항정신병약물은 뇌의 피질과 변연계 영역의 도파민 수용체를 차단하는 역할을 한다. 또한 세로토닌, 노어에피네프린, 아세틸콜린 같은 다른 신경전달물질에도 영향을 미친다. 현재 다양한 신경화학적 작용의 기제를 갖는 새로운 약물의 개발이 지속적으로 이루어지고 있는 추세다.

2. 심리사회적 치료

많은 환자들은 자신들의 증상을 조절해 주는 약물을 찾아내기 이전에 여러 약물을 시도해 보는 경우가 많다. 이는 매우 힘들고 지치게 하는 과정일 수 있다. 증상이 경감되고 약물의 부작용을 받아들이기까지는 수개월 혹은 몇 년이 지날 수도 있다. 이 과정을 좀 더 순조롭게 하는 데 개인치료, 가족치료, 지역사회-기반 재활프로그램 또는 이들의 결합된 치료가 도움을 준다.

여러 형태의 심리치료가 정신분열병의 치료에 효과적인 것으로 입증되었다. 대체로 심리사회적 치료는 급성 정신병적 삽화보다는 장기적 전략에 초점을 두고 있으며, 항정신병약물과 결합해서 사용되는 추세다.

정신분석에서는 정신장애의 증상이란 무의식의 갈등이 외부로 드러난 것으로 본다. 분석가와 환자는 이러한 무의식의 갈등을 드러내고 탐색하기 위해 자주 만난다. 정신분석은 환자와 치료자 모두에게 힘든 작업이다. 20세기 초반에는 정신분열병을 지닌 환자들은 일상적으로 정신분석을 받았다. 환자들은 자신의 증상을 말하고 이를 어린 시절 경험과 관련지어 보도록 요구받았다. 1980년대에 들어서 정신분석이 정신분열병에 유익하지도 않고 어떠한 경우에는 실제 환자를 더욱 악화시킨다는 사실이 밝혀졌다. 정신분석 회기의 스트레스가 환자가 다루기에는 지나치게 많은 것으로 여겨졌다.

최근 인지행동치료가 정신분열병환자의 치료에 사용되고 있는데, 많은 정신분열병환자는 변화시키기 어려운 망상을 경험한다. 인지행동치료의 목적은 환자의 이러한 부적응적인 사고와 행동을 변화시키는 것이다. 치료자는 환각과 망상의 실재성에 도전하고 환자에게 그들의 이상 경험에 대한 대안적 설명을 고려하도록 요구한다. 이 과정의 목표는 증상의 영향을 경감시키고 병원에서 퇴원하여 사회적 상호작용을 향상시키는 것이다. 인지행동치료를 받은 환자들의 증상이 호전되는 결과가 있지만, 일반적으로 제공되는 정서적 지지치료보다 효과적인지는 많은 연구가 필요해 보인다. 한 연구에서는 인지행동치료가 환자들의 증상을 50~60% 정도 향상시켰지만 약물치료와 함께 사용할 경우에만 효과가 있었다(Kopelowicz & Liberman, 1998). 전체 8회기의 인지행동치료 이후 환청의 영향력과 통제력을 평정한 연구결과에서는 환청이 환자들의 삶에 미치는 부정적 영향이 유의하게 감소되었다. 하지만 정서적 증상에는 효과가 나타나지 않았다(Turkington et al., 2003).

가족 간 의사소통과 관련된 표출정서(EE)의 연구결과는 가족-기반 치료 프로그램(family-based treatment program)의 개발을 자극했다. 가족치료 프로그램은 만성 정신질환을 지닌 구성원이 있는 가족의 대처기술을 향상시키며, 이 과정에서 환자는 외래환자로서 항정신병약물을 유지하며 생활한다. 대부분의 가족치료 프로그램은 교육적 요소를 포함하는데, 가족구성원이 질환을 이해하고 받아들이는데 도움을 주며, 환자에 대한 구성원의 비현실적인 기대감 제거를 목표로 한다. 또한 의사소통이나 문제 해결기술의 향상을 강조하는 행동적 가족 관리는 구성원의 공동 작업능력을 고양시키고 이로써 갈등을 최소화한다. 여러 경험적 연구결과, 가족치료를 받은 사람들의 경우 재발률의 감소를 보인다(Giron et al., 2010). 분명 가족-기반 치료 프로그램은 긍정적 효과가 있지만, 이러한 효과를 전반적인 치료프로그램에 통합할 수 있는 보다 효율적이고 효과적인 방법이 필요해 보인다.

한편 빈번한 재발이 없이 지역사회에서 생활하는 환자들의 경우에서도 여전히 잔류 증상을 지니고 있는 경우가 많다. 이들은 사회적 그리고 직업적 기능에서 어려움을 경험하는데, 이들 환자에게는 약물치료와 함께 심리사회적 치료가 필요하다. 사회기술의 결함은 정신분열병에서 비교적 지속적이며, 양성증상이나 음성증상과도 비교적 독립적인 것으로 나타나고 있다. 사회기술훈련(social skill training: SST)은 모델링, 역할연기, 적절한 행동의 사회적 강화를 포함하는 구조화된 교육적 프로그램이다. 통제된 성과 연구결과, 약물치료와 결합해 사용할 경우 사회기술훈련은 사회적응을 향상시키는 것으로 나타났다. 하지만 재발률에 미치는 긍정적 효과는 분명치 않다(Pilling et al., 2002).

최근 주의를 끄는 치료의 한 영역은 다양한 형태의 인지치료다(Rathod & Turkington, 2005). 정신분열병을 위한 인지치료 프로그램의 하나가 인지증진치료(cognitive enhancement therapy: CET)다(Hogarty et al., 2004). 이는 주의, 작업기억, 문제 해결능력 등의 인지능력의 향상을 목표로 하는 통합 프로그램이다. 우리나라에서도 정신분열병 환자의 재활을 위한 한국형 통합치료 모형(이만홍 외, 1998)이 개발되었다. 인지분화훈련 프로그램의 경우 훈련군이 대조군에 비해 주의집중력과 문제 해결기술이 통계적으로 유의하게 호전되는 양상을 보였다. 아울러 정서관리훈련 프로그램에서는 훈련군이 대조군에 비해 추상적 사고능력, 사회지각능력, 정신병적 증상, 그리고 문제 해결기술이 유의하게 호전되었다. 약물치료와 함께 이러한 프로그램을 체계적으로 적용할 경우 다양한 영역의 호전을 가져오며, 정신분열병 환자의 인지, 정서 및 사회적 재활에 효과가 있을 것으로 보인다.

분명 정신분열병 같은 만성 정신질환의 치료는 지속적이고 종합적인 서비스를 필요로 한다. 주장적 지역사회치료(assertive community treatment: ACT)는 다학제간 팀(interdisciplinary team) 접근의 심리사회적 개입이다(DeLuca, Moser, & Bond, 2008). 이는 약물치료와 함께 교육, 지지, 기술훈련, 재활을 포함한 심리적 개입의 결합이다. 지속적인 치료 전략은 환자가 지역사회에서 적절한 수준의 안정된 삶을 영위할 수 있도록 지속적인 서비스를 제공하는 것이다. 성과 연구결과, ACT 프로그램은 환자들이 병원에서 보내는 입원일수를 효과적으로 감소시키고 기능수준은 향상시키는 것으로 나타나고 있다(Nordentoft et al., 2010).

보다 최근 주목받는 정신분열병 환자를 위한 치료 프로그램으로서 질병관리와 회복(illness management and recovery Program: IMR) 프로그램이 있다. IMR 프로그램은 정신분열병과 다른 심한 정신질환을 가진 사람들의 질병의 자기관리전략 교육과 관련된 연구들의 총체적인 검토를 통해 개발된 증거기반치료(evidence-based practice)다(Mueser, Torrey, & Lynde, 2003). 프로그램은 환자 자신이 의미 있는 목표를 설정하고 질환을 보다 잘 관리할 수 있는 정보와 기술을 획득하며 개인적 회복을 향해 나아갈 수 있도록 돕는다. 이 프로그램의 최우선적인 메시지는 희망과 낙관주의(hope & optimism)로 그 핵심은 회복(recovery)에 대한 비전이다. 여기에서 회복에 관한 정의는 개인마다 다르기 때문에 자신만의 용어로 정의하며 치료 팀과의 협력적 관계 형성을 통해 개인의 의미 있는 회복 목표설정을 돕는다. IMR 프로그램의 성과 연구결과, 연구대상자의 증상에 대한 대처와 전반적인 기능(GAF)에서의 효과가 뚜렷하게 향상되었고, 질병에 대한 지식, 증상과 관련된 고통, 희망과 목표지향에서도 유의미한 향상을 나타냈다(Mueser et al., 2006; Salyers et al., 2009). 추후 보다 엄격하게 통제된 연구를 통해 IMR 프로그램의 효율성과 효과성을 입증할 필요가 있다(Roe et al., 2009).

제6절 관련 정신증적 장애

정신분열병의 특징적인 증상과 징후에는 망상, 환각, 와해된 언어, 와해된 혹은 긴장증적 행동, 음성증상(감정의 둔마, 무논리증 혹은 의욕 없음)이 있다. 이러한 정신분열병과 유사한 증상을 나타내 보이는 정신증적 장애가 있다. DSM-IV-TR에는 정신분열병과 증상은 유사하지만 별개의 장애로 진단되는 정신증적 장애로 정신분열형장애, 분열정동장애, 망상장애 그리고 단기 정신증적 장애가 있다.

1. 정신분열형장애(schizophreniform disorder)

정신분열병과 같은 증상이 있지만, 전체 이환 기간(전구기, 활성기, 잔류기 포함)이 1개월 이상 6개월 이하인 경우다. 전체 이환 기간은 단기정신증적 장애(증상이 1일에서 1개월까지 지속)와 정신분열병(증상이 6개월 이상 지속)의 중간에 속한다. 정신분열병과는 달리 사회적, 직업적 기능의 장해가 요구되지는 않는다. 그렇지만 대부분의 경우 학업이나 업무, 대인관계, 자기관리 등의 일상생활에서 다양한 기능부전을 경험한다. 대체로 정신분열형장애로 진단받은 개인의 3분의 1이 6개월 이내에 회복되어 정신분열형장애로 최종 진단받고, 나머지 3분의 2는 정신분열병이나 분열정동장애로 진단받는 것으로 나타난다.

2. 분열정동장애(schizoaffective disorder)

정신분열병의 증상과 우울증이나 조증 증상이 같이 나타나는 장애로, 진단의 핵심은 현저한 기분증상이 없이 적어도 2주 동안 망상이나 환각이 존재한다는 점이다. 예로, 만약 망상과 환각이 우울 삽화 동안에만 존재한다면 진단은 정신증적 증상을 수반하는 주요우울장애가 될 것이다. 한편 이 진단은 다소 애매한 범주로 여겨지기도 한다. 즉, 분열정동장애는 정신분열병과 양극성장애를 통합하고 있는 양상인데 이로써 두 질환 간의 경계를 흐리게 하고 분열정동장애로 진단받은 환자는 정신증적 기분장애를 겪을 가능성이 있다는 점이다. 따라서 분열정동장애는 진단범주에서 제거되어야 하는 개별적이고 실제적인 질환은 아니라는 시각도 있다(Lake & Hurwitz, 2007).

3. 망상장애(delusional disorder)

정신분열병 증상 중 망상만이 나타나고 환각, 와해된 언어 등의 증상은 나타나지 않는 경우다. 만약 환각이나 와해된 언어, 긴장증적 행동, 음성증상 등이 존재한다면 망상장애의 진단은 배제될 것이다. 망상의 내용에 따른 하위 유형으로는 애정형(erotomanic type), 과대형(grandiose type), 질투형(jealous type), 피해형(persecutory type), 신체형(somatic type), 혼합형(mixed type) 및 불특정형(unspecified type)이 있다.

4. 단기 정신병적 장애(brief psychotic disorder)

1일 이상 1개월 이내의 기간 동안 정신병적 증상이 지속되고, 회복 후에는 병전 기능 수준으로 완전히 회복하는 장애를 말한다.

이 외에 이미 망상이 있는 사람과 가까운 관계를 맺고 있는 개인에게서 망상이 발생하는 경우로서 그 망상의 내용은 이미 망상이 있는 사람의 내용과 유사한 특징을 보이는 공유 정신증적 장애(shared psychotic disorder; 이중 정신증)가 있다. 또한 일반적인 의학적 상태로 인한 정신증적 장애(psychotic disorder due to the general medical condition), 물질로 유발된 정신증적 장애(substance-induced psychotic disorder), 그리고 달리 분류되지 않는 정신증적 장애(psychotic disorder not otherwise specified)가 있다.

제9장

기분장애

기분장애는 병리적인 기분 및 그와 관련된 문제들이 임상 특징을 이루는 정신장애다. 기분장애는 단일한 질병이라기보다는 증후군(syndrome)으로 볼 수 있는데, 수주에서 수개월에 걸쳐 지속되는 여러 징후와 증상들의 군집으로 이루어져 있기 때문이다. 신체 증상들도 있고, 심리 증상들도 있다. 기분은 정상일 수도 있고, 상승할 수도 있으며, 우울할 수도 있다. 정상인 사람들도 기분의 변동을 경험하고, 자신의 기분이나 감정을 어느 정도 통제할 수 있다고 생각한다. 하지만 기분장애에서는 그러한 통제감이 사라진다.

기분장애의 역사는 고대로 거슬러 올라간다. Hippocrates는 BC 400년 무렵에 조증(mania)과 멜랑콜리아(melancholia)로 정신이상을 기술하였다. 로마의 내과 의사였던 Celsus는 AD 30년경에 멜랑콜리아가 흑담즙(black bile)의 이상에 의해 생기는 것으로 보았다. 그리스어로 melan은 black이고, chole은 담즙을 의미한다. 1854년에 Jules Falret는 현대의 양극성 장애에 해당되는 상태를 처음 보고했다. 그는 우울증과 조증의 기분 변화를 보이는 환자의 상태를 순환성 정신착란(folie circulaire, circular insanity)이라고 불렀다. 이후 1882년에 독일의 정신의학자인 Karl Kahlbaum은 조증과 우울증이 단계적으로 나타나는 것을 순환증(cyclothymia)으로 명명했다.

Kraepelin(1921)은 조울증(manic-depressive illness) 개념을 정립했다. 조울증은 심신상실(dementing)과 황폐화(deteriorating)가 없다는 점에서 조발성 치매(dementia praecox, 정신분열증)와 다르다. Kraepelin의 분류 체계는 오랫동안 성행했고 DSM-II(APA, 1968)에도 반영되었다. DSM-II는 심한 기분 동요와 관해 및 재발을 반복하는 장애를 모두 조울증으로 규정했고, 유형만 조증 유형, 우울 유형, 순환형으로 세분화했다. DSM-III(APA, 1980)부터는 정동장애가 주요 우울증(major depression)과 양극성 장애(bipolar disorder)로 분류되기 시작했다. 현재의 진단체계인 DSM-IV(APA, 1994)는 조증의 과거력에 따라 주요 우울장애와 양극성 장애로 구분한다.

제1절 증상

1. 기분의 변화

우울한 사람들이 흔히 경험하는 기분증상들에는 슬픈 기분, 우울감, 절망감 등이 있다. 우울한 기분을 언어적으로 표현하지 않아도 다른 사람들에게는 그렇게 보이며, 자주 운다. 무쾌감증(anhedonia)은 전에는 즐거웠던 활동들에 대해 흥미나 즐거움을 느끼지 못하는 것으로서, 우울한 기분 상태에서 공통으로 나타나는 특징이며, 무감동 또는 쾌락을 느끼지 못하는 고통으로 경험되기도 한다. 무쾌감증으로 인해 정동의 표현은 둔화되고 무표정해진다. 조증 상태에서는 기분이 상승하고 고양되며 확장되고 과민해진다. 조증 상태에서의 기분 프로파일은 상당히 복잡한데, 유쾌한 기분이 많지만 불안정하고 자극과민성 상태일 때가 흔하다.

2. 사고 및 지각의 변화

우울증의 사고 증상들은 주로 우울한 기분의 결과로 일어나며, 인지기능의 손상이나 부정적인 인지 양식 등이 포함된다. 인지기능의 손상으로 인해 주의집중력이 저하되며 사고 흐름이 느려지고 우유부단해진다. 환자들은 흔히 기억과 관련된 어려움을 호소하지만 대개는 과장된 것이며, 기억을 평가해 보면 실제로 손상된 경우는 드물다. 우울한 인지 양식과 내용에는 자신, 세계, 미래에 대한 부정적 사고, 자살 생각이나 몰두, 병적이거나 건강염려증적인 반추 사고 등이 있다. 우울 삽화 기간 동안에 망상이나 환각과 같은 정신증 증상들이 뚜렷해질 수도 있지만 대개 기분과 조화되는(mood congruent) 증상들이다. 우울증에서 기분과 조화되지 않는(mood-incongruent) 정신증 증상들은 매우 드물다. 정신증 특징을 동반한 우울증에서는 환각이 존재할 수 있지만 흔하지는 않고 착각일 때가 많다.

조증의 인지 증상들은 정신증 증상들과 비정신병증 증상들을 모두 포함할 수 있다. 가장 흔한 사고 문제는 과대성(grandiosity)인데 대개 망상 수준은 아니다. 과대성은 자신이 특별한 능력을 갖고 있다는 비현실적인 과잉 확신에서부터 정체성에 대한 망상적인 믿음까지 이른다. 사고 흐름의 문제인 사고의 비약(flight of idea)도 두드러진다. 사고가 쏜살같이 지나가는 것(racing thought, 질주 사고)으로 경험되며, 말이 빠르고 언어 압박(pressure of speech)이 심하다. 한 주제에서 다른 주제로 쉽게 건너뛰거나 핵심을 잃고 지엽적인 이야기를 늘어놓기도 하지만 정신분열병에서와 같이 사고의 논리성을 잃지는 않는다. 주의가 쉽게 산만해지고 주의집중력은 저하된다. 빈도는 덜하지만 망상이나 환각 같은 정신증 증상들도 있다. 망상 중에는 과대망상이나 피해망상이 흔하고 환각은 주로 환청이다.

3. 행동의 변화

우울한 기분은 행동 문제로 이어진다. 행동은 느려지고, 어떤 일을 시작하는 데 어려움을 보인다. 매사를 귀찮게 여기고 최소한의 일상생활조차도 겨우 수행한다. 사람을 만나기 싫어하고 만난다고 해도 대화를 피한다. 질문에 대한 답은 단순해지고 응답 속도도 느려진다. 우울감이 극심한 경우에는 외부자극에 거의 반응을 보이지 않는 우울성 혼미(depressive stupor)가 동반될 수도 있다. 자살 시도나 자살 행동도 빈번하다.

조증 환자들이 가장 많이 보이는 행동 증상들에는 수면 이상, 과잉활동성, 언어 문제들이 있다. 그 외에도 성욕과다(hypersexuality), 흥청망청 돈쓰기(spending spree), 폭력 행동이나 공격 행동, 광란 활동이나 목적 없는 활동 등이 있다. 하루 종일 잠시도 쉬지 않고 일을 하지만 효율성이 떨어지며 일을 마무리하지 못하고 남의 일에 참견을 많이 하며 값비싼 물건을 사들이기도 한다. 성욕과다는 난잡한 성행동으로 이어질 수도 있다. 충동 조절 능력이 약화되어 자신의 행동에 반대하는 사람들에게는 쉽게 흥분하거나 싸움으로 이어져 법적인 문제를 야기하기도 한다.

4. 신체의 변화

기분장애의 신체 증상들은 대개 영양학적 징후들(vegetative sign)과 관련된다. 우울증에서는 수면과 식욕 이상, 정신운동성 초조나 지연, 활력 감소 등이 흔하다. 수면장애가 가장 많다. 불면증(insomnia)은 수면장애의 가장 흔한 형태로서, 입면기 문제가 제일 많고 수면 도중에 깨어나거나 다시 잠들기 어렵고 숙면을 취하지 못하는 경우도 있다. 수면과다(hypersomnia)는 불면증보다는 덜 흔하다. 식욕도 증가하거나 감소될 수 있다. 일반적으로 우울감이 심한 사람들은 식욕이나 체중 감소를 보이지만, 일부는 식욕 증가나 그에 따른 체중 증가를 경험하기도 한다. 움직임이나 말이 느려지는 것과 같은 정신운동성 지체(psychomotor retardation)가 흔한 편이지만, 정신운동성 초조(psychomotor agitation) 증상들도 존재한다. 계속 앉아 있지 못하는 것이나 신경과민, 불안 등이 동반된다. 리비도나 성적 관심이 줄어든다. 피로와 활력 상실, 소화불량, 변비, 두통, 권태감 등의 신체증상 호소도 흔하다. 조증 상태에서는 불면증이나 수면 욕구의 감소를 보인다. 활동이 많아짐에도 불구하고 피로를 느끼지 않는다. 식욕부진은 없지만 식사를 등한시할 때가 많고 체중은 줄어드는 경우가 많다.

5. 경조증 증상들

경조증 증상은 경도에서 중등도 정도에 이른다. 경조증 상태에서의 기분은 일반적인 안녕감(sense of well-being)에서부터 도취감(euphoria)까지 걸쳐 있다. 즐겁고 신체적, 정신적 에너지와 활동은 증가하며 수면 욕구는 감소한다. 사고과정은 유동적이다. 환자들은 이러한 상태를 유쾌하거나 생산적인 것으로 지각하며, 문제라고 인식하지 않기 때문에 치료받을 필요성을 느끼지 못하는 경우가 많다. 고양된 기분 상태 외에도 자극과민성(irritability)이나 쉽게 화를 내는 경향성(anger proneness), 불안정한 정동(affective lability) 등이 흔히 공존한다.

제2절 진단

1. 주요우울장애

주요우울장애(major depressive disorder)는 한 번 이상의 주요 우울증 삽화(Major Depressive Episode)가 특징이다. 최소한 2주간의 우울 기분 또는 흥미의 상실이 있어야 한다. 식욕 이상, 체중 변화, 수면 이상, 정신운동성 초조나 지연, 활력 저하, 무가치감 혹은 과도한 죄책감이나 부적절한 죄책감, 사고, 집중, 의사결정의 어려움, 죽음에 대한 반복적 생각이나 자살 생각 혹은 자살 시도 등과 같은 부가적 증상들 중 4가지 이상이 동반되어야 한다.

기분부전장애(Dysthymic Disorder)는 DSM-Ⅲ에서 심리치료로 치료할 수 있다는 의미에서 '신경증(neurotic)' 우울증으로 기술된 것이다. 만성적인 우울감이 특징으로, 적어도 2년 이상 우울 기분이 없는 날보다 우울 기분이 있는 날이 더 많고, 주요 우울 삽화의 진단기준을 충족시키지는 않는 부가적인 우울 증상들이 동반된다. 이중 우울증(double depression)은 기분부전장애와 주요우울장애가 공존하는 것으로, DSM-Ⅳ에서는 이중 진단이 가능하다. 우울한 기분이 2년 넘게 지속되었다고 하더라도 처음에 우울 삽화로 시작되었다면 기분부전장애가 아니라 주요우울장애, 부분 관해로 진단된다. 기분부전장애는 안정성(stable)과 지속성(enduring) 때문에 성격장애라는 견해들이 있다. 축 II의 상태로 보는 것이 타당한 근거들로는 이른 발병 시기, 만성화, 대인관계 문제와 염세주의 등을 들 수 있다(Garbard, 1994; Hirschfeld, 1994). 그러나 기분부전장애에 주요 우울 삽화가 복합되어 있는 경우가 많고, 생물, 가족력, 치료 연구들은 기분부전장애가 축 I의 다른 기분장애들과 더 유사하다는 것을 보여 준다(Akiskal, 1983; Akiskal et al., 1980).

주요우울장애의 어떤 준거에도 해당되지 않는 장애들은 달리 분류되지 않는 우울장애(depressive disorder not otherwise specified)에 속한다. 월경전 불쾌기분장애(premenstrual dysphoric disorder), 경도 우울장애(minor depressive disorder), 재발성 단기 우울장애(recurrent brief depressive disorder), 정신분열병의 정신증후 우울장애(postpsychotic depressive disorder of schizophrenia), 망상장애 및 달리 분류되지 않는 정신병적 장애, 또는 정신분열병의 활성기에 겹쳐진 주요 우울 삽화 등이 있다. 우울 기분을 동반한 적응장애(adjustment disorder with depressed mood)는 우울감을 생활사건에 대한 일시적 반응으로 보기 때문에 적응장애로 분류한다.

DSM-IV는 진단의 정확도를 높이고, 동질적인 하위 집단을 구별하고, 치료를 선택하는 데 도움을 제공하고, 예후에 대한 예측을 높이기 위하여 세부 진단(specifiers)을 두고 있다. 기분 삽화의 정도, 정신증 양상의 동반 여부, 관해 상태 외에 긴장증 양상, 멜랑콜리아 양상, 비전형적 양상, 산후 발병 유무가 포함된다. 긴장증 양상(catatonic features)은 정신 운동 장해가 뚜렷할 때 적절하다. 강경증, 과도한 운동 활동, 극도의 거부증, 부적절하거나 상동증적인 자세, 반향 언어증(echolalia)이나 반향 행동증(echopraxia) 등의 증상들이 있다. 멜랑콜리아 양상(melancholic features)은 거의 모든 활동들에 대한 즐거움의 상실이나 통상적으로 쾌감을 주는 자극들에 대해 반응을 느끼지 못하고, 다음 증상들 중 3가지 이상이 존재할 때 적용된다. 즉, 질적으로 뚜렷한 우울한 기분, 아침마다 악화되는 우울증, 아침에 일찍 깸, 현저한 정신운동성 지체 또는 초조, 뚜렷한 식욕 부진이나 체중 감소, 과도하거나 부적절한 죄책감 등이다. 비전형적 양상(atypical features)은 기분의 반응성, 즉 실제적이거나 잠재적으로 긍정적인 사건들에 대한 반응으로 기분이 좋아지는 경우에 적용되며, 뚜렷한 체중 증가나 식욕 증가, 수면 과다, 연마비(팔다리의 묵직함) 등의 증상들이 포함된다. 산후 발병(postpartum onset)은 기분 이상이 출산 후 4주 이내에 시작될 때 적용된다. 일반적인 증상들은 기분 삽화와 같고 특이한 정신증 증상들이 포함되기도 한다. 부가 증상들에는 심한 불안, 공황 발작, 영아에 대한 무관심, 초기 불면증(initial insomnia) 등이 있다.

계절성 양상(seasonal pattern)은 재발성 삽화의 경과를 기술하기 위한 세부 진단으로서 기분장애의 우울 삽화에 적용된다. 1년 중 특정 시기에 삽화가 시작되고 끝나는 것이 특징이다. 가장 흔한 패턴은 가을이나 겨울에 시작되고 봄에 회복되는 것이다. 계절성으로 발생하는 우울 삽화에는 현저한 무력감(아네르기, anergy), 수면 과다, 과식, 체중 증가, 탄수화물에 대한 갈망 등이 포함된다. 겨울 계절성 유병률은 위도가 높아짐에 따라 증가하며 젊은 사람들에게 더 많고 여성이 60~90%를 차지한다(APA, 1994).

2. 양극성 장애

양극성 장애(bipolar disorder)는 제1형 양극성 장애(bipolar I disorder)와 제2형 양극성 장애(bipolar II disorder), 순환성 장애(cyclothymic disorder)로 구분된다. 제1형 양극성 장애는 한 번 이상의 조증이나 혼재성 삽화가 특징이며, 보통 주요 우울증 삽화가 동반된다. 조증 삽화(manic episode)는 비정상적으로 의기양양하고 과대하거나 과민한 기분이 적어도 1주일 이상 지속되어야 하고, 다음 관련 증상들 중 세 가지 이상이 존재해야 한다. 즉, 팽창된 자존심, 수면 욕구 감소, 언어 압박, 사고의 비약, 주의산만, 목표지향적 활동의 증가나 정신운동성 초조, 잠재적으로 고통을 초래할 쾌락적 활동들에 지나치게 몰두하는 것, 망상, 환각, 기분 이상, 긴장증 등과 같은 정신증 증상들이 포함될 수 있다. 정신증 증상들은 상승된 기분과 일치하는 내용을 가진 망상이나 환각 증상들처럼 기분과 조화되기도 하고, 기분과 조화되지 않을 수도 있다.

혼재성 삽화(mixed episode)는 거의 매일 조증 삽화와 주요 우울 삽화의 기준을 모두 충족시키는 기분이 적어도 1주일 이상 지속되는 점이 특징이다. DSM-III-R에서는 혼재성 삽화가 양극성 장애의 하위 유형으로 분류되었고, 독립된 준거가 아니었다. 혼재성 삽화는 조증 삽화나 주요 우울 삽화로부터 발전되기도 하고, 새로 발생되기도 한다. 주요 우울 삽화로 발전되기도 하지만 조증 삽화로 발전하는 경우는 매우 드물다. 혼재성 삽화는 기분장애 삽화들 중에서 가장 심각한 형태로 여겨진다.

제2형 양극성 장애는 DSM-III-R에서 달리 분류되지 않는 양극성 장애(bipolar disorder not otherwise specified)로 분류되었는데, DSM-IV에서는 하나의 독립적인 진단명이 되었다. ICD-10은 제2형 양극성 장애를 특별한 질병분류학의 범주로 보지 않는다. 제2형 양극성 장애는 한 번 이상의 주요 우울증 삽화가 특징이며, 적어도 한 번 이상의 경조증 삽화(hypomanic episode)가 동반된다. 경조증 삽화는 비정상적으로 의기양양하고 과대하거나 과민한 기분이 적어도 4일간 지속되어야 한다. 조증 삽화와 관련된 증상들이 존재하기는 하지만 사회적, 직업적 기능에 현저한 장해를 일으키거나 입원이 필요할 정도로 심각하지 않고, 정신증 양상도 동반되지 않는다.

순환성 기분장애(cyclothymic disorder)는 적어도 2년 동안 지속되는 만성적인 기분 이상이 특징이다. 조증 삽화의 진단기준을 충족시키지는 않는 상당 기간의 경조증 증상과 주요 우울증의 진단기준을 충족시키지는 않는 상당 기간의 우울 증상이 있을 때 진단된다. 순환성 기분장애는 양극성 장애의 경미한 형태로 여겨지고 있으며 사회적, 직업적 기능에서 현저한 손상을 초래하지는 않는다. 순환성 기분장애의 기분 상태는 주요우울장애, 조증, 또는 혼재성 삽화의 기준을 충족시키지 않는다. 따라서 만약 주요우울장애, 조증, 또는 혼재성 삽화가 이미 발생된 순환성 기분장애의 경과 중에 추가적으로 발생한다면 순환성 기분장애의 진단과 함께 제1형 양극성 장애나 제2형 양극성 장애의 진단이 내려진다. 제1형 양극성 장애와 제2형 양극성 장애의 급속 순환성(rapid-cycling)은 뚜렷하고 잦은 변동 때문에 순환성 기분장애와 비슷할 수 있다. 급속 순환성 양극성 장애의 필수 증상은 지난 12개월 동안 4번 이상의 기분 삽화가 나타난 것으로, 주요 우울증, 조증, 혼재성, 혹은 경조증 삽화의 기간과 진단기준 모두를 충족시켜야 한다. 급속 순환

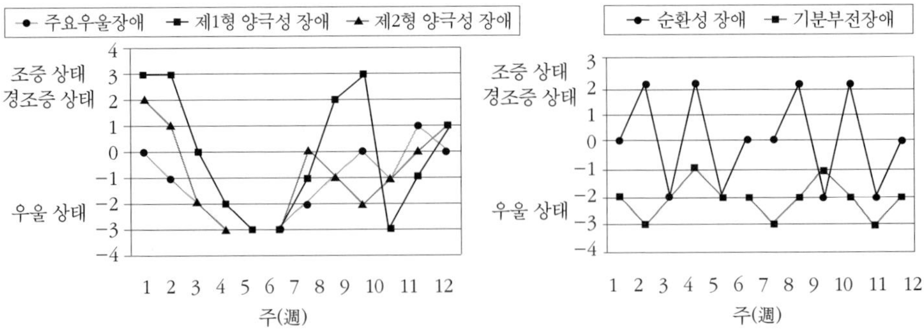

[그림 9-1] 기분장애의 패턴

성은 양극성 장애 환자들의 5~15%에서 발생하며, 일반적으로 양극성 장애의 유병률은 남녀에게 비슷하지만 급속 순환성의 70~90%는 여성이 차지한다. [그림 9-1]에는 기분장애의 패턴에 대한 예시가 제시되어 있다.

3. 기타 원인과 양상에 따른 분류

1) 내인성과 외인성

우울증은 그 원인에 따라 내인성 우울증과 외인성 우울증으로 구분하기도 한다. 내인성 우울증(endogenous depression)은 내부의 생물학적 요인에 의해 우울 증상이 발생한 경우를 말한다. 외인성 우울증(exogenous depression)은 어떤 외부의 사건에 대한 반응으로 우울 증상이 생겨난 것을 말하며, 반응성 우울증(reactive depression)이라고도 불린다. 외인성 우울증이 내인성 우울증보다 훨씬 더 심각하며 현저한 신체 증상들이 특징이다.

2) 일차성과 이차성

일차성 우울증(primary depression)은 선행하는 별도의 장애들 없이 발생하는 우울증이며, 이차성 우울증(secondary depression)은 심각한 의학적 질병이나 사전에 존재하고 있던 정신의학적 장애의 경과 중에 생기는 우울증이다(Robins & Guze, 1972). 의학적 질병에 이차적인 우울증, 다른 만성 정신의학적 장애에 이차적인 우울증, 물질로 유발된 우울증 등이 이차성 우울증에 해당된다. DSM-IV에서는 기분 이상의 원인이 특수한 의학적 상태와 관련되어 있는 경우에는 일반적인 의학적 상태로 인한 기분장애(mood disorder due to a general medical condition)로 진단하고, 알코올이나 약물 등으로 인해 기분 이상이 초래된 경우에는 물질에 의해 유도된 기분장애(substance-induced mood disorder)로 진단한다. 조증이나 경조증 증상들도 의학적, 약물학적 혹은 신체적 기능장애 직후에 이차적으로 나타날 수 있다. 늦은 나이에 발병하는 이차적 경조증을 제외하고는 일반적으로 이차적 조증 증상은 일차적 조증 증상과 구분되지 않는다(Krauthammer & Klerman, 1978). 그러나 산후 우울증이나 우울장애가 다른 정신장애들과 공존하는 경우에는 일차성-이차성을 판단하기가 사실상 매우 어렵다.

3) 단극성과 양극성

재발성 우울 삽화만 있는 단극성 장애(unipolar disorder)와 우울증과 조증 삽화를 모두 경험한 양극성 장애(bipolar disorder)는 임상 양상이나 경과 등에서 차이를 보인다(Angst, 1986; Angst & Marneros, 2001; Marneros, 2001; Leonhard, 1957; Perris, 1966; Winokur, Cadoret, Dorzab, & Baker, 1971). 양극성 장애의 개시 시기는 단극성 우울증보다 훨씬 더 빠른 편이고, 유전 요인들은 단극성 장애보다 양극성 장애의 발생에서 더 중요한 역할을 한다. 우울 삽화의 증상들도 차이가 있다. 단극성 우울증에서는 안절부절못하는 정신운동성 활동(agitated psychomotor activity), 수면부족(hyposomnia), 신체 불편감(somatic complaints), 자신이나 타인에 대한 분노 등이 흔하다. 이에 비해 우울한 양극성 환자들은 정신운동성 지연, 수면과다 등이 특징이고, 신체 불편감은 거의 없으며 분노는 경미하거나 없다.

제3절 역학

1. 주요우울장애

주요우울장애는 유병률이 높은 대표적인 정신장애다. 지역사회 표본에서 주요우울장애의 평생 위험률은 여자가 10~25%이고, 남자는 5~12%에 이른다. 지역사회 성인 표본의 시점 유병률은 여자의 경우 5~9%이며 남자는 2~3%다(APA, 1994). 주요우울장애는 사춘기 이전에는 남녀 간에 차이가 없지만, 청소년과 성인에서는 남자보다 여자가 두 배 정도 많다. 남녀의 비율 차이는 25~44세 집단에서 가장 높고, 65세 이상에서는 그 차이가 적다. 남성과 여성의 이러한 차이 패턴은 많은 문화들에서 비슷하게 관찰된다. 우울증의 발병 빈도는 발병 시기와 관련되어 있다. 주요우울장애의 평균 발병 연령은 20대 중반이며, 어느 연령대에서도 시작될 수 있다. 청소년기에 급격히 발생률이 증가하며 아동기에는 남아가 여아보다 유병률이 높지만 청소년기에는 역전되어 여자가 남자보다 2배 정도 높다.

주요우울장애와 양극성 장애의 초발 연령 간에는 중요한 차이가 있다. 병원에 입원하는 것을 기준으로 할 경우, 주요우울장애 환자들이 맨 처음으로 입원을 하는 나이는 40~49세다. 주요우울장애 환자들의 20%가 19세에 첫 번째 증상을 경험하며, 26세에 주요 우울 삽화로 발달하고, 50%는 26세에 우울한 특징들을 보였으며, 39세에 우울 삽화로 발전했다. 양극성 장애 환자들은 20~29세에 입원한다. 주요우울장애 발병 연령의 중앙치는 25세이고, 양극성 장애는 19세다(Robins & Regier, 1991). 주요우울장애나 양극성 장애 모두 청소년기에 첫 번째 증상을 경험한다는 점에 주목할 필요가 있다.

주요우울장애는 재발이 흔한 장애이기도 하다. 주요우울장애를 경험한 사람들의 대다수는 한 번 이상의 주요 우울 삽화를 경험하고(Judd, 1997), 다른 주요 우울 삽화 가능성은 재발 가능성을 증가시킨다(APA, 2000; Solomon et al., 2000). 주요 우울 삽화를 한 번 경험했다 회복된 사람들 중 85%가 15년 이내에 두 번째 주요 우울 삽화를 경험하며, 삽화가 추가될 때마다 재발 위험률은 18%씩 늘어난다(Mueller et al., 1999). 단일 삽화를 경험한 환자들의 약 50~60%는 두 번째 삽화를 경험하며, 두 번의 삽화를 경험한 환자들이 세 번째 삽화를 경험할 가능성은 70%로 증가한다. 세 번의 삽화를 경험한 사람이 네 번째 삽화를 보일 가능성은 90%에 이른다. 주요우울장애에서 단일한 삽화를 보인 사람들의 약 5~10%는 제1형 양극성 장애로 발전한다. 주요 우울 삽화를 경험한 환자들 중 40%는 1년 추적 연구에서 여전히 주요 우울 삽화의 진단기준을 완전히 충족시키는 상태였으며 약 20%는 부분 관해 상태였고 약 40%는 기분장애가 없었다(APA, 1994).

기분부전장애는 소아에서는 남아와 여아에서 비슷하게 발생하지만, 성인기에서는 남성보다 여성이 2~3배가량 더 많다. 기분부전장애의 평생 유병률은 약 6%이며(Kessler et al., 1994), 시점 유병률은 약 3%다. 소아기나 청소년기, 초기 성인기에 서서히 발병하며 만성적인 경과를 밟는다. 기분부전장애가 21세 이전에 시작될 경우 이른 발병, 그 이후에 시작되면 늦은 발병이다. 기분부전장애와 주요우울장애가 공존하는 이중 우울증(double depression)이 흔하다(Keller & Shapiro, 1982). 이들의 경우 대개 하나나 그 이상의 주요 우울 삽화 이후에 수년에 걸쳐 기분부전 기간을 겪는다. 주요 우울 삽화가 재발할 수도 있고, 주요 우울 삽화들 간에 기분부전 양상으로 되돌아갈 수도 있다. 기분부전장애가 주요우울장애의 발병에 선행한 경우에는 주요 우울 삽화 중간에 자발적으로 완전하게 회복될 가능성이 낮고, 삽화를 자주 경험할 가능성은 높다. 불안장애, 물질 남용, 알코올 남용 등과 같은 공존 질환이 흔하고, 대다수는 근본적으로 주요 우울 삽화를 경험한다(Kovacs, Akiskal, Gatsonis, & Parrone, 1994).

2. 양극성 장애

제1형 양극성 장애의 유병률은 여성과 남성에서 대략 비슷하다. 지역사회 연구에서 제1형 양극성 장애의 평생 유병률은 0.4~1.6%에 이른다. 기분 삽화의 순서는 성별에 따라 다르다. 일반적으로 남자는 조증 삽화로 시작하며 여자는 우울 삽화로 시작한다. 제1형 양극성 장애를 경험한 여성들은 산욕기 직후에 정신증 증상을 동반한 삽화를 발달시킬 위험률이 높다. 제1형 양극성 장애는 재발성 장애다. 단일 조증 삽화를 보인 환자들의 90% 이상이 나중에 다른 삽화들을 경험한다. 조증 삽화 중 약 60~70%는 주요 우울 삽화 직전이나 직후에 발생한다. 삽화의 평생 빈도는 재발성 주요우울장애보다 제1형 양극성 장애에서 더 높은 편이다. 삽화 사이의 시간 간격은 나이가 증가하면서 감소하는 경향이 있다. 제1형 양극성 장애 환자들의 약 5~15%는 1년 동안 네 번 이상의 기분 삽화를 경험하고, 이 경우 급속 순환성으로 진단되며 예후가 좋지 않다. 환자들의 대다수는 삽화와 삽화 사이에 완전히 정상으로 돌아오지만 약 20~30%는 불안정한 기분과 대인관계 장해 및 직업적 장해가 지속된다. 정신증 양상이 있는 조증 삽화를 경험한 경우에는 그 다음에 이어지는 조증 삽화가 정신증 양상을 나타내는 경향이 있다. 기분과 조화되지 않는 정신증 양상을 동반한 경우에는 삽화 간 회복률이 낮다.

제2형 양극성 장애는 남성보다 여성에서 흔하다. 지역사회 연구에서 평생 유병률은 약 0.5%다. 제1형 양극성 장애와 달리 경조증 삽화 기간 중에는 정신증 증상이 나타나지 않는다. 만일 조증이나 혼재성 삽화가 제2형 양극성 장애의 경과 중에 발생되면 진단은 제1형 양극성 장애로 바뀐다. 5년이 지나면 약 5~15%는 조증 삽화를 경험한다(APA, 1994). Akiskal, Maser와 Zeller(1995)는 주요 우울 삽화를 보인 표본을 11년 동안 추적연구했다. 그 결과 3.1%가 완전한 조증 삽화로 발전했고 8.6%는 경조증 삽화를 보였다. 주요우울장애에서 제2형 양극성 장애로 전환되는 환자들의 특징은 이른 발병, 재발성 우울증, 높은 이혼이나 별거율, 직업 부적응, 고립된 반사회적 행동들, 약물 남용, 경계선적 양상을 지닌 비전형적 우울 증상 등이었다. 기분 불안정(mood lability)은 우울증에서 제2형 양극성 장애로 전환되는 데 가장 중요한 예측치다. 제2형 양극성 장애는 사춘기 이전에 시작되는 경향이 있으며 평균 발병 연령은 18세다. 처음에는 단극성 장애, 적응장애, 혹은 성격장애로 오진되는 경우가 흔하다. 흔히 경미한 기분 변동(mood swing)으로 시작되고, 진폭과 빈도가 역치에 이를 때까지 증가한다. 첫 번째 증상과 진단 간의 격차는 10년이 될 수도 있으며, 제1형 양극성 장애에 비해 만성적인 경과를 보이는 경우가 많다(Judd, Akiskal, & Schettler, 2005).

순환성 기분장애는 보통 청소년기나 초기 성인기에 시작되고 서서히 발병하여 만성적인 경과를 밟는다. 남녀 모두에서 흔하지만 여성이 남성보다 치료에 노출되는 비율이 높다. 평생 유병률은 0.4~1%다. 순환성 기분장애에서 제1형 양극성 장애나 제2형 양극성 장애로 발전될 위험률은 15~20%다.

제4절 원인

1. 심리학적 관점

1) 정신분석이론(psychoanalytic theory)

Freud는 『애도와 멜랑콜리(mourning and melancholy)』에서 우울증이 무의식적인 대상의 상실에 대한 반응이라고 분석했다(1917, 1957). 사별이든, 분리나 애정의 철회로 인한 것이든 상관없이 사랑하는 사람을 상실하게 되면 애도자(mourner)는 상실된 애정 대상을 내사(introjection)한다. 즉, 사랑하는 사람과 자기 자신을 동일시한다. 사랑하는 사람에게 부정적인 감정을 무의식적으로 보내기 때문에 애도자 자신이 증오의 대상이 된다. 애도자는 버림을 받았다는 것에 분노를 느끼고, 잃어버린 애정 대상에 대해 실제나 가공의 죄책감을 갖게 된다. 결과적으로 자신의 일부를 상실하는 것이기 때문에 분노와 비난은 자기 자신을 향하게 된다. 조증에서도 갈등은 같지만 에너지가 밖으로 방출된다는 차이점이 있다. Abraham(1911, 1949)은 논의를 좀 더 정교하게 발전시켰다. 조증은 만족감이 없는 성적 목표를 포기해야 하는 것에서 생겨난 자기혐오와 죄책감을 억압하지 못한 결과이고, 분노의 내재화는 자기혐오가 투사된 것이다.

의존적인 성격의 소유자는 애도의 과정이 자기비난이나 자기모욕, 우울증으로 발전될 가능성이 높다. 이러한 견해를 증명하기 위한 연구결과들은 상충된다. 의존성이 높은 우울한 사람들 중 일부는 배척을 당한 후에 쉽게 우울해진다(Nietzel & Harris, 1990). 우울증은 이혼이나 해고와 같이 상실과 관련된 스트레스성 생활사건으로 촉발된다(Brown & Harris, 1978). 우울증 환자들이 꾸는 꿈의 주제는 분노나 적대감보다 상실과 실패가 많은 것도 사실이다. 그러나 우울증이 내부로 지향된 분노 때문에 생긴 것이라면 타인에게 적대감을 거의 나타내지 않아야 하지만, 우울증 환자들은 주변에 있는 사람들에게 강한 적대감과 분노를 종종 표현한다.

Blatt(1974)는 의존성 우울증(anaclitic depression)과 내사화된 우울증(introjective depression)으로 구분했다. 의존성 우울증은 무력감, 연약함, 고갈이 특징이며, 유기에 대한 강렬한 공포와 욕구를 충족시켜 주는 대상과 직접적인 신체 접촉을 유지하기 위하여 필사적으로 노력한다. 내사화된 우울증은 무가치감, 죄책감, 기대와 기준에 따라 살지 못할 것이라는 느낌이 특징이다. 승인과 인정, 대상의 사랑을 잃을지도 모른다는 강한 두려움이 존재한다. Arieti와 Bemporad(1980)는 병전 성격과 우울증이 관련되어 있다고 보았다. 그들은 우울증의 병전 성격으로 타인지향(dominant other)과 목표지향(dominant goal) 성격을 들었다. 타인지향 성격은 규범을 내재화하지 못한 것에서 비롯되며, 목표지향 성격은 엄격한 규준을 내재화한 것에서 비롯된다. 규준을 내재화하는 데 실패한 사람들은 자존감보다는 다른 사람들의 판단에 의존한다. 목표지향 성격이 지배적인 사람들은 자신이 너무 높게 설정해 놓은 규준에 부합하지 못할 경우 우울증에 걸리기 쉽다.

Beck(1983)은 우울증을 사회친화성 우울증(socio-tropic depression)과 자율성 우울증(autonomous depression)으로 구분했다. 사회친화적인 사람들은 긍정적인 자기 평가를 위해 대인관계에 의존하고, 자율적인 사람들은 성취와 지위에 의존한다. 한 사람을 고통스럽게 만드는 상실의 유형(대인관계 또는 지위)은 그와 일치되는 성격유형을 가진 사람에게만 우울증을 유발한다. 대인관계에서 경험하는 스트레스들은 사회친화적인 성향이 높은 사람들에게 우울증을 야기하지만, 성취 스트레스들은 자율성이 높은 사람들을 우울하게 만든다(Hammen, Ellicott, Gitlin, & Jamison, 1989).

2) 행동주의 이론(behavioral theory)

(1) 강화이론

행동주의는 우울증이 반응-강화 관계의 단절에서 생긴다고 가정한다. 우울증은 외부자극에 대한 반응률의 전반적인 감소다. 학습 용어로 말하자면 소거의 과정에 해당되는 것이다. 삶에서 중요한 상실은 중요한 강화원의 상실로 볼 수 있다. 상실의 효과에 대한 일반화가 발생하는데, 다른 행동들이 강화의 핵심적인 원천에서 생겨나거나 그것과 이어져 있기 때문이다. Lewinshon(1974)은 우울증이 반응에 뒤따르는 긍정적 강화(response-contingent positive reinforcement)의 상실이나 부족에 대한 반응이라고 보았다. 주요한 생활 영역에서 불충분한 강화는 불쾌감과 행동의 감소를 야기한다. 불쾌감과 줄어든 행동은 우울증에서 흔히 나타나는 현상들이다. 낮은 자존감이나 절망감과 같은 증상들은 기능 수준의 감소에서 생긴다. 불충분한 강화의 원인은 세 가지로 구분할 수 있다. 첫째, 환경이 강화의 상실을 초래하거나 적절한 기능을 할 정도로 충분한 강화를 제공하지 못했을 수도 있다. 직업 상실은 중요한 강화원의 상실이며, 만성적인 불완전 고용은 충분한 강화의 연속적인 부족에 해당될 수 있다. 둘째, 환경에서 이용 가능한 강화를 획득하는 데 필요한 기술이 부족할 수 있다. 대인관계 기술이 대표적인 예다. 셋째, 강화물을 이용할 수 있지만 그것들로부터 기쁨이나 만족을 얻지 못할 수도 있다. 불안이 여기에 속한다. 사회적으로 불안한 사람은 정감 있는 사회적 환경에 노출되어도 불안으로 인해 강화를 받지 못한다.

Lewinshon의 이론은 우울증이 유지되는 이유를 설명해 주고 있다. 우울한 행동은 다른 사람들로부터 염려와 구원이라는 강화를 이끌어 낸다. 불충분한 강화를 경험한 사람들은 우울한 방식으로 행동하기 때문에 강화를 획득한다. 다른 사람들이 보여 준 선택적인 강화는 우울증을 자연스럽게 해결해 줄 수 있다. 하지만 우울한 행동에 대한 강화 자체가 우울증을 지속시킬 수도 있다. 또한 우울한 행동들이 단기간에는 다른 사람들로부터 긍정적인 강화를 이끌어 내지만, 지속적인 우울증은 타인에게 혐오적인 것이다. 사람들은 우울한 사람을 피하기 시작하며 결국에는 강화가 다시 없어지는 결과를 초래한다. 우울한 행동은 미약한 강화 스케줄로 지속된다. 우울증을 극복하기에는 강화가 충분하게 유지되지 못하고, 따라서 그것은 저절로 지속되는 순환을 되풀이한다.

(2) 학습된 무기력 이론

Seligman(1974, 1975)이 제안한 학습된 무기력 이론(learned helplessness theory)은 동물 실험에서 나왔다. 회피할 수 없는 전기 충격에 반복적으로 노출된 개는 셔틀박스 장치에서 도피나 회피 반응을 학습하는 데 결함이 있다. 개는 고통스러운 자극을 그냥 수동적으로 받아들이며, 전기 충격을 피할 수 있게 해 주어도 회피 반응을 하지 않는다. Seligman은 동물들이 통제할 수 없는 혐오자극에 직면할 때 무력감을 획득한다고 보았다. 이러한 동물의 행동은 인간의 우울증과 유사한 측면이 있다. 피할 수 없는 전기 충격은 우울증을 촉발하는 외상적 상실과 유사하다. 동물의 행동들에는 수동성, 체중 상실, 식욕 부진이 포함된다. 이는 인간의 우울증에도 흔한 증상들이다. 학습된 무기력의 영향은 정상적인 우울증과 마찬가지로 시간이 지남에 따라 소멸된다. 학습된 무기력 이론에 따르면, 자신이 통제하는 데 실패했던 불쾌한 경험이나 외상으로 인해 수동적 태도와 삶을 통제할 수 없다는 느낌이 획득되며, 이것이 무기력감을 가져와 결국 우울증에 이르게 한다.

학습된 무기력 이론은 1978년에 사회심리학의 귀인 개념을 채택하여 우울증의 귀인 이론으로 개정되었다(Abramson, Seligman, & Teasdale, 1978). 귀인 이론은 특정한 귀인 양식이 우울증과 관련되어 있다고 가정한다. 우울증에 취약한(depression-vulnerable) 사람들은 부정적인 결과를 내적, 안정적, 전반적 원인으로 귀인하는 반면, 긍정적인 결과는 외적, 불안정, 특수한 원인으로 귀인하는 경향이 있다. 즉, 우울한 경향이 있는 사람은 실패의 원인이 자신에게 있으며 전반적이고 지속될 것으로 가정하는 데 비해, 성공은 우연히 주어진 것이고 다른 행동이나 미래에 대해 함의가 없다고 가정한다. 이처럼 우울 인지적 소인(depressive cognitive-diathesis)을 가진 사람은 혐오 사건이 일어났을 때 우울한 귀인을 할 가능성이 높다. 그러한 해석을 하기 위해서는 자신을 무력한 것으로 지각해야 한다(예를 들면, "나는 실패를 피할 수 없고, 성공을 가져올 수 없다."). 이런 소인을 갖고 있는 사람들이 불행하고 혐오적인 경험을 하게 되면 우울증에 빠지게 된다. 혐오적인 경험에 대해서 어떤 귀인을 했는지의 여부가 우울증의 성격을 결정한다. 내적 귀인은 자존감에 영향을 미치고, 안정적 귀인은 우울증의 만성화에 영향을 미치며, 전반적 귀인은 우울한 느낌의 보편성에 영향을 미친다. 우울증의 강도는 그 사건의 혐오성과 그것에 대한 그 사람의 귀인에 의해 결정된다.

귀인 이론에 절망감(hopelessness)의 개념이 추가되면서 우울증에 대한 절망감 이론으로 개정되었다(Abramson, Alloy, & Metalsky, 1988; Alloy, Clements, & Kolden, 1985). 절망감은 부정적인 결과가 일어날 것이라는 기대와 그러한 결과가 발생하는 것을 변화시킬 수 없다는 무력감이다. 절망감 이론에 따르면, 부정적인 생활사건에 대해 우울유발적인 귀인을 했을 때 절망감이 생겨나며 그로 인해 우울해진다. 즉, 무력감은 그 사람이 미래에 대해 절망할 때만 우울증을 야기하며, 따라서 우울증을 야기하는 선행사건은 절망감이다. 부정적인 생활사건(스트레스)이 절망감을 야기하는 소인(취약성)과 상호작용하는 것이다. 소인에는 귀인 양식 외에도 낮은 자존감, 부정적인 생활사건이 심각하게 부정적인 결과를 야기할 것이라고 추론하는 성향 등이 포함된다. 귀인 양식이 우울한 기분에 미치는 영향은 자존감 수준에 따라 달라지며, 귀인 양식은 절망감을 매개로 우울감에 영향을 미친다(Robinson, Garber, & Hilsman, 1995). 절망감 이론은 우울증과 불안의 공존장애에 대해서도 설명을 시도하고 있다. 우울증이 없이 불안만 있는 경우는 비교적 흔하지만 우울증만 있는 경우는 드물다(Alloy et al., 2006). 종단 연구들에 따르면, 불안보다 우울이 선행하는 경향이 있다(Rohde, Lewinsohn, & Seeley, 1991). 무기력을 예상하면 불안이 생기고, 무기력이 확실하게 예상되면 우울과 불안이 모두 포함된 증후군이 나타난다. 부정적인 사건이 일어날 가능성이 뚜렷하게 지각되면 절망감이 발달한다(Mineka, Watson, & Clark, 1998).

귀인 이론은 우울증이 여성에게서 더 많이 발견되는 이유를 설명해 준다. 소년들은 그들의 실패가 노력의 부족이라는 이야기를 듣지만(불안정한 원인), 소녀들은 능력의 부족(안정적 원인) 때문이라는 이야기를 들을 가능성이 더 높다. 여성은 실패에 대해 우울한 귀인을 하도록 사회화될 가능성이 더 높은 것이다(Dweck & Bush, 1976). 혐오적인 경험에 대한 인지적 반응에서 남녀가 다르다는 견해도 있다(Nolen-Hoeksema, 1987). 어떤 사람들은 그 사건의 원인과 함의에 대해서 곰곰이 반추하는 경향이 있고, 그래서 우울한 기분이 지속되고 확장된다. 반면, 어떤 사람들은 혐오적인 사건의 심리적 영향을 최소화하기 위해 유쾌한 주제로 주의를 돌릴 수도 있다. 이러한 전략은 우울한 기분을 끝내는 데 도움을 준다. 여성들은 반추적인 스타일을, 남성들은 주의를 분산시키는 스타일을 갖고 있을 가능성이 높다.

3) 인지이론(cognitive theory)

Aron T. Beck은 우울증을 인지적 관점에서 정의한다(1972). Freud는 인간이 지적 능력을 갖추었지만 감정에 대해 거의 영향력을 행사하지 못하는 존재라고 보았다면, Beck은 인간의 정서 반응이 세상을 바라보는 관점에 따라 달라진다고 본다. 인지이론에서 우울증의 핵심요소는 인지삼제다. 인지삼제는 자신, 세상, 미래에 대한 부정적인 관점을 말한다. 우울한 사람은 우울한 도식으로 세상을 바라보기 때문에 자신과 세상, 미래에 대해 부정적인 방향으로 경험을 왜곡한다. 도식은 정보를 담고 있는 복합적인 단위이자 새로운 경험을 해석하는 견본으로 작용한다. 인지 왜곡에는 선택적 사고, 임의적 추론, 과잉 일반화, 과장/축소, 개인화, 절대적 사고(흑백논리적 사고) 등이 있다(Beck, 1972; Clark, Beck, & Alford., 1999). 우울증 환자들은 정상 집단에 비해 인지 왜곡이 훨씬 더 빈번하게 일어난다(LeFebvre, 1981; Watkins & Rush, 1983).

인지적 접근의 기본 원리는 도식적인 해석이 경험과 그 경험에 대한 정서 반응 사이를 중재한다는 것이다. 사람들이 특정한 상황에서 행하는 도식적 추론과 해석을 자동적 사고라고 한다. 그것을 행하는 당사자는 그 해석 과정을 알지 못하고 그 생각 자체도 알지 못하며, 오직 그 생각에 대한 정서적인 결과를 통해서만 안다는 점에서 자동적이다. 이러한 특수한 생각들은 기저에 있는 가정들과 구분되는데, 그것은 자동적 사고를 형성하는 좀 더 기초적인 해석 규칙이다. 우울증에서 자동적 사고의 테마는 상실에 대한 지각이다. 상실은 우울증과 관련되어 있는 인지다. 이득에 대한 지각은 행복감(euphoria)을 산출하며, 위험에 대한 지각은 불안을 야기하고, 공격에 대한 지각은 분노를 야기한다.

우울 도식들은 주요한 상실이 지각되었을 때 활성화된다. 조직화된 부정적 도식 세트가 활성화되고, 왜곡되지 않은 도식은 사람이 우울해지게 되면 대체된다. 도식은 생의 초기에 형성되고, 주요한 상실이 경험될 때 재활성화된다. 도식은 자신이나 세상, 미래에 대해 조직화되고 정교하게 설정된 관점이다. 평상시 생활환경에서는 보다 현실적인 도식으로 대치될 수 있지만, 상실이 지각되는 환경 속에서는 재활성화되는 '잠재된' 유휴상태로 존재한다. 중재를 통해 그 도식들을 수정하지 않으면 시간이 흐르고 환경이 개선됨에 따라 다시 잠재적인 것으로 될 수 있다. 우울한 사람들의 부정적인 도식은 현실을 왜곡하게 만드는 인지 편향을 야기하고, 인지 편향에 의해 도식이 야기되기도 한다. 우울한 사람은 긍정적인 피드백은 과소평가하고, 부정적인 피드백을 받은 후에는 과제에 노력을 기울이지 않는다(Clark et al., 1999; Wenzlaff & Grozier, 1988). 이에 비해 우울하지 않은 사람은 실제 주어진 것보다 긍정적인 피드백을 더 받아들이거나 부정적인 피드백의 의미를 중요하게 여기지 않는 긍정적 자기중심 편향(positive self-serving bias)을 나타낸다(Alloy & Ahrens, 1987).

Beck은 조증도 인지이론으로 설명한다. 체계적인 긍정적 왜곡이 자동적으로 발생하고, 환자에게는 그럴듯한 것으로 나타난다. 조증에서는 추론이나 모순적인 증거들에 의해 인지가 덜 변한다. 조증 환자는 일상 경험에서 의미 있는 이득을 지각하고, 경험에 긍정적인 가치를 무비판적으로 부여하며, 노력에 대한 긍정적인 결과를 비현실적으로 기대하고, 자신의 능력을 과장되게 추정한다. 이러한 왜곡된 추론들은 행복감을 야기하고 높은 수준의 활동에 동력을 공급한다.

양극성 장애 환자들도 부정적인 인지 양식을 보인다. 여기에는 승인에 대한 욕구, 완벽주의(Johnson & Fingerhut, 2004; Lam, Wright, & Smith, 2004; Wright, Lam, & Newsom-Davis, 2005), 부정적 생활 사건에 대한 자기 비난적 귀인(Winters & Neale, 1985), 부정적 자동적 사고(Hollon, Kendall, & Lumry, 1986), 부정적인 단어로 인한 주의 방해(Bentall & Thompson, 1990) 등이 있다. 또한 양극성 장애 환자는 정상인들에 비해 자서전적 기억 검사에서 과잉 일반화된 회상을 더 많이 하며, 사회적인 문제 해결에서도 어려움을 보인다(Scott, Stanton, Garland, & Ferrier, 2000).

단극성 우울증 환자들과 마찬가지로, 양극성 장애 환자들은 우울기에 자존감이 더 낮고(Ashworth, Blackburn, & McPherson, 1982; Scott & Pope, 2003), 사건들에 대해 부정적인 귀인을 하며, 스트룹 과제에서 부정적인 단어들에 간섭을 받는다(Lyon, Startup, & Bentall, 1999). Seligman 등(1988)은 실패에 대한 자기비난적 귀인이 단극성 우울증이나 양극성 장애 모두에서 우울증의 심각성 정도와 관련된다고 지적했다. 전향적 연구들 역시 부정적인 인지 양식이 시간 경과에 따른 양극성 우울 증상의 가능성을 높이는 예측치라는 것을 보여 준다(Johnson & Fingerhut, 2004). 이에 비해 부정적인 인지 양식이 조증 위험성을 증가시키는지의 여부는 분명하지 않다. 일부는 Beck의 이론대로 조증이 긍정적인 인지 양식(예를 들면, 확신 증가)과 관련되어 있다고 주장한다(Johnson, 2005). 조증 증상들이 과도한 보상 추구나 목표 달성과 관련된 생활사건들, 성격-동조적(personality-congruent) 긍정적 사건들로 예측될 수 있다는 증거도 있다(Francis-Raniere, Alloy, & Abramson, 2006). 이와는 정반대로 정신분석적 문헌들은 조증이 우울한 감정과 생각을 방어하거나 중화하기 위하여 출현한다고 본다. 부정적인 인지 양식과 경조증 증상과의 관련성에 대해서는 거의 알려진 것이 없다. 제한된 연구(Alloy, Reilly-Harrington, Fresco, Whitehouse, & Zechmeister, 1999)에 따르면, 경조증만 있는 사람들은 부정적인 인지 양식을 나타내지 않는다.

4) 대인관계이론

대인관계이론은 대인관계 결함이 우울증의 핵심이라고 본다(Gotlib & Colby, 1987; Joiner & Coyne, 1999). 대인관계에서의 문제 해결기술이나 사회기술 결함 등이 초점이다. 일반적으로 우울한 사람은 사회적 연결망이 빈약하다. 이러한 연결망으로부터 지지를 받는 정도가 줄어들면 부정적인 생활사건을 다루는 능력이 감소되어 우울증에 걸리기 쉽다. 우울한 사람들이 사회적 지지를 적게 받는 이유는 타인으로부터 부정적인 반응을 이끌어 내기 때문이다(Coyne, 1976). 우울한 사람들의 행동이 타인으로부터 배척받는 결과를 초래하는 것이다. 우울한 사람들은 부정적인 자기진술을 많이 하고 적절하지 않은 시기에 자기개방을 하기 때문에 상대방에게 부정적인 영향을 미치고(Jacobson & Anderson, 1982), 자신의 사회기술을 낮게 평가한다(Lewinsohn, Mischel, Chaplin, & Barton, 1980).

우울한 사람이 타인으로부터 부정적 반응을 유발하는 데는 비언어적 행동의 영향이 크다. 우울한 사람들은 눈을 잘 마주치지 않고, 긍정적인 표정보다 부정적인 표정을 더 자주 짓는다. 끊임없이 안도감을 추구하려는 것도 다른 사람들을 불쾌하게 만든다. 누구나 그렇듯이 우울한 사람도 정신적 안도감을 추구한다. 하지만 이것이 충족되어도 그 효과는 일시적이다. 우울한 사람은 자기개념이 부정적이기 때문에 상대방이 자기에게 보여 주는 피드백의 진실성을 의심한다. 따라서 안도감을 얻으려고 끊임없이 노력하게 되는데, 그러한 행동은 타인을 짜증나게 만든다. 안도감을 얻으려는 행동은 결과적으로 부정적인 피드백을 추구하는 행동이 되어 버린다. 그렇게 해서 얻은 부정적 피드백은 기존의 부정적인 자기개념을 강화시키는 결과를 초래한다. 특히 일관성 없이 안도감을 추구하는 행동은 배척을 야기하며, 우울증의 주요 예측치가 된다(Joiner & Metalsky, 1995).

부부관계와 기분장애의 관련성도 대인관계 측면에서 논의된다. 부부관계는 대인관계 지지, 자존감, 사회적 만족의 중요한 근간이다. 주요우울장애와 부부 간의 불화는 밀접한 관계가 있다(Whisman, 1999). 표현된 정서(expressed emotion)는 가족원들의 비난이나 정서적인 과잉 간섭 등으로 측정하는데, 단극성 우울증 환자의 재발(Hooley & Teasdale, 1989), 양극성 장애 환자의 조증 삽화(Kim & Miklowitz, 2004), 우울 삽화(Yan, Hammen, Cohen, Daley, & Henry, 2004)의 재발을 예측해 준다. 또한 양극성 장애 환자의 빈약한 가족관계는 1년 이내에 우울 삽화의 재발을 예측해 주며(Cohen, Hammen, Henry, & Daley, 2004), 4년(Stefos, Bauwens, Staner, Pardoen, & Mendlewicz, 1996)과 5년(Gitlin, Swedsen, Heller, & Hammen, 1995) 추적 시점에서 기분 삽화의 재발에 주요 예측치다. 주요우울장애 환자와 조증 환자의 가족기능은 회복기에는 개선되지만, 건강한 가족의 기능 수준에 비하면 여전히 낮다(Weinstock, Keitner, Ryan, Solomon, & Miller, 2006).

5) 자기통제이론

자기통제이론은 장기 목표를 달성하기 위한 행동들을 강조한다. 이 이론은 우울한 사람들이 장기 목표를 위해 자신의 행동을 조절하지 못한다고 본다. 우울한 사람들은 무력감을 느끼고, 미래에 대해 절망하며, 장기 목표를 위해 이전에 조직화되었던 행동들이 황폐해질 가능성이 높다. Rehm(1977)은 Lewinsohn과 Beck, Seligman의 이론을 통합하여 우울증에 대한 자기 통제 모형을 제시했다. 이 모형은 Kanfer의 자기통제이론에 기초하고 있다. Kanfer(1970)에 따르면, 사람들은 장기 목표를 달성하기 위해서 3단계 피드백 루프(three-stage feedback loop)인 자기 관찰-자기 평가-자기 강화 단계에 따라 자신의 행동을 통제한다.

우울한 사람은 자기 통제 행동들에 문제가 있다. 첫째, 자기 관찰의 결함이다.

자신의 삶에서 부정적인 사건에 선택적으로 주의를 기울이고 긍정적인 사건들은 상대적으로 제외시킨다. 둘째, 자신의 행동에 대한 즉각적인 결과에 선택적으로 주의를 기울인다. 셋째, 엄격한 자기 평가 기준을 설정한다. 이들은 흔히 완벽주의자이며, 다른 사람들이 부과한 것 이상의 엄격한 기준을 스스로에게 부과한다. 넷째, 자신의 행동에 대해 우울한 귀인을 한다. 다섯째, 자기 자신에게 충분한 보상을 주지 않는다. 여섯째, 과도하게 자신을 처벌한다. 자기 처벌은 건설적인 행동들을 억압한다. 자기 강화는 외적인 강화를 보충해 준다. 우울하지 않은 사람은 외부 환경이 자신의 행동을 강화해 주지 않아도 목표 행동을 지속시킬 수 있다. 그러나 우울한 사람은 외부의 강화 원천에 의존하고, 그것이 충분하지 않으면 우울해진다.

2. 생물학적 관점

1) 유전 이상

기분장애의 가족력과 유전 변인들에 대한 연구들은 가족 연구, 쌍둥이 일치율 연구, 입양 연구, 전파방식(mode of transmission) 연구로 구분된다. 일반적으로 단극성 우울증보다는 양극성 장애 환자들의 친척들에서 기분장애의 발생 빈도가 훨씬 높다. 양극성 장애 환자의 직계가족 중 약 10~25%가 기분장애를 겪는다. 이런 위험성은 이 장애가 일찍 발병한 사람의 친척들에게서 더 높다. 양극성 장애 환자의 직계가족 중에서 양극성 장애보다 단극성 우울증에 걸린 사람이 더 많다. 반대로 단극성 우울증 환자의 친척들은 양극성 장애를 거의 나타내지 않는다. 직계가족에서 단극성 우울증의 발생률은 7%이며, 양극성 장애의 발생률은 12~22%다. 양극성 장애 환자의 가계도에서는 장애의 발생률이 약 11%이며, 단극성 환자의 가계도에서는 약 0.4%로 뚜렷한 차이를 보인다. 기분장애의 위험도는 양극성 장애 발단자의 자손에서는 10.6%, 단극성 장애 발단자의 자손에서는 4.6%, 그들의 부모는 각각 9.5%와 5.3%로 추정된다.

쌍둥이 연구들은 일란성 쌍둥이가 이란성 쌍둥이보다 기분장애 일치율이 훨씬 더 높다는 것을 일관되게 보여 주고 있다. 이것은 유전적 요인이 기분장애의 취약성에 기여한다는 것을 강하게 지지해 주는 증거로 받아들여지고 있다. 일란성 쌍둥이에서 단극성 우울증의 일치율은 40%이며, 양극성 장애의 일치율은 72%로 유의한 차이가 있다. 이란성 쌍둥이에서는 일치율이 각각 11%와 14%로 유의한 차이가 없다(Allen, 1976). 이 결과는 단극성 우울증의 발병보다는 양극성 장애의 발병에서 유전적 요인이 훨씬 더 중요하다는 것을 시사한다. 입양 연구결과들은 상충된다.

전파방식 연구들은 유전적 전달의 정확한 양태와 무엇이 유전되는지를 다룬다. 단극성 우울증의 경우, 부모에서 자녀로 전달되는 것은 하나의 단일한 우성 유전자(dominant gene)나 열성 유전자(recessive gene)라기보다는 다유전자성인 것으로 보고 있다. Winokur 등(1971)은 단극성 우울증을 순수 우울장애(pure depressive disease)와 우울 스펙트럼 장애(depressive spectrum disease)로 구분했다. 순수 우울장애는 후기 발병이 특징이며, 남녀 모두 친척들에게 영향을 미친다. 우울 스펙트럼 장애는 초기 발병이 특징이며, 여성에서는 우울증을 가진 가족에게 영향을 미치고, 남성에서는 알코올 중독과 반사회적 성격장애에 영향을 미친다. 양극성 장애는 아버지와 아들 간에 발병률의 일치 정도가 낮은데, 이는 X 연관 유전(X-linked genetic) 전달을 시사한다. 연계분석법(linkage analysis)을 이용한 연구들은 11번 염색체에 주목했다. Egeland 등(1987)은 양극성 장애가 11번째 염색체에서의 우성 유전자 때문이라고 주장했다. 하지만 가족들이 연구에 추가됨에 따라 그 연관 강도는 약해졌고, 여러 연구들을 통해 지지되지 못하였다. 연계성 연구는 현재도 계속되고 있고 다른 염색체들(예: 18번 염색체)에 대한 연구들로 점차 확대되고 있다.

2) 신경전달물질의 이상

정신약물학 연구들은 우울증의 핵심 결함으로 신경전달물질의 이상에 주목하고 있다. 대표적인 것은 카테콜아민(Catecholamine) 이론이다. 여기에 포함되는 노르에피네프린, 도파민, 인돌아민, 세로토닌 등이 부족하면 우울증이 생기고, 높으면 조증이 생긴다는 것이다. 1950년대에 삼환계 항우울제(tricyclic antidepressant: TCA)와 모노아민 산화효소 억제제(monoamine oxidase inhibitor: MAOI)가 우울증 경감에 효과적인 것으로 밝혀졌다. 이 약물들은 시냅스 전 뉴런(presynaptic neuron)에서 신경충동을 촉발시킨 후에 이 뉴런들이 이미 방출된 노르에피네프린과 세로토닌의 일부가 재흡수되는 것을 막는다. 따라서 시냅스에 이 신경전달

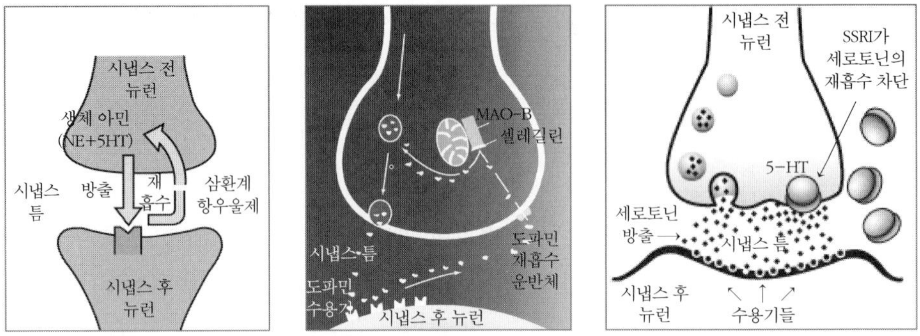

(TCA) (MAOI) (SSRI)

[그림 9-2] 항우울제의 작용 기전

물질들이 더 많이 남아 있도록 함으로써 이어지는 신경 충동들이 더 잘 전달되도록 한다. MAOI는 모노아민 산화효소(monoamine oxidase)가 신경전달물질을 활성화시키지 못하도록 하여 세로토닌과 노르에피네프린의 수준을 높여 준다. 선택적 세로토닌 재흡수 억제제(selective serotonin reuptake inhibitors; SSRI)는 세로토닌에만 선택적으로 작용한다. 이 약물들의 작용 기전은 [그림 9-2]를 참조하라.

신경전달물질의 수준은 소변이나 혈청, 그리고 뇌척수액(cerebrospinal fluid) 속에 존재하는 모노아민의 대사물로 측정된다. 3-메토킨-4-히드록시페닐 글리콜(3-methoxy-4hydroxyphenyl glycol: MHPG)은 노르에피네프린의 주요 대사물질인데, 중추신경계에 있는 노르에피네프린의 간접적인 지표로 받아들여지고 있다. 호모바닐린산(homovanillic acid: HVA)은 도파민의 대사지표이며, 5-하이드로옥시인돌초산-뇨(5-hydroxy-indoleacetic acid: 5-HIAA)는 세로토닌의 대사지표다. 하지만 세로토닌은 신체 과정에도 관련되어 있고 노르에피네프린은 말초신경계에서도 작용을 하기 때문에 중추신경계에 있는 이 신경전달물질들의 수준을 직접 반영하지 못한다는 한계점이 있다. 또 다른 방법은 뇌 속의 세로토닌과 노르에피네프린의 수준을 증가시키거나 감소시킨다고 알려진 약물인 항우울제 이외의 약물을 사용하는 것이다. 세로토닌의 수준을 증가시키는 약물은 우울증을 경감시킬 것이며 신경전달물질의 수준을 감소시키는 약물은 우울증을 악화시키거나 정상적인 사람의 경우에는 우울증을 유발시킬 것이다. 그러나 대부분의 약물들은 다중 효과가 있기 때문에 부작용을 일으키지 않으면서 특별한 목적을 달성하는 약물을 선택하기가 어렵다.

여러 한계점에도 불구하고 세로토닌이나 노르에피네프린 수준과 기분장애의 관련성은 어느 정도 받아들여지고 있다. 일반적으로 조증 환자들의 소변 속의 노르에피네프린 수준은 우울기에는 감소하고 조증기에는 증가한다(Bunney, Goodwin, Murphy, House, & Gordon, 1972). 또한 노르에피네프린 수준이 높아지면 양극성 환자의 조증 삽화가 촉발될 수 있다(Altshuler et al., 1995). 소변 속에 있는 MHPG 수준은 우울기의 양극성 환자에서는 낮고(Muscettola et al., 1984), 정상인에 비해 조증 환자들에게서 더 높게 측정된다(Goodwin & Jamison, 1990). 우울한 환자의 뇌 척수액에서는 5-HIAA의 수준이 낮다. 세로토닌의 원료인 L 트립토판(L tryptophan)을 주사하면 우울증이 다소 호전된다(Coppen, Prange, Hill, Whybrow, & Noguera, 1972; Mendels, Stinnett, Burns, & Frazer, 1975). 세로토닌의 합성을 억제하는 약물은 우울을 감소시키는 약물의 치료효과를 낮춘다(Shopsin, Friedman, & Gershon, 1976). 세로토닌의 전구물질인 트립토판(tryptophan)의 수준을 낮추는 식이요법을 사용하면 67%의 환자들이 증상의 재발을 경험하지만, 정상적인 식이요법을 실시할 경우 증상이 호전된다(Delgado et al., 1990).

항우울제의 효과가 주로 노르에피네프린과 세로토닌 수준의 조절에 있다고는 하지만, 약효가 나타나는 데 걸리는 시간의 차이는 여전히 의문으로 남아 있다. 항우울제나 MAOI를 처음 복용하면 노르에피네프린과 세로토닌의 수준이 증가한다. 그러나 복용 후 며칠이 지나면 신경전달물질의 수준이 원래 상태로 되돌아간다. 항우울제와 MAOI가 우울증을 경감시키는 데 걸린 시간은 7~14일이다. 이때쯤에는 신경전달물질의 수준은 이미 이전 상태로 되돌아가는 것이다. 따라서 이러한 약물들의 우울증 경감 효과가 노르에피네프린이나 세로토닌의 수준을 단순히 높이는 것에 있다고 보기는 아직 충분하지 않다.

양극성 장애에 대한 연구도 노르에피네프린 이론의 한계점을 보여 준다. 리튬은 양극성 장애의 조증 삽화와 우울 삽화 모두를 치료하는 데 쓰이고 있다. 이는 리튬의 효과가 신경활동을 증가 또는 감소시키는 어떤 신경화학 물질에 관여되어 있다는 것을 시사한다. 현대 연구들은 시냅스 후막에서 발견되는 G 단백질(guanine nucleotide-binding proteins: G-proteins)에 중점을 두고 있다. G 단백질은 시냅스 전 뉴런의 정보를 시냅스 후 뉴런까지 전달하며 신경신호를 증폭시킨다. 조증 환자들은 G 단백질 수준이 높고 우울증 환자는 낮다. 이는 리튬의 치료

효과가 G 단백질을 조절한 결과 때문이라는 것을 시사한다(Manji et al., 1995).

3) 신경내분비계 이상

신경내분비계 이상을 우울증의 원인으로 보는 이유는 내분비 질환이 우울 증상을 흔히 야기하고, 피드백 조절 체계가 수면이나 식욕, 리비도 센터 및 모노아민 체계와 관련되어 있기 때문이다. 시상하부 뇌하수체 부신축(hypothalamic-pituitary-adrenal axis)은 과도한 죄책감이나 절망감 같은 정서나 교감신경계 문제와 관련된다(Gillespie & Nemeroff, 2005; Segerstrom & Miller, 2004). 갑상선 축(thyroid axis)은 정신운동성 이상이나 체중 감소, 수면 이상 등과 관련된다(Thase & Howland, 1995). 많은 주목을 받은 것은 코르티솔 수준이다. 우울증 환자는 코르티솔(cortisol, 부신피질호르몬) 수준이 높은데, 시상하부에서 티로트로핀(thyrotropin) 방출 호르몬이 과다 분비되기 때문이다. 코르티솔 과다 분비는 내분비선의 확장 원인이 된다.

정상인들도 스트레스에 대한 반응으로 코르티솔 수준이 상승한다. 하지만 우울한 사람들은 스트레스 없이도 그 수준이 상승되어 있다. 우울증의 생물학적 지표로 덱사메타존 억제검사(dexamethasone suppression test)가 사용된다. 덱사메타존은 코르티솔과 유사한 약물로서, 정상인에게서 코르티솔 분비를 24시간 억제한다. 일부 우울증 환자들은 덱사메타존을 주어도 코르티솔 억제가 나타나지 않는다(Nelson & Davis, 1997). 이러한 현상은 우울한 환자들의 내부에서 시상하부-뇌하수체-부신피질로 이어진 축의 과잉활동을 반영한다고 해석되고 있다. 덱사메타존이 코르티솔을 억제하지 못하는 것은 우울증 삽화가 끝나면 정상으로 회복되는데, 이런 현상이 스트레스에 대한 불특정 반응일 수도 있음을 시사한다. 또한 비억제는 알코올이나 약물 사용, 체중 감소, 고령 등과 같은 여러 조건들에 영향을 받는다. 덱사메타존 억제검사의 특이도와 민감도는 진단적으로 사용할 만큼 충분하지 않고, 약물 반응을 별도로 예측해 주지 않는다.

쿠싱 증후군(Cushing's syndrome)에서와 같이 부신 피질의 비정상적인 성장은 코르티솔의 과다 분비를 가져오고 뒤이어 우울증을 야기한다. 코르티솔의 과다 분비는 신경전달물질과 밀접히 관련되어 있다. 코르티솔의 수준이 높으면 세로토닌 수용기의 농도가 낮아지고, 노어아드레날린계 수용기(noradrenergic receptors)의 기능이 손상된다. 시상하부-뇌하수체-갑상선 축은 양극성 장애와도 관계가 있다. 양극성 장애 환자들에서 갑상선 기능 장애가 종종 관찰되고, 갑상선 호르몬은 조증을 일으킬 수 있다(Goodwin & Jamison, 1990). 갑상선 기능 저하증(hypothyroidism)은 우울증과 유사한 증상을 야기하고, 갑상선 대치는 일부 사례들에서 우울증을 완화시킨다. 인슐린 내성, 성장 호르몬, 소마토스타틴(somatostatin), 프로락틴(prolactin), 엔돌핀(endorphin)과 같은 내분비 체계들도 많이 연구되고 있다. 이것들은 모노아민 체계와 밀접한 관련을 맺고 있다.

REM 잠재기가 줄어드는 것은 우울증의 고유한 생물학적 지표로 받아들여지고 있다. REM 수면은 일주기 리듬의 변화를 반영할 수 있고, 결과적으로 신진대사나 생리적 이상을 초래할 수 있다(Rush et al., 1997). 일주기 리듬의 이상도 관찰된다. 우울증 환자는 하루 중 긍정적인 기분이 최고조에 이르는 정점 위상(acrophase)이 정상인보다 늦다. 이에 비해 부정적인 기분은 늦은 아침 무렵에 최고조에 이른다(Peeters, Berkhof, Delespaul, Rottenberg, & Nicolson, 2006). 이러한 패턴은 이른 시간일수록 긍정적인 기분은 적고 부정적인 기분은 많다는 것을 보여 주는 것으로서, 많은 우울증 환자들이 아침에 경험하는 불쾌한 기분을 설명해 준다.

4) 뇌의 구조적, 기능적 이상

우울증에 관여하는 것으로 알려진 대뇌의 구조적 이상들에는 편도체의 볼륨 증가(Roozendaal, McEwen, & Chattarji, 2009), 해마의 볼륨 감소(Campbell, Marriott, Nahmias, & Macqueen, 2004), 전전두 피질(prefrontal cortex: PFC)의 볼륨 감소(Fuchs, Flugge, & Czeh, 2006), 그리고 이들 간의 연결에서의 변화 등이 있다. 이 변화들은 혈중 내 코르티솔 수준의 상승 때문으로 추정되고(Arnsten, 2009), 변연계에 있는 보상회로에 위치해 있다(Liberman, 2006). 이것은 편도체, 전전두 피질, 해마를 포함하는데, 이 연결을 가리켜 '우울증의 신경 회로(neural circuitry of depression)'라 부른다(Nestler et al., 2002). 통상 스트레스가 없는 상태에서는 의사결정이 전전두피질에 의해 이루어진다. 전전두피질이 카테콜아민 신호들을 뇌로 전달하는 것을 통제하고, 유기체가 스트레스에 어떤 강도로 반응해야 할 것인지 명령한다(Arnsten, 2009). 그러나 스트레스하에서는 편도체가 전전두피질의 통제 기능을 무시하고 시상하부와 뇌간에 있는 스트레스 경로를 활성화시킨다. 그 결과 노어아드레날린과 도파민 수준이 증가한다. 증가된 카테콜아민은 편도체에 있는 공포 조건 회로를 강화시키고, 자기보존 회로를 창출한다(Debeic & Le Doux, 2006). 전전두피질과 편도체의 상대적 영향력의 변화는 코르티솔 과소(hypocortisolaemia)에 의해 야기되며, 만성 스트레스하에서는 정서에 기초한 의사결정을 할 가능성을 높인다. 코르티솔은 스트레스에 의한 이들 뇌 구조들의 변형을 야기하는데, 이것은 태아기부터 시작될 수 있다(Lupien, McEwen, Gunnar, & Heim, 2009).

요컨대, 코르티솔 과소에 기인한 뇌의 구조적 변화는 전전두피질이 top-down 방식으로 행동을 통제하는 것에서 두려움에 기초한 bottom-up 방식의 정서 편도체 반응으로 이동했다는 것을 보여 준다. 이것은 결국 불안과 우울의 행동적 특징들이다(Mitra, Ferguson, & Sapolsky, 2009). 이 변화는 편도체가 해마와 그에 따르는 신경 내분비계를 통제할 수 있게 만들고, 심박수 증가와 혈압 상승, 땀 증가와 같은 스트레스 반응을 야기하며, 두려움을 증가시키고, 그로 인해 두렵거나 우울한 사람들이 신체적, 사회적 환경으로부터 위축되게 만든다(Bolling, Kohlenberg, & Parker, 1999).

양극성 장애에서는 전두엽, 측두엽, 기저핵, 해마, 편도체, 소뇌, 피질하 백질, 뇌실 등의 구조적, 기능적 이상들이 관찰된다(Ali et al., 2000; Altshuler et al., 2000; Blumberg et al., 1999; Coffman et al., 1990; Dupont et al., 1990; Figiel et al., 1991; Sax et al., 1999; Soares & Mann, 1997; Strakowski et al., 1999). Koek 등(1999)은 조증 삽화와 우울 삽화 기간에 있는 양극성 장애 환자의 뇌파를 2년에 걸쳐 측정했다. 그 결과 우울 삽화 기간 동안에는 좌반구보다는 우반구의 전두-측두엽 활성화가 더 컸고, 조증 삽화는 정반대의 패턴을 보였다. 그러나 뇌영상 기법을 이용한 연구들은 양극성 장애에서 확산적 손상이 많다는 것을 발견했다. Baxter 등(1985)은 양전자단층촬영 기법을 이용하여 조증 삽화, 우울 삽화, 혼재성 삽화를 가진 양극성 장애 환자의 휴지기 뇌 활동 상태를 비교하였다. 우울 삽화와 혼재성 삽화 집단이 조증 삽화 집단에 비해 뇌의 포도당 대사 수준이 낮았고, 이 환자들이 유쾌한 상태나 조증 상태에 들어감에 따라 흡수율은 증가했다. 양극성 장애는 확산성 대사항진(diffuse hypermetabolism)과도 연관이 있다(Koek et al., 1999).

제5절 치료

1. 심리치료

1) 정신역동치료

정신분석은 상실에 대해 내사화된 분노가 우울증의 원인이라고 본다. 따라서 치료에서는 내재화된 분노와 억압된 갈등을 자각하고, 적대감을 적절히 외부로 방출하도록 격려한다. 직면과 해석, 통찰이 활용된다. Strupp 등(1982)은 우울증에 적합한 단기 정신분석 치료를 고안했다. 단기 역동 치료가 우울한 가족을 돌봐주는 사람에게 효과적이라는 증거가 있다(Gallagher-Thompson & Steffen, 1994). 하지만 연구결과들은 상충되고, 정신분석 접근이 우울증 치료에 얼마나 효과적인지는 아직 확실하지 않다. 정신분석 치료의 범주에 속하는 접근 방법들이 너무 다양하기 때문에 효과를 검증하기가 쉽지 않은 것도 사실이다.

2) 행동치료

학습된 무기력 이론에 기초한 치료전략은 크게 네 가지로 구분할 수 있다. 첫 번째는 환경적인 조작이다. 일상 사건에 대한 통제감을 증진시키는 환경(예: 병원과 같은 치료적 상황)에 두는 것이다. 두 번째는 환경에 대한 통제력을 실제로 증가하는 기술을 훈련하는 것이다(예: 직업기술이나 사회기술). 세 번째는 포기 훈련이다. 자신이 도달할 수 없는 비현실적인 목표를 포기하고, 보다 현실적이고 통제 가능한 목표로 대치할 수 있도록 도와주는 것이다. 네 번째는 귀인 재훈련이다. 이것은 우울한 귀인 양식 자체를 목표로 하고 있으며, 새로운 우울 삽화가 생기는 것을 방지하기 위한 것이다.

Lewinshon의 강화이론에 기초한 치료기법도 있다. 우울증 치료 모듈은 우울한 사람의 주된 결핍에 맞추어서 적용된다. 자신의 환경에서 불충분한 강화를 받은 사람들은 활동 증가 치료 모듈을 적용한다. 여기서 치료 목표는 잠재적으로 강화적인 활동들을 식별하는 것과 환자가 이 활동들을 더 많이 하게 하는 것이다. 대인관계 기술 훈련 모듈은 사회기술 결함이 뚜렷한 경우에 적용된다. 둔감화 모듈은 불안한 환자들에게 활용된다. 환자의 결함 패턴과는 상관없이 대인관계, 인지, 활동 증가 모듈을 적용하는 것이 우울증 완화에 도움을 주기도 하고, 환자들이 받은 치료 모듈과 무관하게 세 영역이 모두 개선되기도 한다(Zeiss, Lewinshon, & Munoz, 1979). 따라서 결핍에 맞춘 적용보다는 서로 조합하여 사용하는 것이 일반적이다. Lewinshon, Hoberman, Teri와 Hautzinger(1985)는 행동주의의 강화이론에 인지 요인인 자기 인식을 결합하여 치료법을 확장시켰다. 자기 인식을 증가시키면 강화의 감소와 불쾌감으로 인한 우울증이 개선될 수 있다. 우울증의 결과로 인해 생기는 피드백 루프가 우울증을 강화하고 유지시킨다. 따라서 우울한 행동의 결과가 우울증에 미치는 영향을 인식하게 함으로써 우울증의 부정적인 결과를 줄이는 것이다.

3) 인지치료

인지치료의 목표는 비현실적인 자동적 사고와 그 밑에 깔려 있는 가정들을 확인하고 변화시키는 것이다. 인지치료는 인지 기법과 행동 기법의 복합체다. 인지 기법은 부정적인 자동적 사고와 인지도식을 찾아내고 변화시키는 데 활용된다. 대표적으로 활용되는 것들에는 소크라테스식 대화법, 하향화살표 기법, 일지 쓰기 등이 있다. 행동 기법은 부적응인 행동을 변화시키는 데 적용한다. 활력을 불어넣고 행동을 촉진하기 위하여 행동의 활성화(behavioral activation), 활동 계획(activity schedule), 단계적으로 과제 부여하기(graded task assignment), 행동 예행연습(behavioral rehearsal) 등이 이용된다.

양극성 장애 환자에게 적용할 때는 약물치료를 전제로 인지행동치료를 하는 것이 권장된다(Basco & Rush, 1996; Newman, Leahy, & Beck, 2002). 아직까지 양극성 장애 환자들을 대상으로 실시된 인지치료 결과들은 일관되지 않지만(Lam, Hayward, Watkins, Wright, & Sham, 2005), 환자의 약물 순응도를 높이고(Cochran, 1984), 재발률을 낮추는 데 효과가 있는 것으로 보고되었다(Lam, Watkins, & Hayward, 2003).

4) 대인관계치료

대인관계치료는 우울증의 원인이 되는 대인관계 결함을 해결하는 데 초점을 두고 있다. 사회기술훈련과 대인관계치료로 크게 구분할 수 있다. 사회기술훈련은 대인관계 기술을 증진하는 것을 목표로 하고, 대인관계치료는 대인관계 자체를 강조한다. 사회기술훈련은 사회적 상호작용을 개선하는 데 중점을 둔다. 자기주장이나 대인관계 기술 등을 통해 외부로 표출되는 사회적 행동을 개선하는 것이 효과적이다. 일반적인 사회기술훈련은 코칭을 곁들인 역할연습과 피드백을 포함하고 있다. Klerman 등(1984)이 개발한 대인관계치료(interpersonal therapy: IPT)는 우울한 사람과 환경과의 현재 상호작용에 중점을 두는 정신역동 치료의 한 형태다. 대인관계치료는 일반적인 대인관계 기술을 가르치는 것이라기보다는 현재의 특정한 대인관계 문제를 해결하는 것을 목표로 한다.

5) 자기관리치료

자기관리치료(self-management therapy)는 자기통제이론에 기초한 치료기법이다. 구조화되고 매뉴얼화 되어 있는 집단 형식의 프로그램이다. 우울증의 개념을 자기통제이론에 기초하여 참가자들에게 설명해 주고, 자기관리 행동들을 수정하기 위한 숙제들을 매주 할당한다(Rehm, 1982). 이 프로그램은 아동, 청소년, 노인에게도 적용될 수 있다. 자기통제이론의 개정판(Kanfer & Hagerman, 1981)은 자기 통제 과정을 이루는 결정의 순서나 단기 목표와 장기 목표, 특정 행동들에 적용할 수 있는 규준들의 상호작용들을 정교하게 만들었다.

2. 생물학적 치료

1) 약물치료

기분장애 치료에 사용되는 약물들에는 삼환계 항우울제(TCAs), 모노아민 산화효소 억제제(MAOIs), 선택적 세로토닌 재흡수 억제제(SSRI), 선택적 세로토닌 노르에피네프린 재흡수 억제제(serotonin-norepinephrine reuptake inhibitor: SNRIs), 선택적 노르에피네프린 재흡수 억제제(selective norephinephrine reuptake inhibitors: NRIs), 리튬염(lithium salts) 등이 있다. 기분장애 치료 약물들의 대표적인 성분명과 상표명, 부작용은 〈표 9-1〉을 참조하라.

TCA는 단극성 우울증 중에서도 보다 심각한 주요 우울 삽화에 치료효과가 있

〈표 9-1〉 기분장애 치료에 사용되는 약물들

범주	성분명	상표명	부작용
삼환계 항우울제	Imiprmine Amitriptyline	Tofranil Elavil	심장발작, 뇌일혈, 저혈압, 시야 흐려짐, 불안, 피로, 입마름, 변비, 위장장애, 발기부전, 체중 증가
MAO억제제	Tranylcypromine	Parnate	치명적 고혈압 위험, 입마름, 현기증, 메스꺼움, 두통
선택적 세로토닌 재흡수 억제제	Fluoxetin	Prozac	신경과민, 피로, 위내장 증상호소, 현기증, 두통, 불면증
리튬(Lithium)	Lithium	Lithium	경련, 위장 불편, 운동조정 곤란, 현기증, 부정맥, 시야 흐려짐, 피로

다. 하지만 TCA에 대한 반응으로 조증 삽화가 발달하기도 한다. MAOI는 비전형 우울증에 효과가 있는 것으로 알려져 있다. 이 약물은 다른 항우울제 치료들이 실패한 후에 사용되는게 일반적인데 부작용이 많고 식이 제한이 심하기 때문이다. MAOI를 복용하는 사람들은 치즈나 콩, 와인, 기타 여러 음식들에 함유되어 있는 티라민을 견디지 못한다. SSRI는 세로토닌에만 선택적으로 작용한다. 플루옥세틴(fluoxetine, 상품명prozac)은 이 계열에 속하는 최초의 약물이다. SSRI는 첫 번째 항우울제로 선택되는 경우가 많은데, 과다복용에도 치사율이 적고 부작용이 비교적 적으며 광범위한 증상 스펙트럼에 효과적이다. TCA나 MAOI에 반응하지 않는 사람들에게 효과적이며, 우울증과 공존하는 정신장애들인 강박장애나 외상 후 스트레스 장애, 공황장애, 섭식장애 등에도 효과적이다. SNRI는 시냅스 후막 수용기에 직접 영향을 미치지 않고 세로토닌과 노르에피네프린의 재흡수만 선택적으로 억제한다. SSRI와 마찬가지로 SNRI는 뇌의 화학 시스템 중 한정된 수에만 작용하기 때문에 다른 항우울제들보다 부작용이 적다.

신경전달체계에 작용하는 NRI와 세로토닌 수용기 길항제는 전통적으로 우울증과 가장 관련이 있다고 알려져 있다. 도파민 시스템에 작용하는 새로운 약물들 중 하나인 부프로피온(bupropion)은 우울한 양극성 환자에게 특히 효과가 있다. 정신운동성 초조를 완화시켜 주며, 조증 삽화를 야기할 가능성을 줄여 주기 때문이다. 대체로 단극성 우울증에 사용된 약물들은 그것이 작용하는 신경전달체계에 상관없이 효과가 비슷하다. 그러나 부작용 프로파일은 상당히 다양하고, 새로운 계열의 약물일수록 환자가 더 잘 견딘다. 허브 치료제인 망종화(St John's Wort, 하이페리쿰; hypericum)도 우울증 치료에 사용되고 있으며, 기분조절제(mood stabilizers)와 같은 효과가 있다. 망종화는 천연적인 MAOI다. 리튬염(lithium carbonate)은 가장 최초의 항조증 약물이자 여전히 사용되고 있는 가장 중요한 약물이다. 리튬은 조증 증상의 치료 및 예방 효과가 있으며, 우울한 양극성 장애 환자들에도 치료 및 예방 효과가 있다. 단극성 우울증의 약 40% 정도는 리튬에 일부 치료 반응을 보이지만, 양극성 우울증의 20%는 리튬에 반응을 보이지 않는다. 간질 치료제인 카르바마제핀(carbamazepine)과 디발프록스 나트륨(divalproex sodium; 상품명 Depakote)도 조증 치료에 이용된다.

2) 전기충격치료

전기충격치료(electro-convulsive therapy: ECT)는 20세기 초에 이탈리아 의사인 Celetti와 Bini가 사용하기 시작했다. 1938년에 정신분열병 환자에게 사용된 이후 10여 년 동안 병원 장면에서 정신분열병과 심한 우울증 환자들에게 시행되었다. ECT는 두뇌 속으로 70~130볼트의 전류를 흐르게 하여 경련 발작을 야기함으로써 치료를 하는 방법이다. 양측성 ECT는 이마의 양측에 전극을 부착하여 양반구 모두에 전류가 흐르게 하는 것이고, 단측성 ECT는 한쪽 반구에만 전류를 통하게 한다. ECT에 앞서 진정제나 강력한 근육 이완제를 투여해 부작용을 줄이려고 시도한다. 과거에는 필요 이상으로 많이 실시되었지만, 요즘에는 보통 6~12회 실시된다. 극단적으로 자살가능성이 높아서 항우울제의 효과가 나타날 때까지 기다리기 어려운 환자들이나 식사를 거부하는 심한 영양실조 환자, 항우울제 사용이 금지된 의학적 문제를 가진 환자, 다른 항우울제들에 반응하지 않는 환자 등에게 시행된다.

ECT는 의식혼란이나 기억상실을 일으킬 수 있다. 그러나 양측성 ECT가 치료 직전과 직후의 정보들에 대한 단기기억 결함만을 야기하고, 절차기억이나 새로운 정보를 파지하는 능력에는 영구적인 영향을 초래하지 않기 때문에 부작용은 비교적 경미하다는 주장도 있다(Abrams, 2002). 우반구에 단측성 ECT를 시행해도 양측성 ECT만큼 효과가 있으며 인지적인 부작용도 적다는 결과도 있다(Sackeim, Decina, Prohovnik, & Malitz, 1987). 하지만 보통 다른 치료법들을 적용해도 효과가 미흡하다고 판명된 후에야 ECT를 사용하는 것이 일반적이다.

3. 치료 성과들

1) 심리치료의 효과

우울증 심리치료에는 다양한 이론적 접근과 기법들이 있지만, 각 치료법들의 치료효과는 아직 분명하지 않다. 예를 들면, Cuijpers 등(2008)은 우울증 치료에 적용된 일곱 가지 심리치료(인지행동치료, 비지시적 지지치료, 행동 활성화치료, 정신분석치료, 문제 해결 치료, 대인관계 심리치료, 사회기술훈련)의 효과를 비교분석하였다. 그 결과 이 심리치료 방법들은 효과에서 뚜렷한 차이를 보이지 않았다. 여러 심리치료기법들의 치료효과가 비슷하다는 것은 심리치료의 효과 대부분이 특별한 기법보다는 공통적이면서도 비특수적인 요인 때문이라는 것을 말해 준다. 이러한 공통 요인들에는 치료자와 내담자 간의 치료 동맹, 치료에 대한 믿음, 내담자에게 그 문제가 생긴 이유 등이 포함된다.

심리치료들 중 가장 많은 연구가 이루어진 것은 아마 인지치료일 것이다. 1990년대에 행해진 메타분석들은 인지치료나 인지행동치료가 다른 심리치료들에 비해 우울증 치료효과가 뛰어난 것으로 보고하였다(Dobson, 1989; Robinson, Berman, & Neimeyer, 1990; Gloaguen, Cottraux, Cucherat, & Blackburn, 1998). Dobson (1989)의 메타분석은 인지치료의 우월성을 보여 주는 대표적인 사례일 것이다. 그는 1976년부터 1987년까지 출판된 논문들에서 인지치료와 다른 방법들(대기자, 치료 없음, 약물치료, 행동치료, 기타 심리치료들)의 상대적인 효과를 메타분석하였다. 인지치료와 통제집단(대기자 혹은 치료 없음 집단)을 비교했을 때 평균 효과 크기는 −2.15로서, 인지치료 집단이 통제집단에 비해 98% 더 치료효과가 컸다. 인지치료와 행동치료의 비교에서도 평균 효과 크기는 −0.46으로서, 행동치료에 비해 67% 우수했다. 인지치료와 약물치료의 비교에서 평균 효과크기는 −0.53으로서, 인지치료가 약물치료보다 70% 우수했다. 인지치료와 기타 심리치료들의 비교에서도 인지치료가 70% 더 우수한 것으로 분석되었다. 그러나 이러한 메타분석 결과들에는 치료기법들에 대한 명확한 정의 부족, 이질성, 하위집단에 대한 분석 미시행, 작은 표본 크기 등과 같은 문제점들이 존재하기 때문에 제한적으로 해석할 필요가 있다.

인지행동치료는 단극성 우울증의 재발 가능성도 줄여 주는 것으로 나타났다. Vittengl, Clark, Dunn과 Jarrett(2007)는 인지행동치료가 단극성 우울증의 재발에 미치는 영향을 메타분석하였다. 급성기에 인지치료에 반응을 보였던 사람들 중 39%가 74주에 걸쳐 재발했다. 재발률은 10~83%로 그 편차가 매우 컸다. 급성기 인지행동치료는 약물치료보다 재발 가능성을 22%나 더 줄여 주었다. 또한 급성기에 인지행동치료와 약물치료를 병행하면 약물치료만 시행한 경우보다 재발률이 유의하게 낮았다. 그러나 인지행동치료와 행동치료, 대인관계치료, 정신역동적 대인관계치료 간에는 재발률에 유의한 차이가 없었다. 연속기에도 인지행동치료는 비처치 집단보다 재발률을 유의하게 낮추었다. 연속기 인지행동치료를 받은 집단은 비처치 집단보다 치료 마지막 단계에서 재발을 보이지 않을 확률이 61%였고, 연속기 인지행동치료는 재발률을 21% 줄여 주었다. 연속기 인지행동치료를 종결한 이후에도 유사한 결과가 나타났다. 즉, 연속기 인치행동치료를 받은 집단은 비처치 집단보다 재발을 보이지 않을 가능성이 64%였으며, 치료가 종결된 이후의 재발률을 29% 줄여 주었다. 이 연구자들은 활성기에 인지행동치료에 반응을 보인 사람들이 연속적인 치료를 받지 않는다면 그중 54%가 2년 이내에 재발할 것으로 추정했다. 활성기 인지행동치료는 약물치료 병행 여부와 상관없이 재발률을 낮추는 효과가 있었다.

인지행동치료는 우울증 치료로 가장 영향력이 있고 많이 사용되는 대표적인 심리치료라고 할 수 있다. 여러 메타분석 연구들에도 불구하고 인지행동치료의 효과가 다른 치료들보다 더 높다는 확실한 증거는 아직 없다. 인지행동치료는 우울증을 유지시키는 기제에 대한 이론에 기초하여 만들어진 치료법이다. 인지행동치료의 핵심 기법인 인지 재구조화(cognitive restructuring)는 경험적인 발견을 통해 의문시되었다(Kazdin, 2007; Longmore & Worrell, 2007). 인지 재구조화 없이 행동 활성화만으로도 인지행동치료에 버금가는 효과가 있다는 연구들도 있다(Dimidjian et al., 2006). 무선통제시행 연구들에 따르면, 우울증과 성격장애가 공존하는 비율이 50%에 이를 정도로 많다(Elkin et al., 1989). 이 경우에는 심리치료가 덜 효과적이며(Fournier et al., 2008; Newton-Howes, Tyrer, & Johnson, 2006), 정신역동 치료나 스키마에 초점을 둔 인지행동치료(schema-focused CBT)와 같이 장기적이고, 성격에 초점을 맞춘 치료들이 필요하다.

2) 약물치료의 효과

항우울제의 치료효과는 상대효과와 특수효과로 구분한다(Wampold, 2001). 상대효과(relative efficacy)를 비교하는 방법은 다시 두 가지로 나뉜다. 첫째는 서로 다른 작용 기전을 가진 항우울제를 비교하는 방법이다. 둘째는 항우울제와 다른 항정신병 약물을 비교하거나 항우울제가 우울증에 작용하는 효과와 다른 정신장애에 작용하는 효과를 비교하는 것이다. SSRI와 SNRI의 효과를 비교한 메타 분석(Freemantle, Anderson, & Young, 2000)에 따르면, 두 유형의 항우울제의 치료 효과는 차이가 없었다. 기존 항우울제와 하이페리쿰 추출물의 효과를 비교한 메타 분석에서도 유의한 차이는 나타나지 않았다(Linde, Bernner, Egger, & Mulrow, 2005). 이러한 결과들은 항우울제에 특정한 약물학적 효능이 있다는 가정을 지지해 주지 못한다.

특수효과(specific efficacy)는 특정 약물의 고유한 효과를 말한다. 특수효과는 이중맹검 무선화 절차(double-blind randomized controlled trials: RCTs; 환자와 의사 모두 환자가 어떤 약을 먹는지 모름)를 통해 활성 약물과 위약을 비교하여 검증한다. 몇몇 메타분석을 통해 나타난 결과들에 따르면, 항우울제는 위약보다 약간 낫지만 그 차이는 그다지 인상적인 것이 못된다. Deshauer, Moher, Moher, Sampson과 Grimshaw(2008)의 연구에 따르면, SSRI로 치료받은 주요우울장애 환자들의 61%가 약물에 양호한 반응을 보였고, 위약 집단은 51%가 그러했다. 그 차이는 고작해야 10%에 지나지 않는다.

Khan, Warner와 Brown(2000)의 메타분석에 따르면, 경증에서부터 중증의 주요우울장애 환자들에게 항우울제는 40.7%의 증상 경감 효과가 있었고, 위약은 30.9%의 효과가 있었다. 우울증 환자들은 평균 8주 시행에서 약 40%의 증상 경감이 있었다. 위약은 항우울제가 지닌 효과 중에서 70~80%의 효과를 지니고 있었고, 항우울제의 증상 경감 효과는 약 30%였다. 항우울제가 위약보다 더 우수하다는 증거를 보여 주지 못한 연구들이 40~70%에 달했다. 활성위약(active placebo)과 항우울제를 비교할 경우에는 항우울제의 치료효과가 훨씬 더 줄어들었다. 결국 활성위약은 항우울제만큼이나 효과적이라는 것을 의미한다.

여러 치료법들의 효과를 비교하기 위한 메타분석(Kirsh & Sapperstein, 1998)에 따르면, 항우울제의 효과 크기는 1.55, 위약은 1.16, 심리치료는 1.60, 치료를 받지 않은 통제집단은 0.37이었다. 항우울제를 이용한 치료는 위약보다 약간 더 나은 효과를 보였고, 치료를 받지 않은 것보다는 훨씬 더 효과적이었다. 하지만 심리치료와 비교하면 그 효과는 비슷하다. 항우울제 치료에서 위약효과를 나타내는(placebogenic) 것은 기대(Papakostas & Fava, 2009)와 환자-치료자 관계(Blatt, Zuroff, Quinland, & Pilkonis, 1996; Krupnick et al., 1996; Weiss et al., 1997; Zuroff & Blatt, 2006)다. 그러나 우울증 정도가 심할수록 위약보다는 항우울제에 반응하는 정도가 크다는 것이 일반적인 정설로 받아들여지고 있다. 실제로 몇몇 메타분석은 이를 지지해 주고 있다(Khan, Leventhal, Khan, & Brown, 2002; Kirsh et al., 2008; Papakostas & Fava, 2009). 하지만 이와 반대로 우울증의 심도와 위약반응의 크기 간에는 아무 상관이 없다는 연구들도 있다(Melander, Salmonson, Abadie, & Van Zwieten-Boot, 2008; Walsh, Seidman, Sysko, & Gould, 2002).

3) 심리치료와 약물치료의 효과 비교

Steinbrueck, Maxwell과 Howard(1983)는 단극성 우울증 환자의 치료에서 심리치료와 약물치료의 상대적인 효과 크기를 비교하기 위하여 메타분석을 실시하였다. 우울증 치료에서 이 두 방법의 효과를 비교한 것은 이들이 처음일 것이다. 그 결과 심리치료(효과크기 평균=1.22)가 약물치료(효과크기 평균=.61)보다 더 우수한 것으로 나타났다. 그러나 우울증 치료에서 항우울제와 인지행동치료의 효과는 거의 대등하다는 메타분석 결과도 있다(Cuijpers, Van Straten, Andersson, & Van Oppen, 2008). 인지행동치료의 효과가 시간제한적인 약물치료보다 더 안정적이라는 결과들도 있다(Dobson, 1989). 하지만 개선 유지율은 그다지 인상적이지 않다. 예를 들면, 급성기 치료 후 60% 반응률을 보였는데, 반응자들 중 40%가 치료 후 첫 1년 안에 재발했다(Hollon et al., 2005). 그러나 인지행동치료의 효과가 더 지속적이라는 연구(Jarrett et al., 2001)도 있어서 상충적이다. 항우울제(nefazodone)와 인지행동 분석 체계(cognitive-behavioral analysis system of psychotherapy)를 함께 받은 만성 우울증 환자가 항우울제나 심리치료를 각각 하나씩만 받은 집단에 비해 빠른 관해를 보였다(Manber et al., 2008).

4) 심리치료가 뇌 기능 변화에 미치는 효과

심리치료가 뇌의 구조나 기능, 연결성에 미치는 영향력에 관한 연구들은 코르티솔 수준에 초점을 맞추고 있으며, 주로 인지행동치료가 많다. 소진(burnout) 상태에 있는 사람들에게 인지행동치료를 14회기 시행한 후 깨어 있을 때의 코르티솔 수준을 측정한 결과 정상 수준으로 회복되었다(Mommersteeg, Keijsers, Heijnen, Verbraak, & Van Doornen, 2006). 통상 몹시 피곤한 사람들이나 우울한 사람들은 깨어 있을 때 코르티솔 수준이 줄어들어 있다. 그러나 소진이나 피로가 주요우울장애의 주요 증상 중 하나이기는 하지만, 이 연구는 직접적으로 우울증 환자를 대상으로 한 것이 아니기 때문에 제한적인 해석이 필요하다.

정신분석을 5주 동안 시행한 후 코르티솔 수준이 정상으로 회복되었다는 연구도 있다(Euler, Schimpf, Hennig, & Brosig, 2005). 그러나 이 연구도 우울증 환자를 직접 대상으로 한 것은 아니다. Antoni 등(2000)은 HIV에 감염된 남성 동성애자를 대상으로 10주간의 인지행동치료를 시행하고, 통제군(HIV에 감염된 남성 동성애자이지만 아무런 처치도 받지 않은 집단)의 우울증 및 코르티솔 수준을 비교했다. 인지행동치료 집단이 통제 집단에 비해 치료 후에 우울 증상뿐 아니라 코르티솔 수준도 유의하게 감소된 것으로 나타났다. 이러한 결과들은 인지행동치료의 항우울 효과가 코르티솔 수준에 상응한다는 것을 시사한다.

단극성 우울증 환자에게 인지행동치료를 시행한 이후에 나타난 변화들도 보고되었다. 해마의 혈류량이 증가되었으며(Goldapple et al., 2004), 편도체의 활동이 정상화되었고(Siegle, Carter, & Thase, 2006), 전전두피질과 편도체 연결성(PFC-limbic connectivity)이 개선되었다(Kennedy et al., 2007). 우울증 환자들의 경우, 필수적인 신경전달물질의 이용 가능성이 줄어들기 때문에 대뇌 영역들 간의 내부 연결성이 영향을 받게 된다. 세로토닌의 감소는 우울증과 관련되어 있다. 세로토닌은 세로토닌 운반체(serotonin transporters: SERT)를 통해 뇌로 전달된다. 우울증 환자에게 12개월 동안 정신분석치료를 한 결과 SERT 수준이 유의하게 줄어들었다(Lehto et al., 2008). 대인관계치료도 우울증과 연관된 신경화학적 변화들에 영향을 미친다. 주요우울장애 환자에게 12주 동안 대인관계치료를 시행한 결과 뇌의 신진대사 이상이 뚜렷하게 감소되었다(Brody et al., 2001). Martin 등(2001) 역시 대인관계치료를 시행한 이후 변연계 영역에서 뚜렷하게 긍정적인 변화를 관찰했다.

우울증 환자의 치료에서 약물치료와 심리치료는 각각 그 나름의 치료효과를 지니고 있다. 심리치료나 약물치료 모두 그 효과를 평가하는 데 있어서 편향(bias)이 존재할 수 있다. 치료자와 환자 모두 치료에 맹목(blinding) 상태일 수 없고, 선택적 출판(집단 간 유의한 차이가 있거나 치료효과가 있는 논문들이 주로 출판되는 경향)이나 연구자의 충성심 등이 영향을 미칠 수 있다. 생물학적 접근들은 항우울제의 치료효과가 특정 약물이 뇌에서 일으키는 생물학적 변화에 있다고 가정한다. 하지만 약물치료의 효과를 비교한 메타분석 결과들은 이 가정을 지지해 주지 못하고 있다. 오히려 항우울제 자체보다는 환자와 의사의 관계나 맥락 요인들이 치료에서 중요한 부분을 차지한다는 심리학 모형들이 더 설득적이다(Ankarberg & Falkenstrom, 2008). 이러한 논지는 심리치료에도 똑같이 적용된다. 즉, 특정한 심리치료기법이 효과적이라기보다는 치료자의 특성이나 환자의 특성, 그리고 이 둘 간의 관계 및 치료 동맹이 치료 결과를 예측하는 중요한 변수가 될 수 있다(Blatt & Zuroff, 2005). 특정 치료법의 적용이나 그 효과를 평가하는 데 있어서 증거기반 치료들에 대한 요구들이 강해지고 있기 때문에 심리치료들도 무선통제시행 절차에 따라 실시되어야 한다는 주장이 있다(Hougaard, 2010). 경험적으로 지지된 치료들이나 임상 시행 지침에 따른 치료들이 예가 될 수 있다.

제10장

불안장애

불안(anxiety)은 부정적인 결과가 일어날지도 모르는 위험한 상황에서의 불쾌하고 고통스러운 감정이다. 번지점프대에서 아래를 내려다볼 때, 중요한 시험을 앞두고 있을 때, 수업시간에 발표를 할 때 대부분의 사람들은 불안을 느낀다. 그러나 만일 불안의 정도가 강력하고 지속된다면 불안장애(Anxiety Disorder)의 하나가 될 수 있다.

불안할 때 우리는 부정적 결과가 일어나지 않도록 긴장하고 경계하며 조심스러운 행동을 하게 되어 우리 몸과 마음에는 많은 변화가 일어난다. 신체증상으로는 자율신경계의 교감반응이 활성화되기 때문에 '투쟁-도주 반응(fight or flight reaction)' 이 일어나게 된다. 즉, 동공이 확대되고 혈압이 상승하며 호흡이 가빠지고 근육이 긴장되며 땀이 나게 된다. 인지적으로는 위협 상황에 주의를 집중하고 혹시 일어날지 모를 부정적 사건을 예상하며 그에 대한 대비책을 강구한다. 행동은 조심스럽고 신중하게 하며 위협적인 사건이 일어날 때를 대비하여 긴장상태를 유지한다. 이러한 불안상태는 정서적으로 불쾌하고 고통스럽게 느껴지기 때문에 이 상태를 벗어나려는 행동의 동기가 유발된다. 즉, 불안을 느끼는 위협 상황을 회피하거나 부정적 결과가 발생하지 않도록 위험요인을 제거함으로써 안정감을 느끼고 신체의 긴장을 풀게 된다. 이처럼 현실적으로 위험을 내포한 위협 상황에서 불안을 느끼는 것은 자연스럽고 적응적 반응(adaptative response)이며 정상적 불안(normal anxiety)으로 볼 수 있다.

병적 불안(pathologic anxiety)은 일반적인 의학적 상태에 의한 불안, 불안기분을 동반한 적응장애, 그리고 불안장애로 분류된다. 여기서 주관적으로 경험되는 불쾌 정서인 불안과 공포가 분명히 존재하여 과도한 심리적 고통을 느끼거나 현실적인 적응에 심각한 어려움을 겪을 때를 불안장애라고 한다.

ICD-10에서는 DSM체계와는 달리 불안장애를 신경증적(neurotic)이란 용어로 사용하고 있다. 왜냐하면 이 용어가 관용어처럼 널리 사용되고 있고 과거의 신경증이란 개념이 여전히 유용하기 때문이다. 한편 DSM체계에서 신경증적이란 용어를 사용하지 않는 이유는 연구결과 불안장애 이외의 장애에서는 불안이 기본증상이 아니라는 점이 확인되었기 때문이다. 또한 진단을 원인에 두지 않고 기술되는 증상에 따라 내리기로 해서 불안이 주된 증상이 되는 정신장애만을 모아 불안장애로 규정했기 때문이다. 따라서 신경증이란 용어는 더 이상 사용하고 있지 않다. 하지만 혼란의 심각도를 살펴보면, 불안장애는 '신경증' 수준에 속하게 된다.

제1절 불안장애에 대한 임상적 기술

불안장애의 공통점은 불안이 지나치게 높거나 빈번하다는 점이다. 공황장애와 공포증은 불안뿐만 아니라 공포가 높다는 점에서도 구별된다(Cox, Clara, & Enns, 2002). 각 불안장애는 병적 불안이 나타나는 양상이나 불안을 느끼는 대상 및 상황에 따라 여러 하위 유형으로 구분된다. 〈표 10-1〉에는 DSM-V에 근거하여 범불안장애, 공포증(광장공포증, 사회공포증, 특정 공포증), 공황장애, 강박장애, 외상후스트레스장애, 급성 스트레스장애에 대한 요약이 제시되어 있다.

〈표 10-1〉 주요 불안장애(Ann H., Sheri L., Geranld C., & John M., 2008)

장애	특징
공포증	실제로는 위험이 없는 대상이나 상황을 두려워하고 회피하는 것
공황장애	현기증, 심계항진, 떨림 등의 생리적 증상이 갑자기 발생하고, 뭔가 일어날 것 같은 공포심이 수반되며, 때로는 공공장소에 있는 것에 대한 두려움이 특징인 광장공포증이 수반되기도 함
범불안장애	지속적이며 통제 불가능한 걱정이 특징이며, 대상은 종종 사소한 것임
강박장애	통제할 수 없는 생각, 충동 또는 이미지(강박관념)를 떠올리고, 반복적인 행동 또는 정신적 행위(강박행동)를 하게 되는 것
외상후스트레스장애	외상경험을 한 후에 흥분 수준이 높아지고, 외상경험과의 관련자극을 회피하며, 해당 사건을 회상하며 불안을 겪는 것
급성 스트레스장애	증상은 외상후스트레스장애의 경우와 같고, 그 지속기간이 4주 미만임

제2절 불안장애의 공통된 위험요인

불안장애는 발생 위험성을 증가시키는 공통요인들이 분명 존재한다. 왜냐하면 한 가지 불안장애를 갖고 있는 사람이 또 다른 불안장애를 나타내기 쉽기 때문이다. 즉, 어떤 위험요인은 한 개 이상의 불안장애를 나타낼 가능성을 높여 준다는 것이다. 〈표 10-2〉에서는 학자들이 불안장애와의 관련성을 연구한 다양한 요인들이 요약되어 있다.

〈표 10-2〉 한 개 이상의 불안장애에 걸릴 위험성 요인

유전적 취약성
뇌 공포 회로의 활성화 증가
GABA와 세로토닌의 기능 감퇴, 부정적 생활사건에 대한 노르에피네프린 증가
행동 억제
신경증
통제감이 낮은 것과 위협 단서에 대한 주의를 포함하는 인지 요인

1. 유전적 요인

쌍둥이 연구에서 공포증, 범불안장애, 외상후스트레스 장애의 경우 유전가능성이 20~40%이며, 공황장애는 약 50%임이 나타났다(Hettema, Neale, & Kendler, 2001; True et al., 1993). 가족 중에 공포증이 있으면 공포증뿐만 아니라 다른 불안장애도 나타날 위험성이 높다(Kendler et al., 2001). 또한 유전자에 따라 다양한 불안장애에 걸릴 위험성과 특정 유형의 불안장애에 걸릴 위험성이 높은 것으로 보인다(Hettema et al., 2005).

2. 신경생물학적 요인: 공포와 연관된 회로와 신경전달물질의 활동

공포 회로(fear circuit)라는 일련의 뇌구조가 불안이나 공포를 느낄 때 활성화되는 경향이 있다(Malizia, 2003). 특히 편도체가 불안장애자들 사이에서 활성화되는 경향이 많다. 공포회로와 관련 있는 신경전달물질 가운데 상당수는 불안장애와 관련되어 있다. 예컨대, 세로토닌 관련 계통의 기능저하(Chang, Cloak, & Enmst, 2003; Stein, 1998), 노르에피네프린의 수준이 정상보다 높은 것(Geracioti et al., 2001), GABA의 기능저하(Sinha, Mohlman, & Gorman, 2004)와 연관되어 있다.

3. 사회 환경: 실제의 위협

부정적 생활사건이 일어날 것을 예고하는 사건이 불안장애가 발생하기 전에 있는 경우가 종종 있다(Kendler et al., 2003). 공황장애자 중 80%가 공황장애가 나오기 전에 극심한 스트레스 사건을 겪었다고 한다(Barlow, 2004). 약 70%의 사람들이 불안장애가 나타나기 전에 극심한 스트레스를 받았다고 보고했다(Finlay-Jones, 1989).

4. 성격: 행동억제와 신경증

행동억제(behavior inhibition)란 낯선 상황과 낯선 사람들에 대해 불안이 높은 것을 의미한다. 이는 사회공포증을 잘 예측해 주는 요인인데, 행동억제 수준이 높은 유아의 30%가 사춘기에 이르자 사회공포증을 나타냈다(Biederman, 1990). 한편 신경증은 하나의 성격특질로서, 어떤 사건에 대해 평균보다 높은 부정적 감정을 반응하는 경향을 말한다. 성인을 대상으로 한 연구에서 신경증이 불안장애와 우울증 발생을 모두 잘 예측해 주었다(de Graaf et al., 2002). 즉, 신경증 수준이 높은 사람들이 신경증 수준이 낮은 사람들보다 불안장애를 나타낼 확률이 2배 이상 높았다.

5. 인지적 요인: 통제감과 위협에 주의를 기울이기

Clark 등(1999)의 연구에서처럼, 문제는 사람들이 문제 상황을 부정적으로 보는 것이 원인이 아니라 이런 생각들을 지속하는 방식이 문제라는 것이다.

6. 통제감

자기가 처한 환경을 통제할 수 없다고 생각하는 사람은 그렇지 않은 사람보다 여러 불안장애의 위험에 더 많이 노출되었다(Mineka & Zinbarg, 1998). 아동기에 외상적인 사건을 경험한 경우(Hofmann et al., 2001) 혹은 처벌을 잘하고 제한을 가하는 부모에게서 자란 경우(Chorpita, Brown, & Barlow, 1998)에 자기 삶을 더 이상 통제할 수 없다고 생각하였다.

7. 위협에 주의 기울이기

불안장애는 위협신호에 선택적 주의를 기울이는 것과 연관이 있다. Stroop과제를 사용해서 불안장애자들의 부정적 단서에 대한 주의유형을 확인해 본 결과, 불안장애는 위협자극에 주의를 더 많이 기울이는 것과 연관이 있었다(Williams et al., 1997). 불안장애 각각의 유형별로 위협자극에 비슷한 수준의 주의를 기울이는 것으로 드러났다(Bar-Hanm et al., 2007).

8. 부정적 인지가 불안의 원인인가 혹은 결과인가

부정적 인지는 불안에 뒤이어 나타나는 결과라고 본다(Engelhard et al., 2007). 즉, 살면서 위협을 경험한 사람은 부정적인 사건에 좀 더 주목하는 법을 학습한다는 것이다. 다른 연구에서도 인지유형이 부정적일수록 외상후스트레스장애를 나타낼 위험성이 커진다고 예측했다(Bryant & Guthrie, 2007). 불안관련 정보에 주의를 기울이는 것이 실제로 불안을 유발시킬 수 있는지와 이러한 주의 편향(attention bias)이 더 큰 불안을 일으키는지 살펴본 결과, 우리가 주의를 어떻게 기울이느냐에 따라 불안한 기분이 영향을 받는다는 증거를 제시하였다(Mathews & MacLeod, 2002).

제3절 불안장애의 유형

1. 범불안장애(Generalized Anxiety Disorder)

34세 주부인 Y씨는 불안하고 초조해 도저히 가만히 있을 수 없어 상담소를 방문하였다. 6개월 전 큰아이가 초등학교에 입학해 학교에 다니고 있는데 혹시나 거친 아이와 다투어 몸을 다치게 되지는 않을까? 학교와 집에 오가는 도중 교통사고를 당하지는 않을까? 그래서 몸에 장애가 생기는 것은 아닐까? 혀가 짧아서 빨리 말하면 발음이 새는데 그것으로 인해 애들에게 놀림감이 되어 왕따를 당하지는 않을까? 남편은 영업직이라 직장에서 이상한 고객을 만나 물건만 주고 돈은 못 받아 회사에서 쫓겨나지는 않을까? 안 하던 외근을 하다 몸이 안 좋아져 나쁜 병에 걸리는 것은 아닐까? 아파트 엘리베이터가 갑자기 멈추어 오도 가도 못하는 것은 아닌지, 과일을 제대로 씻지 않은 채 먹어서 과일 속에 남아 있는 농약성분이 몸속으로 들어가 가족 전체가 죽는 것은 아닌지 등으로 매사에 불안해하며, 일상적인 일에도 집중이 잘 안 되고, 많은 일을 하지 않았는데도 불구하고 항상 몸이 피곤하고, 잠자리에서 깊은 숙면을 취하지 못하며, 사소한 자극에도 근육이 쉽게 긴장된다고 호소하였다.

1) 주요 증상 및 임상 양상

범불안장애는 Y씨처럼 적어도 6개월 동안 50% 이상의 날에 불안한 느낌이 과도하고 광범위하며 다양한 신체증상을 동반하며 지속되는 상태다. 이런 상태가 오래 지속되면 개인은 몹시 고통스럽고 현실적인 적응에도 어려움을 겪게 되는데, 이 상태를 범불안장애 혹은 '일반화된 불안장애(generalized anxiety disorder)'라고 부른다.

범불안장애의 핵심 증상은 과도한 걱정이다. 걱정은 주로 대인관계, 건강, 돈, 일상생활의 골칫거리에 관한 것이다(Roemer, Molina, & Borkovec, 1997). 늘 불안하고 초조해 하며 사소한 일에도 잘 놀라고 긴장한다. 느끼는 불안은 근거를 찾기 어렵고 생활전반에 관한 다양한 주제로 여기저기에 옮겨 다니므로 부유불안(free floating anxiety)이라 한다. 늘 과민하고 긴장된 상태에 있으며 짜증과 화를 잘 내고 쉽게 피로감을 느낀다. 때로는 지속된 긴장으로 근육통과 함께 만성 피로감, 두통, 수면장애, 소화불량, 과민성 대장 증후군 등의 증상을 흔히 경험한다. 자율신경계 기능항진으로 인한 신체증상 때문에 고통받기도 한다. 즉, 발한, 심계항진, 빈맥, 손발 저림, 한냉감, 구갈, 얼굴이나 가슴이 화끈거림, 빈뇨, 설사, 구토감, 위장 불쾌감, 인후의 이물감, 과호흡 등을 보이며, 얼굴이 창백해진다. 심장증상과 호흡기 증상은 공황장애 때보다는 덜 심한 편이다. 불필요한 걱정에 집착하기 때문에 우유부단하고 꾸물거리는 지연행동을 나타내어 현실적인 일을 잘 처리하지 못하는 경향도 있다. 그 결과 주의산만, 집중곤란, 초조감, 불면증 등이 따르며, 우울도 흔히 동반된다.

걱정이 많은 사람들은 비관주의, 완벽주의, 불확실성에 대한 인내력 부족, 문제해결에 대한 자신감 부족 등의 성격특성을 갖고 있다(유성진, 2000).

2) 경과 및 예후

범불안장애는 일생에 걸쳐 나타나는 만성장애다. 남성보다 여성에게 약간 더 많고, 여성이 전체의 약 60%를 차지한다고 보고되고 있다. 10대 중반에서 20대 초반에 발생하는 경향이 있으며 증상이 평생 동안 지속되는 경우가 많다. 즉, 시기에 따라 증세의 심한 정도가 변화하지만 대체로 만성적인 경과를 보인다. 특히 스트레스가 많은 시기에 증세가 악화되는 경향이 있다.

범불안장애의 유병률을 조사한 연구(Crowe, Noyes, Pauls, & Slymen, 1983; NIMH-ECA study cited in Barlow, 1988)에 따르면, 평생 유병률은 5%이며 1년 유병률은 약 3%로 보고되고 있다. 즉, 불안장애 중에서 가장 높은 수치다. 하지만 이들이 치료받기 위해 치료기관을 찾는 비율은 다른 불안장애에 비해 약 10~12%에 불과하다. 왜냐하면 공황장애나 강박장애 같은 다른 불안장애에 비해 증상이 모호하고 그 고통 정도가 미약하기 때문이다. 주요우울장애가 나중에 발병되기도 하고 불안을 가지고 사회생활을 하다가 상당수는 결국 직업능력을 상실하며 결혼생활에 불만을 느끼고 약물 남용이나 알코올중독을 흔히 동반한다.

3) 원인

(1) 심리학적 관점

① 정신분석이론

불안을 해결되지 않은 무의식적 갈등이 표현된 증상 혹은 무의식적 내용이 의식화하려는 징조라고 본다. 또한 성격구조 간의 역동적 불균형에 의해 경험되는 부유불안이 범불안장애의 핵심 증상이라고 본다. 과거에 처벌받은 적 있던 충동들이 자아의 통제를 넘어 계속 표출하고 싶어 불안을 경험하게 되는데, 불안 감소를 위해 특정한 방어기제를 사용하게 되면 다른 형태의 장애로 발전할 수 있다. 즉, 범불안장애는 무의식적 갈등이 방어기제에 의해 변형되지 않은 비교적 순수한 형태의 불안을 반영한다는 것이다.

② 행동주의 이론

불안장애는 환경자극의 학습을 통한 조건형성의 결과물이며, 불안반응은 주변의 환경자극에 대한 고전적 조건형성을 통해 잘못 학습된 것이라고 본다. 불안장애가 다양한 형태로 나오는 것은 불안반응을 유발하는 조건자극의 종류나 범위가 다르고 불안반응의 양상이 다르기 때문이다. 즉, 공포증이 한두 가지 특수한 대상이나 상황에 강한 공포반응이 조건형성된 것이라면, 범불안장애는 일상생활의 여러 자극에 대해 경미한 불안반응이 조건형성된 것, 혹은 다양한 자극으로 일반화되어 여러 상황에서 만연된 불안증상을 나타내는 것이다. 즉, 범불안장애는 다양한 자극상황에 공포반응이 경미한 형태로 나타나는 다중공포증(multiple phobia)으로 간주할 수 있다.

③ 인지이론

만성 불안을 느끼는 사람들은 독특한 사고경향이 있다. 특히 위험 및 위협 관련 사고와 심상을 자주 보고한다. 또한 불안한 사람들은 자신들이 위험에 처해 있다고 지각하는 경향이 있다(Beck, 1976; Beck & Emery, 1985; Butler & Mathews, 1987). 이들은 대체로 다음 4가지 인지 특성을 갖고 있다. 첫째, 주변 생활환경에 존재하는 잠재적 위험에 예민하다. 특히 위험한 사고와 위협 사건에 대한 정보에 관심이 많고 일상생활에서 부정적 결과를 초래할 가능성이 있는 위험한 단서를 예민하게 포착한다. 둘째, 잠재적 위험이 실제 위험한 사건으로 발생할 확률을 지나치게 높이 평가한다. 예를 들어, 자신이나 가족이 교통사고 당할 확률, 집에 화재가 날 확률, 질병에 걸릴 확률 등을 보통 경우보다 높게 평가한다. 셋째, 위험한 사건이 실제로 발생할 경우 나타날 수 있는 부정적인 결과를 지나치게 치명적인 것으로 평가한다. 예로, 교통사고가 날 때 경미한 접촉 사고나 신체적 상해보다 정면 충돌이나 사망처럼 치명적인 결과를 예상한다. 넷째, 위험한 사건이 발생할 때 자신의 대처능력을 과소평가한다. 이에 위험한 사건이 발생하면 자신은 아무것도 할 수 없다고 생각하고 미래의 위험에 대해 걱정을 많이 한다.

주 증상인 걱정에도 초점을 맞추는데 걱정이 실상은 부적 강화효과가 있다고 본다. 즉, 걱정 덕분에 보다 강렬한 부정 정서와 이미지에 주의를 돌릴 수 있다(Borkovec & Newman, 1998). 따라서 부정 감정에 잘 대처하지 못하기 때문에 더욱더 자신의 정서를 회피하고 싶은 마음이 들지 모른다(Mennin, 2002). 한편 애매함을 잘 받아들이지 못한 사람, 즉 안 좋은 일이 장차 일어날지도 모른다는 생각을 견뎌 내지 못하는 사람이 걱정을 더 많이 하고 범불안장애도 걸리기 쉽다고 한다(Dugas, Marchand, & Ladouceur, 2005).

범불안장애자들은 불확실성에 대한 인내력이 부족하여 '만일 ~하면 어떡하지?(What if~?)'라는 내면적 질문을 계속 던지는 경향이 있다(Dugas, Freeston, & Ladouceur, 1997). 이러한 질문과 대답을 반복하는 연쇄적 사고과정 속에서 점점 더 부정적인 결과를 예상하게 되는데, 이를 파국화(catastrophizing)라고 한다(Davey & Levy, 1998; 정지현, 2000). 이처럼 사소한 위험에 대한 의문이 꼬리를 물고 확산될 뿐만 아니라 파국적인 결과를 예상하게 되므로 불안과 걱정이 만연하게 된다.

(2) 생물학적 관점

불안의 뇌 생리학적 기제를 밝히려는 연구들에서 Benzodiazepine계 약물이 불안을 감소시킨다는 사실이 발견되었다. 이와 관련된 신경전달물질인 GABA에 대한 연구가 활발하게 진행되고 있고, 또한 불안관련 신경전달물질로 노르에피네프린(Norepinephrine), 글루타메이트(Glutamate) 등이 주목받고 있다. 불안관련 뇌의 해부학적 구조로는 벤조다이아제핀(Benzodiazepine) 수용기가 많은 후두엽이 불안의 장소로 알려져 있다.

4) 치료

다른 유형의 불안장애에 비해 범불안장애의 치료 성공률은 저조하다(Roemer, Orsillo, & Barlow, 2004). 범불안장애의 치료법 가운데 유명한 행동적 접근은 이완훈련(relaxation training)이다. 이완훈련에서는 치료자가 내담자에게 마음의 안정을 가져다주는 행동전략을 가르쳐 준다. 연구결과, 이완훈련은 비지시적 치료 또는 아무런 치료를 받지 않는 것보다 더 효과적이라고 보고되었다(DeRubeis & Crits-Christoph, 1998).

인지행동치료에서는 대개 위협요소나 통제력 상실에 대한 스스로의 부정적 생각에 도전하게 하는 것을 위주로 하는 접근법에 토대를 두고 있다(Beck & Emery, 1985). 거의 모든 연구에서 인지적 또는 행동적 치료 요소가 들어가고, 여기에 불안단서를 탐지하는 훈련, 이완훈련, 부정적 사고에 맞서는 전략 등이 있다(Roemer et al., 2004). 또한 범불안장애자들은 범불안장애가 없는 사람에 비해 불확실성으로 더 고통받는 것으로 여겨져 불확실성을 견더 내도록 돕는 내용을 첨가하여 수정된 인지치료의 효과를 검증하기도 하였다(Ladoceur, 2000). 더욱이 걱정 대신 현재 순간에 생각하는 것에 초점을 맞추도록 도와주고, 걱정을 통해 회피하려 했을 마음속의 핵심적 두려움에 직면하게 도와주는 것 등이 있다.

치료가 잘 되지 않는 범불안장애 환자의 경우에는 약물치료, 인지행동치료, 가족치료 등을 병행하는 방법들이 시도되고 있다.

2. 공포증(Phobia)

공포증은 특수한 상황이나 대상에 걸맞지 않게 심한 불안과 공포를 느껴 이러한 상황이나 대상을 회피하게 되는 장애다. 범불안장애의 경우보다 훨씬 심한 강도의 불안과 두려움을 경험한다. 즉, 범불안장애는 다양하고 광범위한 상황에서 지속적인 불안을 느끼는 반면, 공포증은 공포반응이 특정한 대상이나 상황에 한정된다. 공포를 느끼는 대상의 종류에 따라 특정 공포증, 사회공포증, 광장공포증으로 구분되는데, 여기서는 특정 공포증과 사회공포증을 위주로 살펴보겠다.

1) 특정 공포증(Specific Phobia)

36세 피부과 의사인 A씨는 멀리 이동할 때에도 버스나 기차와 같은 대중 교통수단만 이용한다. 어릴 적에 TV에서 비행기 폭파범에 대한 기사를 많이 보고 충격을 받아 교통수단은 배나 비행기보다 땅에 붙어 다니는 버스나 기차만을 고집한다. 그래서 아직까지 외국여행도 가 본 적이 없고 외국 학회나 여행을 가야 하는 상황이 주어지면 집안에 일이 생겼다거나 어떤 핑계를 대서라도 안 가고 국내학회도 제주도에서 개최되는 경우는 가 본 적이 없고 신혼여행도 자가용으로 전국일주 여행을 했을 뿐이다. 휴일날 식구들이랑 놀이공원에 가도 바이킹, 블루마운틴, 곤도라, 트왈라이트와 같이 고공에서 즐기는 놀이기구들 근처에는 아예 가지 않고, 영화를 보러 가도 비행기에서의 추락, 납치, 고공침투와 같은 내용이 포함되는 종류는 보지 않는다고 한다. 한번은 바이킹 근처까지 갔다가 너무 불안한 나머지 숨이 막혀 소리를 지르고 싶을 지경이어서 결국은 악을 쓰고 나와 버렸다고 한다. 그런데 두 달 뒤면 남편이 외국에 6개월간 연수를 가게 되어 가족 전체가 미국으로 출국해야 하는 상황에 직면하게 되었다. 스스로 치료를 받고 가족과 같이 가지 않는 한 당분간 남편과 떨어져 살아야 하기에 남편의 권유로 치료받고자 상담실에 방문하였다.

(1) 주요 증상 및 임상적 특징

특정 공포증은 앞의 A씨처럼 특정 대상이나 상황의 존재로 야기되는 근거 없는 두려움과 회피행동을 말한다. DSM-V에 제시된 진단기준에 따른 특정 공포증의 주 증상을 보면, 첫째, 특정한 대상이나 상황(예: 비행, 높은 곳, 동물, 주사 맞기, 피를 보는 것)에 대해 현저하고 지속적인 공포를 느낀다. 공포대상이 존재할 것으로 예상되는 상황에서도 때로는 비슷한 공포반응을 나타낼 수 있다. 둘째, 공포자극에 노출되면 거의 예외 없이 즉각적인 불안반응을 보인다. 셋째, 이 장애가 있는 청소년이나 성인은 자신의 공포가 과도하고 비합리적이라는 사실을 알고 있다. 넷째, 이들은 대개 공포자극을 회피하려 하면서도 때로 심한 불안을 느끼며 고통 속에서 공포자극을 참는 경우도 있다. 이상의 주 증상이 6개월 이상 지속되어 일상생활과 직업적, 사회적 생활에 현저한 방해를 받을 경우 특정 공포증으로 진단된다.

특정 공포증이 있는 사람들은 두려워하는 대상이 매우 다양하다. 일반인의 경우 가장 두려워하는 대상은 뱀이며, 다음으로 높은 곳, 비행하는 것, 폐쇄된 공간, 질병, 죽음, 상처, 폭풍 등의 순서로 보고된다(Agras, Sylvester, & Oliveau, 1969). 두려움의 대상에 따라 공포증의 명칭이 정해지며 〈표 10-3〉에는 여러 종류의 공포증이 제시되어 있다. 존재 가능한 공포증이 제시되어도 실제로 특정 공포증은 두려운 대상과 상황 및 몇 가지에 국한되는 경향이 있다. DSM-V에서는 특정 공포증을 공포대상에 따라 4가지 하위 유형으로 구분한다. 첫째, 동물형으로 뱀, 거미, 지네, 바퀴벌레 등의 동물이나 곤충을 두려워하는 것이다. 둘째, 자연 환경형으로 천둥, 번개, 높은 곳, 물과 같은 자연에 대한 공포다. 셋째, 혈액-주사-상처형으로 피를 보거나 주사를 맞거나 상처를 입거나 그 밖의 의학적 절차 등 신체적인 상해나 고통을 두려워한다. 넷째, 상황형으로 지하철이나 버스와 같은 대중 교통수단, 터널, 다리, 엘리베이터, 비행기, 폐쇄된 공간 등과 같은 특정 상황을 두려워하고 피한다. 임상 장면의 성인들이 호소하는 공포증은 상황형이 가장 많고 다음으로 자연환경형, 혈액-주사-상처형, 동물형의 순서가 흔하며, 특정 공포증 간에는 공존하는 경우가 높다(Kendler et al., 2001).

특정 공포증의 경우 두려움의 대상에 직면하거나 대상을 직면할 것이 예상될 때에도 심한 불안을 경험한다. 공포의 초점은 그 대상이나 상황으로부터 상해를 입

〈표 10-3〉 다양한 특정 공포증의 종류(권석만, 2003)

공포증	공포대상	공포증	공포대상
Acrophobia	고소(높은 곳)	Necrophobia	시체
Algophobia	통증	Nyctophobia	밤, 어두움
Astraphobia	번개와 천둥	Pathophobia	질병
Claustrophobia	폐쇄된 공간	Phonophobia	큰 소리
Coprophobia	배설물	Photophobia	강한 빛
Hematophobia	피	Sitophobia	식사
Hydrophobia	물	Toxophobia	독물
Lalophobia	연설	Xenophobia	낯선 사람
Mysophobia	더러운 것	Zoophobia	동물

게 될 것이라는 점에 모아진다. 예를 들어, 뱀에게 물릴까 봐 뱀을 두려워하거나 비행기가 추락할까 봐 항공여행을 두려워하는 것이다. 공포대상에 직면했을 때 극도의 불안상태에 빠져 허둥대거나 기절하는 등 자기 통제력을 상실할 것에 대한 두려움이 흔하다. 피나 상처에 대한 공포증은 기절할지 몰라 두려워하고 고소공포증은 높은 곳에서 어지러움을 느끼고 균형감각을 잃게 될까 봐 두려워한다.

특정 공포증이 있는 사람이 느끼는 공포수준은 대개 공포자극과 근접할수록 강해지고 회피 가능성이 높을수록 낮아진다. 즉, 공포대상인 뱀이 가까이 오면 공포가 강해지고 멀어지면 감소한다. 또한 뱀이 다가오는데 피할 수 없는 상황에서는 강한 공포를 느끼는 반면, 멀리 도망가서 피할 수 있는 상황이라면 공포는 약해진다.

역학 연구결과, 일반인은 평생 유병률이 10~11.3%, 1년 유병률은 약 9%로 보고된다. 한국의 경우 4.8%라는 보고도 있다. 남성보다 여성이 2배 정도 더 흔하며 특히 10대 청소년이 많다. 이 장애가 있는 성인 대부분 자신의 공포가 과도하고 비합리적이라는 사실을 인식하고 있다. 따라서 특정 공포증 때문에 치료를 받으러 오는 사람은 드물다. 평균적으로 10대 중반에 발병하는데, 하위 유형에 따라 차이가 있다. 동물형과 자연환경형은 대체로 아동기에 시작되고, 혈액-주사-상처형도 아동기에 시작하는데 유전을 통해 전해 내려오는 것이 확실하다고 하며, 상황형은 아동기 또는 20대 중반에 시작하는 경우가 많다.

(2) 원인

① 유전적 관점

일란성 쌍둥이가 이란성 쌍둥이보다 동일한 특정 공포증을 나타낼 일치성이 높다는 Torgersen(1979)의 연구결과는 유전적 요인의 영향을 시사한다.

② 심리학적 관점

행동주의 특정 공포증의 조건형성 행동주의적 학습이론은 고전적 조건형성에 의해 공포반응이 학습될 수 있음을 보여 준다. 따라서 공포를 유발하는 무조건 자극과 중성적인 조건자극이 연합함으로써 공포반응이 조건형성된다는 것이다. Seligman(1971)은 인간이 오랜 진화과정을 통해 생존을 위협하는 특정자극에 대해 공포반응을 더 쉽게 학습하는 생물학적 성향을 지니고 있다고 보았다. 즉, 생존을 위협하는 자극은 더 쉽게 공포반응이 학습될 뿐만 아니라 그러한 위협자극에 한 번 공포반응이 형성되면 소거도 잘 되지 않는 경향이 있다는 입장으로, 공포학습을 '준비성(preparedness)'이란 개념으로 설명하였다. 특정 공포증이 있는 사람들은 불안과 공포에 예민한 취약한 기질을 타고나서 쉽게 공포증을 형성하게 된다.

공포증이 형성되면 공포자극을 회피하게 되고 이 회피행동은 두려움을 피하게 하는 부적 강화효과를 지니기 때문에 지속된다. 이런 회피행동으로 인해 공포자극이 해롭지 않음을 학습할 기회를 얻지 못하므로 공포반응은 소거되지 않은 채 지속된다. 이 과정은 Mowrer(1939, 1947, 1950)의 2요인이론에 기반을 둔 조건형성과정에 초점을 둔다. 이 모형에서는 두 단계가 있음을 시사한다. 첫째, 고전적 조건형성을 통해 본래 혐오자극과 짝지어진 중성자극을 두려워하도록 학습한다. 둘째, 조작적 조건형성을 통해 조건자극을 회피함으로써 조건형성된 공포가 감소하게 된다. 회피반응은 두려움을 줄여 주는 후속효과로 인해 강화되고 유지하게 된다.

또 다른 방식으로 특정 공포증에 대한 고전적 조건형성이 일어날 수도 있다(Rachman, 1977). 첫째, 고전적 조건형성은 조건화된 공포처럼 직접 경험에 의해 일어날 수도 있다. 둘째, 고전적 조건형성은 다른 사람이 특정한 대상을 두려워하며 회피하는 것을 관찰함으로써 그에 대한 두려움을 학습하는 관찰학습으로도 가능하다. 예를 들어, 뱀을 두려워하는 부모의 자녀는 어머니의 공포반응을 관찰하면서 개에 대한 두려움을 학습하게 된다. 셋째, 고전적 조건형성은 언어적 또는 비언어적 의사소통에 의해서도 일어날 수 있다. 예컨대, 엄마가 아이에게 "뱀은 위험해. 가까이 가면 큰일 난다. 물리니까 피해라."라는 주의를 주는 것으로도 아이는 뱀에 대한 공포를 갖는다.

정신분석 무의식적인 갈등에서 나온 불안이 특정 외부 대상에 투사되거나 대치되었을 때 특정 공포증이 나타난다고 본다.

(3) 치료

특정 공포증은 행동치료가 가장 효과적인 방법으로 알려져 있다. 노출치료와 둔감법이 효과적이며 참여적 모방학습과 이완훈련도 유용한 방법이다. 특히 체계적 둔감법(systematic desensitization)은 긴장이완 상태에서 가장 약한 공포자극부터 시작하여 점차 강한 공포자극을 노출시키는 방법이다(Barlow, Raffa, & Cohen, 2002). 이때 각종 이완기법을 습득시켜 자극 앞에 나서게 하여 공포를 극복하게 하는 것으로 상상으로 또는 실제로 노출시켜 적용한다. 즉, 실생활에서의 노출치료(exposure therapy)도 체계적 둔감법만큼이나 효과적이다(Choy et al., 2007). 또한 비행기 타는 것처럼 공포증이 있는 사람에게 많은 무서운 상황을 유사하게 보여주기 위해 가상현실 치료 프로그램도 개발하였다. 이 같은 모의상황에 노출시키는 것도 실생활에서의 노출만큼 효과적이다(Choy et al., 2007). 노출치료의 효과는 적어도 1년 동안 지속됨을 보여 주었다(Ost, Ferebee, & Furma, 1997). 노출치료에는 실제로 공포자극에 노출하는 실제적 노출법과 공포자극을 상상하게 하여 노출시키는 심상적 노출법이 있다. 또한 공포자극에 조금씩 점진적으로 노출시키는 점진적 노출법과 단번에 강한 공포자극에 직면시키는 홍수법도 있다.

참여적 모방학습법(participant modeling)은 타인이 공포자극을 불안 없이 대하는 것을 관찰하게 해서 공포증을 치료하는 방법이다. 예를 들어, 뱀 공포가 있는 사람은 접촉 둔감법(contact desensitization)이라는 방법을 통해 뱀을 만지고 몸에 두르며 갖고 노는 사람을 관찰하면서 뱀에 대한 접근행동을 학습해서 공포증을 극복하게 된다.

한편 특정 공포증 환자들은 자신이 갖고 있는 두려움이 과도하고 불합리적이다는 사실을 이미 알고 있기 때문에, 인지치료 내지 노출치료와 함께 실시하는 인지치료는 노출치료만큼 효과적이지 못하다(Antony & Barlow, 2004).

정신분석 관점에서 Freud는 말에 대한 공포증이 있는 'Little Hans'라는 5세 아동 사례를 통해 공포증은 오이디푸스 갈등과 관련된다고 보았다. Hans는 어머니에 대해 애착을 느껴 성기노출 등의 유혹적인 행위를 하곤 하며 아버지로부터 남근을 거세당하지 않을까 하는 불안을 마음속에 갖게 된다. Freud에 따르면, 아버지를 좋아하는 Hans는 아버지와의 관계를 소원하게 만드는 공포감을 부정하고 말에게 투사함으로써 말에 대한 공포가 생겼다는 것이다. 특히 말은 아버지의 특징을 상징적으로 갖고 있어 말에게 공포가 투사된 것처럼, 정신분석은 회피할 수 있는 대상에게 공포가 대치되어 회피행동을 통해 공포를 면하게 된다는 입장이다. 무의식적 갈등내용과 공포대상 간에는 연상적이거나 상징적 관련성이 있고 투사, 대치, 회피, 상징화 등의 방어기제가 관여한다. 따라서 공포증 기저에 있는 무의식적 갈등을 자각하여 해소하게 해서 근본적으로 공포증이 치유가능하다고 본다.

2) 사회불안장애(Social Anxiety Disorder)

교육대학에 다니고 있는 22살의 P양은 올해 대학 4학년이다. 평상시 학점관리에도 철저해서 학과 교수들로부터 성실하고 실력 있는 학생으로 인정받고 있다. 하지만 막상 앞에 나가서 발표할 때는 사람들이 다들 자기만 쳐다본다는 것이 의식되어 목소리가 떨리고 손에서 식은땀이 마구 나며 발표할 자료마저 생각나지 않고 점점 얼굴까지 붉어진다. 또 쳐다보는 다른 아이들이 자기 자신을 바보로 여길 것이라는 두려움에 준비한 것에 절반도 채 발표하지 못하고 말만 얼버무리고 들어와 버렸다. 그런 다음부터는 수업이 끝나고 곧장 집으로 가서 자기 방에 들어가 이불 속에 틀어박혀 축 처진 기분으로 3일간을 보내고 난 후 학교에 등교했다. 제일 걱정되는 것은 후반기에 있을 임용고시의 마지막 3차 시험이다. 많은 심사위원들 앞에서 실제 수업을 시연해 보여야 하는데 그때도 학교 발표

수업처럼 평가받는 상황에 대한 불안이 재현된다면 다시는 임용고시를 보러 가지 못할 것이며 간다 하더라도 시험에서 탈락은 당연한 일이고 그것은 곧 자신이 인생의 낙오자가 되는 것이라며 또다시 걱정과 불안에 휩싸인다.

(1) 주요 증상 및 임상적 특징

사회불안장애는 위의 P양처럼 타인과 상호작용하는 사회상황을 두려워하여 회피하는 공포증 유형 중 하나다. 사회공포증(social phobia)이라고도 불리는데, 그 이유는 장애가 생활 구석구석까지 영향을 주고 일상생활에 부정적인 영향을 미치는 정도가 다른 공포증보다 훨씬 크기 때문이다(Liebowitz et al., 2000). DSM-V의 진단기준을 살펴보면 다음과 같다. 첫째, 사회공포증은 당황할 수 있는 사회 상황이나 과제를 수행하는 상황에서 현저하고 지속적인 공포를 지닌다. 사회 상황에서 다른 사람에게 관찰되고, 부정적 평가를 받고, 모욕당하며, 당황하게 되는 것을 두려워한다. 타인 앞에서 발표나 연주를 할 때 느끼는 무대공포, 얼굴이 붉어지는 것을 다른 사람이 알게 되는 것을 두려워하는 적면공포, 공공장소에서 음식 먹는 것을 두려워하는 식사공포 등이 있다. 둘째, 사회 상황이나 과제수행 상황에 노출되면 거의 예외 없이 즉각적으로 불안반응이 나타난다. 얼굴이 붉어지고 근육이 긴장되며 심장박동이 빨라지고 손발이 떨리고 정신이 혼미해짐을 느낀다. 셋째, 이 장애의 청소년과 성인들은 자신의 공포가 과도하게 비합리적이며 사회 상황에서 두려워할 현실적 이유가 없다는 것을 알면서도 그 상황에 대한 두려움을 버릴 수가 없다. 넷째, 이들은 대개 사회 상황이나 수행상황을 회피하려고 한다. 때로는 심한 불안을 느끼며 고통 속에서 이러한 공포자극을 참는 경우도 있다. 이러한 주 증상이 6개월 이상 지속되어 일상생활은 물론 직업적 또는 사회적 생활에 현저한 방해를 받을 경우 사회공포증이라고 진단한다.

사회공포증이 있는 사람들 중 적어도 1/3은 DSM-V의 회피성 성격장애의 진단기준에도 부합된다(Chavira, Stein, & Malcarne, 2002). 한편 회피성 성격장애는 사회공포증보다 조기에 발생하며 증상이 보다 확산적인 양상을 띠고 더 심각한 장애로 간주된다. 사회적 불안이나 수줍음은 대학생의 약 40%가 가지고 있다고 보고할 만큼 매우 흔하다(Pikonis & Zimbardo, 1979). 한편 수줍음을 타는 사람과는 달리 사회공포증이 있는 사람은 사회적 상황을 회피하고 사회장면에서 더 불편감을 느끼며 증상이 더 오랫동안 지속되는 것이 특징이다(Turner, Beidel, & Townsley, 1990). 사회공포증의 평생 유병률은 3~13%이며, 다른 불안장애에 비해 유병률이 높은 장애다. 다른 불안장애와 함께 동반되는 경향이 있고, 사회장면에 대한 극도의 두려움 때문에 치료기관을 찾지 않고 자신의 재능을 제대로 발휘하지 못하고 이보다 훨씬 뒤처진 직장에서 일하게 되는 경우가 흔하다.

사회공포증은 사회적 상호작용이 더 중요시되는 사춘기에 시작되는 것이 일반적이지만, 때로는 아동기에 시작되기도 하고 치료받지 않을 경우 만성화되는 경향이 있다. 일반인 대상 역학조사에서는 여성에게 다소 많다고 보고되었는데, 임상환자 대상의 조사에서는 남성이 많거나 여성과 비슷한 것으로 나왔다. 특이한 점은 동북 아시아 3국, 즉 한국, 일본, 중국 사람들이 독특한 유형의 사회공포증을 드러낸다. 즉, 자신이 타인을 불편하게 만들어 피해 주고 있다는 이유 때문에 사회적 상황을 두려워하고 회피하게 되는 '가해의식형 사회공포증'이 있다(American Psychiatric Association, 1994). 외모의 특성, 몸 냄새, 강렬한 눈빛, 표정이나 말투가 타인을 불편하게 하는 흔한 이유로 보고되었다.

(2) 원인

① 유전적 관점

쌍둥이 연구결과, 두 명 모두 사회공포증을 나타낼 일치율이 일란성 쌍둥이의 경우는 24.4%이고 이란성 쌍둥이의 경우는 15%로 밝혀져 사회공포증에 유전 요인이 관여함을 시사한다(Torgersen, 1979). 또한 사회공포증자들은 자율신경계 활동이 불안정하여 다양한 자극에 쉽게 흥분하는 경향이 있다. 이들은 수줍음, 사회적 불편감, 사회적 위축과 회피, 낯선 사람에 대한 두려움과 같은 기질적 특성의 경향이 있다(Reich & Yates, 1988).

② 심리학적 관점

정신분석 무의식적 갈등이 사회 상황에 대치되어 투사된다는 입장이다. 의식적인 수용이 불가능한 공격적 충동을 타인에게 투사하여 타인이 자신에게 공격적이거나 비판적일 것이라고 느끼게 됨으로써, 타인 앞에 나서기가 두려워진다는 것이다. 한편 대상관계 이론에서는 생의 초기에 아이를 양육하는 어머니와의 관계가 사회공포증에 영향을 준다는 입장이다. 즉, 아동이 생의 초기에 어머니와 상호작용하는 경험이 자신과 주요한 타인에 대한 내면적 표상을 형성하게 하고 이는 성장 후의 대인관계에까지 영향을 준다는 것이다. 어린 시절 어머니와 불안정하거나 거부적인 관계를 경험하게 되면, 부적절한 자기상과 비판적인 타인상을 형성하여 성인이 된 이후 대인관계에서 과도한 불안의 사회공포증을 나타낸다는 입장이다.

■ **인지주의** 사회공포증의 대표 이론인 Clark과 Wells(1995)의 인지이론에 따르면, 사회공포증을 지닌 사람들은 과거경험에 근거해서 세 가지 주제의 역기능적 신념, 즉 (1) 사회적 수행에 대한 과도한 기준의 신념, 예를 들어 '나는 모든 사람들로부터 인정과 칭찬을 받아야 한다.' 등을 갖고 있다. (2) 사회적 평가에 대한 조건적 신념, 예를 들어 '내가 실수하면 다른 사람들이 나를 무시할 것이다.' 등을 갖고 있다. (3) 자기와 관련된 부정적 신념, 예컨대 '나는 다른 사람보다 열등하다.'를 갖고 있다.

여러 사회 상황에 처했을 때 이러한 역기능적 신념이 활성화되어 그 상황을 부정적으로 해석하고 사회적 위험을 지각하게 된다. 사회적 위험을 지각하면 서로 연결된 3가지 변화가 자동적으로 일어나 불안을 강화하게 된다. 첫째는 신체적 또는 인지적 변화가 나타나서 얼굴이 붉어지거나 가슴이 두근거리고 목소리가 떨리거나 주의집중이 되지 않고 정신이 멍해진다. 둘째로 안전행동이 나타나서 불안을 줄이고 남들로부터 부정적 평가를 받지 않으려는 방어행동을 한다. 손 떨림을 막기 위해 마이크를 꽉 붙잡거나 타인의 시선을 피하거나 말이 중단되는 것을 막기 위해 빨리 말하는 행동이 이에 해당된다. 한편 이러한 안전행동이 타인에게 더 부정적 인상을 주거나 불안을 증가시키는 역효과를 준다. 셋째로는 주의가 자신에게 향해지는 자기 초점적 주의가 발생하여 불안해 하는 자신을 관찰하게 된다. 자기관찰에 근거하여 타인도 자신을 부정적으로 본다고 생각해서 타인의 눈에 비치게 될 사회적 자기의 모습을 부정적으로 구성하게 된다. 이 과정에서 현실

왜곡이 일어나는데, 예를 들어 자신의 얼굴이 빨개졌다고 느끼면 타인도 자신의 빨개진 얼굴을 보고 자신을 부정적으로 평가할 것이라는 잘못된 판단을 하게 된다. 이처럼 세 가지 변화가 악순환의 과정으로 불안을 강화하게 되어 공포를 느낀다고 본다. 남들이 자신에게 어떻게 반응할지에 대해 강력하고 부정적인 시각적 이미지를 갖고 있는 경우가 많다(Hirsch & Clark, 2004).

인지적 입장의 많은 연구자들이 사회공포증의 공통된 인지특성을 제시하였다(김은정, 1999, 2000; Ashbaugh et al., 2005; Beck & Emery, 1985; Clark & Arkowitz, 1975). 첫째, 이들은 자신이 타인에게 호감을 주지 못하는 사람이라는 뿌리 깊은 믿음을 갖고 있다. 즉, 사회적 자기에 대한 부정적 개념을 지니고 있다. 둘째, 타인에게 자신에 관한 좋은 인상을 심어 주어야 한다는 강한 동기를 갖고 있다. 셋째, 타인의 평가를 중요시하며 호감과 인정을 받기 위해 완벽한 모습을 보여 주려 하고 동시에 부정적 평가를 재난적인 것으로 보는 경향이 있다. 넷째, 이들은 사회적 상황에서 자신이 한 행동을 부정적으로 평가하는 양상을 보인다. 특히 이들은 자신이 사회성이 부족하지 않을 때조차도 자신의 사회활동을 지나치게 부정적으로 평가했다(Stopa & Clark, 2000). 반면에 사회불안이 없는 사람들은 자신의 수행도를 깎아내리는 식으로 평가하지 않았다(Ashbaugh et al., 2005). 즉, 사회공포증이 있는 사람들은 자신의 수행도를 불공정할 정도로 지나치게 깎아내리는 것으로 보인다. 따라서 사회적 상황에서 반복적으로 불안과 좌절감을 경험하며 결국 사회상황을 회피하는 최선의 회피적 대처방식을 택하게 된다.

사회공포증은 외부(사회적) 단서보다 내부(당사자의) 단서에 주의를 기울인다는 증거도 있다. 즉, 이들은 다른 사람들보다 자신의 불안 징후를 살피는 데 더 시간을 많이 보내는 것으로 보인다. 또한 사회공포증으로 진단된 사람들은 진단되지 않은 사람들보다 자신의 심장박동률에 더 많이 주의를 기울였다(Pineles & Mineka, 2005).

(3) 치료

사회공포증은 특정 공포증보다 치료하기가 더 어려운 것으로 보인다. 왜냐하면 치료가 도움은 되지만 많은 사람들이 불안이 일부 감소하는 효과만을 얻었을 뿐이라고 보고하기 때문이다(DeRubeis & Crits-Christoph, 1998). 하지만 이들에게 인지행동적 집단치료가 효과적인 것으로 밝혀졌다. 인지행동치료는 사회 상황에서 갖게 되는 부정적 사고와 신념을 수정하는 인지적 재구성, 여러 집단 구성원 앞에서 발표를 하는 등 두려운 사회적 상황에의 반복적 노출, 발표자와 청중의 역할을 번갈아 하는 역할 연습, 그리고 불안을 이완시키는 긴장이완훈련 등으로 구성된다. 이러한 집단 인지행동치료는 사회공포증의 치료에 효과적이며 치료효과가 5년 이후에도 지속되었다고 한다(Heimberg, Salzman, Holt, & Blendall, 1993). 노출법에서는 시작할 때 공공 상황에서 노출을 실시하기 전에 치료자와 함께하거나 소규모의 치료 집단 속에서 역할연습을 실습하는 것부터 시작하는 경우가 많다(Marks, 1995). 노출은 점차 길게 하면서 통상적으로 불안이 사라진다(Hope, Heimberg, & Bruch, 1995). 노출법의 효과는 사회공포증이 있는 사람들에게 안전행동을 취하는 것을 멈추도록 교육시킬 때 더 높아지는 것으로 보인다(Kim, 2005). 어떤 연구에서는 사회공포증을 치료할 때 노출법에 인지치료를 덧붙인 것이 노출법만 실시하는 것보다 효과적이라고 한다(Turk et al., 2001).

한편 Clark(1997)는 인지치료에 다른 치료법을 다양한 방식으로 접목시켜 사회공포증에 적용하기 위한 기법을 개발했다. 즉, 이들에게 자신의 주의를 안으로만 집중하지 않도록 도와주고, 타인이 자신에게 어떻게 반응할 것인지에 대해 갖고 있는 매우 부정적인 이미지에 맞서 싸우도록 도와준다. 이러한 인지치료는 노출법에 이완훈련을 추가한 것(Clark et al., 2006) 보다 더 효과가 있는 것으로 나타났다.

국내연구에서도 사회공포증을 위한 집단 인지행동치료 프로그램이 권정혜, 이정윤, 조선미(1997), 조용래(1998), 김은정(1999)에 의해 개발되어 사용되었다.

또한 약물치료가 적용되기도 한다. 흔히 사용되는 약물로는 베타억제제를 비롯하여 삼환계 항우울제와 MAO억제제가 있으며, 세로토닌 재흡수억제제 또한 사회공포증 치료에 효과적이라고 알려져 있다. 약물치료와 인지행동치료의 치료효과를 비교한 결과(Heimberg et al., 1998; Liebowitz et al., 1999), 두 방법 모두 유사한 치료효과를 보였으나 약물치료는 약물을 중단할 경우 증상이 재발되는 경향이 있다.

3) 광장공포증

광장공포증(agoraphobia)은 그리스어인 agora(시장 바닥에서 유래된 말)에서 유래된 말이며, 특정한 장소나 상황에 대한 공포를 보이는 경우를 말한다. DSM-IV-TR에서는 공황장애의 두 종류가 있다. 즉, 광장공포증이 있는 공황장애와 광장공포증이 없는 공황장애로 나뉘는데, 이 장애는 공황발작과 함께 나타나는 경우가 흔하다. 공황발작은 어지러움, 흉부통증, 질식할 것 같음, 토할 것 같음, 죽거나 미칠 것 같음 등과 같은 신체적, 심리적 증상을 수반한다. 광장공포증을 보이는 사람들은 탈출이 어렵거나 곤란한 장소, 및 공황발작과 같이 갑작스러운 곤경에 빠질 경우 도움을 받을 수 없는 장소나 상황에 대한 불안이 있다. 따라서 이러한 특성을 지닌 여러 장소나 상황을 회피하게 된다. 광장공포증은 한두 가지 특정 상황에만 공포를 보이는 특정 공포증이나 자신이 당황해 하는 사회적 상황에만 국한해서 공포를 보이는 사회공포증과는 구분된다.

Goldstein과 Chambless(1978)는 광장공포증 원인론에 대한 주된 인지모형인 두려움에 대한 두려움이론(fear of fear theory)을 주장하고 광장공포증을 유발하는 두 개의 심리적 요인을 제시했다. 첫째 요인은 두려움에 대한 두려움이다. 이는 두려움의 결과로 유발되는 당혹감과 혼란감, 통제상실, 졸도, 심장발작, 정신이상에 대한 두려움을 뜻한다. 광장공포증 환자들은 그들이 두려워하는 상황이 실제로 위험하지 않음을 잘 알면서도 그러한 상황에서 경험할지도 모르는 공포감으로 인해 여러 당혹스러운 경험을 두려워한다. 즉, 이들은 특정한 장소 자체를 두려워하는 것이 아니라 그 장소에서 경험하게 될 공포를 두려워한다. 이러한 두려움에 대한 두려움은 (1) 두려움과 관련된 신체감각에 대한 두려움과, (2) 두려움의 결과에 대한 부적응적인 사고로 구성된다. 둘째 요인은 불안을 유발한 선행사건을 잘못 해석하는 경향성이다. 예컨대, 대인관계의 갈등으로 어떤 사람과 심하게 다투고 난 후 넓은 길거리에 혼자 서 있을 때 불안을 경험한 사람이 불안의 원인을 대인관계의 갈등 때문이라기보다는 넓은 길거리라는 상황에 잘못 귀인시킴으로써 넓은 길거리를 두려워하게 된다. 이 밖에도 자신에 대한 신뢰감과 통제감이 부족하거나 대인관계의 갈등을 비롯한 심리적 갈등 상황에 있는 사람에게 광장공포증이 유발되기 쉽다. 한편 광장공포증이 수반되지 않는 공황장애자들은 특정 장소에 대해 걱정하는 것으로 보이지는 않는다. 그래서 특정장소를 회피하느라 시간을 많이 소모하지는 않는다(Clark, 1997).

평생 유병률은 외국의 경우 다양한 연구도구가 사용되어 0.6~6%로 매우 다양하다. 한국의 경우 0.3%라는 보고가 있다. 임상연구에서는 광장공포증 환자의 3/4이 공황장애를 갖고 있으나, 일반연구에서는 1/2만 공황장애를 갖고 있다고 보고되었다.

3. 공황장애

33세의 기혼 여성인 B씨는 한창 더운 8월 초순경 임신 7개월이었는데 백화점에 쇼핑하러 갔다가 엘리베이터를 탑승했다. 위로 올라가던 엘리베이터가 갑자기 불이 꺼지며 10분가량 멈춰서 움직이지 않았다. 당시에 날은 매우 덥고 사람마저 가득 탄 캄캄한 속에서 숨이 더 가빠지면서 점점 숨 막히는 듯했고, 가슴이 답답해지며, 어지럽고, 이러다 질식되어 영원히 죽는 것이 아닌가 싶기도 했다. 그 뒤 엘리베이터가 제대로 작동되어 불이 켜지고 문이 열려 나왔던 적이 있다. 하지만 당시에 겪은 무섭고 두려웠던 기분은 항상 머릿속에 자리하고 있었다. 그런지 넉 달 뒤에 종합검진을 받기 위해 병원에 들러 Brain MRI를 촬영하러 커다란 통 속에 들어가야 했는데, 갑자기 심박동이 빨라지고 숨이 가빠지며 가슴에 통증이 느껴지고 토할 것만 같고 곧장 질식되어 죽어 버릴 것만 같은 경험을 또다시 하게 되었다. 의학적 검사결과 별다른 이상소견은 없었다. 5일이 지난 후 기차 안의 화장실에서 볼일을 볼 때도 이와 같은 증상이 반복되었다. 이제 또 언제 그 증상이 나타날지 몰라 불안한 마음에 상담소에 방문하였다.

1) 주요 증상 및 임상적 특징

공황장애는 위의 B씨처럼 특정 상황과 무관한 공황발작이 잦고 공황발작이 더 자주 발생하지 않을까 하는 걱정이 특징이다. 공황발작에서는 강한 두려움을 느끼고, 겁(terror)이 나고 운명적인 일이 벌어질 것 같은 절박한 느낌이 갑자기 발생하는 것이다. DSM-V에 따르면, 공황장애로 진단되기 위해서는 강렬한 불안과 더불어 다음과 같은 13개의 신체적, 심리적 증상 가운데 적어도 4개 이상의 증상이 있어야 한다. (1) 심장이 평소보다 빠르게 뜀, (2) 진땀을 흘림, (3) 몸이 떨림,

(4) 숨이 가빠지는 느낌, (5) 질식할 것 같음, (6) 가슴의 통증이나 답답함, (7) 토할 것 같은 느낌, (8) 어지러움, (9) 비현실감, (10) 자기통제를 상실하거나 미칠 것 같은 이상의, (11) 죽음에 대한 두려움, (12) 감각의 이상이나 마비, (13) 몸이 달아오르거나 추위를 느낌이다. 아울러 이런 증상은 갑작스럽게 나타나 10분 안에 최고조에 도달해 극심한 공포를 일으킨다. 흔히 첫 공황발작(panic attack)은 피곤, 흥분, 성행위, 정서적 충격 등을 경험한 후에 나타나는 경향이 있고, 대개 예기치 않게 발생하므로 단서 없이 나타나는 발작(uncued attacks)이라 부른다. 이런 공황발작을 경험하면 환자는 죽을 것 같은 공포로 흔히 응급실을 찾고 진찰을 받을 때 같은 말을 되풀이하거나 더듬는 등 몹시 당황하는 행동을 보인다. 그러나 이런 공포는 10~20분간 지속되다가 빠르게 또는 서서히 사라진다. 한편 공황발작 중에는 다른 증상이 나타날 수도 있다. 여기에는 이인증(depersonalization)으로 자기가 자신의 몸 밖에 있다는 느낌, 비현실감(derealization)으로 이 세계가 현실이 아니라는 느낌, 통제력을 상실하거나 미치거나 심지어는 죽게 되지 않을까 하는 두려움을 느낀다.

공황장애는 예기치 못한 공황발작이 반복해서 나타나고, 최소 한 달 동안은 발작을 경험했기에 발작이 없는 중간시기에도 그런 일이 또 생기지 않을까 하는 예기불안으로 인해 발작이 또 일어날 것에 대한 지속적 걱정과 더불어 공황발작의 결과에 대한 근심을 나타내며 부적응적인 행동변화를 수반한다. 이어서 환자는 건강염려증이 생기고 발작과 관련된 장소나 상황에 대한 회피행동을 보인다. 또한 외출을 피하고 혼자 있기를 두려워하고, 광장공포증이 생긴다.

평생 유병률은 1.5~3.5% 정도이고, 우리나라는 공황발작 경험이 3~4%이나 공황장애로 진단되는 경우는 2~3% 내외로 알려져 있다. 공황장애 환자의 1/2~1/3은 광장공포증을 동반하며, 여자가 남자보다 2~3배 정도 많다. 평생 유병률은 0.6~6%로 알려져 있고, 반복적인 공황발작을 경험하게 되면 대부분 1년 이내에 광장공포증이 발생한다. 발병연령이 다양하나, 주로 청년기 후반과 30대 중반에서 가장 많이 발병하며 평균 발병연령은 25세다. 나빠졌다 좋아졌다 하며 만성화되는 경향이 있고, 만성화되면서 우울증을 경험하는 경우가 40~80%이고, 자살 가능성도 높다. 이들 중 일부는 알코올이나 약물을 남용하기도 하고 강박증이나 건강염려증을 함께 나타낼 수 있다. 그러나 공항발작을 단 한 번만 겪는 사람도 꽤 흔하다. 미국에서는 4명 중 1명꼴을 약간 넘는 비율로 살아가는 동안 최소 한 번 정도 공황발작을 겪은 적이 있다고 한다(Kessler et al., 2006).

2) 원인

(1) 신경생물학적 관점

앞서 공포회로가 많은 불안장애에서 중요한 역할을 한다고 설명하였다. 공포회로 계통의 특정 부위인 청반(locus ceruleus)이 공황장애에서 특히 중요한 것으로 보인다. Redmond 연구(1977)에서는 원숭이를 뱀처럼 무서운 자극에 노출시키면 청반의 활동수준이 높아졌고, 특히 전기 신호를 사용하여 청반의 활동을 촉발시키면 원숭이가 공황발작과 같은 행동을 보였다.

(2) 심리학적 관점

① 행동주의: 고전적 조건형성

공황발작이 흥분과 관련된 신체 내부감각에 의해 촉발되는 경우가 종종 있다(Kenardy & Taylor, 1999). 이 이론에 따르면, 공황발작은 불안을 촉발하는 상황이나 흥분과 관련된 신체 내부 감각에 고전적으로 조건형성된 반응이다(Bouton, Mineka, & Barlow, 2001). 신체감각에 대한 반응으로서 공황발작이 고전적 조건형성 과정에 의해 연결되는 것을 내부수용적 조건형성(interceptive conditioning)이라고 한다. 불안과 관련된 신체 증세를 겪은 후 뒤이어 공황발작이 처음으로 나타나면, 이 공황발작은 신체변화에 대한 조건반응이 되는 것이다.

② 인지주의

인지적 관점에서는 신체변화에 대해서 큰일이 임박한 듯 잘못 해석하는 것에 초점을 맞춘다(Clark, 1997). 이 모형에서는 공황발작이 신체감각에 대해서 곧 큰일이 엄습할 것이라는 것을 알려 주는 신호로 받아들일 때 발생한다. 공황발작이 신체감각을 위험한 것으로 잘못 해석하는 파국적 오해석에 의해 유발된다고 보았다. 공황장애 환자들은 평소보다 강하거나 불규칙한 심장박동이나 흉부통증을 심장마비의 전조로, 호흡곤란을 질식에 의한 죽음으로, 현기증과 몸 떨림을 자신이 미쳐 버리거나 통제 불능상태로 빠져 버리는 것으로 파국적으로 해석하는 경향이 있다.

다양한 자극들이 공황발작을 촉발하는데, 외적 자극으로는 특정한 유형의 장소가 있으며 내적인 자극으로는 불쾌한 기분, 생각이나 심상, 신체감각 등이 있다. 이러한 자극들이 위협적인 것으로 지각되면 경미한 걱정과 염려를 하게 되고 이러한 상태는 다양한 신체감각을 유발한다. 이때 공황장애 환자는 이러한 신체감각을 파국적으로 해석하고 이러한 해석으로 인해 염려와 불안이 강화되어 신체감각이 더욱 증폭되며 이에 대해 더 파국적 해석을 하게 되는 악순환으로 치달아 결국에는 극심한 공황발작에 이르게 된다. 이러한 파국적 해석과정은 반드시 의식적이지는 않다. 반복적으로 공황발작을 경험하는 경우, 이러한 해석과정은 빠르고 자동화되어 자각되지 않을 수 있다. 특별한 단서 없이 갑자기 나타나는 공황발작이나 수면 중에 나타나는 공황발작은 환자가 인식하지 못하는 사이에 자동적으로 이루어진 파국적 해석의 결과라고 설명될 수 있다.

이들은 특정한 신체감각과 함께 공황발작을 한 번 경험하고 나면 매우 예민해져서 자신의 신체감각을 계속 관찰하게 된다. 이처럼 주의초점이 내부로 향해지면 다른 사람들이 지각하지 못하는 신체감각을 느끼게 되고 이러한 감각을 신체적, 심리적 질병의 증가로 생각한다. 또한 이들은 공황발작을 막기 위해 다양한 유형의 회피행동을 하게 되는데, 이로 인해서 파국적 해석과 관련된 부정적 신념을 강화하게 된다. 즉, 심장마비에 대한 걱정으로 공황발작을 경험한 사람이 심한 운동을 피하거나 스트레스 많은 직장을 그만두는 회피행동을 할 경우에 이러한 회피행동으로 인해 공황발작, 즉 심장마비의 가능성을 방지했다고 생각함으로써 부정적 신념을 지속하게 된다.

③ 정신분석

공황발작이 스트레스가 많은 시기에 발생한다는 점에서 그 원인을 크게 세 가지로 제시하고 있다. 첫째, 공황발작은 불안을 야기하는 충동에 대한 방어기제가 성공하지 못했기 때문이라는 것이다. 따라서 억압되어 있던 두려운 충동이 마구 방출될 것에 대한 극심한 불안을 경험하게 된다는 것이다. 둘째, 공황발작의 증상을 어린아이가 어머니와 이별할 때 나타내는 분리불안과 관련된 것으로 해석하는 입장이다. 광장공포증과 함께 하는 공황장애는 사람이 많은 넓은 장소에 혼자 있는 상황이 부모로부터 버림받은 유아기의 분리불안을 재현한다는 설명이다. 셋째, 공황발작이 무의식적인 상실경험과 관련된다는 입장이다. Busch 등(1991)의 연구결과, 공황장애 환자는 대부분 공황발작을 경험하기 전에 '상실'과 관련된 심한 사회적 스트레스를 겪었다고 한다. 연구에 포함된 32명의 공황장애 환자 중 50%가 의미 있는 타인을 상실한 후 공황발작을 경험했으며 특히 17세 이전에 부모를 상실한 경우 공황장애가 생길 가능성이 상대적으로 높다고 한다.

3) 치료

공황장애의 주된 치료방법에는 크게 약물치료, 인지행동치료, 통찰정신치료 등이 있다. 약물치료에는 benzodiazepine 계열의 약물, 삼환계 항우울제, 세로토닌 재흡수 억제제 등이 사용되며 그 치료효과는 비슷한 것으로 알려져 있다. benzodiazepine 계열의 약물은 치료로 효과가 빨리 나타나지만, 약물투여는 사람들이 치료를 계속 받고 있을 때에만 재발 방지효과를 냈다(Barlow et al., 2000).

인지행동치료는 공황장애 치료에 매우 효과적인 것으로 보고되었다. 일반적으로 인지행동치료는 불안을 조절하는 복식호흡 훈련과 긴장이완훈련, 신체적 감각에 대한 파국적 오해석의 인지적 수정, 광장공포증과 관련된 공포상황에의 점진적 노출 등과 같은 치료적 요소로 구성된다. 특히 Barlow와 Craske(1989)에 의해 개발된 공황조절치료(Panic Control Therapy: PCT)는 공황장애자들이 신체감각에 과민반응하는 경향성에 토대하여 만든 것이다. PCT는 노출기법을 사용해 내담자를 설득하여 공황관련 감각을 스스로 일으켜서 느껴 보도록 한다. 과잉호흡과 더불어 공황발작이 시작되는 사람에게 3분간 숨을 빨리 쉬라고 요구하거나, 공황발작이 현기증과 연결된 사람에게는 몇 분간 의자에 앉은 채 빙글빙글 돌아 보라고 요청한다. 이로써 고양된 신체감각에 노출시켜 익숙해지도록 하고 다양한 불안통제기술을 적용시키며 파국적 오해석을 방지하는 훈련을 한다. 이처럼 신체감각을 스스로 유도해서 느껴 보고 그 감각에 대처할 수 있게 되면, 이런 감각은 더욱더 예측가능한 것이 되고 덜 두렵게 된다(Craske, Maidenberg, & Bystritsky, 1995). 이러한 방법은 공황장애의 치료에 매우 효과적이었으며 그 효과가 2년 후에도 지속되었다고 한다(Barlow & Lehman, 1996). 또한 공황장애의 치료효과를 여러 기간에 걸쳐서 비교한 연구(Barlow et al., 2000)에서는 PCT, 이미프라민(imipramine)약물, PCT와 이미프라민을 병행한 경우, 그리고 위약(Placebo) 효과를 비교하였다. 그 결과, 약물투여는 치료를 계속 받고 있을 때에만 재발방지효과가 있는 반면, 치료 종결 후 6개월이 지나자 PCT만 받은 사람들보다 이미프라민 약물만 복용한 사람들에게서 의미 있게 재발이 더 많이 나타났다. 즉, PCT는 치료 종결 후에도 지속적인 재발방지효과를 드러냄을 시사한다. 공황장애를 위한 인지치료는 인터넷판도 개발되었다. 이 프로그램은 교육자료, 연습, 치료자로부터 주 1회 전화받기의 내용으로 짜인 10회기로 구성되었다. 치료 참여자들은 대조집단에 비해 공황증상이 훨씬 많이 줄어들었고, 증세 호전은 9개월간 추적조사에서도 지속되었는데 참여자 중 3/4은 치료가 종결된 뒤에도 더 이상 공황장애의 진단기준에 부합되지 않았다(Carlbring et al., 2006).

4. 강박장애

K씨는 38세의 기혼 여성이다. 본래 성격이 꼼꼼하고 세심하며 깔끔함 편이어서 항상 집안 곳곳이 반짝반짝하고 정리정돈이 잘되어 있다. 언제나 손님을 맞이하는 집처럼 신발부터 가지런히 놓여 있고, 벽에 걸려 있는 것은 가족사진 하나뿐 대부분의 물건은 서랍 속 정해진 자리에 잘 보관한다. 중학교 때부터 공부를 비롯해 뭔가를 해야 할 때는 책상과 방바닥이 깨끗해야 하고 손바닥을 손 세정제로 정성 들여 씻은 다음 시작했다고 한다. 택시를 타면 착석하기 전에 티슈로 한 번 바닥을 닦은 후 앉고, 승차비로 새 지폐를 냈는데 지저분하고 구겨진 잔돈을 거스름돈으로 받을 때가 가장 곤혹스러웠다. 지금은 철저히 신용카드로만 지불하고 택시기사가 카드를 받고 다시 건네주면 지갑 속에 바로 집어넣지 않고 물티슈로 닦은 후 제 위치에 넣는다. 아마도 상대방 손에서 건네 오는 더러운 오물과 세균이 지갑 속에 같이 딸려 오지 않을까 찜찜한 기분이 들기 때문이다. 또한 대중목욕탕에 가지 않고 집에서 매일 샤워만 하는데, 이를 물으니 목욕탕 바닥에 앉게 되면 나쁜 균이 자신의 몸으로 들어와 병을 옮기지 않을까 불안하다고 한다. 앉아서 씻어야 할 경우에는 락스로 바닥을 30분간 문지른 다음 헹구고 앉는다. 병원에 입원해서

도 숟가락이 잘 소독되지 않을 수 있다며 뜨거운 물을 컵에 담아 10여 분 숟가락을 담근 후 꺼내서 음식을 먹는다. 물론 병실에서도 자신이 집에서 가져온 이불을 맨 위에 깔아야 자기 몸이 지저분해지지 않게 되어 편안히 잠을 청할 수 있다고 한다.

1) 주요 증상 및 임상적 특징

강박장애는 위의 K씨처럼 지속적이고 통제 불가능한 생각 또는 충동(강박사고)이 마음속에 가득 차거나, 혹은 고통스럽고 일상생활의 기능을 방해하는 어떤 행동을 반복적으로 하지 않으면 안 되는(강박행동) 것이 특징이다.

강박사고(obsession)는 의식에 침투적이고 반복적인 생각, 충동 또는 심상으로서 지속적이고 통제 불가능한 것이다. 이러한 강박사고는 강도와 빈도가 너무 커서 일상생활에 큰 지장을 줄 정도다. 강박사고 가운데 가장 흔한 것은 오염되는 것, 성적이거나 공격적인 충동 및 신체적인 문제에 대한 두려움이다(Jenike, Baer, & Minichiello, 1986). 또한 강박사고에 시달리는 사람은 극도의 의심, 꾸물거림, 및 우유부단함도 자주 나타낸다.

강박행동(compulsion)은 강박사고에 의해 유발된 고통을 감소시키거나 어떤 비극이 일어나지 않도록 하기 위해 할 수밖에 없는 반복적 행동, 또는 정신적 행위(mental acts)다. 흔히 보고되는 강박행동에는 씻기, 청소하기, 청결하게 가지런히 정돈하기, 확인하기와 같이 외현적 행동으로 나타날 수도 있고 숫자 세기, 기도하기, 속으로 단어 반복하기와 같이 내현적 활동으로 나타나기도 한다. 강박행동이 지나치고 부적절하다는 것을 잘 알지만, 이러한 행동을 하지 않으면 심한 불안을 느끼기 때문에 이러한 행동을 반복하지 않을 수 없게 된다.

다양한 형태의 강박적 사고나 행동을 나타내는 강박장애는 크게 3가지 하위 유형으로 구분된다. 첫째, 순수한 강박사고형으로서 외현적인 강박행동이 나타나지 않고 내면적인 강박사고만 있는 경우다. 예로, 원치 않는 성적인 생각, 난폭하거나 공격적 충동, 도덕관념과 맞지 않는 비윤리적 심상처럼 불편한 생각이 자꾸 떠올라 무기력하게 괴로워하거나 마치 내적인 논쟁을 하듯 대응하는 경우가 해당한다.

둘째, 내현적 강박행동형으로서 강박적 사고와 함께 겉으로 관찰되지 않는 내면적 강박행동만 있는 경우다. 숫자를 세거나 기도를 하거나 어떤 단어를 반복적으로 외우는 내현적 강박행동을 하며 이는 불편한 강박사고를 없애거나 감소시키기 위한 경우가 대부분이다. 셋째, 강박사고와 함께 겉으로 드러나는 강박행동을 나타내는 외현적 강박행동형이 있다. 이 경우 매우 다양한데, 더러운 것에 오염되었다는 생각과 이를 제거하려는 반복적 행동을 나타내는 청결행동, 실수나 사고에 대한 의심, 이를 피하기 위한 확인행동, 무의미하거나 미신적인 행동을 의식처럼 나타내는 반복행동, 물건을 질서정연하게 정돈하거나 대칭과 균형을 중시하여 수시로 주변을 재정리하는 정돈행동, 낡고 무가치한 쓸모없는 물건을 버리지 못하고 모아두는 수집행동, 지나치게 꼼꼼하고 세부적인 것에 과도하게 신경을 써서 일처리 속도를 느리게 하는 지연행동이 있다. 두 가지 이상의 강박행동을 나타내는 경우가 많으나, 주된 강박행동의 유형에 따라 강박장애를 세분하여 그 특성을 연구하기도 한다. Rachman과 Hodgson(1980)의 연구결과, 청결행동을 주로 나타내는 강박장애는 여자(85%)에게 흔히 나타나는 반면, 확인행동을 주로 나타내는 강박장애는 남녀비율이 비슷했다.

평생 유병률이 2.5%이며 1년 유병률이 1.5~2.1%인 것으로 보고된다. 10세 이전에 나타나거나 청소년기나 사춘기 후기에서 초기 성인기에 발생하기 쉽다(Conceicao Do Rosario-Campos et al., 2001). 심지어 두 살 정도의 소아기에 나타나는 경우도 있다(Rapoport, Swedo, & Leonard, 1992). 남자는 6~15세에 가장 많이 발병해 조기발병 하는 반면, 여자는 20~29세로 늦게 발병하는 편이다. 대체로 강박장애는 서서히 발생하며 만성적인 질환이다. 즉, 1950년대에 강박장애로 입원한 사람들에 대한 40년간의 추적조사 결과, 그중 단 20%만이 완전히 회복되었다고 한다(Skoog & Skoog, 1999). 강박장애를 지닌 사람은 흔히 우울증, 다른 불안장애, 강박성 성격장애, 섭식장애, 뚜렛 장애 등을 함께 보이는 경향이 있다. 특히 강박장애는 강박성 성격장애와 이름은 비슷하지만, 장애의 임상양상은 상당히 다르다. 강박성 성격장애는 강박적 사고나 강박적 행동이 특징적이지 않고, 정리정돈, 완벽주의, 통제와 같은 광범위한 양상을 포함하며, 성인기 초기에 시작되어야 한다. 하지만 강박장애와 강박성 성격장애의 증상을 모두 보인다면 두 진단이 모두 내려져야 한다.

2) 원인

(1) 신경생물학적 관점: 뇌의 과잉활동성

뇌의 구조적 결함으로 인한 기능이상이 강박장애를 초래할 수 있다는 입장이다. 초기에는 수십년간 강박장애 증상이 헌팅턴 무도병(Huntington's chorea)이라는 신경과 환자들에서 비교적 흔하다고 주목되어 왔다(Cummings & Cunningham, 1992). 뇌 영상연구에 따르면, 강박장애자들은 뇌 속의 3개의 상호 연결된 부위, 즉 안와 전두엽(orbitofrontal cortex), 미상핵(caudate nucleus), 그리고 대뇌전두피질(anterior cingulate)인 대상회(cingulate gyrus)가 이상하게 활동성이 높음을 보여 주었다(Micallef & Blin, 2001). 또한 강박장애자들에게 오염을 두려워하는 사람에게 더러운 장갑과 같이 증상을 일으키는 대상을 보여 주었더니 이 세 부위에서 활동성이 높아졌다(McGuire et al., 1994). 이러한 연구들은 강박장애 증상이 이 세 영역의 과잉활성화와 연결되어 있다는 강력한 증거다.

(2) 행동주의 관점

강박행동은 조작적 조건형성의 반응이라는 입장이다. 즉, 강박행동은 불안을 감소시켜 주기 때문에 강화된 것으로 본다(Meyer & Chesser, 1970). 이와 비슷한 맥락에서 강박행동을 하고 난 뒤에 보고된 불안뿐만 아니라, 심지어 정신생리적 흥분조차 줄어들었다고 한다(Carr, 1971).

(3) 인지주의 관점: 안전 신호의 결핍과 생각 억제 시도

적어도 80%의 사람들은 잠깐 동안 끔찍한 노래나 이미지가 머릿속에 박히는 것 같은 침투적 사고(intrusive thoughts)를 겪는다(Rachman & Desilva, 1978). 또 다른 모형에서는 인지 요인과 강박사고에 초점을 맞추었다. 이 모형에 따르면, 강박장애자들은 다른 사람들에 비해 자신의 강박사고를 억누르는 노력을 더 많이 기울이며, 그렇게 하는 과정에서 상황을 오히려 더 악화시킨다고 한다. 또한 강박장애자들은 어떤 생각에 빠져 있으면 그것이 일어나기가 더 쉽게 해 준다고 믿는 경향이 있다(Rachman, 1997). 아울러 일어날 가능성이 있는 사건에 대해 책임감을 마음 깊숙이 느낀다(Ladoceur et al., 2000). 이 같은 두 요인에 의해 이들은 사고

억제(thought suppression)를 하려고 하기 쉽다(Salkovskis, 1996). 생각의 억제는 강박장애에서 실제로 어떤 역할을 한다. 즉, 강박장애자들은 강박장애가 없는 사람들보다 왜 생각을 억제할 필요가 있는지 그 이유를 스스로 알려 주는 경향이 있다(Rassin et al., 2000).

Salkovskis(1985)의 연구에서는 강박장애의 세부과정을 분석하여 침투적 사고와 자동적 사고로 구분했다. 침투적 사고란 우연히 의식 속에 떠오르는 원치 않는 불쾌한 생각으로, 대부분의 사람들이 경험하는 것이다. 즉, 일종의 내면적 자극으로서 그에 대한 의미를 부여하는 자동적 사고를 유발한다. 강박장애자들은 우연히 떠오른 침투적 사고에 대해 의미를 부여하는 자동적 사고에서 몇 가지 문제점을 보인다. 즉, 이들은 침투적 사고에 대해서 과도하게 중요성, 책임감, 통제필요성을 부여한다. 예를 들어, 가족과 성관계를 맺는 근친상간적인 생각이 우연히 떠올랐을 때, '이런 생각은 중요하므로 무시할 수 없다' '이런 비윤리적 생각을 한 것은 나의 책임이다' '이런 생각이 절대로 떠오르지 않도록 해야 한다'는 내용의 자동적 사고를 한다. 이처럼 불안을 유발하는 침투적 사고를 억제하거나 제거하려고 하는데, 이러한 노력은 오히려 침투적 사고가 자꾸 의식에 떠오르게 하는 결과를 초래한다.

Wegner 등(1987)은 어떤 생각을 억제하려고 하면 할수록 그 생각을 더 자주하게 되는 현상을 입증했다. 즉, 어떤 생각을 억제하려 할수록 그 생각이 더 잘 떠오르는 현상을 사고억제의 역설적 효과(ironic effect of thought suppression)라고 한다(Wegner, Schneider, Carter, & White, 1987). 즉, 강박장애자들은 불쾌한 침투적 사고에 대해 과도한 책임감을 느끼고 억제하려 하지만, 사고억제의 역설적 효과 때문에 침투적 사고는 더 빈번히 떠오르게 된다. 이에 더 강하게 사고억제를 시도하고 그 결과 더 자주 침투적 사고가 의식에 떠오르게 되는 악순환이 반복되며 병적인 강박사고로 발전하는 것이다.

강박장애자들에게는 사고-행위융합(thought-action fusion)이라는 인지적 특성이 개입되어 침투적 사고에 대해 중요성과 책임감을 부여해서 사고통제를 시도하게 된다(이순희, 2000; Salkovskis, Shafran, Rachman, & Freeston, 1999). 사고-행위융합이란 생각한 것이 곧 행동으로 이행한 것과 다르지 않다는 믿음에 속하며, 두 유형이 존재한다. 즉, 비윤리적 생각을 하는 것은 그러한 행위를 한 것과 도덕적으로 다르지 않다는 도덕성 융합(moral fusion)과 비윤리적 생각을 하게 되면 실제로 그러한 행위를 하게 될 가능성이 높아진다는 발생가능성(likelihood fusion)이 있다.

강박장애자들은 침투적 사고가 반복적으로 떠오르는 강박사고를 경험하게 되면 심한 불안을 느낀다(이한주, 1999; Lee & Kwon, 2003). 이때 불안 감소를 위해 다양한 대처행동을 하며 강박행동이 나오게 되는 것이다. 우연한 경험에 근거하여 강박사고의 빈도와는 무관한 미신행동을 통해 강박사고를 통제하려는 경우가 많은데, 강박장애 환자들이 매우 다양하고 기묘한 강박행동을 보이는 이유가 여기에 있다. 이러한 강박행동은 불안을 감소시키는 부적 강화효과가 있기 때문에 자꾸 반복하게 된다.

(4) 정신분석적 관점

방어기제를 통해 무의식적 갈등에 의한 불안에 대처하려 할 때 강박장애가 나타난다는 것이다. 강박증상은 항문기에 억압된 욕구나 충동이 재활성화되어 불안을 경험하게 되는 것이며 이를 통제하기 위해 격리, 대치, 반동형성, 취소의 방어기제를 사용한다는 것이 Freud의 입장이다. 격리(isolation)는 사고와 그에 수반되는 감정을 단절하는 것으로, 난폭한 강박사고를 가진 사람은 이러한 생각에 집착해서 그에 수반되는 분노감정을 경험하지 않게 된다. 대치(displacement)는 본래 욕구를 다른 것으로 바꾸어 위장함으로써 불안을 감소시킨다. 반동형성(reaction formation)은 자기의 진짜 욕구와 반대로 행동해서 난폭한 강박사고에서 상징적으로 나타나는 공격 충동과는 다르게 친절한 행동으로 일관하는 것이다. 취소(undoing)는 이미 벌어진 일을 어떤 행위로 무효화해서 죄의식이나 불안을 감소시킨다.

3) 치료

강박장애의 심리치료로 가장 널리 사용되는 것은 Meyer(1966)에 의해 개발된 노출 및 반응제지(exposure and response prevention: ERP)방법이다. 이는 학습이론에 근거한 행동치료기법으로서 강박장애자들은 두려워하는 자극이나 사고에는 노출시키되 강박행동을 하지 못하게 하는 방법이다. 이를 통해 두려워하는 자극과 사고를 강박행동 없이 견디어 내는 둔감화 효과가 나타날 수 있고, 아울러 강박행동을 하지 않아도 그들이 두려워하는 결과가 일어나지 않는다는 것을 학습하게 된다. 근래에는 치료자가 강박장애자들로 하여금 가족들의 도움을 받아 집 안에서 공포자극에 대해 노출되도록 지도한다(Foa & Franklin, 2001). 연구결과, ERP는 강박장애자들의 절반 이상에서 최소한 부분적이라도 효과가 있었고(Stanley & Tumer, 1995), 이러한 효과가 아동과 청소년에서도 나타났다(Franklin & Foa, 1998).

또한 최근 강박장애에 대한 인지적 접근에서는 의식행위를 하지 않을 경우 무슨 일이 일어날 것인지에 대한 당사자의 믿음에 도전하고 뒤흔드는 것에 초점을 맞춘다(Van Oppen et al., 1995). 궁극적으로는 이런 믿음을 확인해 보도록 도와주려면, 인지적 접근에서도 노출기법을 사용하지 않을 수 없다. 여러 연구에 따르면 인지적 접근이 ERP와 마찬가지로 효과가 있다고 밝혀졌다(DeRubeis & Crits-Cristoph, 1998). 한편 강박장애에 대한 약물치료로는 삼환계 항우울제인 Clomipramine이나 선택적 세로토닌 재흡수 억제제가 일차적으로 사용되는데, 이러한 약물은 많은 강박장애 환자의 증상완화에 도움은 되고 있으나 그 치료효과가 제한적이고 약물을 중단할 경우 증상이 재발되는 문제를 갖고 있다.

5. 외상후스트레스장애

54세 기혼 남성인 O씨는 정신감정을 받고자 병원에 내원하였다. 11개월 전 자가용으로 퇴근하던 중 자신이 앉은 운전석으로 차량 한 대가 갑자기 뛰어들어 교통사고가 나서 이마와 팔목에 찰과상을 입었고, 조수석에 탔던 직장 동료는 장기파열과 함께 뇌좌상을 입었다. 그 당시, 직원의 장기에서 피가 계속 흘렀는데 직원은 눈을 못 뜬 상태에서 의식을 잃고 있어 혹시 죽는 것은 아닌지 두렵고 무서웠으며, 차량용 에어백이 터져 차량 안에 뿌연 연기가 나서 너무 당황한 나머지 차 문을 못 열었고 이러다 차량이 전복되어 죽는가 보다 하는 생각이 들었다고 한다. 이후 며칠간 입원치료와 각종 검사를 해 보았으나, 머리에는 이상이 없다고 하여 바로 직장에 출근하였다. 하지만 문제는 차를 운전하고 가는 동안 사고 당시 직원의 장기에서 피가 흘렀던 장면과 에어백이 터져 차 안이 뿌옇게 된 순간이 반복적으로 떠올라 강한 공포감과 함께 순간 몸이 떨려 급브레이크를 밟아차를 세운 적이 많이 있었다. 밤에는 구급차의 사이렌 소리와 함께 또 사고를 당하는 것 같은 악몽에 반복적으로 시달려 숙면을 취하지 못한다. 지금은 차 운전을 안 하고 버스를 이용해 출퇴근하며 신문기사나 TV뉴스에서 교통사고 관련기사는 의도적으로 피한다. 직장 동료와는 이전과 달리 관계가 많이 소원해졌고 업무에도 집중을 잘 못하며 무기력감에 빠지곤 한다.

1) 주요 증상 및 임상적 특징

외상후스트레스장애는 위의 O씨처럼 심각한 충격적인 사건을 경험하고 난 후에 불안상태가 지속되는 경우에 속한다. 전투 시의 스트레스가 군인들에게 강력하고 부정적인 영향을 미칠 수 있다는 사실은 오래전부터 알려졌으며, 베트남 전쟁의 후유증으로 이 같은 새로운 진단이 생기게 되었다.

여기서 외상이란 죽음이나 심각한 신체적 손상을 초래하는 매우 충격적인 사건을 의미하며, 교통사고, 강간, 폭행, 유괴, 살인, 화재, 전쟁, 자연재해 등이 대표적인 예다. 앞서 언급했듯 전쟁에 참여한 군인들은 이러한 종류의 극심한 외상에 노출되는 경우가 종종 있고, 여성의 경우 강간이 이 장애를 유발하는 가장 흔한 유형의 외상이다(Creamer, Burgess, & McFarlane, 2001). 왜냐하면 강간당한 여성 중 최소한 1/3이 이 진단기준에 부합되기 때문이다(Breslau et al., 1999).

외상후스트레스장애는 외상적 사건이 있던 때에서 오랜 시간이 지난 후에도 발병하기도 하나, 외상적 사건을 경험한 후 바로 나타나는 경우가 대부분이다. 이러한 충격적 사건을 직접 경험하거나 다른 사람의 안전이 위협당하는 일을 겪었거나 목격한 후에 다음 세 가지 주요 범주의 증상을 보인다. 첫째, 외상적 사건의 지속적 재경험, 즉 사건에 대한 고통스러운 기억이 자꾸 떠오르거나 꿈에 나타나기도 하고, 사건과 관련된 단서를 접하게 되면 그 사건이 재발하고 있는 것 같은 착각을 하거나 강렬한 심리적 또는 신체적 고통을 겪게 된다. 둘째, 외상관련 자극의 회피, 즉 외상 사건과 관련된 생각이나 대화를 피하거나 그와 관련된 장소나 사람을 회피한다. 또한 감정이 무뎌지고 타인과의 관계가 소원해지거나 중요한 활동에 대한 흥미가 떨어진다. 셋째, 각성의 증가로 인한 증상, 즉 평소 늘 과민하여 쉽게 놀라거나 화를 내고 주의집중을 못하거나 잠을 이루지 못한다. 외상적 사건을 경험하고 난 후 이러한 세 가지 유형의 증상들 중 한 가지 이상이 1개월 이상 나타나서 일상생활에 심각한 지장을 받게 될 때 외상후스트레스장애로 진단된다.

외상후스트레스장애는 외상 사건을 경험한 후에 바로 나타나는 경우가 대부분이며, 일단 발생하면 비교적 만성이 되고, 수년 뒤에 면접을 했어도 이중 약 절반이 진단될 수 있을 정도의 증상을 계속 겪는다(Perkonigg et al., 2005). 자살 사고도 외상후스트레스장애자들 사이에서 흔하고, 폭발적 분노뿐만 아니라 요통, 두통, 위 내장 장애와 같이 스트레스와 관련된 신체 증상의 발생률도 마찬가지였다(Hobfoll et al., 1991).

DSM-V에서는 외상후스트레스장애 외에도 불안장애의 하위 유형인 급성 스트레스 장애가 수록되어 있다. 급성 스트레스 장애란 외상적 사건의 경험 후에 해리성 증상이 특징적으로 나타나고 이러한 증상들이 2일 이상 4주 이내의 단기간 동안 나타나는 경우인데, 외상후스트레스장애와 매우 유사한 증상을 보이는 장애다.

대규모 총기난사 장면에 노출된 적이 있는 사람 중에 약 1/3이 급성스트레스 장애의 증상을 발전시켰고(Classen et al., 1998), 미국의 Buffal Creek의 댐 붕괴 사건의 생존자를 대상으로 한 연구에서는 사건이 발생한 14년 후에도 생존자의 28%가 외상후스트레스장애로 진단되었다(Green et al., 1990). 우리나라에서도 삼풍백화점 붕괴사고, 성수대교 붕괴사건, 대구지하철 화재사건, 천안함 사건 등과 같은 충격적 사건이 발생한 후에 관련 사건의 생존자나 목격자들 중 일부가 외상후스트레스장애를 보였다.

2) 원인

다른 불안장애와 같이 외상후스트레스장애는 유년기에 외상을 겪은 사람, 다른 불안장애 또는 우울장애가 있는 사람, 신경증 정도가 높은 사람(Breslau, Davis, & Andreski, 1995) 및 여성(McNally, 2003)에서 더 자주 발생하는 경향이 있다. 또한 편도체와 같은 공포회로 속의 일부 영역에서 높은 수준의 두뇌 활동을 보이는 경향이 있다.

(1) 외상의 본질: 외상 강도와 유형

외상의 강도는 당사자가 외상후스트레스장애를 발달시킬 것인지 여부에 영향을 미친다. 예를 들면, 베트남 전쟁에서 부상당한 미국 병사의 약 20%가 외상후스트레스장애로 발전된 반면, 베트남 전쟁에서 포로가 되었던 사람 중에서 50%가 외상후스트레스장애가 되었다(Engdahl et al., 1997). 2001년 9월 11일 세계무역센터에 대한 테러분자의 공격 이후 센터에서 상당히 떨어진 곳에 사는 성인 중 7%가 이 장애로 진단받을 만한 증상을 호소한 반면, 재난 발생 현장과 가까운 곳에 사는 사람 중에는 20%가 이 같은 증상을 호소하였다(Galea et al., 2002). 즉, 외상에 노출된 사람 중에서도 가장 극심한 외상을 겪은 사람들이 외상후스트레스장애를 가장 나타내기 쉽다.

(2) 신경생물학적 관점: 해마와 호르몬

해마는 기억 및 정서에 관한 역할을 담당하는 뇌 영역이라고 알려져 있는데, 뇌 영상 연구에 따르면, 외상후스트레스장애자들이 장애가 없는 사람들에 비해 해마의 부피가 더 작다고 밝혀졌다(Bremner et al., 2003). Gilbertson 등(2002)의 연구에서도 해마의 부피가 작은 것이 외상후스트레스 증상과 관련되고, 특히 해마의 부피가 평균 이하로 작은 경우가 장애 발생 이전에 나타나는 것일지 모른다고 시사해 주었다. 또한 외상후스트레스가 스트레스 호르몬인 코르티솔에 대한 수용기의 민감도 증가와 관련이 있음을 밝혀 주었다. 즉, 코르티솔에 대한 과도한 민감성이 스트레스에 노출된 결과일 수 있는데, 처음 스트레스에 노출되는 동안 코르티솔 수준이 높아지고(Miller, Chen, & Zhou, 2007), 그 상태가 지속되면 수용기의 민감도가 변화하여 더 높아지고 우리 몸도 코르티솔의 변화에 반응을 나타낸다는 것이다.

(3) 행동주의 관점: 2요인 모형

2요인의 조건형성모형과 관련시켜 본다. 이 모형에 따르면, 외상후스트레스장애의 첫 두려움은 고전적 조건형성에서 비롯된다고 가정한다(Keane, Zimering, & Caddell, 1985). 고전적 조건형성을 통해 나온 두려움은 아주 강해서 외상적인 사건의 근처를 회피하려 할 것이다. 이러한 회피행동은 조작적 조건형성이 되어 그 회피행동은 두려움이 소멸될 기회를 막게 되는 것이다.

(4) 심리학 관점: 인지와 대처

인지적 관점에서는 사건에 대한 자신의 통제 조절력이 얼마나 있다고 지각하는지를 고려하는 것이 중요하다(Brewin & Holmes, 2003). 인지적 입장에서 Janoff-Bulman(1989)은 외상후스트레스장애를 경험하는 사람들의 신념 특성을 제시했다. 즉, 개인은 자신과 세상에 기본신념을 갖고 살아가는데 외상 사건은 그러한 기본적 신념에 혼란을 초래한다는 입장이다. 외상후스트레스장애자들은 공통으로 다음 세 가지 신념을 갖고 있다. (1) '저런 일이 나에게는 일어나지 않을 거야.'라는 안정성에 대한 신념, (2) '이 세상은 통제가능하고 예측가능한 공정한 세상이야.'라는 의미 있는 세상에 대한 신념, (3) '나는 저런 사건의 희생양이 되지 않을 소중한 사람이야.'라는 가치 있는 자기에 대한 신념이다. 외상적 사건은 이러한 신념들을 한 번에 무너뜨려 혼란과 무기력 상태에 빠뜨려 장애를 유발하게 된다는 것이다.

Horowitz(1986)는 이 장애가 유발되는 인지과정을 설명하는 정보처리이론을 제시하였다. 즉, 외상 사건은 그 사건을 경험한 사람에게 엄청나게 많은 양의 내적, 외적 정보를 던져 주는데, 정보의 대부분은 일상 경험과 너무 동떨어진 것이기 때문에 개인의 인지체계에 잘 수용되지 않고, 정보 과부하 내지 정보가 처리되지 않은 채 원래 형태로 활성화된다. 마비나 부인은 이러한 고통스러운 외상적 정보가 의식되지 못하게 하는 방어 전략이고, 한편 인간은 입력된 정보를 처리하여 인지체계에 통합시키려는 경향성이 있어 외상적 정보가 때로는 의식되기도 한다. 외상 사건을 경험한 사람은 대체로 5단계, 즉 (1) 과도한 스트레스를 느끼는 충격 단계, (2) 부인과 마비가 나타나는 회피 단계, (3) 외상적 정보의 침투와 회피 반응이 함께 나타나는 동요 단계, (4) 조금씩 정보처리가 진행되는 전이 단계, (5) 외상적 정보가 완전히 정보처리 되는 통합 단계를 거친다.

그 밖에 극심한 외상에 잘 대처하고 적응할 수 있도록 하는 또 다른 두 요인으로는 높은 지능(Breslau, Lucia, & Alvardo, 2006)과 강력한 사회적 지지(Brewin, Andrews, & Valentine, 2000)가 있다. 즉, 끔찍한 사건에서 의미를 찾는 우수한 지능을 갖추고 있고, 그 과정을 도와줄 친구와 가족이 많으면 외상 사건을 겪은 후 증상을 나타내지 않는 데 도움이 된다는 것이다.

3) 치료

외상후스트레스장애를 치료하는 방법은 다양하다. 약물치료에서는 환자의 증상에 따라 세로토닌 재흡수 억제제나 삼환계 항우울제가 사용되고 있는데 아직 그 치료효과가 확립되지 않은 상태다. Foa와 Riggs(1993)는 지연된 노출법(prolonged exposure)을 제시하고 있는데, 이는 외상 사건에 대한 기억과 연관된 불안을 감소시키는 데 초점을 맞춘다. 외상 사건을 단계적으로 떠올리게 하여 불안한 기억에 반복적으로 노출시킴으로써 궁극적으로 외상 사건을 큰 불안 없이 직면하도록 유도한다. 아울러 외상 사건과 관련된 기억을 재구성하여 기존의 인지도식에 통합시키는 작업이 이루어진다.

외상후스트레스장애 환자에게는 불안조절훈련이 도움이 되는데, 긴장이완훈련, 호흡훈련, 인지적 재구성, 역할연습 등을 통해 스트레스와 불안에 대처하는 기술과 능력을 향상시키는 방법이다. 인지치료에서는 환자가 외상 사건에 대해서 어떤 의미를 부여하고 있는지에 초점을 맞추어 탐색하고 새로운 방식으로 의미를 재구성하게 유도한다. 외상 사건은 특정한 장소와 시점에서 일어난 특수한 예외 사건이며 더 이상 이런 일이 반복되어 나타나지 않을 것이라는 점을 인식시킴으로써 외상 경험과 일상 경험을 분리시켜 받아들이게 한다. 따라서 인지치료는 죄책감을 줄이는 데 특히 도움이 되고(Resick et al., 2003), 외상 사건을 예외적이나 자신에게 일어났던 실제 경험의 일부로 받아들여 통합하도록 유도한다.

또한 외상후스트레스장애를 치료하는 데 가상현실(virtual reality: VR)기술을 이용한다. 이 기술은 일부 환자의 경우 상상하는 것에 비해 좀 더 생생하게 노출할 수 있게 해 주기 때문이다. 이는 베트남 전역군인에게 가상현실 속에서 전투 시의 광음이 가득한 가운데 헬기를 타고 가게 해서 효과를 얻었다(Rothbaum et al., 1999). 한편 노출요법을 시행하려면 외상 사건과 강하게 접촉해야 하기 때문에 이 방법이 환자와 치료자 모두에게 어려운 작업이다.

제11장

성격장애

성격(personality)이란 자신과 중요한 타인 및 환경에 대한 사고, 지각이나 관계에서 비교적 지속적으로 보이는 패턴이다. 따라서 그 개인이 속해 있는 사회의 문화권에서 기대되는 방식, 특히 타인과의 인간관계 형성방식에서 심각하게 벗어나고 지속적이며 고정적인 내적 경험과 행동양식이다. 특히 어린 시절부터 발전하여 성인기에 이르러 개인의 성격으로 굳어진 심리적 특성이 부적응적인 양상을 나타내는 경우를 성격장애라고 한다.

성격장애 환자들은 정신병(psychosis)과는 달리 퇴행행동이나 사고장애 내지 정동장애를 거의 나타내지 않고, 신경증(neurosis)에서처럼 과장되고 고착된 방어도 좀처럼 드러내지 않는다. 한편 자신의 부적응적 행동에 대해 불안, 고통을 느끼지 못하기 때문에 치료에 관심이 없다. 즉, 자기에게 맞추어 외부 환경을 바꾸고자하는 환경반응적(alloplastic) 특성과 증상을 자아에 위협적인 것으로 느끼지 않아 용납하는 자아동조적(ego-syntonic) 특징이 증상 자체에 있다.

DSM-V의 다축 진단체계에서는 이러한 지속적인 부적응 특성인 성격장애를 축 II 장애로 분류하고 있다. 성격장애로 진단하려면 다음 몇 가지 기준을 충족시켜야 한다. 첫째, 개인의 지속적인 내적 경험과 행동 양식이 그가 속한 사회의 문화적 기대에서 심하게 벗어나야 한다. 이러한 양식은 다음의 4개 영역, 즉 (1) 인지, (2) 정동, (3) 대인관계의 기능, (4) 충동조절 중 2개 이상의 영역에서 문제양상을 보여야 한다. 둘째, 고정된 행동 양식이 사회적, 직업적, 또는 다른 중요 기능 영역에서 임상적으로 심각한 고통이나 기능의 장애를 초래해야 한다. 아울러 고정된 양식이 변하지 않고 오랜 기간 지속되며, 발병은 적어도 청소년기나 성인기 초기까지 거슬러 올라가야 한다.

진단을 위해서는 개인의 인종, 문화, 사회적 배경 또한 고려해야 한다. 한 문화에서는 적응적인 성격특성이 다른 문화에서는 부적응적인 것으로 평가될 수 있다. 예를 들면, 새로운 지역이나 문화권으로 이주해서 환경에 적응하며 나타내는 부적응 문제가 개인이 원래 속했던 문화에서 수용되는 관습, 가치관 등에 의한 것일 경우에는 성격장애로 진단해서는 안 된다.

성별에 따른 유병률의 차이가 성별에 따른 성격장애의 실제 차이에 기인할 수 있지만 때로는 성역할에 대한 임상가의 고정관념에 의해 특정 성격장애를 남자 또는 여자에게 과도하게 진단하는 경향 때문일 수도 있다. 성격장애의 변화는 정도에 따라 차이가 나타난다. 즉, 어떤 장애는 나이가 들면서 그 부적응성이 덜 드러나거나 호전되는 경향이 있는 반면, 다른 성격장애는 나이에 따라 거의 변화가 없거나 약화되기도 한다.

DSM-V에서는 10개의 각기 다른 성격장애를 세 가지 집단으로 분류하는데, 이는 다른 정신과 상태와의 상호작용 가능성에 주목하기 위해서다. 현상학적 유사성에 따라 크게 세 가지 군집(cluster)으로 나눈다. A군 성격장애(cluster A personality disorder)는 편집성, 분열성, 분열형 성격장애로서 이상야릇하고(odd) 엉뚱하며(eccentric) 냉담한(aloof) 성향을 보인다. B군 성격장애(cluster B personality disorder)는 반사회성, 연극성, 경계성, 자기애성 성격장애로서 극적이고(dramatic) 감정적이며(emotional) 충동적이고(impulsive) 변덕스러운(erratic) 성향을 보인다. C군 성격장애(cluster C personality disorder)는 회피성, 의존성, 강박성 성격장애로서 불안해 하고(anxious) 두려워하는(fearful) 것이 특징이다. 다음은 성격장애 목록, 각 장애의 핵심특징, 군집별 소속을 보여 준다(〈표 11-1〉).

〈표 11-1〉 DSM-V 성격장애의 주요 특징

A군(특이한/괴짜)	
편집성	타인을 믿지 않고 의심함
분열성	사회적 관계 단절 및 제한된 정서 표현
분열형	가까운 관계성의 수용 부족, 인식적 왜곡과 별난 행동
B군(연극적이고/변덕스러운)	
반사회성	타인의 인권에 대한 침해와 무시
경계성	대인관계, 자기 이미지, 정서의 불안정성은 물론 눈에 띄는 충동성
히스테리성	과도한 정서성, 관심 사항 찾기
자기애성	과장 감탄(찬양)에 대한 필요, 공감 부족
C군(불안하고/두려워하는)	
회피성	사회적 금지, 부적절한 느낌, 부정적 평가에 대한 과민반응
의존성	돌봐 줘야 할 과도한 필요, 복종적 행동, 이별에 대한 공포
강박성	규율, 완벽성, 통제에 열중

제1절 A군 성격장애

1. 편집성 성격장애(Paranoid Personality Disorder)

자동차 판매업에 종사하는 53세 L씨는 꼼꼼하게 회사일과 집안을 잘 챙기면서도 간섭을 잘하는 편이다. 어젯밤 자신의 고등학교 동창 부부동반모임에 아내와 함께 다녀온 뒤 또다시 부부싸움을 시작했다. 이번에는 S라는 친구가 아닌 P라는 친구가 아내 옆에 앉았는데 "내 앞에서 둘이 수작을 잘 걸더라."라며 현관에서 신발을 벗으면서부터 아내를 의심 어린 눈빛으로 흘겨보며 말했다. 또 다짜고짜 아내에게 이렇게 말했다 "당신, 내 친구 P 옆에 앉으니 그렇게 좋아? 둘이 아주 좋아 죽더라. 아니 그 P도 그래. 당신이 말할 때 당신 말에 장단을 척척 맞춰 주지 않나. 처음 보는 사람이면 좀 오해하겠더라. 나 몰래 둘이 뭐 그렇고 그런 사이 아니야? 딴 친구들도 그런 눈치를 챈 것 같던데……. (점점 목소리 톤이 높아지며) 근데 말이야, 당신, 나를 공개적으로 망신을 줘라 줘. 그러면서 슬쩍슬쩍 내 눈치를 살피며 나를 쳐다보고 웃는 당신 표정이 내가 더 모욕적으로 느끼게 만들었어. 이게 한두 번도 아니고 그동안 내가 얼마나 마음을 졸였는지 알아? (길게 한숨 내쉰 후 다시 고함 지르며) 좋게 말할 때 이제 날 좀 그만 속이라고, 당장 내가 그 P 집에 쫓아가서 따지기 전에." 그러고는 잔뜩 화난 표정으로 아내를 뚫어져라 응시한다. 다음날에는 공교롭게도 친구 P가 전화를 했는데 전화는 받지 않고, 오히려 퇴근 무렵 P의 사무실 근처로 찾아가 찻집으로 나오라고 한 후 P가 나오자 "네가 나 모르게 내 마누라랑 재미가 좋은 것 같은데 한번 혼이 나야 제정신을 차릴 거냐?"라며 계속 폭언과 욕설을 퍼부어댔다. 집에 귀가한 후 아내와 자녀들이 그 일에 대해 따져 묻자 동공이 더 확대되고 목에 핏대를 세우며 "벌써 P하고 자식들까지 짜 놓았구나."라며 분노하며 소리를 질러댔다.

1) 임상적 특징

편집성 성격장애는 자기애성 성격, 반사회적 성격, 강박적 성격의 병리적 증상이 심화된 양상을 보인다. 즉, 타인이 악의를 갖고 있다고 의심하고 불신하는 태도가 전반적으로 나타난다. 그래서 타인에게서 악의, 속임수 등의 증거를 찾으려 하고, 자기 잘못이나 책임에 대해서는 과민하고 저항한다.

주로 남의 말은 절대 귀담아 듣지 않는 사람, 파파라치, 배우자에 대한 병적인 질투를 하는 사람, 억울하다며 빈번하게 소송을 제기하는 사람, 고객의 소리함에 자주 진정하거나, 구입한 물건을 트집 잡아 자주 환불을 요청하는 사람 등이 이 부류에 속한다. 이들은 타인에 대한 신뢰감이 부족하기 때문에 친밀한 대인관계를 맺기가 어렵고, 주변 사람들과 적대적인 관계를 형성하는 경우가 많으며, 특히 자기 통제력을 상실할 수 있다고 생각되는 밀접한 관계는 맺지 않으려 한다.

편집성 성격장애의 유병률은 일반 인구에서 0.5~2.5%, 정신과 입원 환자에서는 10~30%, 그리고 외래 정신과에서는 2~10%로 보고되고 있다.

(1) 행동표현

끊임없이 경계하고, 어떠한 위기 상황이나 지각된 위협에 대처할 준비가 되어 있는 것으로 보인다. 장애의 심각성에 따라 걱정하고 방어적인 행동에서 경계하는 행동까지를 보여 준다. 실제 위험에 처해 있는지의 여부와 상관없이 이들은 항상 준비된 상태를 유지하고 공격과 비난의 가능성에 대한 경계를 늦추지 않는다. 의존을 약함과 열등의 보호로 여기고, 자신이 타인을 믿지 못하기 때문에 의존하는 것을 혐오한다. 그 결과 외적인 영향력과 통제의 원천에 대해 완강히 저항한다.

(2) 대인관계

도발적이고 다툼이 잦고 마찰이 심하고 성질을 잘 낸다. 늘 타인의 충성심을 시험해 보고, 감춰진 의미와 동기를 탐색한다. 이로 인해 상대방은 분노와 격분을 느끼기 쉽다. 그래서 편집증적 성격은 대인관계에서 다툼이 잦고 도발적인 모습에서부터 신랄한 모습까지 보여 주며 과민해서 쉽게 기분이 상하고 침소봉대하는 경향이 있다. 또 자신에게 가해진 지각된 과실에 앙심을 품는 경향이 있다.

(3) 인지 양식

의심이 많고 의혹이 많은 인지 양식이 위주다. 이들은 회의적이고 냉소적이며 불신을 한다. 따라서 무관한 사건을 비난과 비판의 한 형태로 보는 경향이 있고, 많은 의심은 장애가 심해지면 숨기고 질의하며 비합리적으로 타인의 동기에 관심을 기울이는 경향으로 발전하거나 피해망상을 보일 수 있다.

이들의 세계는 신뢰감이 결여되어 있고, 이것이 지각, 인지 및 기억에까지 영향을 미친다. 따라서 불신은 너무나 강력해서 그와 모순되는 증거는 무시하게 만든다. 망상은 편집성 성격장애의 자연스러운 파생물로, 이들은 독립을 주장하면서 자신을 사람들로부터 고립시킨다. 타인의 관점이나 태도를 공유하지 않으려 하고 혼자 남아 망상적인 인지구조를 발전시킨다.

(4) 감정표현

정서표현은 냉정하고 무뚝뚝하며 유머라고는 없고 화를 잘 낸다. 경험하는 불안은 자신이 이용당하는 것에 대한 공포나 자기 인생에 대한 통제력을 상실하면 어떡하나 하는 공포와 관련이 있다. 지배당하는 것에 대한 만연된 공포 때문에 끊임없이 배반의 신호를 찾아보고 이러한 과정은 과민하고 불안하고 만성적인 긴장 상태에 머무르게 한다.

(5) 자기지각

자신의 잘못이나 약점을 인정하지 못하기 때문에 자신의 단점을 타인에게 귀인

시켜 자존심을 유지한다. 자신의 단점과 실패를 받아들이지 않고 투사과정을 통해 타인에게 돌리며 타인의 아주 작은 결함이라도 찾아내는 재능이 있다. 그러므로 자기지각은 만만치 않아 보이고 감히 넘볼 수 없는 사람으로 보인다.

(6) 방어기제

투사(projection)가 주된 방어기제인데, 여기에는 두 가지 과정이 포함된다. 첫째, 자신이 소유한 바람직하지 못한 특질이나 동기를 억압한다. 둘째, 특질이나 동기를 타인에게 전가시킨다. 한편 투사는 바람직하지 못한 행동을 부인하고 방출하는 역할을 한다. 게다가 자신의 동기를 타인에게 전가시킴으로써 행동을 학대할 권리를 주장하기도 한다. 이에 투사는 바람직하지 못한 동기를 부인하고 방출시키는 방법일 뿐만 아니라 타인에 대한 공격성을 정당화하는 도구로 작용한다.

2) 원인

(1) 정신분석적 입장

Freud는 편집성 성격장애가 무의식적인 동성애적 욕구에 기인한다고 보았다. 즉, 동성애적 욕구에 대한 불안을 제거하기 위해서 부인, 투사, 반동형성의 방어기제를 사용함으로써 편집성 성격특성이 나타난다는 것이다.

Cameron(1963)은 편집성 성격장애가 기본적 신뢰의 결여에서 기인한다고 보았다. 어린 시절에 부모로부터 학대적인 양육을 받았고, 이러한 양육과정 속에서 타인에 대한 가학적인 태도가 내면화된다. 따라서 성인이 되면서 타인의 경멸, 공격, 비판에 과민해지고 자신을 보호하기 위해 경계하게 된다. 그리고 자신의 적대감과 비판적 태도를 자각하지 못하기 때문에 타인이 자신에게 적대적인 태도를 나타내는 이유를 이해하지 못하고 타인은 믿지 못할 악한 존재라는 생각을 강화하게 된다는 입장이다.

(2) 인지적 입장

Beck과 Freeman(1990)은 편집성 성격장애자들이 다음의 3가지 기본 신념을 갖고 있다고 본다. (1) 사람들은 악의적이고 기만적이다, (2) 그들은 기회만 있으면 나를 공격할 것이다, (3) 긴장하고 경계해야만 나에게 피해가 없을 것이라는 신념이다.

이런 신념으로 인해 편집성 성격장애자는 타인의 행동 속에서 부정적 측면을 선택적으로 발견하게 된다. 부정적인 신념은 적대적인 행동으로 나타나고, 이는 타인에게 부정적 행동을 유발시켜 자신이 부당한 대우를 받는다는 생각을 더욱 강화시킨다. 즉, 타인에 대한 적대적 신념, 타인의 부정적 측면에 대한 선택적 지각, 타인의 적대적 행동의 유발, 타인의 적대성에 대한 신념을 확신하는 것으로 이어지는 악순환이 반복됨으로써 편집성 성격성향이 지속되는 것이다

(3) 환경론적 입장

부모의 성격특성과 양육태도가 편집성 성격을 발달시키는 원인이 될 수 있다. 강한 분노감을 가지고 있는 양육자에게 키워진 아이는 어린 시절에 부모의 엄청난 불합리한 분노에 짓눌려 성장하며 자신을 부모와 동일시함으로써 누적된 분노를 타인에게 투사한다는 것이다. 가혹한 학대적인 부모의 양육태도에 지속적으로 노출된 아동은 타인에 대한 불신을 학습하고 결정의 주체는 자신일 뿐이라고 확신한다. 이에 아무도 신뢰하지 않고 외부의 통제는 거부하며 충동적이고 공격적인 생활방식을 발전시킨다.

(4) 생물학적 입장

편집성 성격장애의 유전적 요인에 대한 연구는 별로 없는 실정이다. 하지만 만성 정신분열병이 있는 개인들의 친척 중에 편집성 성격장애가 많다는 일부 증거가 있고, 특히 망상성 장애, 피해형과 특별한 가족 관계가 있다는 가계양상과 관련된 일부 증거가 있다.

3) 치료

편집성 성격장애자에 대한 주된 치료 목표는 이들이 겪는 문제와 갈등의 근본적인 원인이 자기 자신에게 있음을 자각하고 자신을 변화시키기 위한 실제 노력을 하게 하는 것이다. 그러나 편집성 성격장애자는 자신의 성격적인 문제로 스스로 임상가를 찾아오는 경우가 드물며, 대부분 우울증이나 불안장애 같은 문제로

치료를 원하게 된다.

편집성 성격장애에 대한 치료 또한 매우 어려운 것으로 알려져 있으며 그에 관한 경험적 연구도 부족한 상태다. 이들은 불신적이고 적대적인 성향이 있기 때문에 치료자와의 신뢰로운 관계형성이 매우 어렵다. 그래서 치료자는 방어적으로 반응하기보다 솔직하고 개방적인 자세로 신뢰감을 심어 주는 것이 중요하다.

따라서 치료자는 늘 솔직해야 한다. 예를 들어, 약속에 늦어 버렸거나 잊어 버렸을 때, 혹은 일관성이 없다고 내담자가 비난할 경우에는 방어적으로 설명을 하기보다 솔직하게 사과하는 편이 좋다. 왜냐하면 이들은 치료자의 언행에서 적대적인 요소를 포착하여 치료자에게 다시 의심과 분노와 적대감을 표현할 수 있으므로 내담자의 감정을 잘 수용하는 것이 중요하다.

이에 지지적 심리치료가 가장 바람직하며, 때로 내담자의 위협이 강하게 가해질 때는 치료자는 내담자의 행동을 조절하고 제안할 필요가 있다. 또한 망상적 비난에 대해서는 현실적으로 다루되 부드럽고, 내담자가 모멸감을 갖지 않도록 해야 한다.

2. 분열성 성격장애(Schizoid Personality Disorder)

모 대기업 연구소에 근무하는 37세 B씨는 이제 갓 결혼한 지 1년 반 정도 된 새신랑이다. 아내와는 직장 동료의 소개로 1년간 교제하고 결혼하였는데, 실제 1년간 만난 횟수는 겨우 다섯 번에 불과하다. 아내의 직장이 2시간 정도 떨어진 지방이어서 지금은 주말부부인데, 주로 아내가 주말이 되면 B씨를 만나러 오가는 형편이다. 그는 원래 차분하고 말수가 적은 편이며 연구소에서도 일과시간이 지났음에도 이따금씩 프로젝트를 마무리하려고 늦게까지 혼자 연구실에 있는 경우가 있다. 또 일이 끝나면 사람들과 어울리기보다 집으로 곧장 귀가하는 편이다. 그러한 모습을 아내도 처음에는 신중한 사람이라고 높이 샀는데, 지금은 남편이 혹여 직장에서 왕따 당하거나 친한 사람이 없어 외톨이가 되지나 않을지 오히려 걱정하고 있다. 어제는 남편에게 아내가 불만을 토로했다. 왜냐하면 1주일 전이 장모님 생신이라고 한 달 전부터 남편에게 미리 알리고 친정집에 갔는데, 무표정하게 굳은 표정으로 인사하고 식사만 한 뒤 소파에 앉아 휴대전화만 만지작거리다 돌아왔기 때문이다. 다른 동서들에게 먼저 말을 걸지 못하고 서먹해 했다. 또 아내와는 이번에 2주 만에 만났는데, 밤에 성관계를 하기보다는 읽던 책을 읽는다며 항상 침대까지 책을 들고 온다. 서운한 아내가 뭐라 한마디 던지자 자기도 요사이 직장에서 힘들다는 표현을 한다. 왜냐하면 갑자기 네 명이 팀을 짜서 프로젝트를 수행하게 되었는데, 너무 힘들어서 차라리 혼자서 연구하는 게 낫겠다고 말했다. 한번은 남편의 아이디어로 진행한 프로젝트가 채택이 되었는데, 마치 팀장이 자신이 작성한 것처럼 발표를 해 버렸고, 그에 대해 남편은 화를 내기보다는 평이한 말투로 자신의 생각도 반영되었다고만 말했다. 아내는 그런 남편이 너무 답답하고 한심하며, 자신은 아이를 빨리 갖고 싶은데 잠자리에도 무관심해서 너무 서운하다고 한다.

1) 임상적 특징

분열성 성격장애는 수동적-이탈적인 성격유형으로서 정상적인 내성적 성격의 병리적 형태다. 타인과의 친밀한 관계형성에 관심이 없고 감정표현이 부족하여 사회적 적응에 현저한 어려움을 나타내는 성격장애다. 이들은 친밀한 인간관계를 형성하지 못한 채 고립되어 있으며 매우 단조롭고 메마른 삶을 살아가는 경향이 있다.

분열성 성격의 증상이 가벼울 경우에는 자신과 접촉하는 사람의 주의를 끌지 않고, 뒤로 조용히 물러나 방해받지 않고 조용히 살기를 더 좋아한다. 흔히 취미생활, 애완동물, 학업, 기계 장치 등에 빠지곤 하며, 한마디로 말해 비사회적(asocial)이라고 할 수 있다.

그러나 극단적인 경우에는 정서적으로 차갑고 대인관계에 무관심하며 친한 친구가 거의 없고 데이트도 잘 안 하고 결혼도 안 한 경우가 많다. 과도한 몽상, 세련된 망상이 이 부류에 속한다.

유병률에 대해서는 알려진 바가 없으나, 여자보다 남자가 약간 더 많고 더 심각한 경향이 있다. 또한 정신분열병이나 분열형 성격장애를 지닌 사람의 친척 중에 이 성격장애의 유병률이 높다. 아동기와 청소년기부터 그 징후를 나타내는 경향이 있으며 사회적 고립, 빈약한 친구관계, 제한된 감정반응, 학교성적 저하를 나타낸다. 아울러 대인관계가 필요한 업무는 잘 수행하지 못하나 혼자 하는 일에는 능력을 발휘하기도 한다.

특히 강한 스트레스가 주어지면 짧은 기간 동안 정신증적 증상을 나타내기도 하고 망상장애나 정신분열병으로 발전되는 경우도 있다. 우울증을 동반하는 경우가 흔하며 분열형, 편집성, 회피성 성격장애를 같이 동반하는 경우가 많다.

(1) **행동표현**

남들이 보기에는 저 활동적이고(hypoactive) 무기력하고 활발하지 못하며 심한 경우에는 게을러 보인다. 생기가 부족하고 활력이 없어 보이며 자발성과 의사표현이 거의 없다. 만성피로를 느끼고 행동도 활발하지 못하며 언어습관 또한 느리고 단조롭다. 전반적인 의사소통은 사소한 정서적인 측면을 파악하지 못하거나 주의를 기울이지 못한다.

(2) **대인관계**

극소수와 깊은 관계를 맺는 것은 가능하나, 대부분의 타인에 대해 무관심하고 동떨어져 있다. 따라서 타인의 행동이나 감정에 거의 반응하지 않고, 사람에 대한 관심이 적거나 친밀한 관계를 맺는 사람이 거의 없다. 대인관계에서는 유순하고 수동적인데, 다른 사람들은 이들의 수동성을 공격성과 거부의 신호로 해석할 수 있다. 사실 이것은 타인의 기분이나 욕구를 감지하지 못하는 기본능력의 부족일 뿐이다. 또한 집단 토론에서는 애매하고 지엽적인 관심사에 주의를 기울이며 사회적 상호작용이 필요할 때는 매우 피상적 수준에서 참여하며 상당한 저항을 보인다.

(3) **인지 양식**

대체로 내성이 불가능하며 현저한 인지적 결함으로 고생한다. 인지적으로 취약한 수준에서부터 고등인지능력을 완전히 상실한 수준에 이르기까지 다양하다. 사고과정은 명료하지 못하며 사고와 의사소통의 방식이 내적 혹은 외적 방해자극으로 쉽게 이탈된다.

(4) **감정표현**

모든 외부자극에 대해 광범위하게 결함을 보인다. 타인에게는 행복, 분노, 기쁨, 슬픔을 일으킬 정도의 사건도 이들은 감정을 경험할 수 없고, 이 때문에 정서표현은 단조롭고 황폐하기까지 하며, 정서적으로 냉담하고 타인에 대한 온화함이 결여되어 있다.

(5) 자기지각

자신에 만족해 하고 심한 경우에는 생명력이 없게 보인다. 일반적으로 자신을 순하고 내향적이라고 보는 경향이 있다. 자신의 삶과 홀로 있는 것에 만족하며, 사회적 야심이나 경쟁에 무관심하다.

(6) 방어기제

주 방어기제는 주지화(intellectualization)다. 이는 자신의 정서와 대인관계 경험을 지극히 사실적인 수준에서 생각하고 기술하는 경향을 말한다. 따라서 감정 문제나 사건을 형식적이고 객관적인 측면에서 접근한다. 따라서 자신의 사회적, 정서적 환경에 몰입하지 않고 지내는 경우가 많다.

2) 원인

(1) 정신분석적 입장

분열성 성격장애를 편집성 성격장애와 비슷하게 기본적 신뢰의 결여에 기인한 것으로 본다(Cameron, 1963). 이들은 어려서 부모로부터 충분히 수용되지 못하거나 거부당한 경험을 지니는 경향이 있는데, 조용하고 수줍으며 순종적인 모습을 나타낸다. 경쟁 게임과 친밀한 또래관계를 피하기 때문에 또래들에게 이상한 아이로 여겨지며 놀림의 대상이 된다. 흔히 내적인 공상세계 속에서 자신의 좌절된 욕구를 해소하는 경향이 있으며 때로는 직관적이고 예술적인 재능을 지니고 있는 경우도 있다.

Balint(1979)는 분열성 성격장애자들이 기본적으로 타인과 관계를 맺는 능력에 결함이 있으며 이러한 결함은 유아기에 부모로부터 양육되는 과정에서 경험하는 부적절감에 기인한다고 주장한다. Akhtar(1987)는 분열성 성격장애의 외현적 상태와 내현적 상태를 구분지어 이들이 겉으로는 대인관계에 무관심하고 정서가 메마른 듯이 보이지만 내현적으로는 아주 예민하고 경계적이며 고집스러우며 창조적인 측면이 있다고 주장한다.

이러한 괴리는 자기표상이 통합되지 못한 채 쪼개져 있는 분열성을 반영한다. 그 결과, 이들은 혼란된 정체감을 지니며 매우 갈등적인 사고, 감정, 욕구로 인해 자신이 누구이며 무엇을 원하는지를 확신하지 못한다. 이러한 정체감의 혼란이 타인과의 관계형성에 어려움을 초래한다는 주장이다.

(2) 인지적 입장

부정적 자기개념과 대인관계 회피에 관한 사고가 분열성 성격장애의 특성을 초래한다고 본다. 분열성 성격장애자들은 "나는 혼자 있는 것이 낫다." "아무도 나를 간섭하지 않았으면 좋겠다." "다른 사람들과 관계를 맺으면 문제만 일어난다." "주위에 사람들만 없다면 인생은 별로 복잡하지 않을 것이다." "다른 사람들로부터 거리를 유지하는 것이 낫다." "나는 사회 속의 무리에 끼어들기에는 부적절한 사람이다."라는 사고를 내면적으로 지니고 있다. 이들의 주된 신념은 타인과 그들의 반응이 중요하지 않으며 무시해도 된다는 것이다. 적대적인 형태가 아니라 "상관하지 말라. 내버려 두라."는 식으로 다른 사람들과 거리를 유지하려는 행동으로 나온다(조성호, 2000; Beck & Freeman, 1990).

(3) 환경론적 입장

형식적이고 경직된 분위기에서 양육된 아동은 그러한 대인관계 양식을 모방하게 되고, 피상적, 냉담함, 사회적 부적절성, 무감각/무감동, 친밀감 결여 등의 습관을 발전시킨다. 특히 가정은 대인관계 방식을 학습하는 최초의 공간으로, 가정 안에서 역기능적인 대인관계 양식이 지속될 경우 사회적 능력을 발전시키지 못하고 사회적으로 더 고립시킨다.

(4) 생물학적 입장

분열성 성격장애를 가진 사람들은 정신분열병이나 분열형 성격장애를 지닌 친척, 가족 등이 많다고 보고되는 등 유전양상을 보인다.

분열성 성격발달과 관련된 잠재적인 생물학적 요인 한 가지는 변연계와 전두피질에 위치한 도파민성 후 시냅스 수용기의 증식이다. 그 결과, 과도한 억제기능으로 빈곤한 인지활동과 제한된 정서행동이 야기된다.

3) 치료

분열성 성격장애자들은 대인관계를 형성하지 못하고 고립되어 있기 때문에 자발적으로 전문가의 도움을 요청하는 경우는 매우 드물다. 대개 주위 사람의 강한 권유나 다른 문제로 인해 치료를 받게 된다. 이들은 대인관계에 매우 소극적이기 때문에 치료자는 치료적 관계형성에 어려움을 겪는다. 이에 치료자는 인내심을 지니고 내담자의 침묵이나 소극적 태도를 수용하면서 서서히 관계형성을 위해 노력해야 한다.

이들 내담자는 좀 더 격식에 따르고 구조화되어 있고 지적인 스타일을 따뜻하거나 해석적인 것보다 더 편안해 한다. 특히 사회기술을 증진시키고 새로운 대인관계를 형성하도록 돕는 구조화된 틀을 제공하는 집단치료도 도움이 될 수 있다. 이에 치료자는 내담자의 사소한 정서 반응에도 주목하고 공감적으로 수용함으로써 내담자가 조금씩 마음의 문을 열고 치료자와의 관계형성에 흥미를 갖도록 유도해야 한다. 분열성 성격장애의 치료 목표는 사회적 고립에서 벗어나 사회 상황에 효과적으로 적응하도록 돕는 것이다(조성호, 2000). 이를 위해 치료자는 (1) 내담자가 사회적 상황에서 철수하려는 경향을 줄이고, (2) 생활 속에서 즐거움을 경험하도록 돕고, (3) 정서적 경험의 폭과 깊이를 서서히 확대하고 심화시키며, (4) 인간관계 형성에 흥미를 갖고 기술을 습득하도록 노력해야 한다.

3. 분열형 성격장애(Schizotypal Personality Disorder)

대학 2학년에 재학 중인 남학생 D씨는 오늘 교양과목 수업에 10분 늦게 입실했는데, 강의 도중 문을 연 그의 모습을 본 학생들이 고개를 갸우뚱거리며 쳐다보았다. 왜냐하면 그의 복장이 마치 산에서 막 하산한 사람처럼 긴 머리를 뒤로 한데 묶어 내리고 망태 모양의 가방을 맸으며 귀에는 한쪽만 십자가 모양으로 길게 피어싱을 3개 하고 있었기 때문이다. 같은 수강생들이 그의 독특한 외모에 잠시 시선을 고정하자 불쾌한 표정으로 "정말 짜증나네, 그냥 내가 하고 싶은 대로 한 것뿐인데 왜 사람들은 자꾸 나를 이상한 눈으로 보는 거야? 내가 이러니깐 사람들이 싫다구!"라고 작은 소리로 말했다. 그러고는 혼자 사는 원룸촌에 들어가 대낮인데도 방문을 잠그고 커튼을 친 다음 한참 동안 천장을 뚫어지게 쳐다보았다. 그런 다음 양손을 앞으로 쫙 뻗고는 혼잣말로 "아, 피곤하다. 이제 기를 다시 불어넣어야겠다, 저 은하계의 별에서 내 손 안으로 들어오는 이 기운을!"이라고 말하며 흡족한 표정을 지은 뒤 진한 핑크빛에 현란한 별무늬가 있는 여성용 잠옷을 입은 채 잠에 빠진다.

1) 임상적 특징

분열형 성격장애는 분열성 성격장애나 회피성 성격장애가 더 악화되거나 증상이 심화된 형태로 여겨진다. 따라서 회피성 성격과 분열성 성격장애의 특징들이 정도와 심각성만 더할 뿐 거의 그대로 드러나는데, 일부 특징들은 분열형 성격에서만 발견된다.

이들은 위의 D씨처럼 고립되어 있으며 기이한 생각이나 행동을 나타내어 사회적 부적응을 초래하는 성격장애를 말한다. 대인관계에 대한 불안 및 경미한 사고장애와 다소 기괴한 언행을 보인다는 점에서 분열성 성격장애와 구분된다. 분열형 성격장애라는 명칭은 정신분열병을 유발하기 쉬운 성격적 특성을 의미하는 'schizotypy'이라는 용어에서 유래되었다.

과거에는 단순형 정신분열병(simple schizophrenia)이라고 불리던 분열형 성격장애는 대인관계의 형성에 심한 어려움을 드러내며 경미한 정신분열병적 증상을 동반하는 성격장애이다. 다른 성격장애보다 심각한 사회 부적응을 경험하며, 심한 스트레스를 받으면 일시적으로 정신병적 증상을 나타내고, 분열성, 편집성, 회피성, 경계선 성격장애의 요소를 동반하는 경우가 흔하다.

유병률은 일반 인구의 약 3%에서 발생하고, 여자보다는 남자에게 약간 더 많다. 정신분열병 환자의 직계가족에게 유병률이 높고, 흔히 아동기와 청소년기부터 그 징후가 나타나며 사회적 고립, 빈약한 친구관계, 사회적 불안, 학교성적 저하, 과민성, 특이한 사고와 언어, 괴상한 공상을 나타낸다. 비교적 안정된 상태로 지속되는 경향이 있지만 정신분열병이나 다른 정신병적 장애로 발전되는 경우도 있다. 또한 이전에 주요 우울증 상태 내지 주요 우울장애의 진단을 받는 경우가 많다.

(1) 행동표현

기괴하고 일탈적인 행동을 보이며 행동에서 변화가 심하다. 학교와 직장을 자주 그만두거나 이곳저곳으로 옮겨 다니며, 기혼자인 경우 자주 별거하거나 이혼하기도 한다. 이들은 사회적 고립을 선호하고 다른 사람들은 이상하다고 생각하는 활동에 자주 참여한다. 심한 경우는 완전히 기괴해 보인다. 이상한 언어양식으로 인해 자주 주제를 벗어나고 표현이 은유적이어서 현저히 독특한 언어를 사용하고 단어의 개념이 분명하지 않거나 이상한데, 연상의 이완이나 지리멸렬은 없다.

(2) 대인관계

고립된 생활을 하며 사람들과 최소한으로 접촉하며 지낸다. 피상적이고 지엽적인 사회적, 직업적 역할을 하는데, 이들은 친구가 거의 없고 일대일 대면에서 많은 어려움을 느낀다. 사소한 사회적 도전에도 강한 사회적 불안을 경험하며, 따라서 직계가족 이외에는 가까운 친구나 마음을 털어놓는 친구가 거의 없다.

(3) 인지 양식

반추적이고 자폐적인 경향이 있고 심한 경우 눈에 띄게 혼란되어 있다. 자주 자신의 사고를 논리적으로 전개할 수 없고, 지나치게 무관한 것들에 빠져 일탈과 간섭을 나타낸다. 때로 천리안, 텔레파시, 육감, 독심술, 극단적인 마술적 사고 등을 경험한다.

(4) 정서 표현

무감동하고 단조롭고 둔화되어 있다. 자신의 느낌은 잘 알지 못하기도 하지만 타인의 부정적 감정, 특히 분노 감정에는 흥분하고 매우 민감하게 반응한다. 왜냐하면 분열형 성격장애가 무감동하고 둔화된 분열성 성격장애와 다소 불안하고 지나치게 흥분하는 회피성 성격장애의 두개의 상이한 양상에서 비롯되었기 때문이다.

(5) 자기지각

자신을 고독하고 인생에서 의미를 찾지 못한 텅 빈 공허한 사람으로 간주한다.

자주 소외감을 느끼고 이인화와 해리를 경험하기도 한다.

(6) 방어기제

주된 방어기제로는 취소(undoing)를 사용한다. 취소는 보상의 한 유형으로 바람직하지 않은 행동이나 악한 동기를 참회하려는 시도다. 또한 심한 병리상태일 때는 복잡하고 기이한 의식이나 마술적 행위의 형태를 취하기도 한다. 환자들은 이러한 행동들의 실제 의미를 알지 못할 뿐만 아니라 그 행동을 통제할 능력마저 상실한 것처럼 보인다.

2) 원인

(1) 생물학적 입장

분열형 성격장애는 유전적 측면과 관련되어 있다는 주장이 있다(Millon & Davis, 1996). 정신분열병 환자의 직계가족에서 이 장애의 유병률이 높으며, 이 장애를 지닌 사람의 가족에는 정신분열병의 유병률이 높다. 한 쌍둥이 연구결과에서도 일란성 쌍둥이의 일치율이 이란성의 경우보다 훨씬 높았다(각각 33%와 4%). 따라서 이 성격장애에 걸릴 위험을 높여 주는 유전자들은 정신분열병에 걸릴 위험을 높여 주는 유전자와 일부 겹치는 것으로 보인다. 즉, 가계연구는 정신분열병이 있는 사람의 친척이 분열형 성격장애에 걸릴 위험이 높음을 보여 주었는데(Nigg & Goldsmith, 1994), 이는 생모가 정신분열병인 아이를 입양해서 키운 경우에도 마찬가지였다(Tienari et al., 2003). 분열형 성격장애는 유전적인 소인과 관련된 정신분열성향의 연속선상에서 이해되어야 한다는 입장이다. 정신분열 성향을 크게 3가지 요소, 즉 대인관계로부터의 철수, 인지적-지각적 왜곡, 사고와 행동의 혼란으로 나타나는데, 그 심각도는 장애마다 다양하게 나타날 수 있다. 즉, 정신분열 성향이 경미한 형태로 나타난 것이 분열성 성격장애이고 그 다음이 분열형 성격장애인 반면, 가장 부적응 형태가 정신분열병이라는 견해다.

(2) 환경론적 입장

사회학습 관점에서 볼 때 유아기에 경험한 부모와의 불안정한 애착관계에 기인한다는 주장이다. 이들은 어린 시절 부모로부터 무관심과 무시를 받으며 성장했다는 보고가 있다(조성호, 2000). 분열형 성격장애자는 기질적으로 수동적이어서 부모의 애정과 관심을 이끌지 못해 인간관계에 필요한 기본적인 애착행동을 학습하지 못했다고 본다. 또한 성장한 가족 분위기는 가족 간의 정서 교류가 적고 냉담하여 타인과의 관계형성에 대한 강화를 받지 못했고 의사소통 기술도 학습하지 못했기 때문이라는 주장이다(권석만, 2003).

(3) 인지적 입장

분열형 성격장애자들이 독특한 사고와 다양한 인지왜곡을 한다는 입장이다(Beck & Freeman, 1990). 이들은 "나는 결함이 많은 사람이다." "사람들과 관계를 맺는 것은 매우 위험하다." "나는 사람들이 나를 좋아하지 않는다는 것을 알고 있다." "나는 다른 사람이 무슨 생각을 하는지 다 안다." "느끼는 감정은 앞으로 무슨 일이 벌어질지를 미리 알려 주는 신호다."와 같은 사고를 갖고 있다. 또한 자신과 무관한 일을 자신과 연결시켜 생각하는 개인화, 정서적 느낌에 따라 상황의 의미를 판단하는 정서적 추론, 무관한 사건들 간의 인과적 관계를 잘못 파악하는 임의적 추론 등의 인지적 오류를 통해서 관계망상적 사고, 마술적 사고, 괴이한 믿음 등을 갖게 된다(권석만, 2003).

3) 치료

분열성 성격장애와 마찬가지로 심리치료는 지지적이어야 한다. 환자들은 기괴한 생각과 이상한 방식의 의식에 참여할 수 있는데, 치료자는 이를 우습게 여기거나 판단하는 모습을 보여서는 안 된다.

이들의 치료결과에 대한 경험적 연구는 매우 드문데, 약물치료와 인지행동적 치료가 도움이 된다는 보고가 있다. 인지행동치료에서는 이들의 역기능적 신념을 탐색하여 수정해 주는 개입을 시도한다. Hymowitz 등(1986)은 분열형 성격장애 환자의 50% 정도가 항정신병약물에 의해 관계망상적 사고, 기이한 언행, 사회적 고립이 개선되었다고 했다. Stone(1986)의 연구에서는 정신분석적 치료보다 구체적인 사회적 기술훈련에 의해 적응상태가 개선되었다고 보고했다. 한편 Beck과 Freeman(1990)은 분열형 성격장애자를 치료하는 4가지의 주요한 전략을 제시했다. 첫째, 사회적 고립을 줄이는 건전한 치료적 관계를 수립한다. 둘째, 사회적 기술훈련과 적절한 언행의 모방학습을 통해 사회적으로 적절한 행동을 증가시킨다. 셋째, 내담자의 두서없는 사고양식에 의해 방해받지 않도록 치료회기를 구조화하여 체계적으로 진행한다. 또한 내담자가 정서적 느낌보다는 객관적 증거에 의하여 자신의 사고를 평가하도록 가르친다. 이러한 치료접근을 통해 이들의 사회적 고립과 미신적인 사고가 점진적으로 개선되었다고 한다.

제2절 B군 성격장애

1. 반사회성 성격장애(Antisocial Personality Disorder)

B씨는 모 백화점 매장에서 직원들이 점심 먹으러 간 사이 고가의 핸드백을 절도하려다 CCTV에 걸려 경찰에 체포된 25세의 미혼 여성이다. 횟수로는 이번이 네 번째 구속인데, 타 지역의 백화점까지 돌아다니며 슬쩍슬쩍 물건을 훔친 다음 다시 더 싼 가격으로 인터넷 쇼핑몰에 올려 팔곤 했다. 왜 그런 짓을 자주 하는지 묻자 "그냥이요, 사실 명품만 밝히는 된장녀가 더 문제죠, 제가 뭐 어때서요? 저 이렇게 훔치는 거 정말이지 이번이 난생 처음이라고요."라며 뉘우치는 기색 없이 빤히 쳐다보며 거짓말을 했다. 억울하다는 표정과 상반되게 어머니와의 면담 결과 그녀는 어릴 때부터 어머니 지갑에서 작게는 5천 원에서 많게는 5만 원에 이르기까지 허락 없이 자주 돈을 꺼내 갔고 들켜서 혼줄이 나면 그 자리에서는 안 한다고 했다가 돌아서면 또 하고 또 하고를 반복했다고 한다. 중학교 때는 학교 문제아들과 자주 밤늦게까지 배회하거나 서너 차례 외박을 한 적도 있고, 남자 고등학생들과 어울리며 술, 담배를 피우고 논 적이 있다. 학교에서는 선생님한테 대들고 심한 욕설을 퍼부어 사회봉사 수강명령을 받은 적도 있다. 최근 2년 전부터는 채팅으로 만난 남자들이랑 혼숙을 하며 일정한 직업이 없이 밤에는 나이트에 가서 어울려 놀거나, 이따금씩 돈이 있어 보이는 남자들한테는 자신의 밀린 카드 값을 내기 위해 돈을 뜯어내기도 하며 지낸다고 한다.

1) 임상적 특징

반사회성 성격장애는 사회의 규범이나 법을 지키지 않고, 공격적인 행동을 자주 하며, 사회 부적응을 초래하는 경우에 해당된다. 가벼운 경우에는 경쟁적인 사회(군대, 경찰, 정계, 사업세계 등)에서 용인되고 때로는 매력으로 보이기도 하나, 거짓말, 무책임함, 가족부양 소홀, 배우자/자녀 구타, 성적 문란, 문화시설 파괴, 사기, 폭력, 절도와 같은 범죄에 연루되는 경우가 흔하다. 타인에게 피해를 준 자신의 행동을 자책하거나 후회하는 경우가 없다.

18세 이상의 성인에게 진단되며 위의 B씨처럼 반드시 15세 이전에 품행장애의 증거가 있어야 한다. 흔히 아동기나 청소년기부터 폭력, 거짓말, 절도, 결석이나 가출 등의 문제행동이 일반적으로 존재한다. 망상이나 비논리적 사고를 보이지는 않고, 온전한 현실 검증력과 상당한 언어성 지능을 지니고 있다.

유병률은 남자가 약 3%, 여자는 약 1%이며, 흔히 대가족 출신의 남자, 도시의 빈민층, 약물남용자, 교도소에 수감된 죄수에게 볼 수 있다.

(1) 행동표현

행동이 충동적이고 강압적인 경향이 있다. 위험이나 처벌의 두려움에 위축되지 않고, 위험도 감수하는 것이 특징이다. 위험 감수행동은 흔히 기분을 북돋아 주고 타인의 권리를 고려하지 않기 때문에 타인에게 공격적이고 무책임하게 지각된다.

극단적인으로는 위험감수 행동이 자신과 타인의 권리와 복지를 무시한 무례한 행동이 되어 사회적 규칙, 윤리, 관습 등을 무시하고 공격적이고 무책임한 행동을 저질러 법을 위반하고 범죄 기록을 남긴다.

(2) 대인관계

타인에게 적대적이다. 거칠고 냉정하고 둔감하며, 그 결과 많은 이들은 이들을 피하고 이들의 공격행동에 위협을 느낀다. 또한 냉정하고 무정하고 타인의 감정에 둔감하게 보이지만, 실제로는 각성되어 있고 대 인간 상호작용에 민감하며 단지 이런 모습을 투사하는 것이다.

오랫동안 친밀한 관계를 유지하는 데 어려움이 있고 대체로 타인을 신뢰하지 않으며 해를 당할까 봐 걱정한다. 타인에게는 공격적이고 학대적이며 잔인하다.

또한 '정당함'을 주장하며 매우 경쟁적이고, 타인에게 베풀 줄 모른다. 이러한 대인관계 행동의 기저에는 통제의 욕구가 있고, 이는 자신을 방어하는 기제이기도 하다. 이들은 자신의 가치를 믿는 동시에 타인은 두려워하며 불신한다.

극단적인 경우, 호전적이어서 타인의 실패와 그들을 조롱하는 데서 만족을 추구하는 것처럼 보일 수 있다. 많은 경우, 타인에 대한 보복적이고 처벌적인 태도는 어린 시절의 학대에 기인하며, 극단적으로는 동정심이나 인간적인 면이 결여되어 있고 양보나 타협은 약함의 지표로 간주한다.

힘을 정의로 생각하는 깡패 정신을 쉽게 찾아볼 수 있고, 타인의 권리를 무시하거나 사기와 강압적인 공격으로 빼앗는다. 그리고 이러한 행동은 목적이 수단을 정당화한다는 태도로 합리화한다.

(3) 인지 양식

외부 지향적이고 편협하고 완고한 인지 양식을 보인다. 인지적 유연성과 내성은 일관성이 없고 시간낭비란 생각으로 회피한다. 심하지 않은 경우에는 자존심이 강하고 매우 현실 지향적으로 보이며 사업계통에서는 바람직하지만, 극단적인 경우에는 외향적이고 고집불통의 특성을 띤다. 한편 외부 환경을 위협적인 것으로 지각하고 늘 경계한다. 자신의 공격성과 보복성향을 타인의 행동 탓으로 돌리고, 자신보다 타인이 더 타락했고 처벌적이라고 생각한다. 결국 규범과 자기방어에 따라 행동한다.

(4) 감정표현

공격적이고 악의적인 표현을 한다. '부드러운' 감정이 나오면 주의 깊게 통제하는 경향이 있다. 감상, 온화함, 친밀감 등은 약함의 지표라고 생각하여 회피한다. 동정과 이타주의를 잘 믿지 않아 인본주의적 감정은 거짓이며 성공에 장애물이라고 생각한다. 그러한 정서를 부정하는 것은 어린 시절의 고통스러운 기억으로부터 자신을 보호하는 것이다.

반면, 공격적 정서는 표현하는 경향이 있다. 일이 잘 되면 상냥하고 예의 바르고 호의적으로 보이지만, 일이 잘못되거나 좌절하게 되면 화를 낸다. 문제가 심각하면 갑자기 분노하고 복수심에 불탄다. 결국, 반사회적 성격은 좌절에 대한 인내력이 약하고, 행동에 대해 뉘우침 없이 쉽게 타인에 대해 공격적이고 야비하고 조롱하고 지배하려 든다.

(5) 자기지각

전형적으로 자신을 경쟁적이고 활력 있고 믿을 만하며 고집이 세다고 본다. 즉, 강하고 현실적이고 거칠다. 이들은 경쟁과 권력지향적인 생활양식에 가치를 부여한다. 승리만큼 기분 좋은 것이 없고, 패배만큼 고통스러운 것이 없다고 여긴다. 극단적인 경우, 타인과 일 둘 다를 지배하려 한다. 이는 환경 통제욕구의 확장으로 볼 수 있으며, 자신을 법, 규칙, 규율 위에 군림하는 존재로 생각한다.

(6) 방어기제

가장 흔한 방어기제는 행동화(acting-out)인데, 이는 공격적인 생각, 감정, 행동을 충동적으로 표출하는 경향이다. 사회적으로 바람직하지 못한 행동을 수용될 만한 행동으로 변환시키기보다는 직접 표현하며, 흔히 행동의 결과에는 별 관심을 두지 않는다. 행동의 결과로 해를 입는 타인에 대해서도 죄책감이나 뉘우침이 거의 없다.

2) 원인

(1) 유전 요인

입양아동 연구결과에 따르면, 친부모가 반사회성 성격장애와 약물 남용인 입양아에서 반사회적 행동의 유병률이 일반 정상 아동의 경우보다 높았다(Cadoret et al., 1995; Ge et al., 1996). 연구결과, 범죄성향(Gottesman & Goldsmith, 1994), 정신병질(Taylor et al., 2003), 반사회성 성격장애(Eley, Lichtenstein, & Moffitt, 2003)는 중간 수준으로 유전되는 것으로서, 그 유전 가능성이 40~50%로 추정되었다. 어떤 연구에서는 반사회적 행동증상의 유전 가능성이 .96으로 추정되었다(Baker et al., 2007).

입양아연구에서도 유전의 영향, 행동의 영향, 가족의 영향을 서로 분리하기가 매우 어려웠다(Ge et al., 1996). 즉, 유전의 영향으로 인해 반사회적 행동을 보이는 아동의 경우 이런 행동 때문에 양부모에게서조차 아동을 엄하게 훈육시키고 온정을 덜 보이는 결과를 초래할 수 있으며, 결과적으로 유발된 부모의 이러한 행동특성은 아동의 반사회적 성향을 더 악화시킬 수 있다.

(2) 뇌 활동 이상

1,500명의 반사회성 성격장애자들에 대한 연구(Ellingson, 1954)에서 이들 중 30~58%가 비정상적으로 느린 뇌파를 보이는 뇌파이상을 보였다. 또한 자율신경계와 중추신경계의 각성이 저하되어 있는 경향이 있으며 이러한 특성이 범죄성향이나 난폭한 행동과 관련된다는 주장이 제기되었다(Raine, Venables, & Williams, 1990).

(3) 사회적 요인: 양육경험, 가정환경, 가난

어린 시절의 양육경험이 반사회성 성격의 형성에 중요하다는 주장이다. Olweus(1978)는 거칠고 거절을 잘하며 지배적인 부모의 태도가 아동을 공격적이고 반사회적으로 만든다고 주장했다. Robins(1981)는 남성, 도시빈민가 출신, 많은 형제, 사생아나 입양아, 부모의 방임적 양육태도가 반사회성 성격과 밀접한 관계에 있다고 보았다. 그 외에 어린 시절의 신체적 학대경험, 교사로부터의 낙인경험, 대가족, 범죄자인 부모나 형제, 거칠고 엄격한 부모나 수동적이고 무관심한 부모, 부모 간의 갈등이 반사회적 성격특성을 증가시킨다는 입장이다.

또한 가정환경이 부정적 성향(negativity)이 높고, 온정이 부족하며, 부모의 행동이 일관성이 없으면 반사회적 행동이 예견된다(Marshall & Cooke, 1999; Reiss et al., 1995).

가난, 폭력에의 노출 등의 요인이 아동의 반사회적 행동을 예측해 준다는 중요한 전망 연구(prospective research)가 있고(Loeber & Hay, 1998), 이는 아동이 유전적으로 반사회성 성격장애에 걸릴 위험성이 없을 때조차도 해당된다(Jaffee et al., 2002).

품행장애 청소년 중에 가난에 찌든 아이들은 사회경제적 배경이 높은 아이들보다 반사회성 인격장애를 발달시킬 확률이 2배나 더 높다(Lahey et al., 2005).

(4) 정서와 정신병리

자율신경계의 활동에 관한 연구결과도 정신병리가 있는 자들이 공포유발 자극에 대해 덜 불안한 반응을 보인다는 생각과 맥락을 같이한다. 휴식상태에서 정신병리가 있는 사람들은 정상인보다 피부 전도도의 수준이 낮았고, 이들의 피부 전도도는 혐오자극에 직면하거나 혐오자극이 예상될 때 반응정도가 적었다(Lorber, 2004). 또한 정신병리가 있는 사람들은 남의 고통을 보여 주는 슬라이드에 대한 반응이 적었다(Blair et al., 1997). 즉, 이들은 진짜로 공감이 적은 것으로 나왔고, 마찬가지로 정신병리가 있는 사람들은 다른 정서들은 잘 알아차렸지만 타인의 두려움을 알아차리는 데는 대단히 형편없었다(Marsh & Blair, 2008).

(5) 반응조절, 충동성, 정신병리

전두엽 피질의 기능저하는 즉각적인 보상에 충동적으로 반응하고 처벌을 회피하는 것을 배우지 못하는 것과 관련된다. 몇몇 연구자들은 전두엽 피질의 결함이 정신병리를 불러일으킬지도 모른다고 시사했다(Gorenstein & Newman, 1980). 이러한 견해는 정신병리가 있는 사람이 정신병리가 없는 사람에 비해 전두엽 피질 속이 회백질이 적다는 것을 보여 준 연구로부터 뒷받침되고 있다(Raine & Yang, 2007).

아울러 정신병리가 있는 사람들은 자신의 반응을 성패에 따라 조절하는 능력이 있는지를 검사하기 위한 과제를 제시받았을 때 충동성을 드러냈다(Patterson & Newman, 1993).

(6) 정신분석적 입장

모-자녀 간 기본적 신뢰가 형성되지 못하여 외부세계를 이기적이고 냉정한 곳으로 생각하고, 폭력적이고 파괴적인 방법으로 타인과 관계를 맺으려고 하는 것이다. 아울러 이들은 타인 입장에서의 공감능력이 발달되지 못하여 타인에게 피해를 주는 것에 대한 불안이나 죄책감을 느끼지 못한다. 또한 초자아가 발달하지 못해 도덕성이 부족하고 타인에 대한 배려의식이 결여된다고 본다.

(7) 인지적 입장

이들은 독특한 신념체계를 가지고 있다. 즉, "우리는 정글에 살고 있고 강한 자만이 살아남는다." "힘과 주먹이 내가 원하는 것을 얻는 최선의 방법이다." "들키지 않는 한 거짓말을 하거나 속여도 상관없다." "다른 사람들은 약한 자들이며 당해도 되는 존재들이다." "내가 원하는 것을 이루기 위해서는 어떠한 행동도 정당화될 수 있다." "내가 먼저 공격하지 않으면 다른 사람이 먼저 나를 공격할 것이다." "다른 사람이 나를 어떻게 생각하는지는 중요하지 않다."와 같은 신념을 지니고 있다(Beck & Freeman, 1990).

3) 치료

대부분의 성격장애와 마찬가지로 스스로 치료자를 찾아오는 경우는 매우 드물고, 대개 법원의 명령이나 중요한 사람에 의해 강제로 의뢰되는 경우가 많다. 또한 이들은 권위적 대상에 대해 습관적으로 불신하고 저항하는 경향이 있다. 이에 치료자는 중립적이고 수용적인 태도를 갖추며 치료적 관계를 형성하는 것이 중요하다. 때로는 법적인 면책이나 현실적 이득을 위해 치료에 적극적으로 임하는 듯한 태도를 위장하는 경우가 있으므로 주의해야 한다. 심층 심리치료보다는 구체적인 부적응 행동을 수정하기위한 행동치료 접근이 더 효과적이라고 알려져 있다. 보통 반사회적 성격장애가 형성되면 근본적 치유가 어렵다고 알려져 있어, 문제아동 및 비행청소년에 대한 조기개입과 부모교육을 통한 예방이 매우 중요하다. 한편 보통 구체적인 부적응적 행동을 변화시키는 행동치료적 접근이 더 효과적이고, 확실한 치료방법으로는 치료 공동체가 있다. 즉, 폐쇄되고 구조화된 환경에서 동료로부터 또는 집중적인 집단치료에서 직면적인 경험을 하는 것이다.

2. 히스테리성 성격장애(Histrionic Personalty Disorder)

U씨는 매우 여성스럽고 나이에 비해 더 젊어 보이는 37세의 기혼 여성으로, 화사한 꽃무늬 원피스에 길게 늘어뜨린 진주 목걸이에 굽이 높은 힐을 신고 방문했다. 자신은 보험설계사로 3년째 일하고 있는데 성과가 꽤 좋은 편이며, 최근 초등학교 동창모임에 가서 오랜만에 어릴 적 남자친구들을 만나 반가운 마음에 늦게까지 노래방에서 놀기도

하고 두어 번 개별적 만남을 가진 적이 있다고 한다. 그중 세 명은 자신에게 보험을 들어 주기도 하고 지인들을 소개시켜 줘서 고마운 마음에 시외로 나가 한두 번 식사대접을 하기도 했다. 원래 자신은 남자들 앞에서 거리낌 없이 행동하고 분위기를 잘 잡고 음주가무를 잘해 항상 주변에 남자들이 따르는 편인데, 그중 한 남자친구가 최근 자신의 휴대전화에 "진짜 너랑 한번 잘해 보고 싶다. 딴 애들 말고 이제 나랑도 자주 만나고……."라는 문자를 보냈다고 한다. 우연히 그 문자를 본 남편은 그렇지 않아도 자기 친구도 아내가 다른 남자를 만나는 걸 보았다고 말하며 부인 단속을 좀 잘하라고 했다면서 화를 냈고, 아내에게 남자들을 만나지 말든지 아니면 이혼을 하든지 둘 중 하나를 택하라고 했다. 그러면서도 자신은 원래 옷차림이나 외모가 좀 받쳐 주는 사람인데 어떡하느냐며 답답함을 토로했다.

1) 임상적 특징

히스테리성 성격장애는 능동적-의존적 성격유형으로 사교적 성격의 병리적 모습이며, 타인의 애정과 관심을 끌기 위한 지나친 노력과 과도한 감정표현이 주된 특징이다. 따라서 경증일 때는 사회적으로 경박하고 대인관계에서 매력적이나, 심할 때는 지나친 극적 행동, 과장되고 불안정한 정서, 그리고 비정상적인 대인관계(미성숙한, 유혹적인, 명백히 착취적인)를 보인다. 또한 마치 연극하듯 자신의 경험과 감정을 과장되고 극적인 형태로 표현한다. 그러나 스스로는 감정기복이 심하며 감정의 깊이가 없고 피상적인 것이라고 느낀다. 위의 U씨처럼 화려한 외모로 이성의 관심을 끌며 유혹적인 행동을 하는 경향이 있고, 마음 깊은 곳에는 타인의 관심을 끌고 사랑과 인정을 받고 싶은 강렬한 욕구가 있다. 타인이 각별한 관심을 기울여 주지 않으면 자신을 싫어하는 것으로 여기고 우울하거나 불안해하는 경향이 있다. 관심의 대상이 되는 타인에 대해 시기와 질투, 경쟁심, 강한 분노를 느낀다.

히스테리성 성격장애자는 거절에 대한 두려움이 있고 자신의 요구가 좌절되는 상황에서는 자살하겠다고 위협하거나 상식에서 벗어난 무모한 행동을 하기도 한다.

유병률은 일반 인구의 2~3%, 정신과 환자의 10~15%에 해당한다. 임상 장면에서는 여성에게 더 많이 나타난다고 알려져 있지만 정확한 평가도구를 사용한 일부 연구에서는 남녀 간의 유병률이 비슷하게 나왔고, 우울증, 경계성 인격장애,

신체적 문제와 함께 공존할 확률이 아주 높다(Nestadt, 1990).

(1) 행동표현

처음에는 매력적이고 유혹적인 사람으로 보인다. 즉, 자신의 감정과 사고를 쉽게 표현하고 극적인 재능과 타인의 주의를 끄는 경향이 있다. 성격이 과민하고 자극을 추구하므로 자극적인 '모험'에 계속 참여하고 충동적으로 보이는데, 일단 일시적인 흥분이 사라지면 보다 더 자극적인 일을 찾아 나선다.

호감이 가는 첫인상을 오래는 유지 못하고, 피상적이고 천박하고 공감을 못하고 착취적인 면이 곧 드러난다. 극단적인 경우 과시적이고 미숙하고 불안하고 남을 이용하며 경박하고 난잡해 보인다. 이들은 속이 텅 비어 있고 요구적이며 생각이 얕고 타인에게 매우 의존한다는 것이 곧 드러난다.

(2) 대인관계

경박하고 유혹적이어서 타인에게 친절하고 도움을 주는 정도를 넘어서서 칭찬, 보호, 지지 등을 적극적으로 갈망한다. 이를 얻기 위해 자기 능력을 총동원하여 유쾌하고 사교적이고 매력적이고 유혹적으로 굴며 때로는 타인을 착취하기도 한다. 이에 관계가 지속되면 인정과 지지를 주는 상대의 생각과 기분에 매우 민감하며 지나치게 요구적이고 끊임없는 인정을 바라기 때문에 상대방은 부담스럽게 느낀다. 극단적인 경우 솔직하지 못하고 피상적이며 자기중심적인데 그럼에도 불구하고 타인에게 매우 의존적이다.

(3) 인지 양식

변화가 심해 즉흥적이고 전체적이고 인상적이다. 심각할 때는 산만하고 확산된 인지 양식을 보인다. 이때는 세부적인 것에 주의가 분산되고 쉽게 방해를 받으며 피상적인 인지처리를 한다. 또한 어렵고 복잡한 인지과제에는 집중을 잘 못하고, 호기심이 부족하여 지적인 부분을 회피한다. 자기 능력을 과장하고 가치를 부풀리며 자신을 정당화하기 위해 광범위한 합리화를 사용하고 자신이 우월하다는 미숙한 환상에 빠진다.

(4) 감정표현

다른 성격장애와 구분되는 가장 두드러진 면이 감정표현이다. 변덕스럽고 충동적이며, 단기간에 극적이고 피상적인 기분을 드러낸다. 열정적이었다가 지루해했다가 즐거웠다가 화냈다가 하여 같이 있는 사람이 혼란스럽고 당황한다. 이러한 불안정한 정서는 의식적이기보다 통제를 할 수 없는 것 같고, 더 심한 경우에는 눈에 띄는 의상이나 직접적인 행동을 통해 표현되는 두드러진 자기연극화, 사소한 자극에 대한 지나친 충동반응, 극단적인 비이성적 감정표현을 일삼는다.

(5) 자기지각

자기 통찰이 결여되어 있어 불안정한 정서, 유약함, 우울, 또는 공격성 등의 징표를 인식하거나 받아들이지 못한다. 외부세계에서 주는 보상에 지나치게 사로잡혀 자아정체감을 잃고 타인과 구분하지 못한 채 자신만이 갖춘 타고난 특성보다 사회적 관계, 타인에 대한 자신의 영향력으로 자기 자신을 기술한다. 그 결과 자신을 사교적이고 친화적인 형태로 지각한다.

(6) 방어기제

이들의 피상성은 해리(dissociation)를 주 방어기제로 사용한다. 해리는 진실된 자기와 사회적 자기를 분리시키거나 해리시키는 경향을 말한다. 이들은 사회적으로 인정받고 계속 변화하는 인상을 만들기 위해 사회적 자기를 변화시키는 특징이 있다. 중요한 것은 해리가 불쾌한 생각이나 감정을 인식하지 못하도록 하는 자기분산적 과정이라는 것이다. 따라서 히스테리성 성격의 매력적이고 극적이고 유혹적이기까지 한 가면은 자신이 실제로 갖고 있는 부적절성을 생각지 못하게 한다.

2) 원인

(1) 정신역동적 입장

오이디푸스 갈등과 관련하여 외모 및 성적 유혹과 근친상간에 대한 두려움으로 설명하기도 한다. 여성 히스테리성 성격장애자의 경우 자신의 의존욕구를 충족시켜 줄 대상으로 아빠에게 집착하며, 애교스럽고 주의를 끄는 과장된 감정표현양식을 획득하게 된다. 하지만 이들은 궁극적으로 어머니의 젖가슴으로 상징되는 어머니의 따뜻한 보살핌을 추구하며, '젖가슴과 남근의 동일시'를 통해 성장한 후에 남자들로부터 애정과 사랑을 얻기 위해 유혹적인 행동을 한다. 그러나 성적으로 문란한 여성들조차 실제로 성적 즐거움을 느끼지 못하는 경우가 많은데, 이는 궁극적으로 어머니의 따뜻한 사랑과 보살핌을 추구하기 때문이다.

남성 히스테리성 성격장애자의 경우, 어린 시절 어머니로부터는 사랑받지 못하고 아버지에게 애정을 구하게 된다. 한편 아버지가 없거나 아버지로부터 애정을 얻지 못하면, 어머니와의 동일시로 수동적이고 여성적인 정체감을 발달시키거나 여성성에 대한 불안을 회피하기 위해 남성성을 과도하게 나타낼 수 있다. 따라서 남성은 이 두 양상의 히스테리성 성격장애를 나타내는 경향이 있다(권석만, 2003).

히스테리성 성격이 심리성적 발달단계의 고착현상과 밀접한 관련이 있다는 주장도 있다(Abraham, 1927). 즉, 남근기 고착(phallic fixation)이 히스테리성 성격을 유발할 수 있다는 것으로, 이때 고착된 사람은 성적으로 유혹적이며 노출증적이고 감정이 풍부하며 자기중심적 성향이 있다고 한다.

(2) 인지적 입장

이들의 독특한 신념과 사고방식에 초점을 둔다. 연극성 성격장애자는 기본적으로 "나는 부적절한 존재이며 혼자서 삶을 영위하는 것은 너무 힘들다."는 핵심적 믿음을 지니고 있다. 따라서 "나를 돌보아 줄 사람들을 찾아야 한다."고 생각하고 적극적으로 관심과 애정을 추구한다. 또한 다른 사람이 자신의 생존에 매우 중요하다고 여기기 때문에 "모든 사람들로부터 사랑을 받아야 한다."는 신념을 갖고, 사랑받는 방법으로 외모, 애교나 유혹, 과장된 표현, 재미있는 행동을 주로 사용한다는 것이다(Beck & Freeman, 1990). 이들의 흔한 신념에는 "내가 행복하려면 다른 사람의 관심과 애정이 절대적으로 필요하다." "나는 다른 사람의 사랑을 독점적으로 가장 많이 받아야 한다." "나는 재미있고 다른 사람에게 즐거움을 주는 사람이어야 한다." "다른 사람이 나를 싫어하거나 무시하는 것은 참을 수 없는 일이다." "나는 지루한 것을 참을 수 없다." 등이 있다.

히스테리성 성격장애는 65%가량이 반사회성 성격장애의 진단기준에도 속한다고 한다(Lilienfeld et al., 1986). 이러한 양상은 두 성격장애가 아직 밝혀지지는 않았으나 공통적 원인에 기인하며, 여성은 연극성 성격장애로 표현되는 반면 남성은 반사회성 성격장애로 발현된다는 주장이 제기되고 있다(Cloninger, 1978; Lilienfeld, 1992).

(3) 환경론적 입장

부모의 기대나 욕구에 부합하기 위해 히스테리적인 행동을 하게 되고, 그 행동 뒤에는 부모의 관심과 애정이 따른다는 것을 알게 된다. 부모들은 처벌을 거의 하지 않고 부모의 기대에 부응할 경우 정적인 강화를 주는데, 강화패턴에 일관성은 없다. 게다가 히스테리성 성격을 가진 부모의 두드러지고 극적인 행동은 아이들에게 무의식적으로 모방될 수 있다.

3) 치료

히스테리성 성격장애의 원인에 대한 연구에 비해 치료에 대해서는 알려진 바가 별로 없다. 심리치료를 받게 될 경우 처음에는 치료자에게 의존하려 들거나 지나치게 협조적인 태도를 취해 보이므로 초기에 치료동맹이 잘 이뤄진 것처럼 보일 수 있다. 하지만 그 이면에는 치료자로부터 인정받으려는 욕구와 거부당하는 것에 대한 두려움이 깔려 있다. 또한 이들은 치료자를 조정하려 들거나 때로는 성적으로 유혹하거나 조종하려는 경향이 있다. 이 점에서 치료자는 히스테리성 성격장애자와 진정한 치료적 관계를 형성하기 어렵다. 이 점을 염두에 두고 변함없이 안정되고 신중한 자세로 치료적 관계형성에 힘써야 한다.

대부분 히스테리성 성격장애자의 치료 목표는 대인관계 문제에 초점을 둔다. 애정을 얻기 위해 외모, 성, 유혹, 불평, 위협 등의 방법을 사용하여 타인을 조정하려는 대인관계 방식이 일시적인 효과를 보일지 모르나 장기적으로는 타인과의 관계를 저해하는 요인이 된다는 점을 인식시키고 애정을 얻을 적절한 현실적 방법을 배울 수 있도록 도와야 한다. 인지치료에서는 전반적 인상에 근거하여 모호하게 생각하는 내담자의 사고양식을 좀 더 구체적이고 체계적인 문제 중심적 사고로 바꾸어 주는 노력을 하게 된다. 아울러 부적응적인 사고를 지적하고 도전하기, 사고를 검증하는 행동실험을 하기, 활동계획 세우기, 문제 해결기술 훈련, 자기주장 훈련 등의 기법을 사용한다. 마지막 단계에서는 히스테리성 성격장애자의 기본적 신념, 즉 "나는 부적절한 존재이고, 혼자서는 삶을 영위하기 힘들다" "모든 사람들로부터 사랑을 받아야 한다"는 신념에 도전하여 이를 변화시키는 작업이 이루어진다(Beck & Freeman, 1990).

3. 자기애성 성격장애(Narcissistic Personality Disorder)

36세의 주부인 Y씨는 올해 한국화 전공의 박사과정에 입학하였는데, 첫 수업을 다녀온 뒤 상기된 얼굴로 귀가해서는 상담실에 찾아왔다. 엄청 기대하고 학교를 갔는데 전공 시간강사 강의가 "깊이 있고 격조 높은" 수준의 자신을 무지한 다른 박사과정들과 동급으로 취급하듯 파워포인트 자료만 읽고 있어 화가 났다고 한다. 한 학년 위 선배한테는 자신이 불교 사경을 배우고 있는데, 잘 가르쳐 주면 자기 밥그릇 뺏길까 봐 안 가르쳐 주려고 안간힘을 쓰는 모습을 보고는 혼자서 '그래, 천재는 외로운 법이지.' 라고 중얼거렸다고 한다. 전에 서예를 배우러 갈 때도 자기가 단 며칠 만에 금방 배워서 써 버리니 "와, 천재는 다르군요."라고 주변에서들 찬사를 해 줬다고 말하고는 잠시 얼굴에 의기양양한 표정을 지어보였다. 자신은 그런 표현을 들어도 이제는 낯설지 않으며 한편으로는 이런 생각을 한다고 말했다 "그래, 아예 이참에 내 수준에 맞는 사람들하고만 어울리고 능력이 출중하지 않는 인간들과는 상종을 하지 말자."라고. 이제는 자기 능력을 시기 질투하는 사람과는 소통 자체를 안 하고 차라리 자신의 솜씨를 인정하고 자기한테 배우러 오는 사람이나 혹은 자기 그림을 보는 눈이 있는 사람하고만 소통할 의향이 있음을 강조했다.

1) 임상적 특징

자기애라는 용어는 연못에 비친 자신의 아름다운 얼굴을 너무 사랑하여 연못 속에 몸을 던져 죽었다는 그리스 신화속의 인물 Narcissus에서 유래되었다. 자기애성 성격장애는 수동적–독립적 성격유형으로서, 자신감 있는 성격의 병리적인 모습이다. 여기서 수동적–독립적이란 목표지향적인 행동을 통해 외부에 적극적으로 강화를 추구하기보다 자신에 대한 과장된 평가로 특권의식을 지니고, 타인에게 착취적이거나 오만한 행동을 나타내어 사회적인 부적응을 초래하는 성격을 말한다. 이들은 자기사랑이 지나쳐서 자신을 비현실적으로 과대평가하고 타인을 무시하며 자기중심적인 행동을 나타내고 대인관계의 갈등과 부적응을 초래하게 된다.

우리사회에서 흔히 '왕자병' 또는 '공주병'이라는 용어가 이 성격과 가장 관련성이 깊다. 이들은 자신을 남들이 평가하는 것보다 현저하게 과대평가하여 웅대한 자기상에 집착하며 대단한 탁월함과 성공을 꿈꾼다. 따라서 자신은 주변 사람들과는 다른 특별한 존재라며 특권의식을 갖고 매우 거만하고 오만한 행동을 한다. 배우자 또한 이상적으로 높은 수준의 인물을 추구하는데 비현실적인 자신의 기대에 미치지 못하면 화를 내거나 배척하기도 하고 더 높은 수준의 사람과 함께할 기회가 주어지면 배우자를 바꿀 가능성이 높다. 이들은 타인 입장에서의 공감 능력은 결여되어 있고, 대인관계에서는 매우 자기중심적이고 일방적이어서 주변 사람들로부터 따돌림을 당하거나 갈등을 경험하게 되어 자주 상처를 입으며 우울해지거나 분노를 느끼게 된다.

자기애성 성격은 외현적 자기애와 내현적 자기애로 구분 가능하다(Wink, 1991). 외현적 자기애는 타인이 객관적으로 관찰할 정도로 자기애적 속성이 겉으로 드러나는 경우이며 DSM-IV-TR의 자기애성 성격장애의 진단기준에 잘 부합된다. 자신만만하고 외향적이며 타인의 반응을 개의치 않고 자기 주장적인 모습이 이에 해당된다. 반면, 내현적 자기애는 겉으로는 잘난 척하거나 거만한 행동특성을 잘 드러내지 않지만 내면에는 자기애적 성격특성을 갖고 있는 경우다. 이들의 특징으로는 수줍고 내향적이며 타인의 반응에 매우 민감하며 조심스럽게 행동한다.

유병률은 일반 인구에서 1% 미만, 임상 환자집단에서는 2~16%라고 보고된다. 이 성격장애의 50~75%가 남자이고, 사춘기에 흔하지만 나중에 반드시 성격장애로 발전하는 것은 아니다. 이 장애는 경계성 성격장애와 가장 많이 동반된다(Morey, 1988).

(1) 행동표현

대개 부드러운 형태의 거만함을 드러낸다. 자신이 관습과 윤리보다 우월하다고 믿고 그에 따라 행동한다. 겸손하지 않고 지나치게 자만에 차 있으며, 점잖은 체하고 자기중심적이며 오만하다. 또한 타고난 우월성이 있다는 환상을 갖고 있는 나머지, 일상의 규칙을 비웃고 타인의 권리를 무시하거나 무관심하다. 극단적인 경우, 건방지고 '우주 한가운데에 자신이 있다'라는 식의 과대망상을 지니게 된다.

(2) 대인관계

자기 발전 내지 자신의 욕구충족을 위해 타인을 이용한다. 이들은 공감적이지 못하며 타인의 권리, 감정, 요구에 관심이 없거나 이를 참지 못한다. 타인으로부터 받기만 할 뿐 되돌려 주는 법을 모른다. 극단적인 경우, 타인의 권리와 복지를 무시하는 것에 대해 부끄러워하지 않고, 자신의 욕구충족이나 자기강화를 위해 보통 타인을 이용한다.

(3) 인지 양식

자신이 우월하다는 미숙한 환상에 제한을 두지 않고 사로잡힌다. 자신의 능력을 과장하고, 실패를 성공으로 변형시키며, 자신의 가치를 확대시키고, 자신들이 느끼는 것을 정당화하고, 자신의 자아상을 수용하거나 높이는 것을 거절한 사람들을 평가절하하기 위해 엄청난 합리화를 한다. 극단적인 경우, 정교화된 환상이나 성공, 영광, 미, 사랑, 부에 대한 망상수준에 이르는 경우도 있다.

(4) 감정표현

전반적으로 무관심하고 침착한 분위기다. 확산된 안녕감을 경험하는데, 흔히 감성적이지 않고 쾌활한 낙천가다. 때로 자신감이 흔들리면 화, 수치감, 공허감, 우울 등을 잠시 경험하기도 한다. 그러나 대부분의 자기애성 성격은 방어기제로 합리화를 사용하는 경향이 있어 이런 기간이 오래가지는 않는다. 방어기제를 사용하여 패배를 승리로, 두려움에 찬 치욕적인 행동을 당당한 노력으로 바꿔 버린다.

(5) 자기지각

자신을 우월하고, 매우 특별하며, 비범한 권리와 특권을 가진 인물로 본다. 이런 자기지각이 굳건하여 이러한 가정에 대해 거의 의심을 품지 않는다. 그 결과 이에 도전하는 사람은 누구나 경멸과 멸시를 당한다. 자신이 그렇게 뛰어나다고 지각하기 때문에 자신이 규칙, 도덕, 윤리, 관습보다 더 우위에 있다고 믿는다.

극단적인 경우 자신을 훌륭하고 재능이 있고 독특할 뿐만 아니라 모든 이에게 모든 일을 해 줄 수 있을 만큼 대단하다고 지각한다.

(6) 방어기제

과장된 자존심, 우월감, 비현실적으로 높이 평가된 능력에 기초를 두고 있기 때문에 기본적인 방어기제로 합리화(rationalization)를 사용한다는 것은 놀랄 일이 아니다. 합리화를 통해서 자신의 실수, 실망, 사회적으로 받아들일 수 없는 행동에 대한 알리바이를 만들고 변명과 정당화를 일삼는다.

2) 원인

(1) 정신분석 입장

Freud는 자기애(narcissism)를 "심리적 에너지가 자신에게 향해져 자신의 신체를 성적인 대상으로 취급하는 태도"라고 정의했다. 이러한 성향이 성숙한 형태로 발전하지 못하면 병적인 자기애가 나타날 수 있다고 한다. 성숙한 형태로 발전하지 못한 자기애에 고착된 사람은 성인이 되어도 사랑의 대상이 자기 자신에게로 집중되는 경우는 병적인 자기애라고 Freud는 주장한다.

신생아 시기에는 자신 몸에 관심이 집중되고, 부모의 무조건적인 지지와 보살핌을 받으며 자신이 매우 중요한 존재라고 느끼는 유아기적 또는 일차적 자기애를 갖게 된다. 하지만 자신과 외부세계를 분명하게 구분하게 되면서 심리적 에너지를 부모에게 향하며 부모를 사랑하고 애정을 교환하는 대상애(object-love)를 경험하게 된다. 이를 통해 자신의 존재가치와 소중함을 느끼는데, 이를 이차적 자기애라고 한다. 이는 타인에게 관심과 사랑을 베풀고, 타인으로부터 전달된 애정과 사랑에 근거하여 자기 가치감을 느끼는 성숙한 형태의 자기애다.

(2) 자기심리학 입장

정신분석의 한 분파인 자기심리학(self-psychology)를 수립한 Kohut(1977, 1971)은 자기애성 성격장애자들이 두드러진 자기(self)의 중요성, 자기에의 몰입(self-absorption), 무한한 성공에 대한 환상을 표면에 투사하고 있음에 주목했다. 이러한 특성은 그 이면에 취약한 자존감을 감추고 있는 것이며 남으로부터 끊임없이 존경을 받으려고 자기 가치감을 키우려고 애쓴다는 것이다. 또한 Kohut는 부모의 양육방식의 두 차원–정서적 냉정함(emotional coldness)과 아동이 성취한 것을 지나치게 강조하는 것이 자기애성에 걸릴 위험을 높여 준다고 가정하였다.

최근 연구결과는 자기애성 성향이 높은 사람들이 아동기에 두 가지 양육관련 갈등을 겪었음을 알려 주고 있다(Otway & Vignoles, 2006).

(3) 대상관계 입장

어린 시절에 부모와의 상호작용을 통해 형성한 자기표상과 타인표상이 정신병리 이해에 중요하다는 대상관계이론의 입장에서, Kernberg(1975)은 자기애성 성격장애자들이 어린 시절 어머니와의 상호작용 속에서 형성한 이상적 자기상과 어머니상이 혼합된 웅대한 자기상을 통해 자신에 대한 과장된 생각을 갖는다는 것이다. 자기애성 성격으로의 발전가능성이 있는 특별한 재능과 가족 내에서 중요한 위치에 있는 아이의 경우, 엄마의 칭찬이나 특별대우를 중시 여기고 엄마로부터 칭찬받는 것과 그렇지 못한 것에 예민해진다. 이에 어린아이는 엄마가 칭찬해 주는 자기 모습, 이상적인 자기 모습, 이상적인 엄마의 모습에 대한 상상을 자주 하며 즐기게 된다. 하지만 어린아이는 이러한 내적 상상의 내용을 변별하는 능력이 부족하기 때문에, 자신의 긍정적 측면과 엄마로부터 사랑받게 될 이상적 자기상이 혼합되어 실제 자기보다 현저히 과장된 자기상을 갖추게 된다. 더 나아가 자신을 칭찬과 특별대우를 해 주며 헌신적 사랑을 베푸는 이상적인 어머니상이 혼합되어 자신은 이러한 사랑을 받는 대단하고 특별한 존재라는 생각을 하게 된다. 이러한 병리가 융합되는 과정에서 자기애성 성격장애자는 웅대한 자기상을 형성하게 된다.

(4) 인지적 입장

Beck과 Freeman(1990)에 따르면, 자기애성 성격장애자가 "나는 매우 특별한 사람이다." "나는 너무나 우월하기 때문에 특별한 대우를 받고 특권을 누릴 자격이 있다." "인정, 칭찬, 존경을 받는 것은 매우 중요한 일이다." "내가 당연히 받아야 할 존경이나 특권을 받지 못하는 것은 참을 수 없는 일이다." "사람들은 나를 비판할 자격이 없다." " 나 정도의 훌륭한 사람만이 나를 이해할 수 있다."는 부적응적 행동을 유발하는 독특한 신념과 사고과정을 가지고 있다고 한다.

이러한 신념체계는 성장 중 부모나 형제, 중요한 타인으로부터의 직접적, 간접적 피드백에 의해 발전되고, 자기애적 신념이 구성되면 신념에 일치하는 긍정적 정보에만 선택적으로 주의를 기울이면서 긍정적 자기상을 강화시키나, 신념에 반대되는 부정적 정보는 왜곡하여 받아들인다. 이러한 과정을 통해 자기애적 신념이 더욱 강화되고 성격장애의 형태로 발전한다.

Carolyn Morf와 Frderick Rhodewalt(2001)가 개발한 자기애성 성격장애의 모형은 두 가지 기본 생각에 근거한다. 첫째로, 이 장애를 갖고 있는 사람들은 자존감이 부서지기 쉬운데, 그 이유는 부분적으로는 우선 자신이 특별한 존재라는 믿음을 굳건히 유지시키기 위해 노력하기 때문이다. 둘째로, 대인 간의 상호작용이 이들에게 중요한데, 그 이유는 친근함이나 온정을 얻기 위해서라기보다는 자존감을 높이는 데 중요하기 때문이다. 연구결과, 자기애성 성격장애자들은 사람들이 자기 self에 대한 과장된 믿음을 유지하는 데 도움이 될 것으로 보이는 인지적 편향을 보이고 있음을 시사한다. 한편으로 이들의 자기 self 개념이 친밀함을 얻거나 유지하는 데 있는 것이 아니라 '이기는 것'에 있다는 연구결과도 있다 (Campbell et al., 2007).

3) 치료

Kohut(1968)은 치료자가 내담자와의 관계 속에서의 전이를 잘 활용하는 것이 중요하다고 보았다. 내담자는 과거에 실패했던 부모와의 관계를 치료자와의 관계 속에서 재현하여 과거의 그런 좌절된 욕구를 치료자로 하여금 충족시켜 달라고 무언의 압력을 가하게 된다. Kohut은 여기서 치료자가 이런 욕구를 충분히 공감하고 이해해 주는 것이 중요하다고 보았다. 이러한 공감과 이해를 받게 되면 내담자는 어린 시절의 자존감에 대한 상처를 회복할 수 있어 자기애성 성격특성이 완화된다는 것이다.

Kernberg(1975)는 치료자와 내담자 간의 전이관계를 중요시하는 점에서는 Kohut과 유사한데, 그 과정에서의 방어기제를 해석한다는 점에서 상당한 차이가 있다. 즉, 자기애성 성격장애자는 치료과정에서 치료자를 이상화하는 경향을 나타내는데, 이는 내담자가 자신의 감정으로 인정하지 않기 위해 무의식 속에 분리시켜 놓은 모욕감, 시기심, 분노 감정에 대한 방어라는 것이다. 한편으로 자기애성 내담자는 내면에 뿌리 깊게 자리 잡고 있는 강한 시기심 때문에 치료자에게 경쟁심을 느낄 수 있는데, 치료자는 이러한 내담자의 욕구를 수용해 주기보다는 처음부터 내담자에게 해석해 주고 직면시켜야 한다는 것이다. Kernberg는 자기애성 성격장애자들이 자신의 부정적이며 열등하며 수치스러운 점들을 받아들일 수 없기 때문에 이를 무의식 속에 묻어 두고 대신 자신의 긍정적이고 우월한 점들을 자꾸 생각하고 과시하려는 경향이 있다고 여겼다. 이러한 두 양극의 자신의 측면을 스스로 통합할 수 있게 하는 것이 최종적인 치료목표인 것이다.

인지행동적 치료는 이들의 삶을 부적응적인 상태로 유도하는 독특한 신념체계와 행동방식을 찾아내어 수정하는 데 초점을 둔다. Beck과 Freeman(1990)은 자기애성 성격장애의 핵심적 세 가지 특성을 웅대한 자기상, 평가에 대한 과도한 예민성, 공감의 결여라고 보고 이에 대한 치료적 개입을 강조하고 있다. 첫째, 웅대한 자기상과 관련된 비현실적인 생각을 구체적 경험 속에서 찾아내고 내담자 스스로가 그 부적응성을 인식하여 현실적인 자기신념으로 대체하도록 유도한다. 자신을 타인과 비교하고, 자기가 우월하지 않으면 무가치하다고 생각하는 이분법적인 사고경향을 교정하여 자신과 타인에 대한 왜곡된 평가를 줄일 수 있다. 둘째, 타인에 의한 자기 평가에 관심을 적절히 기울이고 감정반응을 조절할 수 있게 유도한다. 이를 위해 타인의 평가에 대한 부적응적 사고를 변화시키고 부정적 평가에 효과적으로 대응하는 행동방식을 습득하게 한다. 아울러, 타인의 생각과 감정에 대한 공감능력을 향상시키도록 타인의 감정에 대한 자각을 증진시키고 공감적 감정을 활성화시키며 이기적인 착취적 행동을 수정하도록 유도한다. 역할 바꾸기나 역할 연기 등을 통해 공감능력을 증진시키며 타인을 대하는 적응적인 방식을 제안하고 논의한다.

4. 경계성 성격장애(Borderline Personality Disorder)

P씨는 40세로 건축업에 종사하는 미혼 남성으로, 직원들이 하나같이 자신과 같은 마음으로 일은 안 하고 회사에 입사하여 놀고 먹으며 사장인 자신만 나쁘다고 말하고 금방 사표를 쓰고 나가니 사업도 힘들어 못하겠다며 상담실에 방문하였다. 이따금씩 조절하기 힘들 정도로 머리끝까지 분노와 화가 치밀어 올라 직원한테 삼십분 이상 울화통을 터뜨

리거나 술을 마신 상태에서 화가 나면 몸싸움으로까지 번지기도 하는데 그러면서도 마음이 텅 비고 공허해지곤 한다. 이성에 대한 관심도 많아 친구들과 나이트클럽에 가서 상대가 맘에 들면 먼저 자기신상을 공개하고 여자에 푹 빠져 지내다가도 언제 그랬냐는 등 금방 다른 여자랑 사귀는 등 사귀고 헤어지기를 반복하는 사람이다. 한 번은 한 여성에게 자기랑 결혼해 주지 않으면 죽겠다며 혈서와 자살위협을 하기도 했고, 실제로 한 차례 술을 잔뜩 마시고 담뱃불로 자신의 손목을 지진 후 면도칼로 팔목을 그었는데 다행히 가족에게 발견되어 응급실에서 조치를 취하고 귀가한 적이 있다. 그런 성향 때문에 꾸준히 알고 지내는 사람보다는 주변사람들도 자주 바뀌며 자신도 자기가 어떤 사람인지 잘 모르겠고 금전적인 부분에서도 무모하리 만큼 이따금씩 충동적으로 돈을 빌려 주거나 낭비한다. 지금은 퇴사한 직원들이 혹시 나가서 계속 자기 험담과 중상모략을 하고 다니지는 않을지 신경이 쓰인다.

1) 임상적 특징

경계선이란 용어는 원래 신경증과 정신증의 경계라는 의미로 사용되었다. 즉, 정신증과 신경증에 속하는 증상을 일부 나타내면서 그 어느 쪽에도 분류하기 어려운 중간 집단이란 점에서 경계성 장애라는 용어가 사용되었다. 따라서 망상, 해리, 환각 등 정신병적 증상을 지속적으로 나타내지는 않으나 일시적으로 현실 검증력의 저하와 충동 및 감정조절에 심각한 곤란을 나타낸다는 것이다. 한편 이들은 성격구조의 독특한 결함을 지닌다는 주장으로 경계선 성격구조라는 용어가 사용되었고, DSM-III-R에서부터 경계선 성격장애라고 정착하게 되었다.

경계성 성격장애는 의존적 성격, 히스테리성 성격, 또는 수동-공격적 성격의 병리적 증상이 더 심화된 경우로, 이 세 장애에서 볼 수 있는 특징들이 대부분 경계선 성격에도 나타나고 단지 그 정도가 심할 뿐이다.

경계성 성격장애자들은 위의 P씨처럼 불안정한 자아상으로 인해 예측불허의 다양한 돌출행동을 하며 스스로도 자신에 대해 혼란감을 경험한다. 혼자 있을 때 심한 공허감 및 우울감을 느끼다가도 때로는 매우 충동적인 행동으로 지나친 낭비, 문란한 성생활, 과음이나 약물복용, 자해행위를 나타내기도 한다. 스트레스가 심할 때면 일시적인 정신병 증상을 보이지만, 그 증상이 오래 지속되는 경우는 드물다.

유병률은 일반 인구의 2%, 정신과 외래환자의 10%, 정신과 입원환자의 20% 정도로 추정된다. 사춘기나 청년기에 자아정체감의 문제를 지닌 사람들이 경계선 성격장애와 유사한 행동을 일시적으로 보일 수 있다. 이 장애의 75% 정도가 여자이며, 성인기 초기부터 불안정한 모습을 지속적으로 나타내면서 심한 정서적 혼란이나 자해행위로 인해 간헐적으로 병원에 입원하게 되고 중년기에 접어들며 다소 안정된 모습을 보이는 경향이 있다. 한편 예후는 반사회적 행동, 공격성, 약물남용, 여러 번의 자살기도와 입원경력 등이 있는 경우에 좋지 않다. 흔히 기분장애, 공황장애, 물질남용, 충동통제장애, 섭식장애 등을 함께 나타내고, 특히 기분장애가 나타날 때 자살 가능성이 높은 편이다.

(1) 행동표현

충동적이고 돌연히 예상치 못해 돌발적이며 무모하고 혼란스럽다. 규칙적이지 못한 수면-각성 주기를 보이고, 각성패턴의 조절에 어려움을 보인다. 주로 사고, 싸움, 자해, 자살 시늉 등의 자기 손상적 행동을 한다. 또한 과식, 도박, 낭비적인 주사, 절도, 성행위 등의 과도한 자기 파괴적 행동을 한다.

(2) 대인관계

이들은 강렬한 애정과 분노가 교차하는 모순되고 변덕스러운 대인관계를 특징적으로 한다. 경계성 성격장애자들은 심한 충동성과 자살과 같은 자해적 행동을 반복적으로 나타내는 경향이 있어 때로는 치명적 결과를 야기한다. 이들의 가장 큰 특징은 극단적인 심리적 불안정성으로 사고, 감정, 행동, 대인관계, 자아상을 비롯한 성격 전반에서 현저한 불안정성을 나타낸다. 또한 이들이 가장 두려워하는 것은 타인으로부터 '버림받는 것'이며 이러한 상황이 예상되면 사고, 감정, 행동에 심한 동요가 일어난다.

(3) 인지 양식

인지적으로 일관되지 못하고 변덕스럽다. 인지 과정은 대립적이고 대조적이며 사고 간의 급격한 변화 패턴을 보인다. 자신의 세계에 대한 지각과 피드백을 조직화하려 할 때와 타인한테서 오는 반응의 불일치로 인해 인지과정이 더욱 혼란된다. 그 결과 타인에 대한 불신감, 공격성, 만성적 공허감 및 권태감이 흔하다.

(4) 감정표현

잘 변하는 기분의 현저한 불안정성이다. 홀로 남겨지거나 버려지는 데 대한 공포로 인해 늘 불안하면서도 동시에 자기가 의지하는 사람에게 자신을 의존적으로 "만들었다" 고 분노를 느낀다. 깊은 양가적 감정은 변덕스럽고 충동적으로 표현되어 타인을 괴롭히고 예측할 수 없게 만든다.

(5) 자기지각

자아정체성에 문제가 흔하여 자기지각은 곤경에 처하거나 모순되어 갈등하게 된다. 흔히 부딪히는 문제는 성 정체감, 직업 계획, 궁극적 가치, 충실함에 관한 것이다. 그 결과 만성적인 내적 혼동 상태에 있고, 환경의 역경을 극복할 힘과 안정성이 부족하다.

(6) 방어기제

환경적 압력과 스트레스에 약해 이것을 회피할 기제인 퇴행(regression)을 주로 사용한다. 즉, 스트레스하에서 발달의 이전 단계를 반복하는 것이다. 퇴행의 징표는 충동통제의 감소, 어린애 같은 경험이나 소망에 대한 공상, 양육되고 싶다는 욕구 등으로 시작된다. 심해지면 손가락 빨기, 아기 같은 말투, 요실금, 태아 같은 자세 취하기 등을 보인다.

2) 원인

(1) 신경 생물학적 입장

쌍둥이 연구와 가족 연구에서 경계성 성격장애자에 유전성이 크다는 지지적 증거가 나왔고, 유전적 요인이 이 장애 발달의 60% 이상의 변량을 설명해 주고 있다. 즉, 이들은 통제집단에 비해 이들의 주요 특징인 충동성 및 정서조절 이상과 연관이 있는 세로토닌의 기능수준이 더 낮음을 보여 주었다(Soloff, 2000).

유전적 취약성과 신경생물학적 취약성은 정서조절 이상 또는 충동성이라는 구성

요소에 각각 독립적으로 영향을 미치는 것일 수도 있다(Siever et al., 2000). 또한 이 장애를 갖고 있는 사람의 부모도 기분장애를 더 많이 나타내고 있는데(Shachnow et al., 1997), 이는 그들의 유전적 취약성의 일부가 기분장애의 유전적 취약성과 맞물려 있음을 시사한다.

또한 어떤 신경생물학적 특성은 정서조절 이상과 밀접히 연결되어 있을 수 있다. 즉, 경계성 인격장애자는 편도체의 활성화 수준이 높게 나타난다(Herpetz et al., 2001; Silbersweig et al., 2007). 전전두피질은 충동조절을 돕는 것으로 여겨지는데, 경계성 인격장애자들이 해당 피질의 활동 수준이 낮고 구조적 변화도 있음을 보여 주었다(Van Elst et al., 2001; Van Elst, 2003).

(2) **대상관계이론**

아동은 부모와 같이 자신이 강한 정서적 애착을 보이는 사람과 동일시하는 방식에 초점을 맞춘다. 이렇게 내면화된 이미지, 즉 대상관계는 자기의 자아의 일부가 되어 당사자가 이 세상에 반응하는 방식에 영향을 미친다.

Kernberg(1985)는 혐오적인 아동기의 경험이 아동으로 하여금 자기에게 가까운 사람으로부터 사랑과 사랑이 아닌 것을 통합하지 못하는 혼란된 대상관계를 내재화하게 만든다고 제안했다. 즉, 이들은 끊임없이 위안을 받으려 함으로써 자기(self)가 취약하다는 생각에 대처하려고 한다. 따라서 이들이 유아기의 분리-개별화 단계에서 심한 갈등을 경험하여 이 단계에 고착되어, 아이는 엄마가 사라지는 것에 놀라게 되고 때로는 엄마가 어디에 있는지를 심하게 걱정하며 자기가 버림받게 되는 것에 대한 강렬한 두려움을 겪는 유아기의 위기를 반복적으로 재경험한다는 것이다. 또한 어른이 되어서도 혼자 있는 것을 못 참고 중요한 타인으로부터 버려지는 것을 두려워하게 된다.

분리-개별화 단계의 고착은 이 시기에 엄마가 아이에게 안정된 애정을 보여 줄 수 없는 여건이었거나 아이가 공격적 특질을 타고나서 엄마와 아이 간에 불안정한 정서적 관계가 형성되었기 때문이라고 본다. 이러한 관계에서 아이는 엄마의 좋은 면과 나쁜 면을 경험하게 되는데, 이러한 좋은 엄마와 나쁜 엄마가 사실은 동일한 존재라는 것을 수용하지 못한 채 분리라는 방어기제를 통해 엄마에 대한 양극적인 표상을 분리해서 갖게 된다. 이에 때로는 좋은 엄마로, 때로는 나쁜 엄마로 느껴지는 불안정하고 극단적인 감정이 교차되고, 이러한 불안정한 엄마상은 결국 불안정한 자기상을 야기하게 된다.

(3) 사회적 요인: 아동기 학대

경계성 성격장애자들은 축 II상의 다른 성격장애로 진단된 사람들에 비해 아동기에 부모와의 격리, 부모의 언어적 학대, 정서적 학대를 받은 적이 있다고 보고하는 경우가 훨씬 더 많다(Reich & Zanarini, 2001). 실제 이러한 학대가 해리성 장애를 제외하고 다른 성격장애로 진단된 경우보다 경계성 성격장애에서 더 많이 있는 것으로 믿어지고 있다(Herman, Perry, & van der Kolk, 1989). Ross 등의 연구(1998)에서는 실제로 아동기 학대를 당한 후에 해리경험을 한 사람들이 경계성 성격장애 증상을 발전시키기 쉽다고 밝혔다.

(4) 인지적 입장

경계성 성격장애자들은 3개의 독특한 내적 신념을 갖는다고 본다(Beck & Freeman, 1990). 첫 번째는 "세상은 위험하며 악의에 가득 차 있다."는 세상에 대한 부정적인 믿음이다. 두 번째는 "나는 힘없고 상처받기 쉬운 존재다."라는 자신에 대한 믿음이다. 이처럼 무기력한 자신이 악의에 찬 위험한 세상에 놓여 있다는 생각은 삶에 대한 불안과 두려움을 초래하게 된다. 따라서 자신의 약점을 노출시키지 않으려 하고 항상 주위사람들을 경계하게 되며 만성적인 불안과 위험신호에 대한 과민성을 지니며, 아울러 자신은 약한 존재이므로 타인에게 의존하고 매달리려 한다. 한편 세 번째 믿음은 "나는 원래부터 환영받지 못할 존재다."라는 생각으로, 불안정한 관계 속에서 거부와 버림을 받을지 모른다는 두려움을 갖게 된다.

경계성 성격장애자들은 이러한 기저신념과 함께 흑백논리적 사고라는 인지적 오류를 통해 자기경험과 외부사건을 왜곡해서 받아들이는 경향이 있다. 이러한 잘못된 사고방식 때문에, 예를 들어 다른 사람을 '은인 아니면 원수'라는 식으로 평가함으로써 극단적으로 이상화하거나 극단적으로 평가절하하게 된다. 타인의 언행을 자신에 대한 '수용 아니면 거부'로 해석하고, 자신의 마음상태를 '천국 아니면 지옥'으로 평가하며, 자신의 행동을 결정할 때도 다른 사람에 대한 '의존 아니면 공격'으로 선택하는 등 극단적 흑백논리적 사고로 인해 강렬한 감정변화와 극단적인 행동을 나타내게 된다.

(5) 소질-스트레스 이론(diathesis-stress theory)

Marsha Linehan은 정서조절상의 결함이라는 소질이 부모의 뒷받침이 부족한 환경과 상호작용하여 경계성 성격장애의 발달을 촉진시킨다고 하였다. 즉, 정서조절 이상과 뒷받침 결여는 마치 악순환의 연속처럼 역동적인 방식으로 상호작용한다는 것이다.

3) 치료

경계성 성격장애자는 치료자에게 매우 힘든 치료대상이다. 왜냐하면 경계성 성격장애자의 강렬하고 불안정한 대인관계 양상이 치료자와의 관계에 나타나기 때문이다. 따라서 치료자의 반응에 대한 과민성, 빈번한 오해, 치료시간 준수의 어려움, 공격적인 행동, 자해나 자살의 위협, 치료자에 대한 다양한 요구 등을 보임으로서 안정된 치료적 관계형성이 어렵다. 그래서 치료자 또한 자신의 정서를 다루는 데 있어 다른 전문가의 도움이 필요하고, 정규적으로 자문을 받는 것이 일반적인 관례다.

경계성 성격장애자의 경우 자살충동, 자기 손상적 행동, 정신증적 증상 발생의 가능성이 높아, 이러한 위험성으로부터 보호하기 위해서는 입원치료가 필요하기도 하다.

치료자는 솔직하고 분명한 태도를 나타냄으로써 내담자가 치료자의 의도를 오해하는 일이 없도록 하는 것이 중요하고, 일관성 있고 안정된 지지적 태도를 견지함으로써 치료적 관계형성에 주력해야 한다.

대상관계 심리치료(Kernberg, 1985)에서는 이들이 사람과 사건에 대해 전부 좋거나 전부 나쁘다는 식으로 가르거나 쪼개는 식으로 되지 않도록 환자의 약한 자아를 강화시키는 것을 총체적 치료목표로 삼고 있다. 여기서의 접근은 분석적이기보다는 지시적이어서 환자로 하여금 적응적 행동을 하도록 보다 구체적인 제안을 하고, 환자의 행동이 내면의 자기나 다른 사람에게 해로우면 입원을 시킨다는 입장이다.

Linehan(1987)은 내담자 중심의 공감과 수용의 바탕에 인지행동적 문제 해결, 정서조절기법, 사회성 기술훈련을 덧붙혀서 변증법적 행동치료(dialectical behavior therapy: DBT)를 소개했다. 여기서 변증법이란 용어는 두 가지 방식으로 이용된다. 첫째, 환자를 있는 그대로 수용하면서 동시에 이들이 변화하도록 도와줘야 한다. 둘째, 세상을 좋은 것과 나쁜 것으로 분리시키는 것이 불필요하다는 것을 환자가 깨닫는 것이다. DBT에서의 인지행동적 접근은 개인적으로뿐만 아니라 집단적으로 실시된다. 4단계로 진행되는데, 1단계는 위험할 정도로 충동행동을 다루며 조절능력을 높이는 것을 목표로 삼는다. 2단계는 극단적 정서를 누그러뜨리는 것을 배우는 것에 초점을 둔다. 3단계는 대인관계 개선과 자존감 증진에 초점을 둔다. 4단계는 타인과의 연결감과 행복 증진을 위해 고안되었다.

정신역동적 치료에서는 3가지 목표를 두고 치료를 시도한다. 첫째, 내담자의 자아를 강화시켜 불안을 잘 인내하고 충동에 대한 통제력을 향상시키도록 한다. 둘째, 긍정적 내용과 부정적 내용이 분리되어 있는 내담자의 자기표상과 대상표상을 통합시킴으로써 안정된 자기인식과 대인관계를 유도한다. 셋째, 긍정적이고 지지적인 내면적 표상을 보다 확고하게 강화시킴으로써 중요한 사람과의 분리나 이별을 참아 낼 수 있도록 한다.

인지행동치료에서는 치료의 초기에는 내담자의 기본적 믿음을 변화시키기보다 치료적 관계형성에 주력한다. 강한 감정이 개입된 개인적 문제를 다루기보다는 내담자가 직면하고 있는 구체적인 문제 해결에 초점을 맞추면서 내담자와의 신뢰형성에 힘쓴다. 다음 단계에서는 내담자가 자신의 흑백 논리적 사고를 자각하게 하고 이러한 사고방식이 자신의 삶에 미치는 영향을 함께 살펴본다. 또한 연속선상에서 사건의 의미를 해석하는 대안적 사고방식을 소개하면서 흑백 논리적 사고와 비교하여 어떤 것이 더 현실적이고 적응적인지 평가하게 돕는다. 또한 정서적 조절능력을 향상시키기 위한 치료적 작업으로서, 내담자가 경험하는 구체적인 문제 상황에서 자신의 정서적 반응을 살펴보게 하고 대안적인 대응방식을 탐색하게 하며 보다 더 적응적인 정서표현 방식을 습득하게 한다. 치료자는 이들이 표현하고 싶어 하는 감정을 수용해 주는 동시에 그러한 감정을 적절하게 표현하는 법을 제시하고 내담자의 새로운 정서적 표현방식에 대한 피드백을 제공한다. 마지막 단계에서는 자신과 세상에 대한 부정적 믿음을 자각하고 보다 긍정적 믿음으로 변화하도록 돕는다.

제3절 C군 성격장애

1. 강박성 성격장애(Obessive Compulsive Disorder)

Y씨는 40세의 수입 자동차 세일즈맨으로 아내와 함께 자의로 상담실에 방문하였다. 깔끔하고 단정한 양복에 머리카락에 젤을 발라 단정하게 고정시켰고 피부색도 하얗고 흰 와이셔츠 차림이었다. 직장에서는 아침 출근시간부터 남들보다 항상 30분 일찍 나오고 365일 지각하는 법이 없으며, 서류정리도 평소에 철저하고 꼼꼼히 잘 챙기는 편이다. 최근에 갑작스러운 교통사고로 2주일간 입원하게 되었으나 미리 프로젝트 보고서를 작성해 놓은 덕분에 차질 없이 넘어갔다고 한다. 또한 자신의 체중조절과 건강을 지나치게 신경쓰는 나머지 청결하지 못한 식당에서 주는 물은 마시지도 않고 주문해서 나온 메인 요리만 먹으며, 유기농 야채가 아니면 고기집에 가서도 쌈밥은 안 먹고 그냥 고기만 먹는다고 한다. 직장에서의 나름의 성공과 평소에 저축과 절약을 생활의 신조로 삼아 집안 살림도 넉넉한 편이나, 아이들과 아내가 여름휴가나 단기간 해외어학 연수를 가고 싶다고 말하면 지나치다 할 정도로 완고하게 반대해서 이제는 아이들이 해외에 대한 말을 꺼내지 않는다. 더 큰 문제는 직장에서 팀장의 역할을 맡고 있어 본사에 문서나 서류를 제출할 일이 많은데, 아래 직원들이 하는 일이 항상 못 미더워 세부적인 부분까지 자신이 수차례 점검하고 확인하여 결국 어떻게든 실수나 오류를 찾아내 칭찬보다는 지적하고 핀잔을 주는 경우가 많다. 늦게 귀가해서는 드라마나 스포츠 중계는 본 적이 없고 항상 마감뉴스를 보면서 이마를 찌푸리며 요새 돌아가는 경기가 최악이니 돈을 더 좀 아껴 쓰라고 입버릇처럼 말한다. 학교나 친구 모임에 안 나가다 보니 이제는 주변에 마음 나눌 친구는 없는 반면, 부모님에게는 성실히 잘하는 아들로 매달 같은 날짜에 꼬박꼬박 용돈도 보내 드리고 안부전화를 해서 잘 챙긴다.

1) 임상적 특징

강박성 성격장애는 위의 Y씨처럼 지나치게 완벽주의적이고 세부적인 사항에 집착하며 과도한 성취지향성과 인색함을 특징적으로 나타내는 성격장애를 말한다. 이러한 성격특성으로 인해 효율적으로 일을 처리하지 못할 뿐 아니라 자신과 주변 사람들을 고통스럽게 하는 경우가 대부분이다.

강박성 성격장애자는 '수동적–양가적 성격유형'으로, 정상적인 공손한 성격의 병리적 유형이다. 이 장애를 갖고 있는 사람들은 세세한 것, 규칙, 스케줄 등에 대한 생각에 빠져 있는 완벽주의자다. 구체적 규칙과 절차가 확실하지 않을 때는 결정을 내리지 못하고 많은 시간을 소비하며 매우 고통스러워 한다. 이성과 도덕을 중요시하며 제멋대로인 충동적인 행동을 혐오한다. 자신의 행동이 완벽하다는 확신이 들 때까지는 행동하기를 주저하며 망설이는 경향이 있다. 이들은 종종 '통제광(control freaks)'으로 알려진다.

또한 이들은 금전에 매우 민감하며 씀씀이가 매우 인색하다. 경제적 여유가 있음에도 불구하고 만일의 재난상황에 대비하여 저축해 두어야 한다는 생각으로 인해 자신과 가족을 위해서 돈을 쓰지 못한다. 아울러 미래의 사용을 위해 물건을 버리지 못하고 여러 가지 잡동사니를 많이 모아 두는 경향이 있다.

유병률은 일반 인구의 약 1%이며 정신건강진료소를 방문하는 사람의 3~10% 정도로 보고되고 있다. 이 성격장애는 남자가 여자보다 2배 정도 더 많이 진단되나, 강박성 성격장애는 불안장애의 하위 유형인 강박장애와는 전혀 다르다. 왜냐하면 강박장애의 강박관념과 강박행동이 포함되지 않기 때문이다. 강박성 성격장애와 가장 흔히 공존하는 장애는 회피성 성격장애다.

(1) 행동표현

유연성이나 자발성은 부족하지만 근면하고 능력이 있어 보인다. 대개 완고하고 인색하고 소유욕이 강하고 창조적이지 못하며 상상력이 부족하다. 꾸물거리며 우유부단하고 친숙하지 못한 상황, 예기치 않은 사건, 그리고 일반적으로 받아들여지는 지침을 벗어났을 때에는 불안이 생기고 공황발작이 일어나기도 한다.

강박성 성격은 세부적인 것과 조직화하는 것에 관심을 기울이고, 대개 규칙과 절차에서는 엄격하다.

(2) 대인관계

정중하고 다소 형식적인 방식으로 행동하면서도 타인을 지위와 서열로 파악한다. 따라서 상사와 부하에게 대하는 태도가 매우 다르다. 즉, 극단적으로 상사에게는 경의를 표하고 알랑거리고 아첨을 해서 끊임없이 인정과 확신을 구한다. 하지만 인정이 정기적으로 주어지지 않으면 이들은 만성 불안과 긴장을 경험한다. 부하에게는 공격적이고 독선적이고 비판적이며 건방지고 독선적이면서도 이를 규칙과 규율로 가장한다.

(3) 인지 양식

인지적으로는 규칙, 규정, 계획 그리고 위계로 세상을 구조화하는 경향이 있다. 인지적 제한은 상상을 억압하고, 새롭고 예기치 않은 예측 불가능한 상황에서 어려움을 겪게 한다. 극단적인 경우에는 편협하고 독단적 특성으로 인해 새로운 사상이나 일처리 방법에 저항한다.

표면적으로는 생각이 깊고 잘 균형 잡혀 보이나 인지적으로나 정서적으로 화약고 위에 앉아 있는 셈이다. 의식은 굉장히 양가적인 갈등과 내적인 고통에 의해 둘러싸여 있다.

강박성격은 자기 통제가 가장 중요한 문제가 되며, 욕구 만족을 잘 조절하며 금지된 충동을 엄격하게 억압한다.

(4) 감정표현

감정표현은 엄격하고 생기가 없고 지나치게 진지하다. 강박성 성격 장애자는 흔히 정서적 행동을 미숙하고 무책임한 행동이라고 본다. 이들이 존중하고 매달리는 것은 감정이 배제된 객관성이다. 이들은 타인을 조직화된 사회의 규칙과 규정을 기초로 평가하며, 의지하여 살고 있는 규칙이 바로 가치다.

정서표출은 강박성격을 위협하는데, 이런 표현을 거의 이해하지 못하며 매우 억압되어 있어 이런 경험에 거의 노출되지 않는다.

(5) 자기지각

강박성 성격은 자신을 양심적이고 공정하며 근면하고 신뢰롭고 의지할 만하고 신중하고 유능하다고 생각한다. 오판과 실수를 두려워하며, 그 결과 지나치게 양심적인 행동에 집착하고 자신의 양가감정을 잊어버린다. 두드러진 자기지각은 타인에 대한 강한 충실감으로, 자신을 믿고 의지하는 사람들에게 바꿀 수 없는 의무를 갖고 있다고 느낀다.

(6) 방어기제

반동형성(reaction formation)을 기본 방어기제로 사용한다. 반동형성이란 자신의 바람직하지 못한 충동을 억압하고 완전히 반대인 의식적 태도를 형성하는 과정을 의미한다. 예를 들면, 공격적인 환자는 지나치게 다정한 모습을, 저항적인 청소년은 매우 점잖고 친절한 태도를 취한다. 반동형성은 사회적 승인과 동조를 유지할 뿐만 아니라 사회적으로 수용할 수 없는 충동을 통제하는 데도 이용된다.

2) 원인

(1) 정신분석적 입장

강박성 성격장애를 Freud의 심리성적 발달단계에서는 항문기에 고착된 것에 기인하는 것으로 본다. 특히 초기 정신분석에서는 강박성 성격장애가 오이디푸스 시기의 거세불안으로 인해 항문기의 안정된 상태로 퇴행한 것으로 보았다(Abraham, 1927).

이러한 항문기적 성격 특징에는 완고함, 강한 도덕의식, 정서적 억제, 자기회의 등이 있고, 주지화, 격리, 방동형성, 취소, 대치 등의 방어기제를 사용한다. 항문기적 성격은 배변훈련 시 엄격한 양육과 관련되는데, 청결, 정리정돈, 시간엄수, 자기 통제 등이 강박성 성격형성에 영향을 미치게 된다.

(2) 환경요인: 과잉통제적 양육방식

과잉통제는 처벌을 통해 아동의 행동을 통제하는 강압적인 훈육방법으로, 긍정적 행동에 대한 보상보다는 부정적 행동에 대한 처벌을 하는 것이다.

처벌적 양육방식은 아동의 내재된 애정 및 의존 욕구를 충족시키지 못하기 때문에 이를 제공하지 못한 부모에게 분노를 갖게 된다. 따라서 부모에게 처벌당하지 않고 인정받으려고 철저히 자신을 통제하고 실수를 허용하지 않는 완벽주의를 추구하고, 독립성과 자율성을 과장하며 친밀하고 따뜻한 감정표현을 억제한다. 또한 만족되지 않는 부모의 모습이 엄격한 초자아로 내면화되어, 성취지향성과 함께 도덕적인 고지식함을 나타낸다. 이처럼 엄격한 초자아는 완벽을 지속적으로 강요하며 이러한 기대가 충족되지 않을 경우 우울증을 초래하기도 한다.

(3) 인지적 입장

독특한 신념체계가 강박성 성격장애를 지속시킨다고 본다. Beck과 Freeman (1990)에 따르면, 강박성 성격장애자는 "나는 나 자신뿐만 아니라 내 주변 환경을 완벽하게 통제해야 한다." "나는 실수를 하지 않아야만 가치 있는 존재다." " 실수는 곧 실패다." "모든 행동과 결정에는 옳고 그름이 있다." "구체적이고 명확한 규칙이나 절차가 없으면 나는 아무것도 할 수 없을 것이다."와 같은 믿음을 지니고 있다. 또한 빈번한 인지적 오류로는 흑백논리적 사고, 재난적 사고, 의미확대 및 의미축소가 있다. 흑백논리적 사고는 이들의 지연행동, 경직성, 완벽주의적 행동에 영향을 주고, 어떤 일을 선불리 시작하지 못하고 꾸물거리게 되며 사소한 결점이 생기면 실패한 것으로 간주하고 포기하게 된다. 또한 불완전함이나 실수가 초래할 부정적 결과를 지나치게 과장하는 파국적 사고로 인해 실패에 대한 강한 두려움을 갖게 한다. 의미확대나 의미축소, 세부사항에 과도한 중요성을 부여하여 집착하면서 실제 중요한 일은 의미를 축소해서 전반적인 판단편파를 겪게 된다.

3) 치료

강박성 성격장애는 감정을 잘 드러내지 않고 스스로도 자신의 감정을 잘 인식하지 못하는 경향이 있으며 사람과의 관계에 별 가치를 두지 않기 때문에 치료적 관계를 형성하는 것이 쉽지 않다. 따라서 치료의 초점은 환자의 사고보다 현재 지니고 있는 감정적 느낌에 맞추어야 한다. 그런데 치료초기에 긴밀한 정서적 유대관계를 성급하게 형성하려고 시도하는 것은 오히려 부정적인 결과를 초래할 수 있다. 하지만 일단 치료적 관계형성이 되면, 강박성 성격장애자는 치료시간을 잘 지키고 과제를 성실하게 수행하는 모범적인 내담자의 모습을 나타내는 경향이 있다.

정신역동적 치료의 목표는 지나치게 엄격한 초자아를 수정하는 것이다. 어린 시절 부모와의 관계 속에서 내담자가 부모의 엄격한 통제에 대해서 지녔던 부정적 감정들과 이러한 감정이 표출되는 것에 대한 두려움과 죄책감, 그리고 이러한 감정을 통제하려는 과도한 노력을 자각하게 하는 것이 중요하다. 분노, 증오, 의존 등의 수용 불가능한 감정을 배제하기보다 이러한 감정을 자신의 일부로 통합하고 자신이 불완전한 인간임을 수용하도록 돕는다.

인지행동치료에서는 내담자의 현재 호소 문제에 초점을 맞춰 구체적 목표를 세우고 하나씩 해결해 간다. 치료적 관계증진을 해 가며 내담자로 하여금 자신의 부적응적 신념을 탐색하고 부정적 결과를 확인하며 이해하도록 돕는다. 더욱이 이러한 인지적 요인들이 내담자의 행동이나 감정을 지배하지 못하도록 더 유연하고 현실적인 신념으로 대체하게 한다.

2. 의존성 성격장애(Dependant Personality Disorder)

37세의 기혼남성인 K씨는 사람들이 흔히 말하는 마마보이다. 결혼한 지 2년이 지났는데, 여전히 하루에 한 번씩은 엄마한테 전화를 걸어 하다못해 일상적인 시시콜콜한 일들이라도 얘기하고 자기의 하루 일과를 보고해야 한다. 아내도 처음에는 시어머니가 홀어머니여서 혼자서 아들을 키웠던 것을 생각하며 그러려니 했는데, 특히 부부싸움을 하고 난 후에는 시어머니한테 전화를 받고 수시간 동안 훈계를 듣곤 해서 마치 남편이 아닌 시어머니랑 같이 사는 기분이 든다고 한다. 요사이에는 시어머니가 아파서 병원에 입원해 있는데, 남편은 매일같이 퇴근한 후 병원으로 직행하여 집에는 거의 12시가 넘어야 온다. 어제는 남편이 술에 취해 귀가해서는 어머니가 위암 초기 진단을 받았는데, 그 말을 들으니 갑자기 자기 눈앞이 캄캄하고 온몸에 기운이 빠지면서 드는 생각이 이제 자신은 누굴 의지하고 살면 좋겠냐며 어린아이처럼 울먹이며 아내의 품에 달려들어 펑펑 울었다고 한다. 과도하게 의존하는 남편을 위해 아내가 상담실에 함께 방문했다.

1) 임상적 특징

의존성 성격장애는 남에게 지나치게 의존하고 보호받으려 하는 행동과 자신감이 부족하며 스스로 독립적인 생활을 하지 못하는 특징을 나타내는 성격장애다. 이러한 성격장애자들은 의존상대로부터 버림받는 것에 대한 지속적인 불안을 경험하게 되며 지나친 의존행동으로 인해 상대방을 부담스럽게 하여 인간관계를 유지하지 못하는 경우가 많다. 특히 의존상대가 착취적인 사람인 경우에는 일방적으로 이용당하며 고통스러운 삶을 살아가게 된다. 의존성 성격장애를 지닌 사람들은 자신이 혼자서 살아가기에는 너무 나약한 존재라는 생각을 지니고 있다. 따라서 어떤 일을 혼자 해결하지 못하고 다른 사람에게 의지하며 도움을 구한다. 늘 주변에서 의지할 대상을 찾으며 그러한 대상에게 매우 순종적이고 복종적인 태도를 나타낸다. 자신을 연약한 모습으로 나타내어 지지와 보호를 유도하는 경향이 있으며 힘든 스트레스 상황에서는 다른 사람에게 매달리거나 무기력해지며 눈물을 잘 흘린다. 특히 의존대상으로부터 거절과 버림을 받게 되면, 깊은 좌절감과 불안을 느끼며 적응기능이 현저하게 와해되는 경향이 있다. 따라서 의존대상이 자신을 멀리하는 것에 대해서 매우 예민하고 불안해 하며, 이를 방지하기 위하여 순종적이고 헌신적인 태도를 나타낸다. 의존상대와 친밀한 관계가 끝나게 되면 일시적으로 심한 혼란을 경험하지만 곧 다른 의존상대를 찾아 유사한 의존적 관계를 형성하는 경우가 대부분이다. 이들은 사회적 활동에 소극적이며 책임을 져야 하는 지위를 피하고 결정을 해야 할 상황에 처하면 심한 불안을 느낀다. 즉, 이들은 대단히 수동적이라고 시사하고 있다(예: 일을 시작할 때 혼자하지 못한다, 남들과 다른 의견을 내지 못한다, 남이 자신에 대한 의사결정을 한다).

유병률은 일반 인구의 2%에서부터 48%까지 매우 다양하다(Blashfied & Davis, 1993). 정신건강 진료소를 방문한 성격장애 가운데 가장 빈도가 높은 편이며, 임상장면에서 여성에게 더 흔히 진단된다고 한다. 의존성 성격장애는 특히 경계성, 회피성, 히스테리성, 분열성, 분열형 성격장애와 공존해서 나타나고, 기분장애, 불안장애, 거식증과도 공존해서 발생한다. 아동기나 청소년기 때의 분리불안장애나 만성적 신체질환의 경험이 의존성 성격장애의 발병에 영향을 미친다는 주장도 있다.

(1) 행동표현

행동이 환경과 상호작용하지 못하고 무기력해 보인다. 자신감의 부족은 자세, 목소리 그리고 전반적인 행동 방식에서 분명히 나타나고, 지나치게 사과를 많이 하고 아첨한다고 보기도 한다. 자기표현을 잘 못하고, 수동적으로 보이며, 성숙하지 못하다.

극단적인 경우 홀로 남겨지지 않을까 하고 끊임없이 염려하고, 이런 공포는 타인에게 전적으로 순종하게 만든다. 또 다른 특징은 만성적 피곤에 빠진다는 것으로, 조금만 노력을 기울여도 휴식과 회복이 필요하고 피로에 지쳐 잠을 필요로 한다. 지나치게 지칠까 봐 두려워 새로운 작업에 참여하는 것을 주저하고, 성적인 흥미도 결여되어 있고 무능함을 경험한다.

(2) **대인관계**

이들은 흔히 독신이면서 전능한 후원자, 즉 신뢰할 수 있고 자신의 의식주를 해결해 주고, 성인세계의 책임을 지지 않도록 보호해 주는 동반자를 추구한다. 이러한 보호받고 의지할 수 있는 동반자가 있으면 의존적 성격은 쉽게 기능하게 되고, 사교적이고, 타인에게 따스하고 애정적이며 후하다. 때로는 지나치게 협동적이며 순종적이고 자신을 주장하기보다 포기하고 화해한다.

이들이 필요로 하는 애정과 보호가 결핍되면 위축되고 긴장하고 염려하고, 때로는 우울해 하고 낙담하기도 한다.

(3) **인지 양식**

이들은 자신과 타인을 지각하는 데 인지적 제한이 있다. 세상에 대해 낙천적 태도를 갖고 있으며 발생할 수 있는 어려움을 최소화한다. 기본적으로 순진해서 쉽게 설득당하고 이용당하며 자신의 세계를 좁히고 단지 사람들과 환경에서 좋은 것만을 본다. 낙천적이면서도 삶의 기쁨은 부족하고, 고요히 혼자 있는 것에 고통을 느끼며, 편안한 대인관계를 경험하기 위해 자신의 부적절감을 합리화해야만 한다. 때로는 자신의 기본적인 의존욕구를 감추기 위해서 신체적 질병, 불행 등에 귀인하며, 비교적 발달이 덜되고 분화가 덜된 인지과정을 소유하고 있다.

(4) **감정표현**

기분은 내적인(melancholic) 기질을 시사하며, 공포와 슬픔이 특징인 정서 상태를 지니고 있다. 이들이 느끼는 평온한 감정은 온화하고 순종적이며 경쟁적이지 않은 행동의 특징이다. 겁이 많은 정서는 대인관계에서의 소심, 회피 그리고 위축으로 표현된다.

(5) 자기지각

자기상은 사려 깊고 사색적이며 협동적인 인물로 여긴다. 또한 자신을 어리석고 상당히 부적절하다고 보는 등 안정감이 없고, 자신의 실패와 부적절성을 과장한다. 반면 장점과 성공은 최소화하고, 자기 잘못이 없는데도 타인과의 문제나 어려움에 대해 자신을 비난한다. 이러한 자기비하 경향은 타인으로부터 자신이 가치 있는 인물이라는 것을 확신받기 위한 책략으로 보인다.

자신을 부적절하다고 보는 것은 책임감을 회피하는 수단일 뿐 유능하게 되는 것을 방해하는 역할도 한다.

(6) 방어기제

가장 흔히 사용하는 방어기제는 내사(introjection)로, 중요한 타인에게 극단적으로 헌신하는 경향이다. 이 방어기제는 타인에게 의지하는 것이나 동일시하는 것과는 좀 다르게 분리할 수 없는 대인관계와 끈을 만들려고 타인을 내재화하는 것이다. 자신의 자아정체감이나 자율성을 상실하여도 만족하는 것처럼 보이며 대인관계에서의 위협이나 갈등을 배제하는 데 사용된다.

2) 원인

(1) 기질적 원인

선천적으로 신체적 취약성을 가진 사람은 어린 시절부터 부모를 비롯한 주변사람들로부터 보호를 받고 자라기 때문에 의존적 성향이 강화될 수 있다. 이러한 경험은 성인이 된 후 다른 사람들에게 과도한 보호와 동정을 기대할 수 있다.

(2) 부모의 과잉보호

아동이 부모에 대한 의존행동을 보일 경우 보상이 주어지고, 독립 및 자율욕구에 대해서는 거부당하는 경험이 지속될 경우 자녀는 타인에 대해 의존적인 반응양식을 발달시키게 된다. 또한 아동의 기질적 요인보다는 부모의 성격특성이 아동에게 과도한 보호행동을 나타낼 수도 있다.

(3) 내재된 공격성

공격성이 위장된 것으로서 상대방에 대한 적대감을 방어하기 위한 타협책이라는 주장도 있다. 임상적 관찰에 따르면, 의존성 성격장애 환자가 의존하는 사람들은 환자의 행동이나 요구가 자신에게 고통을 주거나 적대적이라고 느껴질 때가 많다고 보고하고 있다. Gabbard(1994)는 부모가 아이에게 무의식적 적개심이나 죄의식을 느끼는 경우에도 반동형성을 통해 과잉보호를 하게 되며, 아동 또한 자신의 공격성과 적개심을 방어하기 위하여 겉으로는 의존하고 복종하는 행동을 나타낼 수 있다고 주장한다.

(4) 뇌의 변연계 이상

변연계는 정서의 조절, 동기 및 기억에 관여하는 뇌의 영역으로서 의존성 성격장애자들은 작은 스트레스에도 변연계가 예민하게 반응하여 지나친 긴장감이나 공포를 경험하게 된다는 것이다.

(5) 정신분석학적 입장

Abraham(1927)은 성격장애를 심리성적 발달단계 가운데 구강기에 고착된 결과라고 보았다. 이때 구강기 성격(oral personality)은 의존성, 혼자됨에 대한 불안, 비관주의, 수동성, 인내심 부족, 언어적 공격성 등의 특성을 나타낸다(Greenberg & Bornstein, 1988).

(6) 인지적 입장

의존적 성격장애가 독특한 신념체계와 관련되어 있다는 것이다. 즉, 이들은 "나는 근본적으로 무력하고 부적절한 사람이다." "나는 혼자서는 세상에 대처할 수 없으며 의지할 사람이 필요하다."라는 기본적 신념을 지니고 있다(Beck & Freeman, 1990). 이러한 신념은 타인에게 의존하게 만들며 보살핌을 얻는 대가로 자신의 권리나 주장을 포기하게 한다. 또한 독립적 삶을 영위할 수 있는 자기주장 기술, 문제 해결 능력, 의사결정능력을 배우지 못하고 의존성이 강화되어, 의존대상을 만족시키는 데 주의를 기울이고 관계를 악화시킬 수 있는 갈등은 회피하게 된다.

이들은 의존과 독립에 대해 흑백 논리적 사고를 갖고 있다. 즉, 삶의 방식이 완전히 의존적이거나 아니면 완전히 독립적인 것 중의 하나다. 독립적 존재로 혼자 살아가는 것에 대한 두려움은 결국 극단적인 의존적 삶을 선택하게 하고, 자신의 능력에 대해서도 완전하게 잘하지 못하면 모두 잘못한 것으로 생각하고 자신에게 무가치함과 무력감을 느끼게 된다. 그리고 그 결과, 자신은 타인에게 의존하거나 보살핌을 받을 수밖에 없다는 생각을 하게 된다.

3) 치료

의존성 성격장애의 가장 일반적 치료는 개인 심리치료다. 이들이 심리치료에서 자신의 의존성을 치료자에게 나타내 치료자는 내담자와 의존적인 관계를 맺어야 하지만 내담자가 점차로 치료자의 도움을 필요로 하지 않는 독립적인 사람이 되도록 도와야 한다. 의존성 성격장애자들은 흔히 치료자에게 깊이 의존하여 치료종결을 두려워하거나 치료종결이 다가오면 문제가 더 악화되는 경향을 보이기도 한다. 치료자는 이들의 이런 특성을 잘 고려하고 바람직한 치료관계를 맺어 가야 한다.

그리고 의존성 성격장애자가 때로 우울증이나 불안장애를 수반하기 때문에 항우울제나 항불안제와 같은 약물이 처방될 수 있으나, 이러한 약물은 성격장애를 변화시키거나 치료적이지 못하다.

정신역동적 치료는 내담자의 의존적 소망을 좌절시키고 내담자가 독립적으로 생각하고 행동할 수 있도록 돕는다. 이를 위해 내담자가 지니고 있는 상실과 독립에 대한 불안을 직면할 수 있도록 해야 한다. 특히 치료자는 전이와 역전이를 유의해야 한다. 내담자는 치료자의 인정을 받기 위해 독립적인 삶으로 변화하고 있는 듯이 나타낼 수 있는데, 이러한 피상적 변화가 오히려 치료자에 대한 의존성이 심화되고 있음을 알리는 것일 수 있다. 반면 치료자는 내담자의 의존적 태도에 자신의 자기애적 소망이 촉발되어 내담자와의 의존적 치료관계를 즐기거나 오히려 강화할 수도 있다. 하지만 치료자는 이를 극복해야 하고 동시에 내담자의 의존적 소망을 좌절시킴으로써 유발되는 분노와 공격을 적절하게 다룰 수 있어야 한다.

인지행동치료에서는 의존성 성격 장애자에 대한 치료목표를 독립보다는 자율에 둔다. 즉, 타인에게 의존하지 않는 독립적 삶을 지향하는 것이 이들에게는 매우 힘들고 부담스러운 것이다. 반면 자율은 타인으로부터 독립적으로 행동하는 동시에 타인과 친밀하고 밀접한 인간관계를 유지할 수 있음을 뜻한다. 이를 위해 중요한 타인으로부터 좀 더 독립적일 수 있도록 자기 신뢰와 자기효능감을 증진시키는 것이 필요하다. 생활 속의 여러 문제들을 스스로 해결할 수 있는 문제 해결기술이나 의사결정기술을 습득시키고, 자신의 생각을 적절하게 표현하는 자기주장훈련이나 의사소통훈련도 하게 한다. 이를 통해 타인에 대한 의존의 필요성이 감소되고 그 결과 자기욕구를 포기하며 순종해야 할 필요성도 감소하게 된다. 또한 치료자에 대한 의존성 극복을 위해 점차 내담자가 치료시간을 주도하고 이끌어 가도록 유도한다.

3. 회피성 성격장애(Avoidant Personality Disorder)

29세의 미혼여성 L씨는 간호대학을 졸업한 후 1년간 종합병원 검진센터에서 일한 적을 제외하고는 현재까지 일정한 직업 없이 쭉 집에서 쉬고 있는 중이다. 항상 "착하고 순진하다."는 말을 많이 들었고 특히 새 학기가 되면 새로운 환경과 새로 만난 사람들에 적응하는 데 시간이 걸렸다. 대학에 올라와서는 발표하는 수업이 많은데 자료는 다 준비해 놓고도 혹시 나가서 제대로 못하고 실수해서 당황하는 모습을 타인에게 보여 조롱거리가 되면 어떡하나 하는 생각에 항상 조장을 안 하고 앞에 나서기를 피했다고 한다. 주로 학교와 집을 왔다 갔다 하며 공부만 했는데, 간발의 차이로 학교병원에 남지 못하게 되자 자신이 무능력하고 한심하게 느껴져 그때부터 두 명의 친구마저 피하게 되었다. 입사한 병원에서는 비교적 사람들과 빈번한 접촉을 안 하는 심사과에서 일하고 싶었으나, 정반대로 검진센터로 발령이 났다. 이후 센터의 전체 직원들이 있는 가운데 종합검진을 받으러 온 환자가 똑바로 설명도 안 해 주고 불친절했다는 이유를 대며 고래고래 소리를 질러대 그때부터 직원의 눈마저 쳐다보기가 불안하고 굳어 있는 자신을 들킬까 봐 탈의실에 들어가 한참을 혼자 있다 나오곤 했다. 현재는 부모님의 권유로 교사 임용고시를 준비하고 있는데, 친척들이 집에 오면 자기 방에 들어가 있다가 모두 가면 나온다고 한다. 왜냐하면 그 나이까지 뭐하다가 취직도 못하고 집에 있냐고 꾸중하고 비난할까 봐 걱정이 되기 때문이다. 최근에는 고등학교 때부터 교회에서 알고 지낸 남자선배가 전화를 했는데, 만나서 혹여 부적절하게 말하거나 시선을 어디에 둘지 걱정되고 혹시나 부끄러움을 타는 모습을 보일까 봐 통화만 하고 끊었다고 한다.

1) 임상적 특징

회피성 성격장애는 다른 사람과의 만남에 대한 불안과 두려움 때문에 사회적 상황을 회피함으로써 적응에 어려움을 나타내는 경우를 말한다. 회피성 성격장애를 지닌 사람들은 자신에 대한 타인의 부정적인 평가를 가장 두려워한다. 이들은 자신이 부적절한 존재라는 부정적 자아상을 지니는 반면, 타인을 비판적이고 위협적인 존재라고 지각하는 경향이 있다. 따라서 자신이 한 행위의 적절성을 늘 의심하고 남들의 반응을 예민하게 받아들인다. 이들이 겉으로는 냉담하고 무관심하게 보일 수 있지만, 실은 주변 사람들의 표정과 동작을 주의 깊게 살피는 경향이 있다.

회피성 성격장애자는 낯선 상황이나 새로운 일을 두려워한다. 당혹스러움이나 불안을 피하기 위해서 늘 익숙한 환경 내에 머물려 한다. 가능하면 사회적 책임을 맡지 않으려 하고 개인적인 대면상황을 피한다. 이들은 자신이 중심적인 역할을 하지 않는 업무를 좋아하며 책임과 적극성이 요구되는 직무를 감당하지 못하기 때문에 이러한 직업적 영역에서 어려움을 겪을 수 있다.

내면에 애정에 대한 강렬한 소망이 있으나, 한편으로는 거절에 대한 두려움을 가지고 있기 때문에 만성적인 긴장감, 불안, 슬픔, 좌절감, 분노 등을 지니고 있는 경향이 있다. 흔히 기분장애와 불안장애를 동반하고, 극소수의 친한 사람들과 함께 있을 때에는 매우 집착하고 의지하기 때문에 의존성 성격장애와 같이 진단되는 경우가 많다.

회피성 성격장애는 사회공포증과 매우 유사한 증상을 나타낸다. 특히 다양한 사회상황에 대한 공포를 나타내는 사회공포증의 일반화형은 회피성 성격장애와 동일한 장애라는 주장이 나올 만큼 구분이 어렵다. 한편 회피성 성격장애는 사회공포증에 비해 회피행동이 어린 시절부터 시작되고 분명한 유발사건을 찾기 어려우며 비교적 일정한 경과를 지닌다는 점에서 구분된다.

유병률은 일반 인구의 0.5~1.0%이며 정신건강 진료소를 방문한 사람의 10% 정도인 것으로 보고된다. 이 성격장애의 남녀 성비는 거의 비슷하다. 이들 성격장애자들은 어린 시절부터 수줍음이 많고 낯선 사람과 새로운 상황을 두려워하며 고립되어 있었던 경우가 많다. 아동기의 수줍음은 성장하면서 사라지는 편인데, 회피성 성격장애로 진행되는 사람들은 사춘기나 청년기 초기에 수줍음이 증가하고 사회적 관계를 회피한다. 그러나 회피성 성격장애는 성인기에 들어서면서 증상이 약화되고 나이가 들면서 점차 완화되는 경향이 있다.

(1) 행동표현

행동이 조심성 있고 경계적이며 부끄러움을 타고 염려하는 특징이 있다. 말이 일반적으로 느리고 부자연스러우며 자주 주저하고 생각이 단편적으로 연결되며 혼동하거나 무관한 주제로 자주 벗어난다. 신체적 행동은 대체로 통제되어 있고 소극적이지만 때때로 들뜨고 빠르게 끊어지는 폭발적인 행동이 눈에 띈다. 환경에서 잠재적인 위협을 걱정스레 찾아보며, 무해한 사건에 과민반응을 하고, 끊임없이 조롱과 거부를 기대한다.

(2) 대인관계

대인관계에서 타인을 불편해 하고 불신하며, 그 결과 상대방이 진지한지, 아니면 속임수를 부려 자신에게 위협이 될지를 주의깊게 검토하는 태도를 취한다. 사회적 이탈과 위축은 동기와 감수성의 부족에 기인한 것이 아니라 적극적이고 자기 보호적인 규제다. 극단적인 경우에는 모욕과 거부에 지나치게 민감하여 은둔해버리는 정도로 위축된다.

(3) 인지 양식

일반적으로 논지를 벗어나는 사고는 일관된 인지적 처리를 방해하고 사회적 의사소통도 방해한다. 인지적 간섭은 회피성격의 기본 특징 중 하나이고, 이는 특히 지각적인 경계가 가장 예민한 사회적 상황에서 더욱 두드러진다.

(4) 감정표현

조화롭지 못한 공허함과 이인화된 정서와 감정을 전달하는 표현이 흔하다. 정서가 바깥으로 표현되지 않기 때문에 이를 축적하여 내부의 풍부한 환상과 상상의 세계에서 발산한다. 이들의 정서와 친애 욕구는 시, 음악 또는 일기의 형태로 표현된다.

(5) 자기지각

자신을 만성적으로 긴장되어 있고 지쳐 있다고 본다. 외로움과 고립되어 있다는 느낌은 매우 일반적이고, 극단적으로 내성적이고 자의식이 강하다. 자신을 타인과 다르다고 지각하는 경우가 흔하며, 자신의 자아정체감과 자기가치감을 확신하지 못하는 경향이 있다. 전반적으로 자존감이 부족하고, 자신의 성취를 평가절하하며, 자신을 고립시키고, 불안에 차 있고, 공허하다고 지각하며, 이인화 감정을 경험한다고 생각한다.

(6) 방어기제

기본적인 방어기제는 환상(fantasy)이다. 이는 현실에서 충족될 수 없는 욕구와 소망을 충족시켜 주는 것이다. 환상은 현실에서는 부적절하거나 불편을 느끼거나 달성하기가 불가능한 애정, 공격성, 기타 다른 충동을 배출시켜 주는 안전한 수단을 제공한다.

2. 원인

(1) 유전적 요인

회피성 성격은 유전성이 대략 27~35%인 것으로 보인다(Reichborn-Kjennerud et al., 2007).

(2) 생물학적 요인

소심한 기질의 아동이 회피성 성격장애에 좀 더 취약한 것으로 생각된다. 즉, 기질적으로 수줍고 억제적이고 위험에도 과도한 생리적 민감성이 있다는 주장이다. 앞으로 일어날 일에 대한 부정적 결과가 예상될 때 교감신경계의 흥분이 유발되고, 생리적 민감성이 과도한 경우 변연계나 자율신경계에 이상이 생긴다는 주장도 있다. 즉, 교감신경계의 역치가 낮아 사소한 위협자극에도 교감신경계가 과도하게 활성화된다는 것이다.

(3) 정신역동적 입장

이들은 실망, 거절 또는 실패 가능성과 관련된 불안을 감소시키기 위해 위험한 상황을 회피한다. 과도하게 수용을 기대하고, 비판과 부정확한 것을 잘 못 견디며, 완벽을 추구하고, 조절감을 얻고자 자신의 삶의 범위를 협소하게 만들기 때문에 회피행동을 하게 된다. 또한 주된 감정은 자신에 대한 부정적 자아상과 연관된 수치심이다. 이로 인해 불쾌한 감정에서 숨고 싶은 소망 때문에 대인관계나 노출되는 상황을 회피한다는 것이다. 그리고 회피성 성격장애자들은 부모를 자신에게 수치심과 죄의식을 유발시키는 비판적이고 거부적인 인물로 기억하며 자기보다 다른 형제를 더 좋아한다고 여기는 양상이 있다(Stravynski, Elie, & Franch, 1989).

(4) 인지적 입장

아동기 경험에서 나온 자신에 대한 부정적 신념과 관련된다고 여긴다(Beck & Freeman, 1990). 회피성 성격장애자는 자기가치감 수준이 낮고, 타인에게 비난, 거부를 당할 것이라는 사고에 사로잡혀 있다.

특히 자기 비판적 경향이 강하여 사회 상황에서 "사람들이 나를 바보로 생각할 거야." "역시 나는 매력이 없어."라는 부정적 내용의 자동적 사고를 나타낼 뿐 아니라 타인과의 만남이 예상될 때도 "다른 사람이 나를 비판할지 몰라." "그들은 나를 싫어할 거야."라는 생각을 떠올린다.

이러한 자동적 사고를 잘 알아차릴 수 없을 뿐만 아니라 이를 타당한 것으로 인정하고 해당 사회 상황을 회피하게 된다. 또한 사회적 상황에서 다른 사람의 반응을 해석하고 평가할 때도 이분법적 사고, 의미확대 및 의미축소, 정신적 여과 등 인지적 왜곡 및 오류를 나타낸다.

3) 치료

회피성 성격장애의 주된 치료는 개인 심리치료다. 이들은 치료자로부터 거부될 것에 대한 두려움에 매우 소극적이고 수동적인 자세를 취한다. 또한 치료자가 자신을 좋게 생각하는지 나쁘게 생각하는지를 끊임없이 시험하는 경향이 있어 치료자는 인내심을 지니고 위축되지 않도록 유대관계를 공고히 하는 것이 중요하다. 즉, 회피성 성격장애자가 치료자를 편안하게 대하며 자기 문제를 공개할 수 있는 관계를 맺는 것 자체가 치료적 성과일 수 있다.

정신역동적 치료에서는 수치심이 발전하게 된 계기가 되었을 과거 발달과정에서의 거부당하고 좌절했던 경험과의 관련성을 탐색한다. 그러나 그 당시 가족으로부터 받은 수치스러운 경험이나 외상적 경험을 탐색하는 일이 쉽지 않고, 가족을 보호하려는 내적 소망과 그들을 미워하고 원망하고 싶은 욕구 사이에서의 갈등 때문에 저항을 나타낼 수도 있다. 치료자는 변함 없는 지지와 수용적 자세를 유지해서 내담자가 저항을 극복하고 통찰과 그에 대한 감정표현을 유도하는 것이 중요하다.

인지행동치료에서는 불안을 조절하고 회피행동을 극복할 구체적 방법을 제시한다. 첫째, 불안과 긴장을 스스로 조절할 수 있는 긴장이완이나 복식호흡 훈련 등을 실시하고 사회적 상황에 대한 점진적 노출을 시도한다. 둘째, 사회 상황에서 자연스럽게 대처할 수 있는 대인관계 기술을 훈련시킨다. Alden(1989)은 이들에게 점진적 노출, 긴장이완훈련, 사회적 기술훈련의 효과를 입증시켰고 이러한 훈련이 함께 실시되면 치료효과가 더 증가했다고 보고했다. 행동치료로써 자기주장 훈련도 도움이 된다. 회피성 성격장애자들의 역기능적 신념과 인지적 왜곡을 수정시키는 작업 또한 핵심이다. 타인의 반응을 부정적으로 평가하고 예상하는 인지적 왜곡을 자각시키고 구체적 대인관계 경험의 분석과 행동실험을 통해 좀 더 현실적이고 긍정적 사고를 지닐 수 있도록 유도한다. 더욱이 타인의 부정적 평가가 현실적으로 자신에게 어떤 결과를 미치는지에 점검하여 타인의 거부나 비판을 견딜 수 있는 능력을 배양시킨다. 근본적으로는 자신에 대한 부정적 신념에서 벗어나 균형 있는 자기상을 형성하도록 돕는다. 우울증이나 불안장애를 수반할 경우 항우울제나 항불안제와 같은 약물이 함께 이용되기도 한다.

제12 장

기질성 정신장애

제1절 서론

정신장애를 크게 기능성(functional)과 기질성(organic)으로 분류해 온 오랜 역사를 보면, 인간의 정신장애가 중추신경계 활동의 결과로 구분되어 나타나는 정신의학적 장애 및 인지적 장애로 볼 수 있음을 알 수 있다. 기질성 정신장애(organic mental disorders)는 뇌조직의 일시적 혹은 영구적 손상에 기인한 정신 및 행동의 장애를 총칭하여 일컫는 용어로 사용되어 온 반면, 기능성 정신장애(functional mental disorders)는 확인 가능한 뇌손상 없이 나타나는 정신병적인 상태 전체를 가리키는 것으로 받아들여져 왔다. 이러한 기능성과 기질성이라는 개념 외에 정신장애를 구분하는 또 다른 용어로 특발성(idiopathic) 및 신경정신의학적(neuro-psychiatric)이라는 구분이 있다. 특발성이라는 용어는 명백하게 알려져 있는 신경학적 상태와 관련되어 보이는 증상이나 증후군을 기술하고 있으며, 신경정신의학적이라는 용어는 정신의학적인 증상들이나 징후들을 바라보는 보다 유용한 방식의 개념으로 볼 수 있다. 이외의 다른 분류 도식으로 일차성 장애(primary disorder)

와 이차성 장애(secondary disorder)의 구분이 있다. 일차성 장애는 특발성으로 간주할 수 있는 반면, 이차성 장애는 개념이 이미 잘 알려져 있는 경우로 문제의 원인과 관련된 신경학, 체계, 그리고 약물학 등에 대한 최소한의 개념정립이 되어 있는 것으로 볼 수 있다. 정신장애를 보는 이러한 여러 분류 도식에서 볼 때, 이전 장에서 다루었던 대부분의 장애들(예: 정신분열병, 양극성 장애 등)은 기능성 정신장애, 이차성 장애 그리고 신경정신의학적인 장애로 구분할 수 있다.

그러나 현대에 와서 인간의 정신장애를 이러한 이분법적인 개념(기질성과 기능성)으로 접근하는 것은 더 이상 의미가 없게 되었다. 즉, 기능성 정신장애라는 용어는 뇌의 기질적인 문제와 무관하다는 의미를 내포하고 있었으나, 다양한 뇌영상 기법의 급속한 진전 및 이에 따른 생물정신의학의 발달에 따라 기능성 정신장애(예: 정신분열병)가 뇌의 기질적인 혹은 생물학적인 문제와 무관하다는 견해는 더 이상 받아들여지지 않고 있기 때문이다. 이러한 의미에서 과거에 흔히 사용했던 기질성 뇌증후군(organic brain syndrome)이라는 용어는 현재 거의 사용되지 않고 있다. 따라서 여기에서 언급하는 기질성 정신장애는 현재의 진단방식으로 확인할 수 있는 뇌손상이나 기능장애에 기인하는 정신장애를 포괄하는 개념으로 정의하고 기술할 것이다.

본 장에서는 위에서 설명한 기질성 장애에 대한 접근을 고려하여 중추신경계 손상에 따른 신경정신의학적인 문제와 특정한 신경학적 상태에 따른 행동 문제, 두 가지로 크게 분류하여 기질성 정신장애에 대해 설명할 것이다. 먼저 중추신경계 손상에 따른 정신병리적 문제들로, 기분 및 정동의 장애(mood and affective disorders), 정신병적 스펙트럼 장애(psychotic-spectrum disorders), 그리고 성격 변화(alterations in personality)를 들 수 있다. 다음으로, 특정한 신경학적 상태, 즉 치매(dementia), 뇌졸중(stroke) 및 외상성 뇌손상(traumatic brain injury) 등에 따른 정신병리적 문제들에 대해 다루고자 한다.

1. 기질성 정신장애에 대한 분류

1) 공식적 분류체계

기질성 장애에 대한 공식적인 분류체계로, 여기서는 세계보건기구의 국제질병분류(ICD-10)와 미국정신의학회의 정신장애의 진단 및 분류 편람(DSM-IV; American Psychiatric Association, 1994)을 소개한다. DSM-IV에서는 이전 버전과

〈표 12-1〉 기질성 정신장애와 관련된 DSM-IV 분류

1. 섬망, 치매, 기억상실장애 및 기타 인지장애
일반적 의학적 상태에 의한 섬망
달리 분류되지 않는 섬망
조발성 알츠하이머형 치매
만발성 알츠하이머형 치매
혈관성 치매
두부외상에 의한 치매
후천성 면역결핍증에 의한 치매
두부외상에 의한 치매
파킨슨병에 의한 치매
헌팅턴 무도병에 의한 치매
픽병에 의한 치매
크로이츠펠트 야곱병에 의한 치매
위에 열거되지 않은 일반적 의학적 상태에 의한 치매
달리 분류되지 않는 치매
일반적 의학적 상태에 의한 기억상실장애
달리 분류되지 않는 기억상실장애
달리 분류되지 않는 인지장애
2. 일반적인 의학적 상태에 의한 정신장애
일반적 의학적 상태에 의한 정신병적 장애
일반적 의학적 상태에 의한 기분장애
일반적 의학적 상태에 의한 불안장애
3. 달리 분류되지 않는 일반적인 의학적 상태에 의한 정신장애
일반적 의학적 상태에 의한 긴장성 장애
일반적 의학적 상태에 의한 인격변화
일반적 의학적 상태에 의한 달리 분류되지 않는 정신장애

달리, 기질성과 기능성의 구분에 따른 혼란을 배제하기 위하여 기질성 정신장애라는 용어를 별도로 사용하지 않고 있으며, 다음의 세 가지로 기질성 정신장애를 분류하고 있다. 첫째, 섬망, 치매, 기억장애 및 기타 인지적 장애다. 이는 이전에 기질성 정신장애로 분류된 장애들 중에서 인지나 기억장애를 주된 증상으로 하는 증후군들을 포함하는 분류다. 둘째, 정신장애가 신체적인 상태 혹은 원인에 기인하는 경우로, 이를 일반적인 의학적 상태에 의한 정신장애로 명기하고 있다. 마지막으로, 달리 분류되지 않는 일반적인 의학적 상태에 의한 정신장애로 구분하고 있다(〈표 12-1〉).

한편 ICD-10에서는 기질성 정신장애(F00-F09)를 독립적으로 진단할 수 있는 뇌병변이나 전신 질환에 기인하는 정신 증후군으로 정의하였다. 이를 증상성을 포함하는 기질성 정신장애(organic, including symptomatic, mental disorders)로 명기하였고, 세부적인 분류로 9가지를 들고 있다(〈표 12-2〉).

〈표 12-2〉 증상성을 포함하는 기질성 정신장애 분류(ICD-10)

알츠하이머형 치매
혈관성 치매
다른 곳에 분류된 기타 질병에서의 치매
특정불능의 치매
알코올 및 정시활성 물질로 유발되지 않은 기질성 기억상실 증후군
알코올 및 정시활성 물질로 유발되지 않은 섬망
뇌의 손상 및 기능장애 그리고 신체질병으로 인한 기타 정신장애
뇌의 손상 및 기능장애 그리고 신체질병으로 인한 인격 및 행태장애
특정불능의 기질성 또는 증상성 정신장애

2) 주요 개념들

(1) 기질성과 기능성

정신장애를 기질성과 기능성으로 구분하는 것은 임상 장면에서 오랫동안 사용되어 온 유용한 개념들이다. 그러나 새로운 뇌영상 기법의 발전과 함께 이러한 구분은 지속적인 도전을 받아 왔으며, DSM-IV에 이르러서는 더 이상 언급되지 않고 있다.

① 기질성

기질성이라는 용어는 확인할 수 있는 뇌병변이 있거나 뇌활동에 영향을 초래하는, 확인 가능한 전신상태에 의해 유발되는 정신질환을 가리킨다. 그러나 이 개념이 사용되던 당시에는 신경전달물질의 개념조차 제대로 정립되지 못하였으므로 확인 가능한 기질성, 즉 확정적인 진단을 내리기란 매우 어려웠다. 또한 임상양상에 있어 기질성 정신장애는 전반적인 인지기능의 장애나 비특이적인 증상을 나타내는 경우가 많았다.

② 기능성

기능성 정신장애는 확인 가능한 뇌손상 없이 나타나는 정신병적인 상태 전체를 가리키는 용어다. 증상적으로 기질성 정신장애와 유사하게 인지기능의 장애를 드러낼 수도 있지만, 그 양상은 기질성에서 흔히 나타나는 의식 혼란, 심각한 기억력 장애 및 실어증과 같은 국소적(focal) 양상을 띠지 않는 경우가 많다.

(2) 일차성과 이차성

정신장애를 일차성과 이차성으로 나누는 것은 치료적인 유용성을 지니고 있다. 일차적인 병리과정을 이해하고 치료함으로써, 이차적으로 나타나는 정신병리를 정상적인 상태로 치료할 수 있다는 것으로 기질성 정신장애에 대한 유용한 치료적 접근으로 사용할 수 있다.

① 일차성 장애

일차성 장애는 이미 명백하게 알려져 있는 신경학적 상태, 혹은 의학적 상태와 관련되어 보이는 증상이나 증후군을 기술하는 용어다. 병태생리학적 연구의 발전에 따라 때로는 일차성 장애의 선행 원인이 밝혀지기도 하지만 그 과정이 해당 질환에 특이적인 경우라면 여전히 일차성으로 취급되기도 한다.

② 이차성 장애

이차성 장애는 특정한 의학적 상태가 나타내는 일차적인 병리과정에 의해 나타나는 이차적인 현상을 총칭하는 것으로, 개념이 이미 잘 알려져 있는 경우가 많으며, 문제의 원인과 관련된 신경학, 체계, 그리고 약물학 등에 대한 최소한의 개념 정립이 되어 있다.

2. 기질성 정신장애의 원인

기질성 정신장애의 원인은 크게 뇌질환에 의해 유발된 경우와 전신질환으로 인해 뇌 기능에 영향을 받아 유발된 경우의 두 가지로 나눌 수 있다. 뇌질환에 의한 기질성 정신장애는 각종 사고로 인한 두부 외상을 비롯하여, 뇌종양, 감염, 간질, 뇌혈관 질환, 퇴행성 뇌질환 등에 의한 경우로 발생할 수 있으며, 대사 장애, 내분비 장애, 영양 장애나 약물 중독 등과 같은 전신질환으로 인해 기질성 정신장애가 유발될 수 있다.

1) 뇌질환

(1) 두부 외상

자동차 사고, 추락, 및 지속적인 사소한 충격 등 다양한 외상으로 인해 두부에 손상을 받는 경우로, 뇌손상 자체와 그로 인한 심리적 문제가 함께 작용해서 나타나는 것으로 볼 수 있다. 증상으로는 의식 소실에서부터 주의력이나 기억력의 문제, 우울이나 불안, 치매, 간질 및 성격적인 변화 등 다양하게 나타날 수 있다. 뇌손상의 정도와 증상의 심각도는 반드시 일치하는 것은 아니며, 다양한 검사기법에도 불구하고 미만성 축삭 손상(diffuse axonal injury)과 같이 명확한 확인이 어려운 경우도 있다.

(2) 뇌종양

뇌는 신체에서 가장 흔하게 종양이 발생하는 부위 중의 하나로, 뇌종양(brain tumors)의 위치나 뇌압의 상승도, 병전 성격 등에 따라 다양한 증상이 나타나며, 정신증적 증상 또한 흔한 것으로 알려져 있다. 환자들은 대개 몽롱한 상태로 주의력의 감소를 보이거나 계산능력, 이해력, 기억력 및 판단력 등의 인지기능 곤란, 뇌압 상승으로 인한 구토나 현기증, 의식소실, 편마비, 경련, 실어증, 실행증, 실인증, 공격성 및 환각 등 다양한 증상을 보일 수 있다.

(3) 감염

감염(infection)은 뇌조직에 직접 침범하는 경우와 전신적 감염으로 인해 독성, 저산소 및 알레르기 반응 등을 일으키는 경우로 나눌 수 있다. 감염의 원인으로는 주로 세균 감염(수막염), 바이러스성 감염(뇌염, 만성 바이러스성 뇌염), 스피로헤타 감염(진행마비) 등이 있으며, 원인에 따라 다양한 신체 증상과 정신 증상이 초래될 수 있다.

(4) 간질

경련의 종류나 병소의 위치에 따라 다양한 행동 및 정신 증상들이 나타나는데, 경련 전 증상, 경련 중 증상, 경련 후 증상으로 구분할 수 있다.

(5) 뇌혈관 질환

뇌출혈이나 뇌경색, 뇌동맥 경화증, 일과성 뇌허혈발작 및 정상압 수두증 등의 원인으로 인해 다양한 신경학적 증상과 정신 증상들이 나타날 수 있다.

(6) 퇴행성 뇌질환

일차적으로 대뇌피질의 변성을 초래하는 질환(알츠하이머병, 루이바디병, 픽병 등)이나 피질하 구조가 일차적으로 침범되는 질환(파킨슨병, 헌팅턴병) 등으로 인해 다양한 행동 및 정신 증상이 나타날 수 있다.

2) 전신질환

대사장애(metalbolism disorders), 내분비 장애(endocrine disorders), 영양 장애(nutritional disorders)나 약물중독(drug intoxication) 등과 같은 전신질환으로 인해 뇌기능이 영향을 받아 기질성 정신장애가 유발될 수 있다.

(1) 대사장애

윌슨병, 포르피린증, 당대사의 이상(당뇨병성 혼수, 저혈당성 혼수, 케토산혈증),

요독증 및 투석성 뇌증후군, 전해질의 균형 파괴 및 기타 선천적 대사장애 등 다양한 대사장애로 인해 다양한 행동 및 정신 증상이 초래될 수 있다.

(2) 내분비 장애

뇌하수체, 갑상선, 부신, 부갑상선 및 췌장 등 다양한 내분비 관련 기관의 장애로 인해 다양한 행동 및 정신 증상이 초래될 수 있는데, 이러한 증상들은 대사 변화의 정도와 그에 따른 신체적 기능상태, 그리고 이에 반응하는 한 개인의 심리적 변인에 따라 달라질 수 있다.

(3) 영양 장애

나이아신이나 비타민의 결핍, 악성 빈혈 등의 영양 상태로 인한 장애 또한 인간의 행동이나 정신 상태에 문제를 일으킬 수 있다.

(4) 약물 중독

각종 의약품(엘도파, 레서핀, 에피네프린, 부신피질호르몬 등)을 비롯하여, 독성물질(납, 수은, 일산화탄소 등), 남용물질(정신활성물질, 향정신성 약물 등) 등에 대한 노출 및 장기 복용으로 인해 다양한 행동 및 정신 증상들이 나타날 수 있다

3. 기질성 정신장애의 임상양상

기질성 정신장애는 영향을 받는 뇌의 위치와 손상의 정도에 따라 매우 다양한 형태의 정신 및 행동 증상으로 나타날 수 있다. 따라서 다양한 기질성 정신장애의 분류에 따른 임상양상에 대해서는 이후 2절과 3절에서 자세하게 설명할 것이다. 기질성 정신장애는 대개 의식을 비롯한 지남력, 주의력, 지각능력, 사고능력, 판단능력 기억능력, 정서장애 및 수면장애 등의 다양한 영역에서 특징적인 임상양상들을 보인다.

세부적인 증상들을 열거해 보면, 주로 의식의 혼탁함, 시간과 장소, 그리고 자신이나 주변 사람들을 적절하게 지각하지 못하는 지남력 장애, 외부의 자극에 대해 주의를 기울이는 것에서부터 주의를 집중하거나 주의를 전환시키지 못하는 주

의력 장애, 자신을 비롯한 주변 자극에 대한 지각능력의 감소 및 증가, 그리고 착각 및 환각 등을 경험하는 지각장애와 이로 인한 사고 및 판단력의 장애, 새로운 정보에 대한 학습과 저장, 그리고 인출하는 데서 어려움을 보이는 기억력 장애, 자신 및 외부 상황에 적절하지 않게 나타나는 과도한 정서나 무감각한 정서, 그리고 불안정한 양상을 보이는 정서장애, 과다한 수면이나 불면, 수면주기의 불안정 등으로 나타나는 수면장애 등이 있다.

한편 Lipowski(1975)는 기질성 정신장애의 발생과 관련된 요소들로, 첫째, 원인의 특성(병리과정의 강도와 뇌에 미치는 영향의 범위, 진행성 여부, 뇌의 물리화학적 변화를 유발하는 속도와 기간 등), 둘째, 환자의 특성(연령, 뇌손상 과거력, 전신질환, 특정 병리과정에의 민감성, 성격적 변인 등), 셋째, 환경의 특성(환경에의 친숙성, 감각자극의 과잉 또는 결핍, 대인 간 상호작용의 질, 사회적 격리 등)을 주장하였다.

4. 기질성 정신장애의 진단

기질성 정신장애의 진단은 면담 및 의학적 기록을 통한 병력 청취, 신체검사 및 신경학적 검사, 정신상태평가, 신경심리검사, 이학적 검사 및 뇌영상 기법 등 다양한 방법을 이용한다(〈표 12-3〉). 위에서 기술한 임상 양상은 대개 병력 청취를 비롯한 정신상태평가, 신경심리검사 등을 통해 나타나며, 뇌의 병변이나 뇌기능에 영향을 미치는 전신질환은 신경학적 검사, 이학적 검사, 임상병리검사 및 뇌영상 기법 등을 통해 평가할 수 있다.

〈표 12-3〉 기질성 정신장애에 대한 진단적 평가

A. 병력 청취
B. 신체검사(신경학적 검사 포함)
C. 정신상태검사
D. 신경심리검사
E. 이학적 검사
F. 뇌영상검사
G. 기타

5. 기질성 정신장애의 치료

기질성 정신장애에 대한 치료는 크게 발병의 원인을 제거하는 것에서부터 증상을 완화시키는 것, 그리고 기능 회복에 초점을 맞추는 방식으로 나누어 이루어진다. 각각의 치료 방식에 따라 개별 환자에 가장 적합한 평가 방식과 현실적인 치료 목표를 설정하고, 이용 가능한 주변의 자원들을 적절하게 활용하는 것이 무엇보다 중요하다. 또한 진행 경과나 예후에 있어 가역적인 경우보다 비가역적인 경우가 많으므로, 모든 원인 요인들 간의 상호관계를 정확하게 파악하는 데서부터 면밀하게 지속과정을 관찰하는 것이 중요하다. 그리고 장기적인 문제 상황에 따른 악화 및 완화 요인에 대한 세심한 고려와 환자의 일상에서 중요한 의미를 지니는 치료적 목표 설정에 따른 구체적인 실천 전략을 세우는 것이 무엇보다 필요하다. 또한 환자에 적합한 생물학적 치료와 정신적인 치료, 그리고 사회적인 치료를 통합하여 적용할 때 최대의 치료효과를 기대해 볼 수 있다.

제2절 중추신경계 손상과 관련한 정신병리적 문제들

1. 기분 및 정동의 장애

중추신경계의 손상은 여러 가지 형태의 기분장애를 유발할 수 있는데, 여기에서는 가장 흔한 기분장애인 우울증(depression)과 조증(mania)에 초점을 맞추어 설명하고자 한다. 기분 및 정동의 장애는 중추신경계 장애에 수반되어 나타나는 가장 흔한 행동적 부산물이라고 할 수 있다. 기분(mood)은 개인이 보고하는 주관적 경험으로, 포괄적이고도 지속적인 정서로 정의할 수 있다. 반면, 정동(affection)은 정서가 행동적으로 표현되는 것으로 외부에서 관찰 가능한 것이다. 대개 기분과 정동은 서로 일치하지만(예: 슬프다고 말하는 사람들은 대개 슬프게 보인다) 반드시 그런 것만은 아니다. 예를 들자면, 기분과 정동 간에 극적인 불일치를 종종 보이는 정서적 불안정성(pseudobulbar affect: PBA) 증후군이 그러한 경우에 해당된다. 이러한 환자들은 행복이나 슬픔에 대한 느낌을 자각하지 못한 채 돌발적인 웃음 또는 울음을 발작적으로 빈번하게 보인다.

1) 우울증

우울증은 일상생활에서 흥미나 즐거움이 감소되는 경험을 설명하는 용어로, 현저한 슬픔이나 무쾌감증을 포함하는 기분의 변화를 의미한다. 주 증상으로 자기비난이나 죄책감, 그리고 미래에 대한 비관적인 생각 등을 포함하는 인지적 특성을 비롯하여 슬픈 기분이나 무쾌감증이 동반되어 나타나며, 피로감, 수면 문제, 식욕 및 성욕의 감퇴와 같은 신체 증상 또한 흔하게 나타난다. DSM-IV에서는 이러한 증상들 중 최소 다섯 가지 이상이 최소 지난 2주간에 뚜렷하게 존재할 때 주요우울장애(major depressive disorder) 진단을 고려한다. 또한 이러한 증상들은 의학적 상태에 의해 더 잘 설명되지 않아야 하는데, 이는 특발성 병인론(idiopathic etiology)을 의미하는 것으로, 일차성 우울증(primary depression)을 의미한다. 반면, 우울 증상들이 중추신경계 장애(예: 뇌출혈)나 의학적 상태(예: 갑상선 기능감소)에 수반된 경우라면 '일반적인 의학적 상태에 의한 기분장애'(Mood Disorder Due to a General Medical Condition)로 진단내릴 수 있다. 즉, 이차성 우울증(secondary depression)으로 고려할 수 있다.

일차성 우울증과 이차성 우울증은 특성 면에서 유사한 점이 있다. 두 가지 모두 PET나 SPECT와 같은 기능적 뇌영상 연구에서 전두부 및 피질하 구조(특히 미상 부위)들과 회로와의 관련성이 지속적으로 보고되고 있다(Mayberg, Mahurin, & Brannan, 1997). 또한 세로토닌 수준도 일관되게 감소된 것으로 나타나고 있으며(McAllister-Williams, Ferrier, & Young, 1998), 항우울제 약물에 대한 반응이 모두 양호하다. 특히 병인론과는 무관하게 정보처리속도의 저하, 인출 결함, 주의력 및 집행기능의 문제 등과 같은 인지결함의 패턴이 두 가지 우울증에서 모두 유사하게 나타난다. 이러한 인지적 결함 패턴이 일차성 우울증과 이차성 우울증 모두에서 유사하게 발견된다는 것은 두 가지 유형의 우울증이 정동과 인지 모두에 기여하는 전두-피질하 영역의 문제로 인한 장애일 가능성을 내포하고 있다. 우울증이 흔하게 나타나는 중추신경계 질환 및 장애들을 〈표 12-4〉에 제시하였다.

〈표 12-4〉 우울증과 관련된 신경학적 장애 및 전신 장애(Neurological and Systemic Disorders Associated with Depression)

신경학적 장애(Neurologic disorders)	전신 장애(Systemic disorders)
1. 확산적 퇴행성 질환 (Diffuse degenerative diseases) −알츠하이머병(Alzheimer's disease) −전측두 퇴행(Frontotemporal degeneration) −다발성 연화증(Multiple sclerosis)	1. 내분비계(Endocrine) −갑상선 기능감소증(hypothyroidism) −갑상선 기능항진증(hyperthyroidism −부신 질환(adrenal disease; 쿠싱병)
2. 국소적 퇴행성 질환 (Regional degenerative disorders) −파킨슨병(Parkinson's disease) −헌팅턴병(Huntington's disease) −피크씨병(Pick's disease) −진행성 핵상마비(Progressive supranuclear palsy) −윌슨씨병(Wilson's disease)	2. 염증성/감염성(Inflammatory/infectious) −루프스(Lupus) −신경매독(Neurosyphilis) −후천성면역결핍증(AIDS) −결핵(Tuberculosis) −만성피로증후군(Chronic fatigue syndrome)
3. 국소적 병변(Focal lesions) −뇌졸중(stroke; 전두부, 기저핵) −종양(Tumor) −수술적 절제(Surgical ablation) −간질(Epilepsy; 측두부, 전두부, 대상부위)	
4. 기타 −일산화탄소노출(Carbon monoxide exposure)	

우울증은 뇌혈관 질환의 결과로 매우 흔하게 나타나는데, 대개 뚜렷한 우울증을 경험하는 환자들의 30.5%가 이에 해당된다. Astrom과 동료들(1993)은 뇌졸중 환자들을 대상으로 3년간의 종단 연구를 실시한 결과, 약 40%에서 임상적 우울증(주요우울장애 혹은 경미한 우울증/기분부전장애)이 나타났다고 보고하였다. 또한 뇌혈관 질환과 관련된 우울증의 현상학은 일차성(특발성) 우울장애에서 나타나는 것과 매우 유사하다(Robinson & Starkstein, 1997). 우울증을 유발하는 다른 원인으로 내분비계 관련 장애가 있다. 내분비계 이상에 따른 갑상선 기능항진증(hyperthyroidism)과 갑상선 기능저하증(hypothyroidism)은 일반 전집에서 나타

나는 우울증 유병률을 초과할 정도로 매우 빈번하게 우울증을 보인다.

한편 중추신경계의 손상의 위치와 기분장애 간의 필수적인 연관성은 명확하지 않다. 다만, 특정 영역이나 구조물, 혹은 회로 등의 손상이 유의한 우울 특징들을 나타내게 할 가능성은 커질 수 있다. 예를 들면, 좌 전전두피질의 영향을 받는 신경학적 장애에서 우울증이 매우 빈번하게 나타난다(Cummings, 1994; Royall, 1999). 또한 기능적 뇌영상 연구들에서도 우울한 기분을 보고하는 신경학적 장애 환자들이 좌 전두영역과 더 많이 관련되어 있음이 나타났으며, 신경학적 질환에서 나타나는 우울증의 정도나 심각도가 좌 전두극(left frontal pole) 병변과의 거리와 관련됨을 시사하는 보고도 있다(Buchsbaum et al., 1984; Robinson & Starkstein, 1990). 또한 뇌졸중에서는 경색 부위가 후측보다 전측일 때, 그리고 우측보다 좌측일 때 우울증이 특히 더 빈번하게 나타나며, 우울증이 주요 우울증삽화로 이어질 가능성은 좌 전전두부위에 경색이 있을 경우 가장 큰 것으로 알려져 있다(Cummings, 1994; Robinson & Price, 1982).

2) 조증

조증은 고양되고 팽창된 기분, 자극과민성 등을 특징적으로 나타내는 정동 증후군으로, 자기과장, 수면 욕구의 감소, 사고의 비약, 말수의 증가, 정신운동성 초조, 과도한 주의산만, 즐거움 및 위험 추구 행동의 증가 등 다양한 증상이 나타난다. DSM-IV에서는 이러한 증상들이 최소 1주일 동안 존재하고, 물질이나 의학적 상태에 의한 것이 아닐 경우에 일차성 조증 삽화(primary manic episode)로 분류하고 있다. 반면, 이러한 증상 및 징후들이 신경학적 장애나 독성 및 대사과정에 의해 이차적으로 발생한 경우라면 이차성 조증(secondary mania)으로 볼 수 있다. DSM-IV에서는 이러한 이차성 조증 삽화(secondary manic episode)를 '일반적인 의학적 상태에 의한 기분장애(mood disorder due to a general medical condition)'로 명기하고 있다.

일차성 혹은 특발성 조증이 있는 일부 환자들에게서 뇌의 이상성(irregularities)이 나타난다는 보고들이 있다. Dupont과 동료들(1995)은 신경학적 질환 과거력이 없는 양극성 장애 환자들에게서 피질하 이상이 있음을 보고하였다. 또한 El-Hilu 등(1998)은 기능적 뇌영상 기법을 이용한 결과, 뇌혈류의 이상, 특히 우반구에서 그러한 이상성이 나타난다고 보고하였다. 일차성 조증 환자들의 뇌를 SPECT로 촬영한 결과에서도 비조증 통제집단에 비해 우측두엽의 기저핵 부위에서 혈류 흐름이 유의하게 더 낮은 것으로 나타났다(Migliorelli, Starkstein, Teson, & de Quiros, 1993).

이차성 조증은 다양한 신경학적 상태에서 나타날 수 있으며, 조증을 유발하는 거의 모든 병변 및 신경학적 상태는 우반구 및 전두엽과 연관되어 있다. 대개 안와전두피질, 미상핵 및 측두부의 변연 구조물들의 병리가 조증을 유발하는 것으로 알려져 있다. 미상핵의 병리를 포함하는 장애인 헌팅턴병에서 조증이 흔히 나타나는데, 실제 운동장애나 인지적 퇴화가 드러나기 이전부터 조증 증상들이 나타날 수 있다(Folstein, Brandt, & Folstein, 1990).

또한 조증은 일반전집에 비해 안와전두부 및 측두변연계 손상이 현저한 환자들에게서 특히 더 흔하게 나타난다(Shukla et al., 1985). Starkstein과 동료들(1990)은 이차성 조증 증후를 보이는 여덟 명의 뇌손상 환자들을 대상으로 PET를 이용하여 대뇌 신진대사를 비교한 결과 모든 환자들에게서 우측의 대사 이상(metabolic abnormalities)을 발견하였다.

앞서 언급한 신경학적 문제 외에도 이차성 조증은 물질로 유발된 장애들에서 초래될 수 있다. 완전히 진행된(full-blown) 조증 삽화에서 나타나는 명백한 조증 증상들은 코카인이나 메타암페타민 등과 같은 각성제(stimulants) 중독으로도 흔히 나타난다(Miller, Mena, Giombetti, & Villanueva-Meyer, 1992; Waters & Lapierre, 1981). 또한 조증은 파킨슨병과 같은 신경학적 치료 약물을 비롯하여 처방약물에 대한 부작용으로도 발생할 수 있다. 요독증(uremia), 갑상선 기능과다증, 비타민 B12 결핍증, 그리고 산후 상태와 같은 전신질환 환자들 일부에서도 조증이 나타날 수 있다.

2. 성격 변화

뇌구조, 생리학, 화학에서의 문제로 인해 성격변화가 명백하게 나타나는 것으로 오랫동안 알려져 왔음에도 불구하고, 이러한 변화를 요약해서 설명하는 것은 쉽지 않다. DSM의 최근 개정판들을 보면 성격변화를 뇌손상으로 인한 주요 후유증으로 보는 입장이 계속적으로 늘어나고 있음을 알 수 있다. 이를 보다 자세히 살펴보면, DSM-III(APA, 1980)에서는 이를 기질성 성격 증후군(organic personality syndrome)으로 분류했으며, 주 특징으로 불안정한 정서(emotional lability)와 현저한 충동성(pronounced impulsivity)을 들었다. 하지만 이러한 특징은 중추신경계 장애에 동반되는 매우 다양한 성격변화를 설명하기에는 다소 거리가 있었다. 따라서 이후 DSM-III-R(APA, 1987)에서는 진단명은 동일하게 두되, 의심(suspiciousness), 편집성 사고(paranoid ideation), 무감동(apathy), 무관심(indifference), 정서적 불안(affective instability), 반복적인 공격성 격발(recurrent aggressive outbursts) 등 여러 가지 행동 문제들이 추가되었다. DSM-IV(APA, 1994)에 와서는 일반적인 의학적 상태로 인한 성격변화(Personality Change Due to A General Medical Condition)라는 진단적 용어를 사용하였으며, 여기에 다섯 가지의 특정한 성격변화의 아형(불안정성, 탈억제형, 공격형, 무감동형, 망상형)을 덧붙였다. 여기에서는 중추신경계의 문제로 인해 발생하는 흔한 성격적인 변화로 무감동과 공격성을 위주로 설명하고자 한다.

1) 무감동

무감동은 목표 지향적인 사고, 정서, 행동 반응이 감소하는 것으로, 동기의 감소 및 결여로 인해 이차적으로 발생하며(Marin, 1991), 우울증과 여러 면에서 중첩되는 양상을 보일 수 있다. 무감동은 내측 대상 전전두 회로(mesial-cingulate prefrontal circuit)의 문제로 인해 흔히 나타나는 신경정신의학적인 문제다. 파킨슨병이나 HIV-1 감염 같은 피질하성 문제에서 나타나는 무감동은 중주신경계 이상의 지표인 인지적 결함, 특히 집행기능 결함과도 관련되어 왔다(Castellon et al., 1998; Castellon, Hinkin, & Myers, 2000; Starkstein et al., 1992). 또한 뇌졸중이나 알츠하이머병 같은 중추신경계 장애에서 나타나는 무감동은 전전두 및 측두부의 혈류감소 및 대사저하증과 연관되어 있다(Craig et al., 1996; Duffy & Kant, 1997; Okada et al., 1997; Ott, Noto, & Fogel, 1996).

2) 공격성과 자극과민성

초조함(agitation)과 자극과민성(irritability)과 관련된 신경해부학으로 전전두부 및 측두 변연계 구조들이 주로 언급되고 있다. 전전두 피질은 변연계와 시상하부의 활동을 조절하며, 공격성의 사회적 측면 및 판단적 측면과 연관되는 것으로 보인다. 전전두 피질이 담당하는 역할 중의 하나는 관련된 정서를 표현하기 전에 사회적 단서에 대한 타이밍을 조정하는 것이다(Cherkasky & Hollander, 1997). 폭력적인 행동을 보이는 환자들은 전두엽 병변을 지니고 있는 경우가 매우 흔한데(Kandel & Freed, 1989), 이러한 전전두부 손상이 변연계 부위에 대한 억제 결여와 관련된 이차적 과정에 의해 공격성을 초래할 수 있음을 주장하는 연구자들도 있다. 또한 측두엽 간질 환자들을 대상으로 한 최근 연구들을 보면 폭력적이고 공격적인 격발행동이 전전두피질과 편도체 부위와 연관됨을 알 수 있다(Woermann et al., 2000; van Elst et al., 2000). Cherkasky와 Hollander(1997)는 변연계의 종양, 감염, 그리고 혈관의 이상이 폭력성과 관련된다고 하였다.

한편 충동적 공격성에 대해 세로토닌의 조절문제로 보는 증거들도 있다. Sabrie(1986)는 우리 안에 들어온 생쥐들을 곧바로 죽이는 공격적인 쥐들의 뇌간에서 세로토닌의 감소를 발견하고, 세로토닌의 전구물질인 트립토판을 주입하면 쥐들의 폭력성을 줄이거나 없앨 수 있다고 하였다.

3. 정신병적 스펙트럼 장애

신경학적 질환은 환각(hallucinations) 및 망상(delusions)을 포함하는 다양한 정신증적 증상을 초래할 수 있다. 환각은 실제 외부자극과는 무관한 것으로, 잘못된 감각적 지각이며 어떠한 감각 양상에서도 일어날 수 있다. 또한 잘못된 지각적 경험에 대한 망상적 해석과 관련될 수도 있고, 그렇지 않을 수도 있다. 망상은 한 개인의 지적 수준이나 문화적 배경과는 일치하지 않는 외부 현실에 관해서 틀린 추론에 근거하여 확고하게 만들어진 잘못된 믿음이다. 이러한 증상들은 정신병적 스펙트럼 장애의 중요한 요소들이지만 증상들이 현저하고, 지속적으로 나타나야 하며, 신경학적 상태에 의한 것일 경우 DSM-IV에서는 이를 정신분열병으로 분류하지 않는다. 즉, 망상이나 환각이 중추신경계 손상으로 나타난 경우라면 일반적인 의학적 상태로 인한 정신병적 장애(psychotic disorder due to general medical condition)로 분류되어야 한다. 단, 이러한 정신증적 현상들이 알츠하이머병에 의한 이차적인 경우라면 알츠하이머형 치매의 진단적 범주(dementia of the alzheimer's type, with delusions)를 적용해야 하는 예외가 있다. 어떠한 경우든 중추신경계 문제로 인해 나타나는 모든 망상이나 환각은 일반적으로 이차성 정신증(secondary psychosis)으로 볼 수 있다.

중추신경계 손상이나 질환으로 유발된 이차성 정신증이 일차성 혹은 특발성 정신증과 상당한 현상학적 중첩이 있음에도 불구하고, 여러 면에서 구분될 수 있다. 첫째, 이차성 정신증은 대개 발병 연령이 더 늦다(정신분열병은 대개 10대 후반 및 20대에 발병하는 반면, 이차성 정신증은 나이가 많은 사람들에게서 더 흔하게 발병한다). 둘째, 일차성 정신증 환자들은 정신증적 가족력을 지닐 가능성이 더 크다. 셋째, 이차성 정신증 환자들 중에는 지적 결함의 정도와 망상 및 환각의 정교화 정도 간에 상관이 있는 경향이 있다. 마지막으로, 이차성 정신증은 보다 더 자아동조적인 경향이 있다.

1) 망상

망상은 알츠하이머형 치매, 혈관성 치매, 폐쇄형 두부 손상, 뇌종양, 다발성 경화증, 헌팅턴병과 같은 다양한 신경학적 질환에서 나타날 수 있다. 망상은 피질 구조보다는 피질하 뇌구조에 영향을 받는 질환에서 더 흔하게 나타나는데, 특히 변연계, 내측두엽 혹은 기저핵, 시상으로 연결되는 부위에서 더 그러하다. 중추신경계 질환을 앓고 있는 환자들에게는 여러 가지 형태의 망상이 나타날 수 있음에도 불구하고 사고 주입, 사고 철회, 사고 방송과 같은 일급 망상은 흔하지 않다. 대신 치매 환자들은 피해망상이나 질투망상을 흔히 보인다. 그러한 망상은 최소한 부분적으로는 자신의 인지적 감퇴에 대한 합리적인 반응을 반영하는 것으로 추론할 수도 있다. 예를 들면, 자신이 열쇠를 어디에 두었는지 회상할 수 없는 환자들은 누군가 열쇠를 훔쳐갔다고 생각할 수 있다. 치매 환자들의 경우 여러 형태의 망상들을 보이는데, 자신의 집에 누군가 낯선 사람이 살고 있다는 주장을 강력하게 펴기도 한다. 캡그래스 증후군(capgras syndrome)은 가족이나 친구들 중의 누군가가 겉으로는 동일하게 보이는 사기꾼으로 대치되어 있다는 망상적 믿음을 보이는 경우로, 우반구 손상을 보이는 환자들에게서 더 흔하게 나타난다(Singer, 1992). 오델로 증후군(othello syndrome)으로 알려진 망상적 질투 또한 망상적 믿음으로, 자신의 배우자나 파트너가 부정하다고 믿는 것이다.

또한 신체망상은 중추신경계에 문제가 있는 사람들에게서 흔히 나타나는데, 낭광병(lycanthropy)은 자신이 늑대라고 생각하는 믿음이며, 기생충 공포증(parasitophobia) 혹은 감염 망상은 자신의 몸이 곤충, 기생충, 벌레 등으로 침범되어 있다는 망상적 믿음을 뜻한다. 감염망상은 특히, 대사성/독성 및 결핍증후군(예: B12 결핍) 정신병 환자들에게서 더 흔하게 나타난다. 도플갱어 증후군(doppelganger syndrome)은 자신 안에 또 다른 동일한 자신이 있다는 망상적 믿음으로, 이는 자기상 환시(autoscopy)와 구분될 필요가 있다. 특이한 망상 증후군 중의 하나는 질병인식 불능증(anosognosia)으로, 자신에게 질병이 있음을 자각하지 못하는 것이다. 이는 우측 두정부 뇌출혈 환자들에게서 가장 흔하게 나타나며, 알츠하이머형 치매나 전측두 치매와 같은 진행성 치매뿐만 아니라 좌측두부 병변, 전두엽 손상, 특히 폐쇄형 두부 손상 및 전측 피질하 구조의 이차적 손상에서도 나타난다. 또한 종교 망상은 측두엽 간질과 관련되는 경우가 있다.

2) 환각

환각은 중추신경계 질환을 앓는 환자들에서 흔히 나타나는데, 이러한 환각이 있는 환자들은 자신의 환각이 실제가 아니라는 인식을 하는 경향이 있으며, 병식 또한 정신과 환자들과는 다르다. 이들은 자신의 환각에 대해 단순하게 현혹되는 것에서부터 테러수준에 이르기까지 다양한 범위의 정서 반응을 보일 수 있다. 환청을 훨씬 더 빈번하게 나타내는 정신분열병 같은 기능적 정신병과 달리, 환시는 이차성 환각을 보고하는 환자들에서 매우 흔하게 나타나는 경향이 있다. 환시는 형태가 없는 번쩍이는 불빛을 보는 것과 같은 매우 일상적인 것에서부터 기괴하고 기이한 것까지 다양하다.

동물 환시(zoopsia) 또한 이차성 정신증에서 흔히 나타난다. 환각을 경험하는 환자들은 우반구에 구조적 병변이 있을 경우 환시를 경험할 가능성이 더 크며, 구조적 병변이 후측에 있을수록 보다 저조한 형태로 나타나는 환각을 경험한다.

간질 환자들은 발작전 경험의 일부로 환각 경험을 종종 보고하기도 하는데, 청각, 시각, 촉각, 후각 그리고 심지어는 미각에서도 나타날 수 있다. 물질 중독과 금단 단계 또한 환각을 초래할 수 있는데, 각성제 중독은 환각뿐만 아니라 망상

(특히 편집 망상)과도 관련되어 있다. 각성제로 유도된 환각의 특정한 형태로 환촉이 있는데, 이러한 환각을 경험하는 환자들은 벌레들이 자신의 피부 위나 피부 밑으로 기어가는 것 같다고 보고한다. 섬망 및 급성 혼란 상태에 있는 환자들 또한 망상이나 환각을 경험할 가능성이 있다. 백내장 같은 시각 경험을 지닌 고령 환자들에게서 감각 박탈은 흔하게 나타나며, 청각 소실 또한 환각과 망상을 초래할 수도 있다.

제3절 특정한 신경학적 상태(치매, 뇌졸중, 외상성 뇌손상)에 동반된 정신병리적 문제들

1. 치매

치매는 뇌의 질환이나 손상에 의해 병전의 지적 능력을 비롯하여 지남력, 주의력, 학습능력과 기억능력, 언어능력, 판단력을 포함한 상위 정신기능 등의 인지기능의 감퇴를 보이고, 성격 및 행동 장애 또한 동반되는 복합적인 증후군을 지칭하는 것이다. 이러한 다양한 기능장애로 인해 직업 장면을 비롯하여 일상생활 및 대인관계 등 독립적으로 삶을 영위하고 판단하는 데 있어 장애를 초래하게 될 때 치매에 대한 임상적 진단을 내릴 수 있다.

1) 치매의 정의 및 원인

치매를 일으키는 원인은 약 70여 가지가 보고될 정도로 다양한 요인들이 알려져 있다. 주된 원인으로 퇴행성 뇌질환(주로 알츠하이머병)을 비롯한 뇌혈관의 문제, 뇌손상, 뇌종양, 중추신경계의 감염, 탈수초 질환, 독성 물질 및 대사 문제 등이 치매를 유발하는 것으로 되어 있다. 치매의 위험요인으로는 여성, 고연령, 가족력, 낮은 교육수준 및 두부 외상 등이 있다.

〈표 12-5〉 치매의 원인

1. 퇴행성 장애
2. 혈관성 치매
3. 수초탈락성 장애
4. 외상 상태
5. 종양성 치매
6. 수두성 치매
7. 염증 상태
8. 감염관련 치매
9. 독성 상태
10. 대사장애
11. 정신과적 장애

2) 치매의 진단

치매는 유발 원인 및 임상양상에 있어 매우 다양하게 드러나는 증후군이므로, 임상적인 진단 또한 다양한 형태의 검사 방법을 동원하여 종합적으로 판단하는 것이 필요하다. DSM-IV에 의한 진단분류에서는 12가지의 치매 종류를 명기하고 있으며(〈표 12-6〉 참고), ICD-10에서는 치매에 대한 진단적 분류로 크게 네 가지를 제시하고 있다(알츠하이머형 치매, 혈관성 치매, 기타 치매, 원인 불명의 치매).

〈표 12-6〉 DSM-IV-TR의 치매 진단

치매에 대한 진단적 분류
알츠하이머형 치매
혈관성 치매
HIV병에 의한 치매
두부외상에 의한 치매
파킨슨병에 의한 치매
헌팅턴병에 의한 치매
피크병에 의한 치매
크로이츠펠트-야콥병에 의한 치매
기타 일반적 의학적 상태에 의한 치매
물질유도성 지속적 치매
다중원인에 의한 치매
기타 불특정 치매

치매 진단의 목적은, 첫째, 원인 요인에 대한 파악을 통해 치매가 가역적인 상태의 것인지를 평가하는 것이다. 둘째, 치매로 인한 증상의 정도를 파악하고 이후 진행단계를 고려한 포괄적인 치료 계획을 세우는 것이다. 이를 위해서는 세밀한 병력 청취를 비롯한 임상양상 파악, 신경심리검사가 매우 중요하며, 치매의 원인으로 작용한 요인을 파악하기 위하여 다양한 실험실 검사를 비롯한 뇌영상 검사 등의 진단적 평가가 필요하다. 치매의 유형별 진단에 대해서는 이후 언급될 치매 유형별 특징 부분에서 다룰 것이다.

(1) 병력 청취

치매는 발병 원인에 따라 임상양상 및 진행속도가 다양하므로, 임상적 관심의 대상과 관련한 병력의 자세한 청취가 무엇보다 중요하다. 또한 학업수준, 가족력, 직업력, 물질사용 과거력, 의학적 병력에 대한 조사가 필요하다.

(2) 임상양상

정신상태검사를 통한 전반적인 정신병리 파악이 필요한데, 이는 특히 감별진단에 도움이 되며, 신경학적 검사를 통한 문진 또한 필요하다.

(3) 신경심리검사

신경심리검사는 치매의 필수적인 진단 요소인 인지기능의 저하를 객관적으로 확인하는 과정으로, 진단 목적 외에도 치료 경과에 대한 평가 목적으로도 사용할 수 있다. 대개 기억력을 비롯하여 주의력, 언어능력, 시공간 능력, 판단능력 등 주요 인지영역에 대해 객관적이고 표준화된 검사도구를 통해 전문 인력이 시행하는 것이 중요하다.

(4) 실험실 검사

실험실 검사는 치매의 원인적 요소에 대한 감별 목적으로 주로 시행한다. 기본적으로 생리 혈액검사를 비롯하여 전해질, 혈당, 간 및 신장기능 검사를 포함한 화학검사, 갑상선 기능 검사, 혈청학적 검사 및 심전도 검사 등을 시행한다.

(5) 뇌영상 검사

뇌의 구조(CT, MRI 등) 및 뇌의 기능(SPECT, PET, fMRI, EEG 등)을 검사하는 다양한 검사기법들을 통해 치매에 대한 감별진단을 할 수 있다.

3) 치매 유형별 특징

(1) 알츠하이머형 치매

알츠하이머형 치매(dementia of the alzheimer's type)는 1960년 Alzheimer가 최초로 기술한 병으로, 치매 유형 중 가장 흔한 대표적인 피질성 치매이며 점진적인 진행 경과를 특징으로 한다. 현재까지 알려진 병인론은 신경세포들의 퇴행성 병변으로 인해 발생한 피질의 콜린계 활성 감소, 노인반(senile plaque)과 신경섬유원 농축(neurofibrillary tangles)을 특징적으로 보이는 병리조직학적 소견, 21번 염색체 및 E4 유전자 등의 유전적 요소 등이 있다. 알츠하이머형 치매는 대개 여성에서 더 많이 나타나며, 주로 65세 이상의 노년기에 발병하는 경우가 많은 것으로 알려져 있다. 병의 초기 단계에서는 기억력의 감퇴만을 보이는 경우가 많으며, 사회적 관계에 대한 무관심이나 철회 증상이 미묘하게 동반되어 나타날 수도 있다. 중기 단계에서는 여러 지각장애를 비롯하여 행동 문제나 인격의 변화가 점차적으로 나타난다. 말기로 갈수록 지남력 장애를 비롯한 기억력 및 판단력의 상실 등 심각한 인지기능의 장애가 동반되며, 혼자서는 독립적으로 생활하기 어려울 정도의 현저한 행동 변화 및 인격 장애가 나타난다. 진단을 하기 위해서는 자세한 병력 청취를 비롯한 신경심리검사, 정신상태검사 및 뇌영상검사 등의 결과에 대한 종합적 판단이 요구되며, 감별진단으로는 섬망이나 가성치매, 그리고 혈관성 치매를 고려해야 한다.

(2) 혈관성 치매

혈관성 치매(vascular dementia)는 두 번째로 흔한 유형의 치매로, 손상을 받은 부위와 정도에 따라 다양한 임상양상이 나타난다. 그중에서 피질하 열공성 뇌경색(subcortical lacunar infarction)이 가장 흔하며, 다발성 뇌경색 및 빈스반거병(피질하 동맥경화성 뇌장애) 등도 자주 나타난다. 알려진 위험 원인으로는 고혈압, 심장질환, 흡연, 당뇨, 비만 및 뇌졸중 기왕력 등이 있으며, 남성에게서 더 자주 발생한다. 병의 초기 단계에는 일부 기능만 손상의 영향을 받고, 다른 영역은 영향을 받지 않는, 부분적인 황폐화 과정을 거친다. 또한 기억력, 판단력, 충동조절능력 및 인격 변화 등의 증상을 보일 수도 있다. 특히 혈관성 치매는 원인적 요인에 대한 적절한 치료적 개입을 통해 회복할 수 있는 치매의 대표적인 유형이기도 하다. 기본적인 신경학적 검사외에 뇌영상검사 및 하친스키 허혈계수 등을 이용하여 진단할 수 있으며, 신체적 상태에 기인한 치매 및 알츠하이머형 치매를 감별할 필요가 있다.

(3) 기타 일반적인 의학적 상태로 인한 치매

① 후천성 면역 결핍증으로 인한 치매

후천성 면역 결핍증으로 인한 치매(dementia due to acquired immunodeficiency syndrome)는 중추신경계에 인간면역결핍바이러스(human immunodeficient virus: HIV)가 감염되어 나타나는 질환으로, 면역기능의 장애를 초래함으로써 림프종 등의 종양, 신경계 증상, 다른 바이러스나 병원체의 감염 등 다양한 문제가 나타난다. 초기 단계에는 다른 바이러스성 수막염과 유사한 증상을 보이다가 점차 추체외로증상, 보행실조, 행동이상 및 각종 신경장애를 일으키며, AIDS 치매복합 등을 보인다. 특히 AIDS 치매복합은 환자들의 절반 이상에서 나타나는 중요한 특징으로, 감염이나 종양에 의한 증상보다 선행되는 경우가 많다. 이들은 운동 및 행동장애, 정신병, 치매 등을 주 증상으로 하는 아급성 또는 만성 HIV 뇌염을 보이다가 수개월 동안 점차적인 악화를 보이다가 혼수상태에 빠지거나 사망에 이르게 된다. HIV에 의한 항체검사(ELISA법, IFA법 등)를 이용하여 진단할 수 있으며, 뇌영상검사에서는 초점성 병변은 드러나지 않으나 피질 위축 및 뇌실 확대 등의 소견을 볼 수 있고, 신경원 손실, 성상세포 증식 등의 신경병리학적 소견 또한 얻을 수 있다.

② 두부 외상으로 인한 치매

두부 외상으로 인한 치매(dementia due to head trauma)는 개방성 두부 외상, 뇌출혈, 펀치드렁크 증후군(장기간 두부손상을 받는 권투선수 증후군) 등의 두부 외상의 합병증으로 인해 치매가 발생하는 경우로, 경미한 지적 장애에서부터 지속적인 식물상태에 이르기까지 그 정도가 다양하다. 대개 다양한 신경정신의학적인 증상을 동반하며, 심한 기능 소실상태가 아니고서는 수년에 걸쳐 매우 서서히 호전을 보일 수 있다.

③ 파킨슨병으로 인한 치매

파킨슨병으로 인한 치매(dementia due to parkinson's disease)는 추체외로계(주로 선조체와 흑질)에서 발생하는 퇴행성 병변으로 인해 이 부위에서 생성되는 도파민이 결핍되어 나타나는 운동증상을 주된 특징으로 하며, 대개 성인기 후기에서 발병한다. 진전, 가면 표정, 운동완만, 근육 강직, 총총 걸음 등과 같은 신경학적 증상을 주로 보이며, 의욕감퇴를 비롯한 우울증, 정신운동속도의 지연, 성격변화, 치매 등이 자주 동반되고 때로는 망상과 환각을 보이기도 한다.

④ 헌팅턴 무도병으로 인한 치매

헌팅턴 무도병으로 인한 치매(dementia due to huntington's chorea disease)는 무도병, 치매 가족 발병을 주 특징으로 하는 특발성 퇴행성 신경질환으로, 만성적인 진행성 경과를 밟으며 상염색체 우성으로 유전되는 질환이다. 대개 30대 이후에 발병하는 것으로 알려져 있으며, 병의 초기 단계에는 얼굴이나 어깨, 그리고 사지 등을 찡그리거나 움츠리는 불수의적인 운동을 보이다가 경과가 진행될수록 인지기능의 감퇴나 인격의 변화 및 치매 증상 등으로 확대된다. 신경병리적 소견으로 미상핵과 피각의 작은 세포탈락에 의한 뇌실의 심한 확대, 당참구와 흑질에서의 GABA 감소 등이 있다.

⑤ 피크병으로 인한 치매

피크병으로 인한 치매(dementia due to pick's disease)는 알츠하이머형 치매와 함께 대표적인 피질성 퇴행질환으로, 신경변성계의 원인은 정확하게 밝혀지지 않았으나 뇌와 소변에서 아연량의 증가를 보이는 것이 특징이다. 대개 남성에게서 더 빈번하게 발병되며 체염색체 우성으로 유전될 수 있다. 질환의 초기에는 인지

기능이 비교적 보존되지만 성격변화 및 행동장애가 현저하게 나타나는 특징을 보인다. 주로 침범되는 부위가 전두-측두부이며, 현저한 뇌위축을 발견할 수 있고, 신경원 소실, 신경교증, 피크 세포(Pick's cell) 등의 신경병리학적 소견을 확인할 수 있다.

⑥ 크로이츠펠트-야콥병으로 인한 치매

크로이츠펠트-야콥병으로 인한 치매(dementia due to creutzfeldt-jakob disease)는 1920년 creutzfeldt가 기술한 이래 슬로 바이러스(slow virus)에 의한 감염질환으로 밝혀졌으며, 다양한 신경학적 이상과 함께 피질성 치매의 특징을 보이는 것이 특징이다. 또한 추체로 및 추체외로 증상이 모두 나타날 수 있고, 비교적 급속한 진행 경과를 보이다가 1년 전후로 사망에 이르며, 주로 중년기에 발병한다. 최근 소고기에 대한 공포를 일으켰던 광우병(mad cow disease)은 크로이츠펠트-야콥병의 변종으로 알려졌으며, 프리온 단백이라는 슬로바이러스에 의해 감염되어 발생하는 전염성 해면상 뇌증(transmissible spongiform encephalopathy; TSE)의 일종이다. 미만성 신경세포의 탈락, 성상세포 증식, 해면상 변성 등의 신경병리학적 소견을 발견할 수 있으며, 뇌파에서 배경리듬이 느려지면서 특징적으로 주기적인 이상 파형이 나타난다. 기능적 뇌영상기법을 통해 대뇌 여러 부위의 국소적 대사 및 관류 저하 소견도 발견할 수 있다.

(4) 물질로 유발된 지속적 치매

다양한 물질이나 약물이 중추신경계 장애를 유발할 수 있는데, 그 정도가 심하거나 지속적인 영향을 미쳤을 경우 뇌손상으로 인한 치매를 유발할 수 있다. 대개 처방받은 약물(항우울제, 항불안제, 수면제, 신경안정제 등)의 과다 복용을 비롯하여 알코올, 각성제, 환각제 및 마약제 등의 지속적 사용, 그리고 화학가스, 중금속, 살충제 등의 독물에의 노출 등이 원인으로 작용한다. 입원을 통해 약물 사용 및 독물 노출 여부에 대한 자세한 검사를 할 필요가 있다.

4) 치료

치매를 치료하는 방식은 크게 두 가지로 나누어 생각해 볼 수 있다. 먼저 치매의 원인적 요인을 고려하여 치료적인 개입을 시도할 수 있다. 대부분의 치매가 비가역적인 경우에 해당되지만 일부 가역적인 치매에 대해서는 치료적 개입을 통해 회복이 가능할 수 있으므로, 치매의 원인에 대한 파악을 통해 치료를 시도하는 것이다. 다음으로는 증상에 초점을 맞추어 치료적으로 개입하는 방식이다. 환자가 보이는 증상의 유형과 정도를 파악하고 이를 완화시키는 방식을 고려할 수 있으며, 또한 치매의 진행 단계에 따라 환자에게 가장 유용한 방식으로 정신사회적인 개입을 할 수 있다.

(1) 약물치료

치매에 대한 약물치료는 원인이 되는 요인을 제거하기 위한 목적의 약물적 개입과 증상 완화를 목적으로 시행할 수 있다. 먼저 혈관문제, 우울증 그리고 감염 등과 관련된 치매는 원인 요소에 대한 약물적 개입을 통한 치료를 시도할 수 있으며, 최근에는 인지기능의 감퇴 속도를 더디게 하는 콜린에스테라아제 억제제가 치매 초기에 널리 사용되고 있다. 또한 치매에 따른 정신증상이나 행동증상의 완화를 목적으로 항우울제나 항불안제를 사용할 수 있으며, 항정신병 약물 또한 사용할 수 있다.

(2) 정신사회적인 치료

치매 진단을 받은 초기에는 행동 전반에 두드러진 기능저하는 나타나지 않으므로, 우선 질환에 대해 적절하게 인식이 이루어질 수 있도록 환자 및 가족에게 적합한 교육을 실시할 필요가 있다. 또한 일상생활에서 인지기능의 저하를 보완할 수 있는 방법과 함께 손상받지 않은 인지 영역을 사용하여 적응을 돕는 방법 등을 알려 줄 필요가 있다. 이외에도 환자가 치매로 인해 주변 환경에 대한 혼란감을 경험하거나 자신감이 저하되는 등의 문제를 보이는 경우가 많으므로, 이에 대한 지지적인 상담을 지속적으로 제공할 필요가 있다. 치매가 중기 이후로 진행되는 단계에서는 인지기능 외에도 행동 증상이 현저하게 나타날 수 있다. 이 단계가 되면 행동 증상에 대한 가족 교육을 시도할 필요가 있으며, 또한 치매로 인해 나타나는 여러 신체적 문제에 대한 의료적인 개입과 재활 치료, 그리고 환경 치료 등을 고려해야 한다.

2. 외상성 뇌손상

1) 개요

실제로 외상성 뇌손상은 두통을 제외한 다른 어떤 신경학적 질환보다 더 흔하다(Kurtzke, 1984). 해마다 수많은 사람들이 일상생활에서 경험하는 경미한 뇌충격에서부터 자동차 사고나 추락 등 다양한 형태의 뇌손상을 입고 있다. 이러한 외상성 뇌손상으로부터 살아남은 사람들이 보이는 증상의 범위는 매우 다양하다. 아무런 인지적 혹은 정신의학적 영향을 받지 않는 사람들이 있는 반면, 어떤 사람들은 인지적 및 심리적으로 매우 심각한 상태여서 영구적인 장애를 남기기도 한다.

외상성 뇌손상 이후에 나타나는 손상에는 여러 기제가 작용한다. 그중에서 좌상(contusions)과 미만성 축삭손상(diffuse axonal injury)이 가장 흔한 손상 기제다. 좌상은 대개 추락이나 두부에 대한 blunt blows와 같은 낮은 속도에서 초래된 손상의 결과로 발생하며, 뇌의 특정 부위에 영향을 미친다. 미만성 축삭손상은 가속이나 감속에서 초래된 손상으로 가장 흔하게 발생되며, 대뇌 백질의 축삭들에 대한 기계적 손상 혹은 화학적 손상을 초래한다. 두개골 내 자리한 뇌의 위치로 볼 때 외상으로 인한 뇌조직의 분리(shearing)나 열상(laceration)은 주로 두개골 주변의 안와, 전구 그리고 측두부 주변부에 돌출된 뼈 부위에서 발생한다. 이러한 일차적인 신경해부학적 혹은 신경화학적인 변화 기전 외에도 혈종, 뇌부종 그리고 두개내압 상승과 같은 이차적인 결과가 심리행동적인 변화를 야기할 수도 있다. 또한 두부 손상의 형태 외에도 다양한 요인이 인지적 및 정신의학적 후유증에 영향을 미칠 수 있다. 한편 두부 손상이 출생 후 5년 및 노년기에 더 흔하게 발생됨에도 불구하고, 15~24세 연령집단이 두부 외상에 의한 뇌손상으로 인해 가장 많은 고통을 받고 있다는 연구 보고들이 있다(Frankowski, Annegers, & Whitman, 1985; Goldstein & Levin, 1990). 인지 및 정신의학적 기능에서의 변화를 보여 줄 가능성에 대한 가장 유력한 예측인자 중의 하나는 손상의 심각도로서, 이는 의식소실 기간, 외상 후 기억상실증 및 입원 필요성 등과 같은 요인으로 제한될 수 있다. 명백한 사실은 심각한 두부 손상을 입은 사람들이 인지기능 및 정신의학적 기능 손상을 보일 가능성이 더 크다는 점이다.

2) 외상성 뇌손상에 동반되는 정신의학적인 문제

외상성 뇌손상 이후 가장 문제가 되는 후유증 중의 하나는 정서 및 성격의 변화이다. 잘 알려져 있는 Phineas Gage의 사례는 뚜렷한 인지적 퇴화는 보이지 않으면서 사회적으로 심각한 기능소실을 보이는 전형적인 외상성 뇌손상의 예다. 유의미한 두부 손상을 입은 환자들의 가족 및 보호자들은 흔히 이러한 영역의 변화가 인지적 및 신체적 변화보다 더 문제시된다고 보고한다. 대개 점차적인 증상의 발병을 보이는 일차적인 정신의학적 장애들과는 달리, 외상성 뇌손상에 동반된 기분, 정서, 성격 변화는 급작스럽게 나타나며 명확하게 드러난다. 외상성 뇌손상에 수반되는 기분과 성격 변화는 대부분 시간 경과에 따라 누그러지지만 일부 환자들에게서는 그러한 변화가 지속되거나 심지어 영구적 결함으로 남기도 한다(Silver, Hales, & Yudofsky, 1997).

외상성 뇌손상으로 인한 신경정신의학적인 후유증은 병변의 위치에 따른 결과라는 점에서 뇌출혈에 따른 후유증과 다르지 않다. 예를 들면, 우울증은 좌 전두부 손상 이후에 훨씬 더 흔하게 나타나지만, 조증은 우측 전두부 혹은 우측 측두부 손상에서 더 흔하게 나타난다. 역사적으로 볼 때 가성반사회적(pseudopsychopathic)이라는 용어는 극단적인 자극과민성, 충동성, 성적 탈억제, 사회적 및 개인적 행동의 부적절함, 그리고 타인에 대한 관심 결여 등을 보이는 환자들을 기술하는 데 사용되어 왔다. 앞서 언급되었다시피, 이러한 행동적 패턴은 안와전두피질 손상 이후에 자주 나타나며, 우측 안와전두부 병리 이후에 특히 더 그럴 수 있다(Cummings, 1993). 조증 삽화 및 양극성 장애가 외상성 뇌손상 이후에 보고되어 왔지만 이는 우울증보다는 드물다. 외상으로 인한 뇌손상에서 우측 손상, 특히 측두엽의 기저부위(basal region) 및 안와전두피질의 손상은 이차적 조증을 빈번하게 초래한다(Starkstein et al., 1990). 정신증은 외상성 뇌손상의 급성 단계에서는 상대적으로 드물지만 두부 손상 과거력이 있는 환자들은 대개 정신분열병과 같은 정신증적 스펙트럼 장애 환자들이 보이는 증상들을 꽤 많이 보인다(Buckley et al., 1993).

3. 뇌졸중

1) 개요

뇌졸중(stroke)은 혈관의 병리과정에 기인해 급속하게 발생된 국소적 신경학적 장애(Walton, 1994)로 정의할 수 있으며, 혈류 문제로 인한 산소(및 포도당과 같은 영양소) 공급에 문제가 생겨서 발생되는 것으로 알려져 있다. 산소와 포도당이 없다면 뇌조직은 죽거나 손상을 입게 되는데, 이러한 뇌조직을 경색(infarct)이라고 명명한다. 뇌졸중의 주된 두 가지 유형은 폐쇄성(obstructive)과 출혈성(hemorrhagic)이 있다. 두 유형의 뇌졸중 모두 다소 상이한 행동적 후유증을 남기게 된다. 폐쇄성 뇌졸중은 모든 뇌출혈의 대략 75.85%를 차지한다는 보고가 있으며(Powers, 1990; Robinson & Starkstein, 1997), 동맥벽이 막혀 뇌조직에 원활한 산소 및 영양소 공급이 안 될 때 발생한다. 출혈성 뇌졸중은 흔히 고혈압으로 초래되는데, 고혈압은 뇌혈관을 지속적으로 약화시켜 결국에는 파열시키게 할 뿐만 아니라 뇌동맥류를 일으킬 수도 있다. 고혈압성 출혈성 뇌졸중은 노인들에서 매우 더 빈번하게 나타나는 반면, 젊은 사람들은 뇌동맥류 파열로 인한 경우가 더 많다(Lezak, 1995).

2) 뇌졸중과 관련된 정신의학적 변화

뇌졸중은 병소의 위치와 그 특성에 따라 다양한 인지적, 정서적, 성격적 변화를 초래할 수 있다. 뇌졸중에 따른 가장 흔한 정신의학적 문제는 바로 우울증인데, 대략적으로 뇌졸중 이후에 발생하는 우울증은 약 40~50%로 추산할 수가 있다. 이러한 유병률 추산을 어렵게 하는 여러 요인들이 있는데, 그중에서 우울증에 대한 진단적 정의를 하는 기준이 상이하다는 것이 문제가 된다. 즉, 구조화된 진단적 준거를 사용한 진단 방법과 자기보고식 평정 척도 실시결과에 따른 진단 방법 간에는 차이가 존재한다. DSM-IV에서는 뇌졸중 이후에 현저한 기분 증상이 나타난 경우를 '뇌졸중으로 인한 기분장애, 주요 우울증 비슷한 삽화가 있는 것(mood disorder due to stroke with major depressive-like episode)'으로 분류하고 있으며, 기분 증상이 덜한 경우에는 '뇌졸중으로 인한 기분장애, 우울증 양상이 있는 것(mood disorder due to stroke with depressive features)'으로 명기하고 있다. 그러나 뇌졸중 후 우울증에 관한 연구들을 보면 우울 증상들을 평가하기 위해 구조화된 진단적 면담도구를 사용하기보다는 자기평정척도를 이용한 경우가 더 많다. 따라서 뇌졸중 환자들이 자기평정척도에서 높은 점수를 보인다고 해서 반드시 전형적인 양상의 우울 증상을 보이는 것은 아니다.

우울증은 좌반구 출혈 이후 더 자주 나타나는데, 특히 전측(예: 전두부)일 때 그러하다. 병변(혹은 경색)과 좌전두극 간의 거리가 우울증의 심도와 역상관이 있음을 보고한 연구들이 많다(Morris, Robinson, & Raphael, 1992; Robinson & Szetela, 1981). 그러나 우측 후두부 뇌출혈(특히 두정부 백질)이 우울증 발생률을 증가시킬 수 있다는 연구결과(예: Finset, 1988)를 고려한다면 우울증이 좌반구 뇌출혈에 국한하는 것은 아니라는 점에 주목할 필요가 있다. 한편 뇌출혈 이후 발생하는 정서적 변화를 급성기, 2달, 6개월 간격을 두고 조사한 장기적인 연구결과에서는 좌반구 경색 환자들에서 무관심 및 우울증 발생이 유의하게 더 많은 것으로 나타났으며, 이는 추후 기간 내내 지속되었다(Nelson, Cicchetti, Satz, & Stern, 1993). 따라서 우울증은 뇌출혈에 따른 단순한 급성 반응이라기보다는 지속적인 문제인 것으로 볼 수 있다. Robinson과 Starkstein(1997)의 연구에서는 뇌출혈 직후에는 우울을 보고하지 않았던 환자들의 1/3에서 퇴원 후 우울을 보고하였음을 밝혔다. Astrom과 동료들(1993)은 80명의 환자들 중 27명이 입원기간 동안 혹은 퇴원 후 3개월까지도 주요 우울증적 증상들을 보인다는 것을 발견했으며, 27명의 환자들 중 약 절반가량인 12명(원래 표집의 15%)은 뇌출혈 발생 3년 후에도 우울증이 뚜렷하게 지속된다고 하였다.

우울증 외에도 뇌출혈 이후에 나타나는 정서 표현에 대해서도 관심을 기울일 필요가 있다. 무감동은 뇌출혈 이후 드물게 발생하는 것이 아니며, 일부 환자들에서는 우울증과는 무관하게 무감동이 발생할 수 있다(Starkstein et al., 1993). 좌반구 뇌출혈 환자들을 돌보는 보호자들의 보고에 따르면, 환자들의 정서 표현이 무디고 둔화되어 있는 경우가 매우 많다고 한다. 이는 뇌출혈에 따른 정신의학적 후유증을 평가할 때 우울증 외에도 무감동에 대한 평가가 필요함을 시사한다(Nelson, Cicchetti, Satz, & Stern, 1993).

조증 증후군 또한 뇌출혈 이후 발생할 수 있으나 우울증보다는 훨씬 드물게 나타나며(Cummings & Mendez, 1984), 일차적 조증에 비해 현상학적으로 구분이 어려운 경우가 많다(Starkstein, Boston, & Robinson, 1988). 뇌출혈 이후 나타나는 조증은 우측 병변이 있을 때 가장 흔하게 관찰되며, 특히 변연계 주변에 병소 부위가 있을 때 그러하다. 그러나 우측 변연계 부위 병변이 이차적 조증을 보다 자주 발생시킨다 하더라도 그러한 병변이 있는 환자들 모두에서 조증 증상이 명백하게 드러나는 것은 아니다. [그림 12-1]은 우울증과 조증 환자들을 대상으로 병변의 좌우 차이를 보여 주고 있다(Robinson, Boston, Starkstein., & Price, 1988). Robinson과 Starkstein(1997)은 이차적 조증의 위험요소가 기분장애의 가족력일 수 있음을 언급하며, 유전적 소인을 제안하기도 하였다.

뇌출혈 이후에 이차적인 정신증적 증상이 나타나는 경우는 비교적 드물지만 발생할 수도 있다. 만약 그러하다면 전두부 및 두정부 영역과 관련한 병변이 우측에 있을 경우 가장 흔하게 증상이 나타날 수 있다. 우측의 전두-두정부 혹은 측두-두정부 병변과 관련된 피질하 병리가 뇌출혈 이후의 정신증을 초래한다는 사실을 주장하는 예비 연구들이 있다(Robinson & Starkstein, 1997). 또한 뇌출혈 이후 발생할 수 있는 흥미로운 행동 문제로, 웃고 울고 하는 행동이 급격하게 변하는 것을 특징적으로 보이는 정서적 불안정이 있다. 이 환자들에서 나타나는 정서적인 격발은 부적절한 강도여서 겉으로 볼 때는 통제불능인 것처럼 보이지만 환자들은 이러한 정서 상태를 기분동조적인 것으로 받아들인다. 반면, 일부 환자들은 정동과 기분이 분리되어 있으며, 맥락과 무관하게 보이는 웃기 또는 울기 삽화를 부적

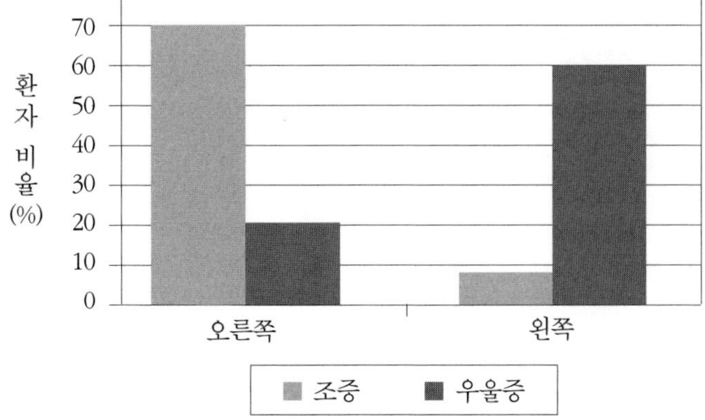

[그림 12-1] 뇌졸중 이후 발병된 조증 및 우울증 환자의 병변 위치(CT 촬영)

출처: Robinson et al.(1988)에서 인용.

절고도 급작스럽게 터뜨리는 양상을 보인다. 특히 정서적 표현에 대한 조절력의 상실을 설명하는 용어인 감정 실금(emotional incontinence)은 바로 이러한 양상과 관련된다.

제13장

아동기 정신장애

영화 〈말아톤〉의 주인공인 초원이(20세, 남)는 유독 얼룩말에 집착한다. 지하철역에서 한 여성의 얼룩무늬 치마를 보고 세렝게티 공원에서 뛰어노는 얼룩말을 떠올리며 여성의 엉덩이 부분 얼룩무늬를 만진다. 여성은 소리를 지르고 옆에 서 있던 남성은 초원이를 성추행범으로 오인하여 심하게 때린다. "멀쩡하게 생겨 가지고……"라고 말하며…….

영화 〈말아톤〉을 본 사람이라면 이 장면을 기억하고 있을 것이다. 20세 남성인 주인공 초원이는 5세 지능을 갖고 있으며, 자폐성 장애를 앓고 있다. 얼룩말을 좋아하며 얼룩무늬에 집착한다. 불안해지면 손을 흔들거나 소리를 내는 등의 상동증적 행동(stereotyped behavior)도 보인다. 언어 능력도 제한되어 있어 기본적인 의사소통 외에 연령에 맞는 대화는 불가능한 상태다. 자폐성 장애를 앓고 있는 사람들은 흔히 초원이처럼 지능이 낮고 특정한 사물에 관심이 제한되어 있으며 의례적이고 상동증적인 행동을 한다. 언어 능력을 포함한 발달상의 문제로 인해 비교적 초기에 장애가 발견되지만 평생 지속되는 특징을 지니고 있다.

이와 같은 증상을 지닌 자폐성 장애는 다양한 영화, 드라마 등을 통해 일반인들에게 익숙하게 된 아동기 정신병리 중 하나다. 그러나 현재도 성인기 정신병리에 비해 대부분의 아동기 정신병리에 대해서는 세부 전공자를 제외하고는 구체적으로 알지 못하는 것이 사실이다. 따라서 이 장에서는 자폐성 장애뿐만 아니라 아동기에 흔히 보이는 정신병리의 유형과 원인, 치료방법 등에 대해 알아보고자 한다. 그러나 할애된 지면이 부족한 관계로 세부적인 내용들은 대부분 생략한 채 아동기 정신병리의 특징을 중심으로 각 장애들을 간단하게 소개하였다. 따라서 보다 심도 깊은 공부와 연구가 필요한 경우에는 참고문헌을 참조하기 바란다.

아동기 정신병리에 대해 세부적으로 살펴보기 전에 우선 아동기 정신병리를 보는 다양한 관점과 이론부터 살펴보도록 한다.

제1절 아동기 문제 행동에 대한 이해

아동기는 정신건강에 필요한 여러 가지 능력을 키워 가는 시기이므로 아동기 정신병리를 보는 관점은 성인기의 정신건강을 보는 관점과 달라야 한다. 일반적으로 아동기의 정신건강은 나이와 성, 발달단계에 따라 달리 이해된다. 즉, 신체적, 행동적, 정서적으로 자신의 발달단계에 맞으며 대부분의 또래가 보이는 행동을 보이고 지속적으로 발달을 방해할 만한 다른 요소가 없다면 정신적으로 건강한 아동이라고 할 수 있다. 따라서 정신적으로 건강하지 못한 아동이란 나이와 성, 해당 발달단계에 맞지 않는 생각, 감정, 행동을 보이고 발달단계에 적합한 발달과업을 성취하지 못한 채 발달이 정지, 지연되거나 왜곡된 경우라고 할 수 있을 것이다.

구체적으로 '어떤 행동이 병리적인 측면에서 정상인가, 아닌가'를 판단하기 위해서는 다음 사항들을 고려해야 한다(Rutter, 1974).

- 특정 행동이 아동의 나이와 성별에 적합한 것인가?
- 특정 행동이 얼마나 오래 지속되었는가? 나이와 성별에 적합한 행동이라고 할지라도 정상 아동보다 오래 지속되는 경우에는 비정상적이라고 할 수 있

다. 예를 들어, 눈깜빡거림의 경우 특정 시기에 일시적으로 나타날 수 있으나 6개월 이상 지속되는 경우에는 틱장애로 진단 내린다.

- 아동의 발달단계, 즉 연령에 맞는 행동인가? 예를 들어 2~3세경에는 엄마와 분리될 때 불안해 하고 울며 매달리는 행동을 보이는 것이 일반적인 반응이지만 7~8세 된 학령기 아동이 엄마와 떨어지는 것을 불안해 하여 지속적으로 학교에 가지 않으려고 한다면 이는 그 연령에서는 비정상적이라고 할 수 있다. 이런 아동의 경우에는 분리불안장애로 진단 내려질 수 있다.
- 생활변화와 스트레스로 인해 일시적으로 나타나는 증상인가? 아동의 경우 유치원이나 학교 입학 등 생활환경의 변화나 스트레스가 있을 때 일시적으로 정서, 행동상의 증상이 나타나는 것은 일반적인 현상이다. 따라서 아동의 발달단계를 고려하면서 동시에 생활환경의 변화, 스트레스의 유무를 살펴보는 것은 매우 중요하다.
- 사회, 문화적 배경에 맞는 행동인가? 아동의 행동이 아동이 살고 있는 사회, 문화적 환경에 적합한 것인지 아닌지를 살펴보아야 한다. 사회경제적 수준이 낮은 계층에 속하는 아동의 행동은 높은 계층에 속하는 아동의 행동과 다를 수 있다. 아동이 속해 있는 사회, 문화적 환경 내에서 수용 가능한 행동의 양상이 다르기 때문이다.
- 문제 행동의 빈도, 정도, 종류가 어떠한가? 특정한 증상이나 문제 행동이 간헐적으로 한 가지씩만 나타났다 사라진다면 별 의미가 없을 가능성이 높다. 그러나 그러한 행동이 광범위하고 자주 나타나며 그 정도가 심하다면 일상적으로 문제가 된다. 또한 문제 행동의 종류에 따라 어떤 행동은 좀 심하더라도 정신장애라 할 수 없고 어떤 문제 행동은 심하지 않더라도 정신병리를 시사하기도 한다. 예를 들어, 엄지손가락을 빠는 행동은 특별한 장애를 의미하지 않지만 사람에게 관심이 없는 행동은 정신병리를 시사하므로 좀 더 관심을 기울여야 한다.
- 장해의 정도가 어떠한가? 어떤 행동이 비정상적이더라도 그것이 본인이나 주변 사람들에게 영향을 미치느냐의 유무에 따라 정신병리 가능성을 판단한다. 이를 알아보기 위해서는 다음의 네 가지 사항을 고려해야 한다.

첫째, 아동과 가족이 문제 행동으로 인해 고통을 받고 있는가?

둘째, 문제 행동으로 인해 사회적 활동에 제약을 받는가?

셋째, 문제 행동이 발달을 저해하는가?

넷째, 문제 행동이 다른 사람에게 어떤 영향을 미치는가?

이러한 틀을 기본으로 삼고 아동기 정신병리를 이해하는 데 도움이 되는 다양한 이론들을 살펴보기로 한다.

제2절 아동기 정신병리에 대한 이론들

아동기 정신병리의 출현을 설명하기 위해 몇 가지 모델이 제안되었다. 정신역동모델(Dare, 1985; Shapiro & Esman, 1992), 애착모델(Bowlby, 1973, 1988), 행동주의모델(Bijou & Baer, 1961; Skinner, 1953), 인지모델(Beck et al., 1979), 신경생물학적/기질적모델(Pennington & Ozonoff, 1991; Torgersen, 1993), 정서모델(Cicchetti & Izard, 1995; Fox, 1994), 가족체계모델(Jacob, 1987) 등이 바로 그것이다. 이 책에서는 주요 내용을 중심으로 각 이론들을 짤막하게 다루었다.

1. 정신역동모델

정신역동모델은 기본적으로 Freud의 고전적 정신분석학에서 Erickson의 심리사회적 발달단계 이론과 Mahler의 대상관계 이론에 이르기까지의 다양한 개념들을 포괄하고 있다.

Freud에 따르면, 아동기 정신병리는 기본적으로 원초아(id), 자아(ego), 초자아(superego) 간의 내적 갈등과 불균형의 문제로 인해 유발된다. 즉, 원초아가 다른 것들에 비해 강하면 충동적이고, 공격적이며, 부적절한 행동 문제가 발생한다. 반대로 초자아가 지나치게 강하면 아동이 실제로나 상상 속에서 사소한 잘못을 해도 죄의식으로 고통받으므로 과도하게 억압되고 억제된 행동을 보이게 된다. 그는 또한 심리성적 발달 단계를 제시하면서 구강기 때는 모와의 애착, 항문기에는 배변훈련, 남근기에는 오이디푸스 갈등(oedipus complex)을 잘 극복하느냐 아니냐에 따라 다양한 아동기 정신병리가 유발된다고 보았다.

Erickson은 심리사회적 발달단계와 각 단계마다의 위기를 제시하며 이러한 위기들을 해결해야만 건강하게 성장할 수 있다고 주장하였다. 그는 각 위기를 성공적으로 해결하지 못하는 경우 아동기 정신병리가 발생한다고 보았다.

Mahler의 대상관계 이론에서는 생애 초기 3년 이내에 주 양육자와 형성한 대상관계에 근거해 아동은 자기감과 관계에 대한 내적 표상을 발달시키게 된다. 이때 양육자로부터 적절한 양육을 제공받지 못한 아동의 경우에는 양육자를 나쁜 대상이라는 심상으로 내면화하고 자신 또한 가치 없고 사랑받을 수 없는 사람으로 지각하게 된다. 이러한 자기지각과 내적 표상이 아동기 정신병리를 발달시키는 데 핵심적인 요인으로 작용하게 된다.

2. 애착 모델

애착 모델은 Bowlby(1973, 1988)가 주장한 이후 여러 연구들을 통해 현재에 이르고 있다. 애착 모델에서는 정신병리를 기본적으로 양육자가 아동의 욕구에 적절하게 반응하지 못하는 것과 관련 있는 것으로 본다. 즉, 아동이 생애 초기 양육자와의 관계를 통해 형성하게 되는 내적 작동 모델이 적절하지 못한 경우 정신병리가 발달한다는 것이다. 현재까지 애착 모델과 관련된 다양한 연구들이 진행되고 있으나 반복검증하기 어렵고 내적 작동 모델을 조작하기 힘들다는 문제점이 있다.

3. 행동주의 모델

행동주의에서는 기본적으로 조건 형성이나 모델링 등의 학습 원리에 의거해 정신병리가 발달한다고 본다. 즉, 아버지로부터 심하게 구타당한 경험이 있는 아동은 자신을 학대한 적이 없는, 매우 친절한 남자 선생님을 두려워하고 피하는 행동을 보일 수 있다. 회피학습으로 인해 해가 없는 상황임에도 불구하고 비합리적으로 회피하게 됨으로써 이후 성인 남성과 적절한 관계를 형성하는 데 있어 어려움이 초래될 수 있는 것이다.

4. 인지 모델

인지 모델에서는 잘못된 정보처리와 아동기 정신병리와의 관련성에 초점을 맞춘다. 예를 들어, 불안장애 아동은 위협적인 자극에 대한 주의편파를 보인다(Vasey et al., 1995). 잘못된 정보처리와 아동기 정신병리에 대한 연구는 크게 두 가지 흐름을 따른다. 한 가지는 주의집중, 기억을 포함한 인지기능들과 관련된 기본적인 정보처리의 결함에 대한 것이고 다른 한 가지는 사회적 정보처리의 문제에 관한 것이다. 사회적 정보처리의 문제는 공격적인 아동에게 적용되는 Dodge의 모델이 대표적이다(Dodge & Newman, 1981; Dodge & Somberg, 1987). 이 모델에 따르면, 일련의 사고과정이 사회적 상호작용 시 일어나는데 부적절한 사회적 상호작용 동안에는 이러한 사고과정이 일어나지 않거나 왜곡된다. 이로 인해 아동이 공격적인 행동을 하게 된다는 것이다.

5. 신경생물학적 · 기질적 모델

신경생물학적 · 기질적 모델은 정신병리의 원인을 기질의 문제나 생물학적 결함 및 기능상의 문제로 본다. 최근에는 발달과 정신병리의 기저에는 반드시 생물학적 요소가 관여한다는 전제하에 정신병리의 원인 인자로서의 생물학적 요소의 역할과 병리현상에 초점을 맞추고 있다. 생물학적 이론은 새로운 유전학, 분자생물학, 뇌영상학, 발달적 신경생물학의 등장으로 획기적인 발전을 하였으며 많은 정신병리의 발생기전을 규명하고 치료 약물을 개발하는 데 큰 공헌을 하고 있다.

6. 정서 모델

정서 모델에서는 기본적으로 아동기 정신병리가 상황에 맞게 억제되지 않는 정서, 정서 조절을 방해하는 사고 및 행동의 결함과 왜곡, 인지 처리를 방해하는 부정적인 정서, 역기능적인 정서 처리 패턴, 정서와 인지 처리를 통합하는 데 있어서의 문제로 인해 발생한다고 본다(Cicchetti & Izard, 1995).

제3절 아동기 정신병리의 유형

아동기에 진단 내려지는 정신병리는 편의상 다음과 같이 분류해 볼 수 있다(〈표 13-1〉). 자세한 진단 준거는 미국 정신의학협회 진단 분류체계(DSM-IV; APA, 1994)와 국제 질병 분류체계(ICD-10; WHO, 1992)를 참고하기 바란다.

〈표 13-1〉 아동기 정신병리

범주	정신병리 명칭
발달장애	① 정신지체 ② 자폐성 장애를 포함한 광범위성 발달장애 ③ 학습장애-읽기 장애, 쓰기 장애, 산술 장애 ④ 의사소통 장애-표현성 언어장애, 혼재 수용/표현성 언어장애, 음성학적장애, 말더듬기 등
정서장애[1]	① 불안 장애- 분리불안장애, 공포증 등 ② 우울증 ③ 강박증 ④ 틱장애
행동장애	① 주의력결핍 과잉행동 장애 ② 반항성 장애 ③ 품행 장애
정신병	아동기 정신병
기질성 장애	경련성 장애, 뇌손상 등
기타 아동기 장애	① 반응성 애착장애 ② 배설장애 ③ 급식 및 섭식 장애 ④ 반추 장애 ⑤ 선택적 함구증

1) DSM-IV에서는 정서장애 항목에 기술한 장애들 중 아동기 정신장애로 분리불안장애와 틱장애만 인정하고 있다. 그러나 본 고에서는 다양한 연구들에 근거해 아동기 정신장애로 인정하고 있는 장애들을 중심으로 제시하였다.

제4절 아동기의 대표적인 장애들

본 장에서는 아동기와 성인기에 모두 보일 수 있는 정신병리에 대한 기술은 생략하고 주로 아동기에 증상이 특징적으로 나타나거나 연령에 따른 증상 변화가 크다고 할 수 있는 발달장애, 정서장애, 행동장애 중 대표적인 장애들과 유뇨증, 유분증에 대해서 간략하게 살펴보기로 한다.

1. 정신지체(Mental Retardation)[2)]

정신지체 여성(20세)을 대상으로 동네 남성들이 돌아가면서 성폭행한 사건이 방송에 보도되었다. 피해자인 여성의 정신연령은 5~6세 정도 수준으로 고등학교를 졸업하기는 했으나 날짜, 시간, 수에 대한 개념이 형성되어 있지 않다. 동네 남성들이 과자나 얼마 안 되는 돈으로 유인하면 쉽게 따라가는 양상을 보여 가해자들은 합의하에 이루어진 성관계라고 주장하고 있는 상태다.

1) 임상적 특징

정신지체는 표준화된 지능검사를 바탕으로 측정된 지능(IQ)이 70 이하이면서 동시에 의사소통, 자기-돌봄, 가정생활, 사회적 기술과 대인관계 기술, 지역사회 자원 활용, 자기-관리, 학업 기술, 직업, 여가, 건강이나 안전 영역 중 두 가지 이상의 영역에서 적응의 결함이나 장해를 동반하는 경우 진단 내려진다(APA, 1994). 정신지체의 주요 특징을 정리하면 다음과 같다.

첫째, 인지기능이 낮다.

둘째, 적응 행동 혹은 일상생활 수행 능력상에 결함이 있다.

셋째, 보통 발달 초기에 진단 내려진다. 성인기에 진단 내려지는 경우 알츠하이

2) 과거에는 정신박약, 정신지체라고 불리었으나 2007년 10월 「장애인복지법」이 개정되면서 지적장애라는 용어로 변경되었다.

머와 같은 퇴행성 질환 및 뇌기능 장애를 앓고 있는 경우가 대부분이다.

상기한 사례와 같이 정신지체를 지니고 있는 사람들의 경우 신체 연령에 비해 정신연령이 낮고 상황에 대한 이해 및 대처 능력이 떨어지므로 적절한 관리와 보호가 제공되지 않는 경우 일상생활의 어려움뿐만 아니라 다양한 범죄행위의 피해자가 될 가능성이 높다. 이와 더불어 충동조절 능력 및 판단 능력의 미숙으로 인해 범죄를 저지를 가능성 또한 높다.

각각의 정신지체 정도에 따른 임상적 특징을 살펴보면 다음과 같다.

(1) 경도 정신지체(Mental Retardation, mild level)

경도 정신지체는 지능지수 50~55에서 70까지를 의미하며 전체 정신지체의 85%를 차지한다. 대개 초등학교 6학년 수준까지 교육이 가능하다(APA, 1994). 학교에 입학하기 전에는 발견되지 못하는 경우가 있는데 이는 본격적으로 학습을 시작하는 학령기가 되기 전에는 이들의 언어 발달 상태나 사회적 능력이 크게 문제시되지 않기 때문이다. 성인이 되어서도 단순한 작업을 요하는 직장 생활을 하거나 결혼을 하거나 자녀를 양육하는 데 있어 일반인들보다 미숙하기는 하지만 크게 구분이 되지 않는 경우가 많다. 이들의 경우 문제를 해결하는 속도가 늦고 타인의 도움과 보조가 필요하다.

(2) 중등도 정신지체(Mental Retardation, moderate level)

중등도 정신지체는 지능지수 35~40에서 50~55까지를 의미하며 전체 정신지체의 10%가량을 차지한다. 이들은 대개 초등학교 2학년 수준까지 교육이 가능하다(APA, 1994). 경도 정신지체보다는 일찍, 즉 보통 초등학교에 입학하기 전인 어린 나이에 발견되는데 언어 발달 및 신체 발달이 느리고 또래들과 적절한 관계를 형성하는 데 어려움을 보이기 때문이다. 중등도 정신지체부터는 기질적인 원인이 한 가지 이상으로 비교적 명확하게 드러난다. 다운증후군 및 취약X증후군(fragile-X syndrome)을 앓고 있는 사람들의 경우 보통 중등도 정신지체를 보인다. 이들이 지역사회에 적응하여 생활하기 위해서는 지속적인 감독과 관리가 필요하지만 도움을 받는 상황에서는 단순하고 기계적인 반복 작업이 가능하다.

(3) 중증 정신지체(Mental Retardation, severe level)

중증 정신지체는 지능지수 20~25에서 35~40까지를 의미하며 전체 정신지체의 3~4%가량을 차지한다(APA, 1994). 지능 지수에서 알 수 있듯이 이들의 경우 언어 발달 및 신체 발달이 동년배에 비해 심각하게 지체되어 있으므로 보통 유아기 및 초기 아동기에 발견되는 경향이 있다. 또한 다른 사람의 지속적인 보호와 보조가 필요한 신체적 문제를 지니고 있는 경우가 흔하다. 학령기가 되면 약간의 언어 발달이 일어나지만 다소 제한적이다. 성인기에는 생존에 필요한 기본적인 능력을 갖추는 것이 어느 정도는 가능하며 철저한 감독하에 간단한 작업을 수행할 수도 있다.

(4) 최중증 정신지체(Mental Retardation, profound level)

최중증 정신지체는 지능지수 20~25 이하를 의미하며 전체 정신지체의 1~2%가량을 차지한다(APA, 1994). 이들은 언어 및 신체 발달의 심각한 장해를 동반한다. 이들에게 섭식, 배변, 옷 입기와 같은 생존에 필요한 기본적인 활동을 가르치기 위해서는 지속적이고 반복적인 훈련이 이루어져야 한다. 성인이 되면 제한적이기는 하나 약간의 언어 발달과 간단한 자조 능력은 갖추게 되지만 독립적인 생활은 힘드므로 생의 전반에 걸쳐 지속적인 보호와 관리 감독이 필요하다.

2) 원인

정신지체는 평생 지속되는 것으로 알려져 있다. 그 원인은 다양하지만 보통 세 가지 정도로 구분될 수 있다. 첫째는 생물학적 요인으로 임신 중 태내 이상, 출산 과정 중의 이상, 후천적인 아동기 질환 등으로 인한 기질적인 이상 발생이 이에 해당되며, 전체 원인 중 50% 이상을 차지한다. 둘째는 환경적 요인으로 부모가 정신질환을 앓고 있어 적절한 보호 및 자극을 제공하지 못하는 경우를 포함하여 아동의 발달에 악영향을 미치는 가정 및 사회환경적 요인이 포함된다. 세 번째 정신지체의 원인은 두 요소가 통합되어 나타나는 것이다. 정신지체 정도가 심할수록 원인이 비교적 명확하지만 전체의 약 1/3 정도는 여전히 원인을 찾을 수 없다.

3) 치료

정신지체에 대한 치료 시 과거에는 지능지수에 근거해 치료 목표를 세우고 인지 능력 향상을 위한 프로그램을 실시하였으나 최근에는 사회적응 능력 및 신변처리 능력을 향상시키고 이들이 경험하는 이차적인 정서 문제 및 행동 문제를 완화시키는 데 초점을 맞추고 있다. 그러나 정신지체에 대한 최선의 치료는 바로 예방이라 하겠다. 정신지체를 발생시키는 것으로 알려진 요인들을 줄이기 위해서는 다양한 예방책이 필요하다. 1차 예방책으로는 임산부 및 유아 관련 뇌질환을 근절시키는 것이 될 것이며 정신지체와 관련된 유전질환이 있는 가족들에 대한 교육과 상담 및 다양한 프로그램의 개발 및 실행도 중요하다. 2차 예방책은 조기발견, 조기치료로 정신지체와 관련된 신체적, 유전적 질환 등이 발견되면 그 질환의 경과를 단축시키기 위한 치료 과정이 이에 해당된다. 3차 예방책은 재활로 후유증을 최소화하는 치료과정이다. 즉, 아동의 독립수준, 자조 능력, 사회기술 능력을 발달시키고 지역사회에서 지속적인 자원을 제공하는 것이 이에 해당된다.

행동치료 및 인지 치료를 포함한 심리치료기법들을 활용해 수준을 높이고 다양한 문제 행동을 완화시키는 방법도 있다. 인지 치료의 경우 일반적으로 지시를 따를 수 있어야 가능하지만 행동치료는 어린 유아부터 가능하며 바람직한 행동을 늘리고 공격적인 행동을 줄이는 데 상당히 유용하다. 정신지체 아동이 경험하는 열등감, 불안, 분노, 우울 등을 완화시키는 데는 정신역동에 근거한 놀이치료도 도움이 된다.

지능을 높이는 약물은 없으나 정신지체 아동들이 보이는 산만한 행동, 공격적인 행동, 자해 행동을 포함한 다양한 행동 문제를 호전시키는 데 유용한 약물로는 일반적으로 리튬제재, 삼환계 항우울제, 항정신병 약물, 중추신경흥분제, 단가아민사회효소억제제 등이 있다.

2. 광범위성 발달장애

1) 자폐성 장애

(1) 임상적 특징

초등학교 2학년인 9세 남아는 친구들에게 관심이 없으며 시선 접촉 또한 적절하게 이루어지지 않는다. 자동차의 바퀴를 매우 좋아하여 마트에 가면 자동차 코너에서 꼼짝을 하지 않는다. 그러나 다른 아이들처럼 자동차에 사람을 태우거나 부딪치면서 노는 것이 아니라 바닥에 누워 자동차 바퀴가 굴러가는 모습을 보며 알 수 없는 소리를 내는 것이 놀이의 전부다. 언어 발달 또한 늦어 현재 사물의 명칭을 아는 정도이나 무엇을 가져오라는 심부름에는 거의 반응을 보이지 않으며, 엄마의 지시나 말을 무의미하게 따라 하는 경우가 흔하다. 알 수 없는 소리를 수시로 웅얼거리고, 벽에 머리를 부딪친다.

위의 사례는 자폐성 장애(autistic disorder)를 지닌 아동의 전형적인 모습을 보여준다. 자폐성 장애는 사회적 관계형성 능력의 결함, 의사소통 능력의 장해, 상동증적 행동, 특이하거나 제한된 관심과 흥미를 핵심적인 증상으로 보이는 복합적 발달장애다(APA, 1994). 자폐성 장애는 Bleuler(1911, 1950)가 정신분열병을 지닌 사람들의 특징—현실 접촉의 어려움—을 기술하기 위해 사용한 자폐증(autism)이라는 용어에서 유래되었다. 그러나 Kanner(1943)가 유아 자폐증 사례를 보고하면서 정신분열병과 자폐증이 서로 다른 질환이라고 주장함으로써 아동기 정신병 및 자폐증의 진단과 개념적 이해에 큰 진전이 이루어졌다. 이후에도 자폐증은 정신분열병의 증상일 뿐이라는 주장과 두 가지는 서로 다른 질환이라는 주장 간의 논쟁이 지속되다가 1980년에 이르러서야 미국정신의학회(DSM-III)에서 광범위성 발달장애(pervasive developmental disorder)라는 공식 명칭하에 자폐증의 진단준거가 확립되었다(APA, 1980). 현재의 진단준거(DSM-IV)에는 광범위성 발달장애의 아형으로 자폐성 장애, 아스퍼거 장애, 레트 장애, 비전형 자폐증, 아동기 붕괴성 장애가 포함되어 있다(APA, 1994).

자폐성 장애는 보통 3세 이전에 발병하며 전 생애에 걸쳐 지속되는 것으로 알려져 있다. 핵심 증상은 다음과 같다.

① 사회적 관계형성 능력의 결함을 보인다.

사회적 관계형성 능력의 결함이 자폐성 장애의 가장 큰 특징으로 이는 영아기부터 나타난다. 즉, 이들은 일반아동들이 이 시기에 보이는 눈맞춤, 사회적인 미소, 타인의 움직임이나 사회적인 자극에 관심을 기울이는 모습을 보이지 않으며 양육자와 떨어질 때 정상적인 아동이 보이는 분리 불안이나 낯가림 등도 보이지 않는다. 즉각적인 모방뿐만 아니라 지연된 사회적 모방 행동 또한 나타나지 않으며 일반적으로 20개월 정도가 되면 보이기 시작하는 상징 놀이와 가상 놀이도 하지 않는다. 상징 놀이를 뒤늦게 보인다고 할지라도 주제가 매우 제한되어 있으며, 다소 기계적인 양상을 보인다. 연구들에 따르면, 자폐성 장애를 지닌 사람들의 경우 일반인과는 다르게 얼굴 지각 능력이 손상되어 있다고 한다(Boucher & Lewis, 1992; Hauk et al., 1999).

② 언어 발달 및 의사소통 능력의 장애를 보인다.

자폐성 장애 아동은 언어적, 비언어적 의사소통에 심한 결함을 보인다. 이들은 영유아기부터 옹알이나 얼굴 표정 등을 통해 의사소통하려는 시도를 보이지 않는다. 50% 정도는 전 생애에 걸쳐 언어 발달이 거의 이루어지지 않는 것으로 알려져 있으나 언어 발달을 보인다고 할지라도 의사소통을 위해 적극적으로 언어를 사용하기보다는 무의미한 소리를 되풀이한다. 억양이 비정상적이고 단조로우며 인칭 대명사 사용에도 혼란을 보인다. 85%가량이 자신이 듣거나 읽었던 문장이나 단어를 앵무새처럼 반복하는 반향언어(echolalia)를 보이며 의사표현 이외에 언어 이해에도 심한 결함을 보인다.

③ 상동증적 행동, 제한된 관심을 보인다.

자폐성 장애 아동들은 비정상적이고 특이하며 상동증적인 행동을 보인다. 흥미를 보이는 영역 또한 매우 제한되어 있고 특정한 행동이나 활동을 반복적으로 되풀이한다. 부모 보고에 따르면, 자폐성 장애 아동들이 흔히 보이는 상동증적 행동은 몸을 앞뒤 혹은 좌우로 흔드는 행동, 뒤꿈치를 들고 발가락 끝으로만 걷는 행동, 팔, 손 혹은 손가락을 흔드는 행동, 한자리에서 빙빙 도는 행동 등이라고 한다. 이와 같이 덜 정교한 상동증적 행동은 일반적으로 나이가 어릴수록, 기능 수준이 낮을수록 더 많이 보인다. 보다 정교한 상동증적 행동, 즉 장난감을 일정한 순서대로 배치하거나 매일 하는 일상적인 활동을 늘 동일한 순서대로 하는 등의 행동은 보다 기능이 좋은 아동들이 보인다. 또한 자폐성 장애를 보이는 아동의 경우 제한되고 다소 특이한 부분에 관심을 기울인다. 사례에서 기술했듯이 자동차의 바퀴에만 몰두되어 있거나 전화기의 숫자판에만 관심을 보이는 등 물건의 한정된 부위나 특정한 물체에만 흥미를 보인다.

(2) 원인

자폐성 장애는 많은 이질성을 보이므로 한 가지 이론으로는 모든 임상 증상을 설명하는 것이 불가능하다. 과거에는 자폐성 장애의 원인을 모자간의 상호작용 문제, 특히 모의 양육 방식의 문제로 보아 환경적, 심리적인 요인에 관심을 기울였으나(Bettlheim, 1967) 최근에는 신경-생물학적 요인을 주된 원인으로 이해하게 되었다. 즉, 자폐성 장애의 경우 염색체 구조의 이상과 경련성 질환이 자주 동반되며, 도파민이나 세로토닌 같은 신경전달물질이 관련되어 있다는 선행 연구 결과들(Gillberg, 1988; Le Couteur et al., 1988; Warren et al., 1986)이 있다. 이러한 연구들에 따르면, 자폐성 장애는 두뇌 발달의 장애와 생화학적 요인에 기인된 인지적 결함과 관련되어 있을 가능성이 높아 보인다. 그러나 이를 확신할 만한 특정 중추신경계의 장애나 생화학적 요인이 밝혀지지 않고 있다. 이에 따라 보다 최근에는 자폐성 장애의 증상을 설명하기 위해 인지적, 언어적 요인과 각성 수준을 비롯해 마음이론(theory of mind)까지 다양한 이론이 제시되었다. 마음이론은 자폐성 장애 아동의 경우 정신 상태를 표상하거나 신념이나 의도와 같은 정신 상태를 이해하는 것이 불가능하다고 주장하는 것으로 자폐성 장애에서 보이는 의사소통 능력, 사회적 능력 및 상징화 능력의 결함이 바로 마음이론의 결함에서 생긴다고 설명한다(Happe, 1994).

(3) 치료

자폐성 장애 아동의 치료와 교육은 자폐성 장애의 원인을 무엇으로 보느냐에 따라 달라진다. 한때 자폐성 장애의 원인론으로 모자간의 상호작용의 문제를 중요시하였던 시기에는 놀이 치료와 가족 치료가 최선의 치료법으로 간주되었다(Betteheim, 1967; Selvini-Palazzoli et al., 1980). 자폐성 장애는 광범위한 영역에서 발달 지체와 결함을 보이는 광범위성 발달장애이므로 치료에서는 기초적인 사회성, 의사소통 능력 및 인지능력의 발달을 증진시키고 상동증적 행동과 부적응 행동을 감소시키며, 자폐성 장애 아동 가족의 고통을 덜어 주는 것에 목표를 두어야한다. 이를 충족시키기 위해서는 다학제적이고 다발달적인 통합치료가 필요하다고 하겠다. 또한 유아 초기, 즉 조기에 발견하여 그때부터 지속적이고 집중적인 특수교육적 개입을 제공하는 것이 치료에서 매우 중요하다.

여러 가지 부적응적이거나 상동증적인 행동을 감소시키고 언어능력 및 인지능력의 발달을 돕는 데는 행동 수정이 매우 효과적이며(Lovaas, 1987), 경련성 질환이 동반된 경우에는 항경련제와 같은 약물 치료가 반드시 수반되어야 한다.

2) 아스퍼거 장애(Asperger's Disorder)

> 초등학교 3학년인 10세 남아는 친구들과 어울리지 못한다는 점을 주 호소 문제로 병원에 내원하였다. 모의 보고에 따르면, 어려서부터 숫자와 사자성어에 관심이 많아 만 3세 경에 1,000단위의 숫자를 암기하고 모르는 사자성어가 없어 주변에 천재로 소문이 날 정도였다. 그러나 말을 할 때 일반적으로 사용하지 않는 용어들을 사용하며 억양이 독특해 친구들이 놀리는 경우가 많다. 아동이 관심을 갖고 있는 사자성어와 숫자, 역사적 사건의 발생 연대에 흥미를 보이는 친구와는 잠시 대화하는 것이 가능하지만 의사소통이 일방적이다 보니 이 또한 오래 지속되지 못한다. 학교에서는 특이한 아이로 불린다고 하며, 또래들과 어울리지 못한다는 이야기를 어려서부터 줄곧 들어왔다.

아스퍼거 장애는 Asperger(1944)가 처음 주장한 증후군으로 사회적 능력의 결함을 보인다는 점에서는 Kanner가 주장한 자폐성 장애와 유사하지만 심각도가 다르며 지능과 언어능력의 발달이 정상범위에 속한다는 점에서 큰 차이가 있다. 상기한 사례와 같이 이들은 흥미나 관심이 제한되어 있어 특이한 지식(공룡, 사자성어, 역사적 사건의 발생 연도, 지하철이나 버스 노선 등)이나 활동에 집착하는 특성을 보인다. 보통 관심을 보이는 영역과 관련하여 놀라운 암기력을 보이는 경우가 흔하므로 아동기에 천재로 오인되는 경우가 흔하다. 그러나 타인의 생각이나 마음을 이해하는 능력에는 결함을 보여 다른 아동에게 관심을 보이지 않거나 설령 관심을 보인다고 해도 사회적으로 동떨어지고 일상적이지 않은 방식으로 반응한다. 즉, 사회적 맥락이나 타인의 행동과 요구에 적절하게 반응하기보다는 자신이 집착하는 특이한 관심이나 제한된 흥미에 국한되어 일방적으로 반응하기 때문에 상보적이거나 정서적인 교류 및 의사소통에 어려움이 있다. 많은 경우 언어 발달 자체에는 문제가 없으며 도리어 유창한 어휘력을 자랑하기도 하나 상황에 맞게 어휘를 구사하는 데 어려움을 보이며 특이하고 기계적인 억양을 사용한다. 또한 개그나 유머를 이해하는 데 어려움이 있다. 아스퍼거 장애가 자폐성 장애의 아류인지 지능이 높은 자폐증(high functioning autism)인지에 대해서는 여전히 논란이 많은 상태다.

3. 학습장애(Learning disorder)

1) 임상적 특징

학습장애(learning disability)라는 용어는 Kirk(1963)에 의해 처음으로 사용된 이후 많은 변화를 겪었다. 미국 NJCLD(The National Joint Committee for Learning Disability)의 정의에 따르면, 학습장애는 듣기, 말하기, 읽기, 쓰기, 추론 혹은 수학적 능력의 습득과 사용에서 주된 어려움을 보이는 이질적인 장애 집단을 나타내며, 중추신경계의 장애에 기인된 것으로 가정된다(Hammill, 1990). 보통 학습장애라고 할 때는 정상 지능을 가진 아동이 학습에 필요한 기술을 습득하는 데 있어 문제를 보이는 경우를 말한다. 낮은 지능에 기인한 학습 문제는 “학습 지진”이라 칭하며 우울, 불안 등 정서적 문제로 인해 학습의 어려움을 보이는 경우에는 “특수 학습장애”라고 명시하기도 한다(Sattler, 1992). 학습장애는 1987년 미국 정신의학 진단편람에서 공식적인 소아정신과적 장애로 인정되었는데, 세부적인 특징과 하위 유형은 다음과 같다.

- 읽기장애(reading disorder): 개별 검사로 평가된 읽기의 정확성이나 독해 능

력이 아동의 연령, 지능, 학년에서 기대되는 수준보다 현저히 낮은 경우로 학업 성취나 일상생활 활동을 방해할 정도로 심각해야 한다. 감각기관의 결함이 있는 경우에는 일반적으로 그것과 관련된 것 이상으로 읽기에 어려움을 보여야 한다.

- **쓰기장애**(disorder of written expression): 개별 검사로 평가된 쓰기 능력이 아동의 연령, 지능, 학년에서 기대되는 수준보다 현저히 낮은 경우로 학업 성취나 일상생활 활동을 방해할 정도로 심각해야 한다. 감각기관의 결함이 있는 경우에는 일반적으로 그것과 관련된 것 이상으로 읽기에 어려움을 보여야 한다.
- **산술장애**(mathematics disorder): 개별 검사로 평가된 산술 능력이 아동의 연령, 지능, 학년에서 기대되는 수준보다 현저히 낮은 경우로 학업 성취나 일상생활 활동을 방해할 정도로 심각해야 한다. 감각기관의 결함이 있는 경우에는 일반적으로 그것과 관련된 것 이상으로 읽기에 어려움을 보여야 한다.

읽기, 쓰기, 산술 능력이 아동의 연령이나 지능, 학년에서 기대되는 수준보다 얼마나 낮아야 학습장애라고 할 수 있는지에 대한 기준은 여러 가지이나 일반적으로 학습장애를 진단하는 데 적용되는 기준은 다음과 같다. 즉, 보통수준의 지능을 가진 아동이 특정 학업 영역에서 보통수준 이하의 성취를 보이거나 적어도 하나의 학업 영역에서 연령이나 학년에서 기대되는 수준보다 2년 이하의 부진한 성취를 보이는 경우 학습장애가 의심될 수 있다. 미국의 경우, 학령기 아동의 약 5~15%가 학습장애를 가지며, 남아와 여아의 비율이 5:1로 남아의 경우 학습장애가 더 많은 것으로 보고되었는데 우리나라에서는 학습장애의 유병률에 대해 체계적으로 조사된 연구가 없다.

학습장애 아동들이 보편적으로 결함을 보이는 학습 영역은 읽기, 쓰기, 철자, 산수이며, 대개는 한두 가지 영역에서만 문제를 보이지만 종종 여러 영역에 걸쳐 결함을 보이는 경우도 있다. 적절한 치료적 개입을 받지 않는 경우 학년이 올라갈수록 학습문제가 더욱 심각해져 과학과 사회 같은 과목에서도 어려움을 보이게 된다. 일반적으로 학습장애 아동들이 결함을 보이는 영역은 다음과 같다.

(1) 인지적 문제

① 주의력 문제(Attention Problems)

학습장애 아동 중 상당히 많은 수의 아동이 주의집중의 어려움을 함께 보인다. 학습장애 아동의 경우 주의력결핍 과잉행동장애 아동과 유사한 주의력의 문제를 보인다는 연구결과들이 제시되어 왔다. 최근에는 학습장애와 주의력결핍 과잉행동 장애의 공존병리(comorbidity)에 대한 연구들에 관심이 집중되고 있다. 학습장애 아동의 약 60%가 주의력결핍 과잉행동장애를 함께 보인다고 보고한 연구결과(Ingersoll & Goldstein, 1993)는 두 장애의 공존병리를 지지하지만 이와는 달리 학습장애 아동들이 주의력결핍 과잉행동장애 아동들처럼 모든 비관련 자극에 의해 주의 분산되지는 않는다는 연구결과도 있다. 학습장애와 주의력결핍 과잉행동장애가 서로 독립적인지, 서로 연관된 장애인지를 규명하는 문제는 앞으로 연구되어야 할 과제다.

② 지각-운동의 문제(Perceptual-Motor Problems)

일부 학습장애 아동은 지각적 정보처리에 결함이 있어 문자 간의 차이를 지각하거나 각기 다른 단어의 소리를 구별하는 데 어려움을 보이며 시각-운동 협응 및 지각 속도에서도 두드러지는 문제를 보인다. 시-공간적 통합 능력의 장애를 현저하게 보이는 비언어적 학습장애, 혹은 우반구 학습장애(Rouke, 1995)가 이에 해당되는 경우가 많으며 이때 보이는 학습의 어려움은 공간-지각 능력상의 장애와 관련된 것으로 간주되기도 한다.

③ 기억, 인지적 책략 및 집행 기능의 문제(Executive Function problems)

학습장애 아동은 정상 아동보다 인지적 책략을 사용하는 데 결함을 보인다. 즉, 읽기 장애 아동의 경우 단어 목록을 학습하는 데 있어 단어를 군집화하거나 정교화하는 것과 같은 인지적 책략을 더 적게, 비효율적으로 사용하는 것으로 보고되었다(Pressley & Levin, 1987). 또한 읽기장애 아동이 읽기에 어려움이 없는 아동보다 언어 자료의 항목을 적게 회상하는 것으로 나타났는데, 이는 읽기장애 아동이 단어와 관련된 음을 기억하는 데 어려움이 있음을 시사해 주었다(Mann & Brady, 1988).

④ 언어 능력의 결함(Language Deficits)

언어는 읽기, 쓰기 그리고 철자법의 기본이 되며, 산수에서도 역시 수학적 용어나 기호, 말로 기술된 응용문제들을 이해하는 데 필수적이다. 학습장애 아동의 경우 이러한 언어 능력의 결함을 보이는 경우가 흔하다. Gibbs와 Cooper(1989)의 연구결과, 학습장애 아동의 약 90%가 언어발달 장애를 지니고 있으며 수용언어 장애보다는 표현언어 장애가 더 많은 것으로 보고되었다.

(2) 동기적, 정서적 문제

학습장애 아동은 상기한 인지적 결함 외에도 이차적으로 자신감과 동기 저하, 우울감 같은 여러 가지 정서적인 문제를 보이는데, 이러한 정서적인 문제는 학습에 더욱 부정적인 영향을 주게 되는 등 악순환이 반복된다. 부모나 교사의 태도는 아동의 동기와 자기상을 형성하는 데 중요한 영향을 미치는데 이러한 역할을 하는 부모와 교사들이 학업 성취와 관련하여 학습장애 아동들에게 부정적이고 거부적인 태도를 취하는 경향이 있는 것으로 알려져 있다(Gresham & Elliott, 1989). 즉, 학습장애 아동들은 낮은 학업 성취, 부모와 교사의 질타로 인해 동기 수준이 낮아지며 결국에는 자신의 지적 능력에 대해 의심을 하게 된다. 따라서 결과적으로 아무리 노력을 해도 소용이 없다고 믿게 되며 그 결과 문제가 조금만 어려워져도 쉽게 포기하게 되어 무능력감을 느끼게 된다. 이런 악순환의 결과 학습장애 아동들은 성공에 대한 기대가 낮으며 실패의 원인을 내적 귀인, 즉 자신의 무능력으로 돌리는 데다 자신이 성취한 것마저도 능력보다는 운이나 과제가 쉬웠기 때문이라고 생각하게 된다.

2) 원인

학습 문제의 원인은 정서적 문제, 행동 문제, 지능의 문제, 환경적 문제 등 다양하다. 그러나 학습장애는 정상적인 지능을 가진 아동이 학습과 관련된 기초적 심리과정의 장애로 인해 학습에 문제를 보이는 것을 말하므로 학습장애의 원인에 대한 연구는 신경학적 장애나 뇌기능 장애, 유전적 요인에 초점이 맞춰져 왔다. 학습장애가 신경학적 장애와 관련되었음을 시사하는 연구들은 두뇌의 구조적 장애, 비정상적 대뇌 편측화, 그리고 유전적 요인들에 관한 것으로 요약될 수 있다.

학습장애 아동 중에는 뇌성마비, 간질, 신경체계의 감염, 그리고 뇌손상을 당한 경우가 많으며 읽기, 쓰기 장애아의 증상은 아동 모의 알코올 남용 및 신경학적 문제와 연관이 있다는 결과는 학습장애의 기저에 신경체계의 장애가 관련되어 있음을 시사해 준다(Taylor, 1989). 특히 학습장애가 대뇌 피질의 기능 장애와 관련되어 있다는 가설은 뇌파(EEG)와 평균유발전위(average evoked potential: AEP) 연구들에서 비롯된 것으로, 이에 따르면 다양한 학습장애 아동에게서 높은 빈도의 비정상적 뇌파가 관찰되었다(Kolb & Whishan, 1990).

학습장애가 비정상적인 피질 편측화(abnormal cerebral lateralization)와 관련되어 있을 가능성은 난독증(dyslexia) 환자를 대상으로 한 연구들에서 일관성 있게 시사되었다. Orton(1937)에 따르면, 난독증 아동들은 좌반구 기능의 결함으로 인하여 좌반구가 우반구에 비해 우세한 기능을 하지 못하기 때문에 생기며, Witelson(1990)은 난독증이 우반구의 공간적 처리과정(spatial processing)에서 우세한 기능과 좌반구의 언어 기능에서의 우세한 기능이 결여된 결과로 나타난다고 보았다. 난독증 환자가 정상인에 비해 좌뇌의 어떤 부위가 우뇌 부위보다 더 크지 않으며, 두뇌의 특정 영역에서 잘 조직화되지 않은 뇌전기 활동을 보이고, 비정상적인 세포 구조를 가지고 있음을 보여 준 CT, EEG 소견들(Kolb & Whishan, 1990)이 그러한 주장을 뒷받침해 준다. Geschwind과 Galaburda(1985)는 난독증 환자의 측두평면(planum temporale; 측두엽의 언어와 관련된 영역)에서 비정상적인 대칭적 양상을 발견하였다. 측두평면의 좌측이 우측보다 더 큰 것이 정상적인 비대칭성인데, 난독증 환자들은 이러한 비대칭성이 감소되어 있거나 역으로 우측이 좌측보다 큰 양상을 보이는 것으로 나타났다.

쌍둥이 연구에서, 이란성 쌍둥이의 경우 학습장애의 일치율이 31%인 데 비해 일란성 쌍둥이의 경우에는 70%로 나타나 읽기 장애가 유전됨을 시사해 주었으며(DeFries et al., 1987), 난독증 환자의 부모, 형제 중 난독증의 빈도가 34%인 것으로 나타났다(Rutter, 1974).

3) 치료

학습장애의 경우 그 유형과 정도를 정확히 평가하여 아동이 어려움을 보이는 주요 영역에 따라 치료 프로그램을 실시하는 것이 도움이 된다. 한 예로, 학습장애와 함께 주의력 및 충동조절의 문제를 동시에 보이는 아동에게는 약물치료 및 인지-행동치료와 함께 학습 향상 프로그램을 실시하고, 지각-운동적 결함이 있는 아동에게는 시-지각적 훈련 프로그램을 함께 실시하며, 적절한 학습 책략을 사용하지 못하는 아동에게는 인지적 책략을 교육시키고 실행능력을 향상시키는 방법을 교육하고 훈련시키는 것이 좋다.

이와 같은 개별 교육적 치료 외에도 장애 유형, 학년 및 연령이 비슷한 학습장애 아동들을 집단으로 치료, 교육함으로써 아동이 집단원들과의 교류를 통해 자기 문제를 이해하고 자신감을 회복하며 사회적 문제 해결 능력과 학습에 대한 동기를 증가시키도록 도울 수 있다.

학습장애 아동의 부모에게는 학습장애의 원인과 자녀가 부수적으로 경험할 수 있는 정서적인 어려움 등에 대해 교육함으로써 학습장애에 대한 이해 부족으로 야기되었던 부모-자녀 관계 문제를 해결하도록 돕는다. 또한 아동의 동기 수준 및 자존감을 높이기 위해 부모에게 효과적인 자녀 양육기술을 습득할 수 있는 기회를 제공하는 것도 중요하다.

4. 불안장애

1) 임상적 특징

불안장애는 아동에게서 흔하게 발견되는 정신병리라는 점은 틀림없지만 그 특징에 관해 기술한 책은 많지 않다.

DSM-III(APA, 1980)에서는 분리불안장애(separation anxiety), 아동기 혹은 청소년기의 회피장애(avoidant disorder of childhood or adolescence), 과불안장애(overanxious disorder)를 아동과 청소년기에 독특하게 보이는 불안장애로 기술하였다. 그러나 DSM-IV(APA, 1994)에서는 특정한 발달 시기에 불안 증상을 보이는 대부분의 아동은 정상적인 성인으로 성장한다는 연구결과 및 아동기와 청소년기에 보이는 공포나 불안 반응은 정상 발달과정에서 보일 수 있는 다소 과장된 반응일 뿐이라는 주장(Cantwell & Baker, 1988)을 받아들여 분리불안장애를 제외한 기타 불안장애를 성인의 진단기준에 통합 흡수시켰다(과불안장애는 범불안장애[General Anxiety Disorder]로 통합시킴). 그러나 여전히 불안장애에 대한 많은 연구들에서 아동 및 청소년기에 특수한 불안장애에 대해 다루고 있으며(Ferdinand & Verhulst, 1995; Pine et al., 1998; March & Albano, 2002) 임상가들 또한 훈련받은 기관, 경험, 이론적 배경 등에 따라 과거 진단명을 사용하는 경우가 많으므로 아동 및 청소년기 불안장애의 특징에 대해 간단하게나마 다룰 필요가 있어 보인다.

2) 원인

아동기 불안장애의 원인론은 크게 세 가지로 구분된다. 첫 번째는 유전적, 생물학적 요인, 두 번째는 심리적 요인, 세 번째는 가족 요인이 바로 그것이다.

유전과 관련된 연구들에 따르면, 불안에 대한 취약성은 부분적으로 유전된다. 일례로 일란성 쌍둥이의 경우 이란성 쌍둥이에 비해 성격적 특질을 공유하는 비율이 높았으며 공황장애 부모의 자녀가 그렇지 않은 부모의 자녀에 비해 청소년기에 불안장애를 보일 가능성이 유의미하게 높았다. 생물학적으로는 불안장애 환자의 경우 일반인에 비해 해마의 크기가 더 작으며 세로토닌과 노르에피네프린이 불안장애와 관련 있는 것으로 보고되기도 한다. 또한 억제적인 기질을 타고난 아동의 경우 불안장애로 발전할 가능성이 크다는 연구결과도 있다(Rosenbaum et al., 1992).

행동주의 이론에서는 조건화 원리에 근거해 불안장애를 설명한다. Mowrer (1960)의 실험을 기억한다면 이해하기 쉬울 것이다. 그는 이 실험에서 어린 알버트를 대상으로 흰쥐와 함께 큰 소리를 제시하였다. 알버트는 소리에 의해 흰쥐에 대한 공포를 경험하게 되고 이후 흰쥐를 연상시키는 다양한 자극들에 대해 공포 반응을 보였다. 따라서 행동주의자들은 아동이 일단 특정 대상에게 공포와 불안을 경험하게 되면 이를 피하게 되고 성공적으로 피할 때마다 회피행동이 강화를 받게 됨으로써 결국 불안장애를 발달시키게 된다고 보았다. 또한 이들은 모델링을 통해서도 불안장애가 설명될 수 있다고 보았다. 반면, 인지 이론에서는 불안장애의 주요 원인을 통제감 상실, 인지 왜곡, 부정적 정서로 보았다. 애착 이론에서는 애착대상과 안정적인 애착을 형성하지 못한 경우 불안장애를 발달시킬 가능성이 높아진다고 보았다.

마지막으로 사회문화적 원인론에서는 과잉통제적이며 애정이 결여되어 있는 부모의 훈육 방식, 주변에 지지 자원이 없는 상황에서 부정적인 생활 사건에 자주 노출되는 것 등에 초점을 맞춘다.

3) 치료

불안장애에는 다른 치료에 비해 심리치료가 매우 효과적인 것으로 알려져 있다. 성인뿐만 아니라 아동에게도 인지행동치료가 주로 사용되는데 구체적인 방법으로는 불안장애에 대한 교육을 포함하여 연령 수준을 고려한 이완훈련, 아동이 경험하고 있는 불안의 비현실성을 객관적으로 돌아볼 수 있도록 돕는 역할 바꾸기 훈련, 모델링, 불안의 위계를 이용한 점진적 노출과 훈련 등이 있다. 이러한 치료기법은 개별 치료뿐만 아니라 집단치료에서도 사용된다.

5. **분리불안장애**(Separation Anxiety Disorder)

초등학교 2학년인 9세의 여아는 3달 전 부모가 크게 싸워 엄마가 잠시 가출하고 돌아온 이후부터 등교시간만 되면 복통, 두통 등을 호소하며 학교에 가지 않으려고 한다. 그리고 일단 학교에 보낸 후에도 아프다는 핑계로 조퇴를 하는 모습을 보인다. 또한 집에 오면 엄마 옆에만 붙어 있으려 하고 엄마가 잠시 외출한 경우에는 거의 1분마다 한 번씩 전화를 해 안부를 확인하는 통에 엄마가 외출을 할 수가 없는 지경이다. 아동은 특히 아빠가 퇴근하는 시간이 가까워지면 안절부절못하며 엄마의 옷자락을 붙잡은 채 엄마를 따라다닌다. 부모가 언성이 조금이라도 높아지는 날이면 잠을 제대로 자지 못하고 악몽에 시달리는 모습을 더욱 심하게 보인다. 꿈의 내용은 집에 도둑이 들어 엄마를 잡아가 버리거나 교통사고가 나서 엄마가 사망하거나 괴물이 자신을 잡아먹는 식이다.

1) 임상적 특징

아동이 애착 대상과 처음으로 분리되어 어린이집이나 유치원, 학교에 가는 날 애착 대상과 떨어지지 않으려고 매달리며 우는 모습은 흔히 볼 수 있는 장면이다. 그러나 일정한 적응 기간이 지난 후에도 연령과 발달 수준에 맞지 않는 비합리적이고 비현실적인 걱정과 두려움 때문에 지속적으로(4주 이상) 학교를 가지 못하는 등 일상생활에 심각한 장애를 초래하는 경우에는 위 사례와 같이 분리불안장애로 진단 내릴 수 있다. 분리불안장애 아동의 경우 애착 대상과 분리될 것으로 예상되거나 실제로 분리될 때 자신이 유괴를 당하거나 애착 대상이 교통사고를 당해 다시는 만날 수 없을 것이라는 식의 재앙적인 인지왜곡을 보이며 두려움에 사로잡힌다. 이 때문에 억지로 떨어뜨려 학교를 보낸다고 할지라도 수시로 집에 전화를 해 애착 대상의 안부를 확인하고 애착 대상 없이 혼자 지내는 것을 거부하는 양상을 보인다. 애착 대상과 분리되지 않기 위해 복통, 두통, 심지어는 구토에 이르기까지 다양한 신체적인 증상을 호소하기도 한다. 이와 같이 분리불안장애 아동은 애착 대상과 분리되지 않기 위해 다양한 수준의 회피 행동을 보이는데 학교에 가 있는 등 외부 활동을 하는 경우 집에 자주 전화를 해 애착 대상의 안전을 확인하는 것은 경한 수준이라고 할 수 있다. 분리불안장애 아동은 집 밖을 나갈 때 망설이고 꾸물거리는 모습, 혹은 애착 대상 및 자신의 스케줄을 끊임없이 확인하고 묻는 모습을 보이기도 한다. 중등도 수준의 회피 행동으로는 친구 집에서 자고 오거나 캠프를 가는 등 애착 대상과 몇 시간 정도 떨어져 있어야 하는 바깥 활동을 거부하는 것이다. 어린 아동의 경우에는 애착 대상이 집 안에 함께 있더라도 가는 곳마다 따라다니는 등 애착 대상에게 매달리고 칭얼거리는 것을 중등도 수준의 회피 행동의 예로 들 수 있겠다. 다음으로 하루 종일 애착 대상을 그림자처럼 따라다니고 매달리며 등교와 혼자 자는 것을 거부하는 행동은 심한 수준의 회피 행동에 속한다고 볼 수 있다. 이런 경우에는 아동이 애착 대상과 떨어지지 않기 위해 다양한 신체 증상 및 환상들을 만들어 내기도 한다. 이와 같은 회피 행동을 보이는 경우 적절한 개입이 이루어지지 않으면 짧은 시간 안에 경한 수준의 회피 행동이 점차 심각한 수준으로 진행된다.

이와 같은 분리불안장애의 유병률은 3.5~5.4% 정도로 알려져 있다(Costello, 1989). 보통 7~8세경의 연령에서 자주 발생하지만 학령전기(6세 이전에 시작된 경우 조발성으로 진단 내림)에도 발생하고 드물게는 청소년기에도 발생한다. 보통 연령에 따라 보이는 증상은 차이가 있으나 연령이 어릴수록 더 많은 증상을 보이는 것으로 알려져 있다. 일반적으로 5~8세 아동은 애착 대상이 죽거나 상해를 당할 것에 대한 두려움, 악몽, 유치원이나 학교 등교 거부를 보인다. 9~12세 아동은 분리되어야 하는 시간에 극심한 심리적 혼란과 고통을 호소하며, 13~16세 청소년은 다양한 신체적 증상 및 학교 거부를 보인다.

이와 같이 학교에 가는 것을 거부하는 아동을 과거에는 학교 공포증(School Phobia) 혹은 등교 거부증(School Refusal)으로 진단 내렸으나 DSM-III(APA, 1980)부터는 심리적이고 원인적인 측면에 초점을 맞춰 분리불안장애라는 진단명으로 분류하게 되었다.

6. 틱장애(Tic Disorder)

초등학교 2학년 9세 남아는 눈을 자주 깜빡거리고 코를 씰룩거리며 목에 무엇이 걸린 듯 음음 하는 소리를 자주 낸다는 것을 주 호소로 내원하였다. 상기 증상은 8세부터 시작되었는데 방학을 하면 좋아지다가 학기가 시작되면 다시 심해지는 양상을 보인다고 한다. 8세 때는 눈 깜빡이는 증상만 보였으나 9세가 되면서 코를 씰룩거리기 시작하더니 3개월 전부터는 킁킁거리거나 음음 소리를 내는 음성 틱 또한 보이기 시작했다.

1) 임상적 특징

학교에 입학하는 등 환경이 변하거나 스트레스가 심해지는 경우 아동이 가장 흔하게 보이는 문제로 틱(tic) 증상이 있다. 틱은 학령 전부터 청소년기에 이르기까지 흔히 관찰되는 증상으로 본인의 의지와는 상관없이 갑작스럽고 빠르게 반복적으로 보이는 근육의 움직임이나 발성을 의미한다. 흔히 보이는 틱 증상으로는 눈 깜빡임, 입이나 코 주위의 근육 찌푸림, 어깨를 으쓱하거나 머리를 흔드는 운동 틱(motor tic)과 코를 '킁킁' 거리거나 '음음' 하는 음성 틱(vocal tic)을 들 수 있다. 상기한 사례와 같이 일반적으로 초기에는 증상이 일시적으로 나타났다가 없어지는 양상을 반복하다가 점차 지속되는 경향이 있다. 또한 한 가지 틱이 없어지면서 새로운 틱 증상이 나타나거나 이전에 보이다가 사라졌던 틱 증상이 다시 나타나기도 한다. 또는 원래 있었던 단순 틱이 복합성 틱으로 변하기도 한다.

틱장애는 발병시기, 증상의 지속 기간, 음성 틱 증상의 유무에 따라 3가지 하위 유형(뚜렛장애, 만성 운동 또는 음성 틱장애, 일시적 틱장애)으로 나뉜다. 이 중에서 뚜렛장애(Tourette Disorder)는 개인의 일상생활과 적응을 방해하는 정도가 가장 심한 장애로 여러 가지 운동 틱과 하나 이상의 음성 틱을 보일 때 진단 내려진다.

외설증의 경우 뚜렛장애 환자의 약 10% 미만에게서 보고되고 있으며, 드물기는 하지만 자해적인 틱을 보이는 경우도 있다.

2) 원인

틱은 일반 아동의 15%에서 일시적으로 나타났다가 사라지는 것으로 보고되지만 성인기까지 지속되는 경우도 있다.

틱장애의 원인은 정서적인 요인을 강조하는 입장과, 유전적이거나 신경학적 요인을 강조하는 입장으로 구분해 볼 수 있다. 최근의 연구들에서는 단순한 틱 증상을 아동이 불안이나 분노를 과도하게 억압하고 통제함으로써 그 결과 야기되는 증상이지만 뚜렛장애는 기본적으로 신경학적 요인이 관련되어 있으며, 심리적인 요인은 증상을 지속시키거나 악화시키는 데 기여하는 것으로 보고 있다(Weiner, 1992). 즉, 뚜렛장애는 만성적 신경학적 장애로 신경학적, 유전적, 행동적, 환경적 요인이 상호작용하여 증상이 표출되며 유지되는 것으로 간주된다. 특히 뇌영상 연구에 따르면, 이들의 경우 cortico-striato-thalamo-cortical 회로(CSTC)가 일반인과 다른 것으로 보고되기도 한다.

3) 치료

아동들이 환경적인 변화나 정서적 요인으로 인해(학교에 입학하거나 전학 가거나, 아동이 불안을 느낄 만한 환경적 사건 등) 일시적으로 보이는 틱 증상은 아동이 정서적으로 안정됨에 따라 저절로 없어질 수도 있으나 아동이 지속적으로 틱 증상을 보이거나 틱 증상이 계속 변화되거나 다양해지며, 여러 가지 틱 증상을 복합적으로 보일 때는 개별적인 도움을 받는 것이 필요하다. 일반적으로 틱장애 아동들은 긴장 수준이 높고 정서적으로 위축되어 있으며, 특히 불안이나 분노와 같은 부정적 정서를 억압하고 이를 틱 증상을 통해 표출하는 경향이 강하므로 놀이 치료적 개입이 효과적인 것으로 알려져 있다. 일반적으로 아동은 성인에 비해 언어 표현이 유창하지 못하며, 특히 틱장애 아동들은 부정적 생각이나 정서에 대한 억압이 심하고 위축되어 있으므로 자신의 내적인 갈등을 말로 표현하는 데 어려움이 많다. 놀이는 아동이 자신의 생각이나 감정을 표현하고 환경을 탐색하며, 욕구를 충족시키는 가장 자연스럽고 편안한 매체이므로 틱장애 아동이 보이는 긴장과 불안을 완화시키고 안전감과 자신감을 얻는 데 도움이 될 수 있다. 그러나 뚜렛장애의 경우에는 신경학적 요인이 관여된 경우가 많고, 틱장애에 비해 증상이 심하고 다양하여 일상생활의 기능을 방해하는 정도가 심각하므로 약물치료가 병행되어야 한다. 이들에게 주로 사용하는 약물로는 항도파민 제재와 비정형 항정신병 약물, 호르몬 제재 등이 있다.

7. 주의력결핍 과잉행동장애(Attention Deficit/Hyperactivity Disorder)

초등학교 2학년인 9세 남아는 수업 시간에 집중하지 못하고 앞과 옆에 앉은 친구를 귀찮게 하여 수업 진행에 방해가 된다는 이유로 담임교사의 권유에 의해 병원에 내원하였다. 등하교 시에는 이것저것 쳐다보고 관여하느라 지각하기 일쑤이며 숙제하라고 혼자 내버려두면 10분 안에 마칠 분량을 몇 시간이고 잡고 있을 정도다. 자기 차례를 기다리지 못한 채 끼어드는 경우가 많고 질문이 끝나기도 전에 엉뚱한 대답을 해 친구들 사이에서도 따돌림을 당하고 있다. 모의 보고에 따르면, 아동은 어려서부터 한자리에 가만히 있지 못하고 수레바퀴 돌아가듯 쉴 새 없이 움직여 집 밖을 나가면 늘 잃어버릴까 봐 걱정했으며 수없이 넘어지고 다쳐 애를 먹었다고 한다. 현재는 정리 정돈을 잘하지 못하고 한 가지 일을 끝까지 완수하지 못한 채 새로운 것들을 벌리는 행동들 때문에 엄마와의 관계에서 갈등이 많은 상태다.

1) 임상적 특징

주의력결핍 과잉행동 장애는 1917년부터 1918년까지 미국에서 뇌염이 유행하고 난 후 살아남은 아동들에게서 산만하고 충동적이며 인지기능의 장애가 보고됨에 따라 뇌 손상이 주된 원인으로 간주됨으로써 미세대뇌손상(minimal brain damage), 혹은 미세대뇌기능장애(minimal brain dysfunction: MBD)로 불렸다. 그러다 1980년에 들어서야 비로소 주의력결핍장애(Attention Deficit Disorder)라는 독자적인 진단명을 얻게 되었다. 이후 과잉행동도 무시할 수 없는 증상이라는 주장들이 제기되면서 DSM-III-R(APA, 1987)부터 현재의 주의력결핍 과잉행동장애라는 진단명을 얻게 되었다.

주의력결핍 과잉행동장애는 상기한 사례와 같이 주의산만, 과잉행동/충동성을 주 증상으로 하며 7세 이전에 발병하는 것이 특징이다. 이러한 증상들로 인해 학교나 가정 등 2곳 이상의 상황에서 다양한 문제를 보이며 아형은 복합형, 주의력결핍 우세형, 과잉행동-충동 우세형의 세 가지가 있다. 구체적인 진단기준은 DSM-IV를 참조하기 바란다.

그러나 주의산만한 문제를 보인다고 해서 모두 주의력결핍 과잉행동장애는 아니다. 보통 아동은 불안하거나 우울할 때도 안절부절못하거나 과제에 집중하지 못하는 행동을 보이므로 주의산만하고 충동적으로 보일 수 있다. 또한 지능이 낮거나 언어 발달이 늦은 경우, 학습 성취에 어려움을 보이는 경우, 혹은 품행 장애나 반항 장애와 같은 행동 장애 아동들도 주의산만하고 충동적이며 과잉행동을 보인다(홍강의 등, 1996). 이와 같이 주의력결핍 과잉행동장애 아동들은 다른 정신과적 장애를 함께 보이는 경우가 많으므로 이러한 현상을 규명하기 위해 많은 연구가 이루어지고 있다. 이러한 연구들에서는 주의력결핍 과잉행동장애가 단일한 동질적인 임상적 단위(single, homogenious clinical entity)를 지닌 장애라기보다 공존병리에 따라 다른 원인과 위험요인, 예후를 보이는 이질적인 장애 집단일 가능성을 시사해 주었다. 특히 공존병리를 고려하는 경우 임상적 경과나 약물에 대한 반응이 서로 다르므로 적절한 치료나 예방을 위한 방법들을 고안해 내는 데 도움이 될 것이다. 그러나 주의력결핍 과잉행동장애를 다른 장애들과 정확히 감별해 내고 공존병리를 확인하기 위해서는 신경심리검사를 포함한 다양한 심리학적 평가와 면접, 행동 관찰 등이 필요할 것이다.

2) 원인

주의력결핍 과잉행동장애의 정확한 원인은 여전히 불명확하지만 다른 장애들에 비해 사회문화적 요인이나 양육의 문제보다는 뇌의 신경생물학적 요인이 더 큰 비중을 차지하는 것으로 알려져 있다.

주의력 장애에 대한 초기 연구들에서는 뇌손상이나 미소 뇌기능 장애를 주요 원인으로 보았으나 이후에 제기된 분자유전학적 연구들에서는 도파민-2형 유전자(dopamine type 2 gene) 및 도파민전달유전자(dopamine transporter gene: DAT1), 도파민 4번 수용체 유전자(dopamine D4 receptor gene: DRD4)가 이 장애와 관련 있는 것으로 보고되었다. 그러나 다른 연구들에서 제대로 입증되지 못하고 있어 앞으로 더 많은 연구가 필요한 상황이다. 신경생화학 연구에서도 주의력결핍 과잉행동장애 아동들의 경우 뇌의 도파민 수준이 감소된 것으로 보고되었으나(Wender, 1978; Cook et al., 1995), 이 또한 후속 연구들에서 반복 검증되지 못하고 있어 아직 구체적인 결론이 나지 않은 상태다. 또 다른 연구들은 망상 활성 체계의 저각성(underarousal)을 주된 원인으로 보는 것인데, 주의력결핍 과잉행동장애 아동은 망상 활성체계의 각성수준이 저하되어 있어 그 결과 운동과 감각 기능을 통제하는 데 어려움을 보인다고 주장하고 있다(Satterfield et al., 1972). 신경심리학적 연구들에서는 주의력 장애가 주의 과정의 통제에 관여하는 전두엽의 기능장애나 미성숙과 관련되어 있다고 주장하기도 한다(Ross et al., 1994). 그러나 주의력결핍 장애의 원인에 대한 선행연구 결과들은 서로 상반되는 것이 많으며 특정 주장에 대한 결정적인 증거는 없는 상태다.

3) 치료

상기한 것과 같이 주의력결핍 과잉행동장애의 증상들은 다른 아동기 장애에서도 흔하게 나타나는 것으로 주의력결핍 과잉행동장애를 확진하기 위해서는 무엇보다 먼저 객관적인 심리평가가 이루어져야 한다. 이를 통해 아동의 문제를 정확하게 진단한 후 주된 문제에 따라 약물치료, 인지-행동치료, 놀이 치료, 부모 교육 등 다양한 치료방법을 적용하도록 한다.

일반적으로 약물치료가 주의력결핍이나 과잉행동, 충동적이고 비순응적인 행동을 감소시키는 데 효과적이지만 주의력결핍 과잉행동장애 아동이 보이는 여러 가지 습관화된 행동이나 충동적인 문제 해결 방식을 변화시키고 자기-조절 능력을 키우는 데는 큰 도움이 되지 못한다. 특히 이 아동들이 학년이 올라감에 따라 부가적으로 보이는 낮은 자존감이나 자신감 부족, 우울감과 같은 정서적 문제, 또래 관계 문제와 학습 문제를 호전시키는 데는 아동을 대상으로 한 인지-행동치료와 부모교육이 이루어져야 한다.

8. 아동기 우울증(Childhood Depression)

초등학교 2학년 남아는 1학년 때 부모가 이혼을 하여 엄마와만 살기 시작한 후로 전과 달리 집과 학교에서 사소한 일에도 분노 발작을 보이고 생떼를 쓰며 쉽게 울고 짜증을 내 현재는 다루기 힘든 아이로 소문이 났다. 쉽게 주의가 산만해져 수업에 집중하지 못하고 10분 만에 끝낼 수 있는 과제를 수행하는 중에도 이것저것 관여하고 살펴보느라 오랜 시간이 걸린다. 전에는 사교적이었으나 친구들과도 다툼이 많아 함께 노는 아이가 없다. 집에 오면 주로 TV를 보거나 게임을 하면서 시간을 보낸다. 잠이 드는 데도 어려움을 보이고 있으며, 일찍 잠이 든 경우에는 한 시간 정도 후에 깨서 다시 잠들지 못하는 등의 어려움도 보인다. 귀신이 자신을 잡아간다거나 뱀에게 먹히는 등의 악몽 또한 거의 매일 보고하고 있다.

1) 임상적 특징

1960년대까지만 해도 아동기 우울증의 존재 여부에 대해 많은 논란이 있어 왔으나, 1970년 개최된 유럽 소아정신과 연합 학회에서 아동기 우울증이 소아청소년 정신질환의 상당한 부분을 차지한다고 발표한 후부터 아동기 우울증은 새로운 조망을 받게 되었다. 그러나 이 장애의 존재를 공식적으로 인정한 것은 DSM-III 이후다. 현재는 기본적으로 성인과 동일한 진단기준을 사용하고 있으나 몇 가지 기준을 정해 발달단계에 따라 적용할 수 있도록 하고 있다.

아동은 인지나 정서 발달이 성인에 비해 미성숙하여 자신의 감정에 대해 구체적으로 인식하지 못하므로 우울한 성인들이 흔히 보이는 증상인 절망감, 슬픔, 자신이나 미래에 대한 비관적 생각이나 자살 사고 불면증 같은 증상들을 보이는 경우는 매우 드물다. 즉, 아동기에는 우울감이 성인들에게서 보이는 위축된 행동이나 정서보다는 집중력 문제, 도벽, 성적저하, 공격적인 행동과 같은 행동적인 증상으로 주로 표현된다. 따라서 아동기 우울증의 경우 다양한 신체 증상이나 품행장애와 같이 위장된 형태로 나타난다는 주장과 그에 대한 논쟁이 지속되어 왔다(Rutter et al., 1988). 따라서 1970년대까지는 아동들이 보이는 복통이나 두통과 같은 다양한 신체 증상, 짜증, 등교 거부, 무단결석, 학습 부진, 과잉활동, 공격적 행동 등 여러 가지 행동적 증상들이 성인의 우울 증상과 같은 의미를 지닌다고 보았다(Toolan, 1962; Glaser, 1981). 따라서 겉으로 드러나는 여러 가지 문제 행동들이 내면에 존재하는 우울증을 가리는 기능을 한다고 하여 이를 "위장된 우울증"(masked depression)이라 칭하였다(Cytryn & McKnew, 1972; Malmquist, 1977).

그러나 아동의 경우에도 성인과 유사한 정서적, 인지적, 동기적, 신체적, 정신운동적 증상을 포함하는 우울증이 존재한다는 주장과, 연령에 따라 독특한 임상적 특징들이 나타날 수 있다는 견해가 여러 연구자들에 의해 제기되었고(Carlson & Kashani, 1988; Cantwell & Calson, 1979; Kovacs & Beck, 1977), 현재에는 아동기 우울증의 존재와 우울 증상의 연령에 따른 변화를 인정하기에 이르렀다.

그럼에도 불구하고 현재까지 아동기 우울증은 진단기준이 모호할 뿐만 아니라, 외현적으로는 행동적인 문제를 보이지만 기저에 우울증이 내재되어 있는 것으로 가정되고 있는 "위장된 우울증"의 경우에는 품행 장애나 기타 다른 행동 장애와 구분할 수 있는 객관적인 진단준거가 없으므로 정확하게 진단해 내기 어려운 경우가 많다.

2) 원인

우울증의 원인론은 크게 정신분석적 이론, 인지 이론, 학습 이론과 같은 심리학적 이론과 생물학적 이론으로 나눌 수 있으나 각각의 이론들에서는 아동기 우울증과 성인기 우울증의 원인을 구분하여 설명하지는 않고 있다. Freud는 우울증의 중요한 원인으로 대상 상실 및 그에 따른 분노와 죄책감을 강조하였다(Exner & Weiner, 1982). 정신분석적 이론에서는 우울증을 애정 대상의 상실에 대한 반응으로 보고 애정 대상에 대한 양가감정의 자각과 그에 따른 초자아의 처벌적인 영향으로 인해 죄책감을 느끼는데 이때 분노가 내부로 향해지게 되면 우울증을 보이게 된다고 설명하고 있다. 따라서 초자아가 발달된 이후에야 우울증 진단이 가능하다고 보았다. 반면에 행동주의 이론에서는 부적절한 정적 강화가 우울증의 원인으로 작용한다고 본다(Lewinsohn, 1974). Seligman(1986)은 자신이 전혀 통제할 수 없는 환경적 사건에 반복적으로 직면하게 되면 자기가 아무리 노력해도 결코 상황을 통제하거나 변화시킬 수 없다는 무력감을 발달시키게 되는데 이러한 학습된 무력감이 우울증의 주된 원인이라고 보았다. 인지 이론에서는 자기 자신이나 세상을 어떻게 보느냐와 같은 인지적 요인의 역할을 중요시 한다. 즉, 자기, 세상, 미래에 대한 부정적이고 자기패배적인 사고방식이 우울증을 일으킨다고 설명한다(Beck, 1967).

아동기 우울증에 대한 생물학적 이론은 유전적인 요인과 생화학적인 요인에 초점을 둔다. 우울증 환자의 가족에 대한 연구와 쌍둥이 연구결과, 우울증에서 유전적인 요인이 중요한 역할을 한다는 것이 발견되었으며 특히 아동기 우울증에서는 유전적 요인이 강하게 작용한다(Orvaschel, 1990). 생화학적 원인론에서는 우울증이 뇌의 신경전달물질인 세로토닌이나 노르에피네프린의 수준이 정상 수준에 비해 낮기 때문이라고 보고 있으며 이러한 신경전달물질에 영향을 미치는 약물들이 우울증 치료에 효과적이라는 연구결과들이 이를 지지해 준다.

3) 치료

아동기 우울증도 다른 장애와 마찬가지로 주된 원인에 따라 치료방법이 선택되어져야 하지만 단일한 방법보다는 놀이 치료, 인지행동치료, 약물치료, 환경적 개입, 대인관계 기술 훈련 등 다양한 방법이 고려되어야 한다. 행동 문제를 주로 보이는 아동의 경우에도 야단부터 치기보다는 언제부터 그러한 문제를 보였는지, 그 당시 환경적인 변화는 없었는지, 자주 짜증을 부리거나 울지는 않는지, 학교생활을 비롯한 일상적인 활동이 변화되지 않았는지, 혹은 또래들과 어울리는 데 있어 흥미가 감소되지는 않았는지 등을 심도 깊게 관찰한 후 이러한 행동 문제가 우울증에 기인된 것이라면 무엇보다 먼저 아동을 이해하고 수용적이며 따뜻하게 대해주는 자세가 필요할 것이다.

9. 배설장애(Elimination Disorder)

10세 여아인 영희는 밤에 소변을 지리는 것 때문에 내원하였다. 또래들에 비해 발달이 빨랐던 영희는 소변 또한 18개월경에 가리기 시작하여 별다른 문제를 보이지 않다가 40개월경 동생이 태어나면서부터 소변을 지리는 증상이 나타났다고 하며, 이후 호전과 악화를 반복하며 현재에 이르렀다고 한다. 현재까지도 동생에 대한 시샘이 심해 부모가 동생에게 관심을 보이면 참지 못한 채 소리를 지른다고 한다. 모르는 사람이라고 할지라도 자신보다 동생에게 관심을 보이면 금세 토라져 투덜거리는 정도다. 욕심도 많아 장난감 등의 물건을 다른 사람에게 양보하는 법이 없었으며 현재도 공부와 외모에 대한 관심과 욕심이 많은 상태다.

1) 임상적 특징

배설은 아동의 중요한 발달 과업 중 하나로 일반 아동의 경우 보통 만 2~3세가 되면 가리기 시작한다. 그러나 적절한 시기에 대소변을 가리지 못한 채 5세 이후에도(유분증은 4세 이후 진단 가능) 반복적이고 지속적으로 배변의 어려움을 보이거나 배변 훈련 시기에 대소변을 잘 가렸지만 일정한 시기가 지난 후 다시 실수를 하는 경우 유뇨증(Enuresis)과 유분증(Encopresis)으로 진단 내린다. 소변 실수를 보이는 유뇨증과 대변 실수를 보이는 유분증은 1차성과 2차성으로 나뉜다. 1차성은 출생 후부터 현재까지 대소변 가리기를 제대로 하지 못한 채 계속해서 증상을 보이는 경우이고, 2차성은 적어도 1년 이상 대소변을 잘 가리다가 다시 가리지 못하게 된 경우를 말한다. 그러나 DSM-IV 부터는 1차성과 2차성을 따로 구분하지 않고 있다. 또한 유뇨증과 유분증을 나타나는 시간에 따라 구분하기도 하는데, 밤에만 나타나는 경우에는 야간형(nocturnal), 낮에만 나타나는 경우에는 주간형(diurnal)이라고 부르며 야간형이 더 많은 것으로 보고되고 있다.

상기한 사례는 2차성 야뇨증의 전형적인 예로 1차성과는 달리 2차성의 경우에는 심리적인 요인이 중요한 원인으로 작용하는 것으로 알려져 있다.

2) 원인

처음부터 소변을 가리지 못하는 1차성 유뇨증의 경우 약 80% 이상에서 방광수축 기능의 이상 등 비뇨기계의 기질적인 이상이 발견된다. 이는 1차성 유뇨증의 경우 기질적인 치료가 필요한 기능성 장애라는 점을 시사한다. 그러나 2차성 유뇨증은 일단 소변을 가렸던 아동이 특정한 시기부터 다시 소변 실수를 보이는 것으로 이때는 기질적인 원인보다는 심리적인 원인이 작동하고 있을 가능성이 높다. 심리적 요인으로 설명하는 경우 유뇨증을 퇴행현상의 일종으로 보거나 부모에 대한 복수와 유아적 의존성의 발현으로 본다. 그러나 배변훈련을 지나치게 일찍 시작하거나 반대로 적절한 시기에 배변 훈련을 실시하지 않은 채 무관심 속에 방치된 경우와 같은 사회문화적, 환경적 요인 또한 유뇨증에 깊게 관여하는 것으로 보고되고 있다.

처음부터 대변을 가리지 못하는 1차성 유분증의 경우에는 유뇨증과 마찬가지로 기질적인 이상이 발견되는 경우가 흔한데 직장 및 괄약근의 이상이 그중 하나다. 심리적인 원인은 유뇨증에서 보는 입장과 유사하므로 구체적인 기술은 생략하기로 한다.

다만, 주의력결핍 과잉행동장애 아동들도 배변 관련 신체적 반응에 주의를 기울이지 못하거나 뒤늦게 화장실로 가는 중에 소변과 대변을 지리는 경우가 있으므로 정확한 평가 및 진단을 바탕으로 한 치료적 개입이 필요하다.

3) 치료

배설장애의 경우 신체 기능상의 문제가 없다면 심리적, 환경적 요인이 중요한 원인으로 작용하므로 증상 조절 외에도 이에 대한 개입이 이루어져야 한다.

(1) 아동 대상 심리치료

배설장애 아동에게는 억압 및 억제되어 있는 공격성과 분노감, 적개심 같은 부정적인 정서들을 표출하도록 도와주는 치료법이 효과적이지만 일반적으로는 행동치료방법이 짧은 시간 안에 가장 큰 효과를 볼 수 있는 것으로 알려져 있다. 따라서 여기에서는 행동치료 방법을 간단하게 소개하였다.

유뇨증에 대한 치료법으로 우리나라에서는 전통적으로 아동에게 키를 씌운 채 이웃집에 가서 소금을 얻어 오게 하는 혐오적인 방법이 유행하였다. 그러나 이러한 방법은 아동에게 수치심을 심어 주고 자존감에 상처를 줌으로써 도리어 역효과를 보는 경우가 많다. 따라서 소변이나 대변을 가렸을 때 적절한 보상을 해 주는 정적 강화법이 부작용을 최소화하면서 치료효과를 극대화시킬 수 있는 좋은 방법이다. 유뇨증의 경우에는 소변을 가렸을 때, 유분증의 경우에는 정해진 시간에 자발적으로 화장실에 가서 배변을 시도하는 행위부터 정적 강화를 주는 것이 좋다. 보다 구체적인 치료방법으로는 많이 알려진 스티커 제도가 있다. 이때 주의할 점으로는 아동이 보상물을 직접 선택하도록 하고 가족들이 스티커 판을 잘 볼 수 있는 곳에 부착하여 관심을 보임으로써 아동의 동기 수준을 높이는 것이다. 또한 약속한 대로 스티커 개수를 채운 경우에는 주기로 한 보상을 다음으로 미뤄서는 안 된다. 이 외에도 행동치료기법을 적용한 기계를 사용하여 소변 실수를 할 때마다 혐오자극을 주는 방법도 있다. 이러한 기계로는 전자식 경보 장치(bell and pad), 벨 알람(bell alarm), 부착형 벨 알람(body-worn bell-alarm) 등이 있다. 이러한 장치들의 경우 50~60%의 아동들에게서 치료효과를 보인다는 연구결과들이 있으나 재발률이 높고 경보장치가 고장이 자주 나며 아동이 깊은 수면에 빠졌을 때 벨 소리를 듣지 못하는 등의 단점이 있다.

(2) 보호자를 대상으로 한 심리치료

배설장애는 원인에서도 짤막하게 언급했듯이 심리적인 요인에 의해 발생하는 경우가 많다. 특히 배설장애의 경우 기본적으로 부모-자녀 관계나 가족 내 갈등이 해소되어야만 치료적 효과가 나타나는 것으로 보고될 정도로 부모-자녀 관계가 중요한 비중을 차지한다. 일반적으로 유뇨증에 비해 유분증의 경우 부모-자녀 관계가 더 심각한 것으로 알려져 있다. 따라서 아동 치료뿐만 아니라 부모교육과 치료를 통해 아동에 대한 이해와 양육 태도의 변화를 도모하는 것이 매우 중요하다. 특히 가정 내에서 증상을 조절하도록 하기 위해서는 적절한 행동 치료 방법 및 배변 훈련이 이루어지도록 교육할 필요가 있다.

(3) 약물치료

배설장애 정도가 너무 심해(특히 주간성의 경우) 학교생활을 포함한 일상생활을 해 나가기 힘들다거나 다른 치료방법들이 효과가 없는 경우, 1차성 배설장애의 경우, 그리고 다른 정신병리가 동반되는 경우에는 약물치료를 시도한다. 약물로는 항콜린제, 항이뇨호르몬제, 삼환계 항우울제, 칼슘길항제, 알파차단제, 베타 아드레날린 작용제 등이 효과적인 것으로 알려져 있다. 그러나 부작용이 동반되며 약물을 끊는 경우 재발되는 확률이 높은 것이 단점이다. 또한 유분증은 유뇨증에 비해 약물치료의 효과가 낮은 것으로 보고되고 있다.

제14 장

기타 장애

제1절 신체형장애

신체형장애(somatoform disorder)는 다양한 신체 증상이 나타나지만 일반적인 의학적 상태로는 신체질환의 증거를 충분히 찾을 수 없으며, 이러한 증상의 원인이 심리적 요인이나 갈등에 의한 것으로 간주되는 일련의 정신장애다.

사람의 몸과 마음은 따로 분리되어 있는 것이 아니라 서로 연결되어 있어서 마음이 울적하거나 괴롭거나 힘이 들 때 다양한 신체변화가 나타나기도 한다. 또한 신체의 변화로 인해 마음의 변화가 나타난다. 신체형장애의 경우 자신이 의식하지 못하는 상태에서 신체상의 변화를 일으키거나 신체 증상으로 나타내게 되어 그러한 증상이 왜 생겼는지 알지 못하고 신체질환이 있는 것으로 생각하게 된다. 이러한 신체적 증상으로 인해 사회적이거나 직업적, 또는 그 밖의 중요한 기능영역에서 임상적으로 심각한 고통이나 장애가 나타나며, 허위성장애나 꾀병과는 달리 신체적 증상이 의도적이지는 않다. 신체형장애는 그 주된 증상의 특징에 따라 신체화장애, 전환장애, 동통장애, 건강염려증, 전환장애로 분류된다.

1. 하위 유형과 증상

1) 신체화장애

신체화장애(somatization disorder)는 신체의 여러 기관에 걸쳐 다양한 증상이 나타나며, 의학적 진찰이나 신체검사 결과로는 설명되지 않고 반복적이고 복합적인 신체 증상을 호소하는 특징을 가진 정신적 장애의 하나다. Kellner(1991)는 신체화를 '하나 이상의 신체 증상을 호소하고 적절한 평가에 의해 신체 증상을 설명해 줄 만한 기질적 병리 및 생리적 기제가 없을 경우, 또는 기질적 병리가 있다 하더라도 신체 증상의 호소 및 사회적, 직업적 장애가 실제의 기질적 이상에서 나타날 수 있는 것보다 훨씬 더 클 때'로 정의하였다.

신체화장애의 역사적 기원은 히스테리(hysteria)에 뿌리를 두고 있다. 히스테리는 자궁이라는 그리스말에서 유래된 것으로, 대부분 여성에게만 나타나서 이 질병이 자궁에서부터 유래하는 것이라고 믿었다. 그래서 자궁의 전치(displacement)에 의하여 발병되며 여자의 몸 안에서 떠돌아다니는 자궁을 원래의 자리로 돌려놓아야 치료가 된다고 보았다. 1859년 프랑스 의사인 Paul Briquet는 히스테리의 진단을 기질적인 병리가 없이 여러 가지 증상들을 끊임없이 제시하는 환자들에 대해 이를 체계적으로 관찰하여 정리하였는데, 이러한 증상은 한동안 브리케 증후군(Briquet's syndrome)으로 불렸다. 1980년 DSM-III에서 이 장애가 신체화장애로 공식 명명되었다. DSM-IV(American Psychiatric Association, 1994)에서는 동통이나 위장관 증상 등 자율신경계 증상이 위주로 나타난 경우를 신체화장애로 분류했고, 감각기관이나 수의근육계(voluntary muscular system)의 기능 상실을 주로 나타내는 경우는 전환장애로 분류하였다.

신체화장애에서의 신체화는 동통 증상, 위장관계의 증상, 성적 증상, 신경계통의 가상 신경학적 증상에서 모두 나타난다. 주요 증상으로는 두통, 근육통, 과민성대장 증상 및 소화 장애, 성적 무관심, 월경불순, 만성피로 증후군, 기운저하, 가슴 두근거림, 숨 가쁨, 불면증, 어지러움 등이 주로 나타난다. 많은 사람들이 스트레스 사건을 겪은 후에 설사, 변비, 복통 등의 과민성대장 증상을 나타내고, 만성적으로 피로를 느끼며, 근육통이 있거나 몸이 뻣뻣한 느낌을 지니게 된다. 또한 사소한 일에 자주 신경질을 내고, 자주 토하고, 가슴 통증을 느끼고, 머리가 아프고, 눈이 흐려지고, 땀을 많이 흘리고, 불면증에 시달리며, 항상 나른하고 입맛을 잃고 기운이 저하되는 양상을 보인다(신현균, 2000). 이러한 증상으로 인해 타인의 관심을 받거나, 책임이나 의무를 면제받거나, 경제적인 보상을 받는 등의 이차적 이득(secondary gain)이 뒤따를 때 증상호소는 더욱 강화된다.

신체화 증상은 30세 이전에 시작해서 수년 동안 증상이 지속되는 만성화 경향을 보인다. 자신의 증상 호소를 다채롭고 과장된 용어와 몸짓을 사용해서 하며 현저한 불안과 우울이 흔히 나타난다. 대인관계에서 의존적이고 자기중심적이며 칭찬과 인정받기를 갈망한다. 신체적 증상의 호소로 사회적, 직업적 기능에 장애를 일으키고, 오랫동안 자신의 신체 증상에 매달려 수많은 약을 복용하며, 많은 시간과 돈을 지출하고 여기저기 의료기관을 쇼핑하면서 자신의 신체 증상을 호소한다. 신체적 증상이 심리적 요인에 의한 것일 수 있다는 점을 인정하려 하지 않으며 심리치료에 저항적이고 비협조적인 태도를 나타내는 경향이 있다. 매우 치료하기 어려운 장애로 예후가 나쁘며 스트레스가 많아지면 증상이 악화될 수 있다.

신체화장애는 평생 유병률이 전체 인구의 0.1~0.2%이고, 여성의 경우 0.2~2%이며 남성의 경우 0.2% 정도로 여성에게서 훨씬 더 흔하게 발생한다. 우리나라의 경우 부정적 감정의 표현이 억제되는 사회문화적 환경으로 인해 이보다 더 높을 것으로 추정되는데 홧병과 같은 신체화 증후군이 그 예라고 할 수 있다. 일반적으로 사회적 지위가 낮고, 특히 교육수준이 낮으면서 경제적으로 저소득층일 경우에 더 흔하게 나타나는 경향이 있다.

2) 전환장애

전환장애(conversion disorder)는 신경학적 손상을 시사하는 신체적 증상을 나타내는 경우로 감각기관이나 운동기관의 장애가 일어나며 이러한 증상이 일반적인 의학적 상태로는 설명되지 않는 경우다. 가장 많은 증상이 마비, 시력상실, 함구증이다.

전환장애는 초기에 히스테리로 불리던 질환으로 Freud에 의해 전환이라는 용어로 처음 소개되었다. Freud는 한쪽 팔의 마비 증상을 보이는 'Anna O'라는 여성의 사례를 분석하면서, Anna가 병상에 있는 아버지를 간호하는 과정에서 아버지의 성기를 만지고 싶은 욕망과 그에 대한 죄책감으로 마비증상이 나타나게 되었다고 하였다. 즉, 받아들이기 어려운 무의식적 갈등과 충동들이 심리적 불안을 일으키게 되고 그 불안을 해결하기 위해 선택한 것이 바로 신체적인 마비로 표현되는 전환증상이라고 보았다.

전환장애는 신경학적이나 의학적인 상태로 충분히 설명되지 않는 수의적인 운동이나 감각기능에 영향을 미치는 결함들이 나타난다. 이것은 다양한 증상을 호소하는 신체화장애와 달리 한두 가지의 비교적 분명한 신체적 증상을 보이며, 운동기능의 이상이나 신체 일부의 마비 또는 감각 이상 등과 같이 신경학적 손상을 시사하는 증상을 주로 표현한다. 특히 신체적 증상이나 결함이 시작되거나 악화되는데 신체적 손상이나 약물의 결과가 아닌 심리적 갈등이나 스트레스가 선행하여 그 증상이나 결함에 심리적 요인이 관련되어 있다고 판단되어야 하며, 이러한 증상이나 결함이 의도적으로 만들어지거나 꾸민 꾀병이 아니여야 한다.

전환장애에서 흔하게 나타나는 증상은, 첫째는 운동증상으로 협응 또는 균형장애로 인한 비정상적인 움직임과 걸음걸이, 신체 일부의 마비나 기능저하, 음식을 삼키는 것이 어렵거나 목구멍이 막힌 듯한 느낌, 발성불능, 소변을 보는 것의 어려움 등으로 나타낸다. 둘째는 감각증상으로 손, 팔, 발, 다리 등 신체 일부의 감각마비, 실명, 시야협착증, 청각상실, 환각이 나타나며 드물게 가성임신도 볼 수 있다. 셋째는 갑작스러운 경련이나 발작증상으로, 경련이 일어날 경우 간질발작과는 달리 혀를 깨물거나 요실금을 보이며, 외상은 거의 없다. 마지막으로는 혼합된 양상으로 위의 세 가지 경우가 복합적으로 나타난다. 이러한 증상들은 대개 한 번에 하나의 증상이 나타난 후 그 증상이 없어지면 얼마 후 새로운 증상이 나타날 수 있다. 갑자기 나타나 수일 또는 1개월 정도 지속되다가 갑자기 사라지기도 한다.

전환장애의 증상은 무의식적으로 일어난다. 정신분석적 입장에서는 성적, 공격적, 본능적 충동과 그 표현이 억압되어 있다가 상징적 의미를 지니는 신체적 증상으로 전환된 것으로 이를 통해 불안을 감소하고 처리하기 어려운 상황을 회피할 수 있도록 해 주는 것으로 보았다. 최근에는 다양한 심리적 갈등이 전환장애를 초래할 수 있다고 설명하고 있는데, 발병 당시 상황을 살펴보면 대인관계에서 자존심이나 체면을 손상시키는 일들이나 이해관계에서 손해를 보는 사건들이 있음을 볼 수 있다.

전환장애의 유병률은 일반인의 경우 인구 10만명당 11~30명으로 매우 희귀한

편으로 여성에게서 2~5배 정도 더 많은 것으로 보고되었다. 발병은 사춘기나 초기 성인기이며, 성인보다는 아동이나 청소년에게 더 흔하게 나타난다. 최근 국외뿐 아니라 국내에서도 발병률이 점차 감소하고 있는 것으로 보고되고 있다. 이것은 사회문화적 환경의 변화로 인한 요인과 함께 전환증상에 대한 많은 경험적 지식의 축적으로 이 장애의 발병과 유지에 중요한 역할을 하고 있는 이차적 이득을 얻을 수 있는 가능성이 줄어들게 되었기 때문인 것으로 보인다.

3) 동통장애

동통장애(pain disorder)는 신체의 한 곳 또는 그 이상에서 원인을 알 수 없는 심한 통증이 지속되는 경우를 말한다. 이러한 통증은 원인이 될 만한 신체질환을 찾을 수 없으며 신체질환이 있더라도 해부생리적으로 현재 호소하는 증상에 대한 설명이 불가능하다.

동통장애는 여러 가지 종류의 통증을 호소하는데 그중 가장 흔히 호소하는 것은 두통, 요통, 흉통, 복통, 관절통, 사지통이다. 이러한 통증이 시작되거나 악화되고, 유지되는 과정에 심리적 요인들이 작용하는 것으로 판단되는데 스트레스나 심리적 갈등에 따라 통증의 심한 정도가 함께 변화할 수 있다.

동통장애의 경우 성격적으로 감정표현을 잘하지 못하는 특징이 있으며 불안, 분노, 억압이 주로 신체적인 영역으로 경험되는 경향이 있는 것으로 보고되었다. 인간관계 또는 직장생활과 관련된 분노와 불안이 억압된 감정을 많이 만들어 낼 수 있다. 이러한 억압된 감정들이 해결되지 못하거나 표현되지 못하고 심리적으로 내재되어 있다가 스스로 인식하지 못한 상태에서 신체적 통증으로 표출되는 경향이 있다. 또한 만성통증의 경우 이로 인해 생기는 이차적 이득(예를 들어, 타인의 관심을 얻게 되거나 통증으로 인해 심리적 불안을 회피할 수 있음)이 증상을 유지시키고 강화시킬 수 있다.

동통장애는 청소년 시기와 초기 성인기에 시작하며 30~50대에 가장 많이 발병한다. 주로 30대 후반에서 40대 여성에게서 잘 발생되며 사무직보다 육체노동을 하는 계층에서 흔히 나타난다. 급성통증은 비교적 짧은 시간 내에 해결된다. 만성통증이 나타나기까지 걸리는 시간의 범위는 폭이 커서 몇 년이 걸리기도 한다. 신체화장애나 전환장애에서도 통증이 일어나는 경우가 있지만, 이들 경우에서는 기타 많은 증상들 중의 하나로 통증이 나타나는 데 반해서 통증장애의 경우는 통증만이 유일한 혹은 주된 증상으로 나타난다. 또한 심한 만성통증을 가진 사람들은 그렇지 않은 사람들보다 우울증, 불안장애 등과 같은 특정 유형의 정신장애로 고통받을 가능성이 훨씬 크다. 만성통증은 개개인에 따라 의미하는 것이 다를 수 있으며, 가족력이나 개인의 병력, 증상으로 인해 얻게 되는 이차적 이득, 심리적 갈등과 같은 다양한 요인이 작용할 수 있다.

4) 건강염려증

건강염려증(hypochodriasis)은 자신의 신체 증상이나 신체감각에 대하여 비현실적으로 부정확하게 인식하여 자신이 심각한 질병에 걸렸다는 공포나 믿음으로 인해 두려움을 갖는 경우다. 이러한 생각에 대한 집착으로 가슴 두근거림, 발한, 기침 등의 사소한 신체적 이상을 중병의 증거라고 생각하여 여러 가지 신체적 검사를 받지만 자신이 느끼는 신체적 증상이나 감각을 입증할 만한 근거를 발견하지는 못한다. 의학적으로 질병이 있다는 증거를 찾아내지 못한다 해도 질병에 대한 두려움이나 생각이 지속되어 사회생활이나 직장생활에 지장을 초래한다.

건강염려증의 증상은 심장박동, 발한, 장운동과 같은 신체기능에 대한 것, 작은 염증이나 기침과 같은 경미한 신체적 이상에 대한 것, 또는 막연하고 모호한 신체감각에 대한 것으로 표현된다. 건강염려증 환자들은 대부분 다양한 신체 증상을 호소하는데 가슴에 통증이 심하고 심장질환에 걸렸다고 하면서 옆구리와 다리로 통증이 여기저기 옮겨 다니며, 목에 이물질이 걸린 것 같다고 하면서 발한, 심계항진, 어지러움, 흉부통증 등을 호소한다. 일상적으로 신체의 조그마한 이상에도 지나치게 집착하고 건강에 대해 비정상적으로 걱정하며 정상적인 생리적 반응도 과민하게 느껴서 특정한 질병에 걸린 것이 아닐까에 늘 노심초사하며 불안해 한다. 신체적 병이 아니라고 설명해도 안심이 되지 않아 여러 병원을 전전하며 진료를 한다. 늘 신체적 병을 가지고 있다고 믿기 때문에 우울하다. 건강염려증은 증상 자체에 초점이 맞추어져 있다는 점에서 신체화장애, 전환장애, 통증장애와 구별된다.

건강염려증의 유병률은 일반 내과를 찾아온 사람들 중 약 4~9%로 추정되고 있으나 일반인을 대상으로 한 유병률이 어느 정도인지에 대해 잘 알려져 있지 않다. 건강염려증은 어느 연령에서나 시작될 수 있으며, 특히 청소년기와 초기 성인기에 가장 흔히 나타난다. 건강염려증에 대한 설명으로 가장 영향력 있는 심리적 요인으로는, 건강염려증 환자들의 경우 불안 또는 불안 민감성이 높아 신체 내·외부로부터 오는 중성 자극이나 비교적 덜 위협적인 자극에 대해서도 민감하게 반응하며 스트레스를 받는다는 것이다. 또한 신체감각을 실제보다 증폭해서 지각하고 정상적인 신체 신호나 사소한 신체 증상을 심각한 신체 신호나 질병으로 해석하는 인지적 편향이나 인지왜곡이 증상을 초래한다고 설명하고 있다(Smeets, de Jong, & Mayer, 2000).

5) 신체변형장애

신체변형장애(body dysmorphic disorder)는 자신의 외모에 심각한 결함이 있다고 상상하고 이에 과도하게 집착하는 것이다. 외모의 결함에 대한 집착은 가상적인 경우가 대부분인데, 만약 실제로 결함이 존재하는 경우라도 정도에 비하여 지나치게 이상 현상에만 집착하는 경향을 보인다. 신체변형장애는 1886년 이탈리아의 Morselli가 '외모의 어떤 부분에 대한 병적인 집착'에 대하여 추형공포증(dysmorphop-phobia)이라는 용어를 사용한 이래로 100년 이상 정신과 문헌에 기술되었지만 큰 관심을 받지 못하다가 DSM-III-R에서 처음으로 독립된 장애로 공식 명명되었다.

신체변형장애의 증상호소는 매우 다양하다. 피부의 반점, 주름살, 흉터, 얼굴색, 혈관, 털, 키, 체중 등에 집착하며, 코, 입술, 눈, 턱, 이마, 치아, 턱 등의 두부의 모양이나 크기 등을 호소할 수 있다. 얼굴 외에 근육, 유방, 손, 발, 엉덩이, 성기, 어깨, 척추 등과 같은 신체 부위도 관심의 초점이 될 수 있다. 이러한 호소가 구체적인 신체의 부위가 되기도 하지만 때로는 처진 얼굴, 부적절하게 굳은 표정과 같이 매우 막연한 것을 나타낼 수도 있다.

신체변형장애를 지닌 사람은 흔히 반복해서 거울을 보거나 그 결함을 숨기려 하며 결함을 해결하기 위해 치과나 성형외과의 시술을 받기도 한다. 자신의 결함 때문에 빈번하게 거울을 보거나 다른 반사하는 표면에 결함을 비춰 보는 행동을 하고 때로는 특수한 불빛이나 확대경을 이용하여 그들의 결함을 세심하게 관찰하며 과다하게 치장하는 행동을 보이기도 한다. 거울을 보거나 치장을 하는 것이 결함에 대한 불안을 감소하기 위한 것이지만 반대로 그로 인하여 집착과 연관되는 불안이 오히려 강화되기도 한다. 또한 자신들의 가상의 결함을 교정하기 위해 때로는 일반적인 의학적, 치과적, 외과적 치료를 받기도 한다. 이러한 치료는 증상을 더욱 악화시키고 강화시켜서 새로운 집착에 이르게 한다. 이처럼 신체적 결함이 가상적인 것이거나 미미한 정도임에도 불구하고 개인의 관심의 정도와 심리적 고통, 불안이 심해서 사회적 고립을 초래하고, 직업적인 생활에서 심각한 장애를 유발한다.

신체변형장애의 유병률은 정확히 알려지지 않았지만 약 2% 정도라는 보고가 있으며, 대개 청소년기에 시작하지만 밝히기를 꺼려 하여 성인이 된 이후에 진단되기도 한다. 대부분 초기에는 증상을 비밀스럽고 부끄러운 것으로 여겨서 공개적으로 말을 하지 않을 수 있으며, 우울증, 사회공포증, 강박신경증 등의 다른 장애와 동반되어 이로 인한 고통을 먼저 호소하고 자신의 "진짜문제"는 말을 하지 않기도 한다. 발병은 점진적일 수도 있으나 급작스럽게 나타날 수도 있다. 대개 증상이 없어지지 않고 지속적으로 나타나지만 증상의 강도는 시기에 따라 변할 수도 있고 관심의 대상이 되는 부위가 달라질 수도 있다. 이러한 신체변형장애는 우리 사회의 외모지상주의와 이를 부추기는 다수 언론매체의 형태가 크게 영향을 미치는 요인일 수 있다.

2. 원인과 치료

신체형장애가 발생하는 원인은 아직 명확하게 밝혀지지는 않았으나 대부분의 다른 정신장애처럼 여러 가지 원인이 복합적으로 작용하는 것으로 보인다. 즉, 뇌의 생물학적 원인과 사회적인 스트레스, 개인의 심리적인 취약성 등이 서로 상호작용하여 특정한 신체적 증상이 발생한다는 것이다. 신체형장애에 대한 원인과 치료기제를 살펴보면 다음과 같다.

1) 생물학적 입장

유전적 요인과 관련되어 친족들에게서 10~20배 더 잘 발생하고 가족 중에서 비슷한 신체 증상을 호소하거나 만성적인 신체질환이 있는 경우에 더 흔하다는 보고는 있으나 아직까지 이에 대한 영향력은 불분명하다. 신경생리학적 기능과 관련해서는 좌우 전두엽과 좌우 대뇌반구의 기능저하가 발견되기도 하며 산만하고 충동적인 경향이나 정보처리 능력에서 비효율성이 나타나는 경우가 있지만(Binzer, Ardersen, & Knllgren, 1996) 확실한 증거가 있는 것은 아니다. 약물치료의 경우 아직까지 신체형장애 전반에 걸쳐 효과적이라는 증거가 충분히 확보되지 않았지만, 신경전달물질인 세로토닌과 노르에피네프린을 조절하여 기분을 향상시켜 주고 스트레스에 대한 민감성을 줄여 주는 항우울제와 긴장 및 불안을 줄여 주는 항불안제 등을 주로 사용한다. 신체형장애에서 항우울제가 효과적일 수 있는 것은, 그 자체의 항우울 효과와는 독립적으로 신체 증상이나 통증을 경감시켜 주는 것으로 알려져 있으며, 신체 증상에 대한 강박적인 집착이나 건강염려증적인 생각을 완화시키는 데 효과적인 것으로 알려져 있다.

2) 정신분석적 입장

신체형장애를 방어기제의 일종이나 갈등해결의 시도로 간주하고 증상의 표현은 억압된 본능적 충동의 무의식적인 대리표현으로 여긴다. 또한 대상관계이론에서는 생애 초기의 아기와 어머니와의 관계가 안정적이지 못하면 자기조절 능력이 잘 발달되지 못하고 자신의 감정문제도 잘 해결하지 못해서 신체 증상에 더 취약해지는 것으로 보았다. Freud는 신체적 증상은 억압된 감정이 신체적 통로를 통해 표출되는 것으로 보았는데, 정신분석에서는 이처럼 감정을 표현하지 못하는 사람을 감정표현 불능증(alexithymia)으로 간주하였다. 감정표현 불능증은 그리이스어로 '감정을 언어화하지 못한다'라는 뜻으로 Sifneos(1972)에 의해 처음 사용되었다. 감정표현 불능증의 특성은 정서를 인지하는 능력과 정서를 상징적으로 표상하는 능력의 결함을 보여서 정서적 느낌과 신체감각을 변별하는 데서 곤란을 느낀다. 또한 내적 갈등에 대한 방어적 표현으로 나타날 수 있다.

감정표현의 억제는 장기적인 생리적 각성과 신체 불편감을 유발한다. 감정표현을 억제하는 경우 감정표현을 잘하지 못하기 때문에 정서 상태와 관련해 흔히 나타나는 신체 감각을 정서적 갈등이나 대인관계 갈등보다는 신체질병에서 비롯된 것으로 귀인할 수 있다. 즉, 자신의 감정 상태와 신체 감각을 잘 구별하지 못해 감정을 효과적으로 처리하는 데 어려움이 있다. 이들은 어떤 상황에서 자신의 부정적인 감정이 표출되었을 때 나타나는 신체적 변화를 자신의 감정과 연관 지어 생각하지 못하고 신체적 질병의 신호로 잘못 해석하게 된다(Taylor, Bagby, & Parker, 1991). 따라서 정서문제를 인식하지 못하고 신체 이상에 초점을 맞추어 신체 증상을 지속적으로 호소함으로써 증상의 만성화, 과잉진찰, 과잉치료 등을 가져온다.

정신분석에서의 치료는 심리적 갈등과 부정적 정서에 대한 무의식 과정의 탐색을 통해 신체 증상의 원인에 대해 알 수 있도록 도와준다. 주로 대화요법과 감정정화, 자유연상법, 억압해소법 등을 통해 심리적으로 내재되어 있는 부정적인 감정을 정화하고 감정표현 능력을 향상시킬 수 있도록 한다. 신체 증상에 대한 대표적인 사례로 'Anna O'에 대한 Breuer의 치료를 살펴보면, 'Anna O'는 병간호를 해 주었던 아버지의 사망 이후 극심한 신체 증상을 보였다. 예를 들어, 물을 두려워하게 되어 물을 마시지 못하거나, 자신의 모국어인 독일어를 전혀 알아듣지 못하고 영어, 프랑스어, 이탈리아어로만 의사소통을 했으며, 가벼운 환각 증세와 더불어 팔이 마비되는 등의 증상을 보였다. Breuer의 최면치료 과정에서 자유연상을 통해 그녀가 무의식적으로 누르는 기억들을 회상하거나 기억을 떠올리게 되면 그 증세들은 바로 사라져서 모국어인 독일어를 다시 말할 수 있게 되었고 마비된 팔도 풀렸다. Breuer는 이러한 치료를 카타르시스법(감정정화)이라고 불렀다. 즉, 억눌린 감정이 발산되고 정화되어 마음의 병이 치료된다는 것이다.

3) 행동주의적 입장

신체적 증상을 조건형성의 원리를 통해 학습된 양식으로 설명하고 있으며, 이를 통해 환자가 얻게 되는 이차적 이득에 초점을 둔다. 증상의 대부분은 외부 환경에 의해 강화된 것으로, 예를 들어 몸이 아픈 경험을 한 아이가 신체 증상을 호소하여 주위의 관심과 배려를 받고 의무를 면제받는 이득을 얻게 되면 이를 학습하게 되고, 주변의 아픈 사람이 보살핌과 애정을 받는 것을 보면서 환자 역할을 하는 것을 간접적으로 학습하게 된다. 이처럼 주위 환경, 특히 가족 내에서 모방을 통한 학습이 이루어진다. 행동치료에서는 스트레스 사건을 확인하고 제거하도록 노력하는 것과 함께 환자의 역할을 통해 얻게 되는 타인의 관심, 타인에 대한 조정, 책임의 회피, 의무의 면제 등과 같은 이차적 이득을 세밀하게 확인하여 제거하는 데 초점을 맞춘다.

4) 인지적 입장

신체형장애 환자들에게 나타나는 인지적 특징에 초점을 맞추고 있다. 인지 특성으로는 신체 감각에 대한 주의 및 증폭된 지각, 사소한 신체 감각에 대한 부정적 해석, 신체원인으로 귀인하는 편향 등에 주의를 기울인다. 이처럼 인지적 편향을 보이는 사람들은 다음과 같은 특성을 보인다.

첫째, 신체 감각에 대한 주의와 증폭지각은 신체 감각의 변화에 예민하게 주의를 기울이고 증폭해서 지각하여 이를 더 강렬하고 해로운 것으로 경험하는 경향이 있다. 해로운 감각에 선택적으로 초점을 맞춤으로써 불특정적인 불편감이 신체 증상으로 표출하게 된다(Barsky, Goodson, & Lane, 1988). 통증지각의 과잉경계 모델에 따르면, 통증환자들은 외부자극에 대한 증가된 주의와 통증 감각에 대한 집착 때문에 통증에 대한 민감도가 높다. 외적인 해로운 자극뿐 아니라 내적 자극에도 과잉 경계한다. 즉, 낮은 통증 역치와 낮은 통증 인내심을 보인다(신현균, 2006).

둘째, 신체 감각의 해석과 귀인과정에서는 사소한 신체 감각을 심각한 질병으로 잘못 귀인한다. 대개의 증상은 환경적 요소, 일시적 피로, 수면 부족 등과 같은 상황적 요인에 귀인됨으로써 중성화될 수 있다. 이에 비해 신체화 환자들의 경우 사소한 신체 증상을 더 부정적으로 해석하고 신체 원인에 귀인하며 쉽게 질병을 추론한다. 건강염려증 환자들은 사소한 신체 감각을 중병의 신호로 오인하여 고통을 겪는다. 신체 감각에 대한 예민성과 오해석이 작용한다고 볼 수 있다.

신체형장애는 신체 감각에 대한 예민성이라는 측면에서 공황장애와 비슷한 측면을 갖는다. 두 장애 모두 신체 감각에 집착하는데 신체형장애 환자들은 일반적으로 애매하고 다양한 신체 증상을 비교적 지속적으로 느끼는 데 반해서, 공황장애 환자들은 불안에 국한된 신체 감각을 특정 순간에 집중적으로 느낀다. 신체 감각에 대한 해석에서도 공황장애는 지금 당장 죽을 것 같은 재앙적 결과가 이 순간에 급박하게 닥친다는 것이고 신체형장애는 신체에 대한 이상증상을 지속적으로 느끼는 것으로 신체 증상에 대한 오해석의 경향은 유사하나 긴박성과 파국성이라는 측면에서 차이가 있다(황성훈, 이수현, 이훈진, 2006).

신체 증상은 우울, 불안과 같은 정서적인 측면과 인지적 편향과 같은 인지적 측면의 복잡한 상호작용에 의해 발생되고 유지되는 경향이 있다. 신현균(2006)의 연구에서 부정적 정서 상태에서 신체 감각을 더 증폭해서 지각하고, 신체 증상을 더 많이 경험하고, 신체 증상을 더 신체적인 원인으로 귀인하였다. 신체적 증상은 신체 감각에 대한 주의와 증폭지각, 귀인, 해석과 같은 인지적 측면과 함께 우울, 불안과 같은 부정적 정서 또한 증상의 정도에 영향을 미치고 있음을 알 수 있다.

신체형장애 환자들은 자신의 신체적 증상이 심리적 요인에 의한 것일 수 있다는 점을 인정하려 하지 않기 때문에 심리치료에 비협조적이고 저항적이다. 때문에 환자의 믿음에 반대되는 입장을 취하기보다는 환자가 느끼는 고통을 인정하고 공감을 표현하면서 견고한 신뢰관계를 형성하여 치료에 협조적이도록 한다. 인지치료적 접근에서는 인지과정에 개입하는 것을 우선에 둔다. 흔히 일어나는 신체 증상에 예민하게 주의를 기울이거나 해로운 것으로 증폭해 지각하지 않도록 하면서 증상에 대한 새로운 해석으로 집착하는 경향을 변화시키도록 한다. 또한 신체 외부의 자극으로 주의를 분산시키고, 신체 증상의 다양한 원인들을 고려해 보고 일시적이고 중성적인 원인에 귀인하거나 정서적인 원인에 귀인하는 연습을 할 수도 있다(신현균, 2000). 그리고 스트레스에 대한 대처방법을 알려 주고 부정적 감정을 표현하도록 격려하는 것이 필요하다.

제2절 섭식장애

현대 사회에서 외모에 대한 관심이 날로 커지고 있으며, 대중매체, 패션, 다이어트 산업 등의 영향으로 날씬하고 마른 체형을 아름다움의 기준으로 삼는 분위기가 전반적으로 확산되고 있다. 이로 인해 몸무게에 많은 관심을 가지고 있으며, 사회적으로 마른 체형이 더 아름답고 성적 매력이 있으며 자기 통제를 반영하는 것으로 보게 되면서 타인들로부터 자기 관리능력을 인정받고 보다 유능해 보이는 사람이 되기 위해 체중조절을 시도하고 있다.

오늘날 체형과 체중에 대한 관심의 증가는 자신이 만족하는 체형이나 체중을 유지하고, 자신이 원하는 모습으로 변화시키기 위해서 먹고 싶은 욕구를 누르고 음식 섭취를 억제하는 경향으로 보편화되고 있다. 이러한 현상은 특히 여성들에게서 강하게 나타나고 있다. 자신이 원하는 몸매를 만들기 위해 체중을 감소시키거나 유지하기 위한 방법으로 다양한 종류의 다이어트를 시도하면서 심한 경우 병적인 섭식장애로 나아간다. 최근 건강보험심사평가원으로부터 제출받은 '섭식장애 진료현황'을 분석한 결과에 따르면, 지난 5년간 섭식장애 환자가 2006년 2,350명에서 2010년 3,062명으로 5년 동안 30% 이상 증가했다(메디컬이즈, 2012년 3월 24일). 이처럼 자신의 몸매를 만들기 위해 체중조절을 하다가 신체적, 심리적으로 심각한 부적응 상태를 나타내는 이상행동을 섭식장애라고 하며, 증상의 특성에 따라 신경성 식욕부진증과 신경증 폭식증으로 분류된다.

1. 하위 유형과 증상

1) 신경성 식욕부진증

신경성 식욕부진증(anorexia nervosa)은 정상체중임에도 불구하고 체중을 조절하기 위해 음식을 거절하는 것으로, 살찌는 것에 대한 걱정과 공포를 가지고 있으며 자신이 비만이 아닌데도 비만이라는 왜곡된 생각을 가지고 있다.

신경성 식욕부진증의 증상은 최소한의 정상체중 유지에 대한 거부, 체중 증가에 대한 극심한 공포, 체형 또는 신체의 크기에 대한 심각한 지각 장애를 보이는데 특징으로는 다음과 같다(APA, 1994). 먼저, 연령과 신장에 비해 최소한의 정상수준보다 낮은 체중을 유지하는데 체중 감소는 일차적으로 음식물 섭취의 총량의 감소를 통해 일어나며 극도로 절제된 식사를 한다. 또한 체중 감소를 위해 사하(스스로 유발한 구토 및 하제나 이뇨제의 남용)와 증가되는 혹은 과도한 운동을 한다. 다음으로, 체중 증가나 비만을 극도로 두려워하는데 비만에 대한 걱정은 실제 체중이 계속 감소하는데도 높아지는 경우가 흔히 있다. 그리고 체중과 체형에 대한 경험과 의미가 크게 왜곡되어 있어 자신의 체형과 체중에 따라 자존심이 크게 좌우된다. 체중 감소는 탁월한 성취와 뛰어난 자기 통제의 표시로 받아들여지는 반면 체중 증가는 용납될 수 없는 자기 조절의 실패로 인식된다.

신경성 식욕부진증으로 인해 여성들은 무월경과 여성호르몬인 에스트로겐 분비가 감소될 수 있다. 월경이 시작된 여성에서는 무월경이 체중 감소의 결과로 나타나지만 사춘기 이전에 있는 여성에서는 초경이 이 장애로 인해 늦어질 수 있다. 체중이 급격히 감소할 경우 저체온, 부종, 저혈압 증세도 동반될 수 있다. 남성들의 경우 남성 호르몬인 테스토스테론 분비의 감소로 성기능 장애가 초래되기도 한다. 심하게 체중이 낮을 경우 우울한 기분, 사회적 위축, 자극에 과민한 상태, 불면, 성적 흥미의 감소와 같은 우울증상과 함께 음식물과 관련되는 강박적 사고와 강박적 행동, 충동조절문제, 알코올 및 다른 약물 남용 증상을 보이는 경향이 있다.

신경성 식욕부진증의 발병은 주로 청소년기와 초기 성인기에 많다. 일반적으로 10~30세에 일어나며 40세 이후에는 거의 발병하지 않는다. 여성 유병률은 0.5~1.0%로 90% 이상이 여성들에게서 발생하며 이 장애로 인한 사망률은 10% 이상으로 대부분 기아, 자살, 전해질 불균형 등에 의해 일어난다.

2) 신경성 폭식증

신경성 폭식증(blumia nervosa)은 폭식 후 체중 증가를 막기 위해 부적절한 보상방법을 시도하는 것이다. 폭식증의 경우 폭식행동 이후 체중 증가에 대한 두려움으로 인해 심한 자책을 하게 되며 스스로 구토를 하거나 이뇨제, 설사제, 관장약 등의 약물을 사용, 또는 금식이나 과도한 운동과 같이 체중 증가를 억제하기 위한 부적절한 보상행동이 나타나는 것이 특징이다.

폭식(binge)은 다른 사람들이 동일 상황에서 먹는 양보다 훨씬 많은 양의 음식을 단기간에 먹는 것을 말하며, 먹는 동안에 음식섭취에 대한 조절능력의 상실감(먹는 것을 멈출 수 없으며, 무엇을 얼마나 많이 먹어야 할지를 조절할 수 없다는 느낌)을 특징으로 한다(APA, 1994). 폭식은 불편할 정도로, 심지어는 고통스러울 정도로 팽만감을 느낄 때까지 지속된다. 폭식행동이 일시적으로 불쾌한 기분을 감소시킬 수는 있으나 빈번하게 자신을 경멸하는 자기 비난과 우울한 정동이 뒤따르게 된다. 폭식행동은 신경성 폭식증의 필수적인 기준인 동시에 신경성 식욕부진증과 폭식증의 중요한 특성이 되는 것으로, 주로 다이어트 중에 과도하게 식사제한을 하다가 신체적인 요구를 감당하지 못하여 오히려 식욕이 증가되고 통제할 수 없는 상태에서 나타난다. 즉, 과도한 섭식절제가 혼란된 섭식문제 행동을 유발할 수 있으며, 섭식에 대한 이러한 태도와 행동은 신체의 칼로리를 지나치게 저하시키고 오히려 자신의 식욕을 적절히 조절하는 것을 방해하여 결국 폭식행동을 유발할 수 있다. 반면에 폭식행동이 과도한 섭식절제로 인해 유발된다기보다는 일반적인 충동성으로 인한 통제력의 결여로 인해 나타날 수도 있다.

신경성 폭식증의 경우 대개 자신의 증상을 창피하게 여겨 이를 감추려고 노력하기 때문에 폭식행동은 은밀하고 눈에 띄지 않게 일어난다. 이러한 폭식행동은 불안, 긴장, 분노, 우울, 외로움, 지루함 등의 심리적인 문제들로 인해 일어날 수 있는데, 부정적인 기분 상태에서 나타나는 폭식행동은 한 개인에게 일시적인 위안을 주기도 한다. 그러나 폭식행동이 지속됨에 따라 죄의식, 수치감, 두려움, 분노감 등을 경험하기도 한다. 또한 이들은 음식이나 체중에 대한 과도한 집착을 보이고 이것에 대해 반복해서 이야기하며 체중 증가에 대한 두려움으로 하루에 몇 번씩 체중을 재고, 체중조절을 위해 지나친 운동을 하고, 엄격한 섭식제한을 하며, 구토/하제/다이어트 약품을 사용하기도 한다. 신경성 폭식증을 보이는 사람들의 성격 특징들로는 내향적이며, 충동통제가 어렵고, 좌절에 대한 인내력이 낮은 경향이 있다. 또한 대인관계에서 예민하며, 낮은 자존감으로 인해 사회적으로 위축된 모습을 보이고 약물 남용의 문제를 보이기도 한다.

신경성 폭식증은 신경성 식욕부진증에서도 나타난다. 신경성 식욕부진증은 체중 증가에 대한 극심한 두려움으로 음식섭취가 감소하는 것이지만 폭식 및 하제사용형의 경우 규칙적으로 폭식을 하거나 하제를 사용한다. 신경성 폭식증과 신경성 식욕부진증에서 규칙적으로 폭식을 하거나 하제를 사용하는 점은 유사하지만, 신경성 폭식증은 최소한의 정상체중이나 그 이상을 유지한다는 점에서 신경성 식욕 부진증과 구별된다. 개인의 나이와 신장을 고려하여 정상이라고 간주되는 체중의 85% 이하인 경우는 신경성 식욕부진증으로 진단될 수 있으며, 정상이라고 간주되는 체중의 85% 이상인 경우에는 신경성 폭식증으로 진단된다.

신경증 폭식증의 유병률은 약 1~3%로 주로 여성에게서 발생되며 일반적으로 청소년기와 초기 성인기 사이에 나타나는데 연령층이 점차적으로 낮아지는 추세다(Stice, 2001). 신경성 폭식증을 지닌 개인의 직계가족에게 신경성 식욕부진증, 기분장애, 물질남용 및 물질의존의 빈도가 높게 나타난다.

2. 원인과 치료

1) 생물학적 입장

탈 억제 섭식행동을 조절하는 요소로 뇌의 세로토닌의 역할을 제안하면서 생리적인 중요성이 강조되었다. 쌍둥이 연구를 보면, 이란성 쌍둥이보다 일란성 쌍둥이에서 일치율이 높게 나타나 직계가족들 중에서 이 장애의 위험이 증가한다. 또한 약물 남용이나 알코올 중독 부모의 자녀에게서 나타날 가능성이 높다. 폭식증의 경우 일종의 기분장애라고 보는 입장도 있다. 이는 연령층과 사회적 배경이 폭식증의 증상과 유사하고 폭식증 환자의 가족에게서 기분장애가 많이 보이며, 항우울제를 투여했을 때 반응의 시간경과가 유사하다는 측면들과 관련되어 있지만 아직은 논쟁 중이어서 지속적인 연구가 필요하다(김정욱, 2000).

2) 정신분석적 입장

섭식장애는 영아 시기의 아이와 어머니와의 관계의 장애에서 비롯된다고 한다. 이들의 어머니는 아이의 필요에 따라 반응하기보다는 어머니 자신의 필요에 의해 아이를 양육한다. 아이는 어머니에게서 받고자 했던 안심시키고 확신시키는 반응이 없을 때 건강한 자기감(sense of self)이 발달하지 못한다. 아동은 자신을 분리된 하나의 인격체로 보지 못하고 어머니의 한 부분으로 경험하게 된다. 이러한 환자에게 보이는 증상은 스스로가 타인과는 다른 특별하고 독특하나 사람이라는 인정과 신임을 얻으려는 필사적인 노력으로 이해하였다(권석만, 2005).

Minuchin과 동료들(1978)은 섭식장애 환자들의 가족관계에 주목하였다. 이들의 가족관계에서는 일반적으로 세대 간이나 개인 간의 관계가 모호하여 가족 구성원 간에 서로 과도하게 관여하고 간섭하기 때문에 가족으로부터 분리된 자기정체감을 형성하지 못한다. 특히 어머니로부터 심리적으로 분리되지 못하여 자기 신체에 대해서도 확고한 개체의식을 갖지 못하고 자기 신체를 어머니의 의도에 따라 움직이는 투사물로 여기게 된다. 독립된 존재로 성장하려는 청소년기에 어머니의 규제와 간섭은 분노를 유발하며, 굶음으로써 자신의 신체 속에 내재하는 간섭적이고 적대적인 어머니상이 자라는 것을 멈추게 하려는 시도가 섭식장애로 나타난다는 것이다.

정신분석치료에서는 섭식장애의 치료에서 체중회복만을 목표로 잡는 것은 적절하지 않다고 주장한다. 치료에서 어린 시절부터 존재한 자기의 손상과 그에 동반되는 내적 대상관계의 왜곡을 다루지 않는 한 증상은 반복적으로 재발된다고 보았다(Bruch, 1982). 체중조절을 위한 교육적 방법과 함께 가족치료와 역동적 개인치료를 혼합했을 때 훨씬 더 효과적인 결과를 보았다. 개인 정신치료의 경우 환자의 강력한 저항 때문에 수년간의 작업이 필요하며 초기과정에서 섭식행동을 변화시키기 위한 지나친 노력보다는 치료동맹의 형성을 가장 우선에 둔다. 환자가 자신의 감정상태를 명확히 아는 것이 중요하기 때문에 해석도 스스로 깨달을 때까지 유보하도록 권유한다. 개인 정신치료를 보다 확실히 하기 위해 지지, 교육 및 가족요법을 포함한 가족적 접근방법이 필수적이라는 것이 일반적인 견해다.

3) 인지적 입장

섭식장애 환자가 지니고 있는 음식, 신체상, 체중에 대한 왜곡되고 역기능적인 신념을 강조한다. 이러한 신념은 자기에 대한 관점과 체중과 인간적 가치를 연결시키는 사회문화적 맥락의 복잡한 상호작용에서 생긴다(김정욱, 2000). 섭식장애의 인지왜곡을 가중시키는 취약한 인지-성격 유형 중에는 완벽주의와 자기주의, 사회지향성 등을 특징으로 한다. 체중과 신체상에 대한 특징적인 신념이 섭식제한, 폭식, 보상행동과 같은 섭식행동과 관련되는데 완벽주의 성향을 지닌 사람들은 완벽한 기준에 따라 엄격한 다이어트 규칙을 세우지만 사소하게 규칙을 어길 경우 자신의 다이어트가 실패했다고 생각하고 아예 다이어트를 포기해 버리게 된다. 기왕 규칙을 어겼으니 일단 먹고 보자는 심정으로 폭식을 하게 되는 것이다. 이분법적 사고는 나쁜(다이어트를 방해하는) 음식으로부터 좋은 음식을 구별하는 것으로, 이러한 경직된 구별은 다이어트를 하는 사람이 음식에 대해 계속 투쟁하도록 만든다.

자기주의(self-attention)는 자신이 주의의 초점이 되거나 혹은 자신을 인식하는 과정이다. 자기주의 이론에서는 자기에게 주의를 집중하게 되면 이상적 자기상과 객관적 자기의 차이를 지각하게 되고 그 차이를 경감시키려는 동기가 유발되어 차이경감행동을 하게 된다. 자기주의나 자기인식과정은 사적인 측면과 공적인 측면으로 구분할 수 있다(Prentice-Dunn & Rogers, 1989). 공적 자기주의는 타인들에게 보이는 자기에 주의가 집중되는 반면, 사적 자기주의는 자신의 사고나 감정 등 자신의 내면에 주의가 집중됨을 의미한다. 폭식자들의 경우 날씬함과 같은 사회적 가치를 자신의 내적 기준으로 내면화하지 못한 채 단순히 추종하는 수준에 머물러 있기 때문에 불안수준이 높을 뿐만 아니라 타인의 평가에 민감한 반응을 보일 가능성도 높을 것이다. 결과적으로 폭식행동은 사적 자기주의보다는 공적 자기주의의 영향을 더 크게 받을 것으로 판단된다. 반면에 섭식억제자는 체형이나 체중에 관한 사회적 가치나 기대를 내면화함으로써 타인을 의식하기보다는 내면화한 규칙에 따라 행동할 가능성이 클 것으로 기대된다. 따라서 섭식억제에서는 폭식행동과는 반대로 공적 자기주의보다는 사적 자기주의의 영향력이 더 클 수 있다(이옥경, 성한기, 2006).

또한 사회지향적인 성격특성이 섭식장애와 관계되어 있다. Beck(1983)이 우울증에 취약한 인지-성격 유형 중 하나로 제안한 사회지향성은 타인으로부터의 인정 욕구, 사회적 거절의 회피, 애착 유지에 대한 강한 집착을 특징으로 한다. 사회지향성은 친밀감, 수용, 이해에 대한 욕구가 높은 것이 특징이며, 타인과의 안정적인 관계를 통해 스스로 안정감을 얻기 때문에 타인의 거부나 비난에 민감하고, 타인과의 긍정적인 상호작용을 강조한다. 체중에 집착하는 이들의 핵심 특성으로 비난과 거절의 회피, 인정에 대한 강한 욕구, 타인에 대한 동조가 주장되었는데 사회지향성과 유사하다. 사회지향적인 사람들은 자신의 체형을 날씬하게 유지함으로 인해 타인으로부터 관심과 인정을 얻을 수 있고, 그들과의 관계를 유지시킬 수 있다고 믿기 때문에 사회적으로 날씬한 신체상을 내면화하고, 지나친 다이어트 행동에 관여하게 된다.

인지치료에서는 섭식장애 환자들의 체중, 신체상과 관련된 자기도식, 성격특성을 포함한 왜곡된 신념들에 초점을 둔 치료를 진행한다(김정욱, 2000). 치료에서 우선적으로 '협력적 경험주의'를 통해 환자를 능동적인 참여자로 개입시키는 것이 중요하다. 굶거나 혼란스러운 섭식행동을 보이는 상태에서 치료과정에 참여하는 것은 어렵기 때문에 치료 초기에 영양학적 상태와 체중 상태를 제대로 돌려놓는 노력이 이루어져야 한다. 인지치료의 핵심은 자신의 사고와 역기능적인 신념체계를 검증하도록 가르치는 것이므로 신념을 평가하는 기법을 가르치고 숙제를 통해서 연습하도록 한다. 초기에는 폭식과 식이제한 등 장애에 초점을 둔 치료를 진행하다 점차 증상을 지속시키는 완벽주의, 낮은 자존감, 대인관계의 문제들, 감정조절 등과 같은 일반적인 측면으로 서서히 옮겨 간다(김정욱, 2000; Fairburn, 2008).

섭식장애에서 인지치료 또는 인지행동치료가 주도적인 역할을 했지만, 치료 후 치료된 상태가 유지되는 환자가 절반도 되지 않았기 때문에 최근에 Fairburn(2008)은 인지행동치료에서 좀 더 강화된 치료기법을 개발했다. Fairburn은 섭식장애를 본질적으로 인지장애로 규정하고, 섭식장애만의 특수한 핵심정신병리가 공유한다고 보았는데 이는 '체형과 체중에 대한 과도한 집착 및 이에 대한 조절'로 이를 통해 자신의 가치를 평가한다. 이러한 핵심증상을 지속시키는 외부 메커니즘(external mechanism)으로는 완벽주의, 낮은 자존감, 대인관계의 문제들로 섭식장애를 지속시키는 원인이 된다. 강화된 인지행동치료에서는 치료에서 두 가지 형태로 진행하는데 하나는 '기본형'인 중심치료(focused therapy)로 섭식장애의 정신병리 측면에 초점을 두고 다루는 모듈(modules)이다. 기본형에는 감정조절의 어려움에 대한 모듈이 포함된다. 다른 하나는 '확장(broade)형'으로 핵심증상을 지속시키는 완벽주의, 낮은 자존감, 대인관계를 치료하는 모듈이다. 대부분의 환자의 치료는 기본형이 적합하지만 어떤 환자들은 기본형만으로 치료하기에는 부족할 수 있다. 섭식장애가 정신병리적인 측면 이외의 외부 메커니즘에 의해 지속되고 있어 변화를 방해받고 있다면 부가적인 치료모듈인 확장형을 실시한다. 치료는 네 단계로 구성되어 있는데, 1단계는 개인에게 맞는 사례개념화를 함께 세우고 적절한 교육을 제공하며, 2단계는 섭식장애 치료에 장애물이 되는 요인들을 점검하고 확인하면서 사례개념화를 더 구체화하고 3단계를 준비한다. 3단계는 치료의 주된 과정으로 환자의 섭식장애를 지속시키는 메커니즘을 다루며, 환자 개인마다 내용과 방법이 상당히 다르다. 치료의 마지막인 4단계는 치료의 초점이 미래로 이동되는데 치료의 변화를 유지하고 재발위험을 최소화하는 데 목표를 둔다. 환자에 따른 기본형과 확장형 실시 여부는 2단계에서 결정한다. 강화된 인지행동치료의 기본적인 형태는 기본형 치료로 확장형 치료보다 효과적이고 적용하기 용이하지만 외적 메커니즘에 의해 변화에 장애가 되고 있다면 그 주요한 모듈 하나를 결정해서 치료를 실시한다.

4) 사회문화적 입장

대중매체 및 가족구성원, 친구들의 태도와 행동이 섭식과 체중관련 행동에 영향을 준다. 대중매체는 날씬한 체형을 이상으로 추구하는 외모 중심의 가치를 전파하고, 섭식과 체중관련 장애를 발달시키는 데 중요한 역할을 한다. 대중매체에서 보여 주는 연예인이나 모델의 마른 체형을 이상적인 기준으로 삼기 때문에 자신의 체형을 실제보다 더 뚱뚱하다고 인식하게 된다. 이러한 왜곡된 체형인식은 자신의 체형에 대한 불만족을 낳고 이는 또한 지나친 체중조절 행동의 가능성을 높인다. 가족구성원의 태도와 행동 또한 섭식과 체중관련 행동에 영향을 준다. 폭식행동을 하는 사람들에게서 섭식과 체중, 체형의 문제를 포함한 사생활과 자율감에 대한 부모의 지나친 간섭이 신체상을 부정적으로 지각하게 한다. 젊은 여성, 특히 청소년들은 주변의 친구들에 의해 영향을 받기 쉽다. 마른 체형의 중요성과 같은 특정 태도와 다이어트 행동은 대개 친구들로부터 배우게 된다. 친구들이 체형과 체중에 대해 놀리게 되면, 섭식 제한을 하고 체형과 체중에 대한 지나친 염려를 하게 된다.

제3절 성적 장애

건강하고 행복한 성은 많은 사람들의 바람이다. 그러나 성문제로 고민하고 어려움에 처한 사람 또한 적지 않다. 최근 조사에 따르면, 우리나라 40세 이상 남성의 64%는 한 가지 이상의 성기능장애가 있는 것으로 나타났다(동아일보, 2012년 5월 22일). 전국 15개 병원 가정의학과를 방문한 40세 이상의 남녀 1,313명(평균 57.1세)을 대상으로 조사한 결과, 남성의 44%는 발기부전, 40%는 조루증이 있었다. 또한 한국성과학 연구소에서 2012년에 실시한 성의식 및 성실태 조사에서는 성인 남녀 대부분(91.4%)이 성생활이 중요하다고 생각한 반면, 이들 중 30% 정도가 성생활을 하지 않는 '섹스리스' 부부인 것으로 나타났다(신영숙, 2012). 반면에 성도착증의 경우는 비정상적인 방법으로 성적인 쾌락을 추구하여 본인과 상대방에게 고통을 주고 신체적 상해나 성범죄와 같이 다른 사람들에게 해로운 영향을 주기도 한다.

이와 같이 성적인 문제를 나타내는 성적 장애(sexual disorders)에서 성기능장애(sexual dysfunctions)는 충분한 성적 흥분이 일어나지 않거나 유지되지 못해 성적 만족을 느낄 수 없어 고통을 받는 것이며, 성도착증(paraphilia)은 성적 욕구를 충족하기 위해 비정상적인 상상, 대상, 행위 또는 방법을 사용하는 경우다.

1. 성기능장애

DSM-IV에서는 성기능장애를 성 반응 주기를 특징짓는 성적 과정에서의 장해, 또는 성교에 동반되는 동통으로 정의하고, 이러한 성 반응 주기로는 성욕구 단계, 흥분단계, 절정단계, 해소단계의 4단계로 구분하고 있다. 성욕구 단계는 성 행위에 대한 공상과 성행위를 하고자 하는 욕구로 이루어지며, 흥분단계는 성적 쾌감에 대한 주관적인 지각과 이에 동반되는 생리적 변화로 구성된다. 절정단계에서는 성적 쾌감이 최고조에 이르게 되고 성적 긴장이 해소되는 시기이며, 마지막으로 해소단계는 근육이 이완되면서 만족감이 나타나고 전신이 평상시 상태로 돌아가게 된다. 성기능장애는 이러한 성 반응 단계들 가운데 하나 또는 그 이상의 단계에서 문제가 발생하게 되는 것으로 이를 성반응 단계별로 구분하여 성욕구 장애, 성적 흥분장애, 절정감 장애, 성교 통증장애로 분류하고 있다.

1) 성욕구장애

성적 욕구는 남성과 여성 모두에게 친밀한 관계를 형성하고 유지하는 데 중요한 촉진적 요소다. 성적인 욕구가 결여되거나 상실될 경우 관계에서 어려움을 겪을 수 있으며 개인적인 고통이 수반될 수 있다. 이처럼 성적인 욕구를 느끼지 못해 발생하는 성욕구장애(sexual desire disorder)의 하위 유형으로는 성욕감퇴장애와 성적 혐오장애가 있다.

성욕감퇴장애(hypoactive sexual desire disorder)는 성적 공상과 성행위에 대한 성적 욕망이 부족하거나 없는 것으로 정상적인 성행위에 장애가 초래되거나 대인관계에서 어려움을 초래하는 경우다. 성욕의 감퇴가 전반적인 성적 표현에서 일어날 수도 있고 때로는 특정한 대상이나 특정한 성행위에 제한되어 나타날 수 있다. 특정한 대상이란 심리적 갈등관계에 있는 대상 혹은 특정한 인물에게는 성적인 욕구를 느끼지 못하지만 다른 대상에게는 그렇지 않을 수 있다. 특정한 성행위의 경우에서도 자위행위와 같은 일부 성행위에서는 문제가 발생하지 않을 수 있다.

성욕감퇴장애는 일반 성인인구의 20% 정도로 알려져 있으며 최근에 점점 증가하는 추세에 있다. 한 연구에서는 여성의 33%와 남성의 16%가 성적 욕구의 결여를 보고하고 있어(Laumann, Paik, & Rosen, 1999) 남성보다 여성에게 더 흔했으나, 최근에는 치료기관을 찾는 남성의 비율이 60% 정도에 이르고 있어 여성보다 남성에게 더 흔하게 나타나고 있다(권석만, 2003). 성욕의 저하는 성적 환상의 결여나 성 활동의 상실이나 감소, 자위의 감소 등으로 나타난다. 심리학적 원인으로는 부부간 성적 매력의 부족과 갈등, 성관계에 대한 두려움, 심리적 장애로 인해 발생할 수 있으며, 성장과정에서 성에 대한 부정적인 경험이나 부정적인 신체상의 영향일 수 있다(Heiman & Lopiccolo, 1992).

성적 혐오장애(sexual aversion disorder)는 지속적으로 또는 반복적으로 이성과의 성적 접촉에 대해 혐오감을 느끼거나 회피하는 행동을 보이는 것이다. 성 행동 자체를 극심하게 혐오해서 이성과의 성적 접촉을 회피하려 하며, 이로 인해 이성과의 관계에 심각한 영향을 미친다. 이들은 이성과 성행위를 갖게 되는 상황에 직면하면 불안과 두려움, 역겨움, 혐오감을 느낀다. 성기 접촉에 대해 역겨움이나 혐오감을 느끼는 경우는 성기 분비물이나 질내 삽입과 같은 특정한 성적 행동에 초점이 맞추어지기도 한다. 성적 혐오를 느끼는 일부 사람들 중에는 키스를 포함한 모든 성적 접촉과 성적 자극도 회피하며 혐오감을 나타내기도 한다.

성적 혐오감은 일반적으로 남자보다 여자가 더 많으며 아동기 성으로 인한 심리적 외상, 학대의 과거력이 있는 사람들에게서 더 흔하게 나타난다(Kingsberg & Janata, 2003). 성학대가 강력하고 강압적이고 폭력적일수록 성적 혐오를 느낄 가능성이 더 크고 강할 수 있다. 성적인 혐오감이 있을 경우 대부분 이를 적극적으로 해결하려고 노력하기보다는 회피하면서 합리화하려고 한다. 이들은 자신이 성관계를 기피한다는 사실을 부정하고 합리화하면서 회피하는 방법으로, 예를 들어 혼자 일찍 잠자리에 들거나 술을 잔뜩 마시며 상대방이 성적 매력이 없다며 단점을 지적하기도 하고 사회적 활동이나 다른 가족활동에 지나치게 몰두하기도 한다.

2) 성적 흥분장애

성적 흥분장애(sexual arousal disorder)는 성관계 동안에 성적 흥분이 일어나지 않거나 유지되지 않으며, 윤활유 분비 또한 지속적이지 못하여 성적 쾌감을 느끼지 못하는 경우로 이로 인해 고통을 겪고 대인관계에서 어려움을 초래한다. 성적 흥분장애는 남녀의 신체적 조건에 따라 다르기 때문에 서로 다른 양상으로 나타난다.

여성의 성적 흥분장애의 경우 성적으로 흥분되어 질 윤활액 분비가 적당하게 활성화되어야 함에도 활성화가 일어나지 않거나 유지되지 않은 상황이 성행위가 끝날 때까지 나타나는 것이다. 여성의 성적인 흥분반응으로는 골반의 충혈, 질 윤활액의 분비와 확장, 외부성기의 팽창이 일어난다. 성적 흥분을 하지 못하는 경우, 충분하고 적절한 성적 자극에 따라 성적 욕구가 있음에도 성행위 시의 윤활작용을 위한 질액이 거의 나오지 않으며 팽창반응이 나타나지 않아서 성교가 어렵고 정신적, 신체적으로 심한 고통을 초래한다.

여성의 성적 흥분장애 유병률은 14% 정도로 알려져 있으며 일반적으로 나이가 증가함에 따라 윤활액이 불충분하게 되고 50대가 넘으면 점차 이 장애가 흔해진다(Lewis, Fugl-Meyer, Bosch, Fugl-Meyer, Laumann, Lizza, & Martin-Morales, 2004). 성적 흥분장애를 지닌 여성은 성적 행위가 고통스러울 뿐만 아니라 상대 남성과의 관계에서도 어려움을 경험하게 되어 성적 회피 반응을 보이거나 결혼 및 성관계에서의 문제를 일으킨다. 이 장애는 신체적인 혈류량의 감소와 질 윤활액의 감소, 성행위에 대한 심리적 죄책감과 두려움, 불안, 우울, 긴장 등으로 인해 나타날 수 있다(Frohlich & Meston, 2005).

남성 발기장애는 성행위 시에 흥분을 해도 발기가 되지 않거나 성행위가 끝날 때까지 적절한 발기가 유지되지 않는 것이다. 흔히 임포(impotence)라는 개념으로 사용되기도 하는데 1992년 12월에 개최되었던 미국 국립보건 연구소의 학술대회에서 이 개념이 일반 대중에게 좋지 않은 인상을 주기도 하고 성 전문가들에게도 그 의미전달이 불명확하여 '발기장애(erectile dysfunction)'라는 용어를 사용하도록 권장했다(홍성묵, 2003). 발기장애에는 다양한 양상이 있는데 성 경험이 시작될 때부터 전혀 발기가 되지 못했거나, 처음에는 적절한 발기를 경험하였으나 그 후 삽입을 시도할 때 팽창이 상실된 경우가 있다. 또한 발기가 되어 삽입하기까지는 충분히 유지되지만 삽입 직전 또는 삽입 동안 팽창이 상실되기도 하고 일부 남성은 자위행위나 깨어 있는 동안에만 발기를 경험한 것으로 보고한다(APA, 1994).

발기장애는 남성에서 가장 높은 빈도로 나타나는 성기능장애의 하나다. 대부분의 남성들은 발기장애 현상을 경험하는데 성인 남성 10명 중 적어도 2명은 만성적인 발기장애를 겪으며 유병률은 나이에 따라 증가한다(홍성묵, 2003). 발기장애의 원인은 신체적일 수도 있고 심리적일 수도 있으며 이 두 가지 요인이 복합적으로 작용하여 나타날 수도 있다. 발기장애의 원인을 진단하기 위해서 수면발기검사(nocturnal penile tumescence: NPT)를 사용하는데 만약 수면 중 발기가 일어난다면 신체적 문제가 없다는 것을 알려 주는 좋은 지표가 된다. 신체적 문제에 의한 것이 아닐 경우 대부분의 심리적 원인으로는 성행위의 실패에 대한 두려움과 불안 또는 성에 대한 과도한 도덕적 억제 등이 영향을 줄 수 있다.

3) 절정감 장애

모든 성적 행위에서 사람들은 성적인 흥분과 쾌감을 느끼기를 원한다. 절정감 장애(orgasmic disorder)는 이러한 쾌감이 극치에 달하는 절정감을 경험하는 데 문제가 있는 경우로 여성 절정감 장애, 남성 절정감 장애, 조루증으로 분류하고 있다. 여성 절정감 장애는 정상적인 성관계 시 흥분기가 지났는데도 절정감을 느끼지 못하는 경우가 지속적으로 나타나는 것이다. 여성에게 있어 절정감을 유발하는 자극의 유형과 강도는 다양하다. Kaplan(1974)은 여성의 절정감에 대해 일생에 한 번도 절정감을 경험하지 못하는 경우, 상대방의 도움 없이 혼자서 음핵에 자극을 주어 절정감을 경험하는 경우, 성교행위만을 통해서 절정감을 경험하는 경우, 성에 대한 상상만으로 절정감을 경험하는 경우 등으로 다양하게 기술하고 있다.

여성의 절정감은 연령이 많아짐에 따라 증가하기 때문에 절정감 장애는 젊은 여성에게서 더 흔하다. 이 장애는 심리적 원인에 의해 나타나는 경우가 많은데 부부관계에서의 적절한 성적 의사소통의 결여와 갈등, 대인관계에서의 어려움, 강간과 같은 충격적 성 경험, 우울증, 신체적 질병 등으로 인해 발생할 수 있다.

남성 절정감 장애는 성적인 흥분이 고조된 이후에 사정에 어려움을 겪으며 절정감이 지속적으로 결여되는 것으로 흔히 지루증(delayed ejaculation)으로 불리기도 한다. 대부분 정상적인 성흥분 단계를 보이는데 절정감의 지연이나 부재로 괴로움을 호소한다. 남성 절정감 장애의 경우 성행위를 시작할 때 흥분감을 느끼지만 성행위가 진행되는 동안 기쁨보다는 고통스러운 느낌을 경험한다. 남성의 절정감 장애는 상대적으로 많지 않아서 일반 성인 남성의 8% 정도로 보고되고 있다(Laumann et al., 1999). 남성의 경우 연령이 증가함에 따라 절정감에 도달하기 위해서는 오랫동안의 성적 자극이 더 필요하다.

조루증(premature ejaculation)은 여성이 절정감에 도달하기 이전에 미리 사정하는 것으로 약간의 성적 자극에 의해서 질내 삽입 전 또는 삽입 직후에 사정이 발생하는 것이다. 조루증의 경우 성행위 시작부터 사정까지의 시간에 대한 판단이 사람마다 다르고, 성기능의 개인 차를 포함해야 하며, 성관계 시 여성이 절정감에 도달했는지를 가정하는 것에 어려움이 있기 때문에 조루증으로 정확히 정의 내리는 것은 어렵다(Renshaw, 2005). 통계자료에 따르면, 일반 성인 남성의 세 명 중 한사람은 자신이 원하기 전에 사정을 하며 대부분의 남성들이 조루현상을 가끔씩 경험하는 것으로 보고되었다. 남성 절정감 장애나 조루증의 원인은 대부분 심리적인 것으로 엄격한 성적 통제의 환경, 임신에 대한 두려움, 부부간의 갈등, 여성에 대한 분노감이나 증오심, 우울, 불안 등에 의해 생길 수 있다.

4) 성교 통증장애

성교 통증장애에서 성교의 통증은 성흥분 단계 어디에서나 발생할 수 있다. 성교 통증(dyspareunia)은 성교 동안에 가장 많이 발생하지만 성교 전이나 성교 후에도 발생할 수 있다. 남성과 여성 모두에게서 일어나며 여성에게서 더 많이 나타난다. 증상의 정도는 가벼운 불쾌감부터 심한 통증까지 다양하며 이로 인해 심한 고통을 느끼고 대인관계에서도 어려움을 느낀다. 성교 통증에서 여성에게만 나타나는 장애로는 질경련증이 있다. 여성의 골반부위 근육은 질의 입구 주변에 있고 질의 개폐를 조절한다. 불수의적 근육으로 수축이 되면 남성의 성기가 삽입되기 어렵다. 질경련증(vajinismus)은 성행위 시 남성의 성기가 삽입될 수 없도록 회음부의 근육이 불수의적인 수축을 지속적으로 하는 것으로 이로 인해 성관계의 발전을 억제시키고 방해한다. 질경련증은 성교 시뿐만 아니라 탐폰이나 손가락, 질경을 삽입하였을 때도 일어나며 이로 인해 성교 통증뿐만 아니라 성행위 자체에도 어려움이 있어 심한 고통을 일으킨다.

성교 통증장애는 신체적 원인에 의해서도 발생하기도 하지만 심리적 요인이 장애의 발생과 지속과정에 영향을 미치기도 한다. 어린 시절의 학대 경험이나 성적 혐오감, 성에 대한 부정적인 태도와 죄책감 등이 영향을 미칠 수 있다.

5) 원인과 치료

남녀의 성기능장애는 많은 경우 심리적인 요인 때문에 발생한다. 성에 대한 잘못된 지식이나 그릇된 신념 및 태도가 원인이 될 수도 있고 강간과 같은 외상적 경험이나 어린 시절에 받았던 학대, 정상적이 아닌 성행위의 습관적인 반복, 불안과 우울 등의 정서적 문제, 부부간의 갈등 등의 다양한 원인이 심리적 요인의 근원이 된다. 성기능장애의 하위 유형마다 병리적 원인도 다양하기 때문에 치료방법 또한 하위 유형마다 다르다.

(1) 정신분석적 입장

성기능 장애는 무의식적인 갈등이 근본적인 원인이기 때문에 성과 관련한 무의식적인 갈등을 의식화하면 장애가 치료된다고 가정하였다. 이러한 무의식적인 갈등으로는 대부분 아동기에 경험하였던 정서적 갈등에 기인하는 증상들로, 이러한 갈등을 해결하기 위해서는 개인의 성격을 다시 재구조화해야 한다는 점을 강조하였다(김세철, 김원희, 윤가현, 채규만, 2008).

(2) 인지행동적 입장

개인의 성적인 기능을 약화시키는 성적인 태도와 가치관의 수정 및 인지의 재구조화, 성적인 기술 향상을 위한 교육, 성적인 의사소통의 향상, 수행 불안의 감소 등이 치료에 포함된다. 행동치료에서는 체계적 둔감화, 감각초점화 기법과 함께, 불안을 유발하는 자극에 대한 민감도를 줄이기 위해 조건형성을 이용한 성 문제 해결방법을 사용한다. Masters와 Johnson은 1970년대에 성기능장애를 치료하기 위해 행동 치료를 실시했다. 여성과 남성이 치료팀을 이루어 2주간 치료센터에 거주하도록 하면서 부부를 한 단위로 치료했다. 부부들은 센터에서 생활하면서 감각초점훈련을 매일같이 반복했다. 감각초점훈련은 성에 대한 불안을 감소시키기 위해 성반응의 각 단계에서 느끼는 신체적 감각에 집중하게 하면서 성적 쾌감을 높일 수 있도록 하는 것이다. 현재는 남녀가 같이 치료팀을 구성하는 것에서 변형되어 한 명의 치료자가 부부들의 성문제를 치료하며 센터에 거주하지 않고 자신의 집에서 거주하면서 훈련을 받는다.

Baldwin의 조루증 치료에서는, 조루 증상은 남성이 사정을 지연시킬 수 없기 때문에 일어난다고 본다. 조루가 만성화되면 성관계를 회피하게 되고 이것이 원인이 되어 심리적인 발기불능을 일으키게 된다. 그는 Masters와 Johnson이 개발한 스퀴즈요법(squeeze technique)에 근거해 사정을 지연하고 조절하는 기술을 사용하였다. 이 요법은 소변을 보다가 멈추는 법을 터득하게 하고 이후 자위행위를 통해 자신의 발기와 사정의 상태를 정확하게 감지하게 하면서 조절하게 한다. 이 기법을 완전하게 학습할 때까지는 아무리 장기간이 걸린다 해도 파트너와의 성관계는 금지한다.

Kaplan(1974)은 정신분석과 행동치료기법을 통합, 성기능의 문제에 따라 접근방법을 달리하였는데, 문제가 갈등과 관련되었다면 분석적인 방법을 통해 문제를 해결했으며 문제가 최근의 상황에 기인했다면 성적 반응형태를 조금씩 변화시켜 치료했다. 조루증 치료를 예로 들면, 그는 조루현상은 자의로 사정을 조절하지 못하기 때문에 일어난다고 여기고 참는 기술과 조절기능을 터득하도록 '스톱-스타트(stop-start)' 기법을 통해 훈련한다. 이 기법은 음경을 자극하여 발기시킨 후 원하는 시기에 정지할 수 있도록 하는 훈련을 통해 성기로부터 느껴지는 흥분의 감도를 정밀하게 느낄 수 있도록 해서 사정 직전의 순간을 정확하게 판별해 낼 수 있도록 훈련한다. 스퀴즈요법과 달리 파트너와 함께 치료방법을 익히게 하며 두 사람이 얼마나 잘 협조하느냐가 치료에서 중요하다.

2. 성도착증

성도착증(paraphilia)의 용어는 그리스어 'para'(넘어, 반대쪽)와 'philia'(사랑)에서 온 단어로 사랑에서 벗어난(beyond love) 성행위를 의미한다. 다시 말하면, 성도착증이란 정상적인 성행동으로부터 일탈한 것으로 특이하고 기이한 성적 행동이다. 흔히 '변태'라는 단어로 사용하기도 하는데 이 용어에는 사람을 비난하는 의미와 편견이 담겨 있고 변태적인 행동을 보이는 사람을 이상한 사람이나 위험한 사람으로 치부하여 피하고 조롱하는 대상으로 간주하려는 의도가 담겨 있을 수 있어 '성도착'이라는 용어를 사용한다(신희천, 2000).

DSM-IV에서는 성도착증의 필수 증상으로, 인간이 아닌 대상을 성행위의 대상으로 하는 경우, 자신이나 상대방에게 고통이나 굴욕감을 느끼게 하는 성행위, 소아나 동의하지 않은 사람들을 대상으로 성행위를 하는 것으로 정의한다. 이러한 성행위는 성적인 흥분을 강하게 일으키는 공상이나 성적 충동, 또는 반복되는 성적 행동으로 나타난다. 성적인 환상이나 공상의 경우 성적인 흥분을 일으키는 데 있어 필수적인 것으로 대부분의 성행위에서 나타나며, 이러한 상상은 상대방에게 해를 입히는 방식으로 동의하지 않은 상대에게 행동화될 수 있다. 그러나 선호하는 자극이나 환상의 내용은 성도착증 내에서도 다양하게 나타나고 개인들마다 특이하며 이를 실현하기 위한 방법도 노출행위에서부터 물품수집, 상대에게 굴욕이나 고통 주기, 성매매, 성폭력 등의 여러 가지 양상으로 드러난다. 때문에 다양한 하위 유형이 있으며 대표적으로 노출증, 물품음란증, 마찰도착증, 소아기호증, 성적 피학증, 성적 가학증, 복장도착증, 관음증 등으로 분류할 수 있다.

성도착증은 스스로 치료에 참여하지 않기 때문에 대부분 법적인 문제가 발생했을 때 노출되는 경우가 많다. 임상 장면에서 가장 흔하게 나타나는 문제는 소아기호증, 관음증, 노출증이며 성도착증 환자의 절반 정도는 결혼한 사람들이다. 이들의 성적인 공상이나 행위는 소아기 또는 사춘기 초기에 시작되지만 청소년기와 초기 성인기에 보다 구체화되고 정교화되며 증상의 정교화와 내용 교정은 일생 동안 지속된다. 성도착 증상은 개인의 스트레스에 따라 증가되기도 하고 개인이 처한 환경에 따라 기회가 많아지거나 적어질 수 있으며 성인기에 나이가 들어 가면서 줄어드는 경우도 흔하다.

(1) 성도착증의 유형

① 노출증(exhibitionism)

성적 쾌락을 위해 낯선 사람에게(주로 여성) 자신의 성기를 노출하는 것이다. 때로는 성기를 노출시키는 동안 발기를 하고 노출시켰다는 상상을 하면서 자위행위를 한다. 이러한 노출행동을 하는 목적은 낯선 사람과 성행위를 시도하려는 의도보다는 상대방의 충격적이고 두려워하는 반응을 통해 자신의 욕구를 충족하려는 경우다. 어떤 경우에는 바라보고 있는 사람이 성적으로 흥분할 것이라는 상상을 하기도 한다. 노출증은 남성이 대부분으로 유병률은 잘 알려지지 않았지만 사법기관 자료, 피해자 조사, 지역사회 조사 등에서는 빈번하게 발생하고 있는 것으로 나타난다. 대부분 18세 이전에 발병되며, 그 이후에도 시작될 수 있고 40세 이후에는 점차 완화되는 경향이 있다.

② 물품음란증(fetishism)

성적 행동의 대상으로 주로 '무생물'을 사용한다. 성적 흥분을 위해 흔히 사용하는 물건으로는 여성의 내의, 브래지어, 스타킹, 신발, 부츠, 또는 기타 착용물로 이러한 물건을 만지거나 문지르거나 냄새를 맡으면서 자위행위를 하며, 성교 시 이러한 물건을 상대방에게 착용하도록 요구한다. 흔히 이러한 물건이 있어야만 성적 흥분이 일어나며, 이러한 물건이 없을 경우 발기부전이 일어나기도 한다. 그러나 성적 자극을 위해 고안한 물건을 사용할 경우에는 물품음란증으로 진단되지 않는다. 물품음란증의 역학에 대한 자료는 거의 없으며, Chalkley과 Powell(1983)의 성인 정신과 외래 환자에 대한 연구에서는 이들 중 0.8%가 물품음란증으로 나타났으며, Kafka와 Hennen(2002)의 조사에서는 성도착증으로 진단받은 남성 외래 환자 중에서 8.3%가 물품음란증으로 진단되었다.

③ 마찰도착증(frotteurism)

동의하지 않는 사람에게 접촉하거나 문지르는 행위를 하는 것으로 상대방의 허벅지나 엉덩이에 성기를 문지르거나, 손으로 상대방의 성기 또는 유방을 건드린다. 이러한 행위는 체포에 대한 두려움 때문에 사람들이 밀집해 있는 붐비는 길거리나 지하철과 같은 대중 교통수단에서 행해진다. 대부분 언어적 또는 신체적 저항이 발생하지 않기 때문에 피해자가 신체적 상처로 고통받지는 않는다. 피해자들은 주로 낯선 사람으로 상대적으로 취약하거나 주의가 분산되어 있어서 접촉을 알아차리지 못하는 상태에서 용의주도하게 행동한다. 대부분의 마찰도착 행동은 상대방의 얼굴을 마주보지 않고, 눈을 마주치지 않으며, 언어적 소통이 없는 상태에서 그 사람의 뒤에서 접촉한다. 유병률은 정확히 알려져 있지 않으며, 발병은 보통 청소년기에 시작되어 성인기가 되면 점차 줄어든다. Zolondek과 동료들(2001)의 소년원에 있는 성범죄자 연구에서는 마찰도착증 행위의 첫 발병연령이 평균 11세 7개월이었다.

④ 소아기호증(pedophilia)

사춘기 이전의 아동(일반적으로 13세 이하)을 대상으로 성적 흥분을 일으키거나 성행위를 하는 것이다. 이들은 아동의 옷을 벗기고 바라보거나 아동이 보는 앞에서 자위행위를 하고, 아동에게 남성 구강성교 또는 여성 구강성교를 행하거나 손가락이나 이물질, 남근을 아동의 질, 입, 항문에 넣는 행동을 하기 위해 다양한 폭력을 사용한다. 이들은 성적 관심의 대상이 일부는 유아에게만 성적인 흥분을 느끼는 경우가 있고(Greenberg, Bradford, & Curry, 1995), 또는 사춘기 아동에게만 성적 관심을 가지는 경우도 있는데(Blanchard & Barbaree, 2005), 성적 관심의 대상의 차이에 따른 성적 선호의 원인에 대해서는 아직까지 불분명하다. 소아기호증은 임상 연구문헌이나 법정 연구문헌에서 가장 일반적으로 거론되고 있는 성도착증 중 하나로 이들은 아동에 대한 강한 성적 흥미를 가지고 있어서 매우 해롭고 불법적이며 오늘날의 범죄 중에서도 무거운 죄질을 가진 것 중의 하나다. 소아기호증으로 진단되려면 16세 이상이거나 대상 아동보다 5세 이상 나이가 많아야 한다. 소아기호증은 전 생애에 걸쳐 만성적으로 나타나는 경향이 있는데 높은 재범률이 이를 잘 설명해 준다(Hanson, Steffy, & Gauthier, 1993).

⑤ 성적 가학증(sexual sadism)

동물이나 사람을 신체적으로 처벌하거나 잔인한 행동을 하면서 성적인 흥분과 만족감을 경험하는 것이다. 또한 자신의 성적 흥분을 위해서 다른 대상에게 굴욕감을 주고, 아프게 하고, 손상을 주고, 상처 입히며, 심지어 파손하기까지도 한다. 이들의 가학적 상상이나 행동은 상대방에 대한 자신의 우월성을 상징하는 행동으로 행해진다. 가학적 성적 공상은 소아기 때부터 존재하는 경향이 있고, 가학적 행위가 시작되는 연령은 다양하지만 대체적으로 초기 성인기다. 일반적 유병률은 잘 알려지지 않았지만 성범죄자들 중에서는 2~5%로 추정되었다(Quinsey, Chaplin, & Varney, 1981). 그러나 진단의 기준(광의 혹은 협의)에 따라 그 비율에서 유의하게 차이가 나타나고, 성도착증 내에서의 공병 비율이 높아 유병률을 추정하는 것 자체에 어려움이 있다. 예를 들어, Abel과 동료들(1988)의 연구에서는 가학증의 18%는 또한 피학증이었으며, 21%는 자신의 성기를 노출하기도 했고, 25%는 관음증과 물품도착증이 있었고, 33%는 아동을 추행하였다. 다른 연구들에서도 가학증, 피학증, 물품음란증, 복장도착증 간에 중첩이 나타났다(Gosselin & Wilson, 1980).

⑥ 성적 피학증(sexual masochism)

실제로 굴욕당하거나 매질당하거나 묶여 있거나 기타 다른 방식으로 고통을 당하는 행위다. 종종 피학적 상상으로 고통받기도 하고, 자신의 몸을 묶거나 핀으로 찌르거나 전기쇼크를 가하는 등의 피학적 성적 충동을 스스로 행하기도 한다. 성적 피학증의 위험스러운 형태는 '저산소 기호증(hypoxyphilia)'으로 이는 가슴을 압박하거나, 올가미, 노끈, 플라스틱 주머니, 화학 물질 등을 사용하여 산소를 박탈하여 성적 쾌감을 느끼려는 것이다. Quinsey와 동료들(1953)의 보고에서는 26%의 남성과 여성이 강하게 성적으로 흥분된 상태에서 구타를 당하거나 고통을 당했던 경험이 있었으며, 이후 다른 조사에서는 좀 더 낮아졌는데 남성의 3%, 여성의 5% 정도가 피학증을 경험한 것으로 나타났다(Hunt, 1974).

⑦ 복장도착증(transvestism)

옷을 바꿔 입는 것을 통해 성적 흥분을 하는 것이다. 어떤 남성은 남성 복장에 여성 의복의 한 종류만 착용하기도 하고, 또는 전체적으로 여장을 하고 화장을 하기도 한다. 종종 옷을 바꿔 입는 동안 자신을 성적 공상 속의 남자 주인공과 상대방 여성이라고 상상하면서 자위행위를 한다. 복장도착증은 소아기나 초기 성인기에 옷 바꿔 입기를 하면서 시작되며, 부분적인 옷 바꿔 입기에서 전체적인 옷 바꿔 입기로 진행되기도 하고, 처음에는 자위행위를 하면서 사용되다가 시간이 지남에 따라 성교 시 습관적으로 사용된다. 복장도착증에 관한 전형적인 역학연구는 거의 없었는데 2005년에 처음으로 Langstrom과 Zuker에 의해 성인 2,450명을 대상으로 유병률에 대한 연구가 수행되었다. 연구에서는 남성의 2.8%와 여성의 0.4%가 옷을 바꿔 입는 행동으로 성적 흥분을 경험한 적이 있는 것으로 보고되었다.

⑧ 관음증(voyeurism)

성행위 중에 있거나 옷을 벗은 대상을 관찰하는 행위로 상대방은 대개 낯선 사람이며, 이러한 상황을 전혀 눈치 채지 못한다. 이들은 성적 흥분을 위하여 다른 사람의 성행동을 엿보는데 때로는 자신의 자위행위 동안에 목격했던 내용을 떠올리기도 한다. 이러한 행동의 발병은 대부분 15세 이전에 나타난다. 관음증의 역학은 불분명한데 그 이유는 관음증의 경우 전반적인 성도착증에서 보이는 고통에 비해 그 정도가 약하고, 대부분 타인이 모르는 상황에서 비밀리에 이루어지고 있으며, '엿보는 행동'으로 인해 기소되거나 체포된다 하더라도 그 기록만으로는 정확하지 않아 유병률을 확인하는 것 자체에 어려움이 있다.

(2) 원인과 치료

① 생물학적 입장

일부 성도착증 환자들에게서 도착적 행위들과 뇌의 화학적 작용과 호르몬 영향 및 뇌의 어느 부분에서 발생하는 장애와 관련이 있다는 것을 발견했다(Kennet, 2000). 또한 일시적인 측두엽 간질 두뇌 종양이나 뇌의 어떤 부분에서 불안이 일어났을 때 성도착 행동을 보이기도 했다. 성적인 문제들이 성범죄로 이어지는 경우 이들의 강박적인 성적 사고 및 성적 충동을 감소시키기 위해 약물치료를 사용하는 경우도 있다. 성범죄자의 약물치료에서는 테스테스토론의 활동을 저하시키는 항안드로겐(antiandrogen) 약물로 MPA(metroxyprogesterone acetate, 상품명 Provera)와 CPA(cyproterone acetate, 상품명 Androcur), 황체형성호르몬방출호르몬(LHRH) 길항제의 일종인 Lupron, 항우울제인 SSRI's(Selective Serotonin Reuptake Inhibitors) 등 4종류가 사용되고 있다. 국내에서는 성범죄자를 대상으로 Lupron을 일부에서 사용하고 있다.

② 정신분석적 입장

성도착증을 유아기 발달에서 구강-공격적인 단계의 고착 또는 유아적인 성적 역동(구강기적, 항문기적)이 기저에 있는 신경증적 갈등으로 간주한다. Freud(1961)는 오이디푸스 콤플렉스와 거세불안의 갈등이 잘 해결되지 못할 경우 아버지에 의한 거세불안이 성도착증의 형태로 나타날 수 있는데, 이는 왜 성도착증이 남성에게 더 많은지를 설명하고 있다. 또한 억압된 성도착 공상들의 변형이 신경증의 증상이며, 개인이 갖고 있는 신경증 증상을 반대급부로 표현하는 것이 이상 성 행위라고 하였다. 신경증 증상은 개인이 갖고 있는 바람(wish)과 그 바람이 성취되지 못할 것이라는 불안과의 타협과정에서 일어나는 결과다. 예를 들면, 발기장애는 발기가 잘되어야겠다는 바람과 발기가 안 될 수도 있다는 불안과의 타협과정에서 발생되는 결과다. 결과적으로 나타나는 증상은 바람과 불안이 뒤섞인 신경증적 증상인 것이다. 마찬가지로 비정상적인 성행위는 공격적인 바람과 금지된 성적인 욕구의 표현의 결과로 나타나는 것이다(홍성묵, 2003). 정신분석치료에서는 어린 시절 경험한 성적 충격경험을 회상해 내고 이러한 불안과 갈등이 성도착 문제로 나타나고 있음을 깨닫도록 유도하는 것이 중요하다. 자아강도가 잘 유지될수록 치료가 효과적일 수 있으며, 성격장애가 동반할수록 치료가 더 어려운 것으로 알려져 있다.

③ 인지행동적 입장

초기에 고전적 조건화와 조작적 조건화 이론에 근거하여 성도착증에 대한 혐오 치료기법을 중심으로 한 행동치료를 실시하였다. 성도착증은 일탈적 성적 환상이 성적 각성과 조건적으로 연합하여 일탈적 성적 선호와 성적 기호로 발전한 결과로 보았기 때문에 이를 수정하는 것이 치료에서 중요하다. 대표적으로 화학적 혐오치료와 전기쇼크 혐오치료가 실시되었는데, 화학적 혐오(chemical aversion) 치료는 성욕을 유발하는 일탈적 성적 행동 또는 자극을 제시하면서 구토를 유발하는 약물을 투여한다. 전기쇼크 혐오(electric shock aversion) 치료는 일탈적 성적 자극과 전기충격을 연결하는 방법이다. 행동치료가 일탈적 각성의 감소에 효과적이라는 일부 보고도 있지만 인권의 문제, 건강상의 위험성 문제, 장기적으로 유지되지 못한다는 등의 다양한 문제가 제기되었다. 1970년대 이후에는 행동치료와 함께 성적 각성에서 인지적 내용을 수정하는 것이 포함된 인지행동치료가 진행되었다. 행동치료는 성적 선호에 중심을 둔 반면에 인지치료는 사회적 학습을 통해 형성될 수 있는 성적 공격성과 관련된 인지적 왜곡, 태도, 생각의 오류에 중심을 둔다(Murphy, 1990). 인지치료에서는 인지가 성적으로 공격적인 행동들에 어떻게 영향을 미치는가를 가르치고, 자기 자신의 인지왜곡을 확인하는 방법을 훈련하며, 자신의 왜곡들을 이해하고 작업하는 데 도움을 줄 수 있는 다양한 교육적 도구를 사용하여 일탈적 생각을 변화시키는 치료를 한다.

제4부

특수 문제

- **제15장** 중독
- **제16장** 문화정신병리

제15 장

중독

현대 사회에서 중독(addiction)은 심각한 사회 문제로 간주될 정도로 사회의 많은 분야에 다양한 형태로 나타나고 있다. 한국 성인의 음주 문제는 세계 1~2위를 다툴 정도로 심각한 수준이며, 알코올중독 문제가 한 개인의 인생뿐 아니라 가족 전체의 삶을 황폐화시키는 것을 흔히 볼 수 있다. 마약과 같은 약물중독의 경우도 뇌에 치명적인 영향을 미치고 순식간에 삶을 부정적인 방향으로 변화시키는데, 이러한 불법 약물의 사용 자체가 범법 행위이기 때문에 치료를 받기 위해 자발적으로 치료기관을 찾는 중독자는 거의 없는 실정이다. 따라서 치료의 지연으로 인해 약물중독이 장기화되는 경향이 있고, 특정 약물중독자가 알코올이나 니코틴 또는 기타 다른 약물에 중독되는 등 교차 중독(cross addiction)을 경험하며, 점점 더 문제는 심각해져 간다.

한편 한국에서 아동 및 청소년들의 인터넷 게임, 휴대전화 게임 사용 등은 심각한 수준으로 판단되고, 이러한 중독 문제가 상당히 많은 학생들의 학업 및 적응에 어려움을 초래하고 있으며, 청소년의 음주 및 흡연은 이들의 일탈 행위 및 범죄 행위의 발생 빈도를 높이는 역할을 한다. 병적 도박 및 게임중독 문제는 성인에게도 심각한 수준의 문제이며, 최근 들어 병적 도박(pathologic gambling) 문제가 수면에 떠오르면서 사회 문제로 조명을 받고 있고, 이에 대한 정부 차원의 해결책으로 전국적으로 도박중독 예방치유 센터를 설립하고 있다.

중독은 알코올, 니코틴, 카페인, 기분을 변화시키는 다양한 약물들을 포함하여, 게임, 인터넷, 도박, 쇼핑, 성(sex) 등의 행위중독(behavioral addiction)에 이르기까지 매우 다양하다. 심지어 음식에 탐닉하는 것도 중독의 개념으로 보는 추세다. 그러나 이렇게 다양한 중독의 종류에도 불구하고 이들 중독은 상당히 많은 부분 공통적인 요소를 가지고 있다. 즉, 중독은 겉으로 드러나는 증상은 매우 상이하고 다양하지만, 그 이면에 흐르고 있는 공통적인 특성이 있다(Shaffer et al., 2004). 중독성 질환의 공통점은 질병의 원인론이나 생물학적 측면에서의 유사성을 가지고 있으며, 특히 다양한 중독이 결국은 뇌의 도파민 보상 체계(brain's dopamine reward system)로 설명이 된다는 것이다(Hyman, 1994; wise, 1996). 심리사회적 관점에서의 접근도 상당 부분 유사하고, 이들의 치료에 활용되는 치료모델 역시 상당히 유사하다. 이러한 유사점에도 불구하고 실제 임상에서 이들이 보이는 구체적인 행동이나 사고내용, 주소(chief complaint)는 특수한 부분들이 있고, 치료 시 유사한 치료모델로 접근을 하더라도 실제 치료에서 다루는 대화의 특수성을 고려할 때 각 중독 영역을 포괄적으로 이해하는 것은 필수적인 과정이다.

중독이라는 용어에 대해 살펴보면, 공식적인 진단 분류체계에서 중독(addiction)이라는 용어는 없고, 남용(abuse)이나 의존(dependence)이라는 진단 용어를 사용한다. 그러나 중독이라는 용어는 일반인들 사이에서뿐만 아니라 중독 전문가들 사이에서도 가장 흔히 통용되는 용어이기에 편의상 중독(addiction)과 의존(dependence)이라는 용어를 혼용해서 사용하겠다. 이 장에서의 알코올중독 및 기타 물질중독은 DSM-IV의 진단체계에 따르면 물질사용 장애(Substance Use Disoeders)로 분류되며, 인테넷/게임/도박중독은 다른 곳에 분류되지 않는 충동조절 장애(impulsive control disorder not elsewhere classified)로 분류된다. DSM-IV에 따르면, 물질 관련 장애(substance related disorders)의 진단은 물질의 종류와 증후군에 따라 독립적인 두 축으로 내려진다. 물질의 종류는 알코올, 암페타민류, 카페인, 대마제제(cannabis), 코카인, 환각제(hallucinogen), 흡입제(inhalant), 니코틴, 아편류(opioid), 펜사이클리딘류, 진정, 최면, 항불안제(sedative-hypnotic, anxiolytic) 등이 있다. 증후군에 따른 분류로는 물질유발 장애(substance induced disorder)와 물질사용 장애(substance use disorder)가 있다. 물질유발 장애는 물질의 장단기 사용으로 인해 정신기능의 변화가 일어나며, 각 물질에 대해 중독(intoxification) 증상이나 금단(withdrawal) 증상과 함께 불안장애, 정신병적 장애, 섬망 및 치매 등의 다양한 정신과적 증후군이 함께 동반된다. 물질사용 장애는 물질의 사용 양상 자체가 병적인 것이어서 신체적, 심리적, 사회적 건강을 해치는 상태를 말한다. 물질사용 장애는 남용(abuse)과 의존(dependence)이 있다. 알코올을 제외한 다양한 물질중독의 경우, 알코올중독의 기전, 원인, 치료 등과 거의 유사한 데 비해 약물의 종류는 매우 다양하며, 치료 또한 거의 알코올의존에 준해서 이루어지고 있으므로 약물중독은 생략하고, 알코올중독, 인터넷/게임중독, 도박중독 순으로 살펴보겠다.

제1절 알코올중독

38세의 미혼 남성인 김 모 씨는 식사는 거의 하지 않은 채 매일 술을 마시고 집안에 드러누워 있으면서, 자신의 현재 처지를 비관하며 가족들과 주변 사람들을 원망하고 비난하며 하루하루를 보내고 있었다. 평소에 말이 없던 김 씨는 술이 많이 취하면 보모님께 전화하여 폭언을 하며, '죽고 싶다'는 말을 계속하였다. 심한 우울 증세를 보였고, 외로움과 자기 비하감이 컸으며, 그럴 때마다 며칠간 식사를 하지 않고 술을 마시고 자포자기 상태로 생활하였다. 금단증상으로 손 떨림이 심하게 나타났고 환각 증세를 보였으며, 비논리적인 피해의식적 사고를 자주 드러냈다. 하지만 자신의 음주 문제에 대해 치료를 권하면, 자신은 전혀 알코올중독자가 아니며 단지 힘들어서 술을 마시는 것일 뿐이지, 술을 결코 좋아하지 않는다고 말하며, 치료를 강하게 부인하였다. 수차례 치료에 대해 권하고 거절하고를 반복하다가 김 씨의 부모는 김 씨의 신체적, 정신적 건강 상태가 너무 악화된 것을 확인하고 알코올중독 치료를 위해 강제 입원을 시켜 치료를 시작하였다.

김 씨는 미술을 전공하여 앞날이 촉망되는 청년이었다. 부모님도 예술계통에 종사하셔서 전공분야에서 인지도가 있으셨고, 김 씨는 대학원까지 공부를 한 후 여러 대학에서 강의를 하며 비교적 만족스러운 삶을 살고 있었다. 그러던 김 씨의 불행이 시작된 것은 여자친구와 불화가 커지면서 급기야 헤어지게 된 이후부터였다. 김 씨는 절망감에 지속적으로 술을 마셨고 술 문제가 심각해지면서 강의를 성실히 수행하지 못하였으며 결국 다음 학기에 강의를 배정받지 못하게 되었고 이후 계속해서 술을 마시며 자신의 삶을 한탄하는 과정을 반복했다. 5~6년 사이에 급속히 중독이 진행되어 그의 정신적, 신체적 건강을 위협하였고, 그의 사회생활은 거의 끊긴 상황이 되었다. 실망한 부모님은 경제적 지원을 끊었고 이에 화가 난 김 씨는 집을 나와 혼자 생활을 하며 더욱 음주 문제가 심각해진 것이다. 입원 당시 김 씨는 간경화 진단을 받았고 심각한 우울증과 피해 사고를 나타내며 금단증상으로 매우 고통스러워 하였다.

1. 임상적 특징

국내 역학조사(2001, 2006)에 따르면, 알코올 사용 장애의 평생 유병률은 2001년에는 15.9%, 2006년에는 17.2%로 나타났으며, 알코올 남용의 평생 유병률은 2001년에는 7.8%, 2006년에는 7.1%로 비슷하였고, 알코올의존의 평생 유병률은 2001년에는 8.1%, 2006년에는 10.2%로 더 높게 나타났다.

알코올중독의 임상적 특징을 살펴보기 위해 물질 남용과 물질 의존에 대한 기준을 DSM-IV와 ICD-10을 통해 살펴보면 〈표 15-1〉, 〈표 15-2〉, 〈표 15-3〉과 같다. 다른 분야의 중독도 이 진단기준의 연속선상에서 적용해 보는 것이 도움이 될 것이다. ICD-10의 경우, 물질의 종류 및 증후군에 따라 분류하는데 물질의 종류 분류가 DSM-IV와 상이하다. 물질 남용이라는 진단은 정의되어 있지 않고, 해로운 사용(harmful use)에 대한 정의와 의존 증후군에 대한 설명이 명시되어 있다. 해로운 사용으로 진단 내리기 위해서는 사용자의 신체적, 심리적 건강에 실질적인 손상을 입힐 정도로 사용하는 경우이며, 의존 증후군 또는 기타 다른 특이적 약물 관련 장애가 있지 않아야 한다.

〈표 15-1〉 물질남용의 DSM-IV 진단기준

A. 부적응적인 물질 사용 양상이 임상적으로 심각한 손상이나 고통을 일으키며, 다음 중 한 가지 이상의 항목으로 12개월 내에 일어남.

(1) 반복적인 물질사용으로 인해서 직장, 학교 또는 가정에서의 주요한 임무를 수행하지 못하게 됨(예: 물질사용과 관련된 반복적 결근, 업무 수행 불량, 학교 결석, 정학 또는 퇴학 처분됨, 자녀 양육 및 집안일을 등한시함).
(2) 신체적으로 해로운 상황에서 반복적인 물질사용(예: 물질사용으로 손상이 있는 상항에서 운전을 하거나 기계를 조작함).
(3) 물질과 관련된 반복적인 법률적 문제 유발(예: 물질과 관련된 일탈행동으로 체포됨).
(4) 물질의 효과로 인해 지속적, 반복적인 사회 또는 대인관계에 문제가 생기거나 악화됨에도 불구하고 지속되는 물질 사용을 함(예: 중독의 결과에 대해 배우자와 언쟁하거나 몸 싸움을 함).

B. 이런 증상들은 같은 종류의 물질 의존의 기준에 부합된 것이 없음.

〈표 15-2〉 물질의존의 DSM-IV 진단기준

A. 부적응적인 물질 사용 양상이 임상적으로 심각한 손상이나 고통을 일으키며, 다음 중 세 가지 이상의 항목으로 지난 12개월 내에 일어남.

(1) 내성(Tolerance)이 다음 중 한 가지로 정의됨.
  (a) 중독 또는 원하는 효과에 도달하기 위해 필요한 물질의 양이 크게 증가
  (b) 같은 양의 물질을 지속적으로 사용함에 따라 효과가 크게 감소
(2) 금단(Withdrawal)이 다음 중 한 가지로 나타남.
  (a) 물질에 특징적인 금단증후군(특정 물질의 금단에 대한 기준 중 A와 B를 참조)
  (b) 금단 증상을 완화하거나 회피하기 위해 같은(또는 유사한) 물질이 사용됨.
(3) 흔히 의도했던 것보다 물질을 다량 또는 장기간 사용함.
(4) 물질 사용을 조절하거나 중단하려는 지속적 욕구가 있거나 노력해도 실패함.
(5) 물질을 획득하거나(예: 많은 의사 방문, 장거리 운전), 사용하기(예: 줄담배 피우기) 또는 물질의 효과에서 벗어나기 위한 활동에 많은 시간이 소요됨.
(6) 중요한 사회적, 직업적, 또는 여가활동이 물질 사용으로 인해 줄어들거나 없어짐.
(7) 물질을 사용함으로써 유발되거나 악화될 가능성이 있는 지속적, 반복적 신체 심리적 문제를 가진다는 인식에도 불구하고 물질 사용이 지속됨(예: 코카인이 우울증을 유발함을 알면서도 현재 사용 중, 술 때문에 궤양이 악화된다는 것을 알면서도 지속적 음주).

〈표 15-3〉 ICD-10의 물질의존 진단기준

A. 그 물질을 섭취하고자 하는 강한 욕구나 강박감.
B. 물질 섭취 행동의 시작, 종결, 또는 복용 정도 등을 조절하기 어려움.
C. 생리적 금단 상태가 물질 복용이 감소되거나 중단되었을 때 나타나며, 그 증거로 다음과 같은 것이 있음: 그 물질 특유의 금단증상: 금단증상을 완화시키기거나 없애기 위해 동일한(혹은 밀접하게 연관된) 물질을 복용함.
D. 적은 용량에서 원래 나타났던 효과를 얻기 위해 정신활성 물질의 양을 증가시켜야 하는 내성의 증거(그 명백한 예는 알코올이나 아편 의존을 가진 사람이 내성이 안 생긴 사용자를 무력하게 하거나 죽을 수 있는 용량을 하루 용량으로 사용하는 경우에서 발견된다).
E. 정신활성 물질 복용으로 인하여 그 이외의 다른 기쁨이나 흥미를 점점 무시, 해당 물질을 얻거나 취하게 되는 데 필요한 또는 그 효과에서 회복되는 데 필요한 시간의 증가.
F. 과다한 음주로 간에 나쁜 영향을 미침, 과량의 물질 사용 기간의 결과로 생기는 우울한 기분의 상태 또는 약물과 관련된 인지기능 장해 등과 같은 확실히 해로운 결과가 오리라는 명백한 증거가 있음에도 지속적으로 물질을 복용: 복용자가 해로움의 성격 및 정도에 대해 실제적으로 알고 있었는지 혹은 아는 것으로 기대될 수 있었는지 여부를 결정하려는 노력이 있어야 한다.

위에 명시된 진단적 특징을 알코올 사용과 관련하여 나타낼 때 알코올 남용, 알코올의존으로 진단 내릴 수 있다. 알코올 금단(alcohol withdrawal)의 경우, 다량으로 장기간 사용하던 알코올 사용을 중단한 이후, 몇 시간 또는 며칠 이내에 자율신경계 항진(autonomic hyperactivity), 손 떨림 증가, 불면증, 메스꺼움 및 구토, 일시적 환시, 환청, 환촉 또는 착각, 정신운동성 초조증(psychomotor agitation), 불안, 대발작(grand mal seizures) 중 2가지 이상의 증상이 나타나고, 위의 증상이 사회적, 직업적, 또는 다른 중요한 기능 영역에서 임상적으로 심각한 고통이나 손상을 초래한다. 알코올의존 환자의 경우 대부분이 알코올 금단증상을 경험하지만 반드시 금단증상이 나타나는 것은 아니다. 알코올 금단증상이 나타날 경우, 중독자들에게 자신의 병을 인식시키는 중요한 객관적 자료가 될 수 있으므로 치료자는 이를 잘 활용할 수 있다(예: 금단증상을 경험하고 있는 장면은 비디오로 촬영하여 환자와 함께 보고, 이를 토론함으로써 환자의 병식(insight)을 증진시키고 치료에 대한 동기를 강화시킬 수 있다).

이러한 임상적 증상들 이외에도 알코올중독자의 경우, 부정적인 심리적 방어기제(defense mechanism)가 복잡하게 작용하여 자신의 중독 문제를 있는 그대로 수용하고 치료에 적극적으로 임하지 못하는 경우가 대부분이다. 다양한 방어기제가 있는데, 알코올중독자들에게 가장 대표적인 방어기제들을 설명하면 다음과 같다 (다사랑중독연구소, 2007).

1) 부정(denial)

이 방어기제는 모든 의존자들이 경험하는 것으로, 가장 대표적인 방어기제이고 중독으로부터 회복되기 위해 가장 먼저 치료자가 다뤄야 할 중독의 과제다. 이는 자신의 음주 문제를 인정하지 않는 것이다. "나는 중독자가 아니다." "나는 술 문제가 없다, 억울하다."라는 반응을 보인다. 특히 입원 초기에는 대부분의 환자들이 이렇게 반응한다. 그러다가 병에 대해 인식하고 변화가 꼭 필요하다는 것을 마음으로 느끼는 순간, 부정의 벽은 무너지기 시작한다. 주변 사람들과 치료자들은 자신의 문제를 인정하지 못하는 환자를 보면서, 거짓말하는 환자가 야속하고 밉고 어이가 없을 수 있다. 하지만 이러한 부정은 매우 단단한 방어기제로서 이 문제의 극복은 그렇게 쉽지 않다. 부정을 깨고 자신의 문제를 있는 그대로 인식하는 것이 회복의 1단계이고, 이것이 잘 되면 그 다음 단계는 비교적 순조로울 수 있다. 하지만 이러한 부정을 극복하는 데에도 다양한 수준이 있다. 자신의 음주 문제에 대해 피상적으로만 이해하는 단계가 있다. "의사가 중독이라고 하니까, 중독인가 보다." "사람들이 문제가 있다고 하니까 그런 것 같기는 하다." 또는 머리로만 이해하는 단계가 있다. "책을 보니까 그렇게 써져 있다." "강의내용을 들으니 '알코올의존'인 것 같더라." 이런 단계가 피상적 수준의 병식이다. 더 깊은 수준의 정서적 병식이 있다. 즉, 마음으로 깊은 전율을 느끼며, "정말 이대로 살아서는 안 되겠다. 분명히 변화가 필요하다." "술을 반드시 끊고, 정말 열심히 살아보고 싶다."라고 각오하는 단계가 있다. 이러한 정서적 병식이야말로 진정한 변화를 위한 초석이 될 것이다. 병식은 환자에게만 필요한 것이 아니라 가족들에게도 매우 중요하다.

2) 최소화(minimization)

중독자들이 자신의 중독 문제를 부분적으로만 인식하는 것이다. 즉, 사실들(음주력 등)을 은폐하고 축소해서 자신의 문제를 있는 그대로 수용하지 않는 것이다.

"술 문제가 있기는 있는데 '알코올의존'은 아닌 것 같다." "술을 많이 마시기는 하지만 가족에게 피해를 끼친 적은 없다. 그냥 애주가라고 불러 달라."라고 반응한다. 물론 중독자의 이러한 말들은 사실이 아니다. 가족과 면담을 통해 확인해 보면, 가족들은 심한 고통과 공포 속에 있는 경우가 많고 환자는 매우 심각한 알코올의존 상태다. 하지만 이러한 방어기제는 거짓말과는 틀리다. 실제로 환자들은 자신의 문제가 그렇게 심각하지 않은 것으로 믿고 있는 것이다. 자신의 문제가 그렇게 심각하고 많은 사람들에게 악영향을 미치고 있다는 것을 깨닫게 되는 것은 의존자에겐 너무나 충격적인 것이다. 하지만 치료를 받게 되면서 이러한 최소화의 방어기제는 서서히 무너지게 된다.

3) 투사(projection)

중독자가 가족을 포함해서 주변 사람들을 탓하는 것은 흔히 볼 수 있는 일이다. 중독자들은 자신이 술을 마시게 되는 것은 거의 "남의 탓"이라고 말한다. "내 아내가 조금만 나에게 잘해 주었어도 내가 술을 마시지는 않았을 것이다." "시댁에서 너무 스트레스를 주어서 술을 마셨다." "이번에 재발된 것은 완전히 가족들 때문이다. 가족들이 하나도 안 변했다. 오히려 가족들이 치료를 받아야 한다."라고 말한다. 하지만 중독자가 술을 마신 것은 남의 탓이 아니다. 주변 환경과 다른 사람들을 비난함으로써 자신의 문제를 타인에게 던져 버린다. 이로 인해 환자 가족들은 심한 자책감이나 죄책감에 빠져서 우울해지는 경우도 많다. 하지만 다양한 스트레스 상황으로 인해 음주를 선택하는 것은 알코올의존자 자신임을 명심해야 한다. 알코올의존 문제에서 회복 중인 사람들은 더 이상 남을 탓하지 않는다. 회복자들은 작은 것에도 주변 사람들에게 늘 감사하고, 자신의 문제에 대해 스스로가 책임을 진다. 환자가 '부정'과 '최소화'의 방어기제를 극복하면서 병식이 형성되면 점진적으로 '투사'도 줄어들게 된다.

4) 합리화(rationalization)

합리화는 자신의 음주에 대해 변명하고 핑계를 대면서, 자신이 술을 마실 수밖에 없었음을 정당화하는 것이다. "이렇게 힘든데 어떻게 안 마실 수 있는가? 한잔만 마시자. 한 잔은 괜찮을 거야." "음복은 해야 하지 않겠나?" "안 마시려고 하는

데 어른이 계속 권해서 어쩔 수 없이 마셨다. 웃어른의 마음을 상하게 할 수 없는 것 아닌가!" 이렇게 자신이 어쩔 수 없이 음주를 했다는 이야기를 많이 한다. 의존자들은 음주에 대한 갈망감이 강하기 때문에 의식적으로든 무의식적으로든 항상 술을 마실 기회를 엿보고 있으며, 음주를 촉발시키는 조그만 단서도 놓치지 않고, 구실을 대며 결국 마시는 습관이 있다. '상황이 별로 좋지 않으니까' '목이 너무 말라서' '딱 한 잔만 마시고 안 마시면 된다.' 등의 다양한 이유를 대는 '음주 허용 신념'을 버려야만 회복될 수 있다.

알코올 사용과 관련하여 다양한 선별도구들이 있는데, 가장 간단히 문제 음주 및 위험 음주에 대해 알아볼 수 있는 척도들로 CAGE(Cut down, Annoyed, Guilty, Eye-opener), TWEAK(Tolerance, Worried, Eye-opener, Amnesia, Cut down), T-ACE(Tolerance, Annoyed, Cut down, Eye-opener) 등이 있다. 국내에서 가장 흔히 쓰이는 선별검사(screening test)는 AUDIT(Alcohol Use Disorders Identification Test)와 NAST(Alcoholism Screening Test of National Seoul Mental Hospital)다. AUDIT는 세계보건기구(WHO, 1989)에서 개발한 검사로서 알코올의존뿐 아니라, 위험음주(Hazardous drinking)의 기준을 제시하고 있어 사교적 음주자들의 음주 가이드라인을 위해 응용되는 경우가 많다. 외국의 대단위 연구에 따르면, 성인 남성의 경우 AUDIT 5~7점을, 성인 여성의 경우 5~6점을, 청소년의 경우 3~4점을 위험 음주자의 기준 절단점으로 삼는 것이 바람직하다는 연구결과가 있었다(Allen, Litten, Fertig, & Barbor, 1997; Reinert & Allen, 2007). 대단위 국내연구에서 남성 음주자는 10점, 여성 음주자는 6점, 전체인구 기준으로 8점 이상이 위험 음주 상태로 파악되었다(조근호 등, 2009). 한국판 AUDIT는 〈표 15-4〉와 같다.

〈표 15-4〉 한국판 AUDIT

질문	0점	1점	2점	3점	4점
1. 얼마나 자주 술을 마십니까?	전혀 안 마심	월 1회 이하	월 2~4회	주 2~3회	주 4회 이상
2. 술을 마시면 한 번에 몇 잔 정도 마십니까? (10잔 이상 5점)	전혀 안 마심	소주 1~2잔	소주 3~4잔	소주 5~6잔	소주 7~9잔
3. 한 번에 소주 한 병 또는 맥주 4병 이상 마시는 경우는 얼마나 자주 있습니까?	없음	월 1회 미만	월 1회	주 1회	거의 매일
4. 한 번 술을 마시기 시작하면 멈출 수 없었을 때가 지난 1년 동안 얼마나 자주 있었습니까?	없음	월 1회 미만	월 1회	주 1회	거의 매일
5. 지난 1년간 평소 같으면 할 수 있었던 일을 음주 때문에 실패한 적이 얼마나 자주 있었습니까?	없음	월 1회 미만	월 1회	주 1회	거의 매일
6. 지난 1년간 술 마신 다음날 일어나기 위해 해장술이 필요했던 적은 얼마나 자주 있었습니까?	없음	월 1회 미만	월 1회	주 1회	거의 매일
7. 지난 1년간 음주 후에 죄책감이 든 적이 얼마나 자주 있었습니까?	없음	월 1회 미만	월 1회	주 1회	거의 매일
8. 지난 1년간 음주 때문에 전날 밤 일이 기억나지 않았던 적이 얼마나 자주 있었습니까?	없음	월 1회 미만	월 1회	주 1회	거의 매일
9. 음주로 인해 자신이나 다른 사람들이 다친 적이 있습니까?	없음		있지만 지난 1년 동안은 없었다.		지난 1년간 있었다.
10. 친척이나 친구, 의사가 당신이 술 마시는 것을 걱정하거나 당신에게 술 끊기를 권유한 적이 있습니까?	없음		있지만 지난 1년 동안은 없었다.		지난 1년간 있었다.

※ 질문에 나오는 1잔이란 술의 종류에 상관없이 1잔의 양을 의미합니다. 예를 들면, 맥주의 경우 맥주잔 1잔, 소주의 경우 소주잔 1잔, 양주의 경우 양주잔 1잔을 의미합니다.

임상 실제에서 알코올의존을 선별하기 위해 국내에서 많이 쓰는 척도가 NAST다. 이는 국립 서울정신병원의 치료 팀(김경빈 등, 1991)에 의해 제작되었으며, 음주의 이유, 음주 유형, 자제력 상실, 심리적 의존, 기억 상실, 사회적 후유증, 금단증상, 치료 등에 관한 내용으로 구성된 12개 문항의 설문지로, 4개 이상의 문항에 해당되면 알코올의존일 가능성이 높다. 술을 마시는 횟수나 음주의 양에 대한 내

〈표 15-5〉 한국형 알코올의존 선별검사(NAST)

1.	자기 연민에 잘 빠지며 술로 인해 이를 해결하려 한다.
2.	혼자 마시는 것을 좋아한다.
3.	술 마신 다음날 해장술을 마신다.
4.	취기가 오르면 술을 계속 마시고 싶은 생각이 지배적이다.
5.	술을 마시고 싶은 충동이 일어나면 거의 참을 수 없다.
6.	최근에 취중의 일을 기억하지 못하는 경우가 있다.(2회/6개월)
7.	대인관계나 사회생활에 술이 해로웠다고 느낀다.
8.	술로 인해 직업 기능에 상당한 손상이 있다.
9.	술로 인해 배우자(보호자)가 나를 떠났거나 떠난다고 위협한다.
10.	술이 깨면 진땀, 손 떨림, 불안이나 좌절 혹은 불면을 경험한다.
11.	술이 깨면서 공포(섬망)나 몸이 심하게 떨리는 것을 경험하거나 혹은 헛것을 보거나 헛소리를 들은 적이 있다.
12.	술로 인해 생긴 문제로 치료받은 적이 있다.

용이 결여되어 있어 음주력(drinking history)에 대한 인터뷰를 추가적으로 하는 것이 필요하다. 알코올의존자들에게 NAST 검사를 하면, 평균적으로 매우 많은 문항들이 체크가 되고, 심지어 모든 문항에 체크되는 경우도 상당히 많다.

한편 Cloniner(1987)는 알코올의존 환자들을 환경형(제1형)과 남성형(제2형)으로 구분하여 제시하였다(〈표 15-6〉). 제1형(환경형)의 경우, 심리적 의존이 특징적이고 환경의 영향을 많이 받는 유형이며, 제2형(남성형)의 경우 주로 남성들이 많아서 남성형으로 불리는데 유전적 요인이 크게 작용하고 신체적 의존이 주로 핵심적인 특징이다. 제2형은 충동적 성향이 많으며 반사회적 성격장애와 관련이 되고 위험을 무시한 채 새로운 행동에 뛰어드는 경향이 있다. 이들은 새로운 것을 추구하는 경향(novelty seeking)이 높아 충동적이며, 위험회피(harm avoidance) 경향이 낮아 무모하고 절제되지 못한 행동을 보이고, 보상의존성(reward dependence)이 낮아 사회적 관계와 무관한 행동을 하는 경향이 있다.

〈표 15-6〉 Cloninger에 의한 분류

	환경형(제1형)	남성형(제2형)
성별	양성 모두	주로 남자
발병연령	〉25세	〈25세
유전/환경의 기여도	환경〉유전	환경〈유전
조절력 상실(심리적 의존)	빈번	드물다
의존에 대한 두려움/죄책감	빈번	드물다
단주 불능	드물다	빈번
음주관련 법적 문제/공격성	드물다	빈번
새로운 것을 추구하는 경향	낮음	높음
위해 회피	높음	낮음
보상의존적 성향	높음	낮음

Jellineck(1972)은 알코올리즘의 신체적, 심리적 취약성에 근거하여 4가지 유형으로 분류하여 설명하였다.

> α형은 신체적 의존 없이 심리적 의존이 일어나는 경우로 심리적 취약성과 관련되는 유형이고, 음주에 대한 통제능력 상실은 크지 않고 신체적 합병증이 거의 없을 수도 있다. β형은 알코올에 의한 신체적 합병증이 주된 문제이고 의존성 및 신체적, 심리적 취약성은 두드러지지 않는다. γ형은 가장 문제가 되는 유형으로 신체적, 심리적 취약성이 알코올의존의 중요한 원인이 되며, 건강 및 사회경제적 문제를 많이 가지고 있고 진행형이다. δ형은 주로 사회적 이유로 시작된 음주과정이 지속되면서 신체적 내성이 강하게 생겨난 경우로, 신체적 취약성이 문제라고 할 수 있으며 금단증상이 심해서 도저히 끊기가 불가능한 형이다. ε형은 가끔씩 폭음을 하는 유형이다.

위에서 설명한 Cloninger와 Jellineck의 분류는 진단용 분류체계는 아니고, 환자의 특성 및 치료 예후를 예측하는 데 중독 영역에서 임상가들이 자주 사용하는 분류다.

2. 원인

술을 마시는 동기는 매우 다양하고, 술에 대한 신체적, 심리적 반응도 개인마다 차이가 있다. 어떤 사람들을 기분이 좋아지려고 음주를 하지만, 어떤 사람들은 나쁜 기분을 다스리기 위해 음주한다. 술에 매우 강한 사람이 있는가 하면 약간의 술로도 매우 힘들어 하는 사람들이 있다. 주변에 술친구가 많고, 가족들이 술을 즐겨 해서 자주 술을 접하는 경우도 있다. 그만큼 알코올중독에 대해 유전적, 신체적, 심리적, 사회적 위험 요소는 다양하다고 할 수 있다. 알코올중독의 원인을 살펴보는 것은 중독질환의 치료에 직접적인 영향을 미치기 때문에 매우 중요한 과제다. 알코올중독은 어떤 하나의 원인에 의해 발현된다기보다는 생리적, 심리적, 사회적 영역의 요인들의 상호작용의 결과로 보는 것이 최근 치료자들의 관점이다.

1) 생물학 관점

알코올의존에 대한 생물학적 원인은 동기와 관련된 뇌의 신경학적 보상회로 차원에서의 설명과 유전적인 측면에서의 취약성으로 설명할 수 있다. 대뇌 보상회로는 복측피개(ventral tegmental area: VTA)에서 측핵(nucleus accumbens)으로 가는 도파민성 경로가 가장 중요한 역할을 하는 것으로 밝혀졌다. 이 회로를 자극할 때 우리는 강렬한 즐거움을 느낀다고 해서 쾌락 중추(pleasure pathway)라고 한다. 알코올을 섭취하게 되면 알코올이 이러한 보상회로를 자극하게 되고, 따라서 즐거움을 얻기 때문에 정적 강화(positive reinforcement)에 의해 지속적으로 음주를 하게 된다는 설명이다

부모가 알코올중독일 경우 자녀가 알코올중독에 빠질 가능성이 크다면, 알코올중독은 유전적 요소가 큰 것이다. 알코올의존의 유전적 요인을 밝히기 위해 수많은 쌍둥이 연구, 입양연구, 가족 연구 등이 이루어졌으며, 중독 특유의 유전자를 밝히려는 연구들이 있었다. 연구결과, 알코올의존 환자의 자녀의 경우 일반인 자녀에 비해 알코올의존 발생의 위험도가 3~4배 높았다(Schuckit, 1987; Cotton, 1979). 또한 Goodwin 등(1974)에 따르면, 양부모의 양육환경과는 무관하게 알코올의존 환자의 생물학적 아들이 일반인 아들보다 알코올의존이 될 가능성이 4배 이상 높

다고 하였다. 유전적 원인이 알코올의존의 발생 위험성의 40~60%를 설명하는 원인이라고 설명한다는 보고도 있다(Schuckit, 2000). 또한 체질적으로 음주를 잘하는 사람들은 자신이 술에 매우 강하다고 생각하고, 그만큼 음주에 무방비로 더 자주 음주함으로써 음주를 체질적으로 못하는 사람들에 비해 알코올문제가 더 심각해지기도 한다.

알코올중독과 관련된 염색체 연구에서는 염색체 1p 부위가 알코올중독과 연관된 부위로 제안되었고, 그 외에도 염색체 2, 4, 6, 7, 10, 12, 14, 15, 16, 17 등이 알코올의존과 관련된 부위로 알려졌고, 그중에서 제4번 염색체는 특히 4q22~4q32 부위가 알코올의존과 관련된 것으로 보고되었다. 국내 연구에서도 7번 염색체가 알코올중독과 관련된 것으로 보고되었다. 그밖에 일부 알코올의존 환자에서 유전적으로 dopamine, GABA 및 Serotonin에 이상이 있다는 보고가 있다.

2) 정신분석 관점

Freud에 따르면, 음주와 흡연은 구강기로의 고착(fixation) 또는 퇴행(regression)의 관점에서 조망한다. 먹고 마시는 구강의 즐거움과 갈등의 기억이 술을 통해 즐거움과 생존을 채워 준다는 의미를 부여하여 쉽게 중독으로 빠져들게 만들 수 있다는 것이다. 초기 이론들은 어린 시절 부모의 거절, 과잉보호, 그리고 독립에 대한 강요 등으로 생겨난 의존욕구와의 갈등으로 보았다. 또한 중독자들에게 중독은 "현실 도피"의 수단으로 흔히 사용된다. 이는 중독자들이 현실 적응과정의 어려움 속에서 '탈출'의 의미로서 중독 상태에 머무르는 것으로 볼 수 있다. 1960년대 무렵부터 자아기능과 관련된 연구들은 중독물질이 중독자의 마음속에 내재된 과거의 중요한 사람의 대체물로서의 역할을 한다는 점을 강조하였다. 즉, 자아가 무의식 세계의 갈등을 조절하는 방법으로 물질을 사용한다는 것이다. 최근의 정신분석이론에서는 중독행동을 자신의 심리적 고통에 대한 조절력이 부족할 때 나타나는 적응적 반응으로 본다(Leeds & Morgenstern, 1995). 이러한 정신분석적 접근으로 중독치료에 성공한 사례가 몇몇 발표되기도 하였으나, 정신분석적 접근으로 중독 문제를 이해하는 데는 유용하지만, 치료법으로 적용하는 사례는 많지 않다.

3) 학습이론 관점

알코올중독 행위 자체가 학습된 것이라는 관점으로, 강화(reinforcement)의 원리, Pavlov의 고전적 조건형성(classical conditioning), 그리고 Skinner의 조작적 조건형성(operant conditioning)의 원리뿐만 아니라 Bandura의 사회학습 이론을 포함한다. 고전적 조건형성은 특정한 장소, 시간, 사람들(조건자극)이 술(무조건 자극)과 연합이 형성되어 나중에는 조건자극에 대해 음주 행동이나 음주 충동 같은 조건반응이 나타난다는 것이다. 알코올중독자가 음주를 함으로써 쾌감, 유쾌함 그리고 즐거움을 경험한다면, 이는 긍정적인 강화물과 같은 효과를 보는 것으로서 음주 행동을 정적 강화(positive reinforcement)에 의해 학습된 것으로 볼 수 있다. 또는 우울하거나 불안한 사람들이 음주를 했더니 우울과 불안이 사라졌다거나, 심한 금단증상을 경험하고 있는 중독자가 음주를 했더니 불쾌한 금단증상이 사라지거나 감소하는 것을 경험한다면, 이는 부적 강화(negative reinforcement)에 해당되는 현상으로 이후 음주 행동은 증가할 것이다. 자신의 불쾌한 심리적, 신체적 상태에서 벗어나기 위해 알코올을 섭취한다는 자가 투약 가설(self-medication hypothesis)은 부적 강화(negative reinforcement)에 해당한다. 알코올중독자가 단주를 유지하며 회복되는 과정 중, TV에서 즐겁게 술을 마시는 장면이 나왔을 때 중독자 자신도 모르게 군침이 생기고 심장이 뛰면서 흥분하기 시작하는 것은 자발적 회복(spontaneous recovery) 효과라 할 수 있다. 강화계획(reinforcement schedule) 중 변동비율 강화계획(variable ratio reinforcement schedule)으로 강화된 중독행동의 경우 더욱 소거가 어려운데, 그 예는 도박중독이다. 사회학습이론(social learning theory)에 따르면, 중독행동이 부모를 비롯하여 가까운 주변인들에 의해서 대리학습, 관찰학습이 가능하며, 알코올사용의 효과에 대해 긍정적 기대 및 자기효능감이 중요하다.

4) 심리적 관점

알코올의존 환자들의 성격적 특성에 대한 기존 연구들은 주로 충동성, 부정적 정서성, 낮은 자존감, 통제 소재와 관련된 연구들이 많았다. 이들 성격적 위험요인들 중에서 일관성 있게 나타난 요인은 행동 통제의 부족(behavioral undercontrol)과 부정적 정서성(negative affectivity)이다. 행동 통제의 부족이란 과활동성, 충동성, 공격성, 반사회성 및 감각추구 성행과 같은 성격특성들을 포함하는 개념이다(Sher et al., 1991). 이와 관련하여 국내외에서 MMPI를 통한 알코올중독자들의 성격연구가 활발히 진행되었고, 반사회성 척도(4번 척도)의 상승이 일관되게 관찰되었다. 부정적 정서는 MMPI의 경우, 우울척도(2번 척도), 강박성 척도(7번 척도)에서 상승을 보이는 경향으로 설명할 수 있으며, 대부분의 알코올의존 환자들이 불안, 초조, 긴장, 우울, 짜증 등의 부정적 기분을 보고하는데, 이는 자가 투약가설에 의해 잘 설명된다. Marlatt과 Gorden(1985)은 알코올의존 환자의 대부분이 부정적 정서를 경험했으며 우울, 고독, 분노, 좌절, 불안이 가장 빈번하게 나타나는 부정적 정서라고 하였다. 여러 연구들은 알코올의존자들의 지속적 음주의 33~67.5%가 부정적 정서 상태와 관련되어 있다고 보고하였다(Hodgins et al., 1995). 스트레스와 음주 문제에 관한 최근 연구들은 단순한 스트레스의 양이 음주 문제를 심화시키기보다는 스트레스에 의해 유발된 정서에 의해서 음주 문제가 촉발되기도 하고 그렇지 않을 수도 있다. 즉, 부정적 정서가 매개 역할을 한다는 것을 알 수 있다. 따라서 스트레스를 감소시키고 잘 관리하여 긍정적 정서를 유지하는 것이 음주 문제를 줄이는 데 중요한 변수가 될 수 있다는 것이다.

음주에 대한 기대(expectation)가 중독에 중요한 요인이 될 수 있는데, 즉 음주에 대한 긍정적 기대를 많이 할수록 중독적 사용을 할 가능성이 그만큼 커진다. 중독자들 특유의 중독성 사고(addictive thought)를 찾아내는 것도 매우 중요한 과제다. Twerski(1997)에 따르면, 중독자들의 중독성 사고는 방어기제를 포함하여 인과관계의 혼돈, 시간관념에서의 오류, 왜곡된 자아상, 사고의 경직성(흑백논리), 과민성, 병적인 기대(파멸에 대한 예감), 속이기, 수치심, 자신의 음주를 조절할 수 있다는 만능 망상 등이 있다. 이러한 중독성 사고는 너무나 조직적으로 잘 짜여져 있어서, 환자와 환자의 가족은 물론 치료자들까지 이러한 중독성 사고가 잘못되었다는 것을 쉽게 눈치 채지 못하는 경우도 있다. 국내 알코올의존자들의 초기 부적응적 도식(schema)을 조사한 연구에서는 어린 시절 형성된 초기 부적응적 도식과 알코올중독자들의 전반적인 정신병리 자체가 전반적으로 유의한 관련이 있는 것으로 확인되었다(이덕기 등, 2002). Beck 등(1993)의 중독에 대한 인지모델에서는 약물관련 신념, 자동사고, 음주허용적 신념(음주촉진 신념) 등의 중요성을 강조하고 있다. 이러한 음주관련 신념들(beliefs)을 확인해 내고, 인지적 오류과정을 분석하고 통제신념으로 바꿔 주는 것이 치료의 핵심적인 부분이라 할 수 있다.

스트레스 상황에서의 대처방식 및 능력이 알코올 음주 문제 및 알코올중독과 관련되어 있다는 많은 연구들이 있다. 스트레스 상황에서 적응적인 대처방식(예: 직접 스트레스의 원인이 되는 문제를 해결하기, 주변 사람들에게 도움 구하기)을 잘 사용하기보다는 문제를 회피하고 일단 덮어 주려는 경향(예: 회피, 부인)이 많을수록 중독으로 발전할 가능성이 높다는 것이다. 알코올의존 환자들은 남녀 모두 대인관계 문제 해결 능력에 어려움이 있으며, 대인관계 기술을 향상시킬 경우 알코올의존의 치료효과를 높였다(Jones & Lanyon, 1981). Marlatt과 Gorden(1985)의 재발방지 모델(relapse prevention model)에서는 중독 행동 위험상황에서의 대처능력(coping ability)이 얼마나 잘 발달되어 있는지, 금주 자기효능감(abstinence self-efficacy)이 얼마나 높은지, 음주에 대한 긍정적 기대를 얼마나 많이 하는지가 매우 중요한 재발의 요소임을 강조한다. 이 모델의 경우는 다양한 고위험 상황(high risk situation)에서의 대처 능력을 가장 강조하고 있고, 사고 영역에서는 자신이 얼마나 단주를 잘 해낼 수 있다고 스스로를 믿는가(금주 자기효능감)와 음주에 대한 긍정적인 효과에 대한 기대를 얼마나 많이 하는가(긍정적 결과 기대)가 매우 중요하게 다루어진다. 이러한 국내외 연구결과들을 통해 알코올의존자들의 문제의 원인 및 병의 악화에 중독적 사고, 부정적 정서, 대처 능력, 금주효능감이 매우 중요한 심리적 요소라는 것을 알 수 있다. 이 변인들의 상대적 영향을 비교한 국내 알코올의존자들을 대상으로 한 연구에서, 역기능적 신념, 음주촉진신념, 부정적 정서, 대처 능력 등의 다양한 심리적 변수들을 예측변인으로 하여 알코올의존자들의 회복을 가장 잘 예측하는 변수를 탐색하였을 때 금주 자기효능감과 부정(denial)이라는 신념이 가장 회복을 잘 예측해 준다는 것을 알 수 있었다(Chai & Cho, 2011).

5) 사회 요인 관점

알코올중독자가 생활하는 환경 내에서 함께 생활하며 영향을 미치는 많은 사람들이 사회적 요인에 해단된다. 부모, 가족구성원 등이 가장 큰 영향을 미칠 것이다. 부모님의 음주 행태는 다양한 방식으로 학습 효과를 나타낼 수 있고, 부모님의 양육 방식이나 가족구성원들 간의 대화 양식, 가족 역동 등은 다양한 스트레스의 근원이 될 수 있다. 그리고 가족구성원들이 음주에 대해 어떤 인식을 가지고 있는지는 매우 중요한 요소일 것이다. 음주 문제에 대해 얼마나 허용적인지, 음주 문제에 대해 얼마나 인식하고 있는지 등은 병에 대한 인식 및 치료적 예후에 영향을 미칠 것이다.

또래 집단이나 가깝게 교류하는 친구 집단 또한 가족 못지않게 중요한 사회적 요소다. 아동, 청소년 집단의 경우 또래 집단의 영향이 음주, 흡연, 약물, 게임 등의 중독적 사용에 절대적으로 중요한 역할을 하는 것으로 알려지는데, 이는 이 시기에 우정 및 소속감이 매우 중요한 발달적 관심사라는 청소년기의 심리적 특성이 반영된 결과로 보인다. 청소년의 가정, 학교, 지역사회 환경이 복합적으로 청소년의 중독문제에 영향을 미칠 수 있을 것이다. 성인의 경우도 술친구가 많을 경우 알코올의존에 그만큼 취약해진다. 중독에 위험요소가 되는 환경적 자극 통제가 치료를 위한 중요한 접근법으로 인식되고 있다.

사회환경의 전반적인 분위기(문화) 또한 중요하다. 자신이 처한 사회경제적 상태 및 지위, 자신이 속한 사회적 환경이 얼마나 건강하고 계몽적인지, 음주 및 음주 문제에 대해 얼마나 허용적인지, 알코올 사용에 대해 연령제한을 얼마나 엄격히 하는지, 술 가격에 세금이 얼마나 높게 부과되는지, 음주운전에 대해 법적으로 얼마나 엄격히 제제를 가하고 있는지 등은 음주 행동에 직접적 또는 간접적으로 영향을 줄 수 있는 매우 중요한 문제다.

3. 치료

알코올중독의 문제는 다양한 원인론에서 알 수 있듯이 하나의 원인으로 설명될 수 있는 질환이 아닌 생리심리사회적으로 매우 복잡한 요소들에 의해 영향을 받는 질환으로서, 다른 정신과 질환에 비해 매우 다양한 심리치료들이 적용되고 있다.

1) 약물치료

알코올의존 환자의 약물치료는 매우 중요한데, 특히 금단증상을 경험하는 환자들의 경우 금단의 고통을 경감시키고 더 심각한 금단증상으로의 진전을 막는다는

〈표 15-7〉 중독성 질환의 치료에 사용되는 치료제

중독성 약물	치료제
헤로인	메사돈, 부프레놀핀
알코올	날트렉손, 날메펜, 아캄프로세이트, 다이설피람, 토피라메이트, 온단세트론
니코틴	챔픽스, 부프로피온, 니코틴 대체제
코카인	다이설피람, 토피라메이트, 모다피닐, 프로파놀올, 바클로펜

출처: American Journal of Psychiatry, 162, 1423-1431.

의미에서 매우 중요하다. 알코올의존자의 알코올 금단(alcohol withdrawal) 증상은 과도한 음주를 중단한 이후 6~48시간 이내에 나타나는데, 증상은 두통, 진전, 발한, 초조, 불안, 과민성, 오심과 구토, 빛과 소리에 대한 과민함, 집중력 곤란, 일시적인 환각이다. 알코올 금단 섬망(alcohol withdrawal delirium)은 알코올 금단과 관련된 가장 심각한 증후군으로 극심한 초조, 진전, 지남력 장애, 지속적 환청, 호흡수 증가, 심박과 혈압의 현저한 증가를 보인다. 금단 섬망은 금단 환자의 5% 정도에서 나타나는 증상이며, 단주 후 2~4일 정도에 나타난다. 이러한 금단 증상에 대해 제독치료(detoxification)를 한 이후 알코올 사용장애에 대한 약물치료가 실시된다. 알코올금단 치료에는 벤조다이아제핀, 항경련제, 바비추레이트, 신경이완제, 교감신경이완제 등이 쓰이는데, 벤조다이아제핀이 금단의 심각도, 섬망의 발생률, 간질 발작을 줄여 주며 가장 좋은 약으로 인정받고 있다. 이러한 벤조다이아제핀의 단점은 의존의 위험성이 있다는 점이며 따라서 금단기간에만 사용할 것이 권장된다.

1952년에 다이설피람(disulfiram)이 미국 식품의약국(FDA)의 허거를 받아 출시되었으며 1990년대 이전까지의 유일한 치료제였는데, 이는 알코올의 혐오요법으로 사용된 약물이다. 1994년에 날트렉손(naltrexone)이 출시되었고, 2004년에 아캄프로세이트(acamprosate)가 출시되었으며, 최근에는 날트렉손의 부작용을 개선시킨 날메펜(nalmefene)이 개발되어 임상연구 중이다. 다음은 중독성 질환의 치료를 위해 사용되는 치료제들이다.

2) 동기강화 접근(motivational approach)

중독 환자들의 경우, 자신의 중독 문제에 대한 병식이 잘 형성되어 있지 않기 때문에 동기를 강화시켜서 치료에 적극적으로 입문하도록 치료 순응도를 높이는 것이 매우 중요하다. 중독적 사고의 일부라 할 수 있는 부정(denial)의 방어기제로 인해 중독자는 자신의 중독 문제에 대해 양가감정을 가지고 있다. 따라서 강하게 환자를 직면시키는 치료법에 대한 환자들의 저항을 줄일 수 있는 동기강화적 치료접근의 필요성이 대두되었다. 이러한 동기강화적 접근에는 중독자의 외래치료로 개발된 동기강화 치료(motivational enhancement therapy: MET), Prochaska와 DiClemente(1984)의 초이론 모델(tanstheoretical model: TTM)에 기초한 변화의 단계치료, Miller와 Rollnick(1991)에 의한 동기강화적 상담기법(motivational interviewing: MI) 등이 있다. 특히 동기강화적 상담기법은 동기강화치료(MET)나 변화의 단계별치료(TTM)를 시행할 때 병행하면 더욱 효과적이다.

동기강화치료(MET)는 외래치료 장면에서 중독자들을 치료하기 위한 접근법으로 4회기로 구성되어 있으며, 첫 회기(제1주)때 중독자의 음주 문제에 대해 피드백(feedback)을 제공하고 환자의 음주수준, 증상, 이와 관련한 치료계획 등을 설명하며 변화를 위한 환자의 동기를 확립하는 데 초점을 둔다. 두 번째 회기(제2주)에는 변화를 단단히 유지되도록 하면서 동기가 강화되는 과정을 지속시킨다. 세 번째와 네 번째 회기에서는 치료과정을 살펴보고 피드백을 해 주며 환자가 잘 해 낼 수 있을 것이라고 용기를 북돋워 주는 주는 과정이다.

동기강화 상담(MI)은 구조화된 상담이론이 아니라 환자의 동기를 강화시키기 위한 상담기술과 태도의 복합적인 접근을 일컫는다. Miller와 Rollnick에 따르면, 동기강화 상담의 주요기법은 공감표현하기, 불일치감을 발전시키기, 논쟁을 피하기, 저항을 드러내도록 하기, 자기효능감을 지지해 주기다.

Prochaska와 DiClemente(1984)의 초이론모델(tanstheoretical model: TTM)에 기초한 변화의 단계(stages of change) 치료 모델(Velasquez, Maurer, Crouch, & DiClement, 2001)에서는 숙고전단계(precontemplation stage), 숙고단계(contemplation stage), 준비단계(Preparing stage), 실행단계(action stage), 유지단계(maintenance stage)로 중독자의 상태를 구분하고 각 단계마다 중독자의 준비도(readiness)가 다르기 때문에, 그 동기 수준에 맞춰 어떤 하나의 심리치료적 이론에 얽매이지 않고 다양한 심리치료적 요소들을 접목하여 초이론적 단계별 심리치료를 하도록 제안하고 있다. 이는 구조화된 치료프로그램으로 숙고전단계, 숙고

단계, 준비단계에 있는 중독자를 위한 14회기 프로그램(PCP)을 제안하고 있으며, 실행단계와 유지단계에 있는 중독자를 위해 15회기 프로그램(AM)을 안내하고 있다. 앞에서 살펴본 동기강화치료(MET)는 알코올중독에 대해 입원치료를 위주로 하고 있는 우리나라 실정에서는 다소 거리감이 있어 보인다. 중독자들의 심리치료에서 동기강화적 접근은 가장 효과적인 치료법 중의 하나로 꼽히고 있는데, 중독자와의 전반적인 상담과정을 통해 동기강화 상담(MI) 기법을 충분히 잘 익혀서 활용하면서 중독자의 변화의 단계에 맞춘 치료(TTM model)를 시행한다면 더 효과적일 것이다.

3) 인지행동치료/재발예방치료

인지치료(cognitive therapy)는 비합리적 신념(belief)을 찾아내어 건강한 신념으로 바꿔 줌으로써 부정적 감정과 행동을 줄이기 위한 심리치료 방법이다. 행동치료(behavioral therapy)는 사람의 사고(thought)나 인지(cognition)보다는 구체적인 행동을 다양한 기법을 통해 수정하는 심리치료 방법으로서, 인지행동치료(cognitive-behavioral therapy)는 인지치료와 행동치료의 결합 형태이며 상호보완적인 역할을 해서 치료효과를 극대화시킨다. 초기의 인지행동치료는 우울, 불안, 분노, 스트레스, 다양한 신체적 장애, 성기능 장애, 동통과 같은 문제에 적용되었고, 최근에는 성격장애, 정신분열증, 위기 개입, 섭식 장애, 자살행동 그리고 중독분야에 적용되고 있다.

알코올중독의 인지행동치료에서는 중독자들이 보이는 다양한 음주관련 신념, 중독적 사고(addictive thought), 알코올의 효과에 대한 예기 신념(anticipatory belief)과 위안-지향적 신념(relief-oriented belief), 알코올 갈망적 자동사고(automatic thought), 알코올 허용 신념(permissive belief) 등의 인지내용에 초점을 맞추어 이를 분석하고, 사고기록지를 통해 각각의 고위험 상황마다 사고, 행동, 결과 등을 기록하여 스스로 건강한 인지치료자가 되도록 교육시킨다. 또한 행동적 기법으로 주로 상용되는 것은 일일활동 계획표 기록하고 행동하기, "as if" 기법과 같은 행동실험하기, 역할 연습(role play), 이완훈련, 운동 처방, 자극 통제 등의 방법이 있다. 알코올 및 약물의존에 대한 인지모델은 [그림 15-1]에 제시되어 있다.

재발예방치료(relapes prevention therapy)는 재발률이 매우 높은 중독 분야의

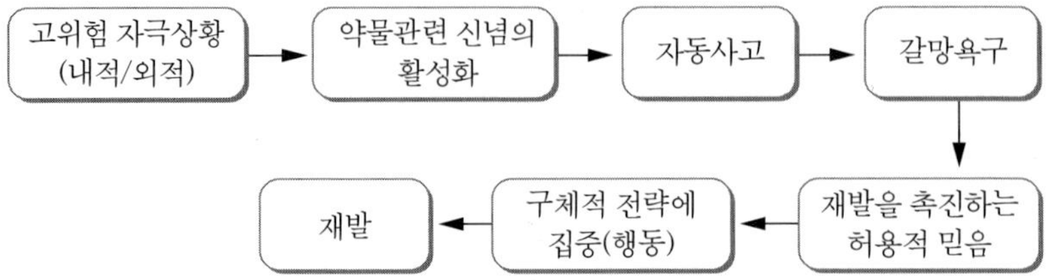

[그림 15-1] 알코올 및 약물의존 재발의 인지모형(Beck 등, 1993)

치료 영역에서 빠져서는 안 될 매우 중요한 치료적 접근이다. 재발예방치료는 알코올중독자들이 재발되기 쉬운 고위험 상황을 찾아내고, 미래에 다가올지 모르는 고위험 상황을 미리 예측해서 대비시키는 것이 매우 중요한 과제다. 흔히 중독자들은 자신의 고위험 상황을 잘 탐지해 내지 못하는 오류를 범하는데 이를 위해서 주로 재발이 되던 상황을 상기시키며, 공통적인 요소를 찾게끔 하는 것이 도움이 될 것이다. 다음은 대표적인 고위험 상황이다.

이러한 고위험 상황의 목록이 작성되면, 이러한 상황이 재현될 때 자신이 어떤 대응전략을 세우고 실천할 수 있는지에 대해 구체적인 실천 계획을 작성하고 이를 실제로 연습시키는 작업이 치료과정 중 이루어진다. 특히 계획을 세운 대처전략을 통해 자신이 이러한 고위험 상황에서 재발하지 않고 단주를 잘 유지해 나갈

〈표 15-8〉 알코올중독자들의 재발 고위험 상황

다양한 원인에 의해서 생기는 부정적 감정	• 우울감 • 불안, 짜증, 분노 • 외로움, 소외감, 고독감
신체적 통증 및 음주 갈망	• 몸의 통증 • 신체적으로 기운이 없고 피곤할 때 • 배고플 때 • 특별한 이유 없이 그냥 마시고 싶을 때 • 음주 조절력을 시험하고 싶을 때 • 술병을 보거나 술 광고를 보거나, 술집 앞을 지날 때
사회적 압력	• 각종 모임, 회식, 사교적 미팅 등 • 주변의 술친구 • 술을 권할 때
긍정적 생활사건	• 하는 일이 잘되어 갈 때나 기분이 좋을 때 • 주머니에 돈이 생겼을 때

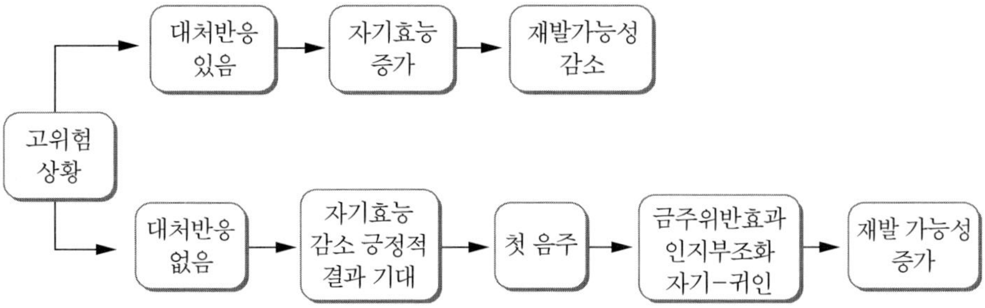

[그림 15-2] 재발 과정에 대한 중독행동 모형(Marlatt & Gordon, 1985)

수 있을 것이라는 금주-자기효능감을 높일 수 있도록 치료자는 도와야 한다. 재발 예방의 일차적 목표는 한 번의 음주라도 일어나지 않도록 사전에 방지하는 것이지만, 만일의 경우 중독자가 일회성 음주를 하는 실수(slip)를 했을 때 당황하지 않고 실수했을 때 대한 계획을 미리 세워서 실수 시 계획대로 차분히 단주를 하고 다시 치료적 도움을 받을 수 있도록 준비시킨다. 재발예방치료에 가장 널리 사용되는 Marlatt과 Gordon(1985)의 재발과정 모형은 [그림 15-2]와 같다. 재발방지 프로그램은 주로 인지행동치료적 배경 속에서 이뤄지기 때문에 인지행동치료의 또 다른 형태로 본다.

또한 알코올중독자가 회복기에 있는 동안 꾸준히 자신의 신체적, 심리적, 사회적, 영적 상태를 관찰하며 Gorski가 제안한 재발의 경고 증상이 자신에게 나타나는지를 지속적으로 점검하고, 이에 대해 치료자나 협심자(buddy)와 상의하고 대책을 세우는 과정이 재발예방 프로그램 속에 포함된다. 중독자는 어느 날 갑자기

〈표 15-9〉 재발의 11단계와 신호들

단계	경고 신호
1단계: 내적인 변화	• 스트레스의 증가 • 생각 · 감정 · 행동의 변화
2단계: 부정	• 자신에 대한 걱정 • 걱정이 된다는 것을 부정함
3단계: 회피와 방어적 태도	• 결코 술을 마시지 않을 것이라고 확신함 • 자기 자신 대신에 타인에 대해 걱정함 • 방어적인 태도, 강박적 · 충동적 행동 • 혼자 지내려고 하는 경향

4단계: 위기의 형성	• 좁은 시야 • 우울 신경증 • 건설적인 계획의 상실, 계획이 실패하기 시작함
5단계: 수동적인 생활	• 백일몽과 희망적인 사고 • 아무것도 해결되지 않을 것 같은 느낌 • 행복해지고 싶은 미숙한 소망
6단계: 혼란과 과잉반응	• 올바른 생각을 하기 어려움 • 느낌과 감정을 처리하기 어려움 • 기억력 장애 , 혼란 기간 • 스트레스를 처리하는 데 어려움 • 주위 사람들에게 짜증 냄 • 쉽게 화를 냄
7단계: 우울증	• 불규칙적인 식생활, 불규칙적인 수면 습관 • 적극적으로 행동하려는 마음이 없음 • 생활의 규칙성이 무너짐 • 심한 우울증
8단계: 자신의 행동을 제어하지 못함	• 치료모임과 자조모임에 규칙적으로 참석하지 않음 • '이제 신경 쓰지 않아'라는 태도가 생김 • 도움을 드러내놓고 거절함 • 생활에 대한 불만, 무력감과 절망감
9단계: 통제능력의 상실을 깨닫게 됨	• 신체적인 불균형과 이로 인한 사고 • 자기 연민 • 정상적인 음주나 약물복용을 생각함 • 의식적인 거짓말을 함 • 자기 확신의 완전한 상실
10단계: 선택범위의 축소	• 부당한 분노 • 모든 치료모임과 단주모임을 중단함 • 자신을 압도하는 외로움, 좌절, 분노, 긴장 • 행동통제 능력의 상실
11단계: 음주나 약물복용	• 조절음주 시작 • 좌절, 부끄러움, 죄책감 • 조절능력의 상실 • 생활과 건강문제

재발하지 않고 여러 단계를 거쳐 점진적으로 중독이 재발되는데, 재발의 과정에 해당되는 11가지 경고 신호들은 〈표 15-9〉와 같다(Gorski & Miller, 1986). 이러한 경고 신호들에 대해 미리 인지시키고 대책을 준비시키는 것이 중요하다.

4) 12단계 촉진치료

(Twelve Step Facilitatation Therapy: TSF/자조모임(Alcohol Anonymous: AA)

중독자의 심리치료가 다른 정신과적 장애의 심리치료와 다른 부분은 바로 영적인 부분을 강조하는 12단계 치료일 것이다. 12단계 치료적 접근은 인지행동치료, 동기강화치료와 더불어 중독영역의 치료에서 가장 효과적인 치료법으로 알려졌으며, 12단계치료는 인지행동치료, 동기강화 상담과 비교했을 때 동등한 치료효과를 갖는 것으로 밝혀졌다(Project MATCH Research Group, 1997, 1998). 12단계 프로그램은 알코올중독 자조모임(alcohol anonymous: AA)의 핵심 이념이며 실천 목표라 할 수 있다.

AA가 설립된 배경을 살펴보면 다음과 같다. 분석심리학자인 Jung이 Roland라는 알코올중독자의 치료에 실패한 후 "이 환자의 영적 각성만이 강박적인 음주에서 벗어나게 해 줄 것 같다."라는 말을 하였다. 이에 Roland는 옥스퍼드 그룹(Oxford Group: 1세기 기독교의 가르침을 회복하려는 교파)에 합류하였고 단주에 성공하였으며, 그의 친구 Edwin에게 자신의 경험을 말해 주어 그도 옥스퍼드 그룹을 통해 단주에 성공하였다. 이후 1934년 11월 Edwin이 친구 Bill의 집을 방문하여 이야기를 해 주었다. Bill은 병원에 입원해 있으면서 영적 체험을 하였고 퇴원 후 외과의사인 Bob을 찾아갔다. 결국 1935년 6월 10일에 AA가 공식적으로 설립되었고, Bob과 Bill이 노력한 결과 2년 반이 지나자 회복자가 40여 명에 이르렀으며, 2001년 자료에 따르면, 170여 개국에 97,000개 이상의 모임에 200만 명 이상의 회원이 있을 정도로 활성화되어 있다. 알코올중독자 가족들을 위한 자조 모임인 알아넌(Al-Anon)은 1954년에 설립되었고, 1957년에는 알코올중독자 부모의 10대 자녀들을 위한 자조집단으로 알라틴(Al-Ateen)이 설립되었다. AA의 설립 배경에서도 알 수 있듯이 12단계는 영성 프로그램이며, 특정 신을 지칭하고 있지는 않지만 종교적인 배경이 있기 때문에 기독교가 아니거나 종교에 대한 거부감이 있는 중독자들에게는 상당한 거부감을 줄 수 있으며, 영적인 개념을 받아들이는 데 어려움을 보이는 중독자들이 많은 것이 사실이다. 그러나 동서양을 막론하고 중독치료 영역에서 가장 효과적인 치료 중의 하나임이 밝혀졌고 실제로 자조모임을 통해 많은 중독자들이 회복되고 있는 것이 현실인 만큼 치료자들도 이에 대해 잘 숙지하고 중독환자들에게 영성 프로그램을 잘 받아들일 수 있도록 안내할 수 있는

〈표 15-10〉 AA의 12단계

1. 우리는 알코올에 무력했으며 우리의 삶을 수습할 수 없게 되었다는 것을 시인했다.
2. 우리보다 위대한 힘이 우리를 본 정신으로 돌아오게 해 주실 수 있다는 것을 믿게 되었다.
3. 우리가 이해하게 된 대로 그 신의 돌보심에 우리의 의지와 생명을 맡기기로 결정했다.
4. 두려움 없이 우리 자신에 대한 도덕적 검토를 했다.
5. 우리의 잘못에 대한 정확한 본질을 신과 자신에게, 그리고 다른 어떤 사람에게 시인했다.
6. 신께서 이러한 모든 성격상 결점을 제거해 주시도록 완전히 준비했다.
7. 겸손하게 신께서 우리의 단점을 없애 주시기를 간청했다.
8. 우리가 해를 끼친 모든 사람의 명단을 만들어서 그들 모두에게 기꺼이 보상할 용의를 갖게 되었다.
9. 어느 누구에게도 해가 되지 않는 한 할 수 있는 데까지 어디서나 그들에게 직접 보상했다.
10. 인격적인 검토를 계속하여 잘못이 있을 때마다 즉시 시인했다.
11. 기도와 명상을 통해서 우리가 이해하게 된 대로의 신과 의식적인 접촉을 증진하려고 노력했다. 그리고 우리를 위한 그의 뜻만 알도록 해 주시며, 그것을 이행할 수 있는 힘을 주시도록 간청했다.
12. 이런 단계들의 결과, 우리는 영적으로 각성되었고, 알코올중독자들에게 이 메시지를 전달하려고 노력했으며, 우리 일상의 모든 면에서도 이러한 원칙을 실천하려고 했다.

능력이 요구된다. AA의 12단계 프로그램은 약물중독(narcotics anonymous: NA), 도박중독(gamblers anonymous: GA) 그리고 섭식장애(overeaters anonymous) 등의 질환에서도 적용이 되고 있다. 12단계의 내용들은 〈표 15-10〉에 제시하였다.

5) 가족교육/가족치료

알코올중독의 치료를 위해 중독자 가족들의 병에 대한 인식과 그들의 정신건강 그리고 중독자와의 상호작용은 중독자의 예후에 매우 중요한 영향을 미친다. 일단 중독자들의 치료에서 그들의 병식이 중요한 것과 마찬가지로 가족들의 병식 또한 매우 중요하다. 특히 중독이라는 병의 특성상 중독 문제를 부인(denial)하는 과정이 있는데 가족 또한 환자의 병을 부인하는 과정을 거친다. 따라서 가족교육을 통해 가족들에게 중독이라는 병의 특성, 진행과정, 원인론과 치료적 요소에 대해 심리교육을 한다.

중독자 가족은 이미 오랜 시간 동안 중독자와의 관계에서 많은 심리적인 상처를 경험했으며, 건강하지 못한 의사소통 양식 및 병적인 가족 역동의 결과로서 우울, 불안, 초조, 짜증, 자포자기 등 다양한 심리적 문제를 안고 있는 경우가 많다. 따라서 부부관계, 가족관계의 회복 및 개선을 위해 의사소통 훈련과 서로의 상처를 이해하기 위한 부부치료 및 가족치료, 그리고 특정 정신과적 문제에 대해 가족 구성원 개인에 대한 치료가 필요할 수 있다. 초기의 가족교육 및 가족치료는 중독자의 회복을 가족이 조력하기 위한 목적으로 이루어졌으나, 최근 연구들을 통해 가족들의 정신건강 문제가 실제로 심각한 수준인 것으로 밝혀지면서 가족치료에 대한 관심도 증가하고 있다.

중독 영역에서의 치료효과 연구는 다른 정신과적 질병들의 추적연구에 비해 상대적으로 저조한데, 이는 추적 연구 시 몇 가지 임상 실제적인 어려움이 있기 때문이다. 먼저, 치료의 성공 여부를 중독물질의 사용 양이나 빈도를 줄이는 것이 아닌 완전한 중독물질의 단절, 즉 단주(abstinence)로 보기 때문에 매우 보수적인 목표 수준을 유지하고 있다는 점이다. 따라서 이러한 목표가 달성되지 못하고 중간에 실수(slip)로 음주를 하게 될 경우 중독자들이 연락을 끊는 경우가 많으며, 중독자라는 사회의 비평적인 낙인(stigma) 때문에 치료효과의 추적에 협조가 잘 안 되는 측면이 있다. 이러한 어려움은 알코올중독뿐만 아니라 기타 약물중독도 마찬가지다. 치료받은 알코올의존자들의 관해율(remission rate)은 연구마다 매우 다양하게 나타나는데, 이는 치료의 목표 설정 및 환자군의 특성에 따른 것으로 보이며, 국내에서는 체계적인 추적 연구 자체가 매우 드물다. 단주율에 대한 외국의 연구를 살펴보면, 1개월째 단주율이 43%로 나타났으며(Charney, Zikos, & Gill, 2010), 3개월 이내에 50~60%가 재발하였다(Brown, Vik, Patterson, Grant, & Schuckit, 1995; Donovan & Chaney, 1985). 국내연구를 보면, 6개월 이내에 80%가 재발하였고(김철민 등, 2007; 성상경, 방양원, 함웅; 1993), 1년 단주 성공률은 12~13%(김종성, 1999; 성상경 등, 1993)로 매우 저조하였으며, 이는 외국의 사례보다 낮은 회복률이다. 이후 국내 알코올전문병원이 설립되어 알코올전문병원에서 치료받은 후 퇴원한 알코올의존 환자들의 회복률을 연구한 결과, 1개월 단주율은 69.6%, 3개월 단주율은 53.4%, 6개월 단주율은 40.3%로 나타나 외국의 회복률에 뒤지지 않는 결과가 나타났으나(채숙희, 신재정, 조근호, 김해영, 2010), 여전히 다른 정신과적 질병에 비해 회복률이 저조한 것이 사실이다.

제2절 인터넷/게임중독

24세의 김 모 양은 남편과 최근 1년간 게임에 빠져서 밤마다 집 근처의 게임방에 가서 게임을 하고 새벽에야 집에 오곤 했다. 이들에게는 태어난 지 몇 달 안된 갓난아기가 있었는데, 아이를 돌봐야겠다고 생각하면서도 자꾸만 게임 생각이 났고 게임을 하면서도 아이 걱정이 되면 "괜찮겠지, 설마 무슨 일 있겠어?"라는 생각에 다시 게임방을 찾았다. 결과적으로 아기는 영양실조로 사망에 이르게 되었고 5개월된 아기의 몸무게는 2.5kg 남짓했다. 김 모 양이 이렇게 게임중독에 빠져든 것은 불과 1년만의 일이다. 평소에 심한 생활고에 시달리며 인생을 힘들게 살아온 김 모 양은 정서적으로 매우 우울했고 스트레스를 많이 받았다. 남편과 결혼한 이후에도 생활고로 힘들어 하다 우연히 PC 방에서 인터넷 게임을 접하게 되었고, 비교적 적은 비용으로 즐길 수 있는 인터넷 게임에 빠른 속도로 빠져든 것이다. 이들 부부가 빠져든 게임은 성장게임으로 가상세계 속의 아기를 키우는 것이었다. 더 놀라운 것은 실제 아기는 돌보지 않으면서 게임 속의 캐릭터를 키우고 치장하는 데 몰두했다는 것이다. 김 모 양은 지능이 '경계선 수준'에 해당하였기 때문에 인지적인 측면에서 약간의 핸디캡이 있기는 했으나, 아기를 굶겨 죽일 정도의 상태는 아니다. 게임중독이라는 무서운 힘에 의해 결코 일어나서는 안 될 반인륜적인 최악의 사건이 일어난 것이다.

중독은 흔히 알코올이나 기타 약물에 의한 것으로 생각하는데, 최근에는 인터넷, 게임, 도박 그리고 쇼핑 등이 조절이 안 될 때 행위중독(behavioral addiction)으로 분류한다. 알코올이나 약물의 경우에는 외부에서 우리 신체로 물질이 섭취되는 것이나, 행위중독의 경우는 단순히 습관적인 행위의 반복임에도 불구하고 행동 양상이 알코올이나 약물중독의 경우와 매우 유사하고 신경생물학적 기전도 유사하다. 즉, 행위중독의 경우도 중뇌 변연계의 보상회로에서의 도파민 활성화와 관련된 것으로 밝혀졌다.

DSM-IV-TR에서 행위중독은 물질사용장애(substance use disorder)라는 진단 기준에 해당하지 않고, 다른 곳에 분류되지 않는 충동조절장애(Impulse Control Disorders Not Elsewhere Classified)로 분류된다. ICD-10에서는 병적 도박과 그

밖의 충동조절 장애를 성인 인격 및 행태장애(disorders of adult personality and behavior)의 하위분류체계인 기타 습관 및 충동장애(other habit and impulse disorders)로 분류하고 있다(WHO, 2003).

1. 임상적 특징

인터넷중독은 병적 인터넷 사용(pathological internet use) 또는 강박적 인터넷 사용(compulsive internet use) 등으로 간주된다. 인터넷중독은 과도하게 많은 시간동안 강박적으로 인터넷을 사용하여 정신적, 학업적, 가정적, 직업적, 사회적 기능 장애를 초래하는 경우에 해당된다(Young, 1996). 만 9세부터 39세까지의 남녀 5,500명을 조사한 결과, 청소년의 12.1%, 성인의 5.1%가 잠재적 위험 사용군으로 나타났다(한국정보문화진흥원, 2007). 인터넷중독은 우울증, 대인공포증, 기타 불안장애가 동반되는 경우가 많고, 다른 중독성 질환과 주의력결핍 과잉행동장애(attention deficit hyperactivity disorder: ADHD)가 동반되는 경우가 많다.

인터넷중독에 대한 진단기준은 현재 없는 실정인데, DSM-IV의 병적 도박 진단기준을 응용하여 Young이 개발한 인터넷중독 척도가 세계적으로 널리 사용되고 있다. 최근 국내에서는 Young 척도의 단점을 보완하여 한국정보문화진흥원에서 40문항의 인터넷중독 자가진단검사(K척도, 2002)를 개발하였고, 이후 20문항의 단축형인 간략형 인터넷중독 자가진단검사(KS 척도, 2008)를 제시하였다. KS 척도 문항은 〈표 15-11〉과 같으며, 전혀 그렇지 않다(1점)에서 항상 그렇다(4점)의 4점 리커트 척도로 구성되었다. 초등학생은 45점 초과 시, 중고등학생은 52점을 초과할 경우에 고위험 사용자군에 해당된다.

인터넷중독은 인터넷을 사용하는 목적(용도)이 매우 다양하며 그에 따른 문제 행동도 다양하므로 인터넷 사용 용도에 따라 아형을 구분할 수 있다.

정보수집형의 경우, 과제를 하거나 현실적 업무 수행과 관련하여 작업을 하는 경우가 많고 현실 생활에 큰 문제가 없을 수 있다. 게임형은 다양한 종류의 게임에 지나치게 몰입하는 경우이며 가장 흔한 인터넷중독의 유형이다. 최근 다중접속 롤 플레잉 게임이 대중화되고 시간제한 없이 게임을 할 수 있어, 게임상의 특정 아이템을 현금처럼 활용할 수 있게 되면서 중독 문제가 더 심각해지고 있다.

〈표 15-11〉 간략형 인터넷중독 자가진단검사(KS척도, 한국정보문화진흥원, 2008)

문 항	전혀 그렇지 않다	때때로 그렇다	자주 그렇다	항상 그렇다
1. 인터넷사용으로 건강이 이전보다 나빠진 것 같다.	1	2	3	4
2. 인터넷을 너무 사용해서 머리가 아프다.	1	2	3	4
3. 인터넷을 하다가 계획한 일들을 제대로 못한 적이 있다.	1	2	3	4
4. 인터넷을 하느라고 피곤해서 수업시간에 잠을 자기도 한다.	1	2	3	4
5. 인터넷을 너무 사용해서 시력 등에 문제가 생겼다.	1	2	3	4
6. 다른 할 일이 많을 때도 인터넷을 사용하게 된다.	1	2	3	4
7. 인터넷을 하는 동안 나는 더욱 자신감이 생긴다.	1	2	3	4
8. 인터넷을 하지 못하면 생활이 지루하고 재미가 없다.	1	2	3	4
9. 인터넷을 하지 못하면 안절부절못하고 초조해진다.	1	2	3	4
10. 인터넷을 하고 있지 않을 때도 인터넷에 대한 생각이 자꾸 떠오른다.	1	2	3	4
11. 인터넷을 할 때 누군가 방해를 하면 짜증나고 화가 난다.	1	2	3	4
12. 인터넷에서 알게 된 사람들이 현실에서 아는 사람들보다 나에게 더 잘해 준다.	1	2	3	4
13. 오프라인에서보다 온라인에서 나를 인정해 주는 사람이 더 많다.	1	2	3	4
14. 실제에서 보다 인터넷에서 만난 사람들을 더 잘 이해하게 된다.	1	2	3	4
15. 인터넷 사용시간을 속이려고 한 적이 있다.	1	2	3	4
16. 인터넷 때문에 돈을 더 많이 쓰게 된다.	1	2	3	4
17. 인터넷을 하다가 그만두면 또 하고 싶다.	1	2	3	4
18. 인터넷 사용 시간을 줄이려고 해 보았지만 실패한다.	1	2	3	4
19. 인터넷 사용을 줄여야 한다는 생각이 끊임없이 들곤 한다.	1	2	3	4
20. 주위 사람들이 내가 인터넷을 너무 많이 한다고 지적한다.	1	2	3	4

관계 집착형은 관계를 위해 인터넷에 과도하게 접속하는 유형으로 미니홈페이지, 개인 홈페이지, 인터넷 카페, 동호회 활동을 하는 데 너무 많은 시간을 할애한다. 현실세계의 관계보다 인터넷 가상세계 속의 관계에 더 집착하게 되고 현실세계의 관계와 혼돈이 일어날 수 있다. 사이버 섹스형의 경우, 성적인 만족이나 쾌락을 얻기 위해 인터넷상에서 포르노 동영상에 탐닉하는 유형이다.

2. 원인

1) 뇌신경학 관점

인터넷/게임중독에 대한 뇌신경학적 관점은 알코올 및 기타 약물중독과 마찬가지로 복측 피개, 측핵 그리고 전두엽을 연결하는 도파민 보상회로로 설명한다. 또한 보상 결핍이론(reward deficiency syndrome)에 따르면, 정상적인 보상에 대해 만족하지 못하는 사람이 보상 경로(reward pathway)를 자극하기 위해 약물을 사용하는 것처럼 인터넷을 사용한다는 것이다.

2) 심리학 관점

대상관계이론의 관점에서 볼 때 인터넷중독은 가정의 중요한 대상과 안정되고 일관된 관계, 즉 대상항상성을 제대로 발달시키지 못했을 때 공허감과 무력감, 분리(splitting)를 경험하게 되고, 이에 대한 보상으로 친구관계를 통해 자신의 대상영속성을 발달시키려 한다. 이때 인터넷은 주변 친구들과의 관계를 더욱 강화시켜 주는 역할을 하게 되고, 사이버 공간은 따뜻한 어머니 같은 공간으로 인식될 수 있다. 또한 심각한 정서문제가 있거나 자아존중감이 낮은 사람들, 이전의 중독경험이 있는 사람들, 자신의 정체감에 불만이 있는 사람들이 인터넷중독이 되기 쉽다(Young & Rogers, 1998).

인지적 관점에서 보면, 인터넷 게임사용과 관련된 중독적 신념이 반복적 행동을 자극한다. 예를 들면, 다음과 같은 신념들이다. "내 인생은 엉망이다. 이럴 때는 게임을 해야 한다." "부정적인 감정이 들 때는 게임이 최고다." "게임이 없다면 인생이 너무 재미없을 것이다." 또한 인터넷에 과도하게 몰입하는 사람들의 경우 부정적인 일이 일어날 것을 크게 걱정하는 인지적 왜곡경향을 보인다. 과일반화, 이분법적 사고, 선택적 추상 등을 보인다. 인터넷/게임중독의 심리적인 취약성을 살펴보면, 우울성향, 충동성, 높은 사회 불안, 자극 추구 성향, 강박성, 문제해결 능력의 부족 등이 있다.

3) 사회 요인 관점

인터넷/게임중독에 대한 사회적 요인으로는, 먼저 건전한 또래 놀이 및 여가 문화가 부족하다는 점이다. 따라서 여가시간에 주로 인터넷 게임을 하거나 집에서도 인터넷 게임에만 몰입하는 양상을 보인다. 특히 청소년의 경우는 또래 친구들의 영향이 매우 크다. 친구들과 친해지고 동질감을 느끼기 위해 친구들의 권유로 게임을 접하게 되는 경우가 많다. 한편 가정에서는 청소년의 무분별한 인터넷 게임 사용에 대해 부모님의 적절한 통제 및 개입이 잘 이루어지지 않는 경우에 인터넷중독에 노출될 확률이 높아진다. 한편 인터넷을 매개로 하여 과제를 하거나 학습을 하는 상황이 늘어나는 현실과 개인 컴퓨터나 게임기, 그리고 스마트폰의 대량 배급으로 누구나 손쉽게 인터넷 게임에 접근하기 쉬운 사회문화적 풍토가 큰 문제다.

4) 인터넷 특징에 대한 관점

익명성(anonymous)이 보장되어 편하게 자신의 욕구를 표출할 수 있고, 편리하게 이용할 수 있으며(convenience), 현실에서의 어려움이나 스트레스를 잊고 가상현실 속으로 몰입할 수 있는 현실 탈출(escape)의 의미를 지닌다. 또한 인터넷은 접근가능성이 좋고(accessibility) 통제감(control)을 느낄 수 있으며, 흥미(excitement)를 주는 장점이 있어서 중독되기 쉽다.

3. 치료

인터넷/게임중독에 대한 약물치료에 대해서는 일관되게 밝혀진 자료가 거의 없는 실정이다. 오히려 이중진단과 관련된 문제를 직접적으로 치료하거나 심리사회적인 접근의 심리치료가 매우 중요하다. 심리치료는 주로 인지행동치료를 많이 시행하고 있으며, 알코올의존의 인지행동치료 모델 및 재발예방 모델을 인터넷중독에 응용하여 적용한다. 즉, 인터넷에 대한 기대신념, 인터넷 관련 신념, 인터넷 허용 신념, 인터넷을 하고 싶은 고위험 상황에서의 대처능력, 인터넷을 줄이고 조절을 잘할 수 있을 것이라는 자기효능감의 증진 등을 목표로 한다. 가족치료및 부모상담도 매우 중요한 치료적 요소인데, 특히 청소년의 인터넷중독은 거의 가정의 문제에서 기인되는 경우가 많다. 따라서 부모-자녀 관계, 의사소통 능력의 증진, 자녀 지도 및 양육과 관련된 부모교육 등의 가족교육이나 가족치료가 매우 중요하다.

제3절 도박중독

45세의 박 모 씨는 10년 전까지만 해도 아주 잘 나가는 대기업의 간부였다. 그는 억대 연봉자였고 부모님 모두 교육자였으며 안정적인 가정의 장남이었다. 어느 날 우연히 카지노에 가게 되었고 재미삼아 배팅을 했다가 5,000만 원 정도의 큰돈을 따게 되었다. 너무 흥분되었고 그것은 그에게 큰 자극이 되었다. 이후 직장생활을 하다가 계속 승진이 잘 되었고 수입은 점점 늘었으며 시간도 많이 남았다. 삶이 무료하고 심심하다고 느껴지면서 근무시간에 몰래 빠져나가 도박을 하기 시작했고, 그럭저럭 재미도 있고 제법 돈을 따기도 하였다. 점점 더 배팅 액수를 늘리게 되었고, 급기야 수십억 원을 잃게 되었다. 그래도 그는 멈추지 않았고 빚이 계속 늘어가자 회사 공금에 손을 대기 시작하였고 결국 직장에서 이를 알게 돼서 회사에서 쫓겨나게 되었고, 감옥에 가는 것을 막기 위해 어머니가 집을 팔고 적금을 깨서 겨우 급한 일들을 처리해 주셨다. 그러나 잃은 돈을 생각하면 더 참을 수 없었던 박 모 씨는 이후에도 계속 사채까지 빌려 가며 도박장에 출입하였고 나중에는 블랙리스트에 이름이 올라 도박장에서 쫓겨나는 신세가 되었는데도 남의 신분증을 빌려서 도박장에 출입을 계속하였다. 빚이 너무 많이 늘어나서 지속적으로 어머니에게 도움을 요청하여 겨우 감옥에 가는 것을 피해 왔는데, 어느 날 사채업자들의 협박에 너무 힘들어 어머니에게 "어머니, 한 번만 살려 주세요!"라며 전화를 했는데, 어머니께서 "○○야! 그냥 죽어라……."라고 말씀하셔서 그때 뭔가 큰 충격적인 깨달음을 얻어 도박중독 치료를 받게 되었다.

1. 임상적 특징

병적 도박(pethological gambling)의 유병률은 전 인구의 1~3%로 알려져 있으나 사회문화적 특성에 따라 다소 상이한 결과가 나올 수 있으며(Bondolfi, Osik, & Ferrero, 2000), 국내 연구에서는 4% 이상이 되는 것으로 조사되었다(이시형 등, 1999).

DSM-IV에서 제시한 임상 양상 중에서 5가지 이상을 만족시키는 반복적이고 지속적인 부적응적 도박 행태를 나타내는 경우이며, 자세한 진단기준은 〈표 15-12〉

〈표 15-12〉 DSM-Ⅳ의 병적 도박 진단기준

A. 다음 중 다섯 개(또는 그 이상) 항목에 해당하는 도박행동이 부적응적인 성격을 띠고 지속적이고 반복적으로 일어난다.

1. 도박에 집착한다. 예를 들면, 과거의 도박경험을 계속 떠올리고, 다음에 돈을 걸었을때 승산을 예상하거나 계획하고, 도박을 해서 돈을 벌 수 있는 방법에 집착한다.
2. 같은 흥분감을 느끼기 위해 돈의 액수가 점점 커진다. 따라서 자신이 바라는 흥분감을 얻기 위해 돈의 액수를 계속 늘리면서 도박을 한다.
3. 스스로 도박행동을 조절하거나 줄이거나 중지하려는 노력이 거듭 실패로 돌아간다.
4. 도박행동을 줄이거나 그만두려고 시도할 때 안절부절못하거나 과민해진다.
5. 무기력감, 죄책감, 불안감, 우울감 등과 같은 정신적 문제에 부딪혔을때 여기에서 탈출하기 위한 수단으로 도박을 하거나 불쾌한 기분을 벗어나기 위한 수단으로 도박을 한다.
6. 도박으로 돈을 잃고 나서 이를 만회하기 위해 다음에 다시 도박을 한다.
7. 자신이 도박에 빠져 있는 정도를 숨기기 위해 가족, 치료자, 다른 사람들에게 거짓말을 한다.
8. 도박자금을 위해 지폐를 위조하거나 사기, 도둑질, 횡령과 같은 불법행위를 저지른다.
9. 도박으로 인해 중요한 대인관계가 위태로워지거나, 직업이나 교육의 기회, 출세의 기회를 잃어버리게 된다.
10. 도박으로 인한 절망적인 경제 상태에서 벗어나기 위해 다른 사람에게 돈을 빌린다.

와 같다.

병적 도박자들은 알코올 등의 물질의존이나 반사회적 인격장애, 다른 충동조절장애, 강박증을 공존장애로 가지고 있는 경우가 많고(Petry, Stinson, & Grant, 2005) 우울이나 불안장애를 동반질환으로 가지고 있는 경우가 많다(신영철, 최삼욱, 2006). 남성은 보통 호기심으로 청소년기에 도박을 시작하는 경향이 있는 데 비해 여성은 더 늦은 시기에 시작하지만 더 빨리 문제성 도박으로 진행된다(Tavares et al., 2001).

2. 원인

병적 도박의 경우 유전력이 꽤 높은 것으로 보고되고 있다. 대구모의 쌍둥이 연구에서 유전적 요인이 35~54% 정도를 설명할 수 있는 것으로 보고되었다(Henderson et al., 1990). 유전학적 연구에서도 도파민, 세로토닌, 모노아민 등의 유전자가 병적 도박과 관련이 있는 것으로 나타나며, 이는 물질의존에서의 결과와 유사하다(Lobo & Kennedy, 2006).

정신분석 관점에서 병적 도박은 피학적, 강박적 성격, 흥분의 추구, 권위에 대한 도전, 무의식적 죄의식의 완화, 우울감 감소를 위한 노력 등으로 해석한다(Rosenthal, 1987). 인지적 관점에서 돈을 딸 확률을 조종할 수 있다는 잘못된 신념 때문으로 인식하고 있다. 학습이론을 적용해 보면, 도박을 통해 돈을 따게 되면 강력한 정적 강화가 된다. 변동 강화계획에 해당되는 강화를 받기 때문에 습득된 학습은 쉽게 소거되지 않는다. 현실 도피를 위한 수단으로써 도박을 하여 부정적인 감정 및 스트레스를 완화하면 부적 강화가 이루어진다.

병적 도박에 대한 사회적 요인으로는 주변 사람들이 도박을 하여 돈을 따는 장면을 목격하거나 경험담을 이야기로 들었을 경우에 대리 강화 경험에 의해 도박 행동이 강화될 수 있다는 점이다. 자신이 속한 사회가 도박을 쉽게 접할 수 있고 도박에 대해 관대한 문화적 분위기일 때 병적 도박으로 발전할 가능성이 높을 것이다.

3. 치료

도박중독에 대한 약물치료는 선택적 세로토닌 제제, 날트렉손, 날메펜, 리튬, 토피라메이트 등이 치료효과가 있다고 보고되고 있다. 하지만 인터넷중독과 마찬가지로 도박중독에 대해서도 심리사회적 접근의 치료법들이 더욱 활발하게 시행되고 있다.

가장 일반적인 심리치료는 인지행동치료로서 알코올 및 약물중독에 대한 인지행동치료 모델을 도박에 응용하여 적용하되, 도박에 대한 오해와 잘못된 신념, 도박에 대한 기대, 중독성 신념, 단도박에 대한 자기효능감 등을 중요한 요소로 치료에 활용한다. 도박 충동을 조절할 수 있도록 하되, 도박 충동을 다루는 기술, 스트레스 관리, 가정 및 사회에서의 적응훈련 등을 통해 재발을 방지하는 작업이 포함된다(Petry & Roll, 2001).

도박 문제로 인해 가족들이 매우 많이 힘들어 하는데, 실제로 가족들은 심각한 금전적 손실과 심리적으로나 신체적으로 고통이 있을 것이다. 따라서 도박중독 환자의 치료 못지않게 환자 가족들에 대한 교육과 치료가 매우 중요한 부분이라 할 수 있다. 이러한 가족치료 이슈는 알코올 및 약물중독 환자의 가족교육 및 치료와 매우 흡사한 측면이 있다. 가족들이 너무 과거 빚에 집착하지 않도록 하고, 지나친 책임감과 죄책감을 갖지 않도록 교육해야 하며, 의사소통 훈련, 문제 해결 기술 등을 배양함으로써 건강한 가족 역동을 촉진시키고, 가족들의 정신건강에 도움을 주는 것이 필요하다. 한편 도박중독자들의 자조모임인 우리나라는 단도박모임(GA) 1984년에 결성되어 전국에 40곳 이상 지역 모임이 있는데 매우 중요한 치료적 요소이며, 도박중독 가족들의 모임 또한 매우 효과적인 치료법 중의 하나다.

제4절 중독의 회복관련 과제

중독이라는 질병은 어느 정신과적 질병보다도 재발이 많아서 진정한 의미의 완치 또는 회복이 매우 어려운 질병이다. 특히 병의 특성상 증상의 경감이나 중독성 물질의 양을 줄이거나 중독행동의 발생빈도나 시간을 줄이는 것을 '회복'으로 보지 않고, 다시 중독성 물질을 사용하거나 중독 행동을 재개하는 것만으로 '재발'된 것으로 보기 때문에 중독자의 '회복'은 더욱 어려운 과제처럼 보인다. 특히 중독으로부터의 회복을 위해 반드시 치료자들이 깊은 관심을 가지고 고려해야 할 문제들이 있는데, 이는 이중진단과 특수집단에 대한 이슈들이다.

1. 이중진단

중독자의 치료를 가장 힘들게 하는 요인 중의 하나는 이중진단(dual diagnosis) 문제다. 앞에서도 언급되었듯이 우울, 불안, 양극성 장애, 성격장애, 강박성향, 주의력결핍 과잉행동장애, 다른 중독, 기타 정신과적 장애 등의 다양한 이중진단의 문제를 안고 있어 치료에 대한 순응도가 떨어지고, 회복되기까지 많은 시간이 걸리는 경향이 있다. 이러한 이중진단 문제는 환자와 치료자, 가족 모두의 인내심을 요하는 경향이 있으며, 중독치료자는 다양한 정신병리에 대한 포괄적인 지식을 가지고 있어야 한다. 특히 중독 문제와 이중진단의 관련성을 잘 파악하여 우선적으로 먼저 치료해야 될 질병에 대해 고려해야 하며, 적절한 치료를 적절한 시기에 제공하는 것이 예후를 위해 매우 중요하다.

2. 특수집단의 중독 문제

중독 문제에서 특수집단이라고 하면, 청소년, 여성 그리고 노인 중독자를 치료할 때 이들의 발달심리학적 이슈를 잘 이해하고 적절한 치료적 접근을 할 수 있는 전문성을 일컫는다. 대부분의 청소년이 술이나 기타 약물, 게임에 중독되는 과정은 호기심, 또래집단에서의 소속감, 성인 통과의식의 의미를 지닌다. 그러나 중독으로까지 발전하는 과정에는 가정 문제, 개인의 성향 및 취약성, 이중진단 문제 등이 중요 변수일 것이다. 특히 청소년의 중독은 주변인의 영향을 많이 받는 점을 감안하여 환경 통제가 중요하다.

여성은 신체적으로 남성과 달라 적은 양의 음주 및 약물에 대해 더 강하게 반응하고 더 빨리 중독되는 경향이 있으며 중독성 물질로 인한 신체질환의 위험성도 더 높다. 이는 행위 중독에서도 마찬가지다. 이러한 신체적 차이에 대한 인식이 중요하며, 심리사회적 스트레스가 남성 중독자보다 더 많고 정신과적 장애에 대한 취약성이 남성에 비해 더 높은 것으로 알려져 있다. 임신이 가능한 여성의 음주 및 약물 사용은 좀 더 신중하게 파악되어야 하며 태아 알코올증후군(fetal alcohol syndrome) 및 기형 가능성에 대한 충분한 교육이 필요하다. 또한 가정 폭력, 고부간 갈등, 성 학대와 같은 여성 중독자 특유의 치료적 테마를 다룰 수 있는 치료적 장이 마련되어야 함을 인식하여야 한다.

노인은 신체 내 수분의 감소로 인해 음주에 대한 민감성을 높여 내성을 감소시키므로 적은 양의 음주로도 취할 수 있고, 만성적인 알코올 및 물질 사용과 관련하여 다양한 신체질환과 정신과적 장애가 올 수 있다. 즉, 노화로 인한 신체변화 및 물질 사용의 위험성에 대해 교육하여야 한다. 노인의 경우 의약품의 남용과 의존도가 높기 때문에 이러한 의약품과 알코올이 상호작용하여 약효를 떨어뜨리거나 예기치 못한 부작용을 초래할 수 있다. 노인들은 상실과 애도와 관련된 슬픈 감정, 의료적 문제, 경제력 상실 등의 현실적 문제로 인해 약물에 의존하는 경향이 있으며, 노인 자살의 가능성을 고려하며 약물 사용에 대해 주의 깊게 살펴야 한다.

제16 장

문화정신병리

심리학이나 정신의학 연구들은 서양 문화에서 발견되는 사실들이 다른 문화에서도 유사할 것으로 가정한다. 그러나 비교문화 연구들은 정신장애의 빈도나 증상의 표현, 의미들이 문화에 따라 다르다는 것을 보여 준다. 정신장애의 유병률, 정신장애 증상들의 표현, 정신장애에 대한 사회적인 반응의 문화 차이 등이 문화정신병리학의 주요 이슈들이다. 문화적으로 다양한 임상군에 대한 정확한 진단과 효과적인 치료를 위해서는 문화가 정신병리의 과정과 정신장애의 의미에 미치는 영향을 이해할 필요가 있다. 이것은 한국인과 서양인의 정신병리 차이를 이해하는 것뿐 아니라 다문화 사회로 변해 가고 있는 우리 사회에서 다양한 문화적 배경을 지닌 환자들을 평가하고 치료할 기회가 증가하고 있다는 점에서 임상가들에게 중요한 의미를 지닌다.

제1절 문화와 정신병리

1. 문화의 정의 및 관점

1) 문화의 정의

문화(culture)는 지배 사회 및 그 사회 집단 내에서 학습되고 전해져 내려온 의미, 가치, 행동 규준으로서, 진단 과정과 치료 결정뿐 아니라 인지와 느낌, 자기 개념에 많은 영향을 미친다. 문화는 건축이나 표현 형태, 제도, 역할, 행동 양식과 같이 외부로 표현되지만, 가치나 태도, 신념, 인지 양식, 의식 패턴 등과 같은 내면적인 수준으로도 표현된다. 문화는 우리가 경험하는 현실을 규정하며, 타인이나 우리의 주관적인 경험에 비추어서 자신을 파악하는 일종의 렌즈다(Marsella & Pederson, 1986). 요컨대, 문화는 가치, 느낌, 이상 등의 주관적 차원과 신념, 전통, 행동 규범, 법과 의식 등의 객관적 차원을 포함하는 복잡한 상징체계이며, 심리 과정과 정신장애의 표현자이자 중재자, 조절자로서 강력한 역할을 한다. 따라서 개인의 심리 현실을 파악하기 위해서는 그가 속한 문화에 대해 이해해야 한다.

인종(race)은 생물학적으로 결정된 인간들의 집단을 말한다. 인종은 특정 집단의 특징을 보여 주기는 하지만, 문화적 현상과는 별로 관계가 없다. 개인이 드러내는 특징을 종합하기 위해서는 인종보다 민족성에 기초한 분류가 더 선호된다. 민족성(ethnicity)은 공통의 정체감과 혈통, 신념과 역사를 공유하는 사람들의 집단을 말한다. 민족성은 민족적으로 형성된 발달 경험을 통해 평가될 수 있다. 예를 들면, 특수한 의식이나 통과의례, 민족적으로 부여된 가족 역할, 종교적인 준수, 음식 선호 등이 포함된다. 민족성은 특정 민족 집단의 '문화'로서 보다 큰 사회의 일부분이며, 조상이나 언어, 종교, 풍습, 신념, 가치, 신체 특징들이 반영된 것이다. 문화 정체성(cultural identity)은 자기가 속한 집단이나 문화에 대해 내재화된 자기인식(self-definition)으로서, 가치나 신념, 역사, 자신이 태어난 환경에서 접한 풍습들이 발달적으로 융합되어 형성된다. 문화 정체성에는 나이와 성, 인종, 성적 지향, 민족성, 언어, 계층, 종교적 신념과 영적 신념 등과 같은 자기 경험의 차원들이 담겨 있다.

2) 문화 특수적 관점과 문화 보편적 관점

정신병리와 문화의 관련성을 보는 관점은 문화 특수적 관점과 문화 보편적 관점으로 구분된다(Okazaki, Kallivayalil, & Sue, 2002). 문화 특수적 관점(emic perspective)은 문화에 따라 정신병리에 차이가 있다는 입장이다. 문화는 시간의 흐름에 따라 변하고, 이상행동을 구성하는 것도 역사상 특정 시기에 특정 문화 집단의 구성원들에 의해서만 정의될 수 있기 때문에 이상행동은 문화와 관련된다는 것이다(Draguns, 1977). 문화 특수적 접근을 지지하는 사람들은 정신병리학의 문화적 측면을 연구하기 위하여 그 문화에 특수한 수단이나 도구를 사용하고자 한다. 문화 보편적 관점(etic perspective)은 정신병리가 문화와 관계없이 보편성을 가진다는 입장이다. 즉, 특정 행동은 문화적 맥락이나 역사적인 시기와 상관없이 이상한 것으로 본다. 이 관점에 따르면, 이상행동에 대한 서양의 개념은 다른 문화에도 그대로 적용할 수 있다. 보편적인 관점을 지지하는 사람들은 이상행동을 평가하기 위한 수단이나 도구들이 상이한 문화에도 적용될 수 있기 때문에 문화들 간의 비교를 가능하게 한다고 가정한다. 문화 보편적 연구에 사용되는 수단이나 도구들은 대부분 서양에서 개발된 것이고, 연구하고자 하는 문화의 언어로 번역된다(Segall, Lonner, & Berry, 1998).

2. 정신장애의 분류 및 평가

문화와 정신장애의 관련성을 파악하기 위해서는 서로 다른 문화에 있는 정신장애들을 확인하고 분류할 수 있어야 한다. 현재 가장 널리 사용되는 질병 분류 체계는 WHO의 국제 질병 분류(international classification of disease)와 APA의 정신장애의 진단 및 통계 편람(diagnostic statistical manual of mental disorder)이다. 이 분류 체계들은 서양의 문화에 기초하고 있기 때문에 비서구 문화나 민족 집단에 적용할 때 문제들이 발생한다. 이 분류 체계들에서 사용하는 표준적인 진단기준의 의미가 문화에 따라 달라서 어떤 증상의 존재 유무나 유병률 평가에 영향을 줄 수 있기 때문이다. 또한 서양의 분류 체계에서 이상으로 정의된 행동이 다른 문화에서는 정상 행동일 수도 있고, 서양 이외의 지역에서 이상행동으로 분류되는 행동들이 서양의 분류 체계에는 포함되지 않을 수도 있다.

임상가는 질병 분류 외에도 여러 가지 심리검사 도구들을 이용해서 환자의 상태를 평가한다. 심리학 평가에서 중요한 문제 중 하나는 서양인을 대상으로 제작한 심리검사를 언어, 문화 및 역사적 배경이 상이한 종족이나 집단에 그대로 적용할 수 있는지의 여부다. 평가하려는 구성개념이 문화에 따라 차이가 있다면 그것이 해당 국가나 문화권의 성격에 맞는지 검증할 필요가 있다. 비서구권 문화에서는 서양에서 개발된 검사 도구를 자국의 언어로 번역하고, 문화적 연관성을 증가시키는 방식으로 조정한다. 이 과정에서 중요하게 고려해야 할 것이 등가성(equivalence)이다. 즉, 단어나 개념, 척도, 또는 규준의 구조가 그 도구를 개발한 곳이 아닌 다른 문화 집단과 얼마나 관련이 있으며, 어느 정도까지 적용될 수 있는지의 문제다. 언어적 등가성(linguistic equivalence)은 특정 용어가 여러 언어들에서 동일한 경우에 확보되는 것으로서, 검사에서 활용하는 단어나 용어의 의미가 동일하게 번역되는 것을 말한다. 개념적 등가성(conceptual equivalence)은 사용하는 개념들이 문화에 걸쳐 똑같은 의미를 갖고 있을 때 달성된다. 심리측정 및 심리적 등가성(psychometric and psychological equivalence)은 번역된 도구의 심리측정적 속성들이 유사한 정도 및 문항들의 중요성이나 의미가 일치하는 정도를 말한다(Brislin, 1993). 특정 문화권에서 개발된 도구를 다른 문화 집단에 적용하고자 할 때는 등가성의 문제를 반드시 고려해야 하고, 그렇지 않을 경우 심리 진단과 평가에서 편파(bias)가 초래될 수 있다. 임상에서 많이 사용되는 검사 도구인 MMPI-2와 Rorschach 검사를 중심으로 이 문제를 살펴보자.

MMPI-2는 등가성들을 달성하기 위하여 몇 가지 절차를 사용했다. 먼저, 독립적인 연구자가 도구의 영문판을 해당 국가의 언어로 번역한다. 둘째, 이 독립적인 번역을 문화와 언어 전문위원회의 결정에 기초해서 하나의 버전으로 결합한다. 셋째, 모든 문항의 표현이 정확해질 때까지 일련의 번역과 역번역을 실시한다. 넷째, 도구의 원판과 번역판을 이중 언어 사용자에게 실시해서 그들의 반응이 두 판에서 비슷하게 나올 수 있도록 한다. 다섯째, 문항반응이론이나 요인분석을 이용해서 척도의 개념적 등가성을 평가하기 위한 규준을 개발한다(Butcher, Dahlstrom, Graham, Tellegem, & Kaemmer, 1989). 그러나 서양에서 개발한 도구들은 이미 서양 문화의 가정에서 출발하고 있기 때문에 인종 집단, 국가, 문화 집단에 따른 차이나 편파가 나타날 수 있다. 예를 들면, MMPI에서 사용되고 있는 일부 문항들은 문화적으로 결정된 행동이나 신념, 감정을 의미하기 때문에 일부 스페인계 하위 문화에서는 그 문항들이 병리적이지 않다(Padilla & Ruiz, 1975). 스페인계 백인과 흑인은 MMPI 척도들에서도 점수 차이를 보인다(Malgady, Rogler, & Costantino, 1987).

한국과 미국인의 MMPI-2 반응에서도 차이가 존재한다. 한국 규준 집단의 MMPI-2 임상척도 T점수는 미국 규준 집단보다 1표준편차 위에 속하고, F, D, Sc 척도에서 유의하게 높은 점수를 보인다. 이러한 결과가 곧 두 나라의 문화 차이를 반영한다고 말할 수는 없지만, 한국 성인들이 미국 성인들에 비해 더 염세적이고 자신을 비하하며 심리적인 고통의 강도가 크다는 것을 보여 준다. 이런 차이는 각 국가의 특유한 사회, 정치, 철학적인 배경으로 설명될 수 있다. 문항 분석에서도 국가 간 차이가 나타난다. 한국의 규준 집단은 미국의 규준 집단에 비해 편안함을 느낄 수 있는 곳은 집뿐이며, 서로 농담을 주고받는 사람들과 함께 있는 것을 좋아하고, 일상생활에서 흥미로운 일이 많지 않은 것으로 나타났다(한경희 등, 2006). 청소년도 마찬가지다. 한국 청소년은 미국 MMPI-A 표준화 집단과 비교했을 때 타당도 척도와 임상척도, 내용 척도의 T점수 차이가 1표준편차 이내에 속했지만, 문항에 대한 반응에서는 차이를 보인다. 한국 청소년들은 미국 청소년들에 비해 가정생활에 대한 만족도가 더 높고, 유쾌한 사람들과 함께 어울리기를 선호하며, 매를 맞은 적이 많다(임지영 등, 2006). 두 문화 간에 MMPI-A 반응을 가장 잘 변별해 주는 문항들을 보면, 문항 반응에서의 차이가 영문 MMPI-A와 한국어 번역판 간의 문항 동질성의 결여 또는 문화적 차이를 어느 정도 반영하는 것으로 보인다.

로르샤하와 같은 투사 자극은 객관적 검사의 문항과는 달리 문화적 보편성이 있고 문화적으로 덜 결정적이기 때문에 문화의 영향을 덜 받을 수도 있다(Draguns, 1990). 그러나 로르샤하 카드에 대한 반응은 문화에 따라 상당히 다르기 때문에 백인의 규준을 다른 대상이나 문화 집단에 그대로 적용하는 것은 무리다. 예를 들면, 3~12세의 아프리카계 미국 아동은 유럽계 미국 아동보다 F+, 전체 반응의 빈도, 색채와 음영반응(C, FC, CF, Y, FY, YF)이 적고, D% 반응은 더 많다(Krall et al., 1984).

한국인과 미국인의 로르샤하 반응에서도 문화 차이가 관찰된다. Exner 종합체계를 기준으로 했을 때 한국인은 미국인에 비해 총 반응수, 평범반응, 순수 인간

반응, 총 인간반응, 색채반응, 조직화 빈도, 특수점수 등은 적고, 동물 반응은 많다. W반응이 상대적으로 많아서 W:D는 1:1이며, 좋은 형태질의 비율은 낮고 나쁜 형태질의 비율은 높다. 자기중심성 지표도 낮아서 미국의 규준에 비추어 볼 때 .30 이하인 사람이 절반 이상이다(신경진, 원호택, 1991). 이러한 두 집단의 차이는 성격의 차이라기보다 문화나 언어, 환경의 차이에서 비롯된 것으로 보고 있다.

아동의 로르샤하 반응에서도 문화 간 차이가 존재한다. 한국 아동과 미국 아동은 비교 가능한 62개 변인 중 53개 변인(85.48%)에서 유의한 차이를 보였다. 발달질 DQo는 한국 아동이 미국 아동들보다 평균 3~4점 이상 높았고, 형태질 FQo는 미국 아동들보다 2배 이상 낮았다. FM이나 유채색 반응, WsumC, 쌍반응, EA, 능동 반응, 평범 반응 등은 한국 아동이 미국 아동보다 2~3배 적고, F 반응은 2~3배 많다. 빈도에서도 한국 아동과 미국 아동 간에 비율이 두 배 이상 차이가 나는 변인이 49.1%나 되고, 반응 영역과 평범 반응에서도 차이가 있다(홍상황, 2009). 이러한 연구결과들은 Exner 종합체계의 규준을 우리나라 사람들에게 그대로 적용할 경우 잘못된 해석을 내릴 수 있음을 시사한다.

3. 정신장애의 발생과 문화의 관계

문화와 정신병리의 관련성을 살펴보기 위해서는 여러 문화들에서 정신장애가 똑같이 발생하는지 확인할 필요가 있다. 역학 연구들은 대부분 서양의 분류 체계를 이용하여 특정 기간 내에 특정 장애의 전체 사례 수(예: 유병률)에 차이가 있는지 연구하는데, 문화에 따라 정신장애 발생률에 차이가 있음을 보여 준다.

1) 정신분열병

정신분열병의 연간 발생률이나 평생 유병률은 여러 문화에서 비슷한 것으로 알려져 있다. WHO에서 1967년부터 1986년까지 실시한 정신분열병 비교문화 연구는 가장 포괄적인 연구라고 할 수 있다. 개발도상국(나이지리아, 인도, 타이완)과 선진국(미국, 영국)으로 나누어 비교한 결과, 정신분열병의 평생 유병률에는 차이가 없었다. 양쪽 모두 1%를 약간 상회하는 수준이었다. 성차만 존재해서 남자들이 여자들보다 더 이른 나이에 증상이 시작되었다. 정신분열병 발생에서의 성차는 터키인과 유럽-아메리카인에서도 존재한다(Cetingok, Chu, & Park, 1990). 이러한 발견들은 정신분열병의 핵심 측면들은 문화에 따라 큰 차이가 없다는 것을 시사한다. 그러나 정반대의 결과도 있다. 순수한 영국계 백인에 비해 아프리카계 카리브해인 이민자의 정신분열병 유병률은 여섯 배나 더 높았다(Javis, 1998). 그는 이러한 결과가 인종 차이라기보다는 이민이나 붕괴된 가족구조, 사회경제적 불이익, 인종주의와 같은 환경 스트레스의 차이에서 기인한 것으로 보고 있다.

2) 기분장애

미국에서 수행된 대규모 역학 연구인 ECA(Epidemiological Catchment Area Study; Robins & Regier, 1991)에 따르면, 백인(0.8%), 아프리카계 미국 흑인(1.0%), 히스패닉계(0.7%) 간에 양극성 장애의 평생 유병률은 차이가 없다. 세 민족 집단 간에 유의한 성차도 없다. 그러나 단극성 우울증의 평생 유병률은 민족과 문화 집단에 따라 다르다. 백인이 5.1%로 아프리카계 미국 흑인(3.1%)이나 히스패닉계(4.1%)보다 많다. 성별에 따른 차이도 있어서 세 민족 집단 모두 여성의 유병률이 남성보다 더 높다. 백인과 아시아계 미국인의 우울증 유병률에서도 차이가 존재한다. Takeuchi 등(1998)은 LA에 거주하는 중국계 미국인의 우울증 평생 유병률이 6.9%라고 보고했다. 이는 앞서 ECA 연구에 포함된 백인 미국인보다 더 높은 수치다. Ying(1988) 역시 중국계 미국인이 미국의 백인들보다 우울 수준이 더 높다고 보고했다. 단극성 우울증의 유병률은 문화에 따라서도 다르다. 타이완 사람들의 우울증 유병률은 1.14%로서, 미국 백인들보다 유의하게 낮다(Hwu, Yeh, Chang, & Yeh, 1986).

3) 불안장애

불안장애는 스트레스를 많이 받는 집단들에서 유병률이 높다. ECA 연구에 따르면, 범불안장애는 남성보다는 여성에서, 소득 수준이 높은 사람들보다는 낮은 사람들에서, 그리고 백인 미국인보다는 아프리카계 미국 흑인에서 더 많다. 그러나 멕시코계 미국인들의 범불안장애 유병률은 미국 백인들보다 낮고(Karno et al., 1989), 미국에서 생활한 기간이 길수록 높은 유병률을 보였다(Vega et al., 1998). 단순 공포증과 광장 공포증은 아프리카계 미국 흑인이 미국 백인보다 거의 두 배나 많고, 미국에서 태어난 멕시코인들이 백인 미국인이나 멕시코계 미국인 이민자들보다 더 많다. 이러한 문화적, 민족적 유병률 차이들은 문화와 민족 그 자체의 차이라기보다는 생활환경과 스트레스의 차이에 기인하는 것으로 보인다. 공황장애나 강박장애에서는 민족 간 차이가 발견되지 않는다. 강박장애의 평생 유병률은 서구와 비서구 국가(타이완, 우간다, 푸에르토리코, 그리스, 이탈리아, 뉴질랜드, 한국, 홍콩) 모두 1~3%로 비슷하다(Weissman et al., 1994).

4) 물질남용

물질남용이나 물질의존은 문화와 밀접한 관련이 있다. WHO는 음주 문제를 진단할 때 개인의 문화적 맥락을 반드시 고려하도록 하고 있다. 개인은 그 문화에서 용인되는 것 이상으로 마셔야만 하고, 문화적으로 용인되지 않는 시간 동안 마셔야 하며, 건강과 사회관계에 해로운 영향을 미칠 정도까지 마셔야 음주 문제가 있다고 본다(WHO, 1975). 한국인은 미국인이나 중국인에 비해 술을 더 많이 마신다. 중국인은 한국인과 동일한 신체 홍조 반응(oriental flush)을 보이지만, 알코올중독 발생률은 매우 낮다. 홍조 반응이 알코올중독에 대해 보호 역할을 함에도 불구하고(Miller et al., 1987) 한국인과 중국인의 알코올중독 발생률에 차이가 나는 이유는 음주 문화 때문이다(김광일, 1990; 유태종, 1985). 한국인은 조선족이나 한족에 비해 술을 마시는 빈도는 낮지만, 한 번 마시는 술의 총량은 유의하게 많다. 또한 한국인은 술을 마시면 만취하게 되고, 술에 취한 행동이 허용되며, 사적인 관계나 공적인 관계와 무관하게 음주 행동을 절제하지 못하는 경향이 있다. 이에 비해 조선족은 집단 결속력을 위해 술을 마시는 것과 업무 목적으로 술을 마시는 것이 잘 구별되지 않으며, 만취 및 절제 행동이 양가적으로 존재하고, 음주를 수단으로 생각한다. 한족은 친밀감 형성을 위해 사적인 관계에서 술을 마시는 것과 업무 목적으로 일을 성취하기 위해 술을 마시는 것을 분리하며, 공적인 관계에서의 음주는 엄격하게 절제한다(박영숙, 표미자, 김정선, 1995).

요약하면, 정신분열병, 우울증, 불안장애, 물질남용 등의 주요 정신장애들의 발생률은 문화에 따라 차이가 있지만, 이 장애들의 유병률 차이는 문화나 민족에 따라 다양하게 나타나고 있다. 이러한 차이는 Marsella(1987)의 견해와 일치한다. 그는 신경학적 장애들과 같이 생물학적인 근거가 뚜렷한 정신장애일수록 문화 차이가 적게 발생한다고 보았다. 이 관점에 따르면, 정신분열병과 양극성 장애는 단극성 우울증이나 범불안장애에 비해 문화에 따른 차이가 적다고 할 수 있다. 그러나 우울증과 같은 신경증적 장애가 정신분열병과 같은 정신병적 장애보다 실제로 덜 생물학적인지의 여부는 아직 명확하지 않다.

4. 정신장애 증상의 표현 방식과 문화의 관계

정신장애의 증상들은 문화에 따라 표현 양상에 차이가 있다. 이 차이는 진단에서 중요한 의미를 지닌다. 실제로 차이가 있음에도 불구하고 서양의 기준을 그대로 적용한다면 진단 과정에서 간과되기 때문이다.

1) 정신분열병

정신분열병 환자들의 망상 비율이나 망상 유형은 문화에 따라 큰 차이를 보이지 않는다. 정신분열병 환자들 중 망상 증상을 보이는 비율은 동서양 모두 87~90%이며, 망상 중에서는 과대망상과 피해망상이 가장 많다(Tateyama, Asai, Hashimoto, Bartels, & Kasper, 1998). 그러나 망상의 내용에는 차이가 있다. 기독교의 영향을 많이 받은 국가의 환자들은 비기독교 국가의 환자들보다 죄책감이나 죄와 관련된 망상을 더 많이 보고하고, 중국의 정신분열병 환자들은 서양 환자들에 비해 색정 망상(erotomania)을 더 많이 보인다(Phillips, West, & Wang, 1996).

환각의 형태나 내용도 문화에 따라 차이가 난다. 그 이유는 사회문화적 요인들이 환각이 표현되는 감각 경로를 선택하는 과정, 즉 환각의 형태에 영향을 주고(Al-Issa, 1978, 1995), 환각의 내용을 형성하는 과정에 영향을 미치며(Al-Issa, 1978), 환각에 대한 태도에 영향을 미치기 때문이다. 환각의 변화는 문화 변천과 밀접하게 관련되어 있다(Kroll & Bachrach, 1982). 환각의 내용을 파악하면 그 문화권에 속한 환자들의 정신세계와 문화와의 관련성을 이해하는 데 도움이 된다.

환각에 대한 최초의 비교문화 연구는 동서양 환자들의 환각 유형을 비교한 것에서 시작되었다. 아프리카나 중동 지역의 정신분열병 환자들은 서양의 환자들에 비해 환각이 많고, 그중에서도 특히 환시가 많다(Murphy, Wittkower, & Chance, 1967). 이러한 양상은 이후 연구들에서도 확인되었다(Ndetei & Singh, 1983;

Zarroug, 1975). 개발도상국이나 선진국의 정신분열병 환자들은 모두 사고 차단(thought blocking), 사고 축출(thought withdrawal), 사고 전파(thought broadcasting) 등의 증상을 공통적으로 보고한다. 하지만 선진국 환자들은 우울한 정동을 많이 드러내는 반면, 개발도상국 환자들은 환시를 더 많이 경험한다(Jablensky, 1989). 아프리카, 서인도 제도, 아시아의 정신분열병 환자들도 영국의 정신분열병 환자들에 비해 환청과 환시가 더 흔하다(Ndetei & Vadher, 1984). 영국과 사우디아라비아의 정신분열병 환자들은 환청의 빈도나 유형에서 차이가 없지만, 환청의 내용은 상당히 다르다. 사우디아라비아 환자들의 환청 내용은 종교적인 것이 대부분이다(Kent & Wahass, 1996).

동양 문화권 내에서도 환각의 내용은 차이가 있다. 중국과 한국의 정신분열병 환자들은 환각의 빈도나 유형에서 차이를 보이지 않는다. 그러나 환청의 내용에는 차이를 보였다. 중국 환자들은 피해 내용, 과대망상과 관련된 내용, 조정하는 내용이 많았고, 한국 환자는 죄책감과 관련된 환청, 위로나 격려의 환청, 예언하는 환청이 많았다. 환청의 주제에서는 중국 환자들은 동료나 직장인, 국가의 수반이나 고위 정치가, 죽은 사람이 많았고, 한국 환자들은 초자연적인 존재나 종교적 인물이 많았다(김광일 등, 2001). 환각이 표현되는 감각 경로를 선택하는 것에서는 두 국가 간에 차이가 없지만, 무의식의 갈등을 어떤 문화 경험에 투사하는지의 측면에서 차이를 보인 것이다.

환각에 대한 통시적인 연구에 따르면, 19세기 유럽에서는 종교와 관련된 초자연적인 환각이 압도적이었다(DeDiodoro, Bruschi, Esposito, & Ferrari, 1998). 비엔나에서 과거 100년간의 변화를 추적한 결과, 환시는 줄고 환청이 증가했다. 과거에는 신이나 성자의 계시, 악령의 소리가 많았지만 점차 줄어들고 있다. 1930년대에는 피, 뱀, 죽은 사람, 동물 등 위협적이고 부정적인 내용들이 많았지만, 1980년대에는 '죽인다'는 식의 협박적이고 피해적인 내용의 환각이 많았다(Mitchell & Vierkant, 1989). 이러한 연구결과들은 환각의 유형이나 내용이 시대와 문화의 변천에 따라 달라질 수 있음을 시사한다.

2) 우울증

우울증의 증상들이 표현되는 양상은 문화에 따라 차이가 있다. 우울 증상은 문화와 관련이 없는 일차 증상과 문화에 민감한 이차 증상으로 나눈다. 일차 증상에는 말기 불면증이나 우울 감정, 기분의 조석 변화, 흥미 상실 등이 포함되며, 이차 증상에는 사고지체, 죄책감, 자살사고, 신체화 경향 등이 있다. 이차 증상들 중 죄책감과 자살사고는 한국인 환자들에서 별로 많지 않다는 견해(박형주, 1971; 송봉용, 1979; 서광윤, 1968)와 동서양 간에 차이가 없다는 견해(김광일, 남정현, 1984)로 상충되지만, 신체화 경향성이 뚜렷하다는 점에서는 의견 일치를 보이고 있다. 신체화 경향성은 우울 증상의 표출 양상(depressive symptom manifestation)과 관련된 것으로, 기분과 관련된 증상들보다는 신체 증상들의 호소가 주를 이루는 것을 말한다. 한국인의 우울증에서 신체 증상의 표출이 많은 이유는 우리 사회의 문화적 특성과 관련되어 있다. 관계를 중시하는 집단주의 문화, 정서 표현을 억제하는 경향성, 신체 증상 호소에 대한 주변의 관심과 지지 등이 신체 증상들의 표출을 용이하게 하는 통로로 작용하는 것이다(김희경, 2004).

문화 변천의 정도도 우울증의 증상 표출 양상에 영향을 미친다. 한국인 환자는 심리 증상이 많은 반면, 한족 환자는 신체 증상 호소가 두드러지고, 조선족 환자는 한국인과 한족의 중간 정도에 해당된다([그림 16-1]). 한족은 조선족에 비해 감

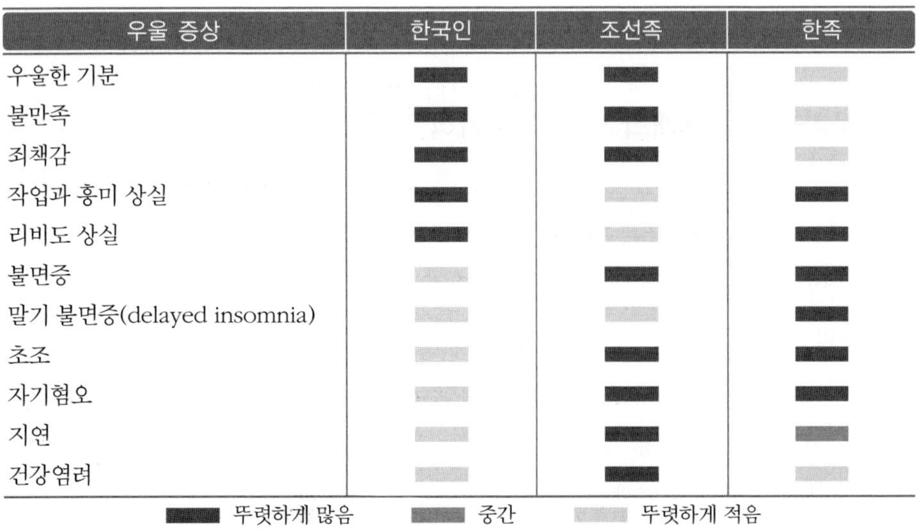

[그림 16-1] 한국인, 조선족, 한족 우울증 환자 집단의 우울 증상 비교

정표현 및 심리 증상을 억제하고 신체 증상은 그대로 드러내는 양상을 보인다. 연변의 조선족은 한족 문화에 이중적인 문화 적응을 하고 있는 상태이며, 한족들은 불쾌감이나 마음의 고통은 억제하는 반면 몸의 불편함은 적나라하게 표현하는 경향이 있는데, 이러한 특성들이 우울증 환자의 증상에 반영된 것으로 해석하고 있다(김광일, 이동근, 김대호, 1995).

3) 불안장애

문화는 불안의 원인과 내용에 영향을 미친다. 불안에 영향을 미치는 특정한 문화 규준이나 가치들이 있다. 아시아 문화권에서는 대인관계의 조화와 적절한 사회적 행동을 강조하는데, 이것이 불안의 사회적 촉발인자로 작용할 수 있다. 예를 들면, 일본의 타인중심주의나 자기 거부, 조화로운 대인관계 등은 “태진 교푸쇼(Taijin kyofusho)”의 원인이 될 수 있다. 태진 교푸쇼는 자신의 몸이 다른 사람에게 불쾌감이나 역겨움을 줄지도 모른다는 것에 대한 두려움, 눈과 눈을 마주치는 것에 대한 두려움, 역겨운 냄새를 풍길지도 모른다는 두려움, 불쾌한 안면 표현에 대한 두려움 등이 특징이다(Tanaka-Matsumi, 1979). 태진 교푸쇼가 사회공포증과 비교되기는 하지만, 두 장애에서 경험되는 공포는 상당히 다르다. 사회공포증은 자신이 다른 사람에게 받아들여지지 않을지도 모른다는 것에 대한 두려움이다. 강박장애의 경우, 강박관념과 강박행동의 내용에 문화 차이가 있는데, 그것은 대부분 그 사회의 주된 종교와 관련되어 있다(Al-Issa & Oudji, 1998).

5. 문화가 정신장애의 사회적, 심리적 결과에 미치는 영향

문화는 정신장애의 사회적, 심리적 결과에 영향을 미칠 수 있다. 정신장애에 대한 주변이나 사회의 반응은 문화마다 다르고, 이것은 예후와 관련된다. 문화가 정신장애의 결과에 미치는 영향은 세 가지로 나누어 볼 수 있다(Tsai, Butcher, Munoz, & Vitousek, 2001). 첫째, 사회관계에 대한 가치다. 문화가 사회관계를 중요하게 여기는 정도와 그로 인해 정신장애가 있는 환자에게 사회적 지지를 보내는 정도는 정신장애의 결과에 영향을 미친다(Lefley, 1990). 강한 가족 결속력은 정신분열병의 재발 위험을 줄여 주기 때문에 가족을 강조하는 문화권에서는 예후가 좋을 수 있다(Birchwood, Smith, & Cochrane, 1992). 가족의 상호작용 스타일도 문화에 따라 차이가 난다. 정신분열병의 경우, 가족 내에서 표현된 정서 수준이 높을수록 예후는 좋지 않다(Brown, Birley, & Wing, 1972).

둘째, 정신장애에 대한 관점이다. Waxler(1979)의 사회적 낙인 이론(social labeling theory)에 따르면, 사회가 환자에게 반응하는 방식은 예후에 영향을 미친다. 정신적인 문제를 금방 회복될 수 있는 것으로 보는 사회에서는 정신장애를 영구적인 상태로 바라보고 환자를 외면하거나 낙인찍는 사회에 비해 예후가 좋다. 예를 들면, 스페인에서는 정신적인 피해를 입는 것을 '신경쇠약(nervios)'에 걸렸다고 표현하는데, 이 용어는 동정을 이끌어 낸다. 이에 비해 영국에서는 정신장애가 그 개인에게 고유한 생물학적 결함을 의미한다. 사회적 낙인 이론에 따르면 전자의 예후가 좋을 것으로 예측할 수 있다.

셋째, 자기(self)에 대한 문화적 관점이다. 자기를 가치 독립적이고 안정적이며 맥락과는 무관한 실체로 여기고, 자기가 와해되거나 분절된 것을 장애로 여기는 문화에서는 자기를 유동적이고 역동적인 실체로 바라보는 문화에서보다 정신장애로 인한 개인적인 결과가 더 크다(Estroff, 1989; Fabrega, 1989). 후자의 관점은 회복 가능성도 동시에 내포하고 있기 때문에 그런 국가들에서는 아픈 사람의 의존성을 보호자가 더 용인하는 경향이 있다.

6. 진단과 치료에서 문화의 고려

정신장애의 발생과 경과, 정신장애 증상들의 표현에 문화 차이가 존재하는 사실은 치료에 함의를 지닌다. 문화 차이들은 심리치료나 정신과 치료의 효과 측면에서 고려해야 할 요소들을 보여 준다. 문화를 고려하는 것은 임상가와는 문화 배경이 다른 환자들을 치료할 때 더 중요하다. 정신건강 서비스를 이용하는 것에 대한 태도나 치료자에 대한 태도, 치료자에게 거는 기대 등은 문화나 민족 집단에 따라 다르다. 백인들에 비해 아시아계 사람들은 정신건강 서비스를 이용하는 비율이 낮고, 그 전에 가족이나 주변에 도움을 청하는 경향이 있다(Sue et al., 1991). 이것은 아시아계 미국인들이 정신건강 서비스를 거의 마지막 대안으로 사용하며, 주관적인 고통의 강도가 심하거나 증상이 심각한 수준이라는 것을 의미하기 때문에 치료 결과에 영향을 미칠 수 있다.

임상가가 환자의 문화 지향을 이해하는 것도 중요하다. 문화가 증상을 형성하는 데 영향을 미치기도 하지만, 환자가 자신의 문제를 표현하는 방식 또한 진단에 영향을 미치기 때문이다. 문화 집단 내에서도 가치나 규준, 자신의 문화 집단에 대한 신념, 문화 정체성의 의미 정도는 사람마다 다양하다. 따라서 진단 과정에서 환자의 문화적 역사와 정체성, 문화적 지향, 문화에 대한 주관적인 경험을 평가하는 것이 중요하다.

문화마다 대인관계를 강조하는 정도나 기대는 다르다. 임상가와 문화 배경이 다른 환자와 라포를 형성하는 능력은 치료자와 내담자의 관계에 대해 내담자가 지닌 기대를 임상가가 어느 정도 알고 있는가에 달려 있다. 아시아계 미국인 환자들의 대다수는 첫 회기 이후 정신건강 치료를 중단한다. 그러나 치료자가 내담자와 동일한 민족문화적 배경을 갖고 있는 경우에는 중도 탈락률이 뚜렷하게 줄어든다(Sue & Sue, 1990). 아시아계 미국인과 아프리카계 미국 흑인, 멕시코계 미국인 환자들은 자신들의 민족적인 유산을 지향하는 정신건강 프로그램에는 계속 참여한다(Takeuchi, Sue, & Yeh, 1995). 문화는 비언어적인 의사소통(서로의 거리, 몸의 움직임, 눈맞춤), 치료자에 대한 신뢰도, 치료자와 내담자의 관계에 대한 기대 등에 영향을 미친다.

DSM-IV는 다축적 진단 평가를 보충하고 여러 상이한 문화 환경에서 DSM-IV의 진단기준을 적용하는 과정에서 발생하는 어려움을 줄이고자 문화적 공식화(cultural formulation)에 대한 가이드라인을 제공하고 있다(APA, 1994). 문화적 공식화는 개인의 문화적 배경을 체계적으로 검토하고, 증상 표현, 증상 평가 및 기능 부전에서 문화의 역할을 설명하고, 개인과 임상가의 관계에 문화 차이가 미치는 영향을 체계적으로 검토하게 해 준다. 임상가는 다섯 가지 범주에 대해 이야기식으로 요약하는 것이 좋다. 첫째, 개인의 문화 정체성이다. 둘째, 개인 질환에 대한 문화적인 설명이다. 셋째, 정신사회 환경 및 기능 수준과 연관된 문화적 요소다. 넷째, 개인과 임상가의 관계에서의 문화적 요소다. 다섯째, 진단 및 평가에서 종합적인 문화적 평가로, 문화에 대한 고려가 통합적인 진단 및 치료에 미치는 영향을 평가한다.

제2절 문화 특유 증후군

문화 특유 증후군(culture-bound syndrome)은 DSM-IV의 특정 진단기준에 부합하든 혹은 그렇지 않든지 간에 반복적이고 지역적으로 특수하게 나타나는 이상한 행동 양상 및 고통스러운 경험이다(APA, 1994). 문화 특유 증후군이 실제로 존재하는지의 여부는 아직도 논쟁 중이다. 회의적인 시각을 갖는 사람들은 이것이 보편적인 장애의 변종에 지나지 않고, 문화와 관련된 것이라고 여겨지는 많은 증후군들이 우울과 불안의 변형에 불과하다고 주장한다(Mumford, 1996). 또한 문화 특유 증후군이라는 용어는 문화가 이차적인 과정이고, 오직 극단적인 형태로만 존재하며, 사실은 문화가 모든 정신질환에 영향을 미친다는 주장도 있다(Guarnaccia, 1993). 어떤 증후군을 문화 특수적인 것으로 볼 것인지의 여부는 정신장애의 정의에 대한 태도와 관련되어 있다. 하나의 증상에만 초점을 맞춘다면, 문화와 관련된 것으로 여겨지는 많은 증후군들이 우울과 불안의 문화적 표현이라고 할 수도 있다. 그러나 문화적 의미에 초점을 맞춘다면, 어느 정도까지는 모든 증후군들이 문화적으로 관련된 것이다.

문화 특유 증후군에 대한 평가는 각 사회가 토착적인 신념체계와 관습체계를 갖고 있다는 것을 인정하는 것에서 출발해야 한다. 그 신념과 관습체계는 질병과 장애를 설명하고 치료하며, 환자가 문화에 적응해 가는 과정에서 세계관을 내재화하는 방향을 알려 주고, 그들의 경험을 공유하며, 공통적으로 이해하는 상징과 의미를 통하여 고통을 처리한다. 문화 특유 증후군이 고유한 정신장애인지 여부와는 상관없이 정신장애의 발생과 경과, 증상의 표현에서 문화의 중요성을 고려한다면 환자의 문화를 이해하려는 노력은 임상가에게 중요한 태도라고 할 수 있다.

문화 특유 증후군과 관련해서 어려움을 가중시키는 또 하나의 요인은 치료다. 진단 측면에서는 그 증상학이 문화적으로 적절하거나 적응적인 반응인지의 여부를 결정해야 한다. 이를 위해 임상가는 지역사회에 피해를 주는 고통의 양상들의 개념, 명명, 특정 어휘, 설명, 치료 등의 지역적 패턴을 항상 인식하고 있어야 한다. 지역의 풍습에 관해서도 잘 알아야 한다. 과거력을 파악할 때는 환자들에게 그 문제를 일으킨 원인이 무엇이라고 생각하는지, 그것에 대해 스스로 어떻게 생각하는지 물어보아야 한다. 임상가가 환자의 세계를 이해하려고 할수록 환자의 문화적 배경에 맞는 기법들을 발달시키고자 노력하게 될 것이다. 이러한 노력은 환자의 문화에 대한 수용과 존중을 의미하고, 환자의 삶에 개입할 수 있는 가능성을 여는 것이다. 본 절에서는 DSM-IV에서 한국의 문화 특유 증후군으로 분류된 화병과 신병에 대해 다룰 것이다.

1. 화병

1) 화병의 정의

화병(hwa-byung, 火病)은 울화병으로도 불리며, 글자 뜻 그대로 영어로는 분노 증후군(anger syndrome)으로 번역되고, 분노의 억제로 인해서 발생하는 것이다. 증상들은 불면, 피로, 공황, 임박한 죽음에 대한 두려움, 우울한 정동, 소화불량, 식욕부진, 호흡곤란, 빈맥, 전신 동통 및 상복부에 덩어리가 있는 것 같은 느낌 등이다(APA, 1994). 화병이 우리나라 고유의 사회문화적 특징을 반영하는 하나의 문화 특유 증후군인지, 기존의 진단 체계에 있는 정신장애의 표현 양식인지, 심인성 장애에 대한 한국인의 일반적인 질병 개념을 나타내는 용어인지, 화병이 하나의 독립된 병명이 될 수 있는지, 분노 증후군으로 보는 것이 타당한 것인지는 명확하지 않다.

화병은 우울증이나 신체화 장애가 복합된 경우가 많고, 범불안장애, 공황장애, 공포증으로 진단되기도 하므로 하나의 독특한 증후군이라는 견해가 있다(민성길 등, 1986). 공존장애와 관련된 연구결과들은 상충된다. 화병 환자들은 신체화 장애와 감정부전 장애로 빈번하게 진단된다는 연구(박지환, 1997)도 있고, 화병 환자군에서 신체화 장애와의 공병률은 없고, 불안장애와의 공병률도 2.6%로 낮다는 연구도 있다(권호인, 김종우, 권정혜, 2008). 신체화 장애의 공병률이 낮은 점은 DSM-IV의 진단 체계를 적용했을 경우, 가슴 답답함이나 신체 열기 등 한국 문화의 독특한 신체 증상 표현이 반영되지 않았기 때문일 수도 있다.

화병이 우울증의 변형된 형태라는 주장도 있다(Lin, 1983). 화병의 증상들이 우울증의 증상들과 크게 다르지 않고, 대인관계 문제나 억압된 분노가 문화적으로 용인되는 신체적 증상으로 표현된 것이라는 견해다. 실제로도 화병 집단과 화병 및 우울증의 공병 집단은 MMPI-2 척도들에서 차이가 없고, 주요 우울장애, 기분부전장애를 공병장애로 갖고 있는 비율이 매우 높아서 두 장애를 감별하기가 쉽지 않다. 그러나 화병 환자의 MMPI 프로파일은 우울증 환자가 보이는 전형적인 프로파일과 다르다. 화병 집단은 F 척도가 높고 D와 Pt 척도가 65T 이상으로 상승하여 2-7 code type과 유사한 형태를 보이지만, Hy 척도와 함께 Hs, Sc, Pa, Pd 척도들도 상승하여서 전형적인 우울증의 코드 타입으로 보기는 어렵다. 내용척도인 ANG 척도는 화병 환자들이 일반인보다 높았지만, 상승 수준은 56점에 그쳤다(권호인 등, 2008). 또한 화병 환자는 우울증 환자와 성격 특징이 유사하지만, 억울함이나 한과 같은 독특한 정서 증상과 특유의 신체 증상 면에서는 우울증 환자들과 구별된다(권정혜, 김종우, 박동건, 이민수, 민성길, 권호인, 2008). 전술한 연구결과들은 화병이 우울증과 구별되는 정서 증상과 신체 증상들로 이루어진 고유한 장애이며, 분노 증후군과도 다르다는 것을 시사한다.

화병을 단순히 우울증의 일환(Lin, 1983)이나 충격적인 일로 인해 생긴 분노를 억제하거나 신체적으로 투사한 결과(이시형, 1977)로 보는 견해들은 화(火)와 화병의 특성을 간과했기 때문일 수 있다(최상진, 2000). 화병에는 울증과 화증이 공존하고 있으며, 화증과 연계된 복잡한 심정적-인지적 체계에 대한 이해가 필요하다. 화병의 정신병리적 특성을 파악하기 위해서는 한국인의 화의 정신, 심리 현상을 이론적으로 구성하고 검증하는 일이 선행되어야 하고, 화가 화병으로 발전하는 심리 과정과 기제를 알아야 한다(최상진, 이요행, 1995). 화는 욕구좌절, 스트레스, 불쾌감 등과는 구분되는 개념으로서, 자신과 직접 또는 간접적으로 관련된 불행한 사건으로 인하여 발생한 불쾌한 감정으로 정의된다. 억울한 일을 당함, 원통한 마음이 분과 화의 핵심 개념이며, 화 감정의 본질과 발생의 심리 과정을 규정한다. 한국인이 화를 내는 목적이나 그 기능은 상대방을 가해하거나 힐책하는 데 있기보다는 자신의 화난 심정을 전달함으로써 상대로부터 공감과 수긍을 얻어내는 데 있다. 즉, 한국인에게 있어서 화를 내는 것은 화해하자는 뜻이 담겨 있는 경우가 많기 때문에 서양인이나 일본인들이 화를 내는 것과는 다른 의미를 지닌다. 이들에게 있어서 화를 낸다는 것은 상대에 대한 적대감을 의미하며, 영어의 분노와 같은 불쾌한 감정을 남에게 표현하는 것으로서 비합리적인 행동으로 여겨진다. 화에 대한 이러한 개념화는 화가 영어의 anger와 등가적인 의미를 지니는 것은 아니라는 것을 시사한다. 화병은 화를 낼 수 없거나 화를 내도 풀리지 않을 때 발생한다. 화를 유발한 상대가 자신과 경쟁 관계에 있거나 이해 상충 관계에 있거나 공적인 관계에 있는 사람일 때는 화를 참을 수밖에 없다. 화병은 억울하다고 생각되는 사건에 대한 화와 분을 표현하지 못해서 생기는 병이라고 할 수 있다.

2) 화병의 증상

화병은 억울함, 화남, 분함 등의 정서가 핵심에 자리 잡고 있다. 화병 환자들은 우울, 불안, 소화 장애, 두통, 신체 통증 등 일반적인 신경증 증상들 외에 답답함, 열기, 구갈, 치밀어 오름, 심계항진, 목 가슴의 덩어리 뭉침 등 화병 특유의 신체 증상을 보인다(민성길, 1989; 민성길, 김진학, 1986; 민성길 등, 1986). 화병 증상들 중 가장 흔한 증상은 주관적 분노, 열감, 한숨, 치밂, 답답함, 증오심, 억울/분, 분노표현, 한 등이다. 화병의 핵심 증상들에는 열감, 억울/분, 화(분노), 치밀어 오름, 가슴 답답함, 목가슴 덩어리 등이다(손상준, 2007). 우울 증상과의 관련성 측면에서 본다면, 억울하고 분함, 주관적 분노, 분노표현, 열감(heat sensation), 속에서 치밀어 오름, 구갈, 한숨 등은 우울증과 관련 없는 화병 특유의 증상이며, 가슴 답답함, 한, 증오심 등은 화병뿐 아니라 우울증과도 관련된다(Min, Suh, & Song, 2009).

화병 환자군과 정상인을 판별해 주는 증상들은 가슴이 치밀어 오름, 머리가 띵하고 무거움, 가슴이 답답하거나 숨이 참 등으로, 주로 신체 증상들이다. 이 증상들은 우울증과 범불안장애 환자들도 효과적으로 변별해 준다(박지환, 민성길, 이만홍, 1997). 한의학에서 발견된 화병 증상들은 불면, 두통, 어지러움, 답답함, 숨막힘 등과 같은 신체 증상들 외에도 전신의 열감이 중요한 증상이고, 이 열감은 신체의 상부와 체간부에 집중되어 있다(김종우, 이조희, 이승기, 엄효진, 황의완, 1996; 김태헌, 류영수, 1999; 엄효진, 김종우, 황의완, 1997).

화병은 스트레스 대처방식과도 관련되어 있다. 화병 환자들의 스트레스 원천은 배우자를 중심으로 한 가족 내 갈등이 주를 이루며, 소극적 철수, 자기비판과 같은 회피적인 대처방식을 많이 사용한다. 분노와 우울 중에서 분노만이 화병의 주요 예측치이며, 특히 분노 억제가 화병의 핵심 특성이다. 화병의 지속 기간이 7년 이하인 집단은 분노 표출 경향성이 높은 반면, 9년 이상 되는 장기 집단은 분노를 억제하는 경향성이 뚜렷했다(전겸구, 김종우, 박훈기, 1998; 전겸구, 황의완, 김종우, 박훈기, 1997). 화병은 어려운 문제가 있을 때 남의 탓으로 돌리는 경향이나 남들이 이해해 주지 않는다고 분해 하는 것에서 발생하고, 분노 억제는 화병의 장기화를 초래할 수 있다.

3) 화병 진단 도구

화병을 진단하기 위한 도구들은 크게 면담용과 자기보고용으로 구별된다. 면담용 진단 도구들은 주로 환자가 호소하는 증상들에 기초하고 있다. 김종우, 권정혜, 이민수, 박동건(2004)이 개발한 면담용 진단 도구는 지난 6개월 동안을 기준으로 하며, A부터 G까지 순차적으로 질문하도록 구성되어 있다. 각 문항에 대해 응답자가 대답한 것을 면담자가 점수로 평정하며, 증상이 존재하지 않을 경우 1점, 증상이 존재하기는 하지만 그 강도가 진단기준에 미치지 못할 때는 2점, 증상이 존재할 때는 3점을 부여한다. 모든 항목이 진단기준에 충족되었을 때 최종적으로 화병으로 진단한다. 화병 진단기준의 증상은 핵심 증상과 관련 증상으로 구분되어 있으며, 각각은 다시 화병에 고유한 신체 증상과 심리 증상으로 세분화되어 있다(〈표 16-1〉).

민성길 등(2009)은 DSM-IV의 형식에 맞춘 연구용 화병 진단기준을 제시하였

〈표 16-1〉 화병 면담 도구

평가내용		문항
A	핵심 신체 증상 (4가지 중 3가지 이상)	1. 가슴의 답답함 2. 열감 3. 치밀어 오름 4. 목이나 명치에 뭉쳐진 덩어리가 느껴짐
B	핵심 심리 증상 (2가지 중 1가지 이상)	1. 억울하고 분한 감정을 자주 느낌 2. 마음의 응어리나 한
C	관련 신체 증상 (4가지 중 2가지 이상)	1. 입이 마르거나 목이 마름 2. 두통이나 어지러움 3. 잠들기 어렵거나 자주 깸 4. 가슴이 두근거림
D	관련 심리 증상 (3가지 중 2가지 이상)	1. 사소한 일에도 화가 나거나 분노가 치밈 2. 삶이 허무하게 느껴지거나 혹 자신이 초라하고 불쌍하게 느껴짐 3. 두렵거나 깜짝깜짝 놀람
E	심리사회적 기능 저하	1. 집안일, 직장일, 대인관계상의 어려움
F	관련 스트레스	1. 증상과 관련된 스트레스
G	의학적 질병	1. 의학적 질병 유무, 약물복용 여부

〈표 16-2〉 화병에 대한 연구용 진단기준

A. 분노를 유발하는 사건에 노출, 그 경우 분노는 억제되어 왔을 수도 있고, 분노를 통제하기 어렵다는 것을 알고 부분적으로 표현되었을 수도 있음

B. 화병에 특유한 증상, 화병과 관련된 신체적, 행동적 증상의 존재
 a. 화병에 특유한 다음 여섯 가지 증상들 중 세 가지 이상 존재
  1. 주관적인 분노 subjective anger
  2. 억울과 분(부당하다고 느낌) ukwool/boon, feeling unfairness
  3. 표현된 분노 expressed anger
  4. 열감 heat sensation
  5. 증오심 hostility
  6. 한 haan
 b. 화병 관련 신체 및 행동 증상들 중 4개 이상
  1. 속에서 치밀어 오름 pushing-up in the chest
  2. 가슴 속 덩어리 epigastric mass
  3. 답답함 respiratory stuffiness
  4. 가슴 두근댐 palpitation
  5. 구갈 dry mouth
  6. 한숨 sigh
  7. 잡념 many thoughts
  8. 하소연 많음 talkativeness, or much pleading

C. 분노 및 관련된 증상들이 사회적, 직업적, 기타 중요한 기능 영역에서 임상적으로 심각한 고통이나 손상을 일으킴

D. 장애는 물질(예를 들면, 약물남용), 일반적인 의학 상태의 물리적 영향에 기인한 것이 아니며, 다른 정신장애로 더 잘 설명되지 않음

다. Criteria A는 화병의 발병 원인(pathogenesis)에 관한 것으로, 사회적 사건에 의해 생기는 분노와 이를 부분적으로 억제한 결과 화병이 발생한다는 것이 기술되어 있다. Criteria B는 증상 기준이다. (a) 화병 특유의 핵심 증상 6개 중 '분명히 있다'(3점)로 평가된 증상이 3개 이상일 때, (b) 화병 관련 신체 및 행동 증상 8개 중 '분명히 있다'(3점 이상)로 평가된 증상이 4개 이상일 때 화병으로 진단한다. 다른 기준들, 즉 심한 정도(Criteria C) 및 감별진단(Criteria D)은 DSM-IV의 통상적인 예를 따라 작성되었다(〈표 16-2〉).

권정혜 등(2008)이 개발한 자기보고식 화병 척도는 화병 증상 문항과 화병 성격 문항으로 구성되어 있다. 화병 증상 문항들은 화병의 핵심적인 신체 증상들과 정서 증상들의 15문항으로 이루어져 있다(〈표 16-3〉). 화병 성격 특성은 정서 표현

〈표 16-3〉 자기보고식 화병 척도

구분	문항
화병 증상 문항	1. 내 삶은 불행한 편이다
	2. 한스러워지는 때가 있다
	3. 내 인생이 서글프다고 느낀다
	4. 나는 서러움을 느낀다
	5. 나는 억울함을 느낀다
	6. 나는 신경이 아주 약해져서 마음을 가눌 수가 없다
	7. 나는 손발이 떨리고 안절부절못한다
	8. 나는 내 자신에게 실망할 때가 많다
	9. 얼굴에 열이 자주 달아오른다
	10. 가슴 속에 열이 차 있는 것을 자주 느낀다
	11. 무언가가 아래(다리 또는 배)에서 위(가슴)로 치미는 것을 자주 느낀다
	12. 화가 나면 손이 저리거나 떨린다
	13. 소화가 잘 안 되고 체하는 편이다
	14. 몹시 피곤하다
	15. 세상이 불공평하다고 느낀다
화병 성격 문항	1. 나는 많은 것을 포기하고 살고 있다
	2. 주위 사람들은 내가 느끼는 바를 잘 알아채지 못한다
	3. 나는 나쁜 감정을 마음속에 오랫동안 쌓아두는 편이다
	4. 마음이 상해도 잘 나타내지 않는다
	5. 나는 폭발하기 전까지 미련스럽게 참는 편이다
	6. 다른 사람들을 너무 어려워한다
	7. 내가 먼저 다른 사람에게 말을 걸기가 어렵다
	8. 남들에게 하고 싶은 말을 못한다
	9. 어딘가를 갈 때 늘 같은 길을 선택한다
	10. 놀러갈 때 예전에 가 본 즐거웠던 장소로 다시 간다
	11. 나는 가능하면 그 일을 잊어버리려고 애쓴다
	12. 나는 문제 상황을 될 수 있는 대로 생각하지 않으려고 한다
	13. 나는 내 입장을 포기하고 상대방의 입장을 따른다
	14. 나는 상대방의 의견에 맞추려고 노력한다
	15. 나는 문제가 있을 때 그것을 운명으로 받아들인다
	16. 나는 죄책감을 가질 때가 많다

의 억제, 대인관계 불편감, 경직성, 체념적이고 순응적인 대처방식, 피해자 의식 등 16문항으로 구성되어 있다. 각 문항에 대해 5점 리커트 척도(0점: 전혀 그렇지 않다, 5점: 완전히 그렇다)로 평가한다. 화병 증상 척도는 화병 집단과 정상 집단 및 우울증 집단을 효과적으로 구분해 주지만, 화병 성격 척도는 화병 집단과 우울 집단 간에 별 차이가 없다. 따라서 성격특성을 통해 우울증 집단과 화병 집단을 구별하는 데 어려움이 있으며, 화병 척도를 화병 진단 도구로 사용하는 경우 화병 증상 하위 척도만을 사용하는 것이 더 타당할 수 있다.

2. 신병

1) 신병의 정의

신병(shin-byung, 神病)은 "초기에 불안과 신체적 호소(전신 허약감, 어지러움, 공포, 식욕부진, 불면, 소화기계 문제)를 특징으로 하고 뒤따르는 해리 현상과 조상의 영혼에 의해 사로잡히는 한국의 민속적 증후군"이다(APA, 1994).

신병을 한편에서는 무병(巫病)이라는 용어로 대용하여 쓰기도 한다. 무병이라는 용어는 신이 들린 강신자가 무당이 되기 위해 앓는 병, 즉 巫(무당)의 병이라는 뜻이며, 또는 입무의 병을 뜻하기도 하다. 무병이라는 용어는 일제강점기에 일본인들이 한국 무속을 조사하면서 쓰기 시작하였다. 아끼바(秋葉隆)는 일종의 생리심리적인 이상 상태가 굿을 통해 무당이 됨으로써 치료되는 병이라는 점에서 무병이라고 불렀다. 최길성 역시 무병이라는 용어를 사용하였으며, 샤먼이 되는 초기 단계에서 일어나는 신비한 현상이라고 보았다(최길성, 1999). 한국 무속 연구자들도 무병이라는 용어를 사용하고 있지만, 이 용어에는 무당이 앓는 일반적 질병이라는 견해가 내포되어 있다(김태곤, 1970). 입무 전에 앓게 되는 병이란 종교적 신앙 현상으로 일어나는 것이며, 신과의 접신에 의해서만 생기는 것이다. 따라서 병의 원인이 신에 의한 것이지 무당에 있는 것은 아니다. 그것이 신의 뜻으로 생기는 병이라면 무병이라는 용어보다는 신병이라는 용어가 더 적합하다.

신병을 정신장애의 한 종류로 볼 것인지, 또는 한국의 일반적인 민속적 증후군으로 볼 것인지는 명확하지 않다. 왜냐하면 신병은 예비 무당이 입무(入巫) 과정에서 경험하는 특수한 종교적 체험과 관련되어 있고, 치료 역시 의학적인 과정이 아니라 굿의 형태로 이루어지기 때문이다. 신병을 정신장애로 보는 이유는 무당들이 정신장애로 진단되는 비율이 높기 때문이다. 예를 들면, 서동혁, 유희철, 신민섭, 이부영(1996)은 신체적 증상이 있다가 내림굿을 하여 신을 받은 후 증상의 호전을 경험한 경우를 신병으로 정의하고, 면담을 통해 무당들을 진단하였다. DSM-III-R(1987)의 진단상 주 진단은 주요 우울증 52.3%, 감정부전장애 20.4%, 양극성 장애 14.5%, 신체화 장애 5.8%, 해리장애 2.8%, 정신분열병 1.4%, 단기 반응성 정신병이 1.4%였다. 기분장애에 속하는 주요 우울장애, 기분부전장애, 양극성 장애가 전체의 87.2%를 차지했다. 이 연구자들은 "신병이란 한으로 표현되는 정신적 외상에 의하여 우울증에 빠진 사람들 중 기질적으로 해리 경향이 높은 사람들이 무속적 해결책을 택하여 신내림이란 해리 현상을 체험함으로써 치료적 결과를 얻는 무속적 진단명"이라고 하였다. 이러한 견해는 신병을 빙의 또는 해리 현상으로 보는 견해(김광일, 1972)와도 유사하다.

하지만 신병은 정신장애라기보다는 일종의 종교 현상이라는 견해도 있다. 예를 들면, 신병은 단순한 단일 질환이 아니라 복잡 다양한 일종의 복합 증후군인 동시에 그 발생 기전도 동일하지 않은 여러 질환이 섞인 것으로 추측되나 입무로 귀결되므로 질병이라기보다는 종교 현상으로 볼 수 있다는 것이다(이부영, 1970). 황루시(1992) 역시 신병은 일종의 병적인 현상이라기보다는 무당이 되어야 하는 소명의 표시라고 보고 있다. 오수성(1994)은 무당이 되는 과정이 "질서의 혼란을 상징하는 병적 과정을 통하여 신과 소통하는 힘을 얻는 것"이기 때문에 실제 정신 이상을 의미하는 정신병과는 구별되어야 한다고 주장한다.

2) 신병의 증상 및 경과

예비 무당으로서 신병을 앓는 사람은 어렸을 때부터 신병의 발병 가능성을 잠재적으로 소유했던 경우가 많다. 그것은 성장 과정 속에서 서서히 발동하여 표면화된다. 나이가 들어 신병을 앓는 사람들도 생활사를 추적해 보면 어릴 때부터 신병에 가까운 기미가 이미 시작된다. 신병의 기미는 경미하게, 오랜 기간 서서히 진행되며 그 양상도 다양하다. 본인이나 가족 구성원이 원인 모를 병을 자주 앓거나 죽는 것, 어려서부터 학업에 취미가 없거나 아예 학교를 나가지 않는 것, 본인이나 가족 구성원이 일상생활에서 불운의 사고를 당하는 것 등의 불길한 조짐을 갖는다. 애정 결핍과 갈등, 가족들의 죽음 등도 경험한다(양종승, 2000). 신병의 낌새는 서서히 진행되어 내림굿을 할 때까지 증상이 지속된다. 미래의 샤먼이 어릴 때부터 이상 성격을 보이기 시작한다는 것은 다른 나라에서도 나타나는 현상이다. 예를 들면, 보굴족(Vogul)에서 미래 샤먼은 아주 어릴 때부터 신경증 증세나 간질 발작을 일으키기도 하는데, 그러한 것들은 미래의 샤먼이 신들과 만나는 순간이라고 해석하고 있다(Eliade, 1992).

신병은 "신이 들렸다." "신이 붙었다." "신이 지폈다." 등으로 표현된다. 신이 들린 사람의 일상생활에는 변화가 생기며, 흔히 새로운 삶을 갖게 된다. 그때부터는 삶의 모든 패턴이 신에 의해 이루어지기 때문에 일반적인 삶을 살아가는 사람들과는 다른 패턴을 보인다. 신이 들린 사람은 정신적인 혼란을 경험하고, 육체적으로는 이상한 행동을 보이기 때문에 일반인들의 눈에는 마치 미친 사람처럼 보일 수도 있다. 현상학적으로는 정리되지 않은 행동을 하며, 괴이하고 불미스러운 행동을 주저하지 않거나 다른 사람이 알아듣지 못하는 말을 할 수도 있고, 혼잣말을 중얼거리기도 하며, 미래에 일어날 일들을 말하기도 한다. 밥을 먹지 못하여 몸이 쇠약해지며, 잠은 주로 낮에 자고 밤에 많이 활동하게 된다. 사고와 행동이 원래의 리듬과 패턴을 벗어나 불규칙해지므로 일반인들과의 의사소통이나 동행이 어려울 수 있다. 신병 증상들이 본격화되었을 때는 경제적 빈곤, 사회적 소외, 정신적 피해로 오는 정서 불안에 시달리게 되며, 환각, 환시, 환청 등을 경험할 수 있다. 이러한 증상들이 극치에 이르면 헛소리를 하게 되거나 과거에 특정 무당이 사용하였던 무구를 외딴 곳에서 파 온다거나 하는 등의 행위를 하게 된다(양종승, 2000).

신병의 양상들

우연히 시름시름 앓는다
밥을 먹지 못한다
몸에 마비가 온다
이유 없이 몸이 마른다
사지가 쑤시고 뒤틀린다
마음이 들떠 안정할 수 없게 된다
꿈이 많아진다
집을 뛰쳐나가 산야를 헤맨다
몸이 아플 때 의학적인 치료를 하면 역효과를 가져온다
가정 파탄을 맞아 이혼을 하게 된다
혼자 있고 싶어 한다
괴이하고 이상한 행동을 하게 된다
강한 힘이 솟구친다
먼 곳에 있는 상황을 알아맞힌다
아픈 사람을 낫게 한다
사업을 망치게 한다
경제적 손실을 보게 한다
미래의 일을 알아맞힌다
신의 물건들을 캐어 온다

3) 신병의 치료

신병을 치유하지 않거나 신의 뜻을 거부할 때는 그에 상응하는 혹독한 대가를 치르게 되는데, 이를 '신벌(神罰)'이라고 한다. 신벌의 종류는 다양할 뿐 아니라 범위도 상당히 넓다. 신벌이 당대에 내려지지 않고 후대 자손에게까지 이어지기도 하며, 아무 이유 없이 가족 구성원들이 차례로 죽기도 하고, 집안이 멸망하기도 한다. 신병을 앓는 사람들이 무당의 길을 가지 않으려고 하는 경우가 많다. 그 이유는 사회의 부정적인 시각, 신분 박탈, 가정 파괴, 종교 갈등 때문이기도 하지만, 신의 대리자 혹은 중재자로서의 삶이 쉽지 않은 까닭이다. 무당들 중 자살 기도 경험이 있는 비율이 41.4%에 이르는 점도 이러한 고통을 말해 준다(서동혁 등, 1996). 그럼에도 불구하고 신을 받기 전까지는 자신과 주변의 고통이 이어지기 때문에 무당으로서의 삶을 받아들이게 되는 것이다.

신병의 치료는 대개 무속의례를 통해 이루어진다. 신병의 치료법은 크게 눌림굿과 좌정굿으로 나뉜다. 눌림굿은 신병의 원인이 되는 신을 누르는 것으로서, 신이 발동하지 못하도록 신의 기운을 억제하는 것이다. 이것은 신을 휘어잡을 수 있는 고단수의 의례 집행능력을 필요로 하며, 자유자재한 신의 특성상 그 기운을 눌러 가두기가 상당히 어려워서 눌림굿을 집행하는 것 자체가 쉽지 않다. 더구나 눌림굿을 하여 신을 쫓아내더라도 그 신이 다시 찾아오는 경우가 많기 때문에 효과를 보기 어렵다(양종승, 2000). 마치 정신의학에서 병이 재발하는 것과 비슷한 상황이 되는 것이다. 두 번째 방법은 좌정굿이다. 좌정굿은 신병의 원인이 되는 신을 찾아 진정시켜 좌정하게 만드는 것으로, 신을 받아 모시는 내림굿을 말한다. 신병 증상의 원인이 신이 지핀 것에 있기 때문에 신병을 없애기 위해서는 그 원인을 제공한 주인공인 신을 모셔야 한다고 보는 것이다. 내림굿의 처음에는 일상적인 노래와 춤이 시작되고 템포가 빨라지면서 격렬한 음과 도무 상태에 이르러 노래도 가사도 없는 극단적인 도취상태(ecstasy)에 이른다. 무당은 어느 순간에 의식을 잃고 신의 말을 전한다(최길성, 1989). 이 과정을 "신을 받는다."고 한다. 신을 받는다는 것은 들어온 신을 배척하지 않고 받아들이며, 신의 지시에 따르고, 신을 모시겠다는 다짐을 의미한다. 이 내림굿 과정을 통해 신병은 치유되며, 그 전까지 존재하던 신병의 증상들은 사라지게 된다.

제3절 다문화 사회와 문화적응

국가 간 인적 교류의 확대로 인해 세계 각국은 다문화 사회로 변하고 있으며, 우리 사회의 다문화 속도도 상당히 빠르게 진행되고 있다. 우리 사회의 다문화화를 촉진시키는 집단은 국제결혼 가정과 이주 노동자들이 주를 이루고 있다. 결혼이주 여성의 출신국도 2000년대 초에는 중국, 일본, 필리핀 출신이 다수였으나, 최근에는 베트남, 태국, 몽골, 우즈베키스탄, 러시아 등으로 다양해지고 있다. 이들은 한국 문화에 적응해야 할 뿐 아니라 새로운 문화적 배경에서 자녀를 양육해야 하는 과제를 동시에 안고 있어서 복합적인 어려움을 겪는다. 언어와 경제 문제 외에도 가족구조, 젠더구조 등과 같은 문화 차이로 인한 일상생활에서의 의사소통과 갈등, 한국인들의 편견으로 인한 수용성의 문제들도 심각하다. 우리 사회가 다인종, 다문화되어 감에 따라 이들의 적응 문제에 대한 심리학의 관심이 필요하다. 본 절에서는 문화적응의 주요 개념들과 이주민에 대한 한국인의 태도, 다문화 상담에 관해 다룰 것이다.

1. 문화적응

1) 문화적응의 정의

문화적응(acculturation)은 자신과 문화가 유사하지 않은 사람이나 집단, 사회적 영향과 접촉할 때 일어나는 변화를 일컫는다(Gibson, 2001). 초기에는 문화적응을 "문화적 근원이 다른 사람들 간의 지속적이고 직접적인 접촉의 결과로 일어나는 집단 수준의 변화"로 보았다(Redfield, Linton, & Herskovits, 1936). 그러나 심리학 연구들이 축적됨에 따라 문화적응은 정서, 인지, 행동 측면을 포함한 개인 수준에서의 변화로 개념화되었다(Berry, 1997). Berry(2005)는 문화적응을 "두 개 혹은 그 이상의 문화집단과 그 속의 개인 구성원들이 접촉한 결과로 생긴 문화적, 심리적 변화의 과정"으로 정의한다. 문화적응은 이주민이 새로운 문화에서 원만한 상호작용을 통하여 심리적, 물리적으로 안정화되는 것을 말한다. 문화적응은 문화 배경이 상이한 집단이 접촉하는 한 계속되며, 변화를 수반할 수밖에 없다.

집단 수준에서는 사회 구조와 제도, 문화 관습의 변화를 가져오며, 개인 수준에서는 언어, 음식, 의복이나 정체성의 변화를 가져온다. 문화적응 현상은 다양하며, 각 개인이나 집단마다 적응 방법에서 차이를 보이고, 문화 간 상호작용 과정에서 문화적 갈등이나 스트레스가 생기기도 한다. 문화적응은 상호작용을 하는 두 집단 모두에 해당되지만, 어느 한 집단이 다른 집단에 비해 변화를 더 많이 겪는 경우가 대부분이다.

2) 문화적응 전략

소수 이민 집단의 문화적응 전략은 두 차원으로 이루어져 있다(Berry, 2003). 한 차원은 자신의 고유한 전통 문화나 집단에 동일시하는 정도이고, 다른 차원은 새로운 문화를 수용하는 정도다. 이 두 차원의 조합은 네 유형, 즉 통합(integration), 동화(assimilation), 분리(separation), 주변화(marginalization)로 구분된다([그림 16-2]). 통합은 자신의 고유문화와 새로운 문화 모두에 동일시하는 것이고, 동화는 고유문화는 유지하지 않고 새로운 문화에만 동일시하는 것이다. 분리는 고유문화에 동일시하면서 새로운 문화를 받아들이지 않는 것이고, 주변화는 자신의 고유문화나 새로운 문화 모두에 동일시하지 않는 것이다.

3) 문화정책

주류 집단의 문화정책 전략은 다문화주의(multiculturalism), 멜팅팟(melting pot, 인종의 용광로), 분리(separation), 배척(exclusion)의 네 유형으로 구분할 수 있다. 각 유형은 소수 집단의 문화적응 전략에 상응한다. 다문화주의는 소수 집단의 문화의 다양성을 유지하는 전략으로서, 이주민이나 소수 집단의 고유한 정체성과 생활방식을 존중하고 문화적 다양성이 공존하는 통합을 이루도록 하는 이념체계 혹은 정책이다. 멜팅팟은 지배 문화의 우월성에 기초해서 지배 문화의 정체성과 문화를 변화시키지 않는 전략으로(Fredrickson, 1999), 이주민들이 그들의 고유문화 대신 주류 집단의 정체성과 문화를 습득하여 주류 집단에 동화될 수 있도록 하는 정책이다. 분리 정책은 소수 집단의 고유문화를 유지하도록 하되 주류 집단과는 교류하지 않도록 하는 전략이다. 배척은 소수 인종 집단이 자신들의 고유문화를 추구하도록 지원하지도 않고 주류 집단과의 교류도 지원하지 않는 전략이다.

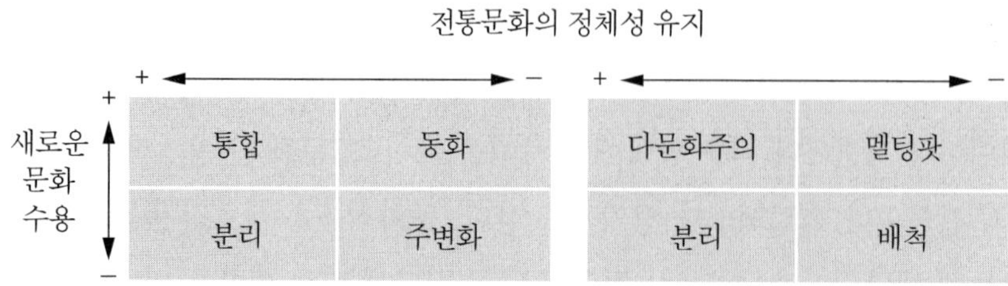

[그림 16-2] Berry의 문화적응 전략 및 문화정책 전략

다수 집단이나 정부가 추구하는 인종 정책이나 이데올로기는 이주 집단이나 소수 민족의 적응 전략에 영향을 미친다. 다수 집단이 다문화주의 신념을 지지할 때 소수 집단도 통합된 정체성을 추구할 수 있게 된다. 이에 비해 사회의 대다수 성원이나 정부가 멜팅팟이나 분리, 배척 정책을 지지하면 소수 집단이 통합된 정체성을 형성하기 어렵다. 일반적으로 한 사회의 다수 집단(majority group)과 소수 집단(minority group)은 갈등관계에 있다. 다수 집단은 기존의 사회 구성과 체제를 정당화하려는 심리를 가지고 비주류 집단에 대해 편견과 차별을 보일 수 있다. 이에 비해 소수 집단은 어느 범주 혹은 집단에 소속되는 것만으로도 그 사회에서 인간적인 모욕과 무시의 대상이 될 수 있고, 그로 인해 자존심 저하, 인간관계에서의 회피나 배제, 채용 상의 불이익을 경험하게 된다. 따라서 소수 집단은 정체성의 부하나 부인 등의 문제를 겪게 된다(Jost & Banaji, 1994).

4) 문화적응 단계

새로운 문화에 적응하는 과정은 개인 내부에서 일어나는 변화에 따라 네 단계로 구분할 수 있다(Oberg, 1960). 1단계는 허니문 단계로, 새로운 문화에 대한 환상, 자신감, 낙관적인 자세를 가지는 단계다. 2단계는 새로운 사회에 대해 공격적인 성향을 보이는 적대 단계로서, 자신이 향유했었던 문화와 여러 가지 문제 상황들로 인해 점차 당황하고 두려움을 가지게 되는 단계다. 3단계는 새로운 지식이 늘어나면서 새로운 태도를 가지려는 성향을 보이는 회복 단계다. 마지막 4단계는 새로운 문화를 수용하고 즐기는 단계다. 개인이 외부 환경에 적응해 가는 과정은 여섯 단계로 구분할 수 있다(Gordon, 1964). 1단계는 문화 규범에 적응하는 문화적응 단계다. 2단계는 새로운 사회의 경제와 제도의 구조를 수용하는 구조적 동화 단계다. 3단계는 새로운 사회의 관습과 제도에 통합하는 병합 단계다. 4단계는 새로운 사회와 정서적인 유대를 형성하는 동일시 단계다. 5단계는 태도와 가치관의 동화 단계다. 6단계는 사회의 일원으로 완전히 합치되는 행동의 동화 단계다.

5) 문화적응의 요소

문화적응은 사회문화적 적응과 심리적 적응으로 구분된다(Searle & Ward, 1990). 사회문화적 적응(sociocultural adaptation)은 객관적이고 행동적인 측면을 설명하는 개념으로, 외부로 나타나며 사회규범, 역할인식, 윤리적 가치 등을 내포한다(Ward, Bochner, & Furnham, 2001). 사회문화적 적응은 이주 사회와의 상호작용을 통해 문화적 기술을 습득하고 새로운 생활에 적응하는 능력과 관계되기 때문에 사회학습의 관점으로 설명할 수 있다. 여기에는 이주 사회에서의 생활에 필요한 기본적인 정보와 기술을 습득하는 능력, 언어 습득 능력, 다양한 제도적 규정들에 대한 이해, 이주 사회에서 상호작용하는 데 필요한 문제 해결 능력 등이 포함된다. 사회문화적 적응에 영향을 미치는 요인들에는 본국과 이주국의 문화 차이, 문화에 대한 지식, 문화 간격, 문화 정체성, 의사소통 능력, 주류사회 구성원과의 상호작용의 양과 질, 타문화에 대한 접촉 경험 등이 있다(Church, 1982; Searle & Ward, 1990; Ward & Kennedy, 1992). 학력, 소득 수준, 성별과 같은 사회인구학적 특성도 사회문화적 적응에 영향을 미친다.

심리적 적응(psychological adaptation)은 문화적응의 내적 측면으로서, 심리적 안녕감이나 만족감, 정신건강 등과 관련된다. 병리적인 접근에서는 스트레스, 우울, 불안, 긴장, 피로감과 같은 상태로 표현되기도 한다. 성격이나 대처 양식, 통제소재, 생활사건, 관계에서의 만족감, 정체감, 심리적 안녕감, 사회적 지지 등과 같은 심리학적 변인들이 심리 적응에도 그대로 적용된다. 심리 적응에 긍정적 영향을 미치는 특징들로는 유연성, 내적 통제소재, 관계에 대한 만족감, 적극적 대처방식, 유머의 사용 등이 있다. 이에 비해 잦은 생활변화, 외로움, 스트레스, 회피적 대처 스타일 등은 심리 적응에 부정적인 영향을 미친다. 의사소통 능력도 심리 적응을 촉진시키는 요인 중 하나다. 사회문화적 적응과 심리적 적응은 개념적, 경험적으로 구분되지만 서로 밀접한 관계가 있다. 사회문화적 적응이 잘 이루어지면 심리적 적응도 좋아진다. 역으로 심리적으로 안정적인 사람은 원만한 대인관계를 유지하고 주어진 과제도 잘 수행하게 되므로 사회문화적 적응도 잘 할 수 있다.

2. 이주민에 대한 한국인의 태도

우리 문화는 집단주의적인 상호의존적 자기(independent-self)의 문화다. 사람들은 집단 범주화에 익숙하며, 이를 다른 사람들에 대한 판단과 행동을 위한 중요한 기준으로 삼는 경향이 있다. 우리나라 사람들은 암묵적, 명시적으로 강한 내집단 편애를 나타낸다. 내집단 편애는 대상에 따라 달라져서 백인에 비해 동남아 외국인이나 흑인 등의 약자 집단에 대한 편견적 태도가 강하다(노경란, 방희정, 2008). 한국인은 장애인, 학력이나 학벌 순으로 차별을 하며, 이주 노동자에 대한 차별이 그 다음을 잇는다(박수미, 정기선, 김혜숙, 박건, 2006). 소수 집단에 대한 차별의 내용 중 가장 중요한 부분은 '인간적인 모욕과 무시'이고, 그 다음이 '채용이나 해고상 불이익' '결혼이나 친구관계 회피' 순이다. 이는 우리 사회 소수 집단이 겪는 차별의 문제 중 가장 중요한 부분이 일상생활에서 다수 집단이 가하는 인간적 모욕과 무시, 깔봄과 같은 사회적 배제나 무시, 비하임을 보여 준다.

한국인의 국민 정체성, 문화 다양성에 대한 태도 및 종족 배제주의는 외국인 이주자 집단에 대한 사회적 거리감 지각에 영향을 미친다. 한국인은 미국인을 가장 가깝게 지각했으며, 그 다음으로 북한이탈주민, 조선족 순이었다. 또한 이주민으로 인해 자신의 이득이 위협받는다고 지각할수록, 단일민족의식이 강할수록 종족 배제의식이 심해서 문화적 다양성을 거부하거나 이주자에 대한 시민권을 제한해야 한다고 생각했다(황정미 등, 2007). 이주민들과의 단순한 접촉 빈도는 사회적 거리감을 좁히는 데 효과가 없었다. 그러나 그 접촉이 친밀한 관계로 이루어질 경우에는 이주민에 대한 태도에 긍정적인 영향을 미친다(김이선, 황정미, 이진영, 2007). 초등학생들은 중고등학생들에 비해 외국인 노동자에 대한 인지나 정서가 더 긍정적이지만, 북한이탈주민이나 조선족에 대해서는 긍정적인 인지나 감정을 적게 나타낸다(양계민, 2009). 성인과 비교하면 중고등학교 청소년이 이주민에 대한 부정적 감정, 신념 및 태도가 더 뚜렷하다. 그러나 청소년들은 성인에 비해 다문화주의 신념이 더 높았고, 동화주의 신념이나 정체성 위협은 더 낮아서 편견에 영향을 미치는 요인들에서는 성인들보다 긍정적이다(김혜숙, 2007).

한국인들의 의식 속에 강하게 자리 잡고 있는 순혈주의와 배타적 민족주의 때문에 다른 인종 사람들에 대한 편견과 차별이 심할 수 있다(최인철, 2008). 우리 사회의 다문화주의에는 자민족 중심주의의 요소가 강하게 내포되어 있는 것이다. 현재 한국 사회의 다문화, 다인종 주의는 다른 민족 출신들이 한국의 전통 가치와 문화를 해치지 않는 선에서 그들을 이해하고 수용하려는 형태를 띠고 있다. 국내 이주 외국인을 진정한 한국인으로 거듭나도록 도와주어야 한다는 의식은 한국 문화가 타 문화에 비해 우월하다는 신념에 기초하고 있다(한경구, 한건수, 2007). 따라서 그들이 한국의 전통문화를 위협한다고 생각될 때는 적대적인 차별을 보일 가능성이 상존하고 있다. 한국인으로서의 자부심과 정체성이 높아질수록 외집단인 이주민에 대한 태도는 부정적이다(김혜숙, 김도영, 신희천, 이주연, 2007). 이러한 효과는 이데올로기나 가치, 접촉 및 현실적 위협보다도 그 영향력이 크다. 집단 정체성이 외집단에 대한 편견을 높이는 경향은 한국인으로서의 정체성, 즉 고유 민족 문화와 민족 고유성이 위협받을 때 더욱 두드러진다.

이주민의 적응 문제는 그들의 문제가 아니라 한국 사회의 문제일 수 있다. 한국 사회가 다문화, 다인종 사회로 빠르게 변해 가고 있는 것에 대해 우리 스스로가 적응하지 못하고 있는 것일 수 있다. 여러 인종 집단이 공존하는 사회에서 다수 집단인 한국인에게는 타 인종이나 집단에 대한 배타, 배제의 심리와 편견으로 인한 갈등 조장의 문제가 있다. 소수 집단인 이주민은 문화적응의 혼란으로 인한 정체성의 약화나 자존감의 저하, 문화적 변화에서 오는 부부관계 등의 인간관계의 문제, 노동과 여가생활 변화 및 고유문화 향유의 부족, 이러한 문제들로 인한 삶의 질의 저하라는 문제를 겪을 수 있다. 다양성, 다인종의 사회에서 사회통합을 이루고 집단구성원들의 삶의 질과 적응을 높이기 위해서는 다수 집단과 소수 집단의 서로 다른 심리 과정을 통합적으로 이해해야 한다. 이주민들의 적응 문제는 그들의 변화만으로 이루어질 수 없고 한국인들의 수용성이 함께 변화해야 한다.

3. 다문화 상담

다문화 상담(multicultural counseling)은 비교문화 상담에 대한 관심에서 시작되었다. 비교문화적 상담은 주로 백인 상담자가 소수 민족 내담자를 상담하는 것을 의미하였다. 유럽중심적인 문화적 가치를 반영하고 있는 기존의 상담 및 심리치료 이론들이 상이한 문화 배경을 가진 내담자들에게 적절한 효과를 내지 못한다는 비판이 있었기 때문에 상담자들은 주로 상담자와 내담자의 인종 및 민족의 불일치에서 파생되는 문제를 극복하는 것에 초점을 두었다. 그러나 동일한 문화 집단 내에서도 성별, 연령, 사회경제적 지위, 성적 지향성 등에 상관없이 상담 기법이나 전략을 획일적으로 적용하는 것에 대한 문제 인식이 있었다. 그로 인해 비교문화 상담은 민족 간의 문화 차이를 넘어서서 동일 민족 내에서도 상담자와 내담자 간에 나타나는 모든 문화적인 배경의 차이를 포함하게 되면서 다문화 상담이라는 용어를 사용하기에 이르렀다. 현재 다문화 상담은 동일한 민족 내의 문화 차이까지를 포함하는 넓은 개념으로 사용된다.

다문화 상담은 사회적 구성주의에 기초하고 있다. 각 문화는 고유성을 가지고 있기 때문에 지배 문화가 아닌 그 자체의 문화에 근거해서 이해되어야 하고, 사람들은 환경과 상호작용을 할 때 역사, 사회, 문화 상황에 영향을 받는다고 가정한다. 따라서 다문화 상담은 상담자와 내담자의 문화가 서로 다를 때 나타나는 어려움과 문제점을 내담자의 문화 개념 안에서 해결해야 한다고 강조한다. 상담자는 내담자의 문화적 배경, 가치관, 생활양식의 차이를 인식해야 하고, 문화적 유연성에 기초해서 상담의 이론과 기법을 적용해야 한다. 그렇지 않을 경우 친밀한 상담 관계형성이 어려워지고, 상담관계가 긴장과 갈등으로 발전될 수 있다.

다문화 상담은 일반적인 심리 상담에서 요구하는 기술이나 지식 외에도 차별적인 전문성을 요구한다. 가장 핵심이 되는 요소가 상담자의 문화 역량(cultural competence)이다. 문화 역량은 다문화의 서비스 환경에서 서로 다른 문화, 언어, 계층, 인종, 민족, 종교에 대한 존중을 바탕으로 다양한 문화적 배경을 가진 내담자의 문화 차이에 효과적으로 반응하는 능력이다(Cross, Bazron, Dennis, & Issacs, 1989). 문화 역량은 세 가지 요소로 이루어져 있다. 첫째, 문화 인식으로서 상담가 자신의 문화 배경에 대한 자기인식과 타 집단의 문화적 다양성에 대한 인식과 존중이다. 둘째, 다양한 문화와 집단에 대한 지식으로서 내담자 출신 국가의 사회, 종교, 세계관, 의사소통 양식 등과 같은 문화에 대한 충분한 지식을 갖추는 것을 말한다. 셋째, 문화적으로 적절한 개입 기술이다. 기존의 이론과 개입 전략들이 내담자의 문화적인 맥락에서 적절한지를 파악하고, 필요에 따라 유연성을 가지고 조정할 수 있는 능력이다.

상담자와 내담자 간의 문화 및 언어의 일치, 문화적으로 적절한 의사소통 방식, 관계형성 방식 등이 중도 탈락률과 병리화에 영향을 미친다. 한국의 결혼이주여성과 같은 특수한 집단을 상담할 때는 일반 상담자에게 요구되는 역량과 함께 문화적 차이에 대한 감수성, 의사소통 및 관계 기술, 국적 등과 관련된 법률지식, 평등지향적인 인권의식과 같은 특수한 역량들이 요구된다. 이주하기 전부터 지니고 있었던 문제들이 한국생활에 적응하는 과정에서 복합적으로 나타날 경우에는 그에 대한 개입도 필요하다. 상담을 통한 심리적인 문제의 해결 외에도 법률이나 생활민원과 같은 정보 제공자의 역할도 수행해야 하기 때문에 쉽게 소진될 수 있다. 상담자의 심리적 소진은 신체 피로, 무기력과 절망, 정서적 고갈, 내담자와 상담자 자신에 대한 부정적 느낌 등의 증상을 야기하고, 직무 만족도를 저하시키며, 내담자에 대한 긍정적인 느낌과 관심을 상실하게 하기 때문에 결과적으로 내담자가 받는 서비스의 질을 낮춘다(Raquepaw & Miller, 1989). 상담자 자신의 문제가 해결되지 않은 상태일 경우에는 감정이입 피로 증후군을 경험하기 쉽다. 감정이입 피로 증후군은 상담자 자신의 문제가 내담자의 만성 질병, 장애, 충격, 비애 등을 통해 지속적으로 변화될 때 발생하며, 심리적, 정신적, 신체적, 영적, 직업적 소진 상태를 야기한다(Stebnicki, 2008).

전문적인 경험이 부족한 상담가나 문화 역량이나 문화적 민감성을 갖추지 못한 상담가가 문화 배경이 다른 내담자를 상담할 때는 상담 관계의 형성 및 문제 해결에 많은 어려움이 뒤따른다. 예를 들면, 전문성을 갖추지 못한 상태에서 결혼이주여성에게 심리상담 서비스를 제공하는 상담가들은 상담가로서의 정체성에 혼란을 느끼고, 상담자 스스로가 상처를 받지 않기 위해 거리감을 두거나 동정이나 연민에 기초한 온정주의적 태도를 보인다(주은선, 이현정, 2010). 이러한 위계적 상담 관계는 결혼이주여성이 겪는 여러 어려움들을 '그들'의 문제로 인식하는 태도로서 공감을 방해하고, 동등한 상담 관계에 기초한 문제 해결에 걸림돌로 작용한다. 결혼이주여성을 상담할 때는 출신국에 따라 상담에 대한 개념이나 태도, 상담에 대해 거는 기대 등을 파악하는 것이 중요하다.

제4절 북한이탈주민

북한이탈주민은 "군사분계선 이북지역, 즉 북한에 주소, 직계가족, 배우자, 직장 등을 두고 있는 사람으로서 북한을 벗어난 후 외국 국적을 취득하지 아니한 사람"으로 규정되어 있다. 이들을 지칭하는 용어로 '북한이탈주민' 외에도 '새터민' '북한이주민' '탈북자' 등이 사용되고 있다. 북한이탈주민은 1997년에 제정된 '북한이탈주민의 보호 및 정착지원에 관한 법률'에 의해 별도로 관리되고 있으며, '다문화가정 지원법'에 있는 다문화 가정으로 분류되지 않는다. 북한이탈주민의 국내 유입은 1990년대 중반부터 시작되어 2000년대 이후에는 크게 증가하였고, 소수지만 우리 사회의 일부를 구성하고 있다. 거의 2세대에 걸쳐 외부와 단절되어 있는 북한의 사회문화적 환경이 개인의 내면세계를 형성하는 데 미친 영향과 그로 인한 남한 사람과의 차이는 심리학적으로 대단히 주목되는 부분이다. 본 절에서는 남북한의 사회문화적 차이 및 개인적 경험에 따른 북한이탈주민의 심리 특성과 적응 문제를 고찰할 것이다.

1. 북한이탈주민의 심리 특성

북한과 같은 전체주의 사회에서는 문화의 동질성이 중시되므로 북한 문화는 북한 주민의 특성과 일치할 가능성이 매우 높다. 따라서 북한이탈주민의 심리 특성을 파악하기 위해서는 북한 체제에 대한 이해가 필요하다. 남과 북의 차이는 단순히 의식적으로 주입된 지식에만 있는 것은 아니다. 각 문화가 성격 형성 과정을 통해 무의식 깊이 학습되고 내면화되어 의식구조 및 가치관을 형성하기 때문이다. 북한이탈주민의 심리 특성은 개인 요인(personal factor)과 체제 요인(regime factor)로 나누어 볼 수 있다. 개인 요인은 북한 거주 당시나 탈북 과정에서 경험한 사건이나 환경에 의해 이루어진 것으로, 개인에 따라 차이를 보인다. 부모의 사회경제적 지위, 가족의 안정성, 학력 결손, 외상 경험 등이 포함된다. 체제 요인은 북한이탈주민이 공유하는 기본 특성으로서, 북한 체제의 영향을 받은 교육과 사회문화적 경험을 통해 발달적으로 형성된다. 여기에는 북한 사람들의 사고방식,

가치관, 행동방식, 감정 반응 등이 반영되어 있다.

1) 북한 사회의 특징

심리학적인 측면에서 볼 때, 이들의 심리 특성 형성에 영향을 미친 북한 사회의 특징은 세 가지로 요약할 수 있다. 첫째, 집단주의 문화다. 북한 사회는 자기 자신보다 집단의 관점, 필요 및 목표를 더 강조하고, 개인의 즐거움보다 집단에 의해 규정된 사회 규범이나 의무, 집단 구성원들과의 협력과 조화가 강조된다. 북한은 사사로운 생활, 개인주의, 이기주의, 종파주의를 배척한다. 개인의 가치는 과소평가되며, 개인의 욕구는 제한된다. 내집단에 대해서는 강한 유대감과 응집력을 형성하지만, 외집단에게는 배타적인 태도를 취하고, 집단적 영웅이나 조직, 동지애를 중시한다.

둘째, 국가 주도적인 수직사회다. 수령과 당이 중심이고, 당이 결정한 것은 무조건 따르고 완수하는 것이 유일한 선(善)이다. 복종이 강조되며, 개인의 선택 범위는 제한된다. 당과 수령에 충성하기만 하면 의식주가 해결되고, 삶이 보장된다. 북한에서의 삶은 선택의 문제가 아니라 주어진 정답에 대한 순응의 문제다. 따라서 자기 결정력은 제한되며, 의존성과 수동성, 순진해 보이는 낙관적 태도가 형성된다. 힘을 가진 사람과의 관계가 생존에 중요한 영향을 미치기 때문에 집단의 성격과 힘에 민감하고, 파악한 힘에 따라 대하는 태도가 달라진다. 권위자에게는 순종하고, 동료와는 경쟁하며, 약자는 무시한다. 토론보다는 힘이나 권위에 의존해서 문제를 해결하려는 경향이 있다.

셋째, 폐쇄성과 통제성이다. 외부 세계에 대한 정보와 교류는 제한된 채 정신과 사상, 도덕이 물질보다 더 위대하다는 사회주의 이상을 교육받는다. 그로 인해 현실 인식이나 사고력, 판단력은 제한되며, 순박성과 순수성, 단순함, 우리 민족은 우수하다는 자부심, 낙관적인 세계관이 형성된다.

2) 북한이탈주민의 인지

북한 사회의 특징들은 인지, 정서와 행동양식, 성격특성, 대인관계 양상에 반영된다. 인지 측면에서는 경직성, 배타성, 이분법적 사고, 단순성, 협소한 인식 범위, 창의성 부족, 자기중심적이고 직선적인 사고를 보인다. 비교와 선택, 결정하는 능력이 부족하며, 명분과 의리가 강조되고, 한 번 옳다고 믿는 것은 끝까지 우기고 타협의 여지가 없다. 특히 인지 측면에서 강조할 것은 피해사고다. 이들의 피해사고의 원천은 결핍, 열등감, 외부의 잠재적인 적이나 위협적 존재로부터 비롯된다. 피해사고는 잠재적인 위협에 대해 자신의 복수심을 투사하는 과정이다. 피해사고는 같은 의도를 가지고 있다고 가정되는 잠재적인 경쟁자에 대한 의심으로 이어지고, 외부로부터의 위협에 대한 예민성을 증가시키며, 사소한 자극에도 쉽게 화를 내고 선제공격을 취하게 한다.

3) 북한이탈주민의 정서와 행동

정서와 행동은 이상과 현실의 괴리에서 비롯된 부분이 많다. 이상적으로는 공동체 의식과 이타주의, 감성적인 분위기, 민족적 우월감과 고양된 자존심이 가득하다. 그러나 현실적으로는 식량난과 물질 부족, 획일적인 교육, 정치적인 억압과 폐쇄성이 존재한다. 요구는 결핍되고, 외부 세계에 대한 정보는 부족하다. 즉, 전반적인 결핍으로 인한 욕구 불만이 증가되어 있는 상태다. 생활총화에서는 고상한 사회주의 이상과 윤리 교육이 이루어지고, 봉사와 이타심, 충성심을 통한 구원자 역할이 강조된다. 도덕성을 공식적으로 표출하도록 요구받고, 대중 앞에서 만족을 보여 주어야 하며, 처벌에 대한 공포가 만연해 있다. 따라서 정서 표출과 행동이 대단히 이중적이게 된다. 감정 억압과 분노 폭발, 신중성과 충동성, 수동성과 공격성이 공존한다. 자신의 공격성이나 증오를 상대방이 알아채서 곤란한 상황이 예상되면 필요 이상으로 공손하거나 예의를 차린다(민성길, 2004). 이와는 반대로, 상대방이 무례하게 행동하거나 자존심과 열등감이 자극될 때, 적절한 핑계거리나 명분이 주어지면 충동적, 폭발적으로 감정을 표출한다. 그 정도가 자극에 비해 너무 과격하고 강해서 남한 사람들을 의아하게 만들기도 한다.

4) 북한이탈주민의 성격과 대인관계

성격과 대인관계 측면에서는 외부로는 강하고 주도적인 것으로 보이지만, 내부는 의존적이고 미숙하며 소극적이면서도 경쟁의식이 강하다. 작은 실수가 치명적인 결과를 불러올 수도 있기 때문에 사소한 것에 지나치게 집착하는 특성이 있으며, 모험을 발휘하기보다는 예전에 했던 것이나 안전한 일만 반복하려고 하고, 방어적이며 편집적이다. 자존심에 강하게 집착하거나 예민한 자존심을 지니고 있는데, 이는 열등의식이나 피해의식과 표리관계를 이룬다. 이들의 자존심은 열등감에 대한 부인의 결과이기 때문에 깨지기 쉽고, 비판에 민감하며, 자존심이 손상당하면 쉽게 화를 내고 적대적인 태도를 취하게 된다. 겉으로는 타인에 대해 우호적이고 관대하며 폭넓은 대인관계를 맺는 것으로 보이지만, 자신의 숨은 의도나 약점이 드러나는 것을 극도로 경계하기 때문에 친밀한 대인관계는 제한된다.

인간은 외부 환경과의 상호작용에서 자신의 욕구에 반하거나 위협적인 사건에 대처할 때 그 문화에서 가장 적절하고 효과적인 방법을 선택하여 대응하게 된다. 그것이 곧 그 문화에 적응하는 과정이라고 할 수 있다. 체제 요인에 기인한 북한이탈주민의 인지, 정서 및 행동, 성격과 대인관계 양상이 병리적이라고 말하기는 어렵다. 왜냐하면 북한 사회에서는 그러한 특징들이 적응적인 요소가 될 수 있기 때문이다. 따라서 북한이탈주민에 대한 심리적 개입에서는 병리적 진단에 앞서 북한 사회의 특성과 그것이 개인에게 미친 심리적 결과를 이해해야 하고 존중하는 태도가 필요하다. 북한이탈주민의 남한 사회 적응 가능성은 체제 요인과 개인 요인의 조합에 의해 결정된다고 볼 수 있다. 즉, 남북한의 사회, 정치, 경제, 문화적인 차이를 극복하는 것과 개인적인 문제를 해결하는 것이다. 체제 요인은 개인의 노력도 필요하지만, 북한이탈주민 지원 체계나 남한 사람들의 인식 및 태도 개선 등과 같은 거시적 접근이 필요하다. 이에 비해 개인적인 요인은 심리적 문제에 대한 객관적 평가를 통한 심리치료적 접근을 통해 해결되어야 한다.

2. 북한이탈주민의 정신건강과 심리 적응

북한이탈주민은 북한 탈출, 제3국 체류, 입국 및 조사, 하나원 교육과정을 거쳐 지역사회에 정착하게 된다. 난민 연구들을 통해 알 수 있듯이 이주 전(pre-migration)까지의 경험은 이주 이후(post-migration)의 삶에 많은 영향을 미치기 때문에 각 단계의 주요한 특징이나 정신건강 문제를 규명하는 것은 북한이탈주민의 남한 사회 정착을 이해하는 데 중요하다.

1) 남한 입국 전 단계

북한이탈주민이 국내에 입국하기 전 단계에서 가장 두드러지는 정신건강 문제는 외상(trauma)이다. 북한에서의 외상 경험에는 식량부족으로 인한 생명의 위협, 교화소나 감옥에 투옥되는 것, 아주 심하게 매를 맞거나 질병으로 인한 생명의 위협, 정치적 과오로 인해 사상성을 의심받은 것 등이 있다. 탈북 과정에서의 외상 경험에는 은닉, 목숨을 잃을 정도의 음식과 물 부족, 국경에서 북한 경비병이나 안전원에게 검열을 당한 것 등이 많다(강성록, 2000; 전우택, 2004). 제3국에서 남한 입국을 기다리는 북한이탈주민들의 외상 후 스트레스 장애의 유병률은 9.2%에 이른다(유정자, 2006).

중국에서 생활하다 남한에 입국한 탈북 여성들에 관한 질적 연구들은 그 생활 실태를 잘 보여 준다. 이들은 중국에서 살아남기 위하여 말투를 고치고 화장을 바꾸는 등 중국 여자로 위장하며, 자신의 의견을 내세우기보다는 참고, 자신을 보호할 수 있는 안전장치로 결혼을 선택하며, 신분 노출을 최소화하기 위하여 주위 사람과 교류를 피한다. 남편에게 버림을 받을 것을 두려워하며 의존적 태도를 취하는 것, 남편이나 시댁의 무시, 북한에서 데려온 자식을 정식으로 학교에 보낼 수 없는 고통도 심하다(김태현, 노치영, 2003; 문숙재, 김지희, 이명근, 2000).

2) 하나원 단계

북한이탈주민이 국내에 입국하게 되면 통일부 산하의 북한이탈주민 사회적응교육 기관인 하나원에서 일정 기간 동안 교육을 받게 된다. 이 과정은 일종의 과도기 단계로서, 남한 사회에 대한 희망과 적응에 대한 불안이 공존하는 시기다. 이러한 불안정한 상태는 심리적 문제에도 반영된다. 하나원에 있는 북한이탈주민의 27.4~29%가 우울한 상태이고(강성록, 2000; 한인영, 2001), 의학적 근거가 없는 신체 증상을 호소하는 비율도 30~40%에 이른다(전우택, 2004). 30% 내외가 PTSD 문제를 보이는데, 그 증상은 만성적인 우울감이나 피로 등의 문제보다는 피해의식과 의심, 예민성, 충동조절의 어려움, 정서적 혼란 등과 관련이 많다(김희경, 오수성, 2010).

3) 지역사회 정착 단계

남한 사회에 정착하는 과정에서는 남북한의 사회, 문화, 경제적 차이에서 비롯되는 문화적응 스트레스를 겪는다(이소래, 1997; 이장호, 김용범, 김경웅, 1997; 채정민, 2003; 채정민, 이종한, 2004). 자녀 양육 문제도 중요한 스트레스원이다. 북한에서는 국가가 자녀 양육의 많은 부분을 담당하지만 남한에서는 부모의 역할이 강조되고, 북한과는 양육방식이 다르며, 경제적 어려움도 가중된다. 자녀와의 갈등, 부모-자녀 사이의 문화적 괴리감, 공감대 부재, 경직된 의사소통도 문제다(김미정, 정계숙, 2007; 박미석, 이종남, 1999; 장혜경, 김영란, 2001; 홍은주, 2003). 중혼이나 동거로 인한 갈등, 남한 남성과의 결혼 생활에서 비롯되는 부부 갈등도 존재한다(조영아, 전우택, 2005). 또한 탈북 여성들은 성역할에 대한 의식 등이 빠르게 변하는 반면, 탈북 남성의 의식은 잘 변하지 않아서 부부 갈등을 초래한다(전우택 등, 2006).

지역사회에 거주하는 북한이탈주민들의 정신건강 문제들 중에서 가장 두드러지는 것은 우울감이다. 지역사회 거주 북한이탈주민 중 임상적으로 유의한 수준의 우울감을 보이는 비율은 30~50%에 이른다. 이들의 우울감은 정착 1년에서 3년 사이에 뚜렷하게 증가하지만, 이후 7년 사이에는 큰 변화를 보이지 않는다(조영아, 전우택, 유정자, 엄진섭, 2005; 조영아, 김연희, 유시은, 2009). 정착 기간이 장기화될수록 북한이나 탈북 과정에 경험한 외상 사건들보다는 문화적응 스트레스가 우울감에 영향을 미친다. 정착 기간이 길어지면서 외상적 사건으로 인한 충격은 회복되는 데 비해 정착지에서 겪는 문화적 스트레스의 영향력은 증가하기 때문이다. 우울감은 문제 해결에 대한 자신감과 맞물려 있다. 보통 정착 2년에서 3년 동안 문제 해결에 대한 자신감이 증가하면서 우울감은 줄어들지만, 3년 이후부터는 자신감이 줄어들면서 우울 수준이 높아진다(엄태완, 2004). 이주자들이 새로운 사회에 적응할 때 나타내는 U자형이나 W자형 패턴(Furnham & Bochner, 1989)을 보이는 것이다. 우울감은 성별이나 연령에 따라서도 차이를 보이는데, 여성은 하나원이나 지역사회 거주자 모두 높은 우울 수준을 보이지만, 남성은 하나원보다 지역사회 거주자의 우울 수준이 뚜렷하게 높다. 또한 20대는 하나원이나 지역사회 거주자 모두 우울 수준이 낮지만, 30대와 40대는 하나원에 비해 지역사회 거주자들에서 우울감이 높게 나타난다(김희경, 신현균, 2010).

알코올의존 비율도 남한 사람의 5~10배에 이르며, 탈북 남성의 알코올의존 비율이 55%로 여성의 27%보다 훨씬 심각하다(김연희, 2006). 북한의 음주 문화를 고려한다고 하더라도 상당히 우려할 만한 수준이다. 이들이 남한 사회에 정착하는 과정에서 경험하는 스트레스나 우울감을 완화시키기 위해 일종의 자가치료적(self-medication) 성격의 알코올 섭취를 할 가능성이 있다.

요약하면, 남한 입국 전부터 지역사회 정착에 이르기까지 북한이탈주민의 정신건강 문제는 대체로 증가하는 것 같다. 아직 종단 연구들이 빈약한 상황이기 때문에 명확한 결론을 내리기는 어렵지만, 이들의 정신건강 문제는 정착 기간에 따라 달라지는 것으로 보인다. 남한 사회에서 생활한 지 1~2년 사이의 정신건강은 비교적 양호한 반면, 3년 이후부터는 다시 악화되는 것 같다. 그 원인은 다양하겠지만, 지역사회 편입 직후부터 약 2년 동안은 직업을 구하거나 새로운 환경에 적응하면서 정신건강 문제가 두드러지게 인식되지 않지만, 그 이후부터는 남한 사회의 편견이나 직업의 유지 등과 같은 어려움으로 인해 정신건강이 악화될 가능성이 있다.

남한 사회에 거주하는 북한이탈주민의 수는 2011년 말을 기준으로 23,000명 정도로, 결혼이민자나 이주 노동자들에 비해서는 상대적으로 적다. 하지만 남북한의 정치 상황을 고려할 때 이들의 남한 입국 자체가 주는 특수함이 있다. 남한에서 생활하고 있는 북한이탈주민들의 약 94%가 남한 사람들로부터 이해받지 못한다고 느끼고 있는 것으로 조사되었다(전우택, 윤덕용, 엄진섭, 2004). 그만큼 심리적인 거리감이 크다는 것이다. 북한이탈주민에 대한 심리학 연구는 임상적으로도 중요하지만, 이론적인 면에서도 중요한 의미가 있다. 문화가 개인의 심리를 형성하는 데 미치는 영향을 확인할 수 있게 해 주며, 이를 바탕으로 남북한 상호 간의 심리적 통합을 이루는 데 기여할 수 있기 때문이다.

| 참고문헌 |

강성록(2000). 탈북자들의 외상척도 개발 연구. 연세대학교 대학원 석사학위논문.

강진령(2008). 간편 정신장애의 진단 및 통계편람(DSM-IV-TR). 서울: 학지사.

권석만(2003). 현대이상심리학. 서울: 학지사.

권정혜, 김종우, 박동건, 이민수, 민성길, 권호인(2008). 화병척도의 개발과 타당도 연구. 한국심리학회지: 임상, 27, 237-252.

권정혜, 이정윤, 조선미(1997). 사회공포증의 인지치료-집단인지치료 지침서.

권준수, 이유상, 박선철(2012). 조현병(調絃病)으로 변경. 신경정신의학회보, 52(1). 대한신경정신의학회.

권호인, 김종우, 권정혜(2008). 화병환자의 MMPI-2 프로파일 특성. 한국심리학회지: 여성, 13, 379-395.

金光日, 張良楝, 陸明康, 朴康奎, 朴容天, 金大虎(2001). 정신분열병 환각의 횡문화적 연구: 상해와 서울의 비교. 신경정신의학, 40, 767-776.

김경빈, 한광수, 이정국, 이민규, 김유광, 김철규(1991). 한국형 알코올중독 선별검사 제작을 위한 예비연구(III). 신경정신의학, 30, 569-579.

김광일(1972). 신병증례의 정신분석학적 연구. 신경정신의학, 11, 223-234.

김광일(1990). Alcoholic disorder in Korea. 정신건강연구, 9, 131-147.

김광일, 남정현(1984). 우울증 증상의 증후학적 연구: 6. 죄책감에 대한 고찰. 정신건강연구, 2, 186-197.

김광일, 이동근, 김대호(1995). 우울증 증상의 비교문화적 연구: 중국 연변의 한족, 조선족 및 서울의 한국인 비교. 신경정신의학, 34, 1039-1049.

김미정, 정계숙(2007). 유아기 자녀를 둔 새터민 부모의 양육 이야기. 아동학회지, 28, 71-88.

김세철, 김원회, 윤가현, 채규만(2008). 성학. 서울: 군자출판사.

김연희(2006). 북한이탈주민의 우울과 알코올 문제 예측요인 연구. 정신보건과 사회사업, 22, 149-180.

김영환, 오상우, 홍상황, 박은영(2002). PAI의 임상적 해석. 서울: 학지사.

김은정(1999). 사회공포증의 사회적 자기처리 및 안전행동. 서울대학교 대학원 박사학위 청구논문.

김은정(2000). 사회공포증. 서울: 학지사.

김이선, 황정미, 이진영(2007). 다민족 다문화사회로의 이행을 위한 정책 패러다임 구축(I): 한국사회의 수용현실과 정책과제. 한국여성정책연구원.

김재진(2010). Images in Psychiatry. 대한신경정신의학, 49, 134-135.

김재환, 오상우, 홍창희, 김지혜, 황순택, 문혜신, 정승아, 이장한, 정은경(2010). 임상심리검사의 이해. 서울: 학지사.

김정규(2006). 게슈탈트 심리치료. 서울: 학지사.

김정욱(2000). 섭식장애. 서울: 학지사.

김정욱, 한수정(2000). 연극성 성격장애. 서울: 학지사.

김종성(1999). 알코올의존 환자의 퇴원후 1년가의 단주 성적 및 재발에 대한 추적연구 결과. 충남의대, 26(2), 159-166.

김종우, 권정혜, 이민수, 박동건(2004). 화병면담검사의 신뢰도와 타당도. 한국심리학회지: 건강, 9, 321-331.

김종우, 이조희, 이승기, 엄효진, 황의완(1996). 화병에 대한 임상적 연구: 한의학적 화병 모델을 중심으로. 스트레스연구, 4, 23-32.

김중술, 한경희, 임지영, 이정흠, 민병배(2005). MMPI-2 다면적 인성검사 II 매뉴얼. 서울:(주)마음사랑.

김철민, 김성곤, 남궁기, 조동환, 이병욱, 최인근, 김민정(2007). 24주 추적조사를 통한 한국인 알코올의존 환자의 재발예측인자 규명 연구. 생물정신의학, 14(4), 249-254.

김태곤(1970). 입무과정의 강신 신병현상 연구. 아시아여성연구, 9, 91-134.

김태헌, 류영수(1999). 전신체열촬영에 의한 화병환자의 임상적 연구. 동의신경정신과학회지, 10, 133-146.

김태현, 노치영(2003). 북한이탈 여성들의 삶 이야기 2: 생존전략을 중심으로 한 중국생활체험. 대한가정학회지, 41, 229-243.

김현택 외(1996). 심리학. 서울: 학지사.

김혜숙(2007). 우리나라 사람들이 가지는 가치가 소수 집단에 대한 편견적 태도에 미치는 영향. 한국심리학회지: 사회 및 성격, 23, 91-104.

김혜숙, 김도영, 신희천, 이주연(2007). 집단정체성, 문화적응 이데올로기와 접촉이 이주민에 대한 편견에 미치는 영향. 한국심리학회지: 사회 및 성격, 25, 51-89.

김희경(2004). 기혼 여성의 우울 증상과 도움추구 태도에 관한 통합모형검증. 전남대학교 대학원 박사학위논문.

김희경, 신현균(2010). 지역사회 정착 전후 북한이탈주민의 성 및 연령별 심리증상. 한국심리학회지: 일반, 29, 659-676.

김희경, 오수성(2010). 탈북 여성의 MMPI-2 프로파일. 한국심리학회지: 일반, 29, 1-20.

노경란, 방희정(2008). 한국 대학생과 국내 체류 외국 대학생간에 인종에 대한 명시적 및 암묵적 태도와 차이. 한국심리학회지: 사회 및 성격, 22, 75-92.

다사랑중독연구소(2007). 알코올의존 환자와 가족을 위한 회복교실. 서울: 하나의학사.

대한신경정신의학회 편(1997). 신경정신의학. 서울: 하나의학사.

대한신경정신의학회 편(2009). 신경정신과학. 서울: 중앙문화사.

동아일보(2012. 5. 22.). "우리나라 40대 이상 남성 64%, 한 가지 이상 성기능 장애". IT/의학면.

메디컬이즈(2012. 3. 24.). 거식증의 심리적인 원인 및 치료. hwwp://medicalis. co. kr/?p=12520

문숙재, 김지희, 이명근(2000). 북한 여성들의 탈북 동기와 생활 실태: 중국 연변지역의 탈북 여성들을 중심으로. 대한가정학회지, 38, 137-152.

민병배, 남기숙(2000). 의존성 성격장애와 회피성 성격장애. 서울: 학지사.

민병배, 이한주(2000). 강박성 성격장애. 서울: 학지사.

민성길(1989). 홧병의 개념에 대한 연구. 신경정신의학, 28, 604-616.

민성길(2004). 통일과 남북 청소년. 서울: 연세대학교 출판부.

민성길 외(2011). 최신정신의학. 서울: 일조각.

민성길, 김진학(1986). 보길도에서의 홧병에 대한 연구. 신경정신의학, 25, 459-466.

민성길, 서신영, 조윤경, 허지은, 송기준(2009). 화병척도와 연구용 화병진단기준 개발. 신경정신의학, 48, 77-85.

민성길, 이만홍, 신정호, 박묵회, 김만권, 이호영(1986). 홧병에 대한 진단적 연구. 대한의학협회지, 29, 653-661.

박미석, 이종남(1999). 탈북 가족의 남한 사회 적응시 겪는 어려움과 그에 따른 대처 방안. 통일논총, 17, 3-74.

박수미, 정기선, 김혜숙, 박건(2006). 차별에 대한 국민의식 및 수용성 연구. 한국여성개발원.

박영숙, 표미자, 김정선(1995). 음주에 영향을 미치는 문화적, 심리적 요인에 관한 비교문화적 연구. 이화의대지, 18, 399-409,

박지환(1997). 홧병에 대한 진단적 연구. 신경정신의학, 26, 496-502.

박지환, 민성길, 이만홍(1997). 홧병에 대한 진단적 연구. 신경정신의학, 36, 496-50.

박형주(1971). 사회 및 경제적 위치에 따른 한국인 우울증 환자의 주소. 우석의대잡지, 8, 331-348.

백명재, 강웅구(2011). 현상학적 정신병리학. 대한신경정신의학회지, 50, 97-115.

보건복지부(2001). 정신질환 실태 역학조사.

보건복지부(2006). 정신질환 실태 역학조사.

서광윤(1968). 한국인 우울증 환자 주소에 관한 임상적 고찰. 우석의대잡지, 5, 379-390.

서동혁, 유희철, 신민섭, 이부영(1996). 한국무속의 신병에 대한 진단분류연구. 신경정신의학, 35, 1386-1394.

성상경, 방양원, 함웅(1993). 주정중독환자의 퇴원후 경과에 관한 연구. 신경정신의학, 32(5), 698-706.

손상준(2007). 홧병 진단에 유용한 증상의 판별. 연세대학교 대학원 석사학위논문.

손정락(2000). 현대임상심리학. 서울: 시그마프레스.

송봉용(1979). 퇴행기 우울증의 유발요인에 대한 임상적 고찰. 신경정신의학, 18, 302-311.

송후림, 박원명(2011). Apathy: 개념의 변화와 전망. 대한신경정신의학회지, 50, 354-361.

신경진, 원호택(1991). Exner 종합체계에 따른 한국 정상성인의 Rorschach 반응특성 Ⅰ. 한국심리학회지: 임상, 10, 206-216.

신영숙 감독(2012). 심리다큐 '남자': 남자의 성과 사랑. [TV 다큐프라임] 서울: EBS TV.

신영철, 최삼욱(2006). 우울, 불안, 스트레스와 병적 도박. 대한불안의학회지, 2, 86-93.

신현균(2000). 부정적 정서, 감정표현불능증, 신체감각증폭지각, 및 신체적 귀인이 신체화에 미치는 영향: 매개모델의 검증. 한국심리학회지: 임상, 19(1), 17-32.

신현균(2006). 우울한 기분상태가 신체화집단의 자기초점적 주의, 신체감각증폭지각, 신체귀인 및 신체화 증상에 미치는 영향. 한국심리학회지: 임상, 25(2), 467-488.

신희천(2000). 성도착증과 성정체감 장애. 서울: 학지사.

안창일(2011). 임상심리학. 서울: 시그마프레스.

양계민(2009). 국내 소수 집단에 대한 청소년들의 태도에 영향을 미치는 요인. 한국심리학회지: 사회 및 성격, 23, 59-79.

양종승(2000). 무당의 신병과 신들림. 한국무속학, 2, 113-131.

엄태완(2004). 북한이탈주민의 무망감에 의한 우울증 완충 효과에 관한 연구. 부산대학교 대학원 박사학위논문.

엄효진, 김종우, 황의완(1997). 홧병 환자에게 나타나는 화의 양상에 관한 연구. 동의신경정신과학회지, 8, 141-150.

오수성(1994). 한국 무속의 심리학적 이해. 현상과 인식, 73, 149-162.

유성진(2000). 걱정이 많은 사람들의 성격 및 인지적 특성: 위협에 대한 재평가가 걱정에 미치는 영향. 서울대학교 대학원 석사학위논문.

유정자(2006). 재중 북한이탈주민의 정신건강에 대한 연구-보호기관 대상자를 중심으로. 연세대학교 대학원 석사학위논문.

유태종(1985). 한국전통문화에서 본 음주에 대한 태도 및 관습. 정신건강, 4, 1-8.

윤태림(1969). 한국인의 성격. 서울: 현대교육총서 출판사.

이덕기, 조현기, 조웅제, 변원탄(2002). 알코올의존 환자에서 역기능적 핵심믿음에 관한 연구. 중독정신의학, 16(2), 71-78.

이부영(1970). 한국민간의 정신병 치료에 관한 연구: 무속 사회의 정신병치료. 최신의학, 15, 57-79.

이소래(1997). 사회적 지지가 북한이탈주민의 문화적응 스트레스에 미치는 효과. 청소년상담연구, 5, 149-161.

이순희(2000). 도덕적, 인과적 책임감과 불이행에 대한 책임감과 강박증상과의 관계. 서울대학교 대학원 석사학위논문.

이시형(1977). 홧병에 대한 연구. 高醫, 1, 63-69.

이시형, 이세용, 정현희, 좌현숙(1999). 현대인의 사회적 부적응(I): 도박성향에 관하여. 연구보고서 제99-1호. 삼성공익재단 사회정신건강연구소 연구보고서, 99(1), 1-32.

이옥경, 성한기(2006). 체형 · 체중관련 자기주의와 체중에 따른 섭식억제 및 폭식행동의 차이. 한국심리학회지: 건강, 11(4), 727-741.

이장호, 김용범, 김경웅(1997). 북한이탈주민의 사회적응을 위한 문화적 갈등 해소방안연구. 한국문화정책개발원.

이재훈(1999). 정신분석학적 대상관계이론. 한국심리치료연구소.

이재훈(2004). 대상관계이론과 정신병리학. 한국심리치료연구소.

이정모(2001). 인지심리학: 형상사, 개념적 기초, 조망. 서울: 아카넷.

이한주(1999). 자생성 강박사고와 반응성 강박사고에 대한 평가와 통제방략의 차이. 서울대학교 대학원 석사학위논문.

이한주, 신민섭, 김중술, 권준수(2002). 자생성 강박사고와 반응성 강박사고; 임상집단 연구. 한국심리학회지: 임상, 21, 57-74.

이현수(1994). 임상심리학. 서울: 박영사.

이훈진, 이명원(2000). 편집성 성격장애. 서울: 학지사.

임지영, 한경희, 민병배, 이정흠, 문경주, 김중술(2006). 한국판 MMPI-A의 개발 연구. 한국심리학회지: 임상, 25, 565-586.

장혜경, 김영란(2001). 북한이탈주민 가족의 가족안정성 및 사회적응과 여성의 역할. 한국여성개발원.

전겸구, 김종우, 박훈기(1998). 홧병 환자의 일반주부의 생활스트레스와 대처방식. 스트레스연구, 6, 9-23.

전겸구, 황의완, 김종우, 박훈기(1997). 홧병과 정서적 스트레스간의 관계 연구. 한국심리학회지: 건강, 2, 170-187.

전우택(2004). 남한 내 북한이탈주민의 신체 및 정신건강이 경제적 자생력에 미치는 영향에 대한 연구. 통일부 연구용역보고서.

전우택, 유시은, 조영아, 홍창형, 엄진섭, 서승원(2006). 남한 내 북한이탈주민들의 3년간 사회의식 변화 및 생활 만족도에 대한 추적연구. 신경정신의학, 45, 252-268.

전우택, 윤덕용, 엄진섭(2004). 남한 내 탈북자들의 의식 및 생활 만족도 연구. 신경정신의학, 43, 93-104.

정지현(2000). 걱정이 많은 사람들의 파국적 사고경향. 서울대학교 대학원 석사학위논문.

조근호 등(2011). 중독재활 총론. 서울: 학지사.

조근호, 채숙희, 박애란, 이해국, 신임희, 민성호(2009). 위험 음주자의 선별을 위한 한국판 Alcohol Use Disorders Identification Test의 최적 절단값. 한국중독정신의학회지, 13(1), 34-40.

조맹제(2011). 2011년도 정신질환실태 역학조사: 보건복지부 학술연구 용역사업. 서울대학교 의과대학.

조성호(2000). 분열성 성격장애와 분열형 성격장애. 서울: 학지사.

조성호(2003). 경계선 성격장애. 서울: 학지사.

조영아, 김연희, 유시은(2009). 남한 내 7년 이상 거주한 북한이탈주민의 정신건강 예측요인. 한국심리학회지: 상담 및 심리치료, 21(1), 329-348.

조영아, 전우택(2005). 탈북 여성들의 남한 사회 적응 문제: 결혼 경험자를 중심으로. 한국심리학회지: 여성, 10, 17-35.

조영아, 전우택, 유정자, 엄진섭(2005). 북한이탈주민의 우울 예측 요인: 3년 추적연구. 한국심리학회지: 상담 및 심리치료, 17, 467-484.

조용래(1998). 역기능적 신념과 부적응적 자동적 사고가 사회공포증에 미치는 영향. 서울대학교 대학원 박사학위논문

조용래(2000). 양극성 장애. 서울: 학지사.

주은선, 이현정(2010). 결혼이주여성 대상 다문화 상담 관련 종사자들의 현장 경험에 대한 질적 연구. 한국심리학회지: 일반, 29, 817-846.

채숙희, 신재정, 조근호, 김혜영(2010). 알코올의존 환자의 단주관련 요인:6개월 추적연구. 한국심리학회지:임

상, 29(4), 1145-1153.

채정민(2003). 북한이탈주민의 남한 내 문화적 적응 기재와 적응행태. 고려대학교 대학원 박사학위논문.

채정민, 이종한(2004). 심리학적 관점에서의 남북한 문화의 이질성: 북한이탈주민의 심리적 적응을 중심으로. 한국심리학회지: 사회문제, 10, 79-101.

최길성(1989). 한국민간신앙의 연구. 대구: 계명대학교 출판부.

최길성(1999). 새로쓴 한국무속. 서울: 아세아문화사.

최상진(2000). 한국인심리학. 서울: 중앙대학교 출판부.

최상진, 이요행(1995). 한국인 홧병의 심리학적 개념화 시도. 한국심리학회 연차대회 학술발표논문집, 327-338.

최인철(2008). 다문화 사회의 심리적 도전과 과제. 한국심리학회 연차학술발표대회 논문집, 93-101.

최정윤, 박경, 서혜희(2006). 이상심리학. 서울: 학지사.

한경구, 한건수(2007). 한국적 다문화 사회의 이상과 현실: 순혈주의와 문명론적 차별을 넘어. 한국사회학회 동북아위원회 용역과제보고서.

한경희, 임지영, 민병배, 이정흠, 문경주, 김중술(2006). 한국판 MMPI-2의 개발 연구. 한국심리학회지: 임상, 25, 533-564.

한국정보문화진흥원(2007). 인터넷중독 실태조사.

한국정보문화진흥원(2008). 청소년 인터넷 중독 자가진단척도 고도화연구.

한인영(2001). 북한이탈주민의 우울 성향에 관한 연구. 정신보건과 사회사업, 11, 78-94

홍강의, 김종흔, 신민섭, 안동현(1996). 주의산만.과잉운동을 주소로 소아정신과를 방문한 아동의 진단분류와 평가. 소아 · 청소년 정신의학회, 7(2), 190-202.

홍상황(2009). Exner의 종합체계에 근거한 한국형 아동 로르샤하 종합체계의 구성: 탐색적 연구. 한국심리학회지: 임상, 28, 961-994.

홍성묵(2003). 아름다운 사랑과 성. 서울: 학지사.

홍은주(2003). 북한이탈부모의 자녀양육 변화와 문제 분석. 서울여자대학교 대학원 석사학위논문.

홍창희(2004). 한국 정서경험척도의 개발과 타당화 연구. 한국심리학회지: 임상, 23, 771-787.

홍창희, 한규석(2007). 한국 정서표현성척도의 개발과 타당화 연구. 한국심리학회지: 사회 및 성격, 21(4), 133-148.

황루시(1992). 한국인의 굿과 무당. 서울: 문음사.

황성훈, 이수현, 이훈진(2006). 불안민감성에 대한 이요인 이론의 제안과 그 타당화: 공황장애 집단과 신체형장애 집단을 중심으로. 한국심리학회지: 임상, 25(3), 781-797.

황순택(1995). 전형성 평정에 의한 성격장애 진단준거의 개발. 연세대학교 대학원 박사학위 청구논문.

황순택, 김지혜, 박광배, 최진영, 홍상황(2012). K-WAIS-IV 실시 및 채점 요강. 대구: 한국심리(주).

황정미, 김이선, 이명진, 최현, 이동주(2007). 한국사회의 다민족 다문화 지향성에 대한 조사연구. 한국여성개발원.

Abel, G. G., Becker, J., Cunningham-Rathner, J., Mittelmans, M., & Rouleau, J. (1988). Multiple paraphilic diagnoses among sex offenders. *Bulletin of the American Academy of Psychiatry and the Law, 16,* 153-168.

Abraham, K. (1927). character-formation on the genital level of the libido. In *Selected papers on psychoanalysis.* London: Hogarth

Abraham, K. (1949). Notes on the psycho-analytical investigation and treatment of manic-depressive insanity and allied conditions. In K. Abraham (Ed.), *Selected papers of Karl Abraham* (pp. 137-156). London: Hogarth. (Originally published in 1911).

Abrams R. (2002). *Electroconvulsive Therapy(4th ed).* New York: Oxford University Press.

Abramson, L. Y., Alloy, L. B., & Metalsky, G. I. (1988). The cognitive diathesis-stress theories of depression: Toward an adequate evaluation of the theories' validities. In L. B. Alloy (Ed.), *Cognitive processes in depression* (pp. 3-30). New York: Guilford.

Abramson, L. Y., Seligman, M. E. P., & Teasdale, J. J. (1978). Learned helplessness in humans: Critique and reformulation. *Journal of Abnormal Psychology, 87,* 32-48.

Agras, S., Sylvester, D., & Oliveau, D. (1969). The epidemiology of common fears and phobias. *Comprebensive Psycbiatry, 10,* 151-156.

Akbarian, S., Bunney, W. E., Potkin, S. G., Wigal, S. B., Hagman, J. O., Sandman, C. A., & Jones, E. G. (1993). Altered distribution of nicotinamide-adenine dinucleotide phosphate-diaphorase cells in frontal lobe of schizophrenics implies disturbances of cortical development. *Arch Gen Psychiatry, 50,* 169-77.

Akhtar, S. (1987). Schizoid personality disorder: A synthesis of developmental, dynamic, and descriptive feature. *American Journal of Psychotherapy, 41,* 499-518.

Akiskal, H. S. (1983). Dysthymic disorder: Psychopathology of proposed chronic depressive subtypes. *American Journal of Psychiatry, 140,* 11-20.

Akiskal, H. S., Maser, J. D., & Zeller, P. J. (1995). Switching from unipolar to bipolar II: An 11-year prospective study of clinical and temperamental predictors in 559 patients. *Archives of General Psychiatry, 52,* 114-123.

Akiskal, H. S., Rosenthal, T. L., Hayka, R. R., Lemmi, H., Rosenthan, R. H., & Scott-Strauss, Al. (1980). Characterological depression: Clinical and sleep EEG findings separating subaffective dysthymias from character spectrum disorders. *Archives of General Psychiatry, 37,* 777-783.

Ali, S. O., Denicoff, K. D., Altshuler, L. L., Hauser, P., Li, X., & Conrad, A. J. (2000). A preliminary study of the relation of neuropsychological performance to neuroanatomic structures in bipolar disorder. *Neuropsychiatry, Neuropsychology, and Behavioral Neurology, 13,* 20-28.

Al-Issa, I. (1978). Sociocultural factors in hallucination. *International Journal of Social Psychiatry, 24,* 167-176.

Al-Issa, I. (1995). The illusion of reality or reality of illusion: Hallucinations and culture. *British Journal of Psychiatry, 166*, 368-373.

Al-Issa, I., & Oudji, S. (1998). Culture and anxiety disorders. In S. S. Kazarian & D. Evans (Eds.), *Cultural clinical psychology: Theory, research, and practice* (pp. 127-151). New York: Oxford University Press.

Allen, J. P., Litten, R. Z., Fertig, J. B., & Barbor, T. A. (1997). A reviw of research on the Alcohol Use Disorders Identification Test(AUDIT). *Alcohol: Clinical and Experimental Research, 21*, 613-619.

Allen, M. G. (1976). Twin studies of affective illness. *Archives of General Psychiatry, 33*, 1476-1478.

Alloy, L. B., Abramson, L. Y., Whitehouse, W. G., Hogan, M. E., Panzarella, C. P., & Rose, D. T. (2006). Prospective incidence of first onset and recurrences of depression in individuals at high and low cognitive risk for depression. *Journal of Abnormal Psychology, 115*, 145-156.

Alloy, L. B., & Ahrens, A. H. (1987). Depression and pessimism for the future: Biased use of statistically relevant information in predictions for self versus others. *Journal of Personality and Social Psychology, 52*, 366-378.

Alloy, L. B., Clements, C., & Kolden, G. (1985). The cognitive diathesis-stress theories of depression: Therapeutic implications. In S. Reiss & R. P. Bootzin (Eds.), *Theoretical issues in behavior therapy* (pp. 379-410). Orlando, FL: Academic Press.

Alloy, L. B., Reilly-Harrington, N. A., Fresco, D., Whitehouse, W. G., & Zechmeister, J. S. (1999). Cognitive styles and life events in subsyndromal unipolar and bipolar disorders: Stability and prospective prediction of depressive and hypomanic mood swings. *Journal of Cognitive Psychotherapy: An International Quarterly, 13*, 21-40.

Altshuler, L. L., Bartzokis, G., Grieder, T., Curran, J., Jimenez, T., & Leight, K. (2000). An MRI study of temporal lobe structures in men with bipolar disorder or schizophrenia. *Biological Psychiatry, 48*, 147-162.

Altshuler, L. L., Post, R. M., Leverich, G. S., Mikalauskas, K., Rosoff, A., & Ackerman, L. (1995). Antidepressant-induced mania and cycle acceleration: A controversy revisited. *American Journal of Psychiatry, 152*, 1130-1138

American Psychiatric Association. (1968). *Diagnostic and statistical manual of mental disorders (Snd ed.)*. Washington, DC: Author.

American Psychiatric Association. (1980). *Diagnostic and statistical manual of mental disorders (3rd ed.)*. Washington, DC: Author.

American Psychiatric Association. (1987). *Diagnostic and statistical manual of mental disorders (3rd ed.-re.)*. Washington, DC: Author.

American Psychiatric Association. (1994). *Diagnostic and statistical manual of mental disorders* (4th ed.). Washington, DC: Author.

American Psychiatric Association. (2000). *Diagnostic and statistical manual of mental disorders (4th ed.-text re.)*. Washington, DC: Author.

Angst, J. & Marneros, A. (2001). A bipolarity from ancient to modern times: Conception, birth and rebirth. *Journal of Affective Disorder, 67*, 3-19.

Angst, J. (1986). The course of affective disorders. *Psychopathology, 19*, 47-52.

Ankarberg, P., & Falkenstrom, F. (2008). Treatment of depression with antidepressants is primarily a psychological treatment. *Psychotherapy Theory, Research, Practice, Training, 45*, 329-339.

Antoni, M. H., Cruess, S., Cruess, D. G., Kumar, M., Lutendorf, S., Ironson, G., et al., (2000). Cognitive-behavioral stress management reduces distress and 24-hour urinary free cortisol output among symptomatic HIV-infected gay man. *Annal of Behavioral Medicine, 22*, 29-37.

Antony, M. M., & Barlow, D. H. (2004). Specific phobias. In D. H. Barlow (Ed.), *Anxiety and its disorders: The nature and treatment of anxiety and panic* (pp. 380-417). New York: Guiford.

Ardila, A.(1999). A neuropsychological approach to intelligence. *Neuropsychology Review, 9*, 117-136.

Arieti, S., & Bemporad, J. R. (1980). The psychological organization of depression. *American Journal of Psychiatry, 137*, 1360-1365.

Arnsten, A. F. T. (2009). Stress signaling pathways that impair prefrontal cortex structure and function. *Nature Reviews Nuroscience, 10*, 410-422.

Asarnow, J.R., Tompson, M., Woo, S., & Cantwell, D. P. (2001). Is expressed emotion a specific risk factor for depression or a nonspecific correlate of psychopathology?. *Journal of Abnormal Child Psychology, 29*(6), 573-583.

Aschbaugh, A. R., Antony, M. M., McCabe, R. E., Schmidt L. A., & Swinson, R. P. (2005). Self-evaluative biases in social anxiety. *Cognitive Therapy and Research, 29*, 387-398.

Ashworth, C. M., Blackburn, I. M., & McPherson, F. M. (1982). The performance of depressed and manic patients on some repertory grid measures: A cross-sectional study. *British Journal of Medical Psychology, 55*, 247-255.

Asperger, H. (1944). Die 'Autistischen Psychopathen', *Kindesalter. Archives of Psychiatry, 117*, 76-136, quoted from Wing L(1981)

Baker, L. A., Jacobson, K. C., Raine, A., Lozano,D. I., & Bezdjian, S. (2007). Genetic and environmental bases of childhood antisocial behavior: A multi-informant twin study. *Journal of Abonrmal Psychology, 116*, 219-235.

Balint, M. (1979). *The basic fault: therapeutic aspects of regression*. New you가: brunner/Mazel.

Barch, D. M. (2005). The cognitive neuroscience of schizophrenia. *Annual Review of Clinical Psychology, 1*, 321-353.

Bar-Haim, Y., Lamy, D., Lee, P., Bakermans-Kranenburg, M. J., & van Ijzendoorn, M. H. (2007). Threat-related attentional bias in anxious and nonanxious individuals: A meta-analytic study. *Psychological Bulletin, 133*, 1-24.

Barlow, D. H. & Lehman, C. L. (1996). Advances in the psychosocial treatment of anxiety disorders: Implications for national health care. *Archives of General Psychiatry, 53*, 727-735.

Barlow, D. H. (1988). *Anxiety and its disorders : The nature and treatment of anxiety and panic.* New York : Guilford.

Barlow, D. H. (1988). *Anxiety and its disorders: The nature and treatment of anxiety and panic.* New York: Guilford.

Barlow, D. H. (2004). Anxiety and its disorders: The nature and treatment of anxiety and panic. New York: Guilford.

Barlow, D. H. Gorman, J. M, shear, M. K., & Woods, S. W. (2000). Cognitive-behavioral therapy, imipramine, or their combination for panic disorder: A randomized controlled trial. *Jounal of the American Mmedical Association, 283*, 2529-2536.

Barlow, D. H., Raffa, S. D., & Cohen, E. M. (2002). Psychosocial treatments for panic disorders, phobias, and generalized anxiety disorder. In J. M. Gorman & P.E. Nathan (Eds.), *A guide to treatments that work*(2nd ed., pp. 301-335).

Barnhofer, T., Crane, C., Hargus, E., Amarasinhe, M., Winder, R., & Williams, J. M. G. (2009). Mindfulness-based cognitive therapy as a treatment for chronic depression: A preliminary study. *Behavior Research and Therapy, 47*, 366-373.

Barsky, A. J., Goodson, J. D., & Lane, R. S. (1988). The Amplification of somatic symptoms. *Psychosomatic Medicine, 50*, 510-519.

Basco, M. R., & Rush, A. J. (1996). *Cognitive-behavioral therapy for bipolar disorder.* New York: Guilford.

Bateson, G., Jackson, D. D., Haley, J. & Weakland, J. (1956). Towards a Theory of Schizophrenia. *Behavioral Science, 1*, 251-264.

Baxter, L. R., Phelps, M. E., Mazziotta, J. C., Schwartz, J. M., Gerner, R. H., Selon, C. E., & Sumida, R. M. (1985). Cerebral metabolic rates for glucose in mood disorders: Studies with positron emission tomography and fluorodeoxyglucose F 18. *Archive of General Psychiatry, 42*, 441-447.

Beck, A. T(1967). Depression; *Clinical , Experimental and theoretical aspects.* New York: Hapers & Row.

Beck, A. T. & Emery, R. (1985). *Anxiety disorders and phobias: A cognitive perspective.* New York: Basic Books.

Beck, A. T. (1967). *Depression: Cause and treatment.* Philadelphia: University of Pennsylvania Press.

Beck, A. T. (1972). *Depression: Cause and treatment.* Philadelphia: University of Pennsylvania Press.

Beck, A. T. (1976). *Cognitive therapy and the emotional disorders.* New York: International Universities Press.

Beck, A. T. (1983). Cognitive Therapy of Depression: New Perspective. In P. J. Claytov & J. E. Barrett(Eds.), *Treatment of depression: Old controversis and new approaches*(pp. 265-290), New York: Raven Press.

Beck, A. T. (1983). *Cognitive therapy of depression: New perspectives-old controversies and new approaches.* New York: Raven Press.

Beck, A. T. Wright, F. D., Newman, C. F., & Liese. (2003). **약물중독의 인지행동치료.** (이영식, 이재우, 서정석, 남범우 역). 서울: 하나의학사(원전은 1993년에 출판)

Beck, A. T., & Freeman, A. (1990). *Cognitive therapy of personality disorders.* New York: Guiford.

Beck, A. T., Rush, A. J., & Shaw, B. F. (1979). *Cognitive therapy of depression.* New York: Guilford.

Beck, A. T., Rush, A. J., Shaw, B. F., & Emery, G. (1979). *Cognitive therapy of depression.* New York: Guilford.

Benedict, R. H., Carone, D. A., & Bakshi, R. (2004). Correlating brain atrophy with cognitive dysfunction, mood disturbances, and personality disorder in multiple sclerosis. *Journal of Neuroimaging, 14*(suppl. 3), 36-845.

Bentall, R. P.(2003). *Madness Explained: Psychosis and Human Nature.* London: Allen Lane.

Bentall, R. P.(ed.)(1990). *Reconstructing Schizophrenia.* London: Routledge.

Bentall, R. P., & Thompson, M. (1990). Emotional stroop performance and the manic defence. *British Journal of Clinical Psychology, 29*, 235-237.

Berry, J. W. (1997). Immigration, acculturation and adaptation. *Applied Psychology, 46*, 5-34.

Berry, J. W. (2003). Conceptual approaches to acculturation. In K. M. Chun, P. B. Organista, & G. Martin (Eds.), *Acculturation, advances in theory, measurement, and applied research.* Washington, DC: American Psychological Association.

Berry, J. W. (2005). Acculturation: Living successfully in two cultures. *International Journal of Intercultural Relations, 29*, 697-712.

Bettelheim, B. (1967). *The empty fortress: Infantile autism and the birth of the self.* New York: The Free Pess

Bettelheim, B. (1973). Bring up children. *Ladies Home Journal,* 90, 28.

Biederman, J., Rosenbaum, J. F., Hirshfeld, D. R., & Faraone, S. V. (1990). Psychiatric correlates of behavioral inhibition in young children of parents with and without psychiatric disorders. *Archives of General Psychiatry, 47*, 21-26.

Biederman, J., Rosenbaum, J.F., Hirshfeld, D. R., & Faraone, S. V.(1990). Psychiatric correlates of behavioral inhibition in young children of parents with and without psychiatric disorders. *Archives of General Psychiatry, 47*, 21-26.

Bijou, S. W., & Baer, D. M. (1961). *Child development: Systematic and empirical theory.* New York: Appleton-Century-Crofts.

Binzer, M., Ardersen, P. M., & Knllgren, G. (1996). Clinical Characterisics of patients with motor disability due to conversion disorder: A prospective control group study. *Journal of Neurology, Neurosurgery, and Psychiatry, 63*, 83-88.

Birchwood, M., Smith, J., & Cochrane, R. (1992). Specific and non-specific effects of educational intervention for families living with schizophrenia: A comparison of three methods. *British Journal of Psychiatry, 160*, 806-814.

Bishop, M., Lau, S., Shapiro, L., Carlson, N. D., Anderson, J., Carmody Segal, Z. V., & Devins, G. (2004). Mindfulness: A proposed operational definition. *Clinical Psychology: Science and Practice, 11*, 230-241.

Blachfield, R. K., & Davis, R. T. (1993). Dependent and histrionic personality disorders. *In Comprehensive handbook of psychopathology(2nd ed.)* New York: Plenum.

Blackwood, N. J., Bentall, R. P., Ffytche, D. H., et al. (2004). Persecutory delusions and the determination of self-relevance: an fMRI investigation. *Psychological Medicine, 34*, 591-96.

Blackwood, N. J., Howard, R. J., Ffytche, D. H., et al. (2000). Imaging attentional and attributional bias: an fMRI approach to the paranoid delusion. *Psychological Medicine, 30*, 873-83.

Blair, R. J. D., Jones, L., Clark,F., & Smith, M. (1997). The psychopathic individual: A lack of responsiveness to distress cues? *psychophysiology, 34*, 192-198.

Blanchard, R., & Barbaree, H. E. (2005). The strength of sexual arousal as a function of the age of the sex offender: Comparisons among pedophiles, hebephiles, and teleiophiles. *Sexual Abuse: A Journal of Research and treatment, 17*, 441-456.

Blashfield, R. K. (1993). Variants of categorical & dimensional models. Psychological Inquiry, 4, 95-98.

Blashfield, R. K., & Davis, R. T. (1993). Dependent and histrionic personality disorders. In *Comprehensive Handbook of psychopathology* (2nd ed.). New York: Plenum.

Blatt, S. J. (1974). Level of object representation in anaclitic and introjective depression. *Psychoanalytic Study of the Child, 29*, 107-157.

Blatt, S. J., & Zuroff, D. C. (2005). Empirical evaluation of the assumptions identifying evidence based treatments in mental health. *Clinical Psychology Review, 25*, 459-486.

Blatt, S., Zuroff, D. G., Quinland, D. M., & Pilkonis, P. A. (1996). Interpersonal factors in brief treatment of depression: Further analyses the National Institute of Depression Collaborative Research Program. *Journal of Consulting and Clinical Psychology, 64*, 162-171.

Bleuler, E. (1950). *Demential pracox or a group within the schizophrenias* (J. Zinkin, Trans.). New York: International Universities Press. (Original work published 1911).

Bleuler, E. (1911). *Dementia Praecox or the Group of Schizophrenias.* Reprinted 1950(trans. & ed. J. Zinkin). New York: International University Press.

Bleuler, M. (1978). The Schizophrenic Disorders: Long-term Patient and Family Studies. New Haven, CT: Yale University Press.

Blumberg, H. P., Stern, E., Ricketts, S., Martinez, D., de Asis, J., & Whiter, T. (1999). Rostral and orbital prefrontal cortex dysfunction in the manic state of bipolar disorder. *American Journal of Psychiatry, 156*, 1986-1988.

Bolling, M. Y., Kohlenberg, R. J., & Parker, C. R. (1999). Behavior analysis and depression. In M. J. Dougher (Ed.). *Clinical behavior analysis* (pp. 127-153). Reno. NV: Context Press.

Bondolfi, G., Osik, C., & Ferrero, F. (2000). Prevalence estimates of pathological gambling in Switzerland. *Acta Psychiatrica Scandinavica, 101,* 473-475.

Borkovec, T. D., & Newman, M. G. (1998). Worry and generalized anxiety disorder. In P. Salkovskis (Ed.), *Comprehensive clinical psychology*, 157-178 Oxford: Elsevier.

Boucher, J., & Lewis, V. (1992). Unfamiliar face recognition in relatively able autistic children. *Journal of Child Psychology and Psychiatry, 33*, 843-859.

Bouton, M. E., Mineka, S., & Barlow, D. H. (2001). A modern learning Theory perspective on the etiology of panic disorder. *Psychological Review, 108*, 4-32.

Bowie, C. R., & Depp, C., McGrath, J. A., & Wolyniec, P., Mausbach, B. T., Thornquist, M. H., & Pulver, A. E. (2010). Prediction of real-world functional disability in chronic mental disorders: A comparison of schizophrenia and bipolar disorder. *American Journal of Psychiatry, 167*(9), 1116-1124.

Bowlby, J. (1973). *Attachment and loss: Vol. 2. Separation: Anxiety and anger.* New York: Basic Books.

Bowlby, J. (1988). *A secure base: Parent-child attachment and healthy human development.* New York: Basic Books.

Boydell, J., & Dunham, R. (2003). *Urbanization, migration and risk of schizophrenia.* New York: Cambridge University Press.

Braff, D. L. (1993). Information processing and attention dysfunctions in schizophrenia. *Schizophrenia Bulletin*, 19, 233-259.

Braff, D. L. (2010). Prepulse inhibition of the startle reflex: a window on the brain in schizophrenia. *Curr Top Behav Neurosci, 4*, 349-371.

Brandon, S., Boakes, D., Glaser, D., et al. (1998). Recovered memories of childhood sexual abuse: Implications for clinical practice. *British Journal of Psychiatry, 172*, 296.307.

Bremner, J. D., Vythilingam, M., Vermetten, E., Southwick, S. M., McGlaschan, T., Nazeer, A., et al. (2003). MRI and PET study of deficits in hippocampal structure and function in women with childhood sexual abuse and post-traumatic stress disorder. *American Journal of Psychiatry, 160*, 924-932.

Breslau N., Chilcoat, H. D., Kessler, R. C. & Davis, G. C. (1999). Previous exposure to trauma and PTSD effects of subsequent trauma: Results from the Detroit Area Survey of Trauma. *American Journal of Psychiatry, 156*, 902-907.

Breslau, N., Davis, G.C., & Andreski, P. (1995). Risk factors for PTSD-ralated traumatic events: A prospective anlysis. *American Journal of Psychiatry, 152*, 529-535.

Breslau, N., Lucia, V., & Alvarado, G. F. (2006). Intelligence and other predisposing factors in exposure to trauma and posttraumatic stress disorder: A follow-up study at age 17 years. *Archives of General Psychiatry, 63*, 1238-1243.

Brewin, C. R., & Holmes, E.A. (2003). Psychological the ories of posttraumatic stress disorder. *Clinical Pschology Reveiw, 23*, 339-376.

Brewin, C. R., Andrews, B., & Valentine, J. D. (2000). Meta-analysis of risk factors for posttraumatic stress disorder in trauma-exposed adults. *Journal of Consulting and Clinical Psychology, 68*, 748-766.

Brislin, R. W. (1993). *Understanding culture's influence on behavio*r. New York: Harcourt Brace Javanovich.

Brody, A. L., Saxena, S., Stoessel, P., Gillies, L. A., Fairbanks, L. A., Alborzian, S., et al. (2001). Regional brain metabolic changes in patients with major depression treated with either Paroxetine or interpersonal therapy. *Archives of General Psychiatry, 58*, 631-640.

Brown, A. S, & Derkits, E. J. (2010). Prenatal infection and schizophrenia: A review of epidemiologic and translational studies. *American Journal of Psychiatry, 167*(3), 261-280.

Brown, G. W., & Harris, T. O. (1978). *Social origins of depression: A study of psychiatric disorder in women*. London: Tavistock.

Brown, G., Birley, J. L. Y., & Wing, J. (1972). Influence of family life on the course of schizophrenic disorders: A replication. *British Journal of Psychiatry, 121*, 241-258.

Brown, S. A., Vik, P. W., Patterson, T. L., Grant, I., & Schuckit, M. A. (1995). Stress, vulnerability and adult alcohol relapse. *Journal of Studies on Alcohol, 56*, 538-545.

Browne, S., Clarke, M., Gervin, M., et al. (2000). Determinants of neurological dysfunction in first episode schizophrenia. *Psychological Medicine, 30*, 1433-441.

Bruch,. H (1985). Four decades of eating disorders. In D. M. Garner & P. E. Garfinkel(Ed.), *Handbook of psychotherapy for anorexia nervosa and bulimia*. New York, London: Guilford press.

Bryant, R. A., & Guthrie, R. M. (2007). Maladaptive self-appraisals before trauma exposure predict posttraumatic stress disorder. *Jounal of Consulting and Clinical Psychology, 75*, 812-815.

Buchanan, R. (2007). Persistent negative symptoms in schizophrenia: An overview. *Schizophrenia Bulletin, 33*, 1013-1022.

Buchsbaum, M. S., Cappelletti, J., Ball, R., Hazlett, E., King, A. C., Johnson, J., Wu, J., & deLisi, L. E. (1984). Positron emission tomographic image measurement in schizophrenia and affective disorders. *Annals of Neurology, 15*(Suppl.), S157-S165.

Buckley, P. F., & Stahl, S. M. (2007). Negative symptoms of schizophrenia: a problem that will not go away. *Acta Psychiatrica Scandinavica, 115*(1), 4-11.

Buckley, P., Stack, J. P., Madigan, C., O' Callaghan, E., Larkin, C., Redmond, O., Ennis, J. T., & Waddington, J. L. (1993). Magnetic resonance imaging of schizophrenia-like psychoses associated with cerebral trauma: Clinicopathological correlates. *American Journal of Psychiatry, 150*, 146-148.

Bunney, W. E., Goodwin, F. K., Murphy, D. L., House, K. M., & Gordon, E. K. (1972). The switch process in manic-depressive illness: II. Relationship to catecholamines, REM sleep, and drugs. *Archives of General Psychiatry, 27*, 304-309.

Busch, F. N., Cooper, A. M., & Klerman, G. L. (1991). Neurophysiological, cognitive-behavioral, and psychoanalytic approaches to panic disorder: Toward an integration. *Psychoanalytic Inquiry, 11*, 316-332.

Butcher, T. N., Dahlstrom, W. G., Graham, J. R., Tellegem. A., & Kaemmer, B. (1989). *MMPI-2: Minnesota Multiphasic Personality Inventory-2: Manual for administration and scoring.* Minneapolis: University of Minnesota Press.

Butler, G., & Mathews, A. (1987). Anticipatory anxiety and risk perception. *Cognitive Therapy and Research, 11*, 551-565.

Butzlaff, R. L., & Hooley, J. M. (1998). Expressed emotion and psychiatric relapse: a meta-analysis. *Archives of General Psychiatry, 55*(6), 547-552.

Cadoret, R. J., Yates, W. R., Troughton, E., Woodworth, G., & Stewart, M. A. (1995). Adoption study demonstrating two gentic pathways to drug abuse. *Archives of General Psychiatry, 52*, 42-52.

Cambell, W. K., Bosson, J. K., Goheen, T.W., Lakey, C. E. & Kernis, M. H. (2007). Do narcissists dislike themselves "deep down inside?". *Psychological Science, 18*, 227-229.

Cameron, N. (1963). *Personality development and psychopathology.* Boston: Mifflin Company.

Cameron, N. (1944). Experimental analysis of schizophrenic thinking. In Language and Thought in Schizophrenia(ed. J. Kasanin). Berkeley, CA: University of California Press.

Campbell, S., Marriott, M., Nahmias, C., & Macqueen, G. M. (2004). Lower hippocampal volume in patients suffering from depression: A meta-analysis. *American Journal of Psychiatry, 161*, 598-607.

Campbell, W. K., Bosson, J. K., Goheen, T. W., Lakey, C. E., & Kernis, M. H. (2007). Do narcissists dislike themselves "deep down inside?". *Psychological science, 18*, 227-229.

Cannon, M., Jones, P. B., & Murray, R. M. (2002). Obstetric complications and schizophrenia: historical and meta-analytic review. *American Journal of Psychiatry, 159*(7), 1080-1092.

Cantor-Graae, E., & Selten, J. (2005). Schizophrenia and migration: Ameta-analysis and review. *American Journal of Psychiatry, 162*, 12-24.

Cantwell, D. P., & Baker, L. (1989). Stability and natural history of DSM-III childhood diagnoses. *Journal of the American Academy of Child and Adolescent Psychiatry, 29*, 691-700.

Cantwell, D. P., & Carlson, G. A. (1979). Unmasking Masked Depression in Children and Adolescents. *American Journal of Psychiatry, 137*, 445-449.

Carlbring, P., Bohman, S., Brunt, S., Buhrman, M., Westling, B. E., Ekselius, L., et al. (2006). Remote treatment of panic disorder: A randomized trial of Internet-based cognitive behavior therapy supplemented with telephone calls. *American Journal of Psychiatry, 163*, 2119-2125.

Carlson, G. A., & Kashani, J. (1988). Phenomenology of major depression from childhood through adulthood: Analysis of three studies. *American Journal of Psychiatry, 145*, 1222-1225.

Carr, A. T. (1971). Compulsive Neurosis: Two psychophysiological studies. *Bulletin of the British Psychological Society, 24*, 256-257.

Casey, P., & Kelly, B. (2007). *Fish's Clinical Psychopathology: Signs and symptoms in psychiatry*(3rd ed.). Gaskell, London.

Casey, P., Dowrick, C., & Wilkinson, G. (2001). Adjustment disorders: fault line in the psychiatric glossary. *British Journal of Psychaitry, 179*, 479?481.

Castellon, S. A., Hinkin, C. H., & Myers, H. F. (2000). Neuropsychiatric disturbance is associated with executive dysfunction in HIV-1 infection. *Journal of the International Neuropsychological Society, 6*, 373-379.

Castellon, S. A., Hinkin, C. H., Wood, S., & Yarema, K. (1998). Apathy, depression, and cognitive performance in HIV-1 infection. *Journal of Neuropsychiatry and Clinical Neurosciences, 10*, 320-329.

Cetingok, M., Chu, C. C., & Park, D. B. (1990). The effect of culture on the sex differences in schizophrenia. *The International Journal of Social Psychiatry, 36*, 272-279.

Chai, S. & Cho, Y. (2011). Cognitions associated with recovery from alcohol dependence, *Japanese Psychological Research, 5(3)*, 327-332.

Chalkley, A. J., & Powell, G. E. (1983). The clinical description of forty-eight cases of sexual fetishism. *British Journal of Psychiatry, 142*, 292-295.

Chang, L., Cloak, C. C., & Ernst, T. (2003). Magnetic resonance spectroscopy studies of GABA in neuropsychiatric disorders. *Journal of Clinical Psychiatry, 64*(suppl. 3), 7-14.

Charney, D. A., Zikos, E., & Gill, K. J. (2010). Early recovery from alcohol dependence: Factors that promote or impede abstinence. *Journal of Substance Abuse Treatment, 38,* 42-50.

Chavira, D. A., Stein, M. B., & Malcarne, V. L. (2002). Scrutinizing the relationship between shyness and social phobia. *Journal of Anxiety Disorders, 16*, 585-598.

Cherkasky, S., & Hollander, E. (1997). Neuropsychiatric aspects of impulsivity and aggression. In S. C. Yudofsky & R. E. Hales (Eds.), *The American Psychiatric Press textbook of neuropsychiatry.* Washington, DC: American Psychiatric Press.

Chorpita, B. F., Brown, T. A & Barlow, D. H. (1998). Perceived control as a mediator of Family environment in etiological models of childhood anxiey. *Behavior Therapy, 29*, 457-476.

Choy, Y., Eyer, A. J., & Lipsitz, J. D., (2007). Tratment of specific phobia in adults. *Clinical Psychology Review, 27*, 266-286.

Choy, Y., Fyer, A. J., & Lipsitz, J. D. (2007). Treatment of specific phobia in adults. *Clinical Psychology Review, 27*, 266-286.

Church, A. T. (1982). Sojourner adjustment. *Psychological Bulletin, 91*, 540-572.

Cicchetti, D., & Izard, C. E. (Eds.). (1995). Emotions in developmental psychopathology [Special issue]. *Developmental Psychopathology, 7*(1).

Clark, D. A. (1997). Twenty years of cognitive assessment: Cureent status and future directions. *Jounal of Consulting and Clinical Psychology, 65*, 996-1000.

Clark, D. A. (1997). Twenty years of cognitive assessment: Current status and future directions. *Journal of consulting and clinical Psychology, 65*, 996-1000.

Clark, D. A., Beck, A. T., & Alford, B. A. (1999). *Scientific foundations of cognitive theory and therapy of depression.* New York: Wiley.

Clark, D. M. Salkovskis, P. M. hackmann A., Wells, A., Ludgate, J., & Gelder, M. (1999). Brief cognitvie therapy for panic disorder: A randomized controlled trial. *Journal of Consulting and Clinical Psychology, 67*, 583,-589.

Clark, D. M., & Wells, A. (1995). A cognitive model of social phobia. In R. G. Heimberg, M. R. Liebowitz, D. A. Hope, & F. R. Scheier(Eds.), *Socail phobia: Diagnosis, Assessment, and treatment* (pp.69-93). New York:Guilford.

Clark, D. M., Ehlers, A., Hackmann, A., McManus, F., Fennell, M., Grey, N., et al. (2006). Cognitive therapy versus exposure and applied relaxation in social phobia: A randomized controlled trial. *Journal of Consulting and Clinical psychology, 74*, 568-578.

Clark, J. V., & Arkowitz, H. (1975). Social Anxiety and self-evaluation of interpersonal performance. *Psychological Reports, 36*, 211-221.

Classen, C., Koopman. C., Hales, R., & Spiegel, D. (1998). Acute stress disorder as a predictor of posttraumatic stress disorder. *American Jounal of Psychiatry, 155*, 620-624.

Cloninger, C. R. (1987). Neurogenetic adaptive mechanisms in alcoholism. *Science 236,* 410-416.

Cloninger, C.R. (1978). The link between hysteria and sociopathy: An integrative odel of pathogenesis based on clinical, genetic, and neurophysiological observations. In H. S. Akiskal & W. L. Webb (Eds.), *Psychiatric diagnosis: Exploration of biological predictors*(pp. 189-218). New York: Spectrum.

Cochran, S. D. (1984). Preventing mental noncompliance in the outpatient treatment of bipolar affective disorders. *Journal of Consulting and Clinical Psychology, 52*, 873-878.

Coffman, J. A., Bornstein, R. A., Olson, S. C., Schwarzkopf, S. B., & Nasrallah, H. A. (1990). Cognitive impairment and cerebral structure by MRI in bipolar disorder. *Biological Psychiatry, 27*, 1188-1196.

Cohen, A., Hammen, C., Henry, R., & Daley, S. (2004). Effects of stress and social support on recurrence in bipolar disorder. *Journal of Affective Disorder, 82*, 143-147.

Conceicao Do Roasario-Campos, M., Leckman, J. F., Mercadante, M. T., et al. (2001). Audults with early-onset obsessive-compulsive disorder. *American jouranl of Psychiatry, 158*, 1899-1903

Conley, R. R., & Kelly, D. L. (2001). Management of treatment resistance in schizophrenia. *Biological Psychiatry. 50*(11), 898-911.

Cook, E. H., Stein, M. A., Krasowski, M. D., Cox, N. J., Olkon, D. M., Kieffer, J. E., & Leventhal, B. L. (1995). Association of attention deficit disorder and the dopamine transporter gene. *Am J Hum Genet, 56*(4), 993-8.

Cooper, A. F. (1976). Deafness and psychiatric illness. *British Journal of Psychiatry, 129*, 216-226.

Coppen, A., Prange, A. J., Hill, C. Whybrow, P. C., & Noguera, R. (1972). Abnormalities of indoleamines in affective disorders. *Archives of General Psychiatry, 26*, 474-478.

Costello, E. J. (1989). Developments in child psychiatric epidemiology. *Journal of American Academy of Child and Adolescent Psychiatry, 28*, 836-841.

Cotton, N. S. (1979). The familial incidence of alcoholism. *Journal of Studies on Alcohol, 40*, 89-116.

Cox B. J., Clara, I. P., & Enns, M. W. (2002). Post-traumatic stress disorder and the structure of common mental disorders. *Depression and Anxiety, 15,* 168-171.

Coyne, J. C. (1976). Depression an the response of others. *Journal of Abnormal Psychology, 85*, 186-193.

Craig, A. H., Cummings, J. L., Fairbanks, L., Itti, L., Miller, B. L., Li, J., & Mena, I. (1996). Cerebral blood flow correlates of apathy in Alzheimer' s disease. *Archives of Neurology, 53*, 1116.

Craske, M. G., & Maidenberg, E., & Bystritsky, A. (1995). Brief cognitive-behavioral versus nondirective therapy for panic disorder. *Journal of Behavior Therapy & Experimental Psychiatry, 26*, 113-120.

Creamer, M., Burgess, P., & McFarlane, A. C. (2001). Posttraumatic stress disorder: Findings from the

Australian national survey of mental health and well-being. *Psychological Medicine, 31*, 1237-1247.

Cross, T., Bazron, B., Dennis, K., & Isascs, M. (1989). *Towards a culturally competent system of care.* Washington, DC: Georgetown university.

Crowe, R. R., Noyes, R., Pauls, D. L., & Slymen, D. (1983). A family study of panic disorder. *Archives of General Psychiatry, 40*, 1065-1069.

Cuijpers, P., Van Straten, A., Andersson, G., & Van Oppen, P. (2008). Psychotherapy for depression in adults: A meta-analysis of comparative outcome studies. *Journal of Consulting and Clinical Psychology, 76*, 909-922.

Cummings, J. L. (1993). Frontal-subcortical circuits and human behavior. *Archives of Neurology, 50*, 873-880.

Cummings, J. L. (1994). Depression in neurologic disease. *Psychiatric Annals, 24*, 525-531.

Cummings, J. L., & Cunningham, K. (1992). Obsessive-compulsive disorder in Huntington's disease. *Biological Psychiatry, 31*, 263-270.

Cummings, J. L., Mega, M., Gray, K., Rosenberg-Thompson, S., Carusi, D. A., & Gornbein, J. (1994). The Neuropsychiatric Inventory: Comprehensive assessment of psychopathology in dementia. *Neurology, 44*, 2308-2314.

Cytryn, L., & McKnew, D. H. (1972). Proposed Classification of Childhood Depression. *American Journal of Psychiatry, 129*, 149-155

Dare, C. (1985). Psychoanalytic Theories of development. In M. Rutter & L. Hersov (Eds.). *Child and adolescent Psychiatry: Modern approaches.* Oxford: Blackwell Scientific.

Davey, G. c. L., & Levy. S. (1998). Catastrophic worrying: Personal inadequacy and a perseverate iterative styles as features of the catastrophising process. *Journal of Abnormal Psychology, 107*, 576-586.

de Graaf, R., Bijl, R. V., Ravelli, A., Smit, F., & Vollenbergh, W. A. M. (2002). Predictors of general population: Findings from the Netherlands mental health survey and incidence study. *Acta Psychiatrica Scandinavica, 106*, 303-313.

Debeic, J., & Le Doux, J. E. (2006). Noradrenergic signaling in the amygdala contributes to the reconsideration of fear memory: Treatment implications for PTSD. *Annals of New York Academy of Science, 1071*, 521-524.

DeDiodoro, D., Bruschi, C., Esposito, W., & Ferrari, G. (1998). Visual hallucinations in the 19th century: Research in a medical archieve. *Journal of Nervous and Mental Disease, 186*, 716-721.

DeFries, J. C., Fulker, D. W., & LaBuda, M. C. (1987). Reading disability in twins: Evidence for genetic etiology, *Nature, 329*, 537-539

Delgado, P. L., Charney, D. S., Price, L. H., Aghajanian, G. K., Landis, H., & Heninger, G. R. (1990).

Serotonin function and the mechanism of antidepressant action: Reversal of antidepressant-induced remission by rapid depletion of plasma tryptophan. *Archives of General Psychiatry, 47*, 411-418.

DeLuca, N. L., Moser, L. L., & Bond, G. R. (2008). Assertive community treatment. In *Clinical Handbook of Schizophrenia* (pp. 329-288). New York: Guilford Press.

DeRubeis, R. J., & Crits-Christoph, P. (1998). Empirically supported individaul land group psychological treatments for adult mental disorders. *Jounal of consultign and clinical Psychology, 66*, 37-52.

Deshauer, D., Moher, D, Moher, E., Sampson, M., & Grimshaw, G. (2008). Selective serotonin reuptake inhibitors for unipolar depression: A systematic review of classic long-term randomized controlled trials. *Canadian Medical Association Journal, 178*, 1293-1301.

Dimidjian, S., Hollon, S. D., Dobson, K. S., Schmaling, K. B., Kohlenberg, R. J., & Addis, M. E. (2006). Randomized trial of behavioral activation, cognitive therapy, and antidepressant medication in the acute treatment of adults with major depression. *Journal of Consulting and Clinical Psychology, 74*, 658-670.

Dobson, K. S. (1989). A meta-analysis of the efficacy of cognitive therapy for depression. *Journal of Consulting and Clinical Psychology, 57*, 414-419.

Dodge, K. A., & Newman, J. P. (1981). Biased decision making processes in aggressive boys. *Journal of Abnormal psychology, 90*, 375-379.

Dodge, K. A., & Somberg, D. R. (1987). Hostile attributional biases among aggressive boys are exacerbated under conditions of threats to the self. *Child Development, 58*, 213-224.

Domingguez, M., Saka, M., Lieb, R., Wittchen, H., & van Os, J. (2010). Early expression of negative/disorganized symptoms predicting psychotic experiences and subsequent clinical psychosis: A 10-year study. *American Journal of Psychiatry, 167*, 1075-1082.

Donovan, D. E., & Chaney, E. F. (1985). Alcoholic relapse prevention. In G. A. Marlatt, & J. R. Gordon (Eds.), *Relapse Prevention*. New York. Guilford Press.

Dowling, F. G., Pato, M. T., & Pato, C. N. (1995). Comorbidity of obsessive-compulsive and psychotic symptoms: a review. *Harvard Review of Psychiatry, 3*, 75-83.

Downar, J., & Kapur, S. (2008). *Biological theories. In Clinical Handbook of Schizophrenia* (pp. 25-34). New York: Guilford Press.

Draguns, J. G. (1977). Problems of defining and comparing abnormal behavior across cultures. *Annals of the New York Academy of Sciences, 285*, 664-675.

Draguns, J. G. (1990). Applications of cross-cultural psychology in the field of mental health. In R. W. Brislin (Ed.), *Applied cross-cultural psychology* (pp. 320-324). NewBury Park, CA: Sage.

Duffy, J. D., & Kant, R. (1997). Apathy secondary to neurologic disease. *Psychiatric Annals, 27*, 39?43.

Dugas, M. J., Freeston, M. H., & Ladouceur, R. (1997). Intolerance of uncertainty and problem orientation in worry. *Cognitivie Therapy and Research, 21*, 593-606.

Dugas, M. J., Marchand, A., & Ladoucer, R. (2005). Further validation of a cognitive behavior medel of Generalized anxiety disorder: Diagnostic and symptom specificity. *Journal of anxiety disorders, 19*, 329-343.

Dupont, R. M., Jernigan, T. L., Butters, N., Delis, D., Hesselink, J. R., Heindel, W., & Gillin, J. C. (1990). Subcortical abnormalities detected in bipolar affective disorder using magnetic resonance imaging. *Archives of General Psychiatry, 47*, 55-59.

Dweck, C., & Bush, E. (1976). Sex differences in learned helplessness: Ⅰ. Differential debilitation with peer an adult evaluators. *Developmental Psychology, 12*, 147-156.

Egeland, J. A., Gerhard, D. S., Pauls, D. L., Sussex, J. N. Kidd, K. K. Allen, C. R., & Hostetter, A. M. (1987). Bipolar affective disorders linked to DNA markers on chromosome 11. *Nature. 325*, 783-787.

Eisen, J. L., & Rasmussen, S. A.(1993). Obsessive?.compulsive disorder with psychotic features. *Journal of Clinical Psychiatry, 54*, 373?379.

Eley, T. C., Lichtenstein, P., & Moffitt, T.E. (2003). A longitudinal behavioral genetic analysis of the etiology of aggressive and nonaggressive antisocial behavior. *Development and Psychopathology*, 15, 383-402.

Eliade, M. (1992). 샤마니즘: 고대적 접신술[Shamanism: Archaic techniques of ecstasy]. (이윤기 역). 도서출판 까치. (원전은 1974년에 출판).

Elkin, I., Shea, M. T., Watkins, J. T., Imber, S. D., Sotsky, S. M., Collins, J. F., Glass, D. R., Pilkonis, P. A., Leber, W. R., & Docherty, J. P. (1989). National Institute of Mental Health Treatment of Depression Collaborative Research Program: General effectiveness of treatments. *Archives of General Psychiatry, 46*, 971-982.

Elkis, H. (2007). Treatment-resistant schizophrenia. *Psychiatric clinics of North America, 30*, 511-533.

Ellingson, R. J. (1954). Incidence of EEG abonormality among patients with mental disorders of apparently nonorganic origin: A criminal rewiew. *American Journal of Psychiatry*, 111, 263-275.

Engdahl, B., Dikel, T. N., Eberly, R., & Blank, A. (1997). Posttraumatic stress disorder in a community group of former prisoners of war: A normative response to severe trauma. *American Jounal of Psychiary, 154*, 1576-1581.

Engelhard, I. M., Huijding, J., van den Hout, Marcel, A., & de Jong, Peter J. (2007). Vulnerability associations and symptoms of post-traumatic stress disorder in soldiers deployed to Iraq. *Behaviour Reseach and Therapy, 45*, 2317-2325.

Estroff, S. E. (1989). Self, identity, and subjective experiences of schizophrenia: In search of the subject. *Schizophrenia Bulletin, 15*, 189-196.

Euler, S., Schimpf, H., Hennig, J., & Brosig, G. (2005). On psychobiology in psychoanalysis: Salivary cortisol and secretory IgA as psychoanalytic process parameters. *GMS Psycho-Social Medicine, 5*, 1-11.

Exner, J. E. (1993). *The Rorschach: A comprehensive system: Vol. I. Basic foundations*(3rd ed.). New York: Wiley.

Exner, J. E., & Weiner, I. B. (1982). *The Rorschach: A Comprehensive System Volume 3: Assessment of Children and Adolescents.* New York : John Wiley & Sons, Inc.

Fabrega, H. (1989). Cultural relativism and psychiatric illness. *Journal of Nervous and Mental Disease, 177*, 415-425.

Factor, S. A. (2002). Pharmacology of Atypical Antipsychotics. *Clinical Neuropharmacology, 25*, 153-157.

Fairburn, C. G. (2008). **섭식장애를 위한 강화-인지행동치료**(이정현 역). 서울: 하나의학사(원전은 2008년에 출판).

Ferdinand, R. F., & Verhulst, F. C. (1995). Psychopathology from adolsecence into young adulthood: An 8-year follow-up study. *American Journal of Psychiatry, 152*, 586-594.

Figiel, G. S., Krishnan, K. R., Rao, V. P., Doraiswamy, M., Ellinwood, E. H., & Nemeroff, C. B. (1991). Subcortical hyperintensities on brain magnetic resonance imaging: A comparison of normal and bipolar subjects. *Journal of Neuropsychiatry and Clinical Neurosciences, 3*, 18-22.

Finlay-Joes, R. (1989). Anxiety. In G. W. Brown & T. O. Harris(Eds.), *Life evnets and ilness*(pp. 95-112). New York: Guilford.

Finset, A. (1988). Depressed mood and reduced emotionality after right hemisphere brain damage. In M. Kinsbourne (Ed.), *Cerebral hemisphere function in depression.* Washington, DC: American Psychiatric Press.

First, M. B., Spitzer, R. L, Gibbon M., & Williams, J. B. W. (2002). Structured Clinical Interview for DSM-IV-TR Axis I Disorders, Research Version, Patient Edition. (SCID-I/P) New York: Biometrics Research, New York State Psychiatric Institute.

Fish, F. (1967). *Clinical Psychopathology: Signs and Symptoms in Psychiatry.* Bristol: John Wright & Sons.

Foa, E. B., & Franklin, M. E. (2001). Obsessive-compulsive disorder. In D. H. barlow(Ed.), *Clinical Handbook of psychological disorder*(pp. 209-263). New York: Guilford.

Foa, E. B., & Riggs, D. S. (1993). Post-traumatic stress disorder in rape victims. In J. Oldham, M. B. Riba, & A. Tasman (Eds.), *American Psychiatric press review of psychiatry*(Vol. 12, pp. 273-303). Washington, DCL American Psychiatric Press.

Foley, S. R., Kelly, B. D., Clarke, M., et al. (2005). Incidence and clinical correlates of aggression and violence at presentation in patients with first episode psychosis. *Schizophrenia Research, 72*, 161-68.

Folstein, S. E., Brandt, J., & Folstein, M. F. (1990). Huntington's disease. In J. L. Cummings (Ed.), *Subcortical dementia* (pp. 87-107). New York: Oxford University Press.

Forbes, N. F., Carrick, L. A., McIntosh, A. M., & Lawrie, S. M. (2009). Working memory in schizophrenia: a meta-analysis. *Psychological medicine, 39*, 889-905.

Fournier, J. C., DeRubeis, R. J., Shelton, R. C., Gallop, R., Amsterdam, J. D., & Hollon, S. D. (2008). Antidepressant medications v. cognitive therapy in people with depression with or without personality disorder. *British Journal of Psychiatry, 192*, 124-129.

Fox, N. A. (1994). The development of emotion regulation: Biological and behavioral considerations. Monographs of the Society for Research in Child Develpment, 59(2-3, Serial No. 240).

Francis-Raniere, E. L., Alloy, L. B., & Abramson, L. Y. (2006). Depressive personality style and bipolar spectrum disorder: Prospective tests of the event congruency hypothesis. *Bipolar Disorders, 8*, 382-399.

Franklin, M. E., & Foa, E. B. (1998). Cognitive-behavioral treatments for ebsessive-compulsive disorder. In P. E. Nathan & J. M. Gorman (Eds.), *A guide to treatments that work*(pp. 339-357). New York: Oxford University press.

Frankowski, R. F., Annegers, J. F., & Whitman, S. (1985). The descriptive epidemiology of head trauma in the United States. In D. P. Becker & J. T. Povlishock (Eds.), *Central nervous system trauma: Status report, 1985*. Bethesda, MD: National Institutes of Health.

Fredrickson, G. M. (1999). Models of American ethnic relations: A historical perspective. In D. A. Prentice & D. T. Miller (Eds.), *Cultural divides: Understanding and overcoming group conflict* (pp. 23-34). New York: Russel Sage Foundation.

Freeman, C. P. L. (2004). Neurotic disorders. In *Companion to Psychiatric Studies*(7th ed.)(Eds E. C. Johnstone, S. Lawrie, D. Owens, & M. Sharpe). Edinburgh: Churchill Livingstone.

Freeman, T. & Gathercole, C. E. (1966). Perseveration-the clinical symptoms in chronic schizophrenia and organic dementia. *British Journal of Psychiatry, 112*, 27-2.

Freemantle, N., Anderson, I. M., & Young, P. (2000). Predictive value of pharmacological activity for the relative efficacy of antidepressant drugs: Meta regression analysis. *British Journal of Psychiatry, 177*, 292-302.

Freud, S. (1957). Mourning and melancholia. In J. Strachey (Ed.), *The standard edition* (Vol. 14). London: Hogarth. (Originally published in 1917).

Freud, S. (1961). The economic problem of masochism. In J. Strachey(Ed. & Trans.), *The standard edition of the complete psychological works of Sigmund Freud*(Vol. 19). London: Hogarth Press.

Freud, S., Breuer, J., Lockhurst, N., et al. (1895). *Reprinted in translation in 2004 as Studies in Hysteria.* London: Penguin.

Frohlich, P. E, & Meston, C. M. (2005). Tactile sensitivity in women with sexual arousal disorder. *Archives of sexual Behavior, 34*(2), 207-217.

Fromm-Reichmann, F. (1948). Notes on the development of treatment of schizophrenics by psychoanalytic psychotherapy. *Psychiatry, 11*, 263-273.

Fuchs, E., Czeh, B., Kole, M. H. P., Michaels, T., & Lucassen, P. J. (2004). Alterations of neuroplasticity in depression: The hippocampus and beyond. *European Neuropsychopharmacology, 14*, S481-S490.

Fuchs, E., Flugge, G., & Czeh, B. (2006). Remodeling of neuronal networks by stress. *Frontiers in Bioscience, 11*, 2746-2758

Furnham, A., & Bochner, S. (1989). *Culture shock, psychological reaction to unfamiliar environment.* Cambridge: Great Britain at the University Press.

Gabbard, G. O. (1994). *Psychodynamic psychiatry in clinical practice.* Washington, DC: American Psychiatric Press.

Galea, S., Ahern, J., Resnick, h. Kilpatrick, D., Bucuvals, M., Gold,J., & Vlahov, D. (2002). Psychological sequelae of the September 1 terrorist attacks in New York city. *New England Jouranl of Medicine, 346*, 982-987.

Gallagher-Thompson, D., & Steffen, A. M. (1994). Comparative effects of cognitive-behavioral and brief dynamic therapy for depressed family caregivers. *Journal of Consulting and Clinical Psychology, 62*, 543-549.

Garbard, G. O. (1994). *Affective disorders in psychodynamic psychiatry in clinical practice.* (pp. 219-248). Washington, DC: American Psychiatric Association.

Garety, P. A, Hemsley, D. R., & Wessely, S. (1991). Reasoning in deluded schizophrenia and paranoid patients. *Journal of Nervous and Mental Disease, 179*, 194-201.

Ge, X., Conger, R. D., Cadoret, R. J., Neiderhiser, J. M., Yates, W., et al. (1996). The developmental interface between nature and nurture: A mutual influence model of child antisocial behavior and parent behaviors. *Developmental Psychology*, 32, 574-589.

Geracioti, T. D., Baker, D. G., Ekhator, N. N., et al. (2001). CSF norepinephrine concentrations in post traumatic stress disorder. *Americna jouranl of Psychiatry, 158*, 1227-1230.

Gervin, M., & Barnes, T. R. E.(2000). Assessment of drug-related movement disorders in schizophrenia. *Advances in Psychiatric Treatment, 6*, 332?41.

Geschwind, N., & Galaburda, A. M. (1985). *Cerebral Lateralization*, Cambridge, The MIT Press.

Gibbs, D. P., & Cooper, E. B. (1989). Prevalence of communication disorders in students with learning disabilities. *Journal of Learning Disabilities, 22*, 60-63

Gibson, M. A. (2001). Immigrant adaptation and patterns of acculturation. *Human Development, 44*, 19-23.

Gilbertson, M. W. Shenton, M. E., Ciszewski, A., Kassai, K., Lasko, N. B., Orr, S. P., et al. (2002). Smaller hippocampal volume prdicts pathologic vulerability to psychological trauma. *Nature Neuroscience, 5*, 1242-1247.

Gillberg, C. (1988). The neurobiology of infantile autism. *Journal of Child Psychology and Psychiatry, 29*, 257-266.

Gilleen, J., & David, A. S. (2005). The cognitive neuropsychiatry of delusions: from psychopathology to neuropsychology and back again. *Psychological Medicine, 35*, 2-5.

Gillespie, C. F., & Nemeroff, C. B. (2005). Hypercortisolemia and depression. *Psychosomatic Medicine, 67*, S26-S28.

Gilmore, J. H. (2010). Understanding what causes schizophrenia: A developmental perspective. *American Journal of Psychiatry, 167*, 8-10.

Giron, M. M., Fernandez-Yanez, A. A., Mana-Alvarenga, S. S., Molina-Habas, A. A., Nolasco, A. A., & Gomez-Beneyto, M. M. (1020). Efficacy and effectiveness of individual family intervention on social and clinical functioning and family burden in severe schizophrenia: A 2-year randomized controlled study. *Psychological Medicine, 40*, 73-84.

Gitlin, M., Swendsen, J., Heller, T., & Hammen, C. (1995). Relapse and impairment in bipolar disorder. *American Journal of Psychiatry, 152*, 1635-1640.

Glaser, K. (1981). Psychopathologic patterns in depressed adolescents. *American Journal of Psychotherapy, 35*, 368-382.

Glatt, S. J., Faraone, S. V., & Tsuang, M. T. (2003). Association between a functional catechol-o-methyltransferase gene polymorphism and schizophrenia: Meta-analysis of case-control and family-based studies. *American Journal of Psychiatry, 160*, 469-476.

Gloaguen, V., Cottraux, J., Cucherat, M., & Blackburn, I. M. (1998). A meta-analysis of the effects of cognitive therapy in depressed patients. *Journal of Affective Disorder, 49*, 59-72.

Gold, J. M,, Hahn, B., Zhang, W. W., Robinson. B. M., Kappenman, E. S., Beck, V.M., & Luck, S. J. (2010). Reduced capacity but spared precision and maintenance of working memory representations in schizophrenia. *Archives of General Psychiatry, 67*(6), 570-577.Br J Psychiatry Suppl. 2009 Nov; 52: S20-8.

Gold, J. M., Hahn, B., Zhang, W. W., Robinson, B. M., Kappenman, E. S., Beck, V. M., & Luck, S. J. (2010). Reduced capacity but spared precision and maintenance of working memory representations in schizophrenia. *Archives of General Psychiatry, 67*(6), 570-577.

Goldapple, K., Segal, Z., Garson, C., Lau, M., Beiling, P., Kennedy, S., & Mayberg, H. (2004). Modulation of cortical-limbic pathways in major depression. *Archives of General Psychiatry, 61*, 34-41.

Goldner, E. M., Hsu, L., Waraich, P., & Somers J. M. (2002). Prevalence and incidence studies of schizophrenic disorders: a systematic review of the literature. *Canadian Journal of Psychiatry, 47*(9), 833-843.

Goldstein, A. J., & Chambless, D. L. (1978). A reanalysis of agoraphobia. *Behavior Therapy, 9*, 47-59.

Goldstein, F. C., & Levin, H. S. (1990). Epidemiology of traumatic brain injury: Incidence, clinical characteristics, and risk factors. In E. D. Bigler (Ed.), *Traumatic brain injury.* Austin, TX: Pro-ed.

Goldstein, J. M., Buka, S. L., Seidman, L. J., & Tsuang, M. T. (2010). Specificity of familial transmission of schizophrenia psychosis spectrum and affective psychoses in the New England Family Study's high-risk design. *Archives of General Psychiatry, 67*, 458-467.

Goldstein, K. (1944). Methodological approach to the study of schizophrenic thought disorder. In *Language and Thought in Schizophrenia*(Ed. J. Kasanin). Berkeley, CA: University of California Press.

Goodwin, D. W., Schulsinger, F., Moller, N., Hermansen, L., Winokur, G., & Guze, S. B. (1974). Drinking Problem in adopted and nonadopted sons of alcoholism. *Archives General Psychiatry, 31,* 164-169.

Goodwin, F. K. & Jamison, K. R. (1990). *Manic depressive illness.* New York: Oxford University Press.

Gordon, M. M. (1964). *Assimilation in American life: The role of race, religion, and national origins.* USA: Oxford University press.

Gorenstein, E. E., & Newman, J. P. (1980). Disinhibitory psychopathology: A new perspective and a model for research. *Psychological Review, 87*, 301-315.

Gorski, T. T., & Miller, M. (2002). 온전한 마음. (이덕기 역). 서울: 하나의학사. (원전은 1986년에 출판)

Gosselin, C. C., & Wilson, G. D. (1980). *Sexual variations.* London: Faber & Faber.

Gotlib, I. H., & Colby, C. A. (1987). *Treatment of depression: An interpersonal systems approach.* New York: Pergamon Press.

Gottesman, I. I., & Goldsmitth, H. H. (1994). Developmental psychopathology of antisocial behavior: Inserting genes into its ontogenesis and epigenesis. In C. A. Nelson (Ed.), *Threats to optimal development* (pp. 69-104). Hillsdale, NJ:Erlbaum.

Gottesman, I. I., & Gould, T. D. (2003). The endophenotype concept in psychiatry: etymology and strategic intentions. *American Journal of Psychiatry, 130,* 636-645.

Green, R., & Fleming, D. T. (1990). Transsexual surgery follow-up: Status in the 1990s. In J. Bancroft, C. Davis, & D. Weinstein (Eds), *Annaul revies of sex research*(pp. 163-174). Society for the Scientific study of Sexuality, Allentown. Vol 1.

Greenberg, D. M., Bradford, J., & Curry, S. (1995). Infantophilia-a new subcategory of pedophilia?: A preliminary study. *Bulletin of the American Academy of Psychiatry and the law, 23,* 63-71.

Greenberg, R. P., & Bornstein, R. F. (1988). The dependent personality: I. Risk for physical disorders. *Journal of personality Disorders,* 2, 126-135.

Gresham, F. M., & Elliott, S. N. (1989). Social Skills Deficits as a Primary Learning Disability. *J of Learning Disabilities, 22,* 120-124.

Guarnaccia, P. J. (1993). Ataques de nervios in Puerto Rico: Culture-bounded syndrome or popular illness? *Medical Anthropology, 15,* 157-170.

Gudjonsson, G. H., Kopelman, M. D. & MacKeith, J. A. C. (1999). Unreliable admissions of homicide. A case of misdiagnosis of amnesia and misuse of abreaction technique.

Gunderson, J. G., Links, P. S., Reich, J. H. (1991). Competing models of personality disorders. *Journal of Personality Disorder, 5,* 60-68.

Gupta, S., & Kulhara, P. (2010). What is schizophrenia: A neurodevelopmental or neurodegenerative disorder or a combination of both? A critical analysis. *Indian Journal of Psychiatry, 52*(1), pp. 21-27.

Haddad, P. M., Taylor, M., & Niaz, O. S. (2009). First-generation antipsychotic long-acting injections v. oral antipsychotics in schizophrenia: systematic review of randomised controlled trials and observational studies. *British Journal of Psychiatry, 195*(Suppl 52), S20-28.

Halligan, P. W., Marshall, J. C., & Wade, D. T. (1995). Unilateral somatoparaphrenia after right hemisphere stroke: a case description. *Cortex, 31,* 173-182.

Hamilton, M. (1974). *Fish's Clinical Psychopathology: Signs and symptoms in psychiatry.* Bristol: John Wright and Sons Ltd.

Hammen, C. L., Ellicott, A., Gitlin, M., & Jamison, K. R. (1989). Sociotrophy/autonomy and vulnerability to specific life events in patients with unipolar depression and bipolar depression. *Journal of Abnormal Psychology, 98,* 154-160.

Hammill, D. D. (1990). On defining learning disability: An emerging concensus. *Journal of Learning Disabilities 23*(2), 74-84

Hanson, R. K., Steffy, R. A., & Gauthier, R. (1993). Long-term recidivism of child molesters. *Journal of Consulting and Clinical Psychology, 61,* 646-656.

Happe, F. G. (1994). Wechsler IQ profile and theory of mind in autism: A research note. *Journal of Child Psychology and Psychiatry, 35,* 1461-1471.

Harland, R., Morgan, C., & Hutchinson, G. (2004). Phenomenology, science and the anthropology of the self: a new model for the aetiology of psychosis. *British Journal of Psychiatry, 185,* 361-62.

Harrison, P. J., & Owen, M. J. (2003). Genes for schizophrenia? Recent findings and their pathophysiological implications. *Lancet, 361,* 417-429.

Hauk, M., Fein, D., Malthy, N., Waterhous, L., & Feinstein, C. (1999). Memory for faces in children with autism. *Child Neuropsychology, 4*, 187-198.

Heiman, J., & Lopiccolo, J. (1992). *Becoming orgasmic: A sexual and personal growth program for women.* New York: Simon & Schuster.

Heimberg, R. G., Salzman, D. G., holt, c. S., & Blendell, k. A. (1993). Cognitive-behavioral group treatment for social phobia: Effectiveness at five-year follow-up. *Cognitive Therapy and Research, 17*, 325-339.

Heimerg, R. G., Liebowitz, M. R., Hope, D. A., Schneider, F. R., Holt, C. S., Welkowitz, L. A., Juster, H. R., Campeas, R., Brunch, M. A., Cloitre, M., Falloon, B., & Klein, D.F. (1998). Cognitive behavioral group therapy vs. phenelzine therapy for social phobia. *Archives of General Psychiatry, 55*, 1133-1141.

Henderson, W. G., Eisen, S., & Goldberg, J. (1990). The vietnam era twin registry: A resource for medical research. *Public Health Reports, 105*, 368-373.

Herman, J. L., Perry, J.C., & van der Kolk, B. A. (1989). childhood trauma in borderline personality disorder. *American Journal of Psychiatry, 146*, 490-495.

Herpetz, S. C., Dietrich, T. M., Wenning, B., et al. (2001). Evidence of abnormal amygdala functioning in borderline personality disorder: A functional MRI Study. *Biological Psychiatry, 50*, 292-298.

Hettema, J. M., Neale, M. C., & Kendler, K. S. (2001). A review and meta-analysis of the genetic epidemiology of the anxiety disorders. *American Journal of Psychiatry, 158*, 1568-1578.

Hettema, J. M., Prescott, C. A., Myers, J. M., Neale, M. C., & Kendler, K. S. (2005). The structure of genetic and environmental risk factors for anxiety disorders in men and women. *Archives of General Psychiatry, 62*, 182-189.

Hirsch, C. R., & Clark, D. M. (2004). Mental imagery and social phobia In J. yiedn (Ed.), *Cognition, Emotion and psychopatholgy: Theoretical, empirical and clinical direction*(pp. 232-250). Cambidge, UK: Cambridge University Press.

Hirschfeld, R. M. A. (1994). Major depression, dysthymia and depressive personality disorder. *British Journal of Psychiatry, 26*, 23-30.

Hobfoll, S. E., Spielberger, C. D., Breznitz, S., Figley, C., Milgram, N. A., Sandler, I., Sarason, I., & van der kolk, B. (1991). War-related stress: Addressing the stress of war and other traumatic events. *American Psychologist, 46*, 848-855.

Hodgins, D. C., el-Guebaly, N., & Armstrong, S. (1995). Prospective and retrospective reports of mood states before relapse to substance use. *Journal of Consulting and Clinical Psychology, 63*(3), 400-407.

Hofmann, S. G., Levitt, J. T., Hoffman, E. C., Greene, K., Litz, B. T., & Barlow, D. H. (2001). potentially traumatizing events in panic disorder and other anxiety disorders. *Depression and Anxiety, 13*,

101-102.

Hofmann, S. G., Sawyer, A. T., Witt, A., & Oh, D. (2010). The effect of mindfulness-based therapy on anxiety and depression: A meta-analytic review. *Journal of Consulting and Clinical Psychology, 78*, 169-813.

Hollon, S. D., DeRubeis, R. J., Shelton, R. C., Amsterdam, J. D., Salomon, R. M., O'Reardon, J. P., et al. (2005). Prevention of relapse following cognitive therapy vs. medications in moderate to severe depression. *Archives of General Psychiatry, 62*, 417-422.

Hollon, S. D., Kendall, P. C., & Lumry, A. (1986). Specificity of depressotypic cognitions in clinical depression. *Journal of Abnormal Psychology, 95*, 52-59.

Holzman(2000). Eye movements and the search for the essence of schizophrenia. *Brain Research Review, 31*, 350-356.

Hong, L. E., Turano, K. A., O'Neill. J., Hao, L. I., McMahon, R. P., Elliott, A., & Thaker, G. K. (2008). Refining the predictive pursuit endophenotype in schizophrenia. *Biological Psychiatry, 63*, 458-464.

Hooley, J. M., & Teasdale, J. D. (1989). Predictors of relapse in unipolar depressives: Expressed emotion, marital distress, and perceived criticism. *Journal of Abnormal Psychology, 98*, 229-235.

Hooly, J. M., & Gotlieb, I. H. (2000). A diathesis-stress conceptualization of expressed emotion and clinical outcome. *Applied and Preventive Psychology, 9*, 135-151.

Hope, D. A., Heimberg, R. G., & Bruch, M. A. (1995). Dismantling cognitive-behavioral group therapy for social phobia. *Behaviour Research and Therapy, 33*, 637-650.

Horowitz, M. J. (1986). Stresresponse syndromes: A review of posttraumatic and adjustment disorders. *Hospital and Community Psychiatry, 37*, 241-249.

Hougaard, E. (2010). Placebo and antidepressant treatment for major depression: Is there a lesson to be learned for psychotherapy? *Nordic Psychology, 62*, 7-26.

Howes, O. D., & Kapur, S. (2009). The dopamine hypothesis of schizophrenia: version III-the final common pathway. *Schizophrenia Bulletin, 35*(3), 549-562.

Hunt, M. (1974). *Sexual behavior in the 1970's.* New York: Playboy Press.

Huq, S. F., Garety, P. A., & Hemsley, D. R. (1988). Probabilistic judgements in deluded and nondeluded subjects. *Quarterly Journal of Experimental Psychology*, 40A: 801?12.

Hwang, W., Myers, H. F., Abe-Kim, J., & Ting J. Y. (2008). A conceptual paradigm for understanding culture's impact on mental health. *Clinical Psychology Review, 28*, 211-227.

Hwu, H. G., Yeh, E. K., Chang, L. Y., & Yeh, Y. L. (1986). Chinese Diagnostic Interview Schedule II: A validity study estimation of lifetime prevalence. *Acta Psychiatrica Scandinavica, 73*, 348-357.

Hyman, S. E. (1994) Why dose the brain prefer opium to broccoli? *Harvard Review of Psychiatry, 1994, 2*, 43-46.

Hymowitz, P., Frances, A., Jocobsberg, L. B. Sickles, M., & Hoyt, R. (1986). Neuroleptic treatment of schizotypal personality disorders. *Comprehensive Psychiatry*, 27, 267-271.

Ibrahim, F., Cohen, C. I., & Ramirez, P. M. (2010). Successful aging in older adults with schizophrenia: Prevalence and associated factors. *American Journal of Geriatric Psychiatry, 18*, 879-886.

Ingersoll, B. D., & Goldstein, S. (1993). *Attention Deficit Disorder and Learning Disabilities*. New York: Doubleday.

Jablensky, A. (1989). Epidemiology and cross-cultural aspects of schizophrenia. *Psychiatric Annals, 19*, 516-524.

Jacob, T. (Ed.). (1987). *Family interaction and psychopathology: Theories, methods, and findings*. New York: Plenum Press.

Jacobson, N. S., & Anderson, E. A. (1982). Interpersonal skill and depression in college students: An analysis of the timing of self-disclosures. *Behavior Therapy, 13*, 271-282.

Jaffee, S. R., Moffitt, T. E., Caspi, A., Taylor, A., & Arseneault, L. (2002). Influence of adult domestic violence on children's internalizing and externalizing problems: An environmentally informative twin study. *Journal of the American Academy of Child and Adolescent Psychiatry*, 41, 1095-1103.

Janoff-Bulman, R. (1989). Assumptive worlds and the stress of traumatic envets: applications of the schema construct. *Social Cognition, 7*, 113-136.

Jarrett, R. B., Kraft, D., Doyle, J., Foster, B. M., Eaves, G. G., & Silver, P. C. (2001). Preventing recurrent depression using cognitive therapy with and without a continuation phase: A randomized clinical trial. *Archives of General Psychiatry, 58*, 381-388.

Jaspers, K. (1997). *General Psychopathology*(trans. J. Hoenig & M. W. Hamilton). Baltimore: Johns Hopkins University Press.

Javis, E. (1998). Schizophrenia in British immigrants: Recent findings, issues, and implications. *Transcultural Psychiatry, 35*, 39-74.

Jellineck, E. M. (1972). *The disease concept of alcoholism*, New Haven, College and University Press.

Jenike, M. A. Baer, L., & Minichiello, W. E. (1986). *Obsessive-compulsive disorders: Theory and management*. Littleton, MA: PSG.

Jeong B., Wible .C G., Hashimoto, R., & Kubicki, M. (2009). Functional and anatomical connectivity abnormalities in left inferior frontal gyrus in schizophrenia. *Human Brain Mapping, 30*, 4138-4151.

Johnson, M. K., Hashtroudi, S. & Lindsay, D. S. (1993). Source monitoring. *Psychological Bulletin, 114*, 3-28.

Johnson, S. L. (2005). Mania and goal regulation: A review. *Clinical Psychology Review, 25*, 241-262.

Johnson, S. L., & Fingerhut, R. (2004). Negative cognitions predict the course of bipolar depression, not mania. *Journal of Cognitive Psychotherapy, 18*, 149-162.

Joiner, T. E., & Coyne, J. C. (1999). *The interpersonal nature of depression: Advances in interpersonal approaches.* Washington, DC: American Psychological Association.

Joiner, T. E., & Metalsky, G. I. (1995). A prospective test of an integrative interpersonal theory of depression: A naturalistic study of college roommates. *Journal of Personality and Social Psychology, 69*, 447-788.

Jones, S. L., Lanyon, R. I. (1981). Relationship between adaptive skills and outcome of alcoholism treatment. *Journal of Studies on Alcohol, 42,* 521-525.

Jost, J. T., & Banaji, M. R. (1994). The role of stereotyping in system justification and the production of false consciousness: *British Journal of Social Psychology, 33*, 1-27.

Judd, L. L. (1997). The clinical course of unipolar major depressive disorders. *Archives of General Psychiatry, 54*, 989-991.

Judd, L. L., Akiskal, H. S., & Schettler, P. J. (2005). Psychosocial disability in the course of bipolar I and II disorders: A prospective, comparative, longitudinal study. *Archives of General Psychiatry, 62*, 1322-1330.

Kabat-Zinn, J. (1982). An outpatient program in behavioral medicine for chronic pain patients based on the practice of mindfulness meditation: Theoretical considerations and preliminary results. *General Hospital Psychiatry, 4*, 33-47.

Kafka, M. P., & Hennen, J. (2003). Hypersexual desire in males: Are males with paraphilia-related disorders: An open trial. *Annals of Clinical Psychiatry, 6*(3), 189-195.

Kandel, E., & Freed, D. (1989). Frontal-lobe dysfunction and antisocial behavior: A review. *Journal of Clinical Psychology, 45*, 404-413.

Kanfer, F. H. (1970). Self-regulation: Research, issues and speculations. In C. Neuringer and J. L. Michael (Eds.), *Behavior modification in clinical psychology*(pp. 178-220). New York: Appleton-Century-Crofts.

Kanfer, F. H., & Hagerman, S. (1981). The role of self-regulation. In L. P. Rehm(Ed.), *Behavior therapy for depression: Present status and the future directions* (pp. 143-179). New York: Academic Press.

Kanner, L. (1943). Autistic disturbances of affective contact. *Nervous Child, 2*, 217-250.

Kaplan, H. I., & Saddock, B. J. (2008). *Concise Textbook of Clinical Psychiatry*(10th ed.). Williams & Wilkins, Baltimore.

Kaplan, H. S. (1974). *The new sex therapy.* New York: Brunner/Mazel.

Kaplan, P. W., & Fisher, R. S. (2005). Simple Partial Epileptic Seizures and Their Nonepileptic Imitators. Demos Medical Publishing, New York.

Karno, M., Golding, J. M., Burnam, M., Hough, R. L., Escobar, J. I., Wells, K. M., & Boyer R. (1989). Anxiety disorders among Mexican-Americans and non-Hispanic Whites in Los Angeles. *Journal of*

Nervous and Mental Disease, 177, 202-209.

Kay, S. R., Fiszbein, A, & Opler, L. A. (1987). The positive and negative syndrome scale (PANSS) for schizophrenia. *Schizophrenia Bulletin, 13*(2), 261?276.

Kazdin, A. E. (2007). Mediators and mechanisms of change in psychotherapy research. *Annual Review of Clinical Psychology, 3*, 1-27.

Keane, T. M., Zimering, R. T., & Caddell, J. (1985). A behavioral formulation of posttraumatic strss disorder in Vietnam veternas. *The behavior thrapist, 8*, 9-12.

Keller, M. B., & Shapiro, R. W. (1982). Double depression: Superimposition of acute depressive episodes on chronic depressive disorders. *American Journal of Psychiatry, 139*, 438-442.

Kellner, R. (1991). *Psychosomatic syndromes and somatic symptoms.* American Psychiatric Press, Inc.

Kelly, B. D. (2005). Erotomania? epidemiology and management. *CNS Drugs, 19*, 657-69.

Kenardy, J., & Taylor, C. B. (1990). Expectied versus unexpected panic attacks: A naturalistic prospective study. Journal of Anxiety Disorders, 13, 435-445.

Kenardy, J., & Taylor, C. B. (1999). Expected versus unexpected panic attacks: A naturalistic prospective study. *Journal of Anxiety Disorders*, 13, 435-445.

Kendall, P. C.(1985). Toward a cognitive-behavioral model of child psychopathology and a critique of related interventions. *Journal of Abnormal Child Psychology, 13*, 357-372

Kendall, P.C.(1991). *Child and adolescent therapy: Cognitive-behavioral Procedure*. New York: Guilford.

Kendell, R. (1975). *The Role of Diagnosis of Psychiatry*. Oxford. United Kingdom: Blackwell Scientific Publications.

Kendler, K. S., Hettema, J. M., Butera, F., Gardner, C. O., & Prescott, C. A. (2003). life events dimensions of loss, humiliation, entrapment, and danger in the prediction of onests of major depression and generalized anxiety. *Archives of General Psychiatry, 60*, 789-796.

Kendler, K. S., Myers, J. Prescott, C. A., & Neale, M C. (2001). The genetic epidemiology of irrational fears and phobias in men, *Archives of General Psychiatry, 58*, 257-267.

Kendler, K. S., Myers, J., Prescott, C. A., & Neale, M. C. (2001). The genetic epidemiology of irrational fears and phobias in men. *Archives of General Psychiatry, 58*, 257-267.

Kennedy, N., McDonagh, M., Kelly, B., et al. (2002). Erotomania revisited: clinical course and treatment. *Comprehensive Psychiatry, 43*, 1-6.

Kennedy, S. H., Javanmard, M., & Vaccarino, F. J. (1997). A review of functional neuroimaging in mood disorders: Positron emission tomography and depression. *Canadian Journal of Psychiatry, 42*, 467-475.

Kennedy, S. H., Komarski, J. Z., Mcintyre, R. S., & Mayberg, H. S. (2007). Differences in brain glucose metabolism between responders to CBT and Venlafaxine in a 16-week randomized control trial.

American Journal of Psychiatry, 164, 778-788.

Kennet, G. A. (2000). *Serotonin receptions and their function,* Bristol, U. K.: Tocris.

Kenny, M. A., & Willams, J. M. G. (2007). Treatment-resistant depressed patients show a good response to mindfulness-based cognitive therapy. *Behavior Research and Therapy, 45*, 617-625.

Kensey, A. C., Pomeroy, W. B., Martin, C. E., & Gebhard, P. H. (1953). *Sexual behavior in the human female.* Philadelphia: Saunders.

Kent, G., & Wahass, S. (1996). The content and characteristics of auditory hallucinations in Saudi Arabia and the UK: A cross-cultural comparison. *Acta Psychiatrica Scandinavica, 94*, 433-437.

Kernberg, O. F. (1975). *Borderline conditions and Pathological narcissism.* New York: Jason Aronson.

Kernberg, O. F. (1985). *Borderline conditions and pathological narcissism.* Horthvale, NJ: Jason Aronson.

Keshavan, M. S. (1997). Neurodevelopment and schizophrenia: Quo vadis? In: Keshavan, M. S., & Murray, R. M. (Eds.) *Neurodevelopment and Adult Psychopathology*(pp. 267-277). London: Cambridge University Press.

Kessler, R. C., Chiu, W. T., Jin, R., Ruscio, A. M., Shear, K., & Walters, E. E. (2006). The epidemiology of panic attacks, panic disorder, and agoraphobia in the National Comorbidity Survey replication. *Archives of General Psychiatry, 63*, 415-424.

Kessler, R. C., McGonagle, K. A., Zhao, S., Nelson, C. B., Hughes, M., & Eshelman, S. (1994). Lifetime and 12-month prevalence of DSM-III-R psychiatric disorders in the United States: Results from National Comorbidity Survey. *Archives of General Psychiatry, 51*, 8-19.

Khan, A., Leventhal., R. M., Khan, S. R., & Brown, A. (2002). Severity of depression and response to antidepressants and placebo: An analysis of the Food and Drug Administrations database. *Journal of Clinical Psychopharmacology, 22*, 40-45.

Khan, A., Warner, H. A., & Brown, W. A. (2000). Symptom reduction and suicide risk in patients treated with placebo in antidepressant clinical trials: An analysis of the Food and Drug Administration database. *Archives of General Psychiatry, 57*, 311-317.

Kim, E. (2005). The effect of the decreased safety behaviors on anxiety and negative thoughts in social phobics. *Journal of Anxiety Disorders, 19*, 69-86.

Kim, E. Y., & Miklowitz, D. J. (2004). Expressed emotion as a predictor of outcome among bipolar patients undergoing family therapy. *Journal of Affective Disorder, 82*, 343-352.

King, Jonhson, Davison, Neale. (2008). **이상심리학.** 서울: 시그마프레스.

Kingsberg, S. A., & Janata, J. W. (2003). Sexual aversion disorder. In S. Levine(Ed.), *Handbook of clinical sexuality for mental health professional* (pp. 153-166). New York: Brunner-Routledge.

Kirk, S. A. (1963). Behavioral diagnosis and remediation of learning disabilities. *Conference Exploring*

Problems of the Perceptually Handicapped Child, 1, 1-23.

Kirsch, I., & Sapperstein, G. (1998). Listening to Prozac but hearing placebo? A meta-analysis of antidepressant medication. *Prevention & Treatment, 1*. Retrieved March 10, 2007, from. journals. apa.org/prevention/volume1.

Kirsh, I., Deacon, B. J., Huedo-Medina, T. B., Scoboria, A., Moore, T. M., & Tohnson, B. T. (2008). Initial severity and antidepressant benefits: A meta-analysis of data submitted to the Food and Drug Administration. *PLoS Medicine, 5*: e45.doi:10.1371/journal.prmed.0050045.

Klerman, G. L., Weissman, M. M., Rounsaville, B. J., & Chevron, E. S. (1984). *Interpersonal psychotherapy of depression*. New York: Basic Books.

Koek, R. J., Yerevanian, B. I., Tachiki, K. H., Smith, J. C., Alcock, J., & Kopelowicz, A. (1999). Hemispheric asymmetry in depression and mania: A longitudinal QEEG study in bipolar disorder. *Journal of Affective Disorders, 53*, 109-122.

Kohut, H. (1968). The psychoanalytic treatment of narcissistic personality disorder. *Psychoanlytic Study of the child*, 23, 86-113.

Kolb, B., & Whishan, I. (1990). Fundermantal of Human Neuropsychology(3rd ed). New York: W.H. Freeman & Company.

Kopelowicz, A., & Liberman, R. P. (1998). Psychological and behavioral treatments for schizophrenia. In Nathan, P. E., & Gorman, J. M. (Eds). *Treatments that Work 1st Edition*. New York: Oxford University Press, pp. 190-211.

Kovacs, M., & Beck, A. T. (1977). An Empirical-Clinical Approach toward a Definition of Childhood Depression. Depression in Childhood: Diagnosis, Treatment, and Conceptual Models. New York: Raven Press.

Kovacs, M., Akiskal, H. S., Gatsonis, C., & Parrone, P. L. (1994). Childhood-onset dysthymic disorder: Clinical features and prospective naturalistic outcome. *Archives of General Psychiatry, 51*, 365-374.

Kraepelin, E. (1921). *Manic-depressive insanity and paranoia*. Translated by RM Barclay, Edited by GM Robertson. Edinburgh: E & S Livingstone. Reprinted New York: Arno Press 1976.

Krall, V., Sachs, H., Lazar, B., Rayson, B., Growe, G., Novar, L., & O'Connell, L. (1984). Rorschach norms for inner city children. *Journal of Personality Assessment, 47*, 155-157.

Krauthammer, C., & Klerman, G. L. (1978). Secondary Mania: Manic syndromes associated with antecedent physical illness or drugs. *Archives of General Psychiatry, 35*, 1333-1339.

Kroll, J., & Bachrach, B. (1982). Visions and psychopathology in the Middle Ages. *Journal of Nervous and Mental Disease, 170*, 41-49.

Krupnick J. L., Sotsky, S. M., Simmens, S., Moyer, J., Elkin, I., Watkins, J., & Pilkonis, P. A. (1996). The role of the therapeutic alliance in psychotherapy and pharmacotherapy outcome: Findings in the National Institute of Mental Health Treatment of Depression Collaborative Research Program. *Journal of Consulting and Clinical Psychology, 64*, 532-539.

Kuperberg, G., & Heckers, S. (2000). Schizophrenia and cognitive function. *Current Opinion in Neurobiology, 10*, 205-210.

Kurtzke, J. F. (1984). Neuroepidemiology. *Annals of Neurology, 16*, 265-277.

Kutscher, E. (2008). *Antipsychotics. Clinical Handbook of Schizophrenia* (pp. 159-167). New York: Guilford.

Ladoceur, R., Dugas, M.J. Freeston, M. H., Leger, E., Gagnon, F., & Thibodeau, N. (2000). Efficacy of a new cognitive-behavioral treatment for generalized anxity disorder: Evaluation in a controlled clinical trail . *Journal of Consulting and Clinica Psychology, 68*, 957-996.

Lahey, B. B., Loeber, R., Burke, J. D., & Applegate, B. (2005). Predicting future antisocial personality disorder in males from a clnical assessment in childhood. *Journal of Consulting and clinical Psychology*, 73, 389-399.

Lake, C. R., & Hurwitz, N. (2007). Schizoaffective disorder merges schizophrenia and bipolar disorders as one disease-there is no schizoaffective disorder. *Current Opinion in Psychiatry, 20*(4), pp.365-79.

Lam, D. H., Hayward, P., Watkins, E. R., Wright, L., & Sham, P. (2005). Relapse prevention in patients with bipolar disorder: Cognitive therapy outcome after two years. *American Journal of Psychiatry, 162*, 324-329.

Lam, D. H., Watkins, E. R., & Hayward, P. (2003). A randomized controlled study of cognitive therapy for relapse prevention for bipolar affective disorder: Outcome of the first year. *Archives of General Psychiatry, 60*, 145-152.

Lam, D. H., Wright, K., & Smith, N. (2004). Dysfunctional assumptions in bipolar disorder. *Journal of Affective Disorder, 79*, 193-199.

Langstrom, N., & Zuker, K. J. (2005). Transvestic fetishism in the general population: Prevalence and correlates. *Journal of Sex and Marital Therapy, 31*, 87-95.

Laumann, E. O, & Paik, A., & Rosen, R. (1999). Sexual dysfunction in the United state. *Journal of the American Medical Association. 281*, 537-544.

Le Couteur, A., Trygstad, O., Evered, C., Gillberg, C., & Rutter, M. (1988). Infantile autism and urinary excretion of peptide and protein-associated peptide complexs. *Journal of Autism and Developmental Disorder, 18*, 181-190.

Lee, H-J., & Kwon, S-M. (2003). Two types of obsession: Autogenous obsessions and reactive obsessions. *Behavior Research and Therapy, 41*, 11-29.

Leeds, J., & Morgenstern, J. (1995). Psychiatric theories of substance aduse. Roters, F., Keller, D. F., & Morgenstern, J(Eds.), *Treating substance abuse: Theory and technique* (pp. 68-83). New York:

Guilford Press.

LeFebvre, M. F. (1981). Cognitive distortion and cognitive errors in depressed psychiatric and low back pain patients. *Journal of Consulting and Clinical Psychology, 417*, 515-525.

Lefley, H. P. (1990). Culture and chronic mental illness. *Hospital and Community Psychiatry, 41*, 277-286.

Lehto, S. M., Tolmunen, T., Joensuu, M., Saarmnen, P. I., Valkonen-Korhonen, M., et al. (2008). Changes in midbrain serotonin availability in atypically depressed subjects after one year of psychotherapy. *Progress in Neuropsychopharmacology and Biological Psychiatry, 32*, 229-237.

Lenzenweger, M. F. (1999). Schizophrenia: Refining the phenotype, resolving endophenotypes. *Behavior Research and Therapy, 37*, 281-295.

Leonhard, L. (1957). *Aufteilung der endogenen psychosen*. Berlin: Akademie-Verlag.

Levy, D. L., Sereno, A. B., Gooding, D. C., O'Driscoll, G. A. (2010). Eye tracking dysfunction in schizophrenia: characterization and pathophysiology. *Curr Top Behav Neurosci, 4*, 311-347.

Lewinshon, P. M. (1974). A behavioral approach to depression. in R. M. Friedman & M. M. Katz (Eds.), *The psychology of depression: Contemporary theory and research*. New York: Wiley.

Lewinshon, P. M., Hoberman, H., Teri, L., & Hautzinger, M. (1985). An integrative theory of depression. In S. Reiss & R. R. Bootzin (Eds.), *Theoretical issues in behavior therapy*. New York: Academic Press.

Lewinshon, P. M., Mischel, W., Chaplin, W., & Barton, R. (1980). Social competence and depression: The role of illusory self-perceptions. *Journal of Abnormal Psychology, 89*, 203-213.

Lewinsohn, P. (1974). A behavioral approach to depression. In RJ Freidman and MM Katz(Eds.) *The sychology of depression: Contemporary theory and research*. Washington DC, Witson

Lewis, R. W., Fugl-Meyer, K. S., Bosch, R., Fugl-Meyer, A., Laumann, E. O., Lizza, E., & Martin-Morales, A. (2004). Epidemiology/risk factors of sexual dysfunction. *The Journal of Sexual Medicine, 1*(1), 35.

Lezak, M. D. (1995). *Neuropsychological assessment* (3rd ed.). New York: Oxford University Press.

Liberman, A. (2006). Depression in Parkinson's disease: A review. *Acta Neurologica Scandinavica, 113*, 1-8.

Lidz, T, Alice, R. C., Fleck, S., & Terry, D. (1957). The intrafamilial environment of schizophrenic patients: Marital Schism and Marital Skew. *American Journal of Psychiatry, 114*, 241-248.

Liebowitz, M. R. Heimberg, R. G., Fresco, D. M., Travers, J. & Strin, M. B. (2000). Social phobia or social anxiey disorder. What's in a name? *Archives of General Psychiatry , 57*, 191-192.

Liebowitz, M. R. Heimberg, R. G., Schneier, F. R., Ho[pe, D. A., Davies, S., Holt, C.S., Goetz, D., juster, h. R., lin, S., Bruch, M., Marschll, R. D., & Klein, D.F. (1999). Cognitive-behavioral group therapy versus phenelazine in socail phobia: Long-term outcome. *Depression and Anxiey, 10*, 89-98.

Lilienfeld, S. O. (1992). The association between antisocial personality and somatization disorders: A review and integration of theoretical models. *Clinical Psychology Review, 12*, 641-662.

Lilienfeld, S. O., Van Valkengurg, C., Larntz, K., & Akiskal, H. (1986). The relationship of histriocin personality disorder to antisocial personality and somatization disorders. *American Journal of Psychiatry*, 143, 718-722.

Lin, K. M. (1983). Hwa-Byung: A Korean culture-bound syndrome? *American Journal of Psychiatry, 140*, 105-107.

Linde, K., Bernner, M., Egger, M., & Mulrow, C. (2005). St. Johns's Wort for depression: Meta-analysis of randomized controlled trials. *British Journal of Psychiatry, 186*, 99-107.

Linehan, M. M. (1987). Dialectical behavior therapy for borderline personality disorder. *Bulletin of the Menninger Clinic*, 51, 261-276.

Lishman, W. A. (1998). *Organic Psychiatry: The Psychological Consequences of Cerebral Disorder*(3rd eds). Oxford: Blackwell Science.

Lobo, D. S. S., & Kennedy, J. L. (2006). The genetics of gambling and behavior addictions. *CNS Spectr, 11*(12), 931-939.

Loeber, R., & Hay, D. (1998). Key issues in the developmnet of aggression and violence from childhood to early adulthood. *Annual Review of Psychology, 48*, 371-523.

Longmore, R. J., & Worrell, M. (2007). Do we need to challenge thoughts in cognitive behavior therapy? *Clinical Psychology Review, 27*, 173-187.

Lorber, M. F. (2004). Psychophysiology of aggression, psychopathy, and conduct problems: A meta-analysis. Psychological Bulletin, 130, 531-552.

Lovass, I. (1987). Behavioral treatment and normal educational and intellectual functioning in young autistic dhildren. *Journal of Consulting and Clinical Psychology, 55*, 3-9.

Lupien, S. J., McEwen, B. S., Gunnar, M. R., & Heim, C. (2009). Effects of stress throughout the lifespan on the brain, behavior and cognition. *Nature Reviews Neuroscience, 10*, 434-445.

Lyon, H. M., Startup, M., & Bentall, R. P. (1999). Social cognition and the manic defense: Attributions, selective attention, and self-schema in bipolar affective disorder. *Journal of Abnormal Psychology, 108*, 273-282.

Malgady, R. G., Rogler, L. H., & Costantino, G. (1987). Ethnocultural and linguistic bias in mental health evaluation of Hispanics. *American Psychologist, 42*, 228-235.

Malizia, A. L. (2003). Brain imaging and anxiety disorders. In D. Nutt & J. Ballenger (Eds.), *Anxiety disorders*(pp. 201-228). Malden, A: Blackwell.

Malmquist, D. P. (1977). Childhood Depression: A Clinical and Behavioral Perspective: JG Schulterbrant, A Raskin (Ed.), *Depression in Childhood: Diagnosis, Treatment and Conceptual Model.*

New York: Raven Press.

Manber, R., Kraemer, H. C., Arnow, B. A., Trivedi, M. H., Rush, A. J., Thase, M. E., Rothbaum, B. O., et al., (2008). Faster remission of chronic depression with combined psychotherapy and medication than with each therapy alone. *Journal of Consulting and Clinical Psychology, 76*, 459-467.

Manji, H. K., Chen, G., Shimon, H., Hsiao, J. K., Potter, W. Z., & Belmaker, R. H. (1995). Guanine nucleotide-binding proteins in bipolar affective disorder: Effects of long-term lithium treatment. *Archives of General Psychiatry. 52*, 135-144.

Mann, V. A., & Brady, S. (1988). Reading Disability: The Role of Language Deficiencies. *Journal of Consulting and Clinical Psychology, 56*, 811-816.

March, J. S., & Albano, A. M. (2002). Anxiety disorders in children and adolescents. In D. J. Stein & E. Hollander(Eds.), *Textbook of anxiety disorders.* Washington, DC: American Psychiatric Press.

Marin, R. S.(1996). Apathy: Concept, Syndrome, Neural Mechanisms, and Treatment. *Seminars in Clinical Neuropsychiatry, 1*, 304-314.

Marks, I. M. (1995). Advances in behavioral-cognitive therapy of social phobia. *Journal of Clinical Psychiatry, 56*, 25-31.

Marlatt, G. A., & Gorden, J. R. (1985). *Relapse prevention: Maintenence stratiges in the treatment of addictive behaviors*, New York: Guilford Press.

Marneros, A. (2001). Expanding the group of bipolar disorders. *Journal of Affective Disorder, 62*, 39-44.

Marom, S., Munitz, H., Jones, P., Weizman, A., & Hermesh, H. (2005). Expressed emotion: Relevance to rehospitalization in schizophrenia over 7 years. *Schizophrenia Bulletin, 31*, 751-758.

Marsella, A. (1987). The measurement of depressive experience and disorder across culture. In A. Marsella, R. A. Hirschfeld, & M. M. Katz (Eds.), *The measurement of depression* (pp. 376-397). New York: Guilford.

Marsella, A. J., & Pederson, P. (1986). *Cross-Cultural counseling and psychotherapy.* New York: Pergamon Press.

Marsh, A. A., & Blair, R. J. R. (2008). deficits in facial affect recognition among antisocial populations: A meta-analysis. *Neuroscience and Biobehavioral Reviews, 32*, 454-465.

Marshall, L. a., & Cooke, D. J. (1999). The childhood experiences of psychoppaths: A retrospective study of Familial and societal factors. *Journal of Personality Disorders, 13*, 211-225.

Martin, S. D., Martin, E., Rai, S. S., Richardson, M. A., & Rouall, R. (2001). Brain flow changes in depressed patients treated with interpersonal therapy or Venlafaxine hydrochloride: Preliminary findings, *Archives of General Psychiatry, 58*, 641-648.

Maruff, P., Wood, S. J., Velakoulis, D., et al. (2005). Reduced volume of parietal and frontal association areas in patients with schizophrenia characterized by passivity delusions. *Psychological Medicine,*

35, 783-89.

Masters, W. H., & Johnson, V. E. (1970). *Human sexual inadequacy.* Boston: Little Brown.

Mathews, A., & MacLeod, C. (2002). Induced processing biases have causual effects on anxiety. *Cognition and Emotion, 16*, 331-354.

Maxmen, J. S. (1986). *Essential Psychopathology.* New York: Norton & Company.

Mayberg, H. S., Mahurin, R. K., & Brannan, S. K. (1997). Neuropsychiatric aspects of mood and affective disorders. In S. C. Yudofsky & R. E. Hales (Eds.), *The American Psychiatric Press textbook of neuropsychiatry.* Washington, DC: American Psychiatric Press.

McAllister-Williams, R. H., Ferrier, I. N., & Young, A. H. (1998). Mood and neuropsychological function in depression: The role of corticosteriods and serotonin. *Psychological Medicine, 28*, 573-584.

McDaniel, S. H. (1995). Callaboration Between psychologists and family physicians: Implemening the biopsychosocial model. *Professional Psychology: Research and Practice, 26,* 117-122.

McFall, R. M. (2005). Theory and utility-Key themes in evidence-based assessment. *Psychological Assessment, 17*, 312-323.

McGuire, P. K., Bench C. J. frith, C. D., & Marks, I. M. (1994). Funcitonal anatomy of obsessive-compulsive phenomena. *British Jouranl of Psychiatry, 164*, 459-468.

McKenna, P. J. (1984). Disorders with overvalued ideas. *British Journal of Psychiatry, 145*, 579-585.

McKenna, P. J., Tamlyn, D., Lund, C. E., et al. (1990). Amnesic syndrome in schizophrenia. *Psychological Medicine, 20,* 967-972.

McKenna, P. J., Tamlyn, D., Lund, C. E., et al. (1990). Amnesic syndrome in schizophrenia. *Psychological Medicine, 20*, 967-972.

McNally, R. J. (2003). *Remenbering trauma.* Cambridge, MA: Belknap Press of Harvard University Press.

McPherson, F. M. (1996). Psychology in relation to psychiatry. In *Companion to Psychiatric Studies*(5th ed)(Eds, R. E. Kendell & A. K. Zealley). Edinburgh: Churchill Livingstone.

Melander, H., Salmonson, T., Abadie, E., & Van Zwieten-Boot, B. (2008). A regulatory apologia: A review of placebo-controlled studies in regulatory submissions of new-generation antidepressant. *European Neuropsychopharmacology, 18*, 623-627.

Mendels, J., Stinnett, J. L., Burns, D., & Frazer, A. (1975). Amine precursors and depression. *Archives of General Psychiatry, 32*, 22-30.

Mennin, D. S., Heimberg, R. G., Turk, C. L., & Fresco, D. M. (2002). Applying an emotion regulation framework to integrative approaches to generalized anxiety disorder. *Clinical Psychology: Science and Practice, 9*, 135-141.

Meyer, V. (1996). Modification of expections in cases with obsessional rituals. *Behaviour Reaseach and Therapy, 4*, 273-280.

Meyer, V., & Chesser, E. S. (1970). *Behavior therapy in clinical psychiatry*. Baltimore, MD: Penguin.

Meyer, V., Bockting, W., Cohen-Ketttenis, P., Coleman, E., Di Ceglie, D., Devor, h., et al. (2001). The standards of care for gender indentity disorders. *The international Journal of Transgenderism*, F. Retrevered from.

Micallef, j., & Blin, O. (2001). Neurobiology and clinical pharmacology of obssessive-compulsive disorder. *Clinical Neuropharmacology. 24*, 191-207.

Migliorelli, R., Starkstein, S. E., Teson, A., & de Quiros, G. (1993). SPECT findings in patients with primary mania. *Journal of Neuropsychiatry and Clinical Neurosciences*, *5*, 379-383.

Miller, B. L., Mena, I., Giombetti, R., & Villanueva-Meyer, J. (1992). Neuropsychiatric effects of cocaine: SPECT measurements. *Journal of Addictive Diseases, 11*, 47?58.

Miller, D. N. (2007). Projective technique and the school-based assessment of childhood internalizing disorders. *Journal of Projective Psychology and Mental Health, 14*, 48-58.

Miller, G. E. Chen, E., & Zhou, E. S. (2007). If it goes up, must it come down? Chronic stress and the hypothalmic pituitary-adrenocorical axis in humans. *Psychological Bulletin, 133*, 24-45.

Miller, N. S., Goodwin, D. W., Jones, F. C., Pardo, M. P., Anand, M. M., Gabrielli, W. F., & Hall, T. B. (1987). Histamine receptor antagonism of intolerance to alcohol in the Oriental population. *Journal of Nervous and Mental Disease, 175*, 661-667.

Millon, T. (1986). On the past and future of the DSM-III: Personal recollection and projections. In T. Millon & G. L. Klerman(Eds.), *Contemporary directions in psychopathology: Toward the DSM-IV*. New York: Guilford Press.

Millon, T., & Davis, R. D. (1996). *disorders of personality DSM-IV and beyond* (2nd ed.). New York: John Wiley & Sons.

Min, S. K., Suh, S. Y., & Song, K. J. (2009). Symptoms for diagnostic criteria of hwa-byung an anger syndrome. *Psychiatry investigation, 5*, 125-141.

Mineka, S., Watson, D., & Clark, L. A. (1998). Comorbidity of anxiety and unipolar mood disorders. *Annual Review of Psychology, 49*, 377-412.

Mineka, S. & Zinbarg, R. (1989). Experimental approaches to the anxiety and mood disorders., Andvaces in psychological science: Vol. 1. Sicail, personal, and cultural aspects(429-454).

Minuchin, S., Rosman, S. L., & Baker, L. (1978). *Psychosomatic families*. Cambridge, MA: Harvard University Press.

Mitchell, J., & Vierkant, A. D. (1989). Delusions and hallucinations as a reflection of the subcultural milieu among psychotic patients of the 1930s and 1980s. *The Journal of psychology, 123*, 269-274.

Mitra, R., Ferguson, D., & Sapolsky, R. M. (2009). SK2 potassium channel over expression in baso-lateral amygdala reduces anxiety, stress-induced corticosterone secretion and dendritic arborization.

Molecular Psychiatry, 14, 847-855.

Moller, W. R., & Rollnick, S. (1991). *Motivational interviewing: Preparing people to change addictive behavior.* New York: Guilford Press.

Mommersteeg, P. M. C., Keijsers, G. P. J., Heijnen, C. J., Verbraak, M. J. P. M., & Van Doornen, L. J. P. (2006). Cortisol deviations in people with burnout before and after psychotherapy: A pilot study. *Health Psychology, 25*, 243-248.

Morey, L. C. (1988). Personality disorders in DSM-III-R: Convergence, coverage, and internal consistency. *American Journal of Psychiatry, 145*, 573-577.

Morris, P. L. P., Robinson, R. G., & Raphael, B. (1992). Lesion location and depression in hospitalized stroke patients: Evidence supporting a specific relationship in the left hemisphere. *Neuropsychiatry, Neuropsychology, and Behavioral Neurology, 3*, 75-82.

Mowrer, O. H. (1947). On the dual nature of learning: A reinterpretation of "conditioning" and "problem-solving". Harvard Eduacational review.

Mueller, T. I., Leon, A. C., Keller, M. B., Solomon, D. A., Endicott, J., & Coryell, W. (1999). Recurrence after recovery from major depressive disorder during 15 years of observational follow-up. *American Journal of Psychiatry, 156*, 1000-1006.

Mueser, K. T., & Berenbaum, H. (1990). Psychodynamic treatment of schizophrenia: is there a future?. *Psychological Medicine, 20*, 253-262.

Mueser, K. T., Meyer, P. S., Penn, D. L., Clancy, R., Clancy, D. M., Saylers, M. P. (2006). The Illness Management and Recovery Program: Rationale, Development, and Preliminary Findings. *Schizophrenia Bulletin, 32*, S32-S43.

Mueser, K. T., Torrey, W. C., Lynde, D. et al. (2003). Implementing evidence-based practices for people with severe mental illness. *Behavior Modification, 27*, 387-411,

Mullins, S. & Spence, S. A. (2003). Re-examining thought insertion: semi-structured literature review and conceptual analysis. *British Journal of Psychiatry, 182*, 293-298.

Mumford, D. B. (1996). The "Dhat syndrome": A culturally determined symptom of depression? *Acta Psychiatrica Scandinavica, 94*, 163-167.

Munro, A. (1999). *Delusional Disorder: Paranoia and Related Illnesses.* Cambridge University Press, Cambridge.

Murphy, H. M. B., Wittkower, E. D., & Chance, N. A. (1967). Cross-cultural inquiry into the symptomatology of depression: A preliminary report. *International Journal of Psychiatry, 3*, 6-15.

Murphy, W. D. (1990). Assessment and modification of cognitive distortions in sex offenders. In W. L. Marshall, D. R. Laws, & H. E. Barbaree(Eds.), *Handbook of sexual assault: Issues, theories, and treatment of the offender* (pp. 331-342). New York: Plenum Press.

Muscettola, G., Potter, W. Z., Pickar, D., & Goodwin, F. K. (1984). Urinary 3-Methoxy-4-Hydroxy-phenylglycol and major affective disorders: A replication and new findings. *Archives of General Psychiatry, 41*, 337-342.

Ndetei D. M., & Singh, A. (1983). Hallucinations in Kenyan schizophrenic patients. *Acta Psychiatrica Scandinavica, 67*, 144-147.

Ndetei D. M., & Vadher, A. (1984). A comparative cross-cultural study of frequencies of hallucinations in schizophrenia. *Acta Psychiatrica Scandinavica, 70*, 545-549.

Nelson, J. C., & Davis, J. M. (1997). DST studies in psychotic depression: A meta-analysis. *American Journal of Psychiatry. 154*, 1497-1503.

Nelson, L. D., Cicchetti, D., Satz, P., & Stern, S. (1993). Emotional sequelae of stroke. *Neuropsychology, 7*, 553-560.

Nestadt, G., Romanoski, A., chahal, R., Merchant, A., et al. (1990). An epidemiological study of histrionic personality disorder. *Psychological Medicine, 20*, 413-422

Nestler, E. J., Barrot, M., Dileone, R. J., Elsch, A. J., Gold, S. J., & Monteggia, L. M. (2002). Neurobiology of depression. *Neuron, 34*, 13-25.

Newby, D. A.(1995). Analysis of language: terminology and techniques. In Sims, A. C. P.(Ed). *Speech and Language Disorders in Psychiatry.* London: Gaskell.

Newman, C. F., Leahy, R. L., & Beck, A. T. (2002). *Bipolar disorder: A cognitive therapy approach.* New York: American Psychological Association.

Newton-Howes, G., Tyrer, P., & Johnson, T. (2006). Personality disorder and the outcome of depression: Meta-analysis of published studies. *British Journal of Psychiatry, 188*, 13-20.

Nietzel, M. T., & Harris, M. J. (1990). Relationship of dependency and achievement/autonomy to depression. *Clinical Psychology Review, 10*, 279-297.

Nigg, J. T., & Goldsmith, H. H. (1994). Genetics of personality disorders: Perspectives from personality and psychopathology research. *Psychological Bulletin,* 115, 346-380.

Nolen-Hoeksema, S. (1987). Sex differences in unipolar depression: Evidence and theory. *Psychological Bulletin, 10*, 259-282.

Nordentoft, M., Ølenschlæger, J., Thorup, A., Petersen, L., Jeppesen, P., & Bertelse, M. (2010). Deinstitutionalization revisited: a 5-year follow-up of a randomized clinical trial of hospital-based rehabilitation versus specialized assertive intervention (OPUS) versus standard treatment for patients with first-episode schizophrenia spectrum disorders. *Psychological Medicine, 40*, 1619-1626.

Oberg, K. (1960). Cultural shock: Adjustment to new cultural environment. *Practical anthropology, 7*, 177-182.

Okada, K., Kobayashi, S., Yamagata, S., Takahashi, K., & Yamaguchi, S. (1997). Poststroke apathy and regional cerebral blood flow. *Stroke, 28*, 2437-2441.

Okazaki, S., Kallivayalil, D., & Sue, S. (2002). Clinical personality assessment with Asian-American. In J. N. Butcher (Eds.), *Clinical personality assessment: Practical approaches* (2nd ed.) (pp. 135-153). New York: Oxford University Press.

Oltmans, T. F., & Emery, R. E. (2012). *Abnormal Psychology*(7th eds.). New Jersey: Pearson.

Oltmans, T. F., & Emery, R.E. (2001). *Abnormal Psychology.* New Jersey: Prentice-Hall.

Olweus, D. (1978). Antisocial behaviour in the school setting.. In R. D. Hare & D. Schalling (Eds), *psychopathic behaviour: Approaches to research*(pp.319-327). New York: Wiley.

Orton, S. (1937). *Reading, writting and speech problems in children*, New York: Norton

Orvaschel, H. (1990). Early onset psychiatric disorder in high risk children and increased family morbidity. *Journal of the American Academy of Child and Adolescent Psychiatry, 29*, 184-188.

Ost, L. G. Ferebee, I., & Furmak, T. (1997). one session group therapy of spider phbia: Direct versus indirect treatments. *Behaviour Reseach and therapy, 35*, 21-72.

Ott, B. R., Noto, R. B., & Fogel, B. S. (1996). Apathy and loss of insight in Alzheimer's disease: A SPECT imaging study. *Journal of Neuropsychiatry and Clinical Neurosciences, 8*, 41-46.

Otway, L. J., & Vignoles, V. L. (2006). Narcissism and childhood recollections: Aquantitative test of psychoanalytic predictions. *Personality and Social Psychology Bulletin,* 32, 104-116.

Overall, J. E., Gorham, D. R. (1962). The brief psychiatric rating scale. *Psychological Reports, 1962*(10), 799-812.

Owen, M. J., O'Donovan, M. C., Thapar, A., & Craddock, N. (2011). Neurodevelopmental hypothesis of schizophrenia. *British Journal of Psychiatry, 198*, 173-175.

Owens, D. G. C. (1999). *A Guide to the Extrapyramidal Side-Effects of Antipsychotic Drugs.* Cambridge: Cambridge University Press.

Owens, D. G. C. (2000). Commentary on: assessment of drug-related movement disorders in schizophrenia. *Advances in Psychiatric Treatment, 6*, 341-43.

Padilla, A. M. (2001). Issues in culturally appropriate assessment, In L. A. Suzuki, J. G. Ponterotto, & P. J. Metter (Eds.). *Handbook of Multicultural Assessment: Clinical Psychological and Educational Applications*(2nd eds.). San Francisco: Jossey-Bass.

Padilla, A. M., & Ruiz, R. A. (1975). Personality assessment and test interpretation of Mexican Americans: A critique. *Journal of Personality Assessment, 29*, 103-109.

Papakostas, G. I., & Fava, M. (2009). Does the probability of receiving placebo influence clinical trial outcome? A meta-regression of double-blind, randomized clinical trials in MDD. *European Neuropsychopharmacology, 19*, 34-40.

Patterson, C. M., &Newman, J. P. (1993). Reflectivity and learning from aversive events: Toward a psychological mechanism for the syndromes of disinhibition. *Psychological Review, 100*, 716-736.

Pawar, A. V., & Spence, S. A. (2003). Defining thought broadcast: semi-structured literature review. *British Journal of Psychiatry, 183*, 287-291.

Peeters, F., Berkhof, J., Delespaul, P., Rottenberg, J., & Nicolson, N. A. (2006). Diurnal mood variation in major depressive disorder. *Emotion, 6*, 383-391.

Pennington, B. F., & Ozonoff, S. (1991). A neuroscientific perspective on continuity and discontinuity in developmental psychopathology. In D. Cicchetti & S. L. Toth (Eds.), *Rochester Symposium on Develpomental Psychopathology: Vol.* 3. Models and integrations. New York: University of Rochester Press.

Perkins, D., Miller-Anderson, L., & Liberman, J. (2006). Natural history and predictors of clinical course. In *The American Psychiatric Publishing Textbook of Schizophrenia* (pp.289-301). Arington, VA: American Psychiatric Publishing.

Perkonigg, A., Pfister, h., Stein, M. B., Hofler, M., Lieb, R., Maercker, A., et al. (2005). Longitudinal couse of post traumatic strss disorder and post-traumatic stress. *American Journal of Psychiatry, 162*, 1320-1327.

Perris, C. A. (1966). Study of bipolar manic-depressive and unipolar recurrent depressive psychoses. *Acta Psychiatrica Scandinavica, 194*, 1-89.

Petry, N. M., & Roll, J. M. (2001). A behavioral approach to understanding and treating prthological gambling. *Seminar in Clincal Neuropsychiatry, 6,* 177-183.

Petry, N. M., Stinson, F. S., & Grant, B. F. (2005). Comorbidity of DSM-IV pathological gambling and other psychiatric disorders: Results from the National Epidemiologic Survey on Alcohol and Related Conditions. *Journal of Clinical psychiatry, 66,* 564-574.

Pfohl, B., Blum, N., & Zimmerman, M. (1997). *Structured Interview for DSM-IV Personality*. Washington, DC, American Psychiatric Press.

Phillips, M. R., West, C. L., & Wang, R. (1996). Erotomanic symptoms in 42 Chinese schizophrenic patients. *British Journal of Psychiatry, 169*, 501-508.

Pilkonis, P, A., & Zimbardo, P. G. (1979). The person and social dynamics of shyness. In C. E. Izard(Ed.), *Emotions in personality and psychopathology*. New York: Plenum.

Pilling, S., Bebbington, P., Kuipers, E., Garety, P., Geddes, J., Orbach, J., & Morgan, C. (2002). Psychological treatments in schizophrenia: I. Meta-analysis of family intervention and cognitive behaviour therapy. *Psychological Medicine, 32*, 763-782.

Pine, D. S., Cohen, P., Gurley, D., Brook, J., & Ma, Y. (1998). The risk for early-adulthood anxiety and depressive disorders in adolescents with anxiety and depressive disorders. *Archives of General Psychiatry, 55*, 56-64.

Pineles, S. L. & Mineka, S. (2005). Attentional biases to internal and external sources of potoential theat in social anxiety. *Journal of abnormal Psychology, 114*, 314-318.

Pogue-Geile, M., & Gottesman, I. (2007). Schizophrenia: Study of Genetically Complex Phenotype. *Neurobehavioral Genetics: Methods and Applications*(2nd ed., pp. 209-226). Boca Raton, FL: CRC Press.

Powers, W. J. (1990). Stroke. In A. L. Pearlman & R. C. Collins (Eds.), *Neurobiology of disease*. New York: Oxford University Press.

Prasad, K. M., Patel, A. R., Muddasani, S., et al.(2004). The entorhinal cortex in firstepisode psychotic disorders: a structural magnetic resonance imaging study. *American Journal of Psychiatry, 161*, 1612-619.

Prata, D. P., Mechelli, A., Fu, C. Y., Picchioni, M., Toulopoulou, T., Bramon, F., & McGuire, P. (2009). Epistasis between the DAT 3's UTR VNTR and the COMT Val158Met SNP on cortical function in healthy subjects and patterns with schizophrenia. *Proceedings of the National Academy of Sciences, 106*, 13600-13605.

Prentice-Dunn, S., & Rogers, R. W. (1989). Deindividuation and self regulation of behavior. In. P. B. Paulus (Ed), *Psychology of group influence*. Hilladale, NJ: Erlbaum.

Pressley, M., & Levin, J. R. (1987). Elaborative learning strategies for the inefficient learner. In SJ Cecci(Ed.), *Handbook of cognitive, social, and neuropsychological aspects of learning disabilities*. NJ, Erlbaum.

Prochaska, J. O., & DiClement, C. C. (1984). *The transtheoreical approach: Crossing traditional boundaries of treatment*. Homewood, IL: Dow Jones-Irwin.

Project MATCH Research Group (1997). Matching alcoholism treatments to client heterogenity: Project MATCH posttreatment drinking outcomes. *Journal of Studies on Alcohol, 58*, 7-29.

Project MATCH Research Group (1998). Matching alcoholism treatments to client heterogenity: Project MATCH three-year drinking outcomes. *Alcohol: Clinical and Experimental Research, 22,* 1300-1311.

Quinsey, V. L., Chaplin, T. C., & Varney, G. (1981). A Comparison of rapists' and non-sex offenders' sexual preference for mutually consenting sex, rape, and physical abuse of women. *Behavioural Assessment, 3,* 127-135.

Rachman, S. (1997). A cognitive theory of obssesions. *Behaviour Research and Therapy, 35*, 793-802.

Rachman, S. (1977). The conditioning theory of Fear acquisition. *A critical examination Behaviour Research and therapy, 15*, 375-387.

Rachman, S. J., & Hodgson, R. J. (1980). *obsessions and compulstions*. Englewood cliffs, Nj: Prentice-Hall.

Rachman, S., & Desliva, P. (1978). Abnormal and normal obsessions. *Behavior Research and Therapy, 16*, 233-248.

Raine, A., & Yang, Y. (2007). The neuroanatomical bases of psychopathy: A review of brain imaging findings. In C. J. Patrick (Ed.), *Handbook of psychopathy* (pp. 278-295). New York: Guilford.

Raine, A., Venables, P. H., & Williams, M. (1990). Autonomic orienting responses in 15-year-old male subjects and criminal behavior at age 24. *American Journal of Psychiatry,* 147, 933-937.

Raquepaw, J. M., & Miller, R. S. (1989). Psychotherapist burnout: A componential analysis. *Professional Psychology: Research & Practice, 20*, 2-36.

Rassin, E., Muris, P., Schmidt, H & Merckelbach, H. (2000). Relationships between Thought-actiong fusion, Thought suppression and obsessive-compulsive symptoms: A structural equation modeling appoach. *Behaviour Research and Therapy, 38*, 889-897.

Ratcliff, M. (2008). Feeling and Belief in the Capgras Delusion. Feelings of Being. Oxford, Oxford University Press, 139-186.

Rathod. S. & Turkington, D. (2005). Cognitive-behaviour therapy for schizophrenia: a review. *Current Opinions in Psychiatry, 18*(2), 159-163.

Redfield, R., R., Linton, R., & Herskovits, M. J. (1936). Memorandum for the study of acculturation, *American Anthropologist, 38*, 149-152.

Redmond, D. E. (1977). Alterations In the Function of the nucleus locus coeruleus. In I. Hanin & E. Usdin (Eds.), *Animal models in psychiatry and neurology.* New York: Pergamon.

Rehm, L. P. (1977). A self-control model of depression. *Behavior Therapy, 8*, 787-804.

Rehm, L. P. (1982). Self-management in depression. In P. Karoly & F. H. Kanfer (Eds.), *Self-management and behavior change: From theory to practice* (pp. 522-570). New York: Pergamon Press.

Reich, D., & Zanrini, M. C. (2001). Developmental aspects of borderline personality disorder. *Harvard Review of Psychiatry,* 9, 294-301.

Reich. J. & Yates, W. (1988). Family history of Psychiatric disorders in social phobia. *Comprehensive Psychiatry, 29*, 72-75.

Reichborn-Kjennerud, T., Czajkowski, N., Neale, M. C., qrstavik, R.E., Torgersen,S., Tambs, K., et al. (2007). Genetic and environmnental influences on dimensional representations of DSM-IV cluster C personality disorders: A population-based multivariate twin study. *Psychological Medicine,* 37, 645-653.

Reinert, D. F., & Allen, J. P. (2007). The alcohol use disorders identification test: an update of research findings. *Alcohol: Clinical and Experimental Research, 31,* 185-199.

Reiss, D., Heatherington, E. M., Plomin, R., Howe, G. W., Simmens, S. J., et al. (1995). Genetic Questions for environmental studies: Differential parenting and psychopathology in adolescence.

Archives of General Psychiatry, 52, 925-936.

Renshaw, D. C. (2005). Premature ejaculation revisted-2005. *Family Journal: Counseling & Therapy for Couples and Families, 13*(2), 150-152.

Resick, P.A. Nishith, P., & Griffin, M. G. (2003). How well does cognitive-behavioral therapy treat symptoms of complex PTSD? And examination of child sexual abuse survivors within a clinical trial. *CNS Spectrums, 8*, 351-355.

Robins, E., & Guze, S. B. (1972). Classification of depression. In T. A. Willams, M. M. Katz, & J. A. Shilds (Eds), *Recent advances in the psychobiology of depressive illness.* Washington, DC: Department of Health, Education and Welfare.

Robins, L. N., & Regier, D. A. (1991). *Psychiatric disorders in America: the Epidemiologic Catchment Area Study.* New York: The Free Press.

Robins, L. N. (1981). Epidemiological approaches to natural history research. *Journal of the American Academy of child Psychiatry*, 20, 566-580.

Robins, L. N., Helzer, J. E., Croughan, J., & Ratcliff, K. S. (1981). National Institute of Mental Health diagnostic interview schedule: Its history, characteristics, and validity. *Archives of General Psychiatry, 38*(4), 381-389.

Robinson, L. A., Berman, J. S., & Neimeyer, R. A. (1990). Psychotherapy for the treatment of depression: A comprehensive review of controlled outcome research. *Psychological Bulletin, 108*, 30-49.

Robinson, N. S., Garber, J., & Hilsman, R. (1995). Cognitions and stress: Direct and moderating effects on depressive versus externalizing symptoms during the junior high school transition. *Journal of Abnormal Psychology, 104*, 453-463.

Robinson, R. G., & Price, T. R. (1982). Post-stroke depressive disorders: A follow-up study of 103 patients. *Stroke, 13*, 635-641.

Robinson, R. G., & Starkstein, S. E. (1990). Current research in affective disorders following stroke. *Journal of Neuropsychiatry and Clinical Neurosciences, 2*, 1-14.

Robinson, R. G., & Starkstein, S. E. (1997). Neuropsychiatric aspects of cerebrovascular disorders. In S. C. Yudofsky & R. E. Hales (Eds.), *The American Psychiatric Press textbook of neuropsychiatry.* Washington, DC: American Psychiatric Press.

Robinson, R. G., & Szetela, B. (1981). Mood change following left hemispheric brain injury. *Annals of Neurology, 9*, 477-453.

Robinson, R. G., Boston, J. D., Starkstein, S. E., & Price, T. R. (1988). Comparison of mania and depression after brain injury: Causal factors. *American Journal of Psychiatry, 145*, 172-178.

Roe, D., Ilanit Hasson-Ohayon, Michelle, P., Salyers, & Kravetz, S. (2009). A One Year Follow-Up of Illness Management and Recovery: Participants' Accounts of Its Impact and Uniqueness. *Psychiatric*

Rehabilitation Journal, 32(4), pp. 285-291.

Roemer, L, Molina, S., & Borkovec, T. D. (1997). An investigation of worry content among generally anxious individuls. *Journal of Nernous and Mental disease, 185*, 314-319.

Roemer, L. Orisillo, S. M. & Barlow, D. H. (2004). *Gerneralized anxiety disorder. Anxiety and its disorders: The nature and treatment of anxiety and panic* (pp. 477-515). New York : Guilford.

Rohde, P., Lewinsohn, P. M, & Seeley, J. R. (1991). Comorbidity of unipolar depression: II. Comorbidity with other mental disorders in adolescent and adults. *Journal of Abnormal Psychology. 100*, 314-322.

Roozendaal, B., McEwen, B. S., & Chattarji, S. (2009). Stress, memory and the amygdala. *Nature Reviews Neuroscience, 10*, 423-433.

Rosenjbaum, J. F., Biederman, J., Gersten, M., Hirshfeld, D. R., Meminger, S. R., Herman, J. B., Kagan, J., Reznick, J. S., & Snidman, N. (1988). Behavioral inhibition in children of parents with panic disorder and agoraphobia: A controlled study. *Archives of General Psychiatry, 45*, 463-470.

Rosenthal, F. L. (1987). The psychodynamics of pathological gambling: A review of literature. In The handbook of pathological gambling. Springfield, IL: Clarles CT, p41-70.

Rosinbaum, J. F., Biedrman, J., Bolduc, E. A., Hirshfeld, D. R., Faraone, S. V., & Kagan, J. (1992). Comorbidity of parental anxiety disorders risk for childhood-onset anxiety in inhibited children. *American Journal of Psychiatry. 149*, 475-481.

Ross, R. G., Hommer, D., Breiger, D., Varley, C., & Radant, A. (1994). Eye movement task related to frontal lobe functioning in children with attention deficit disorder. *Journal of American Academy Child and Adolescent Psychiatry, 33*(6), 869-74.

Rothbaum, B, O., Hodges, l., Alarcon, R., Ready, D., Shahar, F., Graap, K, Pair, J., Hebert, P., Gotz, D., will, B., & Baltzell, D. (1999). Virtual Reality exposure therapy for PTSD Vietnam verterans, A case study. *Journal of Trumatic Stress, 12,* (2), 263-271.

Rouke, B. P. (1995). Introduction: The NLD syndrome and the Whiter Matter Model. In BP Rouke (Eds.). *Syndromes of Nonverbal Learning Disabilities*. New York: The Guildford Press.

Royall, D. R. (1999). Frontal systems impairment in major depression. *Seminars in Clinical Neuropsychiatry, 4*, 13-23.

Rush, A. J., Giles, D. E., Schlesser, M. A., Orsulak, P. J., Weissenburger, J. E., Fulton, C. L., & Warg, H. P. (1997). Dexamethasone response, thyrotropin-releasing hormone stimulation, rapid eye movement latency, and subtypes of depression. *Biological Psychiatry, 41*, 915-928.

Rutter, M. (1974). *Helping Trobled Children*. Plenum Press.

Rutter, M., Tuma, A. H., & Lann, I. S. (1988). *Assessment and Diagnosis in Child Psychopathology*. New York: Guilford Press.

Sackeim, H., Decina, P., Prohovnik, I., & Malitz, S. (1987). Seizure threshold in electroconvulsive therapy: Effects of sex, age, electrode placement, and number of treatments. *Archives of General Psychiatry, 44*, 355-360.

Saha, S., Chant, D., & McGrath, J. (2008). Meta-analyses of the incidence and prevalence of schizophrenia: Conceptual and methodological issues. *International Journal of Methods in Psychiatric Research, 17*, 55-61.

Salkovskis, P. M. (1996). Cognitive-behavioral approaches to understanding obsessional problems. In R. M. Rapee(Ed.), *Current controversies in anxiety disorders 103-133* (pp. 103-113). New York: Guilford.

Salkovskis, P. M., Shafran, R., Rachman, S., & Freeston, M. H. (1999). Multiple pathways to inflated responsibility beliefs in obsessional problems: Possible origins and implications for therapy and research. *Behaviour Research and Therapy, 37*, 1055-1072.

Salyers, M. P., Jenna, L., Godfrey, M. S., Alan, B., McGuire, Gearhart, T., Angela, L., Rollins, & Boyle, C. (2009). Implementing the Illness Management and Recovery Program for Consumers With Severe Mental Illness. *Psychiatric Services, 60*(4), 483-490.

Sass, L. A., & Parnas, J.(2003). Schizophrenia, consciousness and the self. *Schizophrenia Bulletin, 29*, 427-44.

Sass, L. A., & Parnas, J. (2007). Explaining schizophrenia: the relevance of phenomenology. Chung, M. C., Fulford, K. W. M., & Graham. G.,(eds). *Reconceiving schizophrenia*. Oxford, Oxford University Press, 62-95.

Satterfield, J. H., Cantwell, D. P., Lesser, L. I., & Podosin, R. L. (1972). Psysiological studies of the hyperactive child. *American Journal of Psychiatry, 28*, 1418-1424.

Sattler, J. M. (1992). *Assessment of children*, San Diego, JM Sattler Publisher.

Sax, K. W., Strakowski, S. M., Zimmerman, M. E., DelBello, M. P., Keck, P. E., & Hawkins, J. M. (1999). Frontosubcortical neuroanatomy and the continuous performance test in mania. *American Journal of Psychiatry, 156*, 139-141.

Schneider, K. (1959). Clinical Psychopathology(trans. M. Hamilton) New York: Grune & Stratton.

Schuckit, M. A. (1987). Biological vulnerability to alcoholism. *Journal of Consulting and Clinical Psychology, 55*, 1-9.

Schuckit, M. A. (2000). Genetics of the risk for alcoholism. *American Journal of Addiction, 9*, 102-112

Schwartz, G. E. (1982). Testing the biopsychosocial model : The ultimate challenge facing behavioral medicine? *Journal of Consulting and Clinical Psychology, 50*, 1040-1053.

Scott, J., & Pope, M. (2003). Cognitive styles in individuals with bipolar disorders. *Psychological Medicine, 33*, 1081-1088.

Scott, J., Stanton, B., Garland, A., & Ferrier, I. (2000). Cognitive vulnerability in bipolar disorders. *Psychological Medicine. 30*, 467-472.

Searle, W., & Ward, C. (1990). The prediction of psychological and sociocultural adjustment during cross-cultural transition. *International Journal of Intercultural Relations, 14*, 449-464.

Segall, M., Lonner, W., & Berry, J. (1998). Cross-cultural psychology as a scholarly discipline: On the flowering of culture in behavioral research. *American Psychologist, 53*, 1101-1110.

Segerstrom, S. C., & Miller, G. E. (2004). Psychological stress and the human immune system: A meta-analytic study of 30 years enquiry. *Psychological Bulletin, 130*, 601-630.

Seligman, M. E. P. (1971). Phobias and Preparedness. *Behavior Therapy, 2*, 307-320.

Seligman, M. E. P. (1974). Depression and learned helplessness. in R. M. Friedman & M. M. Katz (Eds.), *The psychology of depression: Contemporary theory and research.* New York: Wiley.

Seligman, M. E. P. (1975). *Helplessness: On depression, development and death.* San Francisco: W. H. Freeman.

Seligman, M. E. P., Castellon, C., Cacciola, J., Schulman, P., Luborsky, L,, & Ollove, M. (1988). Explanatory style change during cognitive therapy for uniploar depression. *Journal of Abnormal Psychology, 97*, 13-18.

Seligman, M. P., & Peterson, C. (1986). A learned helplessness perspective on childhood depression: Theory and research. In M Rutter, CE Izard, PB Read(Eds.), *Depression n young people: Developmental and clinical perspectives.* New York: Guildford Press.

Selvini-Palzzoli, M., Boscolo, L., Cecchin, G., & Parata, G. (1980). Paradox and counterparadox, In, C Gillgerg(1990). Autism and PDD. *Journal of Child Psychology and Psychiatry, 31*, 99-119.

Shachnow, J., Clarkin, J., Dipalma, C. S., Thurston, F., et al. (1997). Biparental psychopathology and borderline personality disorder. *Psychiatry-Interpersonal and Biological Processes, 60*, 171-181.

Shaffer, H. J., LaPlantr, D. A., LaBrie, R. A., Kidman, R. C., Donato, A. N., & Stanton, M. V. (2004). Toward a syndrome model od addicton: Multiple expression, common etiology. *Harvard Review of Psychiatry, 12(6)*, 367-374

Shapiro, T., & Esman, A. (1992). Psychoanalysis and child and adolescent psychiatry. *Journal of the American Academy of Child and Adolescent Psychiatry, 31*, 6-13.

Sharma, T., & Antonova, L. (2003). Cognitive function in schizophrenia. Deficits, functional consequences, and future treatment. *Psychiatric Clinics of North America, 26*, 25-40.

Sher, K. J., Walitzer, K. S., Wood, P. K., & Brent, E. E. (1991). Characteristics of childrens of alcoholics: risk factors, substanc use and abuse, and psychopathology. *Journal of Abnormal Psychology, 100*, 427-448.

Shopsin, B., Friedman, E., & Gershon, S. (1976). Parachlorophenylalanine reversal of tranylcypromine effects in depressed patients. *Archives of General Psychiatry, 33*, 811-819.

Siegle, G. J., Carter, C. S., & Thase, M. E. (2006). Use of fMRI to predict recovery from unipolar depression with cognitive behavior therapy. *American Journal of Psychiatry, 163*, 735-738.

Siever, L. J., Torgersen, S., Gunderson, J. G., Livesley, W. J., & Kendler, K. S. (2002). The borderline diagnosis. III: Identifying endophenotypes for genetic studies. *Biological Psychiatry, 51*, 964-968.

Sifneos, P. E. (1972). *Short-Term Psychotherapy and Emotional Crisis.* Cambridge, Mass, Harvard University Press.

Silbersweig, D., Clarkin, J. F., Gold stein, M., Kernberg, o. F., Tuescher, O., Levy, K. N., et al. (2007). Failure of frontolimbic inhibitory function in the context of negative emotion in borderline personality disorder. *America Journal of Psychiatry, 164*, 1832-1841.

Silver, J. M., Hales, R. E., & Yudofsky, S. C. (1997). Neuropsychiatric aspects of traumatic brain injury. In S. C. Yudofsky & R. E. Hales (Eds.), *The American Psychiatric Press textbook of neuropsychiatry.* Washington, DC: American Psychiatric Press.

Sims, A. (2003). Symptoms in the Mind. An introduction to Descriptive Psychopathology(3rd ed). Saunders, London.

Singer, S. F. (1992). Capgras symptom and delusions of reduplication in neurologic disorders. *Neuro-psychiatry, Neuropsychology, & Behavioral Neurology, 5*, 138-143.

Sinha, S. S. (2004). Neurobiology, In R. G. Heimverg, Generalized anxiety disorder. New Yor: Guilford.

Sinha, S. S., Mohlman, J., & Gorman, J. M. (2004). Neurobiology. In R. G. Heimberg, C. L. Turk, & D. S. Mennin (Eds.), *Generalized anxiety disorder* (pp. 187-218). New York: Guilford.

Skinner, B. F. (1953). Science and human behavior. New York: Macmillan.

Skoog, G., & Skoog, I. (1999). A 40 year follow up of patients with obsessive compulsive disorder. *Archives of General Psychiatry, 56*, 122-130.

Slade, P. D. (1976). Hallucinations. *Psychological Medicine, 24*, 369-74.

Slade, P. D. (1984). Sensory deprivation and clinical psychiatry. British Journal of Hospital Medicine, 32, 256-60.

Smeets, G,. de Jong, P. J., & Mayer, B. (2000). If you suffer from a headache, then you have a brain tumour: Domain-specific reasoning 'bias' and hypochondrias. *Behavior Research and Therapy, 38*, 763-776.

Soares, J. C., & Mann, J. J. (1997). The anatomy of mood disorders: Review of structural neuroimaging studies. *Biological Psychiatry, 41*, 86-106.

Soloff, P. H. Meltzer, C. C., Greer, P. J., et al. (2000). A fenfluramine-activated FDG-PET study of borderline personality disorder. *Biological Psychiatry, 47*, 540-547.

Soloff, P. H., Meltzer, C. C., Greer, P. J., et al. (2000). A fen-fluramine-activated FDG-PET study of borderline personality disorder. *Biological Psychiatry, 47*, 540-547.

Solomon, D. A., Keller, M. B., Leon, A. C., Muller, T. I., Lavori, P. W., Shea, M. T. et al. (2000). Multiple recurrences of major depressive disorders. *American Journal of Psychiatry, 157*, 229-233.

Spitzer, R. L. (1976). More on pseudoscience in science and the case for psychiatric diagnosis: A critic of D. L. Rosenhan's "On being sane in insane places" and "The contexual nature of psychiatric diagnosis." *Archives of General Psychiatry, 33*, 459-470.

Stanley, M. A., & Turner, S. M. (1995). Current status of pharmacological and behavioral treatment of obsessive-compulsive disorder. *Behavior Therapy, 26*, 163-186.

Starkstein, S. E., Boston, J. D., & Robinson, R. G. (1988). Mechanisms of mania after brain injury: 12 case reports and review of the literature. *Journal of Nervous and Mental Disease, 176*, 87-100.

Starkstein, S. E., Fedoroff, J. P., Price, T. R., Leiguarda, R., & Robinson, R. G. (1993). Apathy following cerebrovascular lesions. *Stroke, 24*, 1625-1630.

Starkstein, S. E., Leentjens, A. F. (2008). The nosological position of apathy in clinical practice. *Journal of Neurology, Neurosurgery & Psychiatry, 79*, 1088-1092.

Starkstein, S. E., Mayberg, H. S., Berthier, M. L., & Federoff, J. (1990). Mania after brain injury: Neuroradiological and metabolic findings. *Annals of Neurology, 27*, 652?659.

Starkstein, S. E., Mayberg, H. S., Preziosi, T. J., Andrezejewski, P., Leiguarda, R., & Robinson, R. G. (1992). Reliability, validity, and clinical correlates of apathy in Parkinson's disease. *Journal of Neuropsychiatry and Clinical Neurosciences, 4*, 134-139.

Steadman, H. J., Mulvey, E. P., Monahan, J., et al. (1998). Violence by people discharged from acute psychiatric inpatient facilities and by others in the same neighborhoods. *Archives of General Psychiatry, 55*, 393-401.

Stebnicki, M. A. (2008). *Empathy fatigue*. New York: Springer Publishing Company.

Stefos, G., Bauwens, F, Staner, L., Pardoen, D., & Mendlewicz, J. (1996). Psychosocial predictors of major affective recurrences in bipolar disorder: A 4-year longitudinal study of patients on prophylactic treatment. *Acta Psychiatrica Scandinavica, 93*, 420-426.

Stein, E. A., Pankiewicz, J., Harsch, H. H., Cho, J.-k., Fuller, S. A., et al. (1998). Nicotine-induced limbic cortical activation in the human brain: A functional MRI study. *American Journal of Psychiatry, 155*, 1009-1015.

Steinbrueck, S. M., Maxwell, S. E., & Howard, G. S. (1983). A meta-analysis of psychotherapy and drug therapy in the treatment of unipolar depression with adults. *Journal of Consulting and Clinical Psychology, 51*, 856-863.

Stice, E. (2001). A prospective test of the dual-pathway model of bulimic pathology: Mediating effects and dieting and negative affect. *Journal of abnormal psychology, 110*, 124-145.

Stoller, R. J. (1975). *Perversion:* The erotic from of batred. New York: Pantheon.

Stone, M. H. (1986). Exploratory psychotherapy in schizophrenia-spectrum patients: A reevaluation in the light of long-term follow-up of schizophrenic and borderline patients. *Bulletin of the Menninger Clinic,* 50, 287-306.

Stopa, L., & Clark, D. M. (2000). Social phobia and interpretation of social events. *Behaviour Research and Therapy, 38*, 273-283.

Strakowski, S. M., DelBello, M. P., Sax, K. W., Zimmerman, M. E., Shear, P. K., Hawkins, J. M., & Larson, E. R. (1999). Brain magnetic resonance imaging of structural abnormalities in bipolar disorder. *Archives of General Psychiatry, 56*, 254-260.

Stravynski, A., Elie, R., & Franche, R. L. (1989). Perception of early parenting by patients diagnosed aviodant personality disorder: A test of the overprotection hypothesis. *Acta Psychiatrica Scandinavica,* 80, 415-420.

Strupp, H. H., Sandell, J. A., Waterhouse, G. J., O'Malley, S. S., & Anderson, J. L. (1982). Psychodynamic therapy: Theory and research. In A. J. Rush (Ed.), *Short-term psychotherapies for depression*. New York: Guilford.

Sue, D. W., & Sue, D. (1990). *Counseling the culturally different: Theory and practice* (2nd ed.). New York: Wiley.

Sue, D., & Sue. S. (1992). Understanding abnormal behavior, 3rd Ed. Boston, Houghton Mifflin Company.

Sue, S., Fujino, D. C., Hu, L. T., Takeuchi, D. T., & Zane, N. W. (1991). Community mental health services for ethnic minority groups: A test of cultural responsiveness hypothesis. *Journal of Consulting and Clinical Psychology, 59*, 533-540.

Sulkava, R., Wikstrom, J., Aromaa, A., Raitasalo, R., Lehtenen, V., Lehtela, K., & Palo, J. (1985). Prevalence of severe dementia in Finland. *Neurology, 35*, 1025-1029.

Swerdlow, N. R., Light, G. A., Cadenhead, K. S., Sprock, J., Hsieh, M. H., & Braff, D. L. (2006). Startle gating deficits in a large cohort of patients with schizophrenia. *Archives of General Psychiatry, 63*, 1325-1335.

Szeszko, P. R., Bilder, R. M., Lencz, T., et al. (1999). Investigation of frontal lobe subregions in first-episode schizophrenia. *Psychiatry Research, 90*, 1-5.

Takeuchi, D. T., Chung, R., Lin, K. M., Shen, H., Kurasaki, K., Chun, C. A., & Sue, S. (1998). Lifetime and twelve-month prevalence rates of major depressive episodes and dysthymia among Chinese Americans in Los Angeles. *American Journal of Psychiatry, 155*, 1407-1414.

Takeuchi, D. T., Sue, S., & Yeh, M. (1995). Return rates and outcomes from ethnicity-specific mental health programs in Los Angeles. *American Journal of Public Health, 85*, 638-643.

Tanaka-Matsumi, J. (1979). Taijin Kyofusho: Diagnostic and cultural issues in Japanese psychiatry. *Culture, Medicine, and Psychiatry, 3*, 231-245.

Tandon, R. Keshavan, M., & Nasrallah, H. (2008). Schizophrenia, "just the facts" what we knoe in 2008. 2. Epidemiology and etiology. *Schizophrenia Research, 102*, 1-18.

Tateyama, M., Asai, M., Hashimoto, M., Bartels, M., & Kasper, S. (1998). Transcultural study of schizophrenic delusions. *Psychopathology, 31*, 59-68.

Tavares, H., Zilberman, M. L., Beites, F. J., & Genitil, V. (2001). Gender differences in gambling progression. *Journal of Gambling Studies, 17*, 151-159.

Taylor, G. J., Bagby, R. M., & Parker, J. D. A. (1991). The alexithymia construct: A potential paradigm for psychosomatic medicine. *Psychosomatics, 32*, 153-164.

Taylor, H. G. (1989). Learning Disabilities. In EJ Mash, RA Barkley(Eds.), *Treatment of Childhood Disorders*. New York: Guilford Press

Taylor, J., Loney, B. R., Bobadilla, L., lacono, W. G., & McGue, M. (2003). Genetic and environmental influences on psychopathy trait dimensions in a community sample of mate twins. *Journal of Abnormal Child Psychology*, 31, 633-645.

Thase, M. E., & Howland, R. H. (1995). Biological process in depression: An updated review and integration. In E. E. Beckham & W. R. Lever (Eds.), *Handbook of depression* (pp. 213-279). New York: Guilford Press.

Thomas, P., Kearney, G., Napier, E., et al. (1996). Speech and language in first onset psychosis differences between people with schizophrenia, mania, and controls. *British Journal of Psychiatry, 168*, 337-43.

Tienari, P., Wynne, L. C., Laksy, K., Moring, J., Niemine, P., Sorri, A., et al. (2003). Genetic boundaries of the schizophrenia spectrum: Evidence from the Finnish adoptive family study of schizophrenia. *American Journal of Psychiatry, 160*, 1587-1594.

Toolan, J. M. (1962). Depression in Children and Adolescents. *American Journal of Orthopsychiatry, 32*, 404-414.

Torgersen, S. (1979). The nature and origin of common phobic fears. *British Journal of Psychiatry, 134*, 343-351.

Torgersen, S. (1993). Genetics. In A. S. Bellack & M. Hersen (Eds.). *Psychopathology in adulthood*. Boston: Allyn & Bacon.

True, W. R., Rice, J., Eisen , S. A., Heath, A. C., Goldberg, J., Lyons, M. J., & Nowak, J. (1993). A twin study of genetic and environmental contributions to liability for posttraumatic stress symptoms. *Archives of General Psychiatry, 50*, 257-264.

Trzepacz, P. T, & Baker, R.W. (1993). *The Psychiatric Mental Status Examination*. Oxford, U.K.:

Oxford University Press.

Tsai, J. L., Butcher, J. N., Munoz, R. F., & Vitousek, K. (2001). Culture, ethnicity, and psychopathology. In P. B. Stuker & H. E. Adams (Eds.), *Comprehensive handbook of psychopathology* (3rd ed.) (pp. 105-127). New York: Kluwer Academy.

Turk, C. L., Heimberg, R. G., & Hope, D. A. (2001). Social anxiety disorder. In D. H. Barlow (Ed.), *Clinical handbook of psychological disorders*(pp. 114-153). New York: Guilford.

Turkington, D., Kingdon, D., & Chadwick, P. (2003). Cognitive behavioral therapy for schizophrenia: filling the therapeutic vacuum. *British Journal of Psychiatry, 183*, 98-99.

Turner, S. M., Beidel, D. C., & Townsley, R. M. (1990). Social phobia: Relationship to shyness. *Behaviour Research and therapy, 28*, 297-305.

Twerski, A. J. (2009). **중독성 사고**. 이호영, 이종섭, 김석산, 이무형, 채숙희 공역. 서울: 하나의학사. (원전은 1997년에 출판)

Van Oppen, P., De Haan, E., Van Balkom, A. J. L. M., spinhoven, P. et al. (1995). Cognitive therapy and exposure in vivo tin the treatment of obsessive compulsive disorder. *Behaviour Reseach and Therapy, 33*, 379-390.

Van Elst, L. T. (2003). Frontolimbic brain abnormalities in patients with borderline personality disorder: A volumetric magnetic resonance imaging study, *Biological Psychiatry, 54*, 163-171.

Van Elst, L. T. thiel, T., Hesslinger, B., et al. (2001). Subtle prefrontal neuropathology in pilot magnetic resonance spectroscopy study in patients with borderline personality disorder. *Journal of Neuropsychiatry and Clinical Neuroscience 13*, 511-514.

van Elst, L. T., Woermann, F. G., Lemieux, L., Thompson, P. J., & Trimble, M. (2000). Affective aggression in patients with temporal lobe epilepsy: A quantitative MRI study of the amygdala. *Brain, 123*, 234-243

Vasey, M. W., Daleiden, E. L., Williams, L. L., & Brown, L. M. (1995). Biased attention in childhood anxiety disorders: A preliminary study. *Journal of Abnormal Child Psychology. 23*, 267-279.

Vega, W. A., Kolody, B., Aguilar-Gaxiola, S., Alderete, E., Catalano, R., & Caraveo-Anduaga J. (1998). Lifetime prevalence of DSM-III-R psychiatric disorders among urban and rural Mexican-Americans in California. *Archives of General Psychiatry, 55*, 771-778.

Velasquez, M. M., Maurer, G. G., Crouch, C., & DicClemente (2003). **알코올 및 약물중 독 환자를 위한 집단치료**. (다사랑병원 알코올중독연구소 역). 서울: 하나의학사. (원전은 2001년에 출판)

Venkatasubramanian, G. (2007). Schizophrenia is a disorder of aberrant neurodevelopment: A synthesis of evidence from clinical and structural, functional and neurochemical brain imaging studies. *Indian Journal of Psychiatry, 49*(4), 244-249.

Vittengl, J. R., Clark, L. A., Dunn, T. W., & Jarrett, R. B. (2007). Reducing relapse and recurrence in unipolar depression: A comparative meta-analysis of cognitive-behavioral therapy's effects. *Journal of Affective Disorder, 75*, 475-488.

Walsh, B. T., Seidman, S. N., Sysko, R., & Gould, M. (2002). Placebo response in studies of major depression: Variable, substantial and growing. *Journal of the American Medical Association, 287*, 1840-1847.

Walsh, E., Buchannan, A. & Fahy, T. (2001). Violence and schizophrenia: examining the evidence. *British Journal of Psychiatry, 180*, 490-95.

Walton, J. N. (1994). *Brain diseases of the nervous system* (10th ed.). Oxford: Oxford University Press.

Wampold, B. E. (2001). *The great psychotherapy debate*. London: Erlbaum.

Wang, C., Xiang, Y., Cai, Z., Weng, Y., Bo, Q., Zhao, J., Liu, T., Wang, G., & Ungvari, S. (2010). Risperidone Maintenance Treatment in Schizophrenia: A Randomized, Controlled Trial. *American Journal of Psychiatry, 15*, 676-685.

Ward, C., & Kennedy, A. (1992). Locus of control, mood disturbance, and social difficulty during cross-cultural transitions. *International Journal of Intercultural Relations, 16*, 175-194.

Ward, C., Bochner, S., & Furnham, A. (2001). *The psychology of cultural shock*. London: Routledge.

Warren, R. P., Margaretten, N. C., Pace, N. C., & Foster, A. (1986). Immune abnornalities in patients with autism. *Journal of Autism and Developmental Disorder, 16*, 189-197.

Waters, B. G. H., & Lapierre, Y. D. (1981). Secondary mania associated with sympathomimetic drug use. *American Journal of Psychiatry, 138*, 837-838.

Watkins, J. T., & Rush, A. J. (1983). Cognitive response test. *Cognitive Therapy Research, 7*, 125-126.

Watson, D., Clark, L. A., & Tellegen, A. (1988). Development and validation of brief measure of positive and negative affect: The PANAS Scale. *Journal of Personality and Social Psychology, 54*, 1063-1070.

Waxler, N. E. (1979). Is outcome for schizophrenia better in nonindustrial societies? The case of Sri Lanka. *Journal of Nervous and Mental Disease, 167*, 144-158.

Wechsler, D. (1944). *The measurement of adult intelligence*(3rd ed.). Baltimore: Williams & Wilkins.

Wechsler, D. (2008). *WAIS-IV administration and scoring manual*. San Antonio, TX: The Psychological Corporation.

Wegner, D. M., Schneider, D. J., Carter, S. III, & White, L. (1987). Paradoxical effects of thought suppression. *Journal of Personality and Social Psychology, 53*, 5-13.

Weiner, I. B. (1992). *Child and Adolescent Psychopathology*. New York: Johh Wiley and Son.

Weinstock, L. M., Keitner, G. I., Ryan, C. E., Solomon, D. A., & Miller, I. W. (2006). Family functioning and mood disorder: A comparison between patients with major depressive disorder and bipolar I disorder. *Journal of Consulting and Clinical Psychology, 74*, 1192-1202.

Weiser, M. M., Werbeloff, N. N., Vishna, T. T., Yoffe, R. R., Lubin, G. G. Shmushkevitch, M. M. & Davidson, M. M. (2008). Elaboration on migration and risk for schizophrenia. *Psychological Medicine, 38*, 1113-1119.

Weiss, M., Gaston, L., Propst, A., Wisebord., & Zicherman, V. (1997). The role of the alliance in the pharmacologic treatment of depression. *Journal of Clinical Psychiatry, 58*, 196-204.

Weissman, M. M., Bland, R. C., Canino, G. J., Greenwald, S., Hwu, H., Lee, C. K., Newman, S. C., Oakley-Browne, M. A., Rubio-Stipec, M., Wickramaratne, P. J., et al. (1994). The cross-national epidemiology of obsessive-compulsive disorder. *Journal of Clinical Psychiatry, 55*, 5-10.

Wender, P. H. (1978). The diagnosis and treatment of adult minimal brain dysfunction. In RS Lipman (Ed), Procedings of the National Institute of Mental Health Workshopon the hyperactive behavior syndrome. Washington DC, Goverment printing office.

Wenzlaff, R. M., & Grozier, S. A. (1988). Depression and the magnification of failure. *Journal of Abnormal Psychology, 97*, 90-93.

Westen, D., Shedler, J., Bradley, B., & DeFife, J. A. (2012). An empirically derived taxonomy for personality diagnosis: bridging science and practice in conceptualizing personality. *American Journal of Psychiatry, 169*, 273~284.

Whisman, M. A. (1999). Marital dissatisfaction and psychiatric disorders: Results from the National Comorbidity Survey. *Journal of Abnormal Psychology, 108*, 701-706.

Williams, J. M. G., Watts, F. N., MacLeod, C., & Mathews, A. (1997). *Cognitive psychology and emotional disorders*(2nd ed.). New York: Wiley.

Williams, J. M. G., Watts. F. N., (1997). *Cognitive psychology and emotional disorders*(2nd ed.). New York: Wiley.

Wink, P. (1991). Two factors of narcissism. *Journal of Personality and Social Psychology, 61*, 590-597.

Winokur, G., Cadoret, R. T., Dorzab, M., & Baker, M. (1971). Depressive disease: A genetic study. *Archives of General Psychiatry, 24*, 135-144.

Winters, K. C., & Neale, J. M. (1985). Mania and low self-esteem. *Journal of Abnormal Psychology, 94*, 282-290.

Wise, R. A. (1996). Addictive drugs and brain stimulation reward. *Annual Review of Neuroscience, 1996, 19*, 319-340.

Witelson. (1990). cited from Kolb B and Whishaw IQ, Fundamentals of human neurology, New York: WH Freeman and Company, 776-807.

Woermann, F., van Elst, L., Koepp, M. J., Free, S. L., Thompson, P. J., Trimble, M., & Duncan, J. S. (2000). Reduction of frontal neocortical grey matter association with affective aggression in patients with temporal lobe epilepsy: An objective voxel by voxel analysis of automatically segmented MRI. *Journal of Neurology, Neurosurgery and Psychiatry, 68*, 162-169.

Woods, S. W., Addington, J., Cadenhead, K. S., Cannon, T. D., Cornblatt, B. A., Heinssen, R., & McGlashan, T. H. (2009). Validity of the prodromal risk syndrome for first psychosis: Findings from the North America Prodrome Longitudinal Study. *Schizophrenia Bulletin, 35*, 894-908.

World Health Organization (1998). Schedules for Clinical Assessment in Neuropsychiatry(SCAN). Geneva, WHO.

World Health Organization (1975). *A manual on drug dependence*. Geneva: Author.

World Health Organization(1992). The ICD?10 Classification of Mental and Behavioral Disorders: Clinical descriptions and diagnostic guidelines(10th eds). Geneva: WHO.

Wright, K., Lam, D., & Newsom-Davis, I. (2005). Induced mood change and dysfunctional attitudes in remitted bipolar I affective disorder. *Journal of Abnormal Psychology, 114*, 689-696.

Yan, L. J., Hammen, C., Cohen, A. N., Daley, S. E., & Henry, R. M. (2004). Expressed emotion versus relationship quality variables in the prediction of recurrence in bipolar patients. *Journal of Affective Disorders, 83*, 199-206.

Yerkes, R. H., & Dodson, J. D. (1908). The relation of strength of stimulus to rapidity of habit formation. *Journal of Comparative Neurological Psychology, 18*, 459-482.

Ying, Y. W. (1988). Depressive symptomatology among Chinese-Americans as measured by the CES-D. *Journal of Clinical Psychology, 44*, 739-746.

Young, K. S. (1996). psycholgy of computer use: XL. Addictiv euse of internet: a case that breaks the stereotype. *Psychological Reports, 79*, 899-902.

Young, K. S., & Rogers, R. (1998). The relationship between depression and internet addiction. *Cyber-psychology and Behavior, 1*(1), 25-28.

Zarroug, E. T. A. (1975). The frequency of visual hallucinations in schizophrenic patients in Saudi Arabia. *British Journal of Psychiatry, 127*, 553-555.

Zeiss, A. M., Lewinsohn, P. M., & Munoz, R. (1979). Non-specific improvement effects in depression using interpersonal, cognitive and pleasant events focused treatments. *Journal of Consulting and Clinical Psychology, 47*, 427-439.

Zolondek, S. C., Abel, G. G., Northey, W. F., & Jordan, A. (2001). Self-reported behavior of juvenile sexual offenders. *Journal of Interpersonal Violence, 16*, 73-85.

Zubin, J., & Spring, B. (1977). Vulnerability: A new view of schizophrenia. *Journal of Abnormal Psy-chology, 86*, 103-126

Zuroff, D. C., & Blatt, S. J. (2006). The therapeutic relationship in brief treatment of depression: Contribution to clinical improvement and enhanced adaptive capacities. *Journal of Consulting and Clinical Psychology, 74*, 130-140.

| 찾아보기 |

인명

내용

저자 소개……

■ 대표 저자 **오수성**(1장 집필)

서울대학교 심리학과 박사(임상심리 전공)

임상심리전문가

전, 한국임상심리학회장

현, 전남대학교 명예교수, 심리건강연구소장

〈저서 및 역서〉

임상심리학(저서), 소아기 우울증(공저), 외상후스트레스장애 워크북(공역) 외 다수

■ **김정호**(5, 6, 7장 집필)

전남대학교 심리학과 박사수료(임상심리 전공)

임상심리전문가(정신보건임상심리사 1급)

전, 한국임상심리학회 교육이사

현, 조선대학교병원 정신건강의학과 임상심리전문가

■ **김해숙**(13장 집필)

전남대학교 심리학과 박사수료(임상심리 전공)

임상심리전문가

전, 서울대학교병원 어린이병원 심리학습평가실 임상심리전문가

현, 광주해바라기아동센터 임상심리전문가

■ **김희경**(9, 16장 집필)

전남대학교 심리학과 박사(임상심리 전공)

임상심리전문가(정신보건임상심리사 1급)

전, 통일부 하나원 심리상담사

현, 동신대학교 상담심리학과 교수

■ **신기숙**(14장 집필)

전남대학교 심리학과 박사(임상심리 전공)

임상심리전문가(정신보건임상심리사 1급)

전, 광주해바라기아동센터 소장

현, 법무부 서울남부교도소 교정심리치료센터 임상심리전문가

■ **이숙자**(2장 집필)

전남대학교 심리학과 박사(임상심리 전공)

청소년상담사 1급

전, 동신대학교 겸임교수

현, 동신대학교종합사회복지관 부관장

■ **정정화**(10, 11장 집필)

전남대학교 심리학과 박사수료(임상심리 전공)

임상심리전문가(정신보건임상심리사 1급)

전, 우석대학교 심리학과 겸임교수

현, (주)박앤정 광주임상심리클리닉 원장

■ **채숙희**(15장 집필)

전남대학교 심리학과 박사(임상심리 전공)

임상심리전문가(정신보건임상심리사 1급)

전, 을지대학교(성남캠퍼스) 중독재활복지학과 교수

현, 행복심리연구소-밝음 소장

■ **한은경**(4, 12장 집필)

전남대학교 심리학과 박사(임상심리 전공)

임상심리전문가(정신보건임상심리사 1급)

전, 전남대학교병원 정신과 및 치매퇴행성뇌질환센터 임상심리전문가

현, 광주도박중독예방치유센터 센터장

■ **홍창희**(3, 8장 집필)

전남대학교 심리학과 박사(임상심리 전공)

임상심리전문가(정신보건임상심리사 1급)

전, 한국임상심리학회 광주전남지회장

현, 국립나주병원 정신건강과 임상심리학자

정신병리학

2013년 1월 30일 1판 1쇄 발행
2014년 8월 20일 1판 2쇄 발행

지은이 • 오수성 · 김정호 · 김해숙 · 김희경 · 신기숙
이숙자 · 정정화 · 채숙희 · 한은경 · 홍창희

펴낸이 • 김진환

펴낸곳 • (주) 학지사
121-837 서울특별시 마포구 양화로 15길 20 마인드월드빌딩
대표전화 • 02-330-5114 팩스 • 02-324-2345
등록번호 • 제313-2006-000265호

홈페이지 • http://www.hakjisa.co.kr
커뮤니티 • http://cafe.naver.com/hakjisa

ISBN 978-89-6330-990-3 93180

정가 24,000원